神経内科
研修ノート

シリーズ総監修
永井良三 　自治医科大学学長

責任編集
鈴木則宏 　慶應義塾大学教授

編集
荒木信夫 　埼玉医科大学教授
神田　隆 　山口大学教授
吉良潤一 　九州大学教授
塩川芳昭 　杏林大学教授
西野一三 　国立精神・神経医療研究センター
　　　　　　　神経研究所部長
水澤英洋 　国立精神・神経医療研究センター
　　　　　　　病院院長

Neurology

診断と治療社

口絵カラー

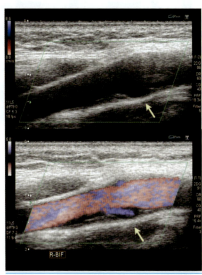

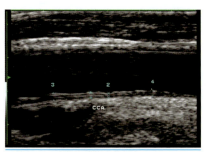

口絵 No.2　内膜中膜複合体厚(IMT)
(p.76)

口絵 No.1　内頸動脈起始部の潰瘍形成(矢印)
を伴うプラーク(下段はカラーフロー画像).
(p.75)

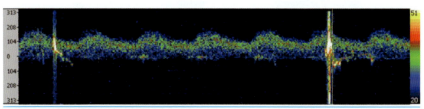

口絵 No.3　中大脳動脈でとらえられた microembolic signal
(p.79)

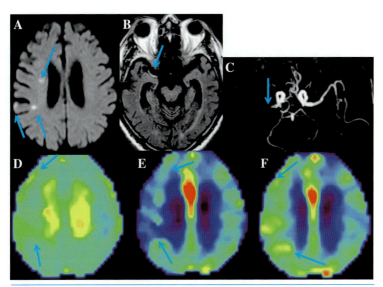

口絵 No.4 80歳，男性，左片麻痺（A：拡散強調画像，B：FLAIR画像，C：MRA，D：MTT，E：CBF，F：CBV）
拡散強調画像で右中大脳動脈領域に点状の高信号を認める．FLAIR像でシルビウス裂内のM1にintraarterial signを認め右中大脳動脈閉塞と診断できる．灌流画像では中大脳動脈の皮質枝領域に広範囲にMTT延長あり，diffusion-MTT mismatchがある．皮質枝領域のCBF低下があるもCBVは増加している．（p.88）

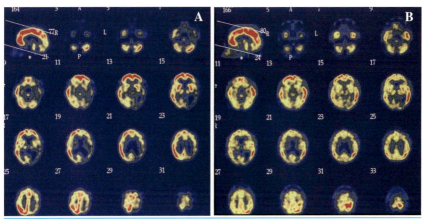

口絵 No.5 MELASの脳SPECTトレーサによる比較
A：^{99m}Tc-ECD，B：^{99m}Tc-HMPAO
（p.107）

口絵カラー

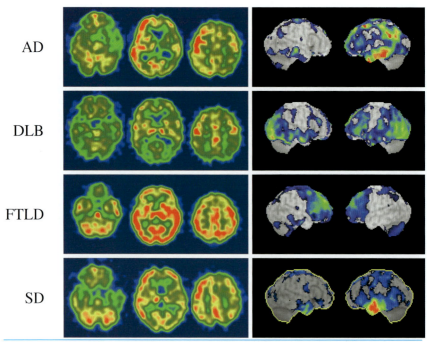

口絵 No.6　おもな認知症の典型的脳血流 SPECT 画像と統計画像
(p.109)

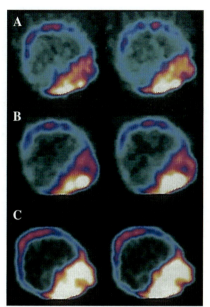

口絵 No.7　脳死の脳血流 SPECT（矢状断）
A：^{123}I-IMP（early），B：^{123}I-IMP（delay），C：^{99m}Tc-HMPAO
（p.110）

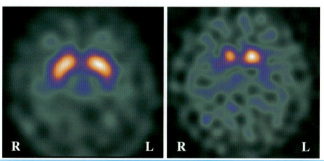

口絵 No.8　健常者（左）と PD（右；罹病期間 3 年，Hoehn and Yahr の重症度分類 stage I 左上下肢片側パーキンソニズム）の DAT スキャン
（p.115）

口絵カラー

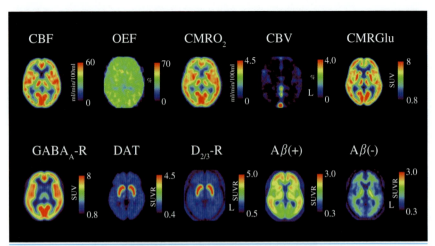

口絵 No.9　PETで評価できる脳機能
CBF：cerebral blood flow（脳血流量），OEF：oxygen extraction fraction（脳酸素摂取率），$CMRO_2$：cerebral metabolic rate of oxygen（脳酸素代謝率），CBV：cerebral blood volume（脳血液量），CMRGlu：cerebral metabolic rate of glucose（脳ブドウ糖代謝率），$GABA_A$-R：$GABA_A$ receptor（$GABA_A$受容体），DAT：dopamine transporter（ドパミントランスポーター），$D_{2/3}$-R：dopamine $D_{2/3}$ receptor（ドパミン$D_{2/3}$受容体），$A\beta(+)$：amyloid β deposition positive（$A\beta$沈着陽性例），$A\beta(-)$：amyloid β deposition negative（$A\beta$沈着陰性例）（p.117）

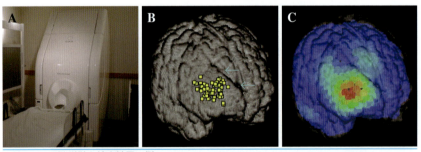

口絵 No.10　脳磁計と検査結果の例
A：脳磁計の外観．B：難治性てんかんの42歳のスパイクマッピング．dipoleの重ね合わせ画像．右前頭葉に大脳皮質形成異常があり，矢印の部位に異常な脳溝がみられ，その外側に発作間欠期棘波のdipoleが分布している．C：同じデータをL2ノルムという空間フィルターで画像化したもの．（p.123）

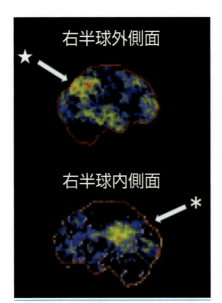

口絵 No.11　FDG-PET
Alzheimer 病患者の FDG-PET　3D-SSP 解析画像を示す．右半球内側面にて帯状回後部および楔前部の代謝（＊矢印）と頭頂葉の代謝（★矢印）を認める．（p.266）

口絵カラー

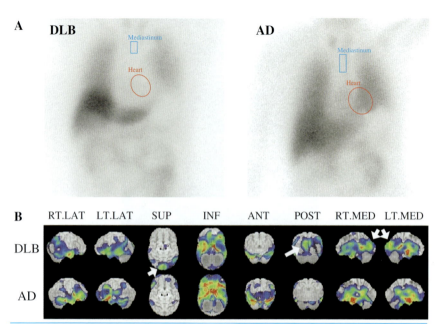

口絵 No.12　DLBの画像所見
A：MIBG心筋シンチグラフィー．DLBでは心筋でのMIBG集積低下を認める．
B：脳血流SPECT．DLBでは後頭葉の血流低下を認める（矢印）．
（p.274）

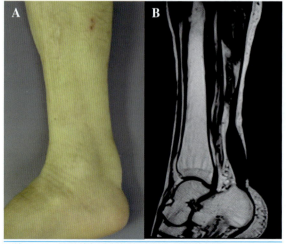

口絵 No.13　脳腱黄色腫症患者のアキレス腱黄色腫
A：肉眼像．B：アキレス腱MRI（T1強調像）．
（p.387）

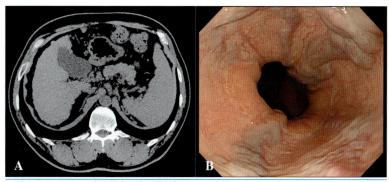

口絵 No.14　Wilson 病患者（39 歳，男性）
A：腹部 CT．肝は辺縁不整で萎縮し脾臓は腫大している．肝硬変の像である．B：同一患者の上部消化管内視鏡所見．食道静脈瘤の発達がみられる．（p.390）

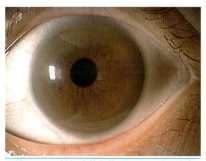

口絵 No.15　神経症状主体の Wilson 病患者（30 歳，女性）
Kaiser-Fleischer 角膜輪が確認できる．（p.391）

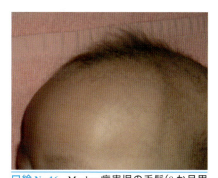

口絵 No.16　Menkes 病患児の毛髪（8 か月男児）
（長野県立こども病院小児神経科 平林伸一先生のご厚意により掲載）（p.392）

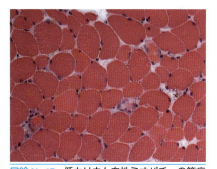

口絵 No.17　低カリウム血性ミオパチーの筋病理所見
筋線維の大小不同がみられ，壊死・再生線維が散在している（H&E 染色，×200）．（p.423）

口絵カラー

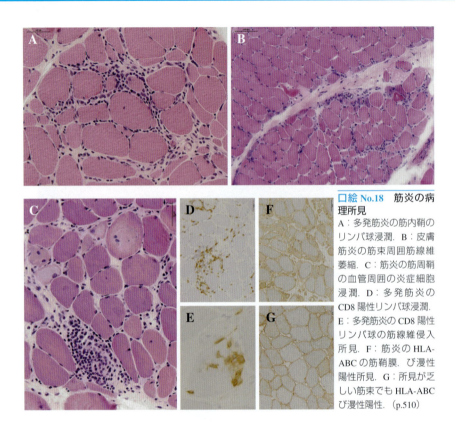

口絵 No.18 筋炎の病理所見
A：多発筋炎の筋内鞘のリンパ球浸潤．B：皮膚筋炎の筋束周囲筋線維萎縮．C：筋炎の筋周鞘の血管周囲の炎症細胞浸潤．D：多発筋炎のCD8陽性リンパ球浸潤．E：多発筋炎のCD8陽性リンパ球の筋線維侵入所見．F：筋炎のHLA-ABCの筋鞘膜．び漫性陽性所見．G：所見が乏しい筋束でもHLA-ABCび漫性陽性．(p.510)

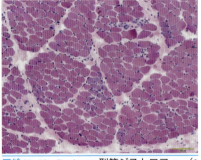

口絵 No.19 Duchenne型筋ジストロフィー(3歳4か月男児，HE染色)
フェーズの揃った壊死線維・再生線維が数本～十数本程度まとまって存在している．内在核線維も散見される．軽度ながら内鞘線維化があり，大半の筋線維が円形化している．(p.519)

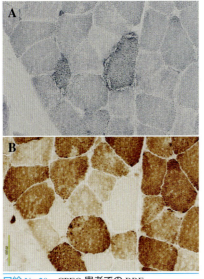

口絵 No.20 CPEO 患者での RRF
SDH では濃染している RRF の COX 活性が消失しており，COX 部分欠損を示している．この患者では mtDNA の単一欠失が認められた（A：SDH，B：COX）．（p.525）

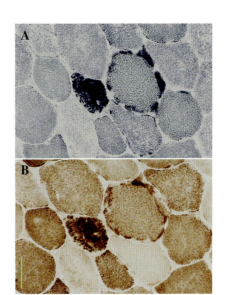

口絵 No.21 MELAS 患者での RRF
SDH で濃染している RRF の COX 活性は保たれている．MELAS では RRF の COX 活性は正常から消失まで様々である（A：SDH，B：COX）．（p.525）

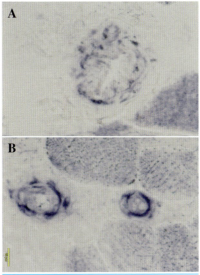

口絵 No.22 SSV
MELAS では，特に小血管のミトコンドリアが増加・増大し，SDH で濃染する（A：正常，B：MELAS）．（p.526）

口絵カラー

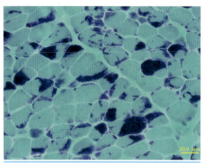

口絵 No.23　ネマリンミオパチー（Gomori トリクローム変法）
赤黒く染色されるネマリン小体を多くの筋線維で認める．（国立精神・神経医療研究センター神経研究所疾病研究第一部　西野一三先生ご提供）（p.531）

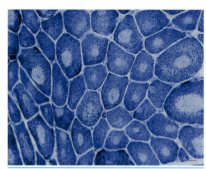

口絵 No.24　セントラルコア病（NADH-TR 染色）
筋線維の中心に円形に抜けた部分（コア構造）を認める．多くの筋線維はタイプ1線維である．（自験例）（p.531）

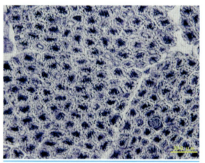

口絵 No.25　ミオチュブラーミオパチー（NADH-TR 染色）
大小不同を示す小径の筋線維と，筋線維中心部の異常が特徴的である．筋線維中心部での酵素活性上昇と，周辺部での低活性（peripheral halo）がある．（国立精神・神経医療研究センター神経研究所疾病研究第一部　西野一三先生ご提供）（p.532）

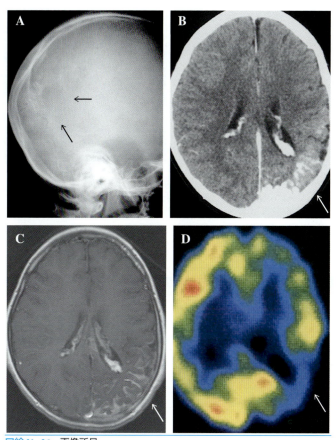

口絵 No.26　画像所見

A: 頭部単純X線写真で脳回の石灰化(2重輪郭の石灰化 tram track line)を認める(矢印). B: 頭部CTで左大脳萎縮および左後頭葉頭頂葉皮質の石灰化を認める(矢印). C: 造影T1強調像で左頭頂葉後頭葉の髄膜血管腫が造影される(矢印). D: 間欠期ECD-SPECTで髄膜血管腫の存在部位の集積低下を認める(矢印). (p.599)

口絵カラー

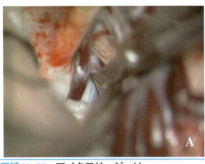
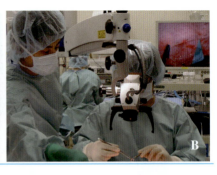

口絵 No.27 マイクロサージェリー
A: マイクロサージェリーの基本は脳・神経を愛護的に扱うこと．動脈はもとより静脈をできるだけすべて温存するようにくも膜や癒着を丁寧に切開することである．
B: そのための訓練は最終的には10,000時間(1日3時間×10年)はかかると信じられている．(Delivareate training 10,000 hour rule)．（p.634）

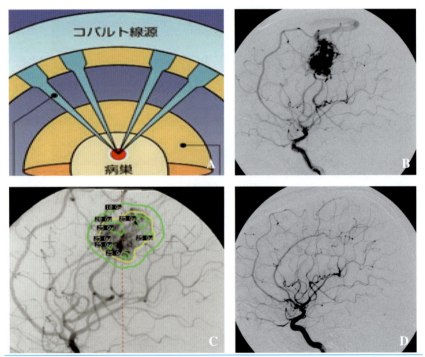

口絵 No.28 ガンマナイフ
A: ガンマナイフは多数の放射線源から一点に集中させるように放射線を照射する治療法である．B: 左頭頂部脳動静脈奇形．C: 辺縁線量20Gyで治療．D: 3年後の血管撮影で動静脈奇形の消失を確認．（NTT東日本関東病院　ガンマナイフセンター　赤羽敦也先生のご厚意による）．（p.635）

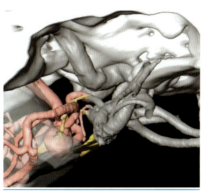

口絵 No.29　脳底動脈症例の3次元画像構築
手術に際してどのような方向から,どのようにアクセスすれば安全に治療できるかを検討できる.(東京大学　脳神経外科　金太一先生のご厚意による).(p.636)

シリーズ総監修の序

「研修ノート」は，かつての「研修医ノート」シリーズを全面的に刷新し，新シリーズとして刊行するものである．

旧シリーズ「研修医ノート」は内科研修医のためのテキストとして1993年に出版された．その後，循環器，産婦人科，小児科，呼吸器，消化器，皮膚科など，診療科別に「研修医ノート」が相次いで刊行された．いずれも一般のマニュアルとは異なり，「基礎的な手技」だけではなく「医師としての心得」や「患者とのコミュニケーション」などの基本，あるいは「書類の書き方」，「保険制度」など，重要な事項でありながら平素は学ぶ機会の少ない事項を取り上げ，卒後間もない若手医師のための指導書として好評を博してきた．

しかしながら，時代の変化により研修医に要求される内容は大きく変化した．"医療崩壊"が社会問題となるなかで，研修教育の充実はますます重要となりつつある．さらに医療への信頼回復や医療安全のためには，患者やスタッフとのコミュニケーションの改善が必須であることはいうまでもない．

このような状況に鑑み，「研修医ノート」シリーズのあり方を再検討し，「研修ノート」の名のもとに，新シリーズとして刊行することとした．読者対象は後期研修医とし，専門分野の決定後に直面するさまざまな問題に対する考え方と対応を示すことにより，医師として歩んでいくうえでの"道標"となることを目的としている．

本シリーズでは，全人的教育に必要な「医の基本」を記述すること，最新の知見を十分に反映し，若い読者向けに視覚的情報を増やしつつも，分量はコンパクトとした．編集・執筆に当たっては，後期研修医の実態に即して，必要かつ不可欠な内容を盛り込んでいただくようお願いした．"全国の若手医師の必読書"として，本シリーズが，長く読み継がれることを願っている．

終わりにご執筆頂いた諸先生に心より感謝を申し上げます．

2014年12月吉日
自治医科大学学長
永井良三

編集の序

　新臨床研修制度が 2004 年に導入され 10 年が経過しました．神経内科領域の臨床研修も当初は研修制度変革の影響を大きく受けましたが，現在は研修医に続く神経内科専門医を目指す専修医の研修のシステムも安定してきたように思われます．しかし，新たに発足した一般社団法人日本専門医機構による新専門医制度が専門医の初認定を目指して整備されつつあり，現在，専攻医（日本専門医機構における研修医）に対する教育と研修のカリキュラムおよびプログラムの策定が日本内科学会および日本神経学会において進められています．本書は，神経内科研修がこのようにダイナミックに変貌を遂げつつある状況に対応すべく，新しい時代への研修のよりどころの一つとなるような書を目指して企画されました．

　神経内科医にとって必要な疾患や症候に関する知識，技術（診察，検査など），治療について時代に即した内容となるように，日本神経学会および日本脳神経外科学会から荒木信夫先生，神田 隆先生，吉良潤一先生，塩川芳昭先生，西野一三先生，水澤英洋先生（五十音順）に編集者としてご協力いただきました．各項目の執筆者は，各編集者の先生方から神経内科臨床の第一線でご活躍の先生をご推薦いただきました．

　臨床研修医・専攻医は，臨床現場での毎日の診療行為を通じて試行錯誤しながら知識や技術の獲得に励んでいます．本書は，そのような環境にある臨床研修医と専攻医を主たる読者対象とし，彼らが専門分野の決定後に直面する問題を解決し，神経内科専門医としての知識や技量，コミュニケーション能力を習得するための"必携の書"となることを最大の目的としました．また指導医にとっても役に立つ内容になることを願っております．

　本書が，神経内科臨床の魅力を余すところなく読者に伝えることができれば，編集者にとってこれに優る喜びはありません．最後に，多数執筆者による本書の，全体を通しての一貫性とバランスに配慮して，終始編集に協力者として携わっていただいた，慶應義塾大学医学部神経内科専任講師　清水利彦先生に心から感謝いたします．

2014 年 12 月吉日
編集者を代表して
慶應義塾大学医学部神経内科教授
鈴木則宏

Contents 神経内科研修ノート

第1章　神経内科研修でのアドバイス

A これから神経内科医になる人へ
- これから神経内科を目指す人へ ……………………… 鈴木則宏　2

B 研修の概要
1. 日本神経学会専門医への道―日本神経学会専門医研修カリキュラムについて ……………………… 水澤英洋　4
2. 神経内科領域の関連学会について ……………………… 水澤英洋　8
3. 女性医師への研修アドバイス―復職支援も含めて ……… 荻野美恵子　11

C 医療現場でのコミュニケーション
1. インフォームドコンセント―説明と同意と自己選択 …… 大生定義　14
2. 遺伝性疾患のインフォームドコンセント ……………… 高橋祐二　17
3. 神経疾患における地域連携（病診連携，在宅医療） …… 犬塚　貴　19
4. 神経疾患におけるチーム医療 …………………………… 村井弘之　21

第2章　診療の進め方

1. 神経内科診療における医療面接 ………………………… 荒木信夫　24
2. 神経学的診察法およびカルテへの記載法
   ① 意識レベル ……………………………………………… 高橋一司　26
   ② 高次脳機能（失認，失行，失語） …………………… 高橋一司　29
   ③ 脳神経（I～XII 脳神経） ……………………………… 高橋一司　32
   ④ 運動系（筋萎縮，筋トーヌス，筋力，不随意運動，小脳症状，歩行と姿勢） ……………………………………… 高橋一司　37
   ⑤ 感覚系（表在感覚，深部感覚，複合感覚） ………… 高橋一司　41
   ⑥ 反射（腱反射，表在反射，病的反射） ……………… 高橋一司　44
   ⑦ 髄膜刺激徴候（項部硬直，Kernig 徴候） …………… 高橋一司　48
3. 英語による医療面接と診察 ……………………………… 柴田　護　49

第3章　神経内科研修で学ぶべき知識と技術

1. 血液検査 .... 森まどか　54
2. 抗神経抗体検査 .... 田中惠子　58
3. 抗ガングリオシド抗体検査 .... 海田賢一　60
4. 遺伝子検査 .... 高橋祐二　63
5. 腰椎穿刺および脳脊髄液検査 .... 川井元晴　66
6. X線検査
    ① 頭　蓋 .... 高里良男　70
    ② 頸椎，腰椎 .... 谷口　真　72
7. 頸動脈超音波検査 .... 星野晴彦　75
8. 経食道心エコー検査 .... 星野晴彦　77
9. 経頭蓋超音波ドプラ検査 .... 星野晴彦　78
10. 頭部CT検査 .... 島谷直希，土屋一洋　80
11. 頭部MRIおよびMRA .... 島谷直希，土屋一洋　83
12. 重要なMRIの特殊撮像法 .... 島谷直希，土屋一洋　87
13. 筋の画像診断（CT・MRI） .... 中山貴博　91
14. 脊髄および脊椎のCT・MRI .... 谷口　真　98
15. 脳血管撮影 .... 佐藤栄志　101
16. シンチグラフィー
    ① 脳血流 .... 百瀬敏光，高橋美和子　105
    ② In-111 DTPAによる脳槽シンチグラフィー
    　　　　　　　　　　　　　百瀬敏光，高橋美和子　111
    ③ タリウム：Tl-201シンチグラフィー ... 百瀬敏光，高橋美和子　112
    ④ MIBG，DATスキャン .... 高橋一司　113
17. PET .... 石井賢二　116
18. 脳　波 .... 大石　実　120
19. 脳磁図 .... 金子　裕　122
20. 筋電図および神経伝導検査 .... 叶内　匡　124
21. 誘発電位 .... 叶内　匡　129
22. 自律神経機能検査 .... 山元敏正　134
23. 筋生検 .... 西野一三　136

24. 神経生検	中野雄太, 神田 隆	139
25. その他の臓器生検	森まどか	142
26. 神経疾患におけるリハビリテーション	原 行弘	144
27. 血漿交換と血液浄化療法	松尾秀徳	148
28. 在宅酸素療法と人工呼吸器管理	近藤清彦	150

第4章 症候からのアプローチ（救急を含む）

1. 意識障害 　　　　　　　　　　　　　　　　　　　　伊藤義彰　154
2. 痙攣（てんかん重積状態，てんかん発作を含む）　赤松直樹, 辻 貞俊　159
3. 頭痛 　　　　　　　　　　　　　　　　　　　　古和久典, 中島健二　163
4. めまい 　　　　　　　　　　　　　　　　　　　　　　安部貴人　168
5. 運動障害 　　　　　　　　　　　　　　　　　　　　　福田倫也　172
6. 運動失調 　　　　　　　　　　　　　　　　　　金 正門, 寺山靖夫　177
7. 歩行障害 　　　　　　　　　　　　　　　　　　望月仁志, 宇川義一　180
8. 記憶障害 　　　　　　　　　　　　　　　　　　　　　伊東大介　183
9. 視野障害・複視 　　　　　　　　　　　　　　　　　高嶋修太郎　187
10. 構音障害 　　　　　　　　　　　　　　　　　　　　　山口啓二　192
11. 嚥下困難 　　　　　　　　　　　　　　　　　　　　　鈴木重明　195
12. 感覚障害，しびれ 　　　　　　　　　　　　　　　　　中里良彦　197
13. 膀胱直腸障害 　　　　　　　　　　　　　　　　　　　中里良彦　200

第5章 神経内科疾患の診療

A 脳血管障害

1. 虚血性脳血管障害
    ① アテローム血栓性脳梗塞 　　　　　　　　　出口一郎, 棚橋紀夫　206
    ② 心原性脳塞栓症 　　　　　　　　　　　　　　　　　北川一夫　210
    ③ ラクナ梗塞 　　　　　　　　　　　　　　　　　　　卜部貴夫　213
    ④ 一過性脳虚血発作 　　　　　　　　　　　　　　　　野川 茂　217
    ⑤ 血管性認知症（認知症全体との関係も含めて）　　佐々木貴浩　221
    ⑥ 高血圧性脳症 　　　　　　　　　　　　　　　　　　瀧澤俊也　225

⑦ Reversible Cerebral Vasoconstriction Syndrome
　　　　　　　　　　　　　　　　　　　　太田晃一　229
⑧ Posterior Reversible Encephalopathy Syndrome
　　　　　　　　　　　　　　　　　　　　太田晃一　234
2. 脳出血　　　　　　　　　　　　　　出口一郎, 棚橋紀夫　239
3. 脳静脈洞血栓症　　　　　　　　　　伊藤康男, 荒木信夫　243
4. 脳動脈瘤, くも膜下出血　　　　　　　杉山達也, 水谷　徹　248
5. 脳動脈解離　　　　　　　　　　　　　　　　　水谷　徹　253
6. もやもや病　　　　　　　　　　　　池田俊貴, 栗田浩樹　257
7. 脳血管奇形　　　　　　　　　　　　柴田碧人, 栗田浩樹　261

B 変性疾患

1. 大脳変性疾患
    ① Alzheimer 病　　　　　　　　　　小松潤史, 山田正仁　265
    ② 前頭側頭型認知症　　　　　　　　　　　　　玉岡　晃　268
    ③ Lewy 小体型認知症　　　　　　　　髙橋　真, 織茂智之　273
2. 基底核の変性疾患
    ① Parkinson 病　　　　　　　　　　　下　泰司, 服部信孝　277
    ② 進行性核上性麻痺　　　　　　　　　　　　　森　秀生　281
    ③ 大脳皮質基底核変性症　　　　　　　　　　　饗場郁子　285
    ④ Huntington 病　　　　　　　　　　　　　　長谷川一子　290
3. 小脳の変性疾患
    ① 孤発性脊髄小脳変性症　　　　　　松島理明, 佐々木秀直　293
    ② 遺伝性脊髄小脳変性症　　　　　　　　　　　石川欽也　296
    ③ 遺伝性痙性対麻痺　　　　　　　　　　　　　瀧山嘉久　300
4. 運動神経の変性疾患
    ① 筋萎縮性側索硬化症　　　　　　　　林　健太郎, 中野今治　303
    ② 脊髄性筋萎縮症　　　　　　　　　　　　　斎藤加代子　307
    ③ 球脊髄性筋萎縮症　　　　　　　　　鈴木啓介, 祖父江　元　310
5. 多系統の変性疾患
    ① 多系統委縮症　　　　　　　　　　　　　　　三井　純　314

C 脱髄疾患

1. 多発性硬化症　　　　　　　　　　　　　　　吉良潤一　318

2. 急性散在性脳脊髄炎 .... 長山成美, 松井　真　323

D 自己免疫性神経疾患
　1. stiff-person 症候群と Isaacs 症候群 .... 大矢　寧　327
　2. 傍腫瘍性神経症候群 .... 田中惠子　330
　3. 自己免疫性脳炎（非ヘルペス性辺縁系脳炎，橋本脳症）.......... 飯塚高浩　334

E 感染症
　1. ウイルス性髄膜炎および脳炎 .... 綾部光芳　340
　2. 細菌性髄膜炎および脳炎 .... 石川晴美, 亀井　聡　343
　3. 真菌感染症 .... 石川晴美, 亀井　聡　347
　4. 結核感染症 .... 小島美紀, 野村恭一　351
　5. 神経梅毒 .... 清水優子　355
　6. 進行性多巣性白質脳症 .... 三浦義治　360
　7. HIV 脳症 .... 岸田修二　364
　8. ヒト T リンパ球向性ウイルス脊髄症（HTLV-1 関連脊髄症）........ 中川正法　368
　9. プリオン病 .... 三條伸夫　372

F 遺伝性代謝性疾患
　1. 白質ジストロフィー .... 松川敬志, 辻　省次　376
　2. Fabry 病 .... 関島良樹　382
　3. 脳腱黄色腫症 .... 吉長恒明, 関島良樹　386
　4. Wilson 病 .... 小林千夏, 吉田邦広　389
　5. 無セルロプラスミン血症 .... 吉田邦広　394
　6. ポルフィリア .... 諏佐真治　398
　7. 筋型糖原病 .... 杉江秀夫　402

G 内科疾患に伴う神経系疾患
　1. ビタミン欠乏症に伴う神経障害
　　① ビタミン B_1 欠乏症（脚気ニューロパチーと Wernicke 脳症）
　　　　　　　　　　　　　　　　　　　　　　　　　　　　　　　　 馬場正之　405
　　② ビタミン B_6 欠乏症 .... 猪狩龍佑, 加藤丈夫　409
　　③ ナイアシン欠乏症（ペラグラ）............................... 大越教夫　411
　　④ ビタミン B_{12} 欠乏症（亜急性脊髄連合変性症）............ 安藤哲朗　415
　　⑤ 葉酸欠乏症 .... 小池春樹, 祖父江 元　418
　2. 電解質代謝異常に伴う神経障害 .... 杉江和馬, 上野　聡　421

3. 肝性脳症 .... 山下　賢, 安東由喜雄　425
4. 腎疾患に伴う神経系障害 .... 木澤真努香, 水谷泰彰, 武藤多津郎　429
5. 内分泌疾患に伴う神経系障害 .... 加藤修明, 吉田邦広　432
6. 膠原病に伴う神経障害 .... 原　英夫　436
7. 血液疾患に伴う神経障害 .... 松浦英治, 出雲周二　442
8. 肺疾患に伴う神経障害 .... 貴田浩志, 谷脇孝恭　446
9. 神経 Behçet 病 .... 久永欣哉　450
10. 神経 Sweet 病 .... 久永欣哉　454
11. 神経・筋サルコイドーシス .... 熊本俊秀　457

H 末梢神経疾患

1. 炎症性
   ① Guillain-Barré 症候群 .... 上田昌美, 楠　進　461
   ② Fisher 症候群 .... 千葉厚郎　464
   ③ 慢性炎症性脱髄性多発ニューロパチー .... 古賀道明　467
   ④ 多巣性運動ニューロパチー .... 宮城　愛, 梶　龍兒　470
   ⑤ その他の免疫性ニューロパチー .... 桑原　聡　472
2. 遺伝性ニューロパチー
   ① Charcot-Marie-Tooth 病 .... 橋口昭大, 髙嶋　博　474
   ② 家族性アミロイドポリニューロパチー .... 安東由喜雄　478
3. 絞扼性ニューロパチー
   ① 手根管症候群 .... 小森哲夫　481
   ② 橈骨神経麻痺 .... 長谷川　修　484
   ③ 尺骨神経麻痺 .... 三井隆男, 野村恭一　487
4. 神経叢障害
   ① 腰仙神経叢障害 .... 木田耕太, 清水俊夫　491
   ② 腕神経叢障害 .... 芳川浩男　494
   ③ 神経痛性筋萎縮症 .... 福島和広, 池田修一　497
   ④ 胸郭出口症候群 .... 園生雅弘　500

I 脊椎・脊髄疾患

■ 脊椎・脊髄疾患 .... 谷口　真　504

J 筋疾患

1. 炎症性筋疾患（多発筋炎，皮膚筋炎）............................ 大矢　寧　508

2. 筋強直性ジストロフィー ... 髙橋正紀 512
3. 筋ジストロフィー ... 西野一三 516
4. ミトコンドリア脳筋症 ... 西野一三 522
5. 周期性四肢麻痺 ... 倉重毅志 527
6. 先天性ミオパチー ... 倉重毅志 530
7. 悪性高熱 ... 大矢 寧 534

K 神経筋接合部疾患

1. 重症筋無力症 ... 鈴木重明 537
2. Lambert-Eaton 筋無力症候群 ... 鈴木重明 541

L 機能性疾患

1. てんかん（てんかん重積の治療を含む）
    ... 井上岳司, 松本理器, 池田昭夫 544
2. 慢性頭痛
    ① 片頭痛 ... 清水利彦 552
    ② 緊張型頭痛 ... 竹島多賀夫 555
    ③ 三叉神経・自律神経性頭痛 ... 今井 昇 559
    ④ その他の一次性頭痛疾患 ... 藤木直人 563
    ⑤ 三叉神経痛, 舌咽神経痛 ... 永田栄一郎 567
3. 複合性局所疼痛症候群と神経障害性疼痛 ... 住谷昌彦, 松平 浩 570
4. めまい ... 大熊壮尚, 北川泰久 574
5. 本態性振戦 ... 安富大祐 580
6. 一過性全健忘 ... 髙橋愼一 583
7. レストレスレッグス症候群 ... 平田幸一 585
8. 発作性運動誘発性舞踏アテトーシス ... 山口啓二 588

M 母斑症を伴う神経疾患

1. 結節性硬化症 ... 白水洋史, 亀山茂樹 591
2. von Recklinghausen 病 ... 増田 浩, 亀山茂樹 594
3. Sturge-Weber 症候群 ... 伊藤陽祐, 亀山茂樹 597
4. von Hippel-Lindau 病 ... 園田真樹, 亀山茂樹 601

N 脳腫瘍

■ 脳腫瘍 ... 植木敬介, 樋口美未 604

O 水頭症
- 特発性正常圧水頭症　　　　　　　　　　　　松前光紀　610

P 頭部外傷
- 頭部外傷　　　　　　　　　　　　　　　　　高里良男　613

Q 中毒性神経筋疾患
1. 有機物質　　　　　　　　　　　　　　　　古谷博和　616
2. 無機物，重金属　　　　　　　　　　　　　玉岡　晃　621
3. 薬　物　　　　　　　　　　　　　　　　　重藤寛史　624

R 脳死（脳死判定基準）
- 脳死（脳死判定基準）　　　　　　　　　　　横田裕行　627

S 神経内科医に必要な外科の知識
- 神経内科医に必要な外科の知識　　　　　　　森田明夫　632

第6章　知っておくべき知識と制度
1. 神経内科診療に関する法律の基礎知識　　　大平雅之　640
2. 個人情報保護　　　　　　　　　　　　　　大平雅之　643
3. 医療事故　　　　　　　　　　　　　　　　辻　貞俊　645
4. 医療保険制度と介護保険制度　　　　　　　荻野美恵子　648

第7章　書類の書き方
1. 診療記録の記載法　　　　　　　　　　　　高橋祐二　656
2. 処方せんの書き方　　　　　　　　　　　　髙橋愼一　661
3. 紹介状および紹介医師への返事の書き方　　國本雅也　665
4. 英文の紹介状，診療情報提供書　　　　　　桑原　聡　668
5. 退院サマリーの書き方　　　　　　　　　　髙橋愼一　670
6. 死亡診断書および病理解剖の承諾書，依頼書　高尾昌樹　673
7. 身障者認定・難病等医療費助成・介護のための書類の書き方
　　　　　　　　　　　　　　　　　　　　　荻野美恵子　679

索　引　　　　　　　　　　　　　　　　　　　　　　　　686

◆ Column

私の場合	荻野美恵子	13
IC取得は医療チームワークにも重要	大生定義	16
書類作成のポイント	犬塚 貴	20
ちょっとした英語表現の工夫について	柴田 護	52
神経症候学と脳機能画像	石井賢二	119
ALSと人工呼吸器	近藤清彦	152
いくつの頭痛がありますか	古和久典	167
軽い片麻痺のみつけかた	福田倫也	176
TIAの定義の変遷	野川 茂	220
疾患を深く理解するためには	太田晃一	233
症例報告のススメ	太田晃一	237
遺伝性痙性対麻痺の名称について	瀧山嘉久	302
例外は常にある	三井 純	317
患者・家族への説明について	吉良潤一	322
ナタリズマブ関連PML	三浦義治	362
酸素補充療法の開発秘話	関島良樹	384
Menkes病（kinky hair disease）―特徴的な毛髪異常に注目しよう	吉田邦広	392
Marchiafava-Bignami症候群	馬場正之	407
感覚性運動失調を起こす疾患の鑑別	安藤哲朗	417
治療可能なのに"悪性貧血"?	安藤哲朗	417
遺伝子検査で，筋生検はいらなくなる？	西野一三	521
病気の子供が神経内科を受診したとき	倉重毅志	529
慢性緊張型頭痛と慢性片頭痛の関係	竹島多賀夫	556
慢性緊張型頭痛と薬剤の使用過多による頭痛（薬物乱用頭痛）	竹島多賀夫	557
外科的治療の今後の課題	松前光紀	612
セカンドインパクト症候群	髙里良男	615
外傷性高次脳機能障害	髙里良男	615
過少申告	古谷博和	616
中毒性疾患を見逃さないための心構え	古谷博和	617
水俣病：有機水銀（メチル水銀）中毒	古谷博和	618
メチルアルコール中毒	古谷博和	619
スモンについて	重藤寛史	626
神経内科を目指す諸君　診断医になるな．積極的治療医たれ	森田明夫	636
紹介状はPCを利用して	國本雅也	667
異状死の届け出とは	高尾昌樹	678

執筆者一覧

[シリーズ総監修者]

永井良三	自治医科大学学長

[責任編集者]

鈴木則宏	慶應義塾大学医学部神経内科教授

[編集者]

荒木信夫	埼玉医科大学神経内科教授
神田 隆	山口大学大学院医学系研究科神経内科学教授
吉良潤一	九州大学大学院医学研究院神経内科学教授
塩川芳昭	杏林大学医学部脳神経外科教授
西野一三	国立精神・神経医療研究センター神経研究所疾病研究第一部部長
水澤英洋	国立精神・神経医療研究センター病院院長

[編集協力者]

清水利彦	慶應義塾大学医学部神経内科専任講師

[執筆者] （執筆順，肩書略）

鈴木則宏	慶應義塾大学医学部神経内科
水澤英洋	国立精神・神経医療研究センター病院
荻野美恵子	北里大学医学部神経内科学
大生定義	立教大学社会学部社会学科
髙橋祐二	国立精神・神経医療研究センター病院神経内科
犬塚 貴	岐阜大学大学院医学系研究科神経内科・老年学分野
村井弘之	九州大学大学院医学研究院神経内科学
荒木信夫	埼玉医科大学神経内科
高橋一司	埼玉医科大学神経内科
柴田 護	慶應義塾大学医学部神経内科
森まどか	国立精神・神経医療研究センター病院神経内科
田中恵子	金沢医科大学神経内科学
海田賢一	防衛医科大学校内科学講座3神経・抗加齢血管内科
川井元晴	山口大学大学院医学系研究科神経内科学
高里良男	国立病院機構災害医療センター脳神経外科
谷口 真	東京都立神経病院脳神経外科
星野晴彦	東京都済生会中央病院神経内科
島谷直希	東京通信病院放射線科
土屋一洋	東京通信病院放射線科
中山貴博	横浜労災病院神経内科
佐藤栄志	杏林大学医学部脳神経外科
百瀬敏光	東京大学大学院医学系研究科放射線医学講座核医学分野
高橋美和子	東京大学医学部附属病院放射線科
石井賢二	東京都健康長寿医療センター研究所神経画像研究チーム
大石 実	日本大学医学部神経内科
金子 裕	国立精神・神経医療研究センター病院脳神経外科
叶内 匡	東京医科歯科大学医学部附属病院検査部
山元敏正	埼玉医科大学神経内科
西野一三	国立精神・神経医療研究センター神経研究所疾病研究第一部

中野雄太	山口大学医学部附属病院神経内科	北川一夫	東京女子医科大学医学部神経内科学
神田　隆	山口大学大学院医学系研究科神経内科学	卜部貴夫	順天堂大学医学部附属浦安病院脳神経内科
原　行弘	日本医科大学大学院医学研究科リハビリテーション学分野	野川　茂	東海大学医学部付属八王子病院神経内科
松尾秀徳	国立病院機構長崎川棚医療センター	佐々木貴浩	埼玉医科大学神経内科
近藤清彦	公立八鹿病院脳神経内科	瀧澤俊也	東海大学医学部内科学系神経内科
伊藤義彰	大阪市立大学大学院医学研究科老年科・神経内科	太田晃一	立川病院神経内科
		伊藤康男	埼玉医科大学神経内科
赤松直樹	国際医療福祉大学福岡保健医療学部医学検査学科	杉山達也	昭和大学脳神経外科学講座
辻　貞俊	国際医療福祉大学福岡保健医療学部医学検査学科	水谷　徹	昭和大学脳神経外科学講座
古和久典	鳥取大学脳神経内科	池田俊貴	埼玉医科大学国際医療センター脳卒中外科
中島健二	鳥取大学脳神経内科	栗田浩樹	埼玉医科大学国際医療センター脳卒中外科
安部貴人	慶應義塾大学医学部神経内科	柴田碧人	埼玉医科大学国際医療センター脳卒中外科
福田倫也	北里大学医療衛生学部老人地域作業療法学		
		小松潤史	金沢大学大学院医学系研究科脳老化・神経病態学（神経内科学）
金　正門	岩手医科大学内科学講座神経内科・老年科分野	山田正仁	金沢大学大学院医学系研究科脳老化・神経病態学（神経内科学）
寺山靖夫	岩手医科大学内科学講座神経内科・老年科分野	玉岡　晃	筑波大学医学医療系神経内科
望月仁志	宮崎大学医学部内科学講座神経呼吸内分泌代謝学分野	髙橋　真	関東中央病院神経内科
宇川義一	福島県立医科大学神経内科	織茂智之	関東中央病院神経内科
伊東大介	慶應義塾大学医学部神経内科	下　泰司	順天堂大学脳神経内科
高嶋修太郎	富山大学附属病院神経内科	服部信孝	順天堂大学脳神経内科
山口啓二	一宮西病院神経内科	森　秀生	順天堂大学越谷病院神経内科
鈴木重明	慶應義塾大学医学部神経内科	饗場郁子	国立病院機構東名古屋病院神経内科
中里良彦	埼玉医科大学神経内科	長谷川一子	国立病院機構相模原病院神経内科
出口一郎	埼玉医科大学国際医療センター神経内科	松島理明	北海道大学神経内科
棚橋紀夫	埼玉医科大学国際医療センター神経内科	佐々木秀直	北海道大学神経内科

石川欽也	東京医科歯科大学大学院医歯学総合研究科脳神経病態学（神経内科）	松川敬志	東京大学医学部神経内科学
瀧山嘉久	山梨大学医学部神経内科	辻　省次	東京大学医学部神経内科学
林　健太郎	東京都立神経病院脳神経内科	関島良樹	信州大学医学部脳神経内科, リウマチ・膠原病内科
中野今治	東京都立神経病院脳神経内科	吉長恒明	信州大学医学部脳神経内科 リウマチ・膠原病内科
斎藤加代子	東京女子医科大学附属遺伝子医療センター	小林千夏	信州大学医学部脳神経内科, リウマチ・膠原病内科
鈴木啓介	名古屋大学医学部神経内科	吉田邦広	信州大学医学部脳神経内科, リウマチ・膠原病内科
祖父江　元	名古屋大学医学部神経内科		
三井　純	東京大学医学部神経内科学	諏佐真治	山形大学医学部第三内科
吉良潤一	九州大学大学院医学研究院神経内科学	杉江秀夫	自治医科大学小児科（現 常葉大学浜松キャンパス保健医療学部）
長山成美	金沢医科大学神経内科学	馬場正之	青森県立中央病院神経内科
松井　真	金沢医科大学神経内科学	猪狩龍佑	山形大学医学部第三内科
大矢　寧	国立精神・神経医療研究センター病院神経内科	加藤丈夫	山形大学医学部第三内科
		大越教夫	筑波技術大学保健科学部保健学科
飯塚高浩	北里大学神経内科	安藤哲朗	安城更生病院神経内科
綾部光芳	久留米大学医学部看護学科	小池春樹	名古屋大学医学部神経内科
石川晴美	日本大学医学部内科学系神経内科学分野	杉江和馬	奈良県立医科大学神経内科
亀井　聡	日本大学医学部内科学系神経内科学分野	上野　聡	奈良県立医科大学神経内科
小島美紀	埼玉医科大学総合医療センター神経内科	山下　賢	熊本大学大学院生命科学研究部神経内科学分野
野村恭一	埼玉医科大学総合医療センター神経内科	安東由喜雄	熊本大学大学院生命科学研究部神経内科学分野
清水優子	東京女子医科大学医学部神経内科	木澤真努香	藤田保健衛生大学医学部脳神経内科
三浦義治	都立駒込病院脳神経内科	水谷泰彰	藤田保健衛生大学医学部脳神経内科学
岸田修二	柏水会初石病院神経内科	武藤多津郎	藤田保健衛生大学医学部脳神経内科学
中川正法	京都府立医科大学附属北部医療センター	加藤修明	信州大学医学部脳神経内科, リウマチ・膠原病内科
三條伸夫	東京医科歯科大学大学院医歯学総合研究科脳神経病態学（神経内科）	原　英夫	佐賀大学神経内科

松浦英治	鹿児島大学大学院医歯学総合研究科神経内科・老年病学		センター
出雲周二	鹿児島大学大学院医歯学総合研究科難治ウイルス病態制御研究センター分子病理病態研究分野	池田修一	信州大学医学部脳神経内科, リウマチ・膠原病内科
		園生雅弘	帝京大学神経内科
貴田浩志	久留米大学医学部呼吸器・神経・膠原病内科	髙橋正紀	大阪大学大学院医学系研究科神経内科学
谷脇孝恭	久留米大学医学部呼吸器・神経・膠原病内科	倉重毅志	県立広島病院脳神経内科
久永欣哉	国立病院機構宮城病院神経内科	井上岳司	京都大学大学院医学研究科臨床神経学
熊本俊秀	九州看護福祉大学看護福祉学部看護学科	松本理器	京都大学大学院医学研究科てんかん・運動異常生理学講座
上田昌美	近畿大学医学部神経内科/リハビリテーション科	池田昭夫	京都大学大学院医学研究科てんかん・運動異常生理学講座
楠　進	近畿大学医学部神経内科	清水利彦	慶應義塾大学医学部神経内科
千葉厚郎	杏林大学第1内科（神経内科学）	竹島多賀夫	富永病院神経内科・頭痛センター
古賀道明	山口大学大学院医学系研究科神経内科学	今井　昇	静岡赤十字病院神経内科
宮城　愛	徳島大学神経内科	藤木直人	国立病院機構北海道医療センター神経内科
梶　龍兒	徳島大学神経内科	永田栄一郎	東海大学医学部内科学系神経内科
桑原　聡	千葉大学大学院医学研究院神経内科学	住谷昌彦	東京大学医学部附属病院緩和ケア診療部/麻酔科・痛みセンター
橋口昭大	鹿児島大学神経内科	松平　浩	東京大学医学部附属病院22世紀医療センター 運動器疼痛メディカルリサーチ＆マネジメント講座
髙嶋　博	鹿児島大学神経内科		
小森哲夫	国立病院機構箱根病院神経筋・難病医療センター	大熊壮尚	東海大学医学部付属八王子病院神経内科
長谷川修	横浜市立大学附属市民総合医療センター総合診療科	北川泰久	東海大学医学部付属八王子病院神経内科
三井隆男	埼玉医科大学総合医療センター神経内科	安富大祐	国立病院機構東京医療センター神経内科
木田耕太	東京都立神経病院脳神経内科	髙橋愼一	慶應義塾大学医学部神経内科
清水俊夫	東京都立神経病院脳神経内科	平田幸一	獨協医科大学神経内科
芳川浩男	兵庫医科大学内科学講座神経・脳卒中科	白水洋史	国立病院機構西新潟中央病院機能脳神経外科
福島和広	信州大学医学部附属病院難病診療		

亀山茂樹	国立病院機構西新潟中央病院機能脳神経外科	古谷博和	高知大学医学部老年病・循環器・神経内科学講座神経内科部門
増田　浩	国立病院機構西新潟中央病院機能脳神経外科	重藤寛史	九州大学神経内科
伊藤陽祐	国立病院機構西新潟中央病院機能脳神経外科	横田裕行	日本医科大学大学院医学研究科救急医学分野
園田真樹	国立病院機構西新潟中央病院機能脳神経外科	森田明夫	日本医科大学大学院医学研究科器官疾患制御学分野脳神経外科学
植木敬介	獨協医科大学脳神経外科	大平雅之	水戸赤十字病院神経内科／仁邦法律事務所
樋口芙未	獨協医科大学脳神経外科	國本雅也	くにもとライフサポートクリニック
松前光紀	東海大学脳神経外科	高尾昌樹	東京都健康長寿医療センター高齢者ブレインバンク

略語一覧

略語	欧文	和文
A]		
ABR	auditory brainstem response	聴性脳幹反応
ACE	angiotensin converting enzyme	アンジオテンシン変換酵素
AChR	acetylcholine receptor	アセチルコリン受容体
aCL	anti-cardiolipin antibody	抗カルジオリピン抗体
ACTH	adrenocorticotropic hormone	副腎皮質刺激ホルモン
AD	Alzheimer disease	Alzheimer 病
ADC	apparent diffusion coefficient	みかけ上の拡散係数
ADEM	acute disseminated encephalomyelitis	急性散在性脳脊髄炎
ADH	antidiuretic hormone	抗利尿ホルモン
ADL	activities of daily living	日常生活動作
AHA	American Heart Association	米国心臓協会
AHI	apnea hypopnea index	無呼吸低呼吸指数
AJFNHE	acute juvenile female non-herpetic encephalitis	若年女性に好発する急性非ヘルペス性脳炎
ALD	Adrenoleukodystrophy	副腎白質ジストロフィー
ALS	amyotrophic lateral sclerosis	筋萎縮性側索硬化症
ALS-FRS	ALS Functional Rating Scale	ALS 機能評価スケール
ALT	alanine aminotransferase	アラニンアミノトランスフェラーゼ
APS	antiphospholipid antibody syndrome	抗リン脂質抗体症候群
ARB	angiotension II receptor blocker	アンジオテンシン II 受容体拮抗薬
ASA	American Stroke Association	米国脳卒中協会
AST	aspartic aminotransferase	アスパラギン酸アミノトランスフェラーゼ
ATL	adult T-cell leukemia	成人 T 細胞白血病
B]		
BBB	blood-brain barrier	血液脳関門
bFGF	basic fibroblast growth factor	塩基性線維芽細胞増殖因子
BFIC	benign familial infantile convulsions	良性家族性乳児痙攣
BNP	brain natriuretic peptide	脳性ナトリウム利尿ペプチド
BPPV	benign paroxysmal positional vertigo	良性発作性頭位めまい症
BPSD	behavioral and psychological symptoms of dementia	認知症の行動・心理症状
C]		
CAA	cerebral amyloid angiopathy	脳アミロイド血管症

略語	欧文	和文
CADASIL	cerebral autosomal dominant arteriopathy with subcortical infarcts and leukoencephalopathy	皮質下梗塞と白質脳症を伴った常染色体優性脳血管症
CARASIL	cerebral autosomal recessive arteriopathy with subcortical infarcts and leukoencephalopathy	皮質下梗塞と白質脳症を伴った常染色体劣性脳血管症
CAS	carotid artery stenting	頸動脈ステント留置術
CCA	cortical cerebellar atrophy	皮質性小脳萎縮症
CEA	carotid endarterectomy	頸動脈内膜剥離術
CIDP	chronic inflammatory demyelinating polyneuropathy または chronic inflammatory demyelinating polyradiculoneuropathy	慢性炎症性脱髄性多発ニューロパチーまたは慢性炎症性脱髄性多発根ニューロパチー
CK	creatine kinase	クレアチンキナーゼ
CKD	chronic kidney disease	慢性腎臓病
CMAP	compound muscle action potential	複合筋活動電位
CMCT	central motor conduction time	中枢性運動神経伝導時間
CNS	central nervous system	中枢神経系
COPD	chronic obstructive pulmonary disease	慢性閉塞性肺疾患
CPP	cerebral perfusion pressure	脳灌流圧
CRP	C-reactive protein	C反応性蛋白
CTA	computed tomography angiography	CT血管造影
CTS	carpal tunnel syndrome	手根管症候群
CVD	cardiovascular disease	心血管病
D]		
DIC	disseminated intravascular coagulation	播種性血管内凝固
DIP関節	distal interpharangeal joint	遠位指節間関節
DLB	dementia with Lewy bodies	Lewy小体型認知症
E]		
EC-IC bypass術	extracranial-intracranial bypass 術	頭蓋外・頭蓋内バイパス術
EGF	epidermal growth factor	上皮増殖因子
ELISA	enzyme-linked immunosorbent assay	酵素結合免疫吸着薬検定法
EPSP	excitatory postsynaptic potential	興奮性シナプス後電位
ESS	Epworth sleepiness scale	エプワース眠気尺度
F]		
FAB	frontal assessment battery	前頭葉機能検査
FFP	fresh frozen plasma	新鮮凍結血漿
FTA-ABS	fluorescent treponemal antibody absorption test	蛍光トレポネーマ抗体吸収検査
FTD	frontotemporal dementia	前頭側頭型認知症

略語	欧文	和文
FTLD	frontotemporal lobar degeneration	前頭側頭葉変性症
FVC	forced vital capacity	努力肺活量
G]		
GABA	gamma-aminobutyric acid	γ-アミノ酪酸
GAD	glutamic acid decarboxylase	グルタミン酸脱炭酸酵素
GBS	Guillain-Barré syndrome	Guillain-Barré 症候群
GCS	Glasgow Coma Scale	グラスゴー昏睡尺度
GFR	glomerular filtration rate	糸球体濾過量
GH	growth hormone	成長ホルモン
GOM	granular osmiophilic material	
GVHD	graft versus host disease	移植片対宿主病
H]		
HAM	HTLV-1 associated myelopathy	ヒトTリンパ球向性ウイルス脊髄症
HGF	hepatocyte growth factor	肝細胞増殖因子
HIV	human immunodeficiency virus	ヒト免疫不全ウイルス
HLA	human leukocyte antigen	ヒト白血球抗原
HMSN	hereditary motor and sensory neuropathy	遺伝性運動感覚性ニューロパチー
HOT	home oxygen therapy	在宅酸素療法
HSP	hereditary spastic paraplegia	遺伝性痙性対麻痺
HTLV-I	human T-cell lymphotropic virus type 1	ヒトTリンパ球向性ウイルス-1
I]		
IC	informed consent	インフォームドコンセント
ICP	intracranial pressure	頭蓋内圧
INF-γ	Interferon-γ	インターフェロン-γ
ITB 療法	intrathecal baclofen therapy	バクロフェン髄注療法
IVCT	in vitro contracture test	筋拘縮テスト
IVIg	intravenous immunoglobulin	免疫グロブリン大量静注療法
J]		
JCS	Japan Coma Scale	日本式昏睡尺度
L]		
LAC	lupus anticoagulant	ループスアンチコアグラント
LDH	lactate dehydrogenase	乳酸脱水素酵素
LEMS	Lambert-Eaton myasthenic syndrome	Lambert-Eaton 筋無力症候群
LMN	lower motor neuron	下位運動ニューロン
M]		
MAG	myelin-associated glycoprotein	ミエリン関連糖蛋白
MAO	monoamine oxidase	モノアミン酸化酵素

略語	欧文	和文
MBP	myelin basic protein	ミエリン塩基性蛋白
MCI	mild cognitive impairment	軽度認知障害
MCTD	mixed connective tissue disease	混合性結合組織病
MEG	magnetoencephalography	脳磁図
MELAS	mitochondrial myopathy, encephalopathy, lactic acidosis, stroke-like episodes	ミトコンドリア脳筋症・乳酸アシドーシス・脳卒中様発作症候群
MEP	motor evoked potential	運動誘発電位
MERRF	myoclonic epilepsy associated with ragged-red fibers	赤色ぼろ線維・ミオクローヌスてんかん症候群
MES	microembolic signal	微小塞栓シグナル
MG	myasthenia gravis	重症筋無力症
MLF	medial longitudinal fasciculus	内側縦束
MMSE	mini-mental state examination	
MP関節	metacarpophalangeal joint	中手指節関節
MRA	magnetic resonance angiography	磁気共鳴血管造影
MRS	magnetic resonance spectroscopy	磁気共鳴スペクトロスコピー
MRSA	methicillin-resistant Staphylococcus aureus	メチシリン耐性黄色ブドウ球菌
MS	multiple sclerosis	多発性硬化症
MSA	multiple system atrophy	多系統萎縮症
MSLT	multiple sleep latency scale	多回睡眠潜時試験
MWT	maintenance of wakefulness test	覚醒維持試験
N]		
NADH-TR染色	NADH-tetrazolium reductase staining	NADH-テトラゾリウム還元酵素染色
NaSSA	noradrenergic and specific serotonergic antidepressant	ノルアドレナリン作動性・特異的セロトニン作動性抗うつ薬
NIHSS	National Institutes of Health Stroke Scale	NIH脳卒中スケール
NMDA	N-methyl-D-aspartic acid	N-メチル-D-アスパラギン酸
NMO	neuromyelitis optica	視神経脊髄炎
NSAIDs	nonsteroidal anti-inflammatory drugs	非ステロイド性抗炎症薬(非ステロイド性消炎鎮痛薬)
NSE	neuron specific enolase	神経細胞特異性エノラーゼ
NVAF	non-valvular atrial fibrillation	非弁膜症性心房細動
O]		
OPCA	olivopontocerebellar atrophy	オリーブ橋小脳萎縮症
OSAS	obstructive sleep apnea syndrome	閉塞型睡眠時無呼吸症候群
OSCE	objective structured clinical examination	客観的臨床能力試験

略語	欧文	和文
P]		
PaCO$_2$	arterial carbon dioxide partial pressure	動脈血二酸化炭素分圧
PaO$_2$	arterial oxygen partial pressure	動脈血酸素分圧
PIP 関節	proximal interpharangeal joint	近位指節間関節
PKC	paroxysmal kinesigenic choreoathetosis	発作性運動誘発性舞踏アテトーシス
PLEDs	periodic lateralized epileptiform discharges	周期性一側てんかん型放電
PMA	progressive muscular atrophy	進行性筋萎縮症
PML	progressive multifocal leukoencephalopathy	進行性多巣性白質脳症
POEMS	polyneuropathy, organomegaly, endocriopathy, M-protein, and skin changes	
PPRF	paramedian pontine reticular formation	傍正中橋網様体
PRES	posterior reversible encephalopathy syndorome	可逆性後頭葉白質脳症
PRSP	penicillin-resistant Streptococcus pneumoniae	ペニシリン耐性肺炎球菌
PT-INR	prothrombin time-international normalized ratio	プロトロンビン時間国際標準比
Q]		
QOL	quality of life	生活の質
R]		
riMLF	rostral interstitial nucleus of medial longitudinal fasciculus	内側縦束吻側間質核
rt-PA	recombinant tissue plasminogen activator	組換え組織プラスミノゲンアクチベーター
S]		
SAH	subarachnoid hemorrhage	くも膜下出血
SARA	Scale for the Assessment and Rating of Ataxia	小脳性運動失調評価スケール
SCD	spinocerebellar degeneration	脊髄小脳変性症
SDS	Shy–Drager syndrome	Shy–Drager 症候群
SEP	somatosensory evoked potential	体性感覚誘発電位
SIADH	syndrome of inappropriate secresion of ADH	抗利尿ホルモン分泌異常症候群
SLE	systemic lupus erythematosus	全身性エリテマトーデス
SLR テスト	straight leg raising test	下肢伸展挙上テスト
SMA	spinal muscular atrophy	脊髄性筋萎縮症
SND	striatonigral degeneration	線条体黒質変性症
SNRI	serotonin-noradrenalin reuptake inhibitor	セロトニン・ノルアドレナリン再取り込み阻害薬
SpO2	oxygen saturation of peripheral artery	経皮的動脈血酸素飽和度
SPS	stiff-person syndrome	全身硬直症候群
SSPE	subacute sclerosing panencephalitis	亜急性硬化性全脳炎

略語	欧文	和文
SSRI	selective serotonin reuptake inhibitor	選択的セロトニン再取り込み阻害薬
STS	serological tests for syphilis	血清学的梅毒反応
T】		
TCD	transcranial Doppler	経頭蓋ドプラ
TEA	transient epileptic amnesia	一過性てんかん性健忘
TEE	transesophageal echocardiography	経食道心エコー
TGA	transient global amnesia	一過性全健忘
TGAb	anti-thyroglobulin antibody	抗サイログロブリン抗体
TGF-β	transforming growth factor-β	トランスフォーミング増殖因子β
TIA	transient ischemic attacks	一過性脳虚血発作
TIVA	total intravenous anesthesia	全静脈麻酔
TNF	tumor necrosis factor	腫瘍壊死因子
TPHA	Treponema pallidum hemagglutination assay	梅毒トレポネーマ血球凝集検定
TPPV	tracheostomy positive pressure ventilation	気管切開下陽圧換気
TRH	thyrotropin releasing hormone	甲状腺刺激ホルモン放出ホルモン
TSH	thyroid stimulating hormone	甲状腺刺激ホルモン
TTP	thrombotic thrombocytopenic purpura	血栓性血小板減少性紫斑病
U】		
UMN	upper motor neuron	上位運動ニューロン
UPDRS	Unified Parkinson's Disease Rating Scale	Parkinson病統一スケール
V】		
VEGF	vascular endothelial growth factor	血管内皮増殖因子
VEP	visual evoked potentials	視覚誘発電位
VGKC	voltage-gated K channel	電位依存性Kチャネル

第1章

神経内科研修でのアドバイス

A これから神経内科医になる人へ

これから神経内科を目指す人へ

> 臨床医の中のアルチザン(職人)：神経内科医
> ―的確な医療面接と正しい神経学的診察が的確な診断をもたらす―

1 神経内科とは

　神経内科は神経疾患の診断と治療を担当する診療科である．神経疾患というと，一般に難病を中心とする狭い疾患群であるという印象をもたれている傾向がある．しかし，「神経内科」は極めて広い守備範囲をもつ．神経内科があつかう患者の主訴は，たとえば，「ふらついて歩きにくい」，「呂律が回らない」，「むせてしまって物が飲み込みにくい」，「片側の上下肢が動かない」などの運動障害を意味する主訴，「物が二重に見える」，「手足の感覚が鈍い」，「手がしびれる」，「顔の半分が痛む」，「激しい頭痛がする」などの感覚障害の主訴，「今朝の朝食のメニューを思い出せない」，「隣にいる家族が誰であるかわからない」などの認知機能障害の主訴などがある．さらには，救急車で搬送されるような「いくら刺激しても目を覚まさない」，「激しい回転性めまい」，「全身が痙攣を起こして止まらない」などの救急症状まで多岐にわたる．これらの多彩な主訴から疾患を鑑別し診断するのが神経内科である．すなわち神経内科は疾患の原因が，大脳・小脳・脳幹や脊髄などの中枢神経，末梢神経，そして筋肉という頭の先から足の先端までの広い範囲の身体部分に生じるトラブルを担当する内科の一部門として位置づけられている．つまり，神経内科は初診の時点では"総合診療科"的な役割を担っているといえるのである．

2 神経内科の疾患とは

　中枢神経の疾患には，脳梗塞や脳出血などの脳卒中(脳血管障害)，脳炎，髄膜炎などの神経感染症，頭痛，てんかんなどの神経機能性疾患，Alzheimer病，び漫性Lewy小体病などの認知症，Parkinson病，筋萎縮性側索硬化症などの神経変性疾患，多発性硬化症，視神経脊髄炎などの脱髄性疾患等々がある．末梢神経の疾患には，三叉神経痛，Guillain-Barré症候群，慢性炎症性脱髄性ニューロパチー，多発性ニューロパチーなどがある．また，筋の疾患には，筋ジストロフィー症，多発筋炎，周期性四肢麻痺などがあり，さらに筋とそれを支配する末梢神経の接合部に生じる疾患である重症筋無力症，Lambert-Eaton筋無力症候群などがある．すなわち，"神経内科"とは，何らかの原因により神経系あるいは筋に異常をきたした状態を診断し機能を改善させる診療科といえる．

3 神経学的診察と病巣診断の重要性と職人芸的な面白さ

　神経内科診療の最も大きな特徴は，診断に他の内科にはない特殊な"神経学的診察"所見に基づく"病巣診断"というステップが入ることである．すなわち，患者が初めて神経内科の外来を受診されたとすると，まず医療面接が行われる．このステップは各科共通である．医療面接は極めて重要で，この段階で発症のしかたと神経系のどの部分が障害されているのかのおおまかな予想

第1章　神経内科研修でのアドバイス

A　これから神経内科医になる人へ

を立てることができなければならない．次に，体温，血圧，脈拍，呼吸などと貧血，黄疸の有無のチェックに続き，頭頸部，胸腹部，四肢の内科的診察を行う．そして，次に"神経学的診察"により"病巣診断"を行う材料（異常所見）の抽出を行うのである．典型的な神経内科の症例を示してみよう．

「Aさん　60歳　男性．起床時から左上肢に力が入らず，午後になっても改善しないため病院を受診した．左上肢は右に比べ触っても感覚が鈍くつねってもあまり痛く感じない．」さて，Aさんの左上肢の症状の原因は一体どこにあるのか？これを解決するには，"神経系解剖学"の基礎知識が極めて重要である．ヒトの左右の大脳は原則としてそれぞれ反対側を支配している．ここまでは，ある程度単純であるが，問題は大脳の機能には多くの種類があり，さらにその種類の下に細かに分かれた機能があり，しかもそれぞれが異なった部位で反対側に移るという複雑な状況がある．たとえば，運動機能についてみると大脳運動領野から発した神経は顔の筋に行くものは比較的上部で交叉して反対側の顔面筋に分布して反対側の顔を動かす．しかし上下肢に行くものはさらに下部延髄の錐体交叉で交叉して反対側に移動し反対側の上下肢を動かす（錐体路）．一方，感覚は運動とは逆に皮膚から上行して脳に達して「痛い（痛覚）」，「冷たい（温度覚）」などを感じるわけである．しかし，感覚のなかでも「痛み」，「熱い冷たい」を伝える神経の経路と，「振動している（振動覚）」，「膝関節が曲がっている（位置覚）」などを伝える神経の経路が末梢神経のなかでは一緒であるが，脊髄に入ると別々に分かれて上行して最終的に反対側の大脳に至るという複雑なパターンをとる．Aさんは左上肢の運動と感覚の両方が鈍っているわけなので，神経系解剖学から考えると，原因となる部位（病巣）は，①左上肢に分布している末梢神経，あるいは②それらの情報が集約される反対側，右の大脳で運動と感覚の情報が近くを走行している部位，ということになる．この二つの可能性を鑑別するために必要なのが"神経学的診察"である．神経内科の象徴的な診察器具に「打腱器（ハンマー）」がある．ハンマーにより左上肢の上腕二頭筋の腱，上腕三頭筋の腱，腕橈骨筋の腱を叩き"腱反射"を誘発する．この反応が弱い場合は末梢神経に障害があることを示す．逆に，"腱反射"の反応が強いときには大脳に病変があることを示す．以上の所見から神経内科医はAさんの病巣を判断し，さらに疾患の確定診断のために補助検査を行う．"末梢神経障害"の可能性が高い場合には"筋電図検査"，"頸椎X線写真あるいはMRI"を検討すべきである．"大脳病変"の可能性が高い場合には"頭部MRI"で特に大脳皮質の運動領野を精査する．そのほか補助検査として，脳脊髄液検査，脳波検査などを行うことがある．それらの結果により確定診断に至り，次に治療方針を決定する．

このように神経内科の診察手順は独特のもので，その診察と所見の判断には修練が必要である．現代のIT化著しい医学のなかで，まさにその診断の核ともいえる診察方法に職人的な要素を保ち続けている独特の科であることがおわかりになることと思う．

本書を活用することで，これから神経内科を本格的に研修しようとしている若い医師たちが神経内科の魅力を十分に味わい，それを研修の場で応用し神経学的診察と病巣診断を基礎とする職人芸を身につけ，最終的には立派な"臨床のアルチザン（職人）"として独り立ちして下さることを期待している．

慶應義塾大学医学部 神経内科　**鈴木則宏**

B 研修の概要

1 日本神経学会専門医への道
―日本神経学会専門医研修カリキュラムについて

1 日本における専門医制度とその改革

わが国の現在の専門医制度は，各々の診療科を担当する各学会が独自に運営し，独自に専門医を認定している．これに対して，自分が自分を認定するようなもので不適切であるとの批判もある．このようななかで，厚生労働省は近年「専門医の在り方に関する検討会」を設け，検討を重ねた結果，2013年4月には最終報告書が出された．それによると，専門医とは特殊な技能を備えたスーパーマンではなく標準的診療を行える医師と定義すること，専門医の認定は各学会ではなく第三者機関が行うこと，専門医の研修にはおおむね5年を原則とすること，研修は年限ではなくプログラムにより認定すること，基本領域と基本領域の専門医を取得後に取得するsubspecialty専門医の2階建て方式とすること，基本領域として現在の18分野（学会）に加えて総合診療専門医の領域を設定すること，日本で診療する医師はどこかの基本領域に所属すべきこと，単一疾患の専門医は糖尿病を例外として他には認めないことなどが示されている（図1）．これを受けて，日本専門医制評価・認定機構では，専門医制度を変更することを決定し，所属する各学会に対して具体的な制度設計を行うように求めた．また，自らを解散し，専門医制度にかかわる業務を行う第三者機関，一般社団法人日本専門医機構が2014年5月に設立された（図2）．現在，19の基本診療領域，29のsubspecialty領域について専門医を認めることとし，それぞれの基本領域を中心に新し

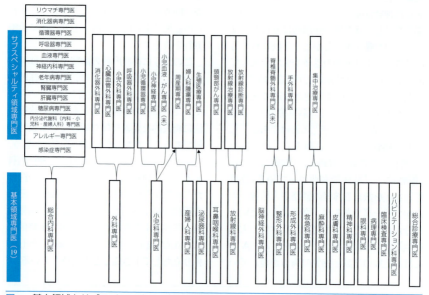

図1 基本領域とサブスペシャルティ領域一覧表
総合診療専門医については現在検討中でまだその内容ははっきり示されていない．

第1章 神経内科研修でのアドバイス

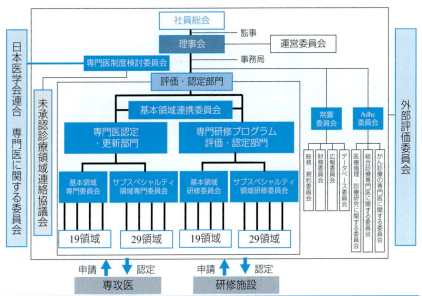

図2　一般社団法人日本専門医機構の組織図（発足まもなく今後変更がありうると思われる）

い研修プログラムおよび研修カリキュラムの策定が進められている．

2　日本内科学会ならびに日本神経学会の専門医制度改革

日本神経学会は，図1に示すように日本内科学会のsubspecialtyとの位置づけである．現在，日本神経学会の専門医は，まず初期臨床研修を含め3年間の内科全般の研修の後，試験に合格して認定内科医となり，その後少なくとも3年間の神経内科の研鑽を積み所定の試験に合格して初めて当該神経内科専門医と認められている．しかし，前述のように，検討会の提言と旧専門医制度評価・認定機構の決定を受けて，日本内科学会は専門医制度の非常に大きな変更を決定し，2012年10月に関連学会に提案した．それは内科全般の素養を身につけた認定内科医を廃止し，すべて内科専門医として5年間の研修を義務づけ，subspecialty専門医のための研修はその後で行うというもの

であった．広汎な内科の全subspecialtyを身につけた内科super-generalistともいえる内科専門医にならなければ，subspecialty専門医とはなれないというのでは，専門医の本来の意味がなくなってしまうと危惧されることから，日本神経学会をはじめほぼすべてのsubspecialty学会が反対し，協議の結果内科専門医の研修とsubspecialty専門医の研修期間をオーバーラップさせることで全体の研修期間が現在とほぼ変わらないようにするということで合意が得られた（図3）．

今後，専門医になるための研修は，修養年限でなく研修プログラムによるものとなることから必要な内容が担保されれば，研修期間は短くできるという考え方である．現在，この方針で内科学会と各subspecialty学会において内科専門医ならびに各subspecialty専門医のための研修プログラムおよび研修カリキュラムの策定が進行中であり，日本神経学会では専門医制度検討委員会が担当している．基本設計とし

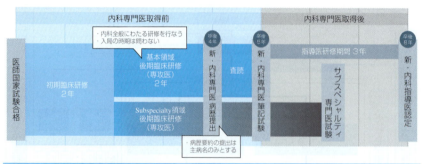

図3 新内科専門医制度の受験資格
内科の研修とsubspecialtyの研修期間を重複させることでsubspecialty専門医の取得までの期間が長くなりすぎないようになっている[1].

ては，大学病院あるいはそれに相当する病院を「基幹施設」とし，それと協力してプログラムを遂行する「連携施設」によるグループ「研修施設群」を構成して，専門医をめざす医師（専攻医）に研修体制（研修プログラム）を提供することになる．研修内容（研修カリキュラム）の基本は，知識，技術，症例の3領域の定められた研修項目についてA，B，Cのグレードに従って研修し，研修内容はwebを用いた登録システムによりチェックされる予定である．この新しい内科専門医制度（案）については，現在，内科学会のホームページに掲載されており，2015年度にはプログラムや施設の認定が始まり，2017年度には具体的な研修が稼働する予定とされている．

3 現在，進行中の専門医制度変更の問題点

今回の専門医制度変更案の問題の一つは，様々な学会やその学会の担う診療領域の特徴を無視して，外形基準で基本領域とsubspecialtyを分けたことにあると思われる．たとえば内科というのは医学の根幹ともいわれ，基本中の基本である．それと，たとえば耳鼻咽喉科や眼科とが同じレベルの基本領域とは言い難い．内科一般の素養を必要と考えるsubspecialtyにまで内科専門医という広く深い研修を課す結果，subspecialty本来の高度な先進的医療や研究が大きく損なわれることが危惧される．神経疾患診療に関しては，大きく内科系，外科系と分けられると思われるが，外形基準で機械的に分類することで，同じ疾患を診療し，同じ神経学的診察を共通して行っているにもかかわらず内科系の神経内科は内科のsubspecialtyで，外科系の脳神経外科は基本領域という逆転現象が生じている．世界の常識は，内科系診療がより基本的で広範囲をカバーし初期に適応され，外科的診断・治療手技が必要な場合に外科に紹介され診療を受けることである．

実は，最初の認定はプログラムとカリキュラムの調整で影響を減らすことができるかもしれないが，認定更新についてはさらに困難が予想される．すなわち，subspecialty専門医となっても内科専門医の資格を同じ条件で更新しなければいけないとすれば，多くの時間を自分のsubspecialty以外の広汎な領域の研鑽に費やさなければならず，subspecialtyの意味がなくなる可能性が高く，病態の解明や新しい診断・治療法の開発などにつながる最先端の研究能力は大きく低下するのは確実で，

診療においてさえ高度な先進医療の実践は困難となることが予測される．またsubspecialtyが駄目になるだけでなく，内科専門医もsuper-generalistであり一見して非常に大変な努力を要する道を選択する医師の減少も危惧される．すべての医師はどこかの基本領域に属すとされていることから，基本領域の専門医はすべて平等でいわゆる加算はつかないことになり，より楽な領域が選択される可能性が高い．

さらに拍車を掛けるのが，いわゆるprimary careを専門とすると思われる総合診療専門医という基本領域が新設されたことにより，これまで内科医になることを選んでいた多くの医師はこちらのキャリアを選ぶ可能性が高い．primary careは世界の常識では，メンタルケア，小外科，小児科の一部，産科介助なども行う診療領域で，新しく認定する内科専門医とは大きく異なっている．もちろん，この総合診療専門医の研修には内科研修が必須であり，まさに「内科全般の素養」が必要とされる．これこそ内科認定医に相当し決して内科専門医までを要求するものではない．常識的には，この総合診療専門医の研修カリキュラム・プログラムを決めてから，そこへの内科のかかわりを決めるのが手順である．しかし，総合診療専門医の内容が明らかにされないまま，内科認定医の廃止を含む制度変更が進行している．日本の医療に対するOECDの報告書にあるように，わが国のprimary careについては担当する医師数は多いと思われるにもかかわらず様々な課題が指摘されているが，それに対してはまさに新設される総合診療専門医の研修カリキュラム・プログラムならびに医療制度全体の改革で対応すべき問題である．

それではどうすればよいのであろうか．できれば，根本に立ち戻って，各診療領域の多様性を認め，外形基準で一律に分類しないようにするのが望ましい．今回の制度変更で大きな影響を受けるのは内科系診療科のみである．認定医や専門医という名称はともかく，現在，内科全般の素養を身につけ認定医となり，その後より専門性の高いsubspecialtyの研鑽を積み専門医となる．そこには内科系すべてを深く研鑽して総合内科専門医となる道もきちんと準備されているという制度が存在しており，年々充実しつつある．この制度にどのような弊害がどの程度あるのか，きちんと評価して，その悪いところを改善するのが合理的なやり方である．これまでそのようなデータは示されておらず，この制度変更に伴う影響のアセスメントもされておらず，医師の偏在，primary care制度の立ち後れなど医療全体の問題と混同されてしまっているような印象がある．現在の制度変更は，まさに途上であり，今からでも変更は可能と思われる．せめて，更新制度をsubspecialty専門医の負担にならないように努力することなどで，本来subspecialtyの医師や学会が国民から負託されたミッションを果たすことができるようにすることが期待される．

文献

1) 一般社団法人日本内科学会認定制度審議会：新・内科専門医制度に向けて．pp.5, 2014
2) 一般社団法人日本内科学会ホームページ http://www.naika.or.jp/
3) 一般社団法人日本専門医機構ホームページ http://www.japan-senmon-i.jp/

国立精神・神経医療研究センター病院　水澤英洋

B 研修の概要

2 神経内科領域の関連学会について

1 領域が非常に広い神経内科

　前項でも触れたように神経内科のカバーする領域は非常に広く，扱う疾患の種類は極めて多いため，関連するより専門化した学会すなわち神経内科の subspecialty も非常に多い．Manual of Neurologic Therapeutics の編著者で有名な Samuel Martin が，Neurology は 21 世紀の内科であると話していたが，それはこの subspecialty の多さによる．それはとりもなおさず，脳と神経系は，われわれヒトの個体の体の隅々まで行き渡り，精神・身体・内臓機能のすべてをコントロールしているからにほかならない．まず，日本内科学会について言及する必要がある．日本内科学会は 1903 年に設立されたが，後述のようにそれに先だって日本神経学会が設立されており，歴史的にも別々の学会であり，欧米では講座としても内科とは別である．しかし，前項の専門医制度のところで述べたように，約 10 年前に専門医制度の見直しが行われ，診療科を基本診療科とその subspecialty，さらにそのいずれでもない三つに大別することが行われ，日本神経学会は，神経内科の研修には内科一般の素養が必要であるとの観点から，認定内科医を取得後に，神経内科専門医となる方針を決定した．換言すると内科の subspecialty との立場となったともいえる．以降，内科とは密接な関係が続いている．

2 神経内科と同様の疾患を対象とする他学会

　次に，同じ脳・神経系疾患を対象とする他の学会がいくつか存在する（表1）．
日本精神神経学会は精神医学の学会である

表1　同じ脳・神経系疾患を対象とする他のおもな学会

日本精神神経学会
日本脳神経外科学会
日本整形外科学会
日本老年医学会
日本リハビリテーション学会

が，実は日本神経学会とは同じルーツをもつ．1902 年に日本神経学会として発足したが，神経内科医と精神科医の両者が存在したことから，1935 年にこの名称になり，1960 年に現在の日本神経学会が分離独立した後も，名称がそのまま変わらずに残り現在に至っている．さらに Neurology の直訳である神経科という診療科名にて精神疾患の診療が行われてきたため，神経内科は精神科と混同されることがしばしばある．日本脳神経外科学会は，脳神経疾患の外科的診療，教育，研究を行い，日本整形外科学会は，神経系のなかで脊髄疾患と末梢神経疾患を対象として外科的診療を行っている．両外科系学会は歴史的にもより古く知名度も高いため，現在でも「脳の病気は脳外科に」，「手足のしびれは整形外科に」という考えの国民は多いと思われる．日本老年医学会は，認知症など老年期神経疾患も対象としている．日本リハビリテーション学会は，脳卒中など神経疾患からの回復のみならず，前述のごとく神経系はヒトのあらゆる機能を制御していることから，リハビリテーションの多くの領域で神経内科の能力が役立つと期待される．

3 subspecialty や他の学会

　その次は，神経内科の subspecialty といえる学会が多数存在する（表2, 3）．通常，他の診療科医師や基礎医学も含め他の学会

表2　神経内科が中心で他学会の会員も参加するおもな学会

- 日本脳卒中学会（神経内科，脳外科）
- 日本頭痛学会（神経内科，脳外科）
- 日本認知症学会（神経内科，精神科，老年科，基礎医学）
- 日本パーキンソン病・運動異常症学会（神経内科）
- 日本神経免疫学会（神経内科医，基礎医学）
- 日本神経感染症学会（神経内科，小児科，基礎医学）
- 日本臨床神経生理学会（神経内科，精神科，小児科，整形外科，脳外科，臨床検査科）
- 日本末梢神経学会（神経内科，整形外科，小児科，基礎医学）
- 日本神経治療学会（神経内科）

表3　神経内科以外の神経関連臨床学会の関与も大きいおもな学会

- 日本てんかん学会（小児科，脳外科，神経内科，精神科）
- 日本神経救急学会（神経内科，脳外科，救急医学）
- 日本神経放射線学会（放射線科，脳外科）
- 日本脳循環代謝学会（神経内科，脳外科）
- 日本神経リハビリテーション学会（神経内科，リハビリ）

表4　神経内科医も会員のことが多い基礎系のおもな神経関連学会

- 日本神経科学学会
- 日本神経化学会
- 日本神経病理学会
- 日本神経心理学会

員も会員になっていることが多い（**表2，3**）．日本脳卒中学会は，歴史的には脳外科医の比率が大きく地域によっては，特にかつてはもっぱら脳外科が脳卒中を診療するということもあった．さらに，たとえば国立循環器病センターという名称でもわかるように，疾患分類で循環器疾患に分類したり，大学などで神経内科学とは別に"脳卒中科"といった部門を設置するところもある．しかし，まさに脳の疾患であり，神経内科の主要な対象疾患であることは疑問の余地がない．

さらに，神経内科医が多く参加する基礎系の学会（**表4**）も存在し，これら脳科学を対象とする基礎系の学会と臨床系の学会22学会からなる日本脳科学関連学会連合が組織され，脳科学コミュニティーの意見のとりまとめや政府への提言などの活動を行っている．なお，今回は列挙しないが，ここで提示した国内学会に相当する国際学会や米国・欧州の地域学会もあり，一部の神経内科医はそこにも所属し，活発に活動を行っている．神経内科領域では各国神経学会により構成される世界神経学会（World Federation of Neurology：WFN）があり，日本ではfellowに相当すると思われる指導医について同意を得たうえで学会として所属している．WFNは2年に一度世界各地で国際会議World Congress of Neurology（WCN）を開催しており，2017年には京都において日本で2回目になるWCNが開催される予定である．

4　関連学会への入会はキャリアの発展につながる

最後に関連学会への入会について考えてみたい．通常，神経内科医は日本神経学会に所属し，多くの者は一定の修練の後に厳正な筆記試験と口頭・実技試験を受けて合格することにより神経内科専門医と認定される．さらに一定の年限の修練で申請により指導医の資格認定も行われている．神経内科専門医の条件としては，現在では認定内科医あるいは総合内科専門医であることが必要であり，日本内科学会に所属して一定の研修の後試験を受けて合格する必要がある．その他，高齢者を多く診る者は日本老年医学会に，電気生理検査に関心のある者は日本臨床神経生理学会に，あるいは感染症に興味のある者は日本神経感染症学会に所属することが可能である．このなかでは，日本臨床神経生理学会が脳波や筋電図

などの神経生理検査に関する専門医制度を有している．

また，前述の脳卒中，頭痛，てんかん，認知症に関する各学会でも独自の専門医制度を有しており，これらの学会に所属してこれらの専門医を所持する神経内科専門医も少なくない．さらに，大学や研究所などで研究にも携わる神経内科医には，神経科学学会，神経化学学会，神経病理学会など基礎医学系学会に所属して，研鑽を積む者も多い．このように，わが国の神経内科医にとっては，国内外に実に様々な領域の関連学会があり，自らの希望にしたがってそのキャリアを大きく発展させることができる．

国立精神・神経医療研究センター病院　**水澤英洋**

B 研修の概要

3 女性医師への研修アドバイス
―復職支援も含めて

DOs

- 医師となったからには仕事を続けよう．
- 自分自身の人生設計を早いうちから立てよう．
- 結婚相手に女性医師としてのキャリアプランも尊重するように最初から話しておこう．

1 基本的な考え方

　神経内科は女性医師の割合が高く，日本神経学会に所属する医師の21％は女性医師（内科平均約18％）であり，若い世代ではさらに多くの割合を占める．神経内科の領域が急性期から慢性期まで広くカバーしている点や，身体障害をきたす疾患を多くみるため，生活者の視点も求められ，女性医師に向いているという見方もある．

　今後の高齢化社会に向けて医療需要増大は必須のため，女性医師もフルパワーで働かなければ日本の医療を支えることができない．医師を育てるために多額の公費が投入され，激化する医学部入試選抜にもれ，医師になりたくともなれなかった多くの同期生もおり，一人前になるまでに多くの先輩医師から教育を受けたこと，などを思えば，安易に辞めてよい職業ではない．今日の日本においてはできる限り医師を続けることは女性も男性もなく求められている．

2 女性医師ならではの問題は？

　純粋に女性しかできないのは妊娠出産だけである．その後の育児は男性でもできないことではない．しかし育児，家事も女性の仕事とされる日本の習慣はいまだ根強い．

　女性医師の就業率をみると35歳を中心に低下するが妊娠出産が理由と推測される．欧米諸国でも同様に30歳代で低下するが，異なるのはその後すぐに回復することである．日本の場合は回復せず，60歳代になってやっと男性と同等となる（図1，2）．

　小さい子供をかかえての労働は，患者への診療義務や絶えずアップデイトしなければならない医療知識の獲得などの面で限界を感じることも多い．常勤医として働きだしても，定時で帰宅してお迎え，子供の急な発熱等で早退や休む，当直を免除してもらう，などの配慮が必要な場合，カバーしてもらう他の医師への遠慮から常勤医を断念することもある．一方，非常勤医のほうが責任も軽く収入などの待遇もよいことから，子供をもつ女性医師は非常勤医になる場合も多い．しかし，一度離職したら常勤医への復職は3割といわれており，常勤医に戻りにくくなるのが現実である．

　女性医師が周囲の無理解や誤解から離職せざるをえない状況になると，キャリアをあきらめることになってしまう．日本神経学会でも評議員における女性医師割合は6％（平成25年度）と年齢構成別女性医師数からみても極端に少ない．途中でキャリアをあきらめている女性医師が多いことが推測される．優秀な人材が実力を発揮できないままになってしまうこともあり，医療界全体にとって損失である．

3 女性医師の心がまえ

　女性医師の結婚相手は医師が多いが，年代別にみると家庭内の役割は少しずつ変化してきている．30歳代の夫婦は夫も育児や家

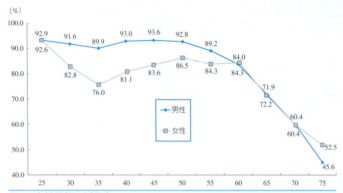

図1　女性医師の活動率
医師が25歳で卒業すると仮定した場合の就業率．
「日本医師受給の実証的調査研究」（主任研究者　長谷川敏彦）

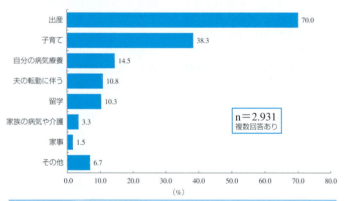

図2　女性医師の休職・離職理由
日本医師会「女性医師の勤務環境の現況に関する調査」平成21年3月

事に積極的に関与するようになってきており，今後はもっと女性も働きやすくなるかもしれない．男性にとっても子育てにかかわることは楽しみにもなる．片方が一方的に負担を請け負うのではなく，相手の人格を尊重し，医師としてのやりがいを対等に認め合う大人の夫婦でありたい．結婚後の家事や育児についてどのように役割分担するかを話し合い，相手の理解を得る努力をする．

職場では女性医師はあてにならないという意識は根強い．そのなかで志高く継続することは簡単ではない．「中途半端な働き方をする人でポジションをとられるのは困る」，「なぜ自分が割を食わなければならないのか」という気持ちになる人もいる．忙しい職場ではカバーする側の負担が大きくなることも事実であり，その分の十分な手当てはないことが多い．産休や育児休暇，時短勤務など当然の権利であるとしても，カバーする側の心情を考え，感謝の気持ちを忘れずに，態度で表わすようにする．

一時期のスローダウンはその気持ちさえ持ち続ければ戻ることができる．知識のアップデイトを心掛け，パートタイムなど少

しでも継続していたほうが戻りやすい．現実には様々な意味でハンディがあるので「いてくれてよかった」と思われるような医師としての実力を備える努力も必要である．

　乳児期以降は夫との協力，保育施設の確保，家政婦さんをお願いする，職場の選択など工夫次第でフルタイムでの就業も可能である．大変なこともあるが，キャリアをあきらめることなく，継続することで得られることも大きい．必ずしも母親がフルタイムで働いているから子育てに支障が出るわけではないので，工夫して子育てをしてきた先輩女性医師に相談するとよい．また，全国に復職支援システムがある．

4　女性医師を活用する心がまえは？

　現状では十分な人員を確保できない施設が多いので，少しでも手があったほうがよいというのが実情であろう．男性とそん色なく働いているママドクターは多くいるので，子育ての大変な時期を過ぎればフルパワーで働く，貴重な人材になる．

　雇用側には制度上の休みの後で完全復帰するときに，どのような働き方をしたいか，キャリアを継続する気があるか，本人の意思を確認していただきたい．よかれと思って閑職を用意されることがあるが，女性医師がフルパワーで働く気があっても，最初から決めつけられて差別されてしまうのは非常にがっかりするものである．

　子育てに非常に手がかかるのは一時期で，その後の長い人生がある．子供は社会の宝であり，医師に限らずその一時期を社会全体で支える気持ちが大事である．

DON'Ts

- □　他の常勤医と同等の仕事ができない場合，カバーする医師の感情に配慮し，「女性として当然の権利」という態度をすべきではない．
- □　キャリアを継続したければ人生設計を意識し「流れに任せて何となく」ではいけない．

北里大学医学部 神経内科学　**荻野美恵子**

✓ 私の場合

　若いときからいずれは結婚し子供を3人と思っていた．29歳のときに結婚，3人目を35歳で出産した．諸般の事情から産前産後休暇もとれず，3人目のときに初めて産後1か月休んだが，さすがにきつかった．親の支援は頼めず，保育園，家政婦さん等，2重保育，3重保育で妊娠したときから預け先を探した．

　4年弱の留学から帰って福祉施設に出向となり同期生の主人（神経内科医）とキャリアが乖離していった．しかし，三女が10か月のとき8年ぶりに大学に戻ることになった．発熱の呼び出しに備えて10人以上の協力者を確保し，片っぱしから電話した．こうして小さい子を3人かかえながら，男性医師とまったく同等に月6回の当直も仕事もこなし，さらに専門医試験と，今振り返ってもよくやれたと思う．若さと夫や多くのママ友の協力，使命感が理由であろうか．3人とも小学校受験もし，不登校にもならず，家事もしてる．長女は公立医学部に入り，こんな母親の苦労をみながらも医師をめざしてくれる．そんな長女の高校時代の川柳「母いばる　親はなくとも子は育つ」母親としては複雑な思いではあるが‥‥．

（荻野美恵子）

1 インフォームドコンセント
―説明と同意と自己選択

C 医療現場でのコミュニケーション

DOs

- [ ] インフォームドコンセント(IC)とは単に同意書に署名をもらうことではなく，患者が十分に説明を受けたうえで決定を下すために行う，医師の重要な患者への支援である．
- [ ] 医師は専門性に基づいて，治療の選択肢を示し，それらの利点と欠点，起こりうる転帰を患者と十分に話し合ったうえで，理解を確認しながら，患者のケアに対する同意を得る．
- [ ] 医師は，疾患の緊急度や人生へのインパクトを十分勘案し，状況により，説明の詳しさや説明の手順，プロセスを調整していく．

1 基本的な考え方

他分野と同じ原則である．

① IC は歴史的に臨床研究(ヘルシンキ宣言)から由来する．「人間に行う臨床研究は，その性質，目的ならびに危険性について十分被験者に説明した上で，本人の自由意思による承諾がなければ行うことができない．被験者は研究途中でも協力への同意を自由に取り消せる．」というものと，日常臨床から由来する(全米病院協会による「患者の権利章典」)．「患者は，いかなる医療技術や治療でも，それが始められる前に，IC を与えるために必要な情報を担当医から受ける権利がある．緊急の場合を除き，IC を与えるために必要な情報には，特別な医療技術や治療について起こりうる医学的に意味のある危険性や予測される拘束期間に関する情報は含まれていなければならないが，必ずしもこれらの情報に限定されるわけではない．患者のケアや治療法に選択肢がある場合には，患者は，それらの情報を得る権利がある．」という基本方針に則ったものである[1]．医師が説明義務を果たさないと，身体を傷つけることや，有害な可能性のある薬剤を治療として行うことができない．

② 表1 に IC の理論構成と具体的方法を示す[1]．

③ IC の前提は以下の点である[2]．
1. 医療者と患者や患者の関係者双方が，よいコミュニケーションのうえに，相互に尊敬を払いながら，一緒に決断していくことが大前提となる．
2. 患者は説明を見たり聞いたりすること

表1 IC の理論構成と具体的方法（文献1より）

a. 適切な情報の開示
　(1) 患者の現在の医学的状態(無治療の場合の経過予測)
　(2) 予後を改善するかもしれない介入(そのリスクと利益)
　(3) 患者が選べる他の選択肢についての医師としての意見(そのリスクと利益)
　(4) 医師の最善の臨床的判断に基づく勧告
b. 情報の患者による理解
c. 患者の自己決定能力の有無
　法的判断力(Competence)
　意思決定能力(Decision-Making Capacity)
　代理同意(Proxy Consent)
　代理判断(Substituted Judgement)
　最善利益(Best Interests)
　事前指示(Advance Directives)
d. 患者が決定を行う際の自由意志・自発性の尊重
e. 患者の同意

ができるのか．視力，聴力が悪くても理解できるように工夫する．
3. 患者は説明を理解できるのか．理解力の推定だけでなく，説明した内容をどのように理解しているか患者に話してもらうことによって確認する．
4. 説明を全く理解できない状態ならば，誰が代わりに判断するのか（代理決定の原則は，(1)→(2)→(3)の順で適用される）．
(1)代理決定に関する患者の事前指定があればその指定された人が判断する．
(2)代理判断（たとえば「患者が，意識がなくなったときは，点滴などの治療をしないでくれといっていた」など，患者が理解できていた時の判断を知っている人が患者の代わりに判断する）．
(3)最善利益（上記のような本人の意見が残されてない場合，残された家族や医療従事者で今後どのような対応をすることが患者にとって最善かについて決定する）．
5. 質問する機会の保障．患者が理解できないことは，いつでも質問できることを保障する．
6. 判断の自由性の確保．自由な意志で決断して欲しいこと，もし同意がない場合でも，医療者はその他の方法で最善をつくすことを伝えておく．まずは患者の決断を尊重すべきで，家族などの判断を簡単に鵜呑みにしてはならない．
7. 同意の撤回の保障．一度決断されても，実際の処置をする直前まで，常に同意の取り消しが可能であることを保障する．
8. IC の例外は以下のとおりである．
(1)緊急性のある場合．救急の場面で，患者の意識がなく，代理決定する人もわからず，時間的余裕がない場合は患者にとって最善の方向で治療開始することは許される．
(2)伝えることで患者の不安を増し，治療に悪影響を及ぼすと医師が判断した場合．もちろん十分に根拠をさぐる必要がある．
(3)患者が伝えることを希望しない場合．この際は，患者が希望する代理人がいればその人に話す．

2 実際の手順

処置や検査などの場合は，説明すべき内容は以下のようになる．
①何をするのか？　できれば難しい専門用語だけでなく優しい解説をつけた名称を提示する．
②何のためにするのか，そのことをすることの利点．検査であればどのようなことがわかるのか．副作用や合併症などのリスクの前に述べるほうがよい．
③具体的な処置の説明．具体的な手順や所要時間など，図などを使ってわかりやすく示す．誰が行うかということも，どの指導医の立ち会いのもとに行うかなどきちんと伝えておくことが必要．
④特に患者に協力していただきたい注意点（安全に行うための注意点）．
⑤副作用．できれば数値で示すとよい．
⑥費用．保険診療の範囲か，保険外診療については，会計担当者，メディカルソーシャルワーカーなどに説明に同席してもらうか，事前にどれくらいの患者負担になるのかを調べて提示できるように準備しておく．
⑦それ以外の検査との有用性，リスクの比較．別の選択肢がある場合は，自分が勧めるやり方との比較を有益性，リスクを含めてできる限りわかりやすく提示し，そのなかでなぜ自分がある方法を勧めるのか，根拠を述べる．
⑧患者さんの質問を促すことも重要である．質問を受けて初めて患者に理解されたといえる．患者や同席者の顔の表情をみながら，「わかりましたか？」と確認し，最後に「何かもう一度聞いておきたいこと

や，不安なことはありませんか？後で今日参加できなかった家族の人と一緒にこの資料を読み直して，わからないことがあればご連絡下さい．そのうえで理解して同意されるようでしたら，本人と同席者の方で，署名して提出して下さい」と伝える．

⑨署名．説明担当医だけでなく，説明に同席した指導医や，看護師，薬剤師なども署名して患者に渡す．患者本人の判断能力がまったくない場合，判断能力が低下していると思われる場合にも，代理人と一緒に署名してもらうことが望ましい．

3 神経領域の特殊性

①時間の制約がある．救急の場面(たとえば脳梗塞の血栓溶解療法)，②認知の問題(たとえば認知症で理解が難しい場合)，③難病の告知(遺伝たとえば筋萎縮性側索硬化症でどこまでを話していけばよいか，時間をかけるプロセスを要する場合)，④遺伝疾患の場合(遺伝情報は患者だけの問題ではなく，家族全体，あるいは社会の問題にもつながることがある)．④については「遺伝性疾患のインフォームドコンセント」の項(p.17)を参照．③については文献3)などを参照して欲しい．

DON'Ts

- 患者の理解状況の評価なしに，話を進めてはならない．
- 時間的制約がいかにあろうとも，患者の状況を考慮しないような，枠にはめたような手順で行ってはならない．

文献

1) 白浜雅司：インフォームドコンセント，日本内科学会(認定内科専門医会編)，医療ビッグバンの基礎知識―医療の大変革を理解するために―, 1999, 52-57
2) 白浜雅司：インフォーム・ドコンセント書式のひな形について，日本内科学会(認定内科専門医会編)，より良いインフォームド・コンセント(IC)のために, 2003, 8-12
3) 日本神経学会監修：3. 告知，診療チーム，事前指示，終末期ケア 45-76 筋萎縮性側索硬化症診療ガイドライン 2013 南山堂
4) 藤崎和彦：インフォームドコンセント 日本内科学会(認定内科専門医会編)，内科臨床研修指導マニュアル 2001, 87-91

(内科学会のホームページで上記 1, 2, 4 の文献が閲覧できる.)

立教大学社会学部 社会学科 **大生定義**

☑ IC 取得は医療チームワークにも重要

悪いニュースを伝えるスキルと姿勢を身につけ，適切な IC 取得や病状説明ができれば，同席している，メディカルスタッフの信頼や士気が向上する．医師としてリスペクトされる，重要なポイントである．

患者に悪い情報を告げる(bad news telling)方法論の習得や，悪い事態に対する心理的反応とグリーフについての理解，沈黙に耐えられる能力や，患者・家族の発言について，「直線的」なコミュニケーションを避けながら，どうしてそのような言動になるのかに思いを致すことが重要になる．もちろん，医療チームで共同作業としてのインフォームドコンセントを行えるようになればさらによいのであるが．　　　　　　　　　　　　　　　　　　　　(大生定義)

C 医療現場でのコミュニケーション

2 遺伝性疾患のインフォームドコンセント

DOs

- 遺伝子検査のもつ診療上の意義・臨床遺伝学的な意味についてわかりやすく説明しよう．
- 被験者の心理的・社会的背景に配慮し，遺伝カウンセリングを積極的に活用する．
- 個人情報保護について十分な方策を講じていることを明示しよう．

1 遺伝子診断におけるインフォームドコンセント

遺伝子診断におけるインフォームドコンセント（IC）においては，確定診断の必要性と意義に関する神経内科診療の立場からの説明に加え，「遺伝」，「遺伝子」に関する基本的な情報に関する臨床遺伝医学の立場からの説明が必要である．遺伝子診断におけるICが他と異なる点は，結果が個人において生涯不変であること，血縁者において共有されうる情報であることである．

遺伝子診断は，確定診断を目的とする以外にも，発症前診断，保因者診断，出生前診断と様々な目的で施行され，状況に応じてICの内容も異なる．検査実施や解析結果に対する被験者の心理的な影響に対して，遺伝カウンセリングのサポートが重要である．

なお，一般にヒトゲノム研究については，「ヒトゲノム・遺伝子解析研究に関する倫理指針（H25年度版）」（http://www.lifescience.mext.go.jp/bioethics/hito_genom.html）に基づいて行うことが規定されているが，診療における遺伝子検査は本指針の対象とはされていない．ただし，診療を行う医師の責任において，個人情報の適切な取り扱いについては，本指針の趣旨を踏まえた適切な対応が望まれると明記されている．

2 ICの実際

ICにおける説明内容を表1にまとめた．

実際の説明においては，説明内容を示した文書と同意書をあらかじめ用意しておくことが有用である．事前に説明文書を配布して目を通していただくほうが，スムーズに説明を行うことができる．

遺伝子検査に対するICを実施する際には，疾患の遺伝形式や，遺伝子やDNAなど基本的な遺伝学的情報についてわかりやすく説明を加えたほうが，検査に対する理解も得られやすい．正確な情報を提供することが，遺伝性疾患に対する知識を深め，遺伝子検査に対する不安感を解消することにつながる．

説明の際に特に留意すべきことは，個人情報の保護である．大事なことは，検体は匿名化して取り扱い，第三者には個人情報がわたらないようにすること，結果については，原則として本人に対して，主治医から対面での説明を行うことである．電話問い合わせ等，本人であることが確認でき

表1 インフォームドコンセントの説明文書に含まれるべき内容

1. 遺伝子診断は被験者の自律的な自己決定に基づいて行われること
2. 遺伝子診断の目的と診療上の意義
3. 遺伝子検査法のわかりやすい説明と，解析法の確実性および限界
4. 検査に伴う苦痛，伴いうる危害
5. 遺伝子診断結果のもちうる遺伝医学的な影響
6. 個人情報保護に対する方策の明示
7. 遺伝子診断に関するいかなる決定によっても，被験者自身が不利益を被らないこと

ないような形での情報提供は一切行わないことを強調しておく．

さらに，遺伝子検査の限界についてもあらかじめ説明しておく必要がある．現時点ですべての疾患の原因遺伝子が同定されているわけではなく，遺伝子診断を行ったからといって必ず診断が確定するわけではない．一方，変異が陰性であるからといって当該疾患が完全に除外されるとも限らない．どのくらいの変異陽性率が見込まれるかについては，診断の確度，疾患の分子疫学，検査の感度によって規定される．さらに，現時点で診断がつかなくても，将来的に新たに判明した原因遺伝子の検査を追加することで診断に至る可能性があることは説明する必要がある．新たな検査の追加の可能性についても，同意を取得しておくことが望ましい．

なお，被験者が未成年者であったり，認知機能が低下しており十分な判断力を有しないと判断される場合には，代諾者への説明同意に基づく遺伝子検査も許容される．その際でも，本人に対しできるだけ理解を得るように努力すること，また代諾者の同意であることを同意書に明記することが必要である．

3 IC の注意点

①本人の自律的な意思に基づく遺伝子診断の実施であること．

　ICの原則は本人の自律的意思による同意であるが，特に発症前診断や保因者診断において，本人の自律的な意思ではなく，血縁者や配偶者の意思が間接的に影響していることがある．本人の自律的な意思に基づいていることを確認するために，複数回にわたる遺伝カウンセリングが必要な場合もある．

> ⚠ **Pitfall**
> 検査結果が陽性あるいは陰性どちらの可能性もありうることを説明する．

②変異陽性であった場合の，被験者の心理的な影響に十分配慮すること．

　被験者が，変異が陰性であることを期待して検査を希望する場合に注意する．変異陽性だった場合，心の準備がないために，非常に強い心理的衝撃を受けてしまうことがある．変異陽性である可能性についても十分理解したうえで検査を受けていただくことが重要である．また，遺伝カウンセリングや精神科・心療内科的診療による心理的サポートが可能な態勢を整えておく．

③孤発性疾患の遺伝子診断においては，結果のもたらす影響を考慮すること．

　孤発性疾患においても，一定の割合で家族性疾患の原因遺伝子変異を有する例が存在し，確定診断のために遺伝子診断を要することがある．その場合は，変異陽性であることの臨床遺伝学的な意味を考慮する必要がある．なぜなら，これまで"孤発性"疾患であり遺伝性はないと説明されていた被験者において，変異が陽性であることが判明した時点で，子孫に一定の確率で疾患が発症するリスクが判明するからである．したがって，孤発性疾患における遺伝子診断については，検査の適応を十分吟味するとともに，結果の受容に対する配慮が必要である．

DON'Ts

- ☐ 本人の自律的意思を確認せずに，遺伝学的検査を行ってはならない．
- ☐ 検査結果に対する心理的影響に配慮せずに，遺伝学的検査を行ってはならない．

国立精神・神経医療研究センター病院 神経内科　**高橋祐二**

C 医療現場でのコミュニケーション

3 神経疾患における地域連携（病診連携，在宅医療）

DOs

- 神経難病の診療・療養は"難病医療ネットワーク"や"難病相談・支援センター"等を利用して，適切な医療と生活の質を確保する．
- 社会資源（特定疾患，身体障害者手帳，介護保険，障害者自立支援法等）の利用に関する診断・意見書を，審査員にわかりやすく書く．
- 各地域の医療・福祉資源を確認し，病診連携，多職種連携が実現できるようコミュニケーションを図り，顔のみえる関係を構築する．

1 基本的な考え方

難病とは行政用語で「原因不明，治療法が未確立で，後遺症を残すことが多く，慢性経過をとりやすく，身体的・精神的・経済的・介護労力の負担が大きい疾患で，かつ患者数が少ない疾患」である．神経疾患にはいわゆる難病と，患者数が多い点で難病とはいえないものの同様な疾患が多く，患者・家族を支えて行くには，病診連携，多職種連携，医療・福祉等の連携が必要である．

難病の医療に関しては"難病医療ネットワーク"を構成する各県の難病拠点病院や関連施設，難病医療専門員，療養生活や就労については難病相談・支援センター（地域により呼称が異なる）に相談する．

2 筋萎縮性側索硬化症（ALS）の場合で考えてみると

診断までの諸検査や病名の告知における院内の医療系多職種のかかわりは当然であるが，自宅への退院時には，院内の主治医，看護師，難病医療専門員またはケースワーカー，地域のかかりつけ医，在宅支援センターの介護支援専門員（ケアマネジャー），訪問看護師，保健所保健師等による調整会議がもたれる．この際，社会資源の活用に必要な特定疾患診断書，身体障害者手帳申請の診断・意見書，介護保険意見書（40〜64歳は2号被保険者），2013年から難病が障害者自立支援法の対象になったことから，本法に対応する意見書の発行，拘縮予防と筋力維持のリハビリ指導，栄養士による嚥下しやすい食事の指導などが行われる．退院後は，かかりつけ医と病院主治医（専門医），難病医療専門員またはケースワーカー，在宅支援センターのスタッフが適宜加わりサポートして行く．

胃瘻や人工呼吸器装着の説明と確認を繰り返し，これらが必要になった場合には入院のうえ，消化器内科医，耳鼻科医，臨床工学士，呼吸管理チームスタッフが関与して実施する．看護師による家族への痰吸引等の指導を行う．人工呼吸器をつけての退院に際しては地域の消防，電力会社，人工

コツ

在宅療養では，専門医による難病等の確定診断や病気の節目の評価と，かかりつけ医による日常的な問題の対応を上手に組み合わせる．

Pitfall

神経難病のうち，介護保険2号被保険者（40歳以上であれば利用可能）となっているのは変性疾患のみである．

呼吸器メーカーなどに参加を求め，人工呼吸器の維持・管理，災害時の対応などについて相談する．

会話が困難な場合にはコミュニケーションエイドやスイッチの設定を作業療法士やITサポーターに依頼する．介護者の休養を目的とするレスパイト入院や，入院による療養が必要な場合には，"難病・医療ネットワーク"を構成する病院施設への要請と調整を難病医療専門員に依頼する．地域によっては難病相談・支援センターが，医療・福祉系の経験者，音楽療法士等のボランテアの方を"難病医療応援員"として派遣して，希望する患者の在宅生活の質の向上を図っているので，必要に応じて利用につなげたい．

終末期の緩和医療は，在宅ではかかりつけ医と在宅支援スタッフ，宗教家，病院では主治医，看護師等が連携してあたることが多い．

3 認知症の場合で考えてみると

早期発見，時に根治的，多くは進行緩和的治療の早期導入，本人に対する適切なケアを実現するために，周囲の人々の疾患およびケアに対する理解を深めていくことが重要である．近年激増している患者に対して，かかりつけ医の積極的関与が欠かせない．診断支援，行動心理症状（BPSD）への対応について，かかりつけ医と，専門医（神経内科医，精神科医，老年科医）や認知症疾患医療センターとの連携が必要である．

核家族化している現在，早期発見については地域包括支援センター，民生委員等との連携も重要である．介護保険を利用したデイケアはじめ各種のサービスにつないで家族の疲弊や虐待を防止することが重要である．各地域で認知症ケアパス（オレンジ手帳など）が作成され地域連携に役立っているが，共有される個人情報の扱いに注意が必要である．

4 神経疾患における地域連携の維持

脳血管障害，認知症を除けば，神経疾患の認知度は一般に低い．特に病診連携，多職種連携，医療・福祉等の連携が必要な神経難病については，患者を取り巻く医療・福祉・行政関係者の教育，地域の難病医療福祉相談会や多職種による事例検討会等を通して，神経難病を支える基盤作りが継続的に必要である．

DON'Ts

- ☐ 多面的な支援を要する診療・療養にあたり独善的な態度をとらない．
- ☐ 社会資源の活用にあたっては，利用者申告制に頼らない．

岐阜大学大学院医学系研究科 神経内科・老年学分野　**犬塚　貴**

✓ 書類作成のポイント

社会資源利用に関する意見書は，書面を読んだだけで審査員がイメージできるように，具体的にわかりやすく書く．身体障害の意見書は神経疾患専用の様式ではないので，備考欄に障害のポイントを記載するとよい．歩行障害の場合は下肢障害あるいは体幹障害にするか考える．進行性疾患の場合はその旨記載する．介護保険の審査には神経内科医が加わらないことが多いので，特記事項の欄に障害の具体的な状況，療養生活に必要度の高いサービスについて詳記する．

（犬塚　貴）

C 医療現場でのコミュニケーション

4 神経疾患におけるチーム医療

DOs

- 神経疾患は特に多職種とのチーム医療が必要な診療科である．
- 看護師・薬剤師・臨床検査技師・リハビリチーム・臨床心理士・NSTなどとの連携をしっかりととるべきである．

はじめに

神経疾患は，脳・脊髄・末梢神経・筋・自律神経という広大な神経システムが障害される疾患であり，その障害は認知症などの高次脳機能障害，運動機能障害，感覚障害，自律神経機能障害など多彩な症状をもたらす．このため，神経疾患に罹患した患者の一部は日常生活や労働をうまく遂行できなくなる．このことが，神経疾患患者の診断・治療・リハビリテーション・日常生活支援などにおいて多職種のチーム医療が必要となる所以である．本稿では神経疾患に関連するチーム医療について，おもに入院中の事案に的を絞って以下に述べる．在宅医療などを含む地域連携や，難病医療ネットワークなどについては別項(p.19)を参照されたい．

1 看護師とのチーム医療

多彩な神経疾患に対応するために看護師とのチームワークは極めて重要である．これは脳卒中などの神経救急を扱うSCU(Stroke Care Unit)から慢性期疾患を扱う病棟までいえることである．SCUでは看護師は意識レベルや麻痺のチェックを絶えず行い，病状の増悪や再発を監視する．病院によっては看護師がNIHSS(National Institute of Health Stroke Scale)を評価することができるように訓練を受けている．

てんかんモニターを行っている病院では，モニター画面がナースステーションに設置してあり，てんかん発作が起きた際に最初に駆けつけて評価をするのは看護師である．

慢性期病棟では看護師は神経難病患者の運動機能のサポートをすると同時に，人工呼吸器を装着した患者ではその管理も行い，医師のチームと情報を共有する．気管カニューレや鼻腔栄養チューブ，胃瘻の管理も必要である．

2 薬剤師との連携

神経内科疾患における薬剤コントロールの重要性は論を待たない．てんかん患者による交通事故のニュースが新聞紙面を賑わせているように，てんかん患者では服薬管理は大変重要である．爆発的に増加している認知症患者の服薬指導も大きな問題である．自己服薬管理が困難になった患者に，どう対処するかケースバイケースで対策を立てる必要がある．神経免疫疾患では各種免疫抑制薬や，インターフェロンβ，フィンゴリモド，生物学的製剤など特殊な薬剤を多く用いる．これらの副作用など幅広い知識をもった薬剤師の存在は極めて大きい．

3 臨床検査技師とのチーム医療

神経疾患では，脳波，神経伝導検査，誘発脳波検査などで臨床検査技師との連携が重要になってくる．脳波の精度を決定するのは臨床検査技師の力量といっても過言ではない．このためには絶えず臨床検査技師と神経内科医がディスカッションを行うなどして，切磋琢磨することが必要である．

技能の向上や維持のために，臨床検査技師の各種講演会やハンズオン講習会への参加，臨床神経生理学会への入会を勧めることが望ましい．

4 リハビリテーションチームとの連携

リハビリテーションについては別項（p.144）があるため本稿ではごく簡単に述べるにとどめるが，神経疾患の治療にリハビリテーションは極めて有効である．かつては脳卒中が起きたら安静にさせることが重要とされたが，現在では発症当日から，すなわちSCUに入室している期間から，できるだけ多くの時間を割いてリハビリテーションを行うことが予後を改善するといわれている．変性疾患のリハビリテーションも重要である．筋力や歩行を改善させる理学療法，日常生活へ復帰するための作業療法，嚥下や発声の評価・訓練を行う言語療法などは，いずれも神経疾患の治療に必須である．

5 臨床心理士とのチーム医療

神経内科では，認知症はもとより，それ以外にも種々の高次脳機能障害患者を診療する．このために，臨床心理士の存在は大きい．脳卒中やその他の神経変性疾患による前頭葉機能，失語，遂行機能などを評価するうえで，病態に応じた適切なテストバッテリーの選択について，主治医と臨床心理士とのディスカッションが重要になってくる．

また，神経内科では回復の困難な神経難病に罹患した患者を診療するが，不治の，しかも人間が活動するうえで欠かせない機能が次第に失われていくことについて絶望を感じる患者も少なくない．なかには自分の子に病気が遺伝するのではないか，と心配する患者もいる．こういう患者の心理サポートをしてくれるのも臨床心理士である．

6 栄養サポートチーム（NST）とのかかわり

意識障害患者はもとより，嚥下障害を有している患者は十分な経口摂取が困難である．このような患者では，鼻腔栄養チューブや胃瘻，中心静脈栄養などによる栄養補給が必要となる．その水分量や必要とするカロリーは，患者の病態によって異なり，同じ疾患でもその病期によって変化する．患者の病態把握と栄養管理を主治医とともに行うことが必要である．誤嚥性肺炎を予防するために口腔ケアも重要である．

まとめ

神経疾患の診療は医師だけではできない．医師が指揮をとらなければならないのは間違いないが，非常に多くの職種の方々とのチーム医療ではじめて成り立つものである．ここでは病院内のチーム医療を中心に記載したが，これ以外にもソーシャルワーカー，ケアマネージャー，難病コーディネーターなど在宅医療や地域連携にかかわる職種の方々の存在なしには神経疾患の医療は成り立たないことを銘記すべきである．

九州大学大学院医学研究院 神経内科学　**村井弘之**

第2章

診療の進め方

1 神経内科診療における医療面接

DOs

- 神経内科疾患の診療の第一段階として医療面接（問診）を行う．
- 問診の際，疾患の発症様式を明らかにする．
- 神経系のどの部位が障害されているかを考えながら問診を行う．

神経内科疾患には様々な疾患があるが，それらの発症様式をとらえることは診断上重要であり，医療面接（問診）で得られた情報と神経学的診察所見を合わせて，診断に到達する．

1 疾患の発症様式

神経内科疾患の発症様式には，大きく分けて以下の六つの型(図1)がある．

①**突然発症型**：脳梗塞，脳出血，くも膜下出血などの脳血管障害は突然発症する．

②**急性発症型**：突然発症型と比べると，数日の経過で変化してくる脳炎や化膿性髄膜炎などがある．

③**亜急性発症型**：2〜3週くらいの経過で，発症してくる疾患に結核性髄膜炎，真菌性髄膜炎などがある．

④**慢性進行型（緩徐進行型）**：数か月から年単位で発症し，徐々に進行する疾患として脳腫瘍，脊髄小脳変性症などがある．

⑤**寛解増悪型（寛解再発型）**：多発性硬化症のように時間的多発性を示す疾患があり，寛解下した後に，再発してくる一群の疾患がある．これを繰り返すパターンである．

⑥**発作反復型**：てんかんや片頭痛などのように，発作を繰り返す疾患がある．一過性脳虚血発作もこの発症様式であるが，その後に突然発症型の脳梗塞に移行する危険がある．

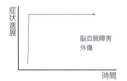
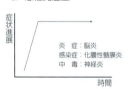
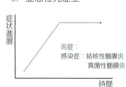
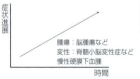
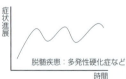
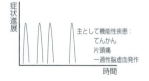

図1　神経内科疾患の発症様式

2 詳細な的を射た問診が重要

神経内科疾患には，大きく分けて以上のような六つの発症様式をとる疾患がある．この発症の仕方を医療面接(問診)でうまくとらえることが，診断上も重要となってくる．詳細でポイントをついた問診でほとんど診断がつく場合もある．たとえば，片頭痛などは問診での情報によって，どのタイプの片頭痛が考えられるか診断がついてしまう．この問診の技術をみがくことは，神経内科トレーニングの第一段階であるが，神経学の知識に裏打ちされた考え方を習得して初めて行えるということを理解していただきたい．

患者が初めて神経内科の外来を受診された場合，まず医療面接(問診)が行われる．ここで，上にのべた発症様式と神経系のどの部位が障害されているかを考えながら，問診を行うことが次の段階での神経学的診察に結びついていく．この問診と神経学的診察により，大半の神経疾患の診断がつくといっても過言ではない．

DON'Ts

- 意識障害患者の病歴を聞き取る際には，付き添いで来院した方を早く離院させてはならない．
- 病状を正確にとらえるためには，問診の際，誘導しすぎてはならない．

埼玉医科大学 神経内科　**荒木信夫**

2-① 神経学的診察法およびカルテへの記載法
意識レベル

DOs

- 意識障害は救急疾患である．最初にバイタルサインを確認し，適切な対応（呼吸・循環管理，血糖の確認）をしよう．
- JCS と GCS による意識レベルの判定に精通しておこう．
- 問診は重要，救急隊や目撃者，家族からタイミングを逃さずに，病歴を確認しよう．

1 基本的な考え方；意識と意識障害

意識とは，自分自身および周囲の状況に気づいている状態で，健常者の覚醒時にみられる．意識の中枢は脳幹部網様体にあると考えられており，意識障害は，脳幹部網様体賦活系あるいは両側大脳半球の広範な障害にて生じる．

2 意識障害の種類

a 意識混濁
意識レベルが単純に低下している状態．
1） 傾眠 somnolence
刺激がないと意識が低下するが，呼びかけなどで覚醒する状態．
2） 昏迷 stupor
自発運動は残存，強い刺激で短時間は覚醒し，運動がみられ簡単な指示に従う状態．
3） 半昏睡 semicoma
自発運動はほとんどないが，外界からの強い刺激に対して運動反応のみが残っている状態．
4） 昏睡 coma
自発運動はまったくなく，外界からの強い刺激に対してもまったく反応がみられない状態．

b 意識変容
レベルの低下ではなく，精神現象の混乱が主体で，言語や行動の異常が出現している状態（せん妄など）．

3 意識障害の診察

a 問診
いかなる状況下でも"問診"は重要である．意識障害のある場合，患者自身からの問診は困難であることが多い．したがって，家族，また周囲で目撃していた人（特に急性発症の意識障害の場合），さらに救急搬送にかかわった救急隊からの問診も，タイミングを逃さずに行う．

b 一般身体所見
バイタルサイン（呼吸，脈拍・血圧，体温）の確認，通常の身体所見に加えて，頭部外傷の有無，口臭，皮膚粘膜所見などにも注意する．

c 神経学的所見
意識障害のある場合，患者の十分な協力

コツ
問診は，急性発症（突発性）か，痙攣・重篤な頭痛の前駆・発熱の有無，意識障害発作の既往歴，外傷や中毒の可能性などに注意して，手際よく．

 Pitfall
家族以外の目撃者や救急隊員は，患者が病院へ到着後，すぐに離院してしまうことが多いので要注意．問診は，患者が到着後すぐに行おう．

表1　Japan Coma Scale（JCS）による意識障害の分類

☐*：開眼が不可能な場合

I. 刺激しないでも覚醒している状態（1桁で表現）
　（delirium, confusion, senselessness）
　　1. だいたい意識清明だが，いまひとつはっきりしない
　　2. 見当識障害がある
　　3. 自分の名前，生年月日が言えない

II. 刺激すると覚醒する状態―刺激をやめると眠り込む―（2桁で表現）
　（stupor, lethargy, hypersomnia, somnolence, drowsiness）
　　10. 普通の呼びかけで容易に開眼する
　　　　合目的な運動（例えば，右手を握れ，離せ）をするし，言葉も出るが間違いが多い *
　　20. 大きな声または体をゆさぶることにより開眼する
　　　　簡単な命令に応ずる．例えば離握手 *
　　30. 痛み刺激を加えつつ呼びかけを繰り返すと辛うじて開眼する

III. 刺激しても覚醒しない状態（3桁で表現）
　（deep coma, coma, semicoma）
　　100. 痛み刺激に対し，払いのけるような動作をする
　　200. 痛み刺激で少し手足を動かしたり，顔をしかめる
　　300. 痛み刺激に反応しない

〔注〕R: restlessness　I: incontinence　A: akinetic mutism, apallic state
〔例〕100-I, 20-RI

表2　Glasgow Coma Scale（GCS）による意識障害の分類

E. 開眼 （eyes open）	V. 言葉による応答 （best verbal response）	M. 運動反応 （best motor response）
自発的に ……… 4 spontaneous	見当識あり ……… 5 oriented	命令に従う ……… 6 obey commands
音声に対して ……… 3 to sound	会話混乱 ……… 4 confused conversation	疼痛部認識可能 ……… 5 （払いのける） localize pain
疼痛に対して ……… 2 to pain	言語混乱 ……… 3 inappropriate words	四肢屈曲反応 flexion
開眼せず ……… 1 never	理解不明の声 ……… 2 incomprehensive sounds	｛逃避 ……… 4 　withdrawal 　異常 ……… 3 　abnormal
	発語せず ……… 1 none	四肢伸展反応 ……… 2 extension
		全く動かず ……… 1 none

E. V. M. 各項の評価点の総和をもって意識障害の重症度を表す．最重症は3点，正常は15点

が得られない制約がある．しかし，以下の神経学的所見は診察可能である．
①眼底所見
②視野：軽度の意識障害で開眼している場合，手刀法で診察可能．
③瞳孔の診察：瞳孔径（正常；2.5〜4mm，散瞳；>5mm，縮瞳；<2mm），瞳孔不同，対光反射，網様体脊髄反射．
④眼位・眼球運動：眼球共同偏倚・斜偏倚（skew deviation）の有無，眼球浮き運動（ocular bobbing）・眼球彷徨（roving eye movement）の有無，頭位変換眼球反射（oculocephalic reflex：OCR，人形の頭・眼現象）の有無）．
⑤角膜反射，睫毛反射．
⑥四肢の姿勢：除脳硬直，除皮質硬直．
⑦運動麻痺（四肢だけでなく，顔面も含む）：腕落下試験，下肢落下試験．
⑧反射：腱反射と病的反射．
⑨髄膜刺激徴候：項部硬直，Kernig徴候．

4　意識レベルの判定

Japan Coma Scale（JCS：表1）とGlasgow Coma Scale（GCS：表2）による意識障害の分類を示した．
①意識障害の診察所見は，傾眠，昏迷，半昏睡，昏睡の4段階に分け，それに加えて診察時の所見の詳細を具体的に記載しておく．どのような刺激で，どの部位がどう反応した，弱い刺激では反応しなかったなど．また，意識障害のレベルは変動性であることも多く，1回のみの診察だけでなく，慎重に経過を観察する．

 コツ

有効な疼痛刺激の方法：(1) 検者の母指先で，患者の両側の眼窩上切痕の部位を，強く圧迫する．(2) 握りこぶしをつくり第Ⅲ指の近位指節間関節で，患者の胸骨前面を強く圧迫する．(3) 患者の両側の上下肢の爪床を，検者の母指と示指でつまんで強く圧迫する．

②JCS（表1）では，I-3，Ⅲ-200などと記載する．
③GCS（表2）では，開眼（E），言語（V），運動（M）を評価する．正常はE4V5M6で計15点，最重症はE1V1M1で計3点である．

 コツ

GCSでは，"E4V5M6が正常"であることをしっかり覚えておこう．

DON'Ts

- ☐ 救急隊や付き添いで来院した人を，十分な問診をしないうちに，病院から離院させてはならない．
- ☐ 疼痛刺激は十分に行う必要があるが，皮下出血を残してはならない．

埼玉医科大学 神経内科　　**高橋一司**

2-② 神経学的診察法およびカルテへの記載法
高次脳機能（失認，失行，失語）

DOs

- [ ] 高次脳機能の診断は，主訴や患者の様子から容易なこと（失語など）もあれば，診察して初めてわかること（失認や失行）もある．注意深い問診・診察を心掛けよう．
- [ ] 診察の前に，必ず"利き手"を確認し，カルテに記載しよう．
- [ ] 高次脳機能障害の患者では，その異常を患者自身で自覚していることもある（運動性失語など）．患者の心理状態に寄り添って，十分な配慮のもとに診察しよう．

　高次脳機能の検査には言語に関する優位半球が重要になる．そのため診察の前に，必ず利き手を確認し，カルテに記載する．そして，意識障害，視力・聴力，教育歴，認知症の既往など，患者背景を把握する．問診や診察を開始した段階で，失語などの高次脳機能の異常については，ある程度推測できることが多い．

1 失認

　感覚系入力が大脳皮質に到達しているが，その情報によって対象を認知できない状態をさす．

a　視空間失認（半側空間無視）

　病側と反対側の片側視空間を無視する病態である．線分2等分試験（1本の直線を2等分させる），線分抹消試験（多数の短い直線をばらばら配列して記載した紙をわたし，短い直線をすべて鉛筆でチェックするように指示すると，無視した空間の側ではチェックされずに残ってしまう），図形模写などにて検査する．視空間認知に関しては右側が優位とされ，臨床的にも，病巣部位が"右頭頂・後頭葉の障害"による"左半側空間無視"がみられることが多い．

b　病態失認

　"左片麻痺"が明らかにみられるのに，それを否認する．片側視空間と関連した病態で，同様に"右大脳半球"の病変で出現する．

c　Gerstmann（ゲルストマン）症候群

　手指失認，左右失認，失書，失計算が四徴で，左頭頂葉（角回）の障害で出現する．

d　相貌失認

　よく知っているはずの家族や知人の顔をみても誰かわからなくなる（顔貌だけではわからないが，その人の声で誰かがわかることがある）．両側の側頭葉（内側下面の紡錘回）の障害にて出現する．

2 失行

　運動機能の障害（筋力低下，失調，不随意運動や筋緊張異常・無動）や認知機能障

> **Pitfall**
> 高次脳機能の診察には，認知障害や意識障害がないことが前提となることに注意しよう．

> **Pitfall**
> 半側空間無視を疑った際には，視野検査で半盲がないことを確認しなければならない（ただし，実際には視覚注意障害があると，視野検査が困難なことも多い）．

害がなく，行為についての認識も十分であるにもかかわらず，指示された行為を正確に行うことができない病態である．

a　観念運動性失行

自発的な行為の障害はないが，指示されたジェスチャーやパントマイム動作の障害をきたす病態である．言語や書字で，"敬礼"や"バイバイ"，"櫛や歯ブラシの使用"などを指示しても，そのパントマイムができない．優位半球頭頂葉の障害で生じる．

b　観念性失行

日用品の使用，ことに複数の道具を使って行う動作の手順が障害される．"歯ブラシと歯磨き粉のチューブ"や"紙とはさみ"などの日用品をわたしても，"歯磨き"や"はさみで紙を切る"などの動作が正しくできない．また，"マッチ箱からマッチを取り出して，それを擦って火をつける"など，手順がわからず一連の動作もできない．優位半球頭頂葉，特に縁上回を含む広範な障害で生じる．

c　構成失行

模写や，ものの形を模倣できなくなる現象である．検者の手指で"影絵の際の「きつね」の形"や"じゃんけんのチョキ"を患者に真似してもらうと，それを正確に行うことができない．また検者が描いた図形を模写してもらうと，手本から離れたところに描けずに，手本に重なったりすることがある．病変部位は優位半球頭頂 - 後頭葉とされる．劣位半球の同部位でも反対側に症状が出現するが，その際には反側視空間失認による可能性が高い．

d　肢節運動失行

運動前野の障害で，簡単な動作が拙劣になる．手指失行(手指の巧緻運動の障害)では，"手指を順に屈曲させる"，"箸を使う"などの動作が拙劣となる．顔面失行では，閉眼，開口，挺舌など指示に従うことができない．

e　着衣失行

上着，シャツやズボン等の衣服を患者に着てみるように指示する．患者はどのように着ればいいのかわからず，上着を裏返して着ようとしたり，ズボンに腕をいれたりする．右頭頂葉(縁上回付近)の障害で出現する．

3　失　語

大脳の損傷によって獲得された言語の障害が起き，自発言語・物品呼称の障害・錯語や，言語の理解の障害などの症状が出現する．

a　運動性失語（Broca 失語）

言語の理解はできるが，思っていることを話すことができなくなる．自分で話している言葉の異常が自身でもわかるため，口数が少なくなる(非流暢性失語)．復唱も障害され，錯語(他人が話した言葉の音節や単語が，別なものに置き換わる)も出現する．

b　感覚性失語（Wernicke 失語）

他人が話した言葉が理解できなくなり，それを繰り返すこと(復唱)も障害される．自分で話している言葉も理解できないため，典型例では口数が増えることが多いが，しゃべり続けていても，わけのわからぬ発話の状態(ジャルゴン：jargon)を呈する．また，話し言葉だけでなく，書き言葉の理解も障害されることが多い．

c　伝導性失語

発話も，話し言葉の理解も可能であるが，復唱のみが障害された病態である．

 コツ

言葉を話すことに障害がある場合，①構音障害（話している文章は正しいが，聞き取りにくい，呂律がまわりにくい），②失語（文法的に誤りがある，文章自体を上手くつくれない）のどちらかをまず鑑別しよう．

> **Pitfall**
> 感覚性失語では口数が増えるため，流暢性失語と呼ばれることもあるが，上記のとおり，正しい言葉や文章を話している状態でないことに注意しよう．

> **Pitfall**
> 失語が疑われる症例では，自発言語，聴理解障害の診察とともに，"復唱"の確認を忘れてはならない．

Wernicke 中枢から Broca 中枢へ情報を伝達する弓状束が選択的に障害されて出現する離断症候群の一つである．

d 全失語

上記の a, b, c のすべての症状が出現した病態である．Broca 中枢，Wernicke 中枢，弓状束のすべてが障害されている（優位半球のシルヴィウス裂を囲む広範な病変による）．

e 超皮質性失語

復唱は可能であるが，発語の障害がある病態（超皮質性運動性失語），話し言葉の理解が障害される病態（超皮質性感覚性失語）もある．シルヴィウス裂周囲の Broca 中枢・Wernicke 中枢・弓状束は保たれており，病巣はそれ以外の部位とされる．

DON'Ts

- 高次脳機能の診察の前提は，意識障害や認知障害がないことである．診察の前に注意を怠らない．
- 半側空間無視や病態失認の患者では障害側の打撲や転倒に注意しよう．失語の患者では言語による意思疎通ができないため危険な行動につながる可能性がある．看護師やメディカルスタッフとも連携し，十分配慮することを忘れてはならない．

埼玉医科大学 神経内科　**高橋一司**

2-③ 神経学的診察法およびカルテへの記載法
脳神経（I 〜 XII 脳神経）

> **DOs**
> - ☐ OSCE で学んだ手技が基本．まず OSCE の診察法をしっかり思い出そう．
> - ☐ 問診は重要！ 脳神経の診察は番号順に行うことが多いが，問診でポイントを絞り，症状に関与している脳神経の候補を重点的に診察しよう．
> - ☐ 異常所見から，綿密な脳幹の局所診断（どのレベルで，どのような範囲の病巣なのか）を心掛けよう．

1 基本的な考え方

① 脳神経：左右 12 対．
② 運動系：第 I, II, VIII 以外の脳神経では，すべて運動神経線維を含み，その核は髄内（脳幹の実質内）にある．動眼神経の一部と滑車神経は髄内で交叉するが，それ以外で交叉するものはない（髄外でも交叉しない）ため，障害されると"同側"の症候が出現する．
③ 感覚系：第 I, II, VIII 脳神経は，それぞれ嗅覚，視覚，聴覚・平衡覚に特化した感覚神経で，視神経の約半分は交叉する．それ以外の第 V, VII, IX , X 脳神経は体性感覚線維を含むが，交叉はしないため，障害されると"同側"の支配領域に

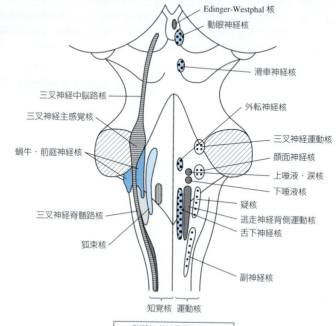

図1 脳幹における神経核の上下方向の部位

症候が出現する．
④自律神経系：第 III, VII, IX, X 脳神経は，自律神経線維も含んでいる．

 コツ

問診は重要：脳神経の診察は通常，脳神経の番号順に行うことが多いが，問診でポイントを絞り，症状に関与している脳神経の候補を重点的に診察しよう．

 Pitfall

脳幹のレベルと脳神経核の位置：図1に示したとおり，脳神経の核は，脳幹の上下方向に長いものもあるため，部位診断にあたり注意しよう．

2 第 I 脳神経（嗅神経）

一側の鼻孔を押さえ，"香水"，"カレー"，"コーヒー"などの軽い臭いのする検体を嗅いでもらい，その検体の名前を回答してもらう．"何の臭いかわからない"場合，"臭い自体を感じるかどうか"も確認する．

 コツ

嗅覚障害には，識別覚の障害（臭いはするが何の臭いかわからない）と嗅覚閾値の低下（嗅覚の感度自体が低下している）の2種類があることに注意して診察しよう．

3 第 II 脳神経（視神経）

①視力：片目ずつ，簡単に視力を確認する．
②視野：片目ずつ，対坐法で確認する．視野の右上，右下，左上，左下の計4か所を調べよう．特に同名性半盲・四分盲，両耳側半盲などの視野欠損に注意を払って診察する．同名性半盲の病巣部位は，視交叉より中枢の視覚路（対側の視索，外側膝状体，視放線，後頭葉）である．

 Pitfall

患者の訴える"片側がみえにくい"症状には，両眼の視野障害（同名性）と単眼の視野障害の両方が含まれている．問診だけでは鑑別できないことも多く，注意して診察しよう．

 コツ

軽度の意識障害のある患者でも視野障害の判定は可能である．眼にものを突っ込むような感じで，視野周辺から眼に検者の指先を近づける．患者が防御的に閉眼するなら，その方向の視野は保たれている．

③眼底：眼底鏡で，視神経乳頭（乳頭浮腫や視神経萎縮の有無），網膜（小出血など），その周囲の網膜動静脈（動脈径の狭小化や動静脈交叉など）を観察する．

4 第 III・IV・VI 脳神経（動眼神経・滑車神経・外転神経）

①眼瞼裂：左右差や眼瞼下垂の有無を確認する．

 コツ

眼瞼下垂かどうか迷ったら：一側のみの上眼瞼の下端が，瞳孔の上縁にかかっていれば眼瞼下垂あり，と判断できる．

 Pitfall

高齢者の"みかけの眼瞼下垂"に注意しよう．高齢者では上眼瞼の皮膚組織が弛緩して，上眼瞼の下縁にかぶさるように垂れ下がっていることがある．その際には弛緩した皮膚を持ち上げて，上眼瞼の下縁の高さを確認しよう．

②瞳孔：瞳孔の形（正円かどうか），大きさ（縮瞳・散瞳・瞳孔不同の有無）を視診する．瞳孔径は必ずカルテに記載する．

 Pitfall

明るい診察室では，①高齢者の瞳孔は小さいことが多い！ ② Horner 症候群の瞳孔不同がわかりにくいことがある！ その際は部屋を暗くして自然に散瞳した状態で，ペンライトの光を側方からあてて，瞳孔を観察しよう．Horner 症候群では健側が十分散瞳して，患側の縮瞳がはっきりすることがある．

 コツ

瞳孔の形や大きさに異常があるときは，まず眼科的手術の有無を問診にて確認しよう．

③対光反射：患者の視線の外側から，ペンライトの光を瞳孔にあてて，反射を確認する．必ず，直接対光反射（光をあてた側の瞳孔の収縮）と関節対光反射（光をあてた側と反対側の瞳孔の収縮）の両者を確認する．

 Pitfall

明るい集中治療室で仰臥位の患者の瞳孔はすでに縮瞳した状態になっている．対光反射を診察するときには注意しよう．閉眼させるか，部屋を暗くして反射を確認しよう．

④輻輳反射：患者の眼前に視標を近づけ，輻輳を起こさせると，瞳孔が縮瞳する反射である．対光反射の補助的な位置づけと考えてよい．

⑤外眼筋：初めに必ず正中視で眼位を確認する．そして眼球運動の診察，輻輳も加えて，外眼筋を診察する．外眼筋麻痺では，麻痺した筋が作用する方向と反対側へ眼球が偏倚する．眼球運動の診察では，視標を患者の眼に近づけ過ぎてはならない．眼前 50 cm くらいで診察する．左右・上下 4 方向の最終地点で視標の動きを止めて，眼振の有無・複視の有無を確認する．複視がみられたら，左右・上下の 4 方向に加えて，正面・右上・右下・左上・左下を追加し，合計 9 方向を診察する．

5　第 V 脳神経（三叉神経）

①感覚枝：頭部の前半分と顔面の触覚と温痛覚を診察する．3 枝の各領域を区別し，また各領域の左右差についても注意して診察する．検査具として，皮膚の損傷や感染予防の点から，触覚にはティッシュペーパーや脱脂綿，痛覚には楊枝の先端など，ディスポーザブルなものを使用することが望ましい．

 コツ

診察の前に，まず患者の訴える感覚症状をしっかり問診し，それに応じて，特に三叉神経痛や痛覚過敏が疑われる患者の診察は，十分配慮して行おう．

②角膜反射：まず検者の指を注視させて視線を側方へずらす．乾いた脱脂綿かティッシュの先端を細くよじって"こより"をつくり，その先端で角膜の虹彩（茶目）部分を軽く触れて，瞬目が生じるか観察する．刺激する際には，できるだけ患者の視界に入らないように注意する．必ず両側を診察する．

 Pitfall

強膜には侵害受容器はないことに注意しよう．触れて刺激するのは，"角膜"である．"強膜"をこよりで刺激しても反射は起らない．

③運動枝：咬筋と側頭筋を視診する．また，咀嚼運動を繰り返してもらい，左右の咬筋と側頭筋を，検者の手指の手掌面で触れて，筋収縮の触診を行う．

6　第Ⅶ脳神経（顔面神経）

①顔筋：上顔面筋（前頭筋，眼輪筋）と下顔面筋（口輪筋，広頸筋）の筋力を調べる．顔面神経の末梢性病変では上下の顔面筋がともに障害されるが，中枢性病変では上顔面筋は障害されない．

睫毛徴候：閉眼させた際の睫毛を注意して観察しよう．眼輪筋の筋力が十分な場合，強く閉眼させると睫毛は，収縮した眼瞼に埋もれて，先端がわずかにみえる状態になる．眼輪筋の収縮が不十分な場合，障害側の睫毛が検者からよく（長く）みえるようになり，これを睫毛徴候という．軽度の眼輪筋麻痺をみつけるのに有用である．

ベル現象（Bell phenomenon）：随意的な閉眼を指示すると，眼球は上転し軽度外転する．このベル現象は健常者の9割で認められる．眼輪筋の麻痺では，兎眼（上下の眼瞼を閉じ合わせることができない状態）とともに眼裂に白い眼球結膜がみえることになる．

②運動枝は，中耳のあぶみ骨筋も支配しているため，障害によって聴覚過敏が出現する．強く振動させた音叉を用いて検査する．
③味覚：患者に挺舌させ，舌の前2/3で，左右それぞれ，味覚検査を行う．砂糖，塩，クエン酸，キニーネなどを，ガーゼの一部や綿棒につけて，舌にあてて回答させる．

 Pitfall

片側の顔面神経障害で一側性の味覚障害が出現した際には，患者は味覚障害を自覚していないことが多いことに注意しよう．口腔内で健側へ唾液が広がるためである．したがって，検査も挺舌したままで行う．一度，舌を口腔内へ戻すと健側の味覚が刺激されてしまう．

7　第Ⅷ脳神経（聴神経）

音叉や"指こすり音"で，左右の聴力を調べる．聴力低下があった場合はWeber試験，Rinne試験を行い伝音性難聴と感音性難聴を鑑別する．
① Weber試験：振動している音叉を前額部中央にあてて，左右の耳のどちらに響くか回答させる．正常なら左右差はない．外耳道と中耳の障害では，障害側で大きく聞こえる．迷路を含み，迷路より中枢性の障害では健側で大きく聞こえる．
② Rinne試験：振動している音叉を乳様突起に直接あてて，骨からの振動音が消えた後で，音叉をはずして耳のそばに置き，振動が聞こえるかどうかを確認する．まず骨導を検査し，気導と比較する検査である．正常では気導による聴力のほうが長く続き，聞こえることになる．外耳道や中耳の障害では，気導のほうが短くなり，耳のそばで音は聞こえなくなる．

8　第Ⅸ・Ⅹ脳神経（舌咽神経・迷走神経）

①視診：大きく開口させ，ペンライトを用いて，咽頭と軟口蓋を視診する．「アー，アー」と長く声を出してもらい，軟口蓋の動き，偏倚の有無を診察する．必要に応じて，舌圧子も使用する．一側の障害では，健側の軟口蓋弓のみ挙上し，口蓋垂は健側に偏倚する．また，咽頭後壁の筋は健側の斜め上方へ引っ張られているようにみえる（カーテン徴候）．

Pitfall

カーテン徴候は，咽頭後壁の筋に関する所見である．軟口蓋の異常ではないことに注意しよう．カーテン徴候には，軟口蓋の異常を伴うこともあれば，伴わないこともある．

②咽頭反射（催吐反射）：舌圧子にて咽頭後壁，舌根部などに触れると，咽頭筋が収縮し，"ゲェ"と吐き気を起こす反射が生じる．
③軟口蓋反射：舌圧子で軟口蓋を刺激すると，軟口蓋の挙上，口蓋垂の後退が生じる．咽頭反射と軟口蓋反射ともに中枢は延髄にあり，左右両側を診察し，片側のみが消失していれば，病的と判断する．

9　第 XI 脳神経（副神経）

①胸鎖乳突筋：筋力を診察するとともに，収縮した筋を触診する．

 Pitfall

"右側"の胸鎖乳突筋が収縮すれば，患者の頭部は"左方向"へ向くことに注意しよう．

②僧帽筋：上部 1/3 の萎縮の有無，筋力を診察する．障害側の肩甲骨は下がった位置にあるので，肩甲骨の上部は下外方へ偏倚している．

10　第 XII 脳神経（舌下神経）

①視診：大きく開口させ，舌の萎縮・線維束性攣縮の有無を診察する．萎縮があると，舌のしわが認められる．

 コツ

線維束性収縮は，舌を口腔内に引っ込め，静止した状態で観察することが大切．

②挺舌その後，舌を前方へ真直ぐに突き出してもらい，偏倚をみる．一側の障害では，健側が打ち勝って，舌は患側へ偏倚する．挺舌ができない場合は，両側性の麻痺か失行である．

 コツ

舌の偏倚がはっきり判定できないとき：舌先で鼻をなめるように舌を上にあげさせると，舌の下面にある縫線が偏倚するため，判定しやすい．

DON'Ts

- ☐ 三叉神経領域の疼痛や痛覚過敏のある患者では，いきなり検査すべきではない（診察の前に，まず患者の訴える感覚症状をしっかり問診し，それに応じて十分配慮して診察しよう）．
- ☐ 脳神経の神経所見の診察は，漫然と行うべきではない（症状をふまえ，それに関与している脳神経の候補を詳細に診察するよう心がけなくてはならない）．

埼玉医科大学 神経内科　**高橋一司**

2-④ 神経学的診察法およびカルテへの記載法
運動系（筋萎縮，筋トーヌス，筋力，不随意運動，小脳症状，歩行と姿勢）

DOs
- 全身の筋の視診は重要，必ず下着だけになってもらい，しっかり診察しよう．
- 普段から健常者をしっかり診察し，性別・年齢相応の正常筋力を把握しよう．
- 不随意運動の診察時には，患者からの同意のうえ，ビデオ記録も活用しよう．

1 基本的な考え方

運動系の診察には，筋所見（筋萎縮，筋力，筋トーヌス），不随意運動，小脳症状，歩行・姿勢と広範な領域が含まれる．また，関連する病巣部位も大脳皮質から筋肉まで，すなわち大脳皮質からの上位運動ニューロン（錐体路）・下位運動ニューロン，錐体外路，小脳，神経筋接合部，筋肉まで多岐にわたる．したがって正確な診察所見による正しい病巣診断が非常に重要になる．

2 筋萎縮

患者には必ず下着だけになってもらう．
① 問診：発症の仕方や部位，発症から診察時までの経過を聴取する．

筋肉量の個人差に注意：個人差が大きいので，問診によって以前と比較し，経過を把握しよう

② 視診：全身の筋を詳細に視診し，筋肉の量を確認する．筋萎縮が全身性か局所性か，四肢の近位部優位なのか遠位部優位なのか，左右対称かどうかに注意する．
③ 触診：筋肉の量が減少したり，筋が柔らかくなっていないか診察する．
④ 四肢周径の計測：必要に応じて，四肢の周径を巻き尺で計測してカルテに記録する．左右で同じ部位を測定する．正常で

Pitfall

線維束性収縮（fasciculation）の観察は重要：筋線維束がピクピクと自発的に収縮するもので，出現は不規則で短時間で消失する．ハンマーや手指で軽く筋を叩くと誘発されることがある．脊髄前角神経細胞の障害（脱神経；: denervation）で出現する．患者が自覚していることもあり，その有無・部位の問診も有用である．

筋の触診：筋炎などでは筋肉を把握したとき，筋痛（把握痛）を訴えることがある．

も，利き手の上肢が 1 cm 程度太いことがある．手掌の母指球，小指球などは，通常盛り上がって，外に凸となっている．これらの部位が平坦になったり，さらに内側に凹んだりしている場合は病的と診断しやすい．萎縮のある場合は左右差や局在に注意する．

3 筋トーヌス

安静時での骨格筋の緊張状態を診察する．筋が収縮していない安静状態で，患者の手・肘・足・膝関節，頸部・体幹を受動的に動かし，検者の手に感じる抵抗を評価する．上肢では座位で診察することも多いが，緊張がとりにくいときには臥位で診察する．下肢や頸部・体幹では臥位で検査すること

コツ

筋の打診：①母指球筋を叩打すると筋の強直と母指の内転が起こる現象（叩打性筋強直：percussion myotonia）は，筋強直性ジストロフィーなどでみられる．その際には，手を強く握るとすぐに開くことのできない把握性筋強直（grip myotonia）もみられる．

②筋膨隆現象（mounding phenomenon）：骨格筋の叩打で数秒間筋肉の一部が盛り上がってみえる現象で，甲状腺機能低下症などでみられる．

が望ましい．

4 筋　力

筋力低下は，大脳皮質運動野の上位運動ニューロンから，下位運動ニューロン，神経筋接合部，骨格筋までのどこに障害が起こっても出現する．ここでは，日常の神経診断に必須と考えられる筋について記載する（上肢筋：六つ，下肢の筋：五つ）．

 コツ

まず筋が安静状態にあることを確認する．伸張速度を変化させながら，急・緩の両方で試みる．

 Pitfall

筋緊張亢進（hypertonia）：痙縮，筋強剛（筋固縮）の二つがある．①痙縮（spasticity）：急激な運動に対し抵抗を示し，運動の始めは抵抗が大きいが，あるところまで動かすと急に抵抗が減じる．"折りたたみナイフ現象（clasp-knife phenomenon）"とよばれ，錐体路障害により出現する．

②筋強剛，筋固縮（rigidity）：受動的に筋を伸張したとき，始めから終わりまでずっと持続的な抵抗がみられる状態で，錐体外路障害の徴候である．

 Pitfall

筋緊張低下（hypotonia）：伸張時の抵抗が低下している状態．診察時には，筋伸張時の抵抗が小さい，四肢を受動的に動かしたときの末梢部分の過剰な動揺，関節の過屈曲・過伸展などの特徴から判断できる．背臥位では足が外旋することもある．伸張反射弓を形成する前核細胞・末梢神経・筋の障害，また小脳の障害でも出現する．

 コツ

軽微な筋強剛の診察法：①腕木信号現象（signpost phenomenon）：肘をついて前腕を挙上させ，そのまま保持させると手指が伸展位をとる．この姿勢で，手首の力を抜くように指示すると，健常人では手首が屈曲し，手関節の角度はほぼ90度になるが，筋強剛があると鉄道の信号灯が上向きにあるような姿勢で伸展位のままとどまる．②固化徴候（induced rigidity）：座位にて一側の手関節で筋トーヌスを診察しながら，他方の手で回内回外運動あるいはグー・チョキ・パーを繰り返すように指示すると，筋トーヌスが亢進するのが確認できる．

●徒手筋力検査（manual muscle testing：MMT）：6段階評価の基準

5：強い抵抗に抗して全関節可動域の運動が可能
4：弱い抵抗に抗して全関節可動域の運動が可能
3：重力に抗して全関節可動域の運動が可能
2：重力を取り除けば全関節可動域の運動が可能
1：筋の収縮は起こるが関節の運動はみられない
0：筋の収縮がまったくみられない

検査では，重力の負荷がかかる肢位をと

第 2 章　診療の進め方

り，原則として他動的な関節可動域の最終点で最大の力を出してもらう．医師は，これに対して抵抗して評価を行う．筋力の判定には地道な経験が重要で，日常，筋力が正常と思われる患者で徒手筋力テストを行い，正常な筋力（男性／女性，若年者／高齢者）を把握しておく必要がある．基本的には左右を比較しながら，身体の上方から下方へ順序よく診察する習慣をつけておく．

①利き手：利き手に関して問診し，カルテに記載する．

②握力：握力計を用いる．患者に握る部位を指示して，片手でできる限り強く握ってもらう．必ず両側を検査する．

③-1) 上肢 Barré 徴候：手掌を上にして指をつけ，両手を前方へ挙上させ，両眼を閉眼させる．障害側の上肢はまず回内し，その後，下降する．

③-2) 下肢 Barré 徴候：伏臥位で両膝関節が約 135 度に開くような状態を維持させると，障害側は落下する．

③-3) Mingazzini 徴候：仰臥位で股関節と膝関節を 90 度にして下腿を床に水平に保持させると，障害側は落下する．

④上肢筋

　三角筋 deltoid（腋窩神経 axillary N.）
　上腕二頭筋 biceps brachii（C5,6，筋皮神経 musculocutaneous N.）
　上腕三頭筋 triceps brachialis（C6〜8，橈骨神経 radial N.）
　手根伸筋群（手関節の背屈：wrist extensor）
　手根屈筋群（手関節の掌屈：wrist flexor）
　母指対立筋 opponens pollicis（C8,T1，正中神経 median N.）

⑤下肢筋

　腸腰筋 iliopsoas（L1〜3，大腿神経 femoral N.）
　大腿四頭筋 quadriceps femoris（L2〜4）
　大腿神経 femoral N.
　膝屈筋群 hamstrings（L4,5,S1,2，坐骨神経 sciatic N.）
　前脛骨筋 tibialis anterior（L4, 5，深腓骨神経 deep peroneal N.）
　腓腹筋 gastrocnemius（L5, S1,2，脛骨神経 tibial N.）

5　不随意運動

　身体の一部または全身に不随意的に出現する異常な運動をさす．中枢神経系，特に大脳基底核を中心とする錐体外路の病変で出現するものが多い．まず，律動性のものか非律動性のものかを判定する．前者には振戦（tremor），間代（clonus），律動性ミオクローヌス（rhythmic myoclonus）など，後者には舞踏運動（chorea），アテトーシス（athetosis），バリズム（ballism），ジストニア（dystonia），ミオクローヌス（myoclonus），アステリキシス（asterixis：固定姿勢保持困難），ジスキネジア（dyskinesia），チック（tic）などが含まれる．

　診察のポイントは，観察することにつきる（患者からの同意のうえ，ビデオ記録も考慮すべきである）．出現状況の問診も重要で，どの部位に不随意運動が出現するか（遠位筋か，近位筋か，頸部や顔にも出現するかなど），どういうパターンの運動か（規則的か，不規則か，規則的ならその頻度を確認する），いつ出現するか（安静時か坐位，立位またある姿勢をとったときに出やすいか，歩行時に増悪するか）などである．暗算負荷や逆唱など緊張による増悪の観察，睡眠中の状態の把握も重要である．

6　小脳症状

①手回内・回外試験（pronation-supination test）：手の回内・回外を反復する．拙劣な場合は反復拮抗運動不能（dysdiadochokinesis, adiadochokinesis：DDK ＋）と判定する．

②鼻指鼻試験（finger nose finger test：FNF

test）：患者に第2指を出してもらい，検者の指尖と患者の鼻の頭とを往復してもらう．測定障害（dysmetria），企図時振戦（intention tremor），運動分解（decomposition）の有無を観察する．
③踵膝試験（heel-shin test or heel-knee test）：仰臥位で踵を反対側の膝に乗せ，その後，脛に沿って足首まで踵をすべらせる動作を繰り返してもらう．
④膝打ち試験（knee tapping test）：仰臥位で，患者の踵で自分の膝を叩かせる．測定障害，運動分解の有無を観察する．
⑤断綴性言語（slurred speech）の有無："パタカ，パタカ，……"と繰り返して発音させる．

7 歩行と姿勢

歩行と姿勢の診察は，患者が診察室に入ってきたときから始まる．入室してから椅子に座るまでの姿勢，歩行の様子から注意深く観察する．
①問診：診察室で確認できないポイントが問診によってのみ判明することがある．
・易疲労性（重症筋無力症など）と間欠性跛行（動脈硬化性や馬尾性）など．
・階段の昇降の異常（小脳性失調や鶏歩など）や，逆に階段での症状改善（Parkinson病における矛盾性運動 kinésie paradoxale など）
・暗闇での増悪（深部感覚障害に伴う失調性歩行）
②自由歩行の診察：普段どおりに歩行させる．姿勢，歩幅，両足の開脚，手の振り，下腿の上下運動の様子などに注意する．
③つぎ足歩行と方向転換 （tandem gait, on turn）：一方の足のつま先と他方の足の踵が交互につくようにしながら，直線上をまっすぐ歩かせて，診察する．方向転換（まわれ右）の様子も重要である．

危険のないよう患者の近くにいて安全に配慮しよう．

④踵歩行，つま先歩行 （gait on heels or on toes）：前脛骨筋麻痺では踵歩行ができず，腓腹筋麻痺ではつま先歩行ができない．
・つま先歩きの障害 → 腓腹筋麻痺
・踵歩きの障害 → 前脛骨筋麻痺
⑤片足立ち：片足で立つように指示する．運動失調があると転倒しそうになり，また筋力低下があると片足では立てない．
⑥Romberg徴候：開眼で立位姿勢をとった後に閉眼させる．急に動揺し転倒しそうになれば，陽性である．深部感覚障害の際，視覚による代償が働かなくなるために陽性となる．

危険のないよう患者の近くにいて安全に配慮しよう

DON'Ts

- [ ] 立位や歩行，特にRomberg徴候やつぎ足歩行の診察では，安全確保が必須．患者を決して転倒させてはならない．
- [ ] 筋痛や関節痛を訴える患者の診察では，無理をさせてはならない．

埼玉医科大学 神経内科　**高橋一司**

2-⑤ 神経学的診察法およびカルテへの記載法
感覚系（表在感覚，深部感覚，複合感覚）

DOs

- 感覚障害の問診は，極めて重要．診察所見といえども，患者からの訴えにより判断せざるをえないことにも注意しよう．
- 患者の訴える症状に応じて，特に痛覚過敏や感覚過敏の患者の診察は，十分配慮して行おう．
- レベルのある感覚障害や末梢性の障害が疑われる患者では，脊髄髄節支配や末梢神経支配の図を参照し，確認しながら正確に診察しよう．

1 基本的な考え方

感覚障害を他覚的に診察するのは難しい．診察所見といえども，患者からの訴えにより判断せざるをえないからである．したがって診察前の問診は，ことさら重要である．患者の訴える症状・その部位を明らかにしてから診察する．基本的には，温痛覚・触覚・振動覚・関節位置覚を四肢にて診察する．感覚についての訴えがまったくない場合にも，両手と両足について簡単に検査する．診察では常に左右の対応する部位を比較することを心掛ける．病歴からレベルのある感覚障害や末梢性の障害が疑われる場合，図1の末梢神経支配や脊髄髄節支配に基づいて診察する．そして，感覚障害があ

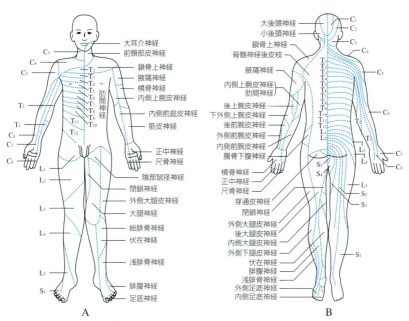

図1 末梢神経支配と脊髄髄節支配
A：身体腹側面，B：身体背側面

る場合には，その分布が非常に重要である．

 コツ

どの部位を詳細に診察するかは，問診から想定される異常と，その鑑別疾患によって，要領よく柔軟に対応しよう．

 コツ

感覚障害が特定の部位に限局している際は，以下の3種類の区別ができるように詳細に検査しよう．①脊髄の一定の髄節に一致するのか，②単一の末梢神経の支配領域に一致するのか，③上腕神経叢や腰仙骨神経叢に相当しているのか（①と②の中間で，複数の神経根または複数の末梢神経の障害による症候が重畳して出現する）を判別しよう．

2 表在感覚(superficial sensation)

皮膚・粘膜の感覚で，痛覚，温度覚，触覚などがある．表在感覚の検査具として，皮膚の損傷や感染予防の点から，触覚検査にはティッシュペーパーや脱脂綿，痛覚検査には楊枝の先端など，ディスポーザブルなものを使用することが望ましい．基本的には前腕・下腿・体幹に刺激を加えて左右の対応する部分を比較しながら，どう感じるか，左右の差や上下肢での差がないか，また同一肢の近位部と遠位部に差がないか，に留意して診察する．

 コツ

主訴や病歴を記載するときには，患者が訴える表現をそのまま記載しよう．"しびれ感"と総称して記載せず，"ピリピリする"，"触れたときだけジンジンする"など．

 コツ

感覚の診察では，実際には刺激しない状況もあえて混ぜながら，患者へ「刺激されたかどうか」を質問し，患者が正確に回答しているかどうかを確認しよう．

a 触 覚(tactile sensation, sense of touch)

検者は患者に触れたらすぐに「はい」と答えるように診察の前に説明し，左右差・上下肢での差・近位部と遠位部の差がないかどうかを診察する．

b 痛 覚(pain sensation)

痛覚検査では楊枝の先端などで刺激するがその際なるべく同じ力が加わるようにする．

 コツ

正常部位と障害部位の境界の診察：痛覚鈍麻では障害部から正常な部位に向かって，また痛覚過敏では正常部位から障害部位に向かって検査しよう，そのほうが境界を判別しやすいとされている．

c 温度覚(temperature sensation)

温湯(40〜45℃)と冷水(10℃)を入れた試験管などを皮膚に密着させて診察する．皮膚との接触時間は3秒くらい必要である．患者には「温かい」か「冷たい」かを回答してもらう．

 コツ

感覚異常の表現として使用される単語も覚えておこう．ただし，病歴の記載は具体的に．感覚鈍麻(hypesthesia, hypoeshtesia)，感覚消失(anesthesia)，感覚過敏(hyperesthesia)，痛覚鈍麻(hypalgesia)，痛覚消失(analgesia)，痛覚過敏(hyperalgesia)

3 深部感覚（deep sensation）

関節・筋肉・骨膜などから伝えられる感覚である．振動覚と，四肢や指の空間内における位置を認識する位置覚がある．

a 振動覚（vibratory sense）

四肢や体幹の骨の突出部に，振動している音叉をあてて，振動を感じるかどうかを検査する．音叉の振動は徐々に弱まるため患者が振動を感じなくなった時点で，検者に合図するように伝える．患者からの合図があった時点で，検者の同じ部位に感じる振動の大小から振動覚障害の有無を判定する．上肢では手指・橈骨や尺骨の茎状突起・肘関節部，体幹では胸骨・上前腸骨棘・脊椎の棘突起，下肢では膝蓋骨・足の内踝や外踝・足趾などで検査する．

b 位置覚（position sense）

検者の母指と示指で，患者の指を側面からつかみ水平位から上や下に動かし，動いた方向を患者に答えてもらう．説明後，患者を閉眼させて検査する．Romberg 徴候も重要である（④運動系 7．歩行と姿勢の項目⑥）を参照のこと〈p.40〉）．

4 複合感覚（combined sensation）

複合感覚は，触覚や温度覚などの単なる組み合わせではなく，物体などを識別するため大脳皮質で統合・解析された感覚をさす．末梢性の感覚入力が正常でも，物体などの識別が不可能な際には複合感覚の障害が疑われ，視床より上位の中枢性障害，特に頭頂葉の障害が考えられる．

a 2 点識別（two-point discrimination）

皮膚に同時に加えた二つの刺激を識別できるか診察する．

 Pitfall

健常者でも 2 点識別の最短距離（2 点識別閾値）は，身体の部位により大きく異なることに要注意．指尖は 3〜6 mm，手掌・足底では 15〜20 mm，脛骨面では 40 mm とされている．

b 皮膚書字覚（graphaesthesia），皮膚書字試験（skin writing test）

検者の指先やマッチ棒などで，閉眼させた患者の手掌に算用数字や○×などの図形を書いて，回答してもらう．

c 立体認知（stereognosis）

閉眼させた患者の手掌に，日用品（鍵や硬貨など）を握らせて，それが何か回答してもらう．

d 2 点同時刺激識別感覚（double simultaneous stimulation）

健常者では，身体の左右の対称的な部位 2 点を同時に刺激した際，正確に二つの刺激として認識可能である．表在感覚が正常の患者で，両側の同じ部位を同時に刺激すると一側のみを認識し，対側からの感覚は認識されないことがある．これは，消去現象（extinction 現象）とよばれ，刺激が無視されたほうが障害側で，病巣は対側の頭頂葉である．

DON'Ts

- 患者へ十分説明しないうちに，痛覚や振動覚をいきなり検査すべきではない．
- 急性発症でレベルのある感覚障害に，運動麻痺と排尿障害を伴っている場合は，緊急を要する脊髄疾患の可能性が高い．のんびり対応していてはいけない．

埼玉医科大学 神経内科　**高橋一司**

2-⑥ 神経学的診察法およびカルテへの記載法
反射（腱反射，表在反射，病的反射）

DOs
- [ ] OSCE で学んだ手技を思い出そう．
- [ ] ハンマーでしっかり叩いて，反射を確実に誘発しよう．第一に適切な肢位，第二に適切な強度の叩き方に注意しよう．
- [ ] 反射は必ず両側を検査し，正常・低下・消失・亢進と，左右差の判定を試みよう．

1 基本的な考え方

反射は，感覚受容器からの刺激が反射弓を介し，効果器を無意識に興奮させる現象である．臨床では腱反射，表在反射，病的反射が重要である．腱反射の診察にはハンマーを用いる．

2 腱反射（tendon reflex）

a 下顎反射（jaw reflex，中枢：橋）

軽く開口させ，下顎の中央に検者の第2指の指先を水平にあてがい，その指の遠位指節間（DIP）関節付近をハンマーで叩く．両側咬筋の収縮で下顎が上昇する．正常ではこの反射はほとんど出現しないため，誘発された場合は亢進と判断する．脳神経支配領域で検査可能な唯一の腱反射である．

下顎反射の刺激に際には，咬筋を伸展するように下顎を下方へ向かって叩こう．

b 上腕二頭筋反射（biceps reflex，中枢：C5,6）

上腕を軽く外転し，前腕を軽く屈曲させ，上腕二頭筋の腱を検者の第1指で押さえ，その指をハンマーで叩く．反射により肘関節が屈曲する．

c 上腕三頭筋反射（triceps reflex，中枢：C6-8）

前腕を軽くつかみ，肘関節を約90度屈曲し，筋を軽く伸展させる．肘頭の約3cm近位部の伸側にある三頭筋腱を直接叩く．反射により肘関節が伸展する．

d 腕橈骨筋反射（brachioradialis reflex，中枢：C5,6）

前腕を肘で半屈位にして，回内・回外の中間位に保持する．手関節の2〜3cm近位部を垂直にハンマーで叩く．反射により前腕が回外，屈曲する．

e 膝蓋腱反射（quadriceps reflex，中枢：L2-4）

坐位で検査する場合は深く腰掛けさせる，また仰臥位では両膝を約120〜150度に屈曲させるなど，適切な方法で膝関節を屈曲した肢位をとってもらう．膝蓋腱を左手で確認して，ハンマーで叩く．膝関節が伸展する．

Jendrassik（イェンドラシック）の増強法：この反射が減弱・消失しているときには，被検者の胸の前で左右の手を握ってもらい，強く引っ張らせた瞬間に腱を叩打すると，反射が適切に誘発できる．

f　アキレス腱反射（Achilles reflex，中枢：L5-S2）

仰臥位で下肢を軽く外転させ膝関節を軽く曲げる．足を左手で持ち，足関節を背屈した位置に保持して，アキレス腱をハンマーで叩く．足関節が底屈する．

g　手指屈筋反射（finger flexor reflex，中枢：C6-Th1）

これまでは病的反射として扱われていたが，現在では手指屈筋の腱反射として分類されている．どちらも第1指が屈曲すれば陽性である．一側のみが陽性の場合に，陽性側の錐体路徴候として病的意義がある．

1) **Hoffmann 反射（Hoffmann reflex）**

患者の第3指のつけ根を手背側から包むように，検者の左第1指と第2指（または第3指）で保持し，手関節をやや背屈させる．検者の右第2指と第3指 DIP 関節付近で，患者の第3指をはさんで，検者の第1指の掌側を患者の第3指の爪にあてて，手掌側に向かって強くはじく．

2) **Trömner 反射（Trömner reflex）**

患者の手関節を軽く背屈させて，検者は左手で患者の第3指を保持する．検者の右第2指（あるいは第3指）で，患者の第3指の手掌側の先端を上方に向かって強くはじく．

コツ

腱反射の診察：患者には肩や手足の力を抜いてもらうよう説明し，検査する筋ごとに，適切な肢位をとらせ，筋に適度な伸張を加えておくことを心掛けよう．

コツ

ハンマーの使用法：ハンマーのバランスのよい部分を軽く握り，手首のスナップをきかせながら，適切な強さとスピードで叩打しよう．

3　間代・クローヌス（clonus）

間代・クローヌスは，反射が著明に亢進した状態と考えてよい．

a　膝間代（patellar clonus）

仰臥位で，患者下肢を伸展させ，検者は第1指と第2指で患者の膝蓋骨をつかみ急激に強く下方に押し下げる．そのまま力を加え続けると，膝蓋骨が連続的に上下に動く．

b　足間代（ankle clonus）

仰臥位で，膝関節を軽く屈曲させる．検者の左手で下腿を保持し，検者の右手掌を足底にあて急激に足を背屈させ，そのまま軽く力を加え続けると，下腿三頭筋の間代性収縮が起こり足関節が連続的に上下に動く．

4　表在反射（superfical reflex，中枢：L5-S2）

表在反射は，皮膚や粘膜に加えた刺激によって筋が反射的に収縮する現象をさす．

a　腹壁反射（abdominal reflex，中枢：Th7-L1）

患者の腹壁を，先端の鈍いピンでこすって，腹壁筋の収縮をみる．腹壁外側から正中に向かって水平にこすり，臍が刺激側（外側）へ偏倚すれば陽性と判定する．肥満者や高齢者では両側消失している場合が多い．一側消失の場合，反射消失側の錐体路徴候として診断的意義がある．

① 臍と肋骨縁との間を腹壁外側から正中に向かって水平にこする（中枢：Th7-9）．
② 臍の高さを腹壁外側から臍に向かって水平にこする（中枢：Th9-11）．
③ 臍より下を腹壁外側から正中に向かって水平にこする（中枢：Th11-L1）．

腹壁反射の際には，腹壁の外側から正中に向かってこすろう．内側から外側へ向かってこすると，その刺激自体で臍が機械的に引っ張られ，外側へ偏倚したようにみえるので，注意しよう．

b 挙睾筋反射（cremasteric reflex，中枢：L5-S2）

男性患者に対してのみ検査できる反射である．大腿内側近位部を上から下方へ向かって，ピンなどでこすると，同側の挙睾筋の収縮により，睾丸が挙上する．消失は，当該髄節の末梢性障害，あるいはそれより上位の錐体路障害を示唆する．左右差がみられた際に，診断的意義が高い．

c 肛門反射（anal reflex，中枢：L5-S2）

肛門周囲をピンなどでこするか，指を肛門に挿入すると，肛門括約筋が収縮する．

5 病的反射（pathologic reflex）

a Babinski徴候（反射）（Babinski sign〈reflex〉）

側臥位で，患者の足を検者の左手で固定する．足底の外側を踵から上にゆっくりと第5趾のつけ根付近までこする．第1趾の背屈がみられれば陽性である．

Babinski徴候の診察で刺激の際には，第1趾のつけ根までこすらないようにしよう．第1趾のつけ根までこすると健常者でも第1趾の背屈がみられる．また刺激には，これまでハンマーの柄や鍵などが用いられてきたが，皮膚の損傷や感染予防の観点から楊枝の頭部など，ディスポーザブルなものの使用が推奨されている．

b Chaddock反射（Chaddock reflex）

患者の足の外果の下方を後ろから前へこする．刺激には，Babinski徴候に用いたものを使用する．第1趾が背屈すれば陽性である．

6 原始反射

発達過程で乳児期に出現し，成人では消失する反射である．成人では，大脳皮質や錐体路など上位の抑制機構が障害されると，脱抑制の機序で出現する．

a 吸引反射（sucking reflex）

口唇を口角から中央に向かって舌圧子などで素早くこすると口唇が収縮する．成人では，前頭葉の障害，両側大脳の広範な障害のとき出現する．

b 口尖らし反射（snout reflex）

上唇の中央をハンマーで軽く叩くと，口をとがらす運動がみられる．

c 把握反射（grasp reflex）

ハンマーの柄などで手掌を軽くこすると，手指でこれをつかもうとする運動が生じる．成人では前頭葉の障害を示唆する．

d 手掌おとがい反射（palmomental reflex）

一側手掌の母指側を中枢側から末梢側に向けてこすると，同側のおとがい筋が収縮する．前頭葉や錐体路障害のある患者ではこの反射がみられる傾向があるが，正常でも出現することに注意する．

7 反射の記載法

腱反射では図1のそれぞれの部位に，反射の程度を示す符号を記載する．判定は6段階の符号で表す．

- －　　消失（増強法を行っても反射が誘発されない）
- ±　　軽度減弱（増強法を行って初めて反射が誘発される）
- ＋　　正常

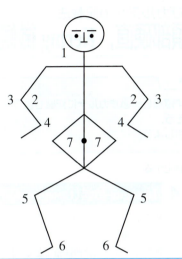

図1 腱反射の記載法
1：下顎反射，2：上腕二頭筋反射，3：上腕三頭筋反射，4：腕橈骨筋反射，5：膝蓋腱反射，6：アキレス腱反射，7：腹壁反射

++　　　やや亢進
+++　　亢進
++++　著明に亢進

　表在反射も−消失，±減弱，+正常と記載する．病的反射は，病的反射名を記載し，陽性+，陰性−，偽陽性±のいずれかを記載する．Babinski徴候などについて陽性は↑，陰性は↓，偽陽性は↕と反射図のなかに書くこともある．

DON'Ts

- 不適切な肢位のまま，むやみにハンマーで叩くべきではない．
- 患者へ説明しないで，Babinski徴候や下顎反射などをいきなり検査すべきではない．

埼玉医科大学 神経内科　**高橋一司**

2-⑦ 神経学的診察法およびカルテへの記載法
髄膜刺激徴候（項部硬直，Kernig 徴候）

DOs
- 神経診察のマスト，髄膜刺激徴候は必ず確認し，必ずカルテに記載しよう．
- 項部硬直の診察時には，まず枕をはずそう．
- 頭痛や頸部痛の訴えに十分注意して診察しよう．

1 基本的な考え方

頭痛，意識障害の患者ではもちろん，発熱を伴う患者などで，髄膜刺激徴候は神経学的所見の最重要項目である．簡単な診察手技で，髄膜炎やくも膜下出血を疑うべき患者を鑑別可能である．診察所見のカルテ記載も必須である．

2 項部硬直（stiff neck, nuchal stiffness, nuchal rigidity）

仰臥位で，まず枕をはずし，患者自身で首を曲げたり頭を動かしたりしないように説明する．患者の後頭部を両手でかかえ，ゆっくりと頭部を左右に回転させ，力が入っていないことを確認後，ゆっくりと頭部を前屈させ，その際の抵抗を診察し，項部硬直の有無を判定する．

3 Kernig 徴候（Kernig sign）

仰臥位で，片側の股関節を 90 度屈曲させ，さらに膝関節も 90 度屈曲させた肢位から，徐々に膝関節を伸展させる．膝関節を 135 度以上に伸展できない場合は陽性と判定する．

4 Lasègue 徴候（Lasègue sign）

仰臥位で，一側の下肢を伸展したまま持ち上げる．陽性の場合は 70 度以下で下肢に疼痛を訴える．坐骨神経痛などで一側性，髄膜炎では両側陽性となる．

5 揺す振り増強試験（jolt accentuation test）

頭部を 1 秒に 2 ～ 3 回の速さで水平に揺さぶる．頭痛が増強すれば陽性とする．髄膜炎の sensitivity は 60％程度で項部硬直や Kernig 徴候と比べ，やや信頼性が低いとされる．

 コツ

neck flexion test：坐位でも，仰臥位でも行うことができる髄膜刺激徴候の簡便な検査法である．患者自身に，顎が胸につくように頭部を前屈してもらう．あごが胸につかない，後頸部に痛みの訴えなどがあれば，必ず仰臥位で，項部硬直を確認しよう．

DON'Ts
- 頸椎損傷の疑いがある際には，項部硬直を診察してはならない．
- 頸部の抵抗が全方向性にみられた際には，項部硬直ありと判定すべきではない．

埼玉医科大学 神経内科　**髙橋一司**

3 英語による医療面接と診察

　国際化社会ということもあり，外国人患者を診察する機会があると思われる．ここでは，神経内科外来で診療時に役立つ英語表現を掲載する．しかし，相手に言いたい英語を通じさせるカギは，発音とアクセントの正確性が握っているといっても過言ではない．最近は，様々なジャーナルが Podcast を公開しており，論文の内容紹介や専門医のインタビューなどが無料で聴くことができる．リスニング能力向上とともに医学用語の発音の確認に大変役に立つ．

1 医療面接の具体例

　ここでは，片頭痛患者を想定した具体例を示す．D は医師，P は患者さんである．

D: Good morning, Ms. Revere. I am Dr. Murakami, a staff physician at the Department of Neurology. It's very nice to meet you. What brought you here today?
リヴェアさん，おはようございます．私は神経内科スタッフ医師の村上です．はじめまして．今日はどのような理由でいらっしゃったのですか？

P: I have a severe headache. It began when I woke up this morning, and has been worsening since then.
激しい頭痛があります．今朝起きたときに始まり，その後だんだん悪くなっています．

D: Where is the headache located? Could you describe its character concretely? Is it throbbing?
頭痛の部位はどこでしょう？頭痛の性状は具体的にはどのようなものですか？ドクンドクンとした感じですか（拍動性ですか）？

P: Initially, the left temple was aching. The headache gradually spread, and right now, the entire left half of my head is aching. My headache is throbbing severely. I could not go to work today.
最初は左のこめかみが痛かったのですが，その後広がってきて，今は左の頭全体が痛いです．頭痛は激しく拍動する感じです．今日は仕事を休まなければいけなかったです．

D: Are you feeling nauseous?
吐き気はありますか？

P: Yes, I am. Actually, I vomited twice this morning.
はい．実際に今朝 2 回吐きました．

D: That's too bad. Do sounds and lights annoy you?
それは大変ですね．光や音がうっとうしく感じますか．

P: Very much so. I feel like staying in a dark, quiet room.
とってもそう感じます．暗い静かな部屋で寝ていたい感じです．

D: Have you had similar headaches before?
以前に同様の頭痛はありましたか？

P: Yes, I have. I first experienced such a headache at age 18. I often had similar headaches when I was a college student. I used over-the-counter medicines with some success. I always went to bed when I had a headache. However, I have not had a headache for the last several years. I moved from Boston to Tokyo a couple of months ago. I work for a US-based major investment bank. It has not been easy for me to get accustomed to my new life here. To make matters worse, I have a huge amount of business matters to deal with these days. It's killing me.
はいありました．まったく同じ種類の頭痛

が18歳のときに初めてありました．大学生のときに，同様の頭痛がよく起こりました．いつも寝込んでいました．市販薬を使っていましたが，効き目は今一つでした．しかし，ここ数年間，頭痛はまったくありませんでした．数か月前に，ボストンから東京に引っ越してきました．私はアメリカの大手投資銀行に勤務しています．東京の生活に慣れるのは簡単ではありませんね．さらに悪いことに，最近は仕事も山のようにあって，忙殺されています．

D: Do you have any abnormality in your vision before your headache begins?

頭痛が始まる前に，視覚に異常を認めませんか？

P: No.

ないです．

D: All right, Ms. Revere. Have you had any other disease before?

わかりました，リヴェアさん．これまで他の病気をしたことはありますか？

P: I was diagnosed with asthma at age 15. It spontaneously remitted 5 years ago.

15歳のときに喘息と診断されました．5年前に自然に治りました．

D: Has anyone in your family had any major disease?

ご家族で大きな病気をした方はいらっしゃいますか？

P: My parents are very healthy. However, my elder brother has multiple sclerosis. He has been treated at Massachusetts General Hospital.

両親はとても元気です．しかし，兄が多発性硬化症で，マサチューセッツ総合病院で治療を受けています．

2 神経学的診察時の指示

神経学的診察項目を行う際に，どのような声かけをするかにつき具体例を示す．紙面の制限上網羅的ではない．

a 視神経

I am going to examine your vision. Please look at my face and do not move your eyes. I will move my fingers on either side. Please point to the moving ones.

視覚に関する検査を行います．私の顔を見て，目をそらさないでください．いずれかの側の指を動かします．動いているほうの指を指さしてください．

Please let me check whether your pupils react properly to light.

瞳孔が光に反応するか調べます．

Next, I will check the inside of your eyes with this apparatus (ophthalmoscope). Please look at the wall over there and do not move your head. Light will be shone on your eyes, but please keep looking ahead with your eyes open.

次に，この器具（眼底鏡）で目の中をチェックします．向こうの壁を見ていていただき，頭を動かさないでください．光が目にあたりますが，目を開けて前のほうを見続けてください．

b 動眼神経・滑車神経・外転神経

Please follow my finger with your eyes without moving your head.

頭を動かさずに，私の指を目で追ってください．

First, look at my finger and then my thumb. Please do this repeatedly.

最初に私の指を見て，次に親指です．これを繰り返してください．

c 三叉神経

Next, I will check the feeling on your face. I will lightly touch your skin with cotton wool. Please tell me whether or not you feel a difference between the right and left sides.

次に，顔の感覚を調べます．綿で軽く皮膚に触れます．左右で同じように感じているかを教えてください．

d 顔面神経

Please show me your teeth.

歯を見せてください．
Please clinch your eyes tight.
目をギュッと閉じてください．

Please wrinkle your forehead by raising your eyebrows.
眉毛を持ち上げて額にしわをよせてください．

e　聴神経

I will apply a tuning fork to your forehead. Please tell me whether or not you hear a booming sound equally on both sides.
額に音叉をあてます．ブーンという音が両側で同じように聞こえるか教えてください．

f　舌咽・迷走神経

I will touch the back of your mouth with a tongue depressor. It may be uncomfortable for you. First, please open your mouth by loudly saying "ahhh."
舌圧子で喉を触ります．これは気持ち悪いかもしれません．まず，大きく「アー」と言いながら口を開けてください．

g　副神経

I will put my hand on your right cheek. Please try to turn your head to the right against my hand as strongly as possible.
右の頬に手をあてます．その手に逆らって，できるだけ強く右側へ頭を回すように努力してください．

h　舌下神経

Please stick your tongue out and wiggle it from side to side.
舌を出して，左右に動かしてみてください．

i　上肢 Barré 徴候

Please outstretch your arms forward with your palms facing up. Please have your fingers contact one another. OK. Please maintain this position with your eyes closed.
手のひらを上に向けて，両腕を前に突き出してください．指はくっつけておいてください．目を閉じて，そのままの位置を保ってください．

j　徒手筋力検査（上腕二頭筋の例）

Please flex your arms, and do not let me stretch them out.
腕を曲げてください．私に伸ばさせないようにしてください．

k　上肢小脳機能検査（rapid alternating movement）

Please rotate your wrists as rapidly as possible.
できるだけ速く手首を回してください．

l　腱反射

Please let me tap your tendons with a rubber hammer to elicit reflexes.
反射を確認しますので，ゴム製ハンマーで腱をたたかせてください．

m　Babinski 反射

Next, I will scratch your sole with a toothpick, which may cause some pain.
次に，楊枝で足の裏をくすぐります．若干痛いかもしれません．

3　検査・紹介・処方・次回診察予約・支払いなど

I recommend you undergo a brain magnetic resonance scan.
脳 MRI を行うことをお勧めします．

I will refer you to Dr. Ishibashi at the Department of Neurosurgery. He is the world's leading expert in skull base surgery.
脳外科の石橋先生に紹介します．石橋先生は世界を先導する頭蓋底手術の専門家です．

I will refrain from prescribing propranolol because you have a history of asthma.
あなたには喘息の既往があるので，プロプラノロールを投与するのは控えます．

I will prescribe a medicine named "A." Please take one tablet approximately 30 min after each meal.
A という名の薬を処方します．毎食約 30 分後に 1 錠服用してください．

Please take B immediately after your headache starts. Its effects will start in half an

hour.
頭痛が始まったらただちに B を服用してください．30 分で効果が現れます．

Your next appointment has been scheduled for 10 am on March 7. Does that suit you?
次回の予約は 3 月 7 日の午前 10 時です．ご都合は大丈夫ですか？

Do you have medical insurance that is valid in Japan?
日本で有効な医療保険はお持ちですか？

Please pay at the hospital cashier on the first floor. Please use the elevator across this room to go downstairs. On the first floor, please insert your hospital card into a slot in one of the machines that look like an ATM beside the cashier. A slip of paper with a number on it will come out. After a while, your number will be indicated on the screen above the cashier. Please give the paper to the clerk and pay the bill. You can pay either in cash or by credit card. You will be given your receipt. There is a counterfoil bearing the time and date of your next appointment with me.
1 階の病院会計でお支払いください．向かいにあるエレベーターで下へ降りてください．1 階では，会計のわきにある ATM みたいな機械に挿入口があるので，そこに診察券を入れてください．番号が書かれた紙が出てきます．しばらくすると，会計の上にあるスクリーンにその番号が表示されると思います．そうしたら，会計にいる事務員にその紙を渡して，会計をしてください．現金でもクレジットカードでも払えます．領収書が渡されますが，半券に私の外来の予約日時も書かれています．

慶應義塾大学医学部 神経内科　**柴田　護**

✓ ちょっとした英語表現の工夫について

　患者さんと話をしているときに，明確に Yes や No を言えない場面に遭遇することがあり，難渋することがある．そのようなときに役に立つ英語の表現が二つある．

① "It is hard to say …., because…．"
これは根拠を導きながら，何かを断言することが難しいことを説明するオーソドックスな方法である．たとえば，say の後に，"that fingolimod is a favorable option for your current disease condition, because the possibility of neuromyelitis optica remains in consideration of your previous MRI findings ."「フィンゴリモドがあなたの現在の病状に対して好ましい選択だと言うことは難しい．なぜなら，以前の MRI 所見から視神経脊髄炎の可能性が残されているからです．」などと付け加えるわけである．

② The answer will be yes or no, if I can be a little wishy-washy.「ちょっと優柔不断な態度をとることを許してもらえれば，そうだともちがうとも言い切れないのです．」といった感じになる．少し打ち解けた表現である．この wishy-washy は決心しきれない (lacking in determination) という意味のスラングであるが，比較的よく使用される．

　また，「簡潔に言うと，・・・」と述べる際の格好のよい表現法としては，"I can make a long story short by saying……" というものがあり，学会などでもよく聞かれる表現である．代わりに，briefly などを用いてもよい．

　ところで，英語圏の人間ではない者でも英語表現には気遣いが必要である．たとえば家族歴を聞く際に，「お父様は何歳で亡くなられましたか？」などとたずねることがあると思うが，"How old was your father when he passed away?" と die ではなくより丁寧な pass away を使うような心がけは必要であろう．

(柴田　護)

第3章

神経内科研修で学ぶべき知識と技術

1 血液検査

> **DOs**
> ☐ 治療可能な疾患,発見が遅れると手遅れになる病態を想定して検査を進めよう.

1 基本的な考え方

血液検査は診断や治療法の選択のために,系統的な診療を行ううえでの一助である.患者の全体像把握のため,また神経内科は高齢者や基礎疾患のある患者が多いため,リスク管理を目的として基本検査のデータがあることが望ましい.神経症状に合わせて異常が生じうる項目,採血のピットフォールを知ったうえで結果を解釈する.異常値が出るピットフォールを熟知しておく.

2 基本検査

日本臨床検査医学会が診察の一部として提唱する「基本的検査」を参照する(**表1, 2**)[1]).患者の重症度,呈している症状により,必要な検査を使い分けて採取する.鑑別疾患のなかでも,特に治療可能な疾患,発見が遅れると不可逆になりうる病態を想定して検査を進める必要がある.

特に,意識障害では神経疾患以外にも肺炎等の感染症や脱水,肝・腎疾患,血糖値の異常,呼吸不全,内分泌疾患など内科疾患,ビタミン欠乏,各種中毒も見逃さないようにする.血糖チェックはその場で行い,基本検査に加えて動脈血ガス分析,肝腎機能・甲状腺機能(TSH, FT_3, FT_4),電解質(カルシウム・リン含む),NH_3,一酸化炭素,アルコール濃度,ビタミンB_1,薬物の簡易スクリーニングなどを状況に応じて行う.初期対応が予後にも影響することが多いため,考えうる可能性をできるだけ広げて見逃さないことを心掛ける.

神経変性疾患自体による一般検査の変動は少ないが,眼球運動失行と低アルブミン血症を伴う早発型脊髄小脳失調症,Parkinson病での悪性症候群の発症など,検査が有用であることがある.認知症や変性疾患の患者では食生活や栄養管理ができなくなり,生活習慣病の悪化や低栄養・過栄養に

表1 基本検査

1.	尿検査	色調,混濁,pH,比重,蛋白,糖,潜血,尿沈渣
2.	血液検査	白血球数,ヘモグロビン,ヘマトクリット,赤血球数,赤血球恒数(指数),血小板数,末梢血液像
3.	生化学検査	血清総蛋白濃度,血清蛋白分画,随時血糖(またはHbA1c),総コレステロール,中性脂肪,AST, ALT, LD, ALP, γ-GTP,コリンエステラーゼ,尿素窒素,クレアチニン,尿酸
4.	糞便検査	潜血反応
5.	血清検査	CRP, HBs抗原・抗体検査,HCV抗体,梅毒血清反応
6.	胸部単純X線撮影	
7.	腹部超音波検査	
8.	心電図検査	

第3章　神経内科研修で学ぶべき知識と技術

表2　臨床検査値に変動をもたらす要因

変動要因		代表例
年齢	新生児で高値	RBC・Hb・Ht, ビリルビン
	小児で高値	ALP（骨型）
	高齢者で低値	RBC・Hb・Ht
	高齢者で高値	コレステロール
性差（性ホルモンなど種々の項目に性差あり）	男性＞女性	RBC・Hb・Ht, CK, クレアチニン, 尿酸, BUN, γ-GTP, 血清鉄（65歳以上になると性差がなくなる）
	女性＞男性	HDLコレステロール, 赤沈, プロラクチン
妊娠（血漿量が増加する）	上昇	ALP（胎盤型）, 各種凝固因子, 甲状腺ホルモン, 赤沈, CRP, 妊娠後期において糸球体濾過量（尿量）
	低下	総蛋白, アルブミン, RBC・Hb・Ht, 血清鉄, フェリチン
食事	食後上昇	血糖, インスリン, 中性脂肪, 胆汁酸, 白血球数,（高蛋白・核酸食で）BUN・尿酸・アンモニア
	食後低下	遊離脂肪酸, 無機リン
喫煙	上昇	白血球数, Lp(a)
長期飲酒	上昇	γ-GTP, 中性脂肪, MCV
長期間の絶食	低下	総蛋白・アルブミン, コレステロール, 中性脂肪, アポリボ蛋白, 尿素, 甲状腺ホルモン
	上昇	クレアチニン, 尿酸
激しい運動	生体反応	血糖, WBC, 総蛋白, 乳酸
	筋肉損傷	CK, AST, LDH, アルドラーゼ, ミオグロビン
高地居住	上昇	RBC・Hb・Ht, CRP, グロブリン, 尿酸
血液型	ALP	B型とO型の分泌型では, 特に高脂肪食の摂取後に小腸型ALPが上昇する
	VWF	O型では, 他の血液型に比し, 約20％低い
日内変動	朝＞夕	血清鉄, 尿酸, BUN, ACTH, コルチゾール
	朝＜夕	WBC, TSH
体位	座位・立位＞臥位	総蛋白, アルブミン, 免疫グロブリン, RBC・Hb・Ht, 血漿レニン活性

RBC：赤血球, Hb：ヘモグロビン, Ht：ヘマトクリット, ALP：アルカリホスファターゼ, BUN：血液尿素窒素, γ-GTP：γ-グルタミルトランスペプチダーゼ, CRP：C反応性蛋白, Lp(a)：リポ蛋白質(a), MCV：平均赤血球容積, WBC：白血球, CK：クレアチンキナーゼ, AST：アスパラギン酸アミノトランスフェラーゼ, LDH：乳酸脱水素酵素, VWF：von Willebrand因子, ACTH：副腎皮質刺激ホルモン, TSH：甲状腺刺激ホルモン

留意する必要がある．脳血管障害では基礎疾患となりうる凝固異常や生活習慣病の有無を評価する．ビタミン欠乏や内分泌疾患等，内科疾患によるミオパチーや末梢神経障害，腫瘍随伴症候群などの神経障害も鑑別する必要がある．

 Pitfall

サルコペニアや神経筋疾患などで筋萎縮が強い症例ではクレアチニン値が低下していることが多く，正常の下限であった患者が上限になれば腎機能が悪化していると評価できる．

表3 サンプリングの注意事項

採取方法		サンプリングの注意事項	原因	検査値への影響
共通	輸液	輸液と反対の腕．間をおく．カテーテルからの採取は避ける	成分が混入し，誤った検査値がでる	偽高値，偽低値．ヘパリン：TTやAPTT延長
	体位		膠質浸透圧と毛細血管圧の差	ほとんどの細胞・高分子成分は立位＞仰臥位（5-10％）
				心房性ナトリウム利尿ペプチドは立位＜仰臥位
	駆血帯	5分を越えない	血管内から間質へ水分や低分子物質が移動	高分子化合物やそれに結合しているイオンなどが溜まり血中濃度が上昇，ピルビン酸低下（約20％）
		掌のグーパー	前腕の筋肉を頻回に収縮	カリウム濃度上昇
	検体の識別	ラベルに必要事項記載	複数本あると，見かけでは区別困難	検体取り違え（他人のデータとなる）
検査項目別	血算検査	抗凝固剤：EDAT-2K	CaをキレートK塩はNa塩より溶解度が高い	
		適量採血	EDTAの最終濃度を至適化．EDTA多いと1時間で細胞崩壊，少ないとヘマトクリットが小さくなる．	信頼性の低い検査値
		血液塗抹標本作製は3時間以内（できれば1時間以内）		信頼性の低い検査値，異常細胞見落とし．
			細胞の崩壊	血小板偽低値．クエン酸を用いて採血（希釈率で補正値）
			血小板凝集（EDTA依存性偽血小板減少症）．	
			好中球に血小板吸着	
	凝固検査	規定量を採取（正確に線まで入れる），室温で速やかに提出	抗凝固剤（3.2％クエン酸Na）：血液=1：9	冷却すると第VII因子活性化によりPT短縮．第VIII因子失活によりAPTT延長．PTを重視するなら室温
			クエン酸溶液の量比が増える	凝固時間の延長
	凝固因子，他	規定量を採取（正確に線まで入れる），ただちに冷却しし速やかに提出	凝固因子失活を防ぐ	偽低値
	赤枕	規定量を採取（正確に線まで入れる）	抗凝固剤（3.8％クエン酸Na）：血液=1：4	偽低値，偽高値
	血糖	解糖阻止剤：フッ化Na	解糖系の阻害薬．効果は3時間後〜3日間	偽低値
	保温検体	ただちに37℃で保温し速やかに提出．目的にあった採血管を選択．	寒冷凝集，クリオグロブリンなど．有害反応，血液凝固．	偽低値．他の検査にも干渉（血算：検体凝固．生化学：血清分離困難）
	冷却検体	ただちに冷却し速やかに提出．目的に応じ採血管を選択．	アンモニア：ヘパリンNa採血．除蛋白操作	偽高値
			乳酸，ピルビン酸：ヘパリンNa採血．赤血球内の代謝は持続	偽高値
	血液ガス	採血時に気泡を入れない．採血後直ちに栓をする．氷冷で速やかに提出	大気の影響．Hb酸素解離曲線の左方偏移，酸素溶解度の増加	PaO_2増加（冷却で増す）
			白血球・赤血球の代謝	PaO_2減少，$PaCO_2$増加（冷却で抑制）
	髄液	滅菌スピッツに採取．血液混入を避ける．迅速に提出，氷中で1時間以内に検査	細胞の崩壊，白血球による糖の消費など	偽低値
	体液	滅菌スピッツに採取．血液混入を避ける．迅速に提出．氷中で3時間以内で検査	細胞の崩壊，白血球による糖の消費など	偽低値
	微生物	目的に応じた採取容器で直ちに提出．提出できない場合は適切に保存	死滅，増殖	信頼性の低い検査値
	遺伝子検査	EDTA塩を使用．ヘパリン不可	PCRでのDNA増幅を抑制，阻害	偽低値

Pitfall

CK値上昇は必ずしも"筋障害"を意味せず，脱神経や変性疾患など不動による筋力低下患者に運動負荷がかかった場合でも上昇することがある．筋崩壊が生じている場合，ASTやLDH，時にALTも上昇する．筋疾患患者が肝障害と誤診されることはまれではない．

3 動脈血ガス分析

神経疾患は中枢性あるいは拘束性呼吸障害を生じうる．また誤嚥や意識障害患者などで肺炎等呼吸器疾患を合併する．呼吸不全の推定はパルスオキシメーターによる測定である程度可能だが，二酸化炭素濃度上昇を含む正確な病態の把握のためには動脈血ガス分析を行う．また，電解質の異常やショック，糖尿病性ケトアシドーシス，腎不全など酸塩基平衡の障害が疑われるときも pH，$PaCO_2$，Base excess，重炭酸イオン濃度が重要な指標となる．

神経疾患では睡眠中の低換気が生じる場合が多い．日中覚醒時の動脈血中の酸素や二酸化炭素濃度は夜間と乖離する可能性があることに留意し，必要に応じて夜間のモニタリングを考慮する．

4 検査値の変動をもたらす因子

サンプリングにより変動が生じることを熟知する必要がある（表2, 3）．基準値内でも個体内変動がみられた場合は原因を検索する．また，正常値の上限から下限への変化がみられた場合は異常を考慮する．極端な異常値は必ず再検する．

5 治療の影響

神経疾患をもっている患者の場合，原病に対する治療薬の副作用を定期的にみておく必要がある．薬剤性の肝障害・腎障害や血球減少等，使用している一般的な副作用の有無は定期的に調べる．血中濃度測定が可能な薬剤では過量や不適切な低濃度になっていないか定期的に評価するとともに，腎障害やアルブミン濃度など影響しうる要素も調べておく．ステロイドや免疫抑制薬などの治療が長期に及ぶ場合は，免疫グロブリンやリンパ球数が極端に低下していないことを確認する．ステロイド長期投与例では，そのほかに糖尿病や脂質異常症の有無も定期的に調べる．

DON'Ts

☐ 異常値をみつけた場合に放置するのは禁物（再検・継続検査等の対応を取り，原因を考える）．結果をみないのは最悪である．

文献

1) 初期診療の検査オーダーの考え方 日本臨床検査医学会ガイドライン作成委員会編　臨床検査のガイドライン JSLM2012　宇宙堂八木書店，2012, 1-4

2) 初期診療の検査オーダーの考え方 日本臨床検査医学会ガイドライン作成委員会編　臨床検査のガイドライン JSLM2012　宇宙堂八木書店，2012, 5-9

国立精神・神経医療研究センター病院 神経内科　**森　まどか**

2 抗神経抗体検査

DOs

- 傍腫瘍性神経症候群の臨床的特徴がみられる場合，細胞内抗原に対する抗体検査を行う．
- 自己免疫性脳炎/脳症が疑われる場合，細胞表面抗原に対する抗体検査を行う．
- 抗体によっては検体による検出感度が異なる場合があるので，病初期に血清と髄液両方を採取・保存する．

1 基本的な考え方

傍腫瘍性神経症候群（paraneoplastic neurologic syndrome：PNS）や自己免疫性脳炎/脳症では，神経症状発症早期から，病型と関連して血清・髄液中に特徴的な自己抗体が検出され，本症の診断および悪性腫瘍の早期発見マーカーとして有用である．これらの自己抗体が結合する抗原の局在によって，背景疾患，抗体の病態にかかわる意義，神経症状に対する治療法，病状経過も異なる．そのため，抗体を細胞内抗原に結合するものと細胞表面抗原に結合するものとに分けて整理しておくことが有用である．抗体の検出は，細胞内抗原抗体の場合，神経組織を用いた免疫組織化学・ウエスタンブロット・抗体結合部位を含むリコンビナント蛋白を用いたELISAなどで血清中の抗体を検出する．細胞表面抗原抗体の場合は，抗原を発現する細胞に検体を反応させた複合体を検出する免疫沈降法，培養細胞表面に受容体・チャネル構造を発現させたものを抗原として検体を反応させるcell-based assay法が用いられることが多い．抗体の意義については，検出方法により感度・特異度に差があるため，臨床像も加味して総合的に判断することが望ましい．

2 各抗体が関連する神経疾患（表1）

a 細胞内抗原に対する抗体を生じる神経疾患

1) 抗 Yo（anti-Purkinje cell cytoplasmic antibody：PCA-1）抗体

PNS に関連する自己抗体であり，婦人科癌・乳癌を有する亜急性小脳性運動失調の女性患者に認められる．急性・亜急性の経過で高度の小脳性運動失調を呈し，眼振・深部腱反射亢進などの所見を伴うこともある．まれながら，消化器腺癌に伴う男性例の報告もある．小脳性運動失調は急速に進行し，様々な免疫療法に反応しないことが多い．抗原は小脳 Purkinje 細胞質内に存在する DNA 転写に関連する蛋白である．

2) 抗 Hu（anti-neuronal nuclear antibody：ANNA-1）抗体

PNS では肺小細胞癌を伴い抗 Hu 抗体を陽性とする病型が多く，辺縁系脳炎や亜急性小脳性運動失調症，感覚性運動失調型ニューロパチーなど，多数の病型で検出される頻度が高い抗体である．抗原は，中枢および末梢神経細胞核に広く発現する Hu family（HuD, PLE21/Hel N1/HuC, HuR）であり，いずれも3個のRNA recognition motif（RRM）を有し，神経細胞の生存・維持にかかわる重要な蛋白である．

表1 神経疾患と自己抗体

病型	自己抗体	
	細胞内抗原抗体	細胞表面抗原抗体
脳脊髄炎	Hu, CRMP5, Ri, Ma2, amphiphysin	
小脳変性症	Yo, Tr, Ri, Hu, CRMP5, Ma2	VGCC
辺縁系脳炎	Ma2, Hu, CRMP5, amphiphysin	NMDAR, LGI-1
オプソクローヌス・ミオクローヌス	Ri, Hu, Ma2, Yo	
感覚性運動失調型ニューロパチー	Hu, CRMP5	
LEMS		VGCC
stiff-person 症候群	amphiphysin GAD	GlyR

LEMS:Lambert-Eaton 筋無力症候群 , CRMP5:Collapsin response mediator protein 5, NMDAR:N-methy-D-aspartate receptor, VGKC:voltage gated potassium channel, LGI-1:leucine-rich glioma inactivated 1, GAD:gultamic acid decarboxylase, GlyR: Glycine receptor

3) 抗 Ri（ANNA-2）抗体

乳癌（腺癌）に伴いオプソクローヌスと小脳性運動失調を呈した女性例で見出された抗体であり，検出頻度は前2者に比べ低い．抗原は中枢神経の神経細胞核に発現する，神経系に特異的な Nova-1 と命名された RNA 結合蛋白である．

4) 抗 Ma2（Ta）抗体

過眠・高体温などの視床下部症状や辺縁系・上部脳幹症状を呈する例が知られている．本抗体陽性の若年男性は精巣腫瘍が多く，癌の摘出・免疫療法により症状の軽快が得られる場合がある．抗原は，神経細胞核および細胞質・精巣の spermatogenic cell に発現する蛋白である．

b 細胞表面抗原に対する抗体を生じる神経疾患

1) 抗 voltage-gated potassium channel（VGKC）複合体抗体

ニューロミオトニア，Morvan 症候群，辺縁系脳炎などの病型を呈し，1/3 の例で，胸腺腫や肺小細胞癌などを伴う．抗原は VGKC を構成する leucine-rich glioma-inactivated protein 1（LGI1）であることが多い．

2) 抗 N-methyl-D-aspartate receptor（NMDAR）抗体

卵巣奇形腫を有する若年女性に生じる辺縁系脳炎で検出されることが多い．精神症状，痙攣，不随意運動，中枢性低換気，自律神経症状などを呈し，重篤な状態に陥るが，長期予後は比較的良好である．抗原は，シナプス伝達や可塑性にかかわる NMDA 型グルタミン酸受容体である．

3 抗体の種類と治療反応性

細胞内抗原抗体は，抗体そのものが病態に関与する可能性が低く，直接の傷害因子はCD8+T 細胞と考えられるため，抗体除去療法の効果が乏しい．細胞表面抗原抗体は，抗体が直接病態に関与すると考えられ，抗体除去・産生抑制の免疫療法が有効である．

金沢医科大学 神経内科学　田中惠子

3 抗ガングリオシド抗体検査

DOs

- 免疫介在性ニューロパチーを疑う場合は積極的に抗ガングリオシド抗体を調べよう.
- 抗ガングリオシド抗体の結果を待たずに病歴, 神経学的所見から Guillain-Barré 症候群を診断しよう.
- 脳幹脳炎でも眼球運動麻痺をきたす場合は抗ガングリオシド抗体を調べよう.

1 基本的な考え方

抗ガングリオシド(ganglioside)抗体は Guillain-Barré 症候群(GBS)の急性期血清中に上昇し, 経過とともに低下することから GBS の重要な発症因子であると考えられている[1]. 補助診断マーカーとして有用であるが陽性率は約 60% であり, 陰性であっても GBS の診断を否定できない. GM1, GQ1b に対する抗体は陽性頻度も高く, その測定は保険適用となっている. 慢性炎症性脱髄性多発ニューロパチー(CIDP)では抗ガングリオシド抗体はまれであり病的意義は不明である[2]. IgM 抗 GM1 抗体は多巣性運動ニューロパチー(MMN)の補助診断マーカーとなる. 中枢神経症状を伴う疾患では Bickerstaff 脳幹脳炎(BBE)で IgG 抗 GQ1b 抗体が 75% に陽性となる.

Pitfall

抗ガングリオシド抗体が陰性でも GBS を否定してはいけない.

2 ガングリオシドとは

ガングリオシドはシアル酸をもつスフィンゴ糖脂質であり(図1), 神経系に豊富な糖脂質である. おもに細胞膜脂質二重層の外層に集簇して脂質ラフトとよばれる機能的複合体を構成して, 細胞接着, 細胞内シグナル伝達, ミエリン-軸索間相互作用などの細胞膜機能を担っている.

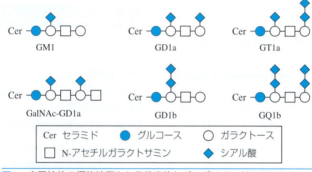

図1 自己抗体の標的抗原となる代表的なガングリオシド

表1 免疫介在性ニューロパチーと主要な抗ガングリオシド抗体

	抗ガングリオシド抗体(抗原)	頻度(%)	Ig class	おもな先行感染	関連する臨床症状
GBS	GM1 GD1a GalNAc-GD1a GM1b	30 – 40 20 – 30 10 – 20 20 - 30	IgG	消化器感染(*C. jejuni*) ＞上気道感染 （*H. Influenzae*)	運動軸索型 GBS
	GM2	4	IgG, IgM	CMV	顔面神経麻痺, 感覚障害
	GD1b (特異的)	2	IgG	上気道感染	感覚障害, 失調
	GQ1b	12	IgG	上気道感染	外眼筋麻痺, 人工呼吸器装着
	GT1a (特異的)	まれ	IgG		咽頭・頚部・上腕型 GBS
	Gal-C*		IgG	*Mycoplasma pneumoniae*	
	GD1a/GD1b, GD1b/GT1b**	7	IgG	消化器感染(*C. jejuni*)	人工呼吸器装着, 下位脳神経障害
	GM1/GalNAc-GD1a**	3 - 5	IgG	上気道感染	純粋運動型 (伝導ブロックを伴う)
FS	GQ1b	80 - 90	IgG	上気道感染	外眼筋麻痺, 失調
	GM1/GQ1b, GM1/GT1a**	41	IgG	上気道感染	外眼筋麻痺, 失調, (GBS-OPの28%)
	GD1a/GQ1b, GD1a/GT1a**	6		上気道感染	外眼筋麻痺, 失調, (GBS-OPの19%)
BBE	GQ1b	75	IgG	上気道感染	外眼筋麻痺, 失調
MMN	GM1	43 - 58	IgM	-	運動神経伝導ブロック
	GM1/Gal-C**	75 - 100	IgM	-	運動神経伝導ブロック
CIDP	LM1 GM1, GD1b	17.5 ＜5	IgM	-	脱髄
N-M	GD1b, GT1b, GQ1b	不明	IgM		外眼筋麻痺, 失調, 感覚障害

GBS：Guillain-Barré 症候群, FS：Fisher 症候群, BBE：Bickerstaff 脳幹脳炎, MMN：多巣性運動ニューロパチー, CIDP：慢性炎症性脱髄性多発ニューロパチー, Ig：免疫グロブリン, *C. Jejuni*：*Campylobacter jejuni*, *H. Influenzae*：*Haemophilus Influenzae*, CMV：サイトメガロウイルス, GBS-OP: GBS with ophthalmoplegia(外眼筋麻痺を伴う GBS), N-M: neuropathy with macroglobulinemia.
* Gal-C: ガラクトセレブロシド(galactocerebroside, シアル酸を含まず, 正確にはガングリオシドではない).
** ガングリオシド複合体を示す.

3 抗ガングリオシド抗体の産生機序・神経障害作用

多くの GBS では先行感染が抗体産生の誘因となる．*Campylobacter jejuni* 莢膜上のガングリオシド様構造をもつ糖鎖に対して惹起された抗体が，ヒト末梢神経上の類似したガングリオシド糖鎖に交叉反応し神経障害を生じると考えられている(分子相同性機序)．したがって先行感染病原体と生じる抗体の種類に相関がある(表1)．CIDP，MMN ではその産生機序は不明である．傍腫瘍性症候群でまれに陽性となる．GBS では基本的に IgG 抗体であり，そのサブクラスは強い補体活性化能をもつ IgG1，IgG3 である．抗ガングリオシド抗

体価は一般的に重症度と相関しないが，人工呼吸器装着，重症化と関連する抗体もある（表1）．神経細胞膜上での抗原抗体反応を介した補体経路の活性化（おもに古典的経路）が神経障害機序として重要である．MMN でも補体介在性機序が推測されている．

4 抗ガングリオシド抗体の種類と結果の解釈

抗ガングリオシド抗体の神経障害作用は末梢神経における標的抗原の局在に影響されるため抗体の種類が神経症状と関連することが多い（表1）．しかし，抗体測定結果の解釈にはどのような糖鎖を認識するかという視点が大切である．たとえば，抗 GD1b 抗体でも GD1b のみ（特異的）に反応するものは感覚性運動失調と相関するが，GM1 と交差反応を示すもの（GM1 と GD1b に共通する糖鎖を認識する抗体）は失調と関連しない．これは抗 GD1b 抗体でも認識するエピトープが各々異なるからである．近年 2 種類のガングリオシドからなるガングリオシド複合体（ganglioside complex：GSC）を特異的に認識する抗体が GBS，Fisher 症候群（FS）で上昇することが知られている[1]．一方，リン脂質の一つ，ホスファチジン酸（phosphatidic acid：PA）をガングリオシド抗原に加えることによって抗体活性が増強されることがある．CIDP，MMN の抗ガングリオシド抗体はほとんどが IgM 抗体である．MMN では抗 GM1 抗体のほか抗 GSC 抗体も陽性となることがある．

 コツ

抗体の種類と症状には一定の相関があるが，測定結果の解釈には糖鎖への反応特異性を考慮することが大切である．

5 どのような場合に抗ガングリオシド抗体を測定するか

GBS，MMN，CIDP，M 蛋白血症を伴うニューロパチー等の免疫介在性ニューロパチーを疑う場合，BBE を疑う場合に測定する．原因不明のニューロパチーの精査の一環として測定してもよい．陽性の場合何らかの免疫学的機序が病態に関与している可能性がある．

6 測定の実際

抗ガングリオシド抗体は患者血清を対象に ELISA 法で測定される．検体は原則として治療前の急性期血清を用いるが，治療後もしばしば陽性となる．血清 IgG 抗 GM1 抗体の陰性化率は 1 か月で 33％，半年以内で 83％とされる．実際の測定は，IgG 抗 GM1 抗体，GQ1b 抗体は有料で外部委託できる（シノテスト サイエンス・ラボ，Athena 社）．近畿大学神経内科では各種抗ガングリオシド抗体，抗 GSC 抗体，PA 付加抗原に対する抗体の測定を受けつけている（近畿大学神経内科ホームページ参照）．

DON'Ts

- 抗ガングリオシド抗体が陰性でも GBS，MMN，BBE を否定してはならない．
- 治療の開始にあたっては抗体測定結果を待って機を逸してはならない．

文献

1) Kaida K, et al.: J Neuroimmunol 2010; 223: 5-12

2) 海田賢一，他：BRAIN and NERVE 2013；65:413-423

4 遺伝子検査

DOs

- 確定診断に必要であれば，積極的に遺伝子診断を考慮しよう．
- 家族歴を詳細に取得し，遺伝形式を推定しよう．
- 遺伝子変異の種類と検出法について理解しよう．

1 神経疾患における遺伝子検査

近年の分子遺伝学の発展により，神経疾患における原因遺伝子の数は飛躍的に増大しており，神経内科診療においても遺伝子検査は不可欠となっている．現在保険収載されている神経疾患の遺伝子検査を表1に示す．遺伝子検査は正確な診断に寄与し，発症前診断や保因者診断など，臨床遺伝学的にも重要な情報を提供する．正確な遺伝子診断が特異的な治療にもつながりうる．（ライソゾーム病，先天性筋無力症など）．したがって，確定診断のためには積極的に遺伝子検査を考慮すべきである．

一方で，遺伝子診断はコストも労力もかかる検査であり，結果のもたらす影響が重大なため，解釈にも慎重を要する．わが国の場合多くの遺伝子診断が研究施設の負担によって支えられている．効率よい遺伝子診断のためには，臨床診断の正確性が極めて重要である．特に，詳細な家族歴による遺伝形式の推定は，原因遺伝子の絞り込みに有用である．

なお，遺伝子診断の実施施設については，「神経疾患の遺伝子診断ガイドライン2009（日本神経学会監修）」，「いでんネット（http://idennet.jp/）」等のホームページを参考にすること．

2 遺伝子検査法

代表的な遺伝子検査の手法と適応疾患を表2に示す．遺伝子変異の種類には，①点変異(point mutation)，②欠失／挿入変異(deletion/insertion)，③コピー数変異(Copy Number Variation：CNV)，④反復配列伸長(repeat expansion)などがある．

①あるいは②のうちの微小な変異の検出では直接塩基配列決定法が適している．遺伝子のサイズが巨大な場合には，変異の頻度の高いエクソンの解析を優先する．多数の検体を解析する場合，heteroduplex gel mobility，DHPLC法，SSCP法が有用である．また，特定の変異のみを検出する場合には，PCR-RFLP法も用いられる．

②のうちの範囲の広い変異，および③については，サザンブロット法(例：福山型先天性筋ジストロフィー)，FISH法(例：Charcot-Marie-Tooth病1A型，Pelizaeus-Merzbacher病)，MLPA法(例：

表1 遺伝学的検査が保険収載されている神経筋疾患

- ア．Duchenne型筋ジストロフィー
- イ．Becker型筋ジストロフィー
- ウ．福山型先天性筋ジストロフィー
- エ．家族性アミロイドーシス
- オ．脊髄性筋萎縮症
- カ．中枢神経白質形成異常症
- キ．ムコ多糖症I型
- ク．ムコ多糖症II型
- ケ．Gaucher病
- コ．Fabry病
- サ．Pompe病
- シ．Huntington病
- ス．球脊髄性筋萎縮症
- セ．筋強直性ジストロフィー

表2 変異の種類と遺伝子検査法

変異の種類	検査法	代表的な疾患
一塩基置換	1. 変異の位置を特定可能なもの 　直接塩基配列決定法 2. 変異の位置を特定できないもの 　heteroduplex gel mobility DHPLC 　SSCP 3. 特定の変異のみを検出するもの 　RFLP	家族性アミロイド多発ニューロパチー ライソゾーム病 脊髄性筋萎縮症 家族性 Alzheimer 病 家族性筋萎縮性側索硬化症 遺伝性痙性対麻痺 (その他大部分の家族性疾患)
欠失 / 挿入 (数塩基～数十塩基)	直接塩基配列決定法 フラグメント解析	副腎白質ジストロフィー 捻転ジストニア
欠失 / 挿入，コピー数変異 (数百～数千塩基以上)	サザンブロット FISH MLPA aCGH 定量的 PCR フラグメント解析	Duchenne 型筋ジストロフィー 福山型先天性筋ジストロフィー Pelizaeus-Merzbacher 病 Charcot-Marie-Tooth 病 1A 型 常染色体劣性遺伝性若年性パーキンソニズム
反復配列伸長	フラグメント解析 サザンブロット repeat-primed PCR	Huntington 病 球脊髄性筋萎縮症 遺伝性脊髄小脳運動失調症， 筋強直性ジストロフィー

神経内科領域において，それぞれの検査法が適用される代表的な疾患を示した.
DHPLC : Denaturing High-Performance Liquid Chromatography, SSCP : Single Strand Conformation Polymorphism, RFLP : Restriction Fragment Length Polymorphism, FISH : Fluorescence in situ Hybridization, MLPA : Multiplex Ligation-dependent Probe Amplification, aCGH : array-based Comparative Genomic Hybridization .

Duchenne 型筋ジストロフィー)などが用いられる．また，研究レベルではあるが aCGH 法，定量的 PCR 法などの手法も応用されている．

④の変異による疾患が神経内科領域では多い．常染色体優性脊髄小脳失調症，Huntington 病，球脊髄性筋萎縮症など反復配列伸長を有する大部分の疾患では，PCR によるフラグメント解析が行われる．筋強直性ジストロフィーのように，反復配列の数が非常に多い場合にはサザンブロット法が用いられる．最近では，反復配列の塩基配列を利用した repeat-primed PCR 法も応用されている．

なお，近年では次世代シーケンサーによる全ゲノム配列解析，全エクソン配列解析(エクソーム解析)が可能になっている．今後の遺伝性疾患の診療に大きなインパクトを与える革新的な技術として期待されている．

3　遺伝子検査が有用な代表的神経疾患(保険収載された疾患を除く)

a　脊髄小脳変性症(SCD)

脊髄小脳変性症の 1/3 が遺伝性であり，その大部分は常染色体優性遺伝性 SCD (AD-SCD)である．AD-SCD の 2/3 は反復配列伸長による(Machado-Joseph 病〈SCA3〉，SCA6，歯状核赤核淡蒼球ルイ体萎

 Pitfall

遺伝子検査の方法によって検出できる変異の種類が限られる.

縮症〈DRPLA〉など).さらにわが国に多いSCA31まで含めると,AD-SCDの8割は遺伝子診断可能である.診断にはフラグメント解析が用いられる.一方,常染色体劣性遺伝性SCDの遺伝子は,直接塩基配列解析法で解析するが,遺伝子のサイズが大きなものが多く,遺伝子診断は容易ではない.

b 筋萎縮性側索硬化症(ALS)

ALSの5~10%は家族性ALS(Familial ALS: FALS)である.FALSの20%は*SOD1*の変異,5%前後がFUS及び*TARDBP*の変異である.欧米では*C9ORF72*の⑥塩基反復配列伸長によるALSが最も頻度が高いが,本邦では頻度は少ない.*SOD1*, *FUS*, *TARDBP*の変異は直接塩基配列解析法によって検出する.

c Charcot-Marie-Tooth病(CMT)

CMTは臨床所見(脱髄型/軸索型),遺伝形式(常染色体優性/劣性,X連鎖性)によって分類される.頻度の高いのは*PMP22*のコピー数変異(重複:CMT1A,欠失:HNPP)であり,FISH法で診断する.その他頻度が比較的高いのはCMT1B(*MPZ*),CMTX1(*GJB1*)である.これらはいずれも直接塩基配列解析法で診断する.CMTは非常に遺伝的異質性が高く,原因遺伝子も多数同定されているため,診断困難例はエクソーム解析が有用である.

d 遺伝性痙性対麻痺(HSP)

HSPは,臨床的に純粋型と複合型に分類される.純粋型HSPの多くは常染色体優性遺伝性であり,spastin遺伝子の変異によるSPG4が多い.複合型HSPは脳梁菲薄化を伴う場合は常染色体劣性遺伝性のSPG11が多いが,原因不明なものも数多く存在する.HSPもCMTと同様非常に遺伝的異質性の高い疾患であり,原因遺伝子も数多い.HSPの遺伝子診断は,厚生労働科学研究費補助金による研究班「JASPAC」(事務局:jaspac@jichi.ac.jp)にて行われている.

DON'Ts

- 不正確な臨床診断に基づいて,遺伝子検査を依頼してはならない.
- 陽性結果がもたらす本人・家族への影響に対する配慮なしに,遺伝子検査を行ってはならない.

国立精神・神経医療研究センター病院 神経内科　**高橋祐二**

5 腰椎穿刺および脳脊髄液検査

DOs
- 診断治療に活用できるよう腰椎穿刺の手技を修得しよう.
- 当然のことであるが,診断目的の場合には治療開始前に行う.

1 基本的な考え方

腰椎穿刺は,神経疾患の診断や治療に必要な基本的手技であり,特に中枢神経感染症の診断には必須である.また,禁忌や合併症の知識をふまえれば安全かつ簡便に行うことが可能である.

2 いつどんなときに行うか(表1)

神経疾患を疑った場合には常に考慮する.また,治療効果判定や治療行為として行うこともある.

3 手技の実際

a 説明と同意

文書による説明と同意を得ることが望ましい.ただし,意識障害のような,患者本人から同意を得ることができない緊急時には事後承諾になっても診療を優先させる.

b 必要物品

①局所麻酔薬:0.5〜1%リドカイン.歯科処置の経験者には,麻酔時の副作用がなかったかたずねる.リドカインアレルギーには,シタネスト-オクタプレシン®で対応する.
②スパイナル針:22〜23Gが推奨されている.
③ガラス製圧棒
④パウダーフリー手袋
⑤中央に穴が空いている敷布
⑥消毒:ポビドンヨード液
⑦その他:脳脊髄液採取用容器,三方活栓(スパイナル針と圧棒の連結用),ガーゼ,ハイポアルコール液(ポビドンヨード液の脱色用)

c 手順

1) 前処置(図1, 2)

患者には側臥位で股関節,膝関節を屈曲させ,両手で膝を抱えてもらう.頸部は前屈し臍部をみるように指示し,介助者には姿勢保持するよう指示する.棘突起が目線の高さにくると行いやすい.ヤコビー線を

表1 腰椎穿刺が必要な代表的疾患

感染性疾患:脳炎,髄膜炎,Creutzfeldt-Jakob病
脱髄性疾患:多発性硬化症,Guillain-Barré症候群,慢性炎症性脱髄性多発神経炎
悪性腫瘍:転移性脳腫瘍,神経膠腫
神経変性疾患:Alzheimer型認知症,多系統萎縮症
正常圧水頭症
くも膜下出血:発症6時間以上経過し画像診断で診断がつかない場合
代謝性疾患:ミトコンドリア脳筋症

 Pitfall

スパイナル針は細すぎると圧確認に時間がかかるうえ,圧測定が不正確になることがある.また太すぎると穿刺後頭痛の頻度が上昇する.一方,寄生虫性髄膜炎や正常圧水頭症疑いでは18Gで行う.

 Pitfall

検査者の利き手側に患者の下肢がくる体位が行いやすい(例:検査者が右利き→被検者は左側臥位).

第 3 章　神経内科研修で学ぶべき知識と技術

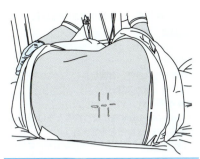

図1　患者の姿勢

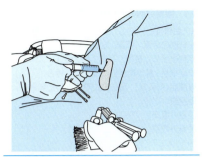

図2　穿刺予定部位に局所麻酔

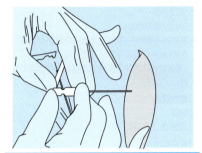

図3　穿刺

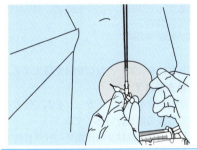

図4　脳脊髄圧の測定

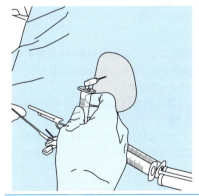

図5　脳脊髄液の採取

 Pitfall

脊髄円錐が第 2 腰椎椎体レベルに存在することがあるためこれ以上高位で行わない．

確認し穿刺予定部を消毒し敷布をかぶせ局所麻酔を行う．

2) 穿刺部位（図3）

第 3/4 または第 4/5 腰椎椎間から穿刺する．

3) 穿刺（図4）

スパイナル針を皮膚面に垂直あるいは先端を約 15 度頭側に傾けてゆっくり穿刺し，硬膜を通過する感覚を得たら内筒を抜き脳脊髄液の流出がないか確認する．流出が確認できれば初圧を測定し採取を開始する．確認できなければさらに 1～2mm 穿刺針を進め，脳脊髄液の流出を確認する作業を繰り返す．

4) 脳脊髄液採取（図5）

圧棒で初圧（正常 70～180 mmH₂O）を測定後，自然滴下で脳脊髄液を採取する．

5) 穿刺針抜去

脳脊髄液が十分量採取できたら終圧を測

表2　腰椎穿刺の合併症と禁忌

A．合併症
穿刺部の疼痛，感染，出血
穿刺後頭痛，複視，耳鳴，聴力低下
神経根症：針が神経根に接触した場合
脊髄症（対麻痺）：腰椎高位で穿刺した場合
髄膜炎
硬膜外膿瘍
硬膜外血腫
脳ヘルニア

B．禁忌
硬膜外膿瘍
著しい頭蓋内圧亢進症
出血傾向（抗凝固薬，抗血小板薬内服，血小板減少：5万以下）
腰椎高位への穿刺

表3　脳脊髄液の代表的な追加検査項目

1）髄膜炎，脳炎
細菌培養（好気性，嫌気性，結核菌）
墨汁染色
各種ウイルス抗体，真菌抗原（アスペルギルス，クリプトコッカスなど）
DNA検索（HSV，VZV，結核菌など）
※ Creutzfeldt-Jakob病が疑われるときは総タウ蛋白，14-3-3蛋白を測定する
　（著者は長崎大学感染分子解析学教室に依頼している）

2）脱髄性疾患
IgG index
オリゴクローナルバンド
ミエリン塩基性蛋白
※視神経脊髄炎の診断には血清の抗アクアポリン4（AQP4）抗体を測定する
　（著者は東北大学多発性硬化症治療学講座に依頼している）

3）悪性腫瘍
細胞診
可溶性IL-2受容体

4）変性疾患
総タウ蛋白，リン酸化タウ蛋白，アミロイドβ蛋白（1-42）など

HSV：単純ヘルペスウイルス，VZV：水痘・帯状疱疹ウイルス

定し内筒を装填した後穿刺針を抜去する．

6）検査の終了

　穿刺部位を消毒し，ガーゼをあて敷布を取る等後処置を行い終了する．
※検査後の安静は穿刺後頭痛の軽減目的で行われることがあるが，論拠はない．

d　コンタミネーション防止のために

　脳脊髄液を清潔なまま検査に提出するためのコツは，①穿刺部位を十分に消毒する，②滅菌手袋を正しく装着する，③スパイナル針は清潔に保つ．特に内筒，外筒の金属針は手袋装着後でも触らない，④針と三方活栓の接続部など器具の連結部は極力触らない，⑤採取した脳脊髄液を容器に分割するときにも十分に注意する，などである．

e　合併症と禁忌（表2）

　穿刺後頭痛は高頻度（約40％）であるが，重篤な合併症は極めて少ない．しかし，出血傾向が存在する場合は服薬状況や血液検査を参考にし，無理に検査しない．また，頭蓋内圧亢進が疑われる場合は事前に頭部CTあるいはMRIを撮像しておく．

4　脳脊髄液検査でわかること

a　外観

　正常は無色透明である．蛋白濃度が高いと黄色になり，細胞数が多いと混濁する．出血性変化であれば血性あるいはキサントクロミーを呈する．

b　基本的な検査項目

1）糖

　正常は血糖値の2/3である．血糖値の4割以下の場合にはウイルス性以外の髄膜炎，脳炎を疑う．

2）蛋白

　正常は15〜45 mg/dLである．細胞数の増加を伴わず，蛋白の上昇がみられる場合

Pitfall

　traumatic tapでは脳脊髄液採取の始めは血性だが徐々に無色となる．

(蛋白細胞解離)は自己免疫疾患や脱髄性疾患の可能性を考える.

3) 細胞数

正常は 5 /mm^3 以下である. 感染症や腫瘍性疾患で増加する. また, 多形核球や単核球の割合も参考になる.

c 追加項目

代表的項目を表3に示す. 個々の症例ではこれ以外にも必要項目があるので病態を想定しながら検索する.

DON'Ts

- ☐ 出血傾向, 抗凝固薬内服など出血リスクが考慮される場合は施行しない.
- ☐ 著しい頭蓋内圧亢進が疑われる場合は行うべきではない.
- ☐ 第2腰椎以上の腰椎高位で腰椎穿刺を行ってはならない.
- ☐ 硬膜外膿瘍など穿刺部位付近の感染症が疑われる場合は行ってはならない.

文献

1) Straus SE, et al.: JAMA 2006; 296: 2012-2022
2) Ellenby MS, et al.: N Engl J Med 2006; 355: e12

山口大学大学院医学系研究科 神経内科学　**川井元晴**

6-① X線検査
頭　蓋

DOs
- 頭蓋骨の役目は，一義的に疎な構造で力学的にまた感染的にも弱い脳を守ることであり，この防御壁の形態，機能を正確に理解する．
- 頭蓋骨は円蓋部の平板骨の縫合と頭蓋底の軟骨由来骨との癒合よりなり，その厚さと強度は局所によりかなり異なる．また各種の血管，神経の溝と孔が存在し，その病的変化に注目せよ．
- 病状からの注目する所見だけに目を向けず，系統立って診断する．
- CT 骨条件画像(bone image)が精密情報を提供することが多い．また外傷では腫脹・出血などの皮膚，副鼻腔などの近傍所見と合わせての診断で判読，治療戦略に役立てよ．

1 基本的撮影法

前後(anteriorposterior〈A-P〉view)，左右側面像(lateral view)，および Town's view を撮影する．これに各種特殊撮影を加えていく．

2 頭蓋単純の読影

a 全疾患として
単純撮影で読み取れる変化は骨の厚さ形状による濃度の変化であり，また形状と大きさにより輪郭のみえる構造であればその鮮明さが問題となる．頭蓋内疾患による頭蓋骨の変化はトルコ鞍を中心とする頭蓋底に認められることが多い．

1) 頭蓋骨の病変
頭蓋骨を各部位(内板，板間層，外板)に分けて読影をすることは，病変の性質を予想する際に重要である．
① 慢性的な圧迫による骨の菲薄化，変形：特に小児疾患での先天性嚢胞疾患(くも膜嚢胞，孔脳症)など
② 骨溶解所見：悪性疾患(転移性腫瘍，多発性骨髄腫など)と一部の良性腫瘍(髄膜腫など)や好酸球性肉芽腫，感染性疾患(骨髄炎など)
③ 骨増生所見：比較的緩やかな成長速度の悪性腫瘍(前立腺癌，甲状腺癌など)および良性腫瘍(髄膜腫など)の付着部，特殊な疾患(線維性骨異形成，Paget 病，偽性上皮小体機能低下症など)

2) 石灰化
① 生理的石灰化：松果体，髄膜(大脳鎌)など
② 病的石灰化：腫瘍性，血管性，炎症性，代謝性，先天性(早期骨癒合症の縫合線石灰化，Sturge-Weber 症候群)など

3) 頭蓋内圧亢進
① 小児においては縫合の離開，泉門拡大など
② 指圧痕：8～10 歳くらいの小児を中心に側面像にて元々頭蓋の全体下 2/3 くらいに認められ，これ以上高位まで広がると異常である．また同時にトルコ鞍底後半～鞍背から始まる骨皮質線の消失からも頭蓋内圧亢進の判断が推定できる．

b 頭部外傷
頭部外傷の急性期に頭蓋 X 線単純撮影を行うのは，受傷機転も考慮しての受傷後の危険性の推察のためである．頭部打撲を含むすべての頭部外傷に行う必要はない．
また，受傷状況と経過の聴取(基本的に

筆者らは鈍的外傷では意識消失，健忘，錯乱，失見当識の有無などで決めている）や，重要な神経学的評価の代用にはならない．医療経済学的分析でも，すべての患者での撮影は，有効でないとされ血腫などの占拠性病変を予測するためにも有用と考えられない．

頭部外傷の患者の頭部単純撮影から得られる情報は以下のごとくである．

3 骨折に関する情報

頭蓋骨は鋭的または鈍的など外力の種類と速度・加速度に応じて歪み，その限界点を越えると骨折を起こす．

① 線状骨折（多線状骨折）：正常骨縫合線や血管溝との鑑別が大事である．頭蓋底には多くの血管，脳神経の流出入口があり，骨折線は力学的にこの箇所に至りやすい．ここに骨折が及べば髄液漏，気脳症，続発性髄膜炎，脳神経孔では各種脳神経麻痺の可能性が高くなる．また中硬膜動静脈溝に及べば中頭蓋窩硬膜外血腫が続発する可能性があり要注意である．上矢状，横，S状の各静脈洞に及べば硬膜外出血や静脈洞閉塞を起こす可能性がある．動脈性の出血に起因する頭蓋内出血は受傷後6時間くらいまで，静脈性の出血の可能性は受傷後24〜48時間までである．頭蓋骨骨折を認める場合は，意識清明期（lucid interval）を経て数時間後に意識障害などが発生する可能性を常に念頭に患者の経過を観察する必要がある．医療関係者が注意するだけでなく，患者および家族にも説明する必要がある．

② 開離性骨折：線状骨折と似た受傷機転で起こるが，鋸歯状の縫合線が離開する骨折である．時に線状骨折と類似することがある．

③ 粉砕骨折：骨片が頭蓋内に刺入しているかどうかの判断が重要である．

④ 陥没骨折：単純撮影では接線方向の撮影が必要である．しかし粉砕骨折と同様に骨条件CTでの計測が精密（partial volume effectを少なくしたhigh resolution thin slice CTが望ましい，また最近では3D-CTも垂直立体情報を提供）で優れている．予測内板線より原則10mm陥没していると晩期てんかんの原因となる危険性が高い．もちろん尖った陥没骨折などでは，緊急手術の適応であり，CTでは陥没直下の挫傷などの脳実質の所見も一緒に判断できる．

DON'Ts

- ☐ CTの骨条件画像（bone image）で判読できるものは，必ずしも頭蓋単純X線写真を撮影する必要はない．
- ☐ すべての鈍的頭部打撲患者（意識消失なし，健忘なし，一過性の錯乱や失見当識障害もなし）の頭蓋単純X線写真は不必要である（観察ポイントを説明用紙を用いてよく指導し，自宅でもし気になる様子が出現したら，すぐに病院に連絡または来院するように説明し帰宅させる）．
- ☐ 受傷の機序と経過が分からない場合は，原則CTとともに単純頭蓋X線写真を撮影することを忘れない．

国立病院機構災害医療センター 脳神経外科　**高里良男**

6-② X線検査
頸椎，腰椎

DOs

- 脊椎X線写真を撮るときには，可能な限り立位で，また正・側面像のみでなく，前・後屈側面像を加えよう．
- 姿勢異常を呈する神経疾患の患者では，全脊椎画像正面・側面を撮影し全体バランスを把握する．
- 日本の高齢女性では骨粗鬆症は大きな問題．脊柱の圧迫骨折の有無や骨密度にも注意を払う必要がある．特に長期にわたるステロイド治療を前提とするときは骨質の事前評価が必須である．

1 基本的な考え方

MRIやCTなど有力な診断装置が登場した現代，脊椎疾患の診断における単純X線検査の価値が相対的に地盤沈下したことは否めない．しかし，単純X線検査でなければ得られない情報は今でも存在する．まずMRIやCTは臥位で撮像されるため，重力に抗して起立・活動しているときのヒトの脊椎骨格のリアルな形態情報は単純X線検査でしか得られない．

また，脊椎は頭蓋骨と異なり，複数の椎骨が靱帯や椎間板によって結合された連続体であり，体幹の運動に伴って椎骨同士の位置関係は刻々と変わる．つまり，脳の保護に特化した頭蓋骨と違い脊椎は，運動器である．加齢に伴う脊椎の多くの病態は椎骨そのものよりその接合組織である椎間板・椎間関節・黄靱帯・前後縦靱帯の破綻によって起こる．したがって，脊椎の動的評価を行わないと潜在している病変を見逃す危険がある．

2 重力の影響

重い頭を頂上にいただいて直立するヒトの骨格は，力学的に大変不安定な構造であり，脊柱支持筋群が間断なく働くことでバランスをとっている「やじろべえ」のイメージに近い．しかし，長時間にわたって立位を維持するためには，同時にエネルギー消費を最小限に抑える必要があり，健康なヒトでは，頭蓋を含む上体の重心から下ろし

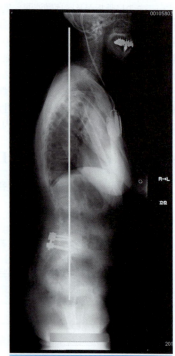

図1 進行期Parkinson病患者の全脊柱立位側面像

第 3 章　神経内科研修で学ぶべき知識と技術

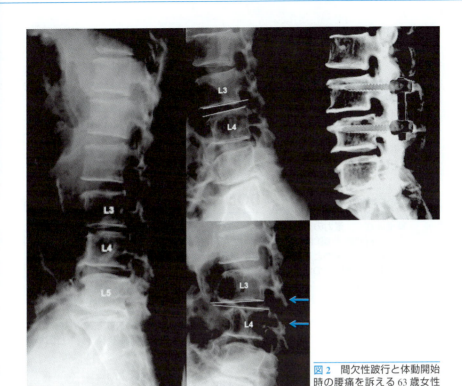

図2　間欠性跛行と体動開始時の腰痛を訴える63歳女性の腰椎単純X線像

た垂線が，正面からみると左右の足の中央，側面からみると大転子を通って踵の接地面の直上にくるように体幹の位置が調節される．Parkinson病では，病初期からこのバランス調節機能が破綻するため，患者は力学的にみて極めて不自然な姿勢をとることが知られている．図1に脳深部刺激療法を受けた進行期Parkinson病患者の全脊柱立位側面像を示す．大転子中央から垂直に立ち上げた垂線に対して上体の重心は明らかに腹側に存在し，このため患者が立位を保持するには，脊柱起立筋群が過度の緊張を強いられることがわかる．このような不自然な負荷のかかり方は脊柱そのものにも後々悪影響を与える．臥位で撮影するMRIやCTでは，このような脊柱の本当の姿はわからない．

3　動的要素の評価

　図2に間欠性跛行と体動開始時の腰痛を訴える63歳女性の腰椎単純X線像を示す．通常立位の側面像ではL5/S1とL3/4の椎間板腔の狭小化がみられ，さらに後者ではわずかな変性すべりも併存しているが，これだけでは，腰痛の原因は正確にはわからない．前後屈写真を追加するとL3/4椎間では，体前屈に伴い椎体後面が開大し，これに伴って椎間関節が垂直方向に亜脱臼していることがわかる．L3/4間の椎間関節に局所麻酔薬を注入する椎間関節ブロックによって一時的に腰痛が消失することを確認した後，L3/4の後側方固定(postero-lateral fusion：PLF)を行い腰痛は消失した．本症例の詳細については第3章14「脊髄および脊椎のCT・MRI」でも説明する(**p.98**)．

4 骨質の評価

神経内科領域にはステロイドの長期投与を余儀なくされる症例も多い．数年を超えて投与が継続されると骨粗鬆症により患者は原疾患とは別の生活障害因子を背負わされることになる．わが国の高齢女性は，世界標準にあてはめると，世代の平均がすでに病的水準にあるほど骨密度が低い．骨強度の評価には，脊椎および大腿骨のX線検査を用いた骨密度測定が必要なことはいうまでもないが，近年は，骨そのものの質の評価が重要とされ，X線検査とならんで骨代謝マーカーの測定も重視される．

DON'Ts

- 脊椎は動く，重力の影響も受ける．動体であることを忘れてはならない．
- 脊椎・脊髄疾患の診断にはMRIやCTがあれば十分という考え方は間違い．
- ステロイドの漫然とした長期投与に伴う骨粗鬆症は神経内科医がつくる治療合併症である．常にその危険に注意を払い自分たちの責任として対処する姿勢を忘れてはいけない．

東京都立神経病院 脳神経外科　**谷口　真**

7 頸動脈超音波検査

DOs

- 内頸動脈起始部はアテローム硬化の好発部位．脳梗塞の病型診断に必要．
- 無侵襲な検査法であり，全身動脈硬化の評価としても行う．
- ドプラによる血流波形と血流速度による血流動態も検討する．

1 頸部超音波検査の意義

内頸動脈起始部はアテローム硬化の好発部位であり，虚血性脳血管障害の責任血管病変として必ず検査する必要がある．頸動脈分岐部は第4頸椎レベルであることが多く（喉頭軟骨付近），皮下数cm以内のため，超音波検査によって詳細な検討ができる．

頸部超音波検査血管を行う意義は，
①頸動脈，特に内頸動脈起始部狭窄病変の診断
②頸動脈病変ばかりでなく，椎骨脳底動脈系病変の診断．鎖骨下動脈盗血症候群（subclavian steal syndrome）による椎骨動脈逆流はドプラにより容易に診断できる．血流動態評価により頭蓋内狭窄閉塞病変や近位部の狭窄閉塞病変の診断にも寄与できる
③全身動脈硬化の評価

2 血管病変の診断にはDuplex法とカラードプラ法が可能なものを用いる

血管病変の診断には血管の形態学的な診断とともに，カラードプラによる血流を反映した断層像とドプラによる血流動態の検査が必要である．プラークの性状によっては血液と等輝度で通常の断層像ではみえにくい場合もあるし，潰瘍形成などはカラードプラによって容易に描出できる（図1）．

3 内頸動脈起始部病変

アテローム血栓性脳梗塞，動脈解離，高安病など虚血性脳血管障害の原因となる頸部内頸動脈病変を診断できる．頸動脈狭窄度については，内頸動脈遠位部が必ずしも描出できないため，North American Symptomatic Carotid Endarterectomy Trial（NASCET）法による評価ができないときには European Carotid Surgery Trial（ECST）法による評価を行う（図2）．

4 全身動脈硬化の指標としての内膜中膜複合体厚（図3）

動脈硬化の指標としての内膜中膜複合体厚（intima-media thickness：IMT）は遠位壁

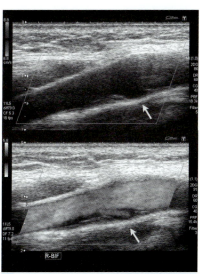

図1 内頸動脈起始部の潰瘍形成（矢印）を伴うプラーク（下段はカラーフロー画像）．（口絵No.1）

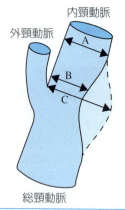

Area Srenosis (%)	ECST(%) (C-B)/C	NASCET(%) (A-B)/A
64	40	
75	50	
84	60	
	65	30
91	70	40
	75	50
96	80	60
	85	70
99	90	80
	97	90

図2 狭窄度の計算方法と各計算方法での狭窄度の関係

メモ

狭窄部位の血流速度：狭窄部位の血流速度は，150cm/sec 以上でNASCET 法で50% 狭窄，200cm/sec 以上で70% 狭窄と診断される．さらに狭窄が進行して，ほとんど閉塞レベル（near occlusion）となると，血流速度は低下する．

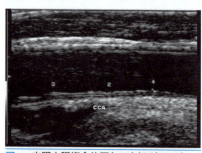

図3 内膜中膜複合体厚（IMT）（口絵 No.2）

で測定する．1.1mm を超える部分はプラークと定義されている．潰瘍は2mm 以上の陥凹を有するもので，それ以下を壁不整とする．IMT は動脈硬化の初期診断として有用であり，1.2mm 以上は心血管イベントの発症率が高い．冠動脈疾患や末梢動脈疾患患者においても，無症候性頸動脈狭窄病変の合併の有無を評価する必要がある．

メモ

プラークのエコー輝度：エコー輝度の分類は，低輝度，等輝度，高輝度の3段階で，それぞれ血液，内中膜または近傍の筋肉，骨と輝度が近いものとされる．低輝度プラークや可動性プラーク，fibrous cap の薄いプラークは不安定プラークとして虚血性脳血管障害のハイリスク群である．

DON'Ts

- 形態のみでなく，血流動態も評価し忘れないこと．
- 超音波検査は術者の腕次第．検査法に習熟することを怠らない．

東京都済生会中央病院 神経内科　**星野晴彦**

8 経食道心エコー検査

DOs

- 心原性脳塞栓症の原因となる塞栓源検索に施行する．特に経胸壁心エコーではみえにくい左心耳内血栓や血流うっ滞の診断が可能．
- 大動脈原性塞栓症の診断のために，大動脈のプラーク評価を行う．

1 経食道心エコー検査（TEE）の意義

胃内視鏡と同じ要領でプローブを食道まで挿入し，食道より心臓後壁側から，特に左房や弁の状態，大動脈病変を観察することができる．循環器領域では弁膜疾患や先天性心疾患，心血管手術のモニター等にも用いられるが，神経内科ではおもに脳血管障害の塞栓源検索として用いられる．

2 心原性脳塞栓症の塞栓源検索

左心房，左心耳内血栓（図1），血流うっ滞の状態といった血栓の存在および血栓形成の可能性の診断，卵円孔開存や心房中隔欠損など右左シャントの診断，感染性心内膜炎や弁膜疾患の診断に有用である．大動脈の4mm以上のプラークは大動脈原性塞栓の塞栓源として有意な所見である（図2）．

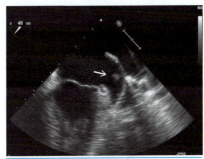

図1　左心耳内血栓（矢印）

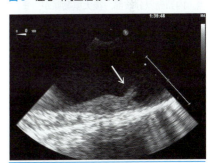

図2　大動脈プラーク
一部可動性成分を認める（矢印）

DON'Ts

- 食道胃疾患や頸椎病変，検査の協力が得られないときには原則禁忌で行わないこと．
- 検査施行中は血圧の変動や呼吸状態のモニターを忘れてはならない．

東京都済生会中央病院 神経内科　**星野晴彦**

9 経頭蓋超音波ドプラ検査

DOs

- 無侵襲に頭蓋内主幹動脈の血流動態の把握が可能であるが,骨を通しての検査であり,適当なウィンドウがない症例も存在する.
- 頭蓋内主幹動脈の閉塞および狭窄を経時的に観察できる.
- 無症候性の塞栓をとらえることで,治療方針および治療効果の判定に用いられる.
- ウィンドウのない症例では血流がとらえられないこともあるが,術者の技量に負うところも多い.習熟することが必要.

1 経頭蓋超音波ドプラ検査(TCD)の概略

TCD は 2MHz の超音波を用いて,頭蓋骨の比較的薄い部分(ウィンドウ)を通して,頭蓋内の血流を測定する方法である.側頭骨ウィンドウからは中大脳動脈,前大脳動脈,内頸動脈分岐部,後大脳動脈が,また大後頭孔ウィンドウからは椎骨動脈,脳底動脈が検出できる.各動脈の平均血流速度は表1のように報告されている.組織プラスミノゲンアクチベータ(t-PA)による血栓溶解療法時に超音波をあてていたほうが再開通率の高いことが報告されており,臨床応用が期待されている.

TCD で検討できるのは,
① 頭蓋内動脈狭窄の診断.経時的観察により,再開通や狭窄の変化もとらえられる
② 微小塞栓の診断
③ 血管反応性/脳血管自動調節能の評価と側副血行路の評価:CO_2 吸入やアセタゾラミド負荷,ヘッドアップティルト試験など脳循環の血流動態の評価に用いることができる.

2 頭蓋内動脈狭窄の診断と再開通診断

中大脳動脈水平部狭窄については,平均血流速度100cm/s以上,収縮期最大血流速度140cm/s以上がcut offとして使われている.また,乱流,代償的な同側の前大脳動脈平均血流速度の上昇,特徴的な異常ドプラ音の聴取(low frequency noise),狭窄部より遠位部における microembolic signals(微小栓子シグナル)の検出が補足的参考事項としてあげられている.

内頸動脈については,平均血流速度65cm/s以上もしくは収縮期血流速度90cm/

表1 TCDで検出可能な主幹動脈の深さと正常血流速度

動脈	ウィンドウ	深さ(mm)	平均血流速度(平均±SD)
中大脳動脈	側頭骨ウィンドウ	35〜65	62±12
内頸動脈分岐部	側頭骨ウィンドウ	60〜65	
前大脳動脈	側頭骨ウィンドウ	60〜75	51±13
後大脳動脈	側頭骨ウィンドウ	60〜75	38±11
椎骨動脈	大後頭孔ウィンドウ	55〜75	37±10
脳底動脈	大後頭孔ウィンドウ	75〜	39±9

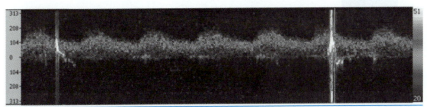

図1 中大脳動脈でとらえられた(microembolic signal)(口絵 No.3)

s以上で狭窄存在の可能性がある．前大脳動脈は平均血流速度が中大脳動脈の平均血流速度よりも早い．平均血流速度が80cm/s以上，収縮期血流速度140cm/s以上で狭窄存在の可能性がある．後大脳動脈，椎骨動脈，脳底動脈では平均血流速度と正常部位の平均血流速度の比が30%を超える，平均血流速度50cm/s以上で狭窄存在の可能性がある．

経時的に検討することで，t-PA血栓溶解療法による再開通をリアルタイムでとらえることができるし，くも膜下出血の血管攣縮の程度を経時的に把握することにも有用である．

3 微小塞栓の診断

血流波形をモニターすると，塞子をとらえることができる(図1)．頭蓋外内頸動脈起始部狭窄病変からの動脈原性塞栓など，無症候の塞栓をとらえられ，脳梗塞病型の診断，治療方針の決定，治療効果の判定に用いることができる．奇異性塞栓を疑った場合に，超音波造影剤の静脈投与により塞子が検出されれば，右左シャントの診断に用いることもできる．

東京都済生会中央病院 神経内科　**星野晴彦**

10 頭部CT検査

DOs

- 各施設のプロトコルに従って基本となる基準線(orbito-meatal line：O-M lineなど)を決めて撮像しているのを知っておこう.
- 頭部外傷時の撮像においては骨条件表示の画像で確認しよう.

はじめに

頭部CT検査はほぼすべての頭蓋内病変の患者が適応となる. MRIと比較し撮像時間が短い, 骨破壊などの骨病変や石灰化, 粗大血腫(微小出血はMRIが容易)の描出に優れている. またMRIでは撮像困難な身体各部に磁性体金属を使用している患者(ペースメーカーなどの金属)や閉所恐怖症の患者にも適応がある. 本稿では頭部CTの正常解剖について解説する.

1 水平断の正常解剖像

図1〜10を参照のこと.

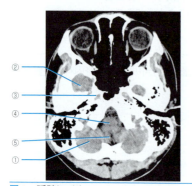

図1　延髄レベル
①小脳半球　②側頭葉　③内頸動脈　④延髄
⑤小脳扁桃

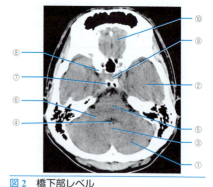

図2　橋下部レベル
①小脳半球　②側頭葉　③小脳虫部　④第4脳室　⑤橋　⑥中下小脳脚　⑦鞍背　⑧前床突起
⑨トルコ鞍　⑩前頭葉

第3章 神経内科研修で学ぶべき知識と技術

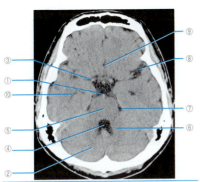

図3 橋上部レベル
①脳底動脈 ②小脳半球 ③内頸動脈 ④第4脳室 ⑤橋 ⑥中下小脳脚 ⑦迂回槽 ⑧Sylvius裂 ⑨大脳縦裂 ⑩側頭葉下角

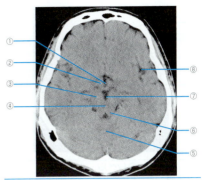

図4 中脳レベル
①第3脳室 ②視床下部 ③大脳脚 ④中脳被蓋 ⑤小脳虫部 ⑥上丘 ⑦脚間槽 ⑧Sylvius裂

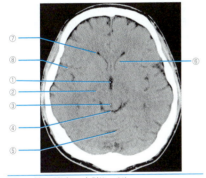

図5 第3脳室,中脳レベル
①第3脳室 ②内包 ③中脳水道 ④四丘体槽 ⑤小脳虫部 ⑥尾状核(頭部) ⑦側脳室前角 ⑧Sylvius裂

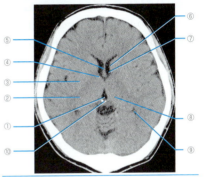

図6 Monro孔レベル
①第3脳室 ②内包 ③基底核 ④Monro孔 ⑤透明中隔 ⑥尾状核(頭部) ⑦側脳室前角 ⑧視床 ⑨側脳室三角部 ⑩松果体

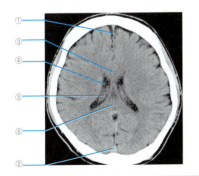

図7 側脳室体部レベル
①大脳鎌 ②上矢状静脈洞 ③脳梁膨大部 ④側脳室体部 ⑤脈絡叢

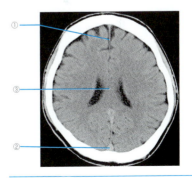

図8 脳梁体レベル
①大脳鎌 ②上矢状静脈洞 ③脳梁体部

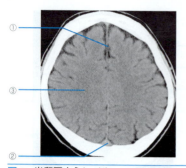

図 9　半卵円中心レベル
①大脳鎌　②上矢状静脈洞　③半卵円中心

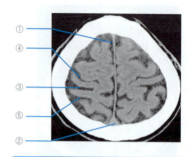

図 10　大脳半球最上部のレベル
①大脳鎌　②上矢状静脈洞　③中心溝　④中心前溝　⑤中心後溝

おわりに

頭部CTの正常解剖について解説した．頭蓋内病変は小さな病変であっても大きい神経症状を呈することがあり，細かい解剖知識が必要とされる．頭部CTで評価困難な病変(頭蓋底，下垂体や後頭蓋窩の病変)を疑うとき，詳細な精査が必要と思われたときはMRIで評価すべきである．

東京逓信病院 放射線科　**島谷直希，土屋一洋**

11 頭部 MRI および MRA

> **DOs**
> - 各施設のプロトコルに従って基本となる基準線（前交連と後交連を結んだ線：AC-PC 線など）を決めて撮像しているのを知っておこう．
> - 部位（下垂体，内耳道など）によっては撮像視野（field of view や matrix）を調節し分解能を上げた撮像となっているのを知っておこう．
> - MRA では動脈瘤があったときなど必要に応じて target MIP（maximam intensity projection）や VR（volume rendering）で確認しよう．

はじめに

頭部 MRI はいわゆる脳ドックをはじめ頭蓋内病変のスクリーニング精査などで用いられるほか，各種病変の精査にも頻繁に用いられる．CT と比較し骨や空気によるアーチファクトがなく頭蓋底病変，下垂体部や後頭蓋窩の病変の描出に優れている．頭部 MRA では造影剤を用いることなく脳血管の詳細な評価が可能である．本稿では頭部 MRI ならびに MRA の正常解剖について解説する．

1 正常解剖像

水平断は図 1 〜 6，冠状断は図 7，矢状断は図 8，頭部 MRA は図 9 〜 11 を参照．

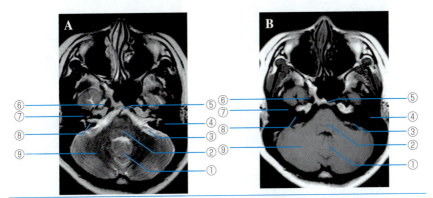

図 1 内耳道レベル（A：T2 強調画像，B：T1 強調画像）
①小脳虫部 ②橋 ③小脳片葉 ④蝸牛 ⑤脳底動脈 ⑥内頸動脈 ⑦前庭 ⑧第 VII, VIII 脳神経 ⑨歯状核

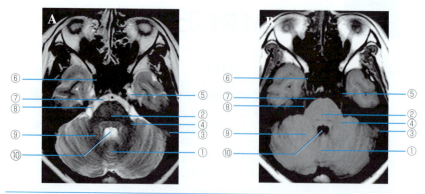

図2 橋下部レベル(A:T2強調画像,B:T1強調画像)
①小脳虫部 ②橋 ③S状静脈洞 ④中小脳脚 ⑤Meckel腔 ⑥海綿静脈洞 ⑦橋前槽 ⑧第V脳神経 ⑨歯状核 ⑩第4脳室

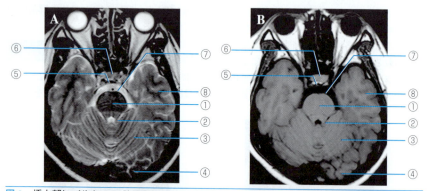

図3 橋上部レベル(A:T2強調画像,B:T1強調画像)
①橋 ②上小脳脚 ③小脳前葉 ④後頭葉 ⑤鞍背 ⑥トルコ鞍 ⑦橋前槽 ⑧側頭葉

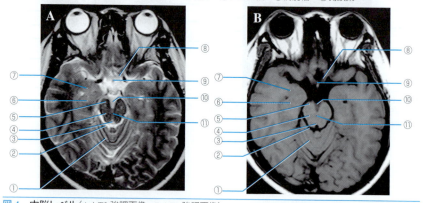

図4 中脳レベル(A:T2強調画像,B:T1強調画像)
①小脳前葉 ②迂回槽 ③中脳水道 ④黒質 ⑤大脳脚 ⑥海馬 ⑦扁桃体 ⑧視交叉 ⑨視床下部 ⑩脚間槽 ⑪中脳被蓋

第3章 神経内科研修で学ぶべき知識と技術

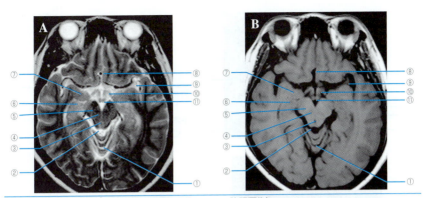

図5 中脳,第3脳室レベル(A:T2強調画像,B:T1強調画像)
①小脳前葉 ②迂回槽 ③中脳水道 ④黒質 ⑤大脳脚 ⑥海馬 ⑦扁桃体 ⑧大脳縦裂 ⑨Sylvius裂 ⑩視索 ⑪乳頭体

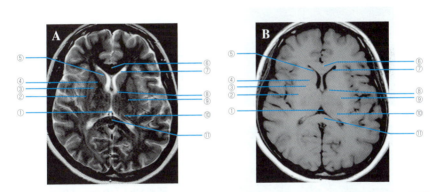

図6 視床レベル(A:T2強調画像,B:T1強調画像)
①第3脳室 ②前障 ③被殻と淡蒼球 ④内包前脚 ⑤尾状核 ⑥脳梁膝部 ⑦側脳室前角 ⑧Monro孔 ⑨内包後脚 ⑩視床 ⑪脳梁膨大部

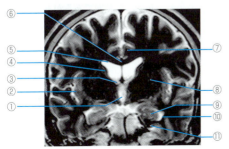

図7 T2強調画像冠状断像(Monro孔レベル)
①第3脳室 ②島 ③Monro孔 ④尾状核 ⑤側脳室前角 ⑥脳梁 ⑦帯状回 ⑧被殻 ⑨海馬 ⑩側脳室下角 ⑪海馬傍回

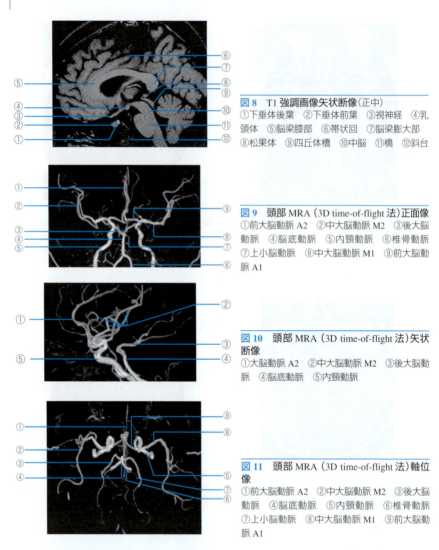

図8 T1強調画像矢状断像(正中)
①下垂体後葉 ②下垂体前葉 ③視神経 ④乳頭体 ⑤脳梁膝部 ⑥帯状回 ⑦脳梁膨大部 ⑧松果体 ⑨四丘体槽 ⑩中脳 ⑪橋 ⑫斜台

図9 頭部MRA（3D time-of-flight法）正面像
①前大脳動脈A2 ②中大脳動脈M2 ③後大脳動脈 ④脳底動脈 ⑤内頸動脈 ⑥椎骨動脈 ⑦上小脳動脈 ⑧中大脳動脈M1 ⑨前大脳動脈A1

図10 頭部MRA（3D time-of-flight法）矢状断像
①大脳動脈A2 ②中大脳動脈M2 ③後大脳動脈 ④脳底動脈 ⑤内頸動脈

図11 頭部MRA（3D time-of-flight法）軸位像
①前大脳動脈A2 ②中大脳動脈M2 ③後大脳動脈 ④脳底動脈 ⑤内頸動脈 ⑥椎骨動脈 ⑦上小脳動脈 ⑧中大脳動脈M1 ⑨前大脳動脈A1

おわりに

頭部MRI，MRAの正常解剖について解説した．脳の構造と機能などを含め読影上必要な知識は広範囲であるが本書で不足の細部に関しては成書で補っていただきたい．

東京逓信病院 放射線科　**島谷直希，土屋一洋**

12 重要なMRIの特殊撮像法

> **DOs**
> - ☐ 拡散強調画像は可能であれば撮像するようにしよう．
> - ☐ 疾患に応じた特殊撮像を追加できるようになろう．

はじめに

本稿では重要なMRIの特殊撮像法として拡散強調画像，灌流画像，BPAS，SWIについて解説する．

1 拡散強調画像

拡散強調画像とはT2強調画像に傾斜磁場（motion probing gradient：MPG）を付加した画像である．臨床では撮像時間の短いEPIを使ったDWI（EP-DWI）が使われる．MPGの強度であるb値400sec/mm²以上で微小灌流の影響が減少し，プロトンの拡散が画像の信号変化に支配的になる．中枢神経領域ではb=800〜1,000 sec/mm²以上を拡散強調画像として用いている．拡散強調画像では自由水の水分子の動きが制限されている部位が高信号となり，臨床的には細胞が膨化した急性期脳梗塞，細胞密度が高い腫瘍（悪性リンパ腫，膠芽腫），粘稠な液体（膿瘍，類上皮腫）がこれに相当する．

拡散強調画像の信号にはT2やプロトン密度が反映される．この現象はT2 shine throughといわれている．拡散の度合いを正確に評価するにはMPGの大きさを変えた二つの画像からADC map（apparent diffusion coefficient）を作成し，これを参照する必要がある．

脳梗塞における拡散強調画像の高信号は超急性期〜急性期まではT2の影響は少なくADC低下を反映する．急性期から亜急性期にかけては拡散係数よりもT2延長が反映される．亜急性期以降はADCは徐々に回復しpseudonormalizationを経て慢性期にはADCは高信号，拡散強調画像で低信号となる（**表1**）．

表1 脳梗塞のMRの経時的変化

脳梗塞病期	T2強調画像	拡散強調画像	ADC
超急性期	異常なし〜軽度高信号	異常なし〜高信号	正常〜低下
急性期	高信号	高信号	低下
亜急性期	高信号	徐々に低下→等信号	徐々に上昇→正常に回帰
慢性期	高信号，萎縮	等信号→低信号	上昇

2 灌流画像

灌流画像とは毛細血管レベルの組織血流を定量的，もしくは半定量的に画像化する方法である．灌流の測定法としては①Gd造影剤を急速注入しT2*強調画像（FID-EPI）で高速撮像する方法と，②血液に反転パルスを照射して電磁的に標識する方法（arterial spin labeling：ASL）があるが臨床では迅速性のある前者をおもに用いる．灌流画像の利用目的は①脳梗塞における責任血管以降の血流動態の観察，梗塞巣と周囲のischemic penumbraの鑑別，②腫瘍における悪性度，活動性の推定，③くも膜下出血術後の血管攣縮の評価などに用いられる．

得られる灌流のパラメーターは脳血流量（cerebral blood flow：CBF），脳血液量（cerebral blood volume：CBV），平均通過時間（mean transit time：MTT）の三つがありCBF=CBV/MTTの関係が成り立つ．ただしこれらのパラメーターで得られる絶対値は，使用装置や異なる解析ソフトを用いた場合は変動することに注意が必要である．

急性期脳梗塞では脳組織の非可逆的変化が早期から生じる領域（ischemic core）とその周辺領域に残存血流がある程度保たれ，脳機能は停止しているものの脳組織の可逆能力が一定時間維持される領域（ischemic penumbra）とが混在する．ischemic penumbraは可逆的な機能障害の状態であるため血栓溶解療法などの再灌流により機能回復が期待できる部分である．急性期の脳梗塞における灌流画像におけるischemic penumbraの推定には，diffusion-perfusion mismatch（DPM）が用いられる．拡散強調画像の異常信号域は非可逆的な

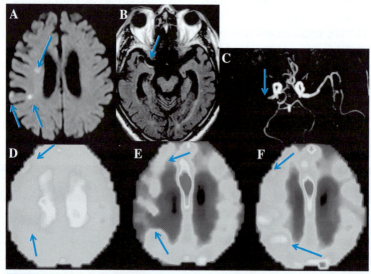

図1 80歳，男性，左片麻痺（A：拡散強調画像，B：FLAIR画像，C：MRA，D：MTT，E：CBF，F：CBV）（口絵 No.4）
拡散強調画像で右中大脳動脈領域に点状の高信号を認める．FLAIR像でシルビウス裂内のM1にintraarterial signを認め右中大脳動脈閉塞と診断できる．灌流画像では中大脳動脈の皮質枝領域に広範囲にMTT延長あり，diffusion-MTT mismatchがある．皮質枝領域のCBF低下があるもCBVは増加している．

ischemic core の部分に相当し，灌流画像での異常域はそれより広く，両者のミスマッチの部分が penumbra に相当するという考え方である．灌流画像での異常域は MTT の延長としてみられる(図1)．

3 BPAS (basiparallel anatomic scanning)

斜台と平行な冠状断を heavily T2WI で撮像し，白黒反転表示にて，頭蓋内椎骨脳底動脈の外観像を得る撮像法である(図2)．椎骨動脈では正常でも血管径に左右差がある．血管性病変が疑われて狭窄や閉塞を認めても，病的なのか先天的に低～無形成なのか，診断に苦慮することがある．
MRA は内腔の血流のみを写すので血管の外径は評価できない．MRA で血管内腔の狭小化が疑われる場合，BPAS を追加し血管の輪郭の評価をすることにより解離や閉塞，低～無形成の診断が可能である(図3，4)．

4 susceptibility-weighted imaging: SWI

血液や鉄などの磁化特性を利用した方法

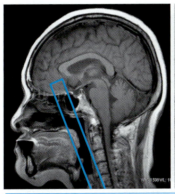
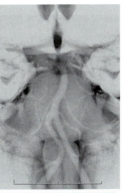

図2 BPAS
斜台と平行な冠状断を heavily T2WI で撮像し，白黒反転表示にて，頭蓋内椎骨脳底動脈の外観像を得る撮像法である．

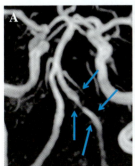
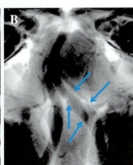
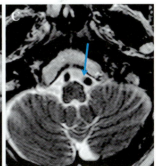

図3 60歳，男，左椎骨動脈解離(A：MRA，B：BPAS，C：T2強調画像)
MRA では左椎骨動脈が BPAS でみられる外径より小さい．T2強調画像では解離による2腔構造がみられる．

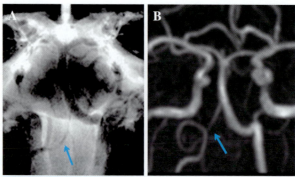

図4 30歳,男性,右椎骨動脈低形成(A:MRA,B:BPAS)
MRAで右椎骨動脈の描出が乏しくみえるがBPASと比較し血管外径に差はなく低形成と判断される.

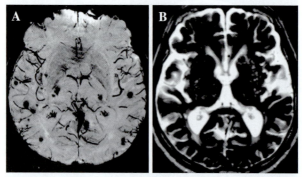

図5 88歳,男性,多発陳旧性微小出血(A:SWI,B:T2強調画像)
SWIではT2強調画像では検出できない小さな陳旧性脳出血を明瞭に描出できる.

である.3Dで撮像され,十分に流速補正したgradient-echo法から作成された画像である.出血や微量の金属(FeやMnなど)の同定に対し非常に鋭敏でありCTやT2強調画像ではっきりしないような出血も検出可能である(図5).

おわりに

MRIの重要な特殊撮像について解説した.評価方法に適した撮像法を選択すれば疾患特異的な所見をとらえることが可能である.

東京逓信病院 放射線科　**島谷直希,土屋一洋**

13 筋の画像診断（CT・MRI）

DOs

- 骨格筋病変の分布と性状の把握のために画像診断を積極的に使用する．
- 病変の分布の評価に CT，性状の評価に MRI を用いる．
- 筋ジストロフィー患者では，病変の分布に疾患的特徴がある場合がある．
- 病変の性状の評価において，炎症による浮腫の評価には MRI が有用である．
- 炎症性筋疾患の患者では，画像所見と電気生理学的所見を参考にして，筋生検を実施する．

1 基本的な考え方

神経筋疾患では，病変の分布や性状・程度の画像診断が，病状把握と筋生検部位決定に重要である．画像診断には，CT[1]，MRI[1,2]などが用いられる．CT では，全身の筋萎縮や脂肪化を短時間に定性的に評価できるだけでなく，骨格筋量といった定量的な評価[3]も可能である．MRI は浮腫性変化を鋭敏にとらえることができるので，炎症性筋疾患による浮腫性変化が存在する筋の部位を正確に描出できる[1,2]．

筋萎縮の分布，浮腫性変化や脂肪置換の有無を画像診断で評価することで，疾患の鑑別に役立つ．また，炎症性筋疾患が疑われる場合は，筋生検の部位を決定する際に，浮腫性変化が強い部位を選択する[2,4,5]．筋ジストロフィーなどの長期にわたり進行する患者では，臨床評価だけでは筋力低下に気づきにくい場合も有り，神経筋疾患を疑う場合は，積極的に画像診断を活用していただきたい．

2 CT 検査

CT 検査は，全身を一度に短時間で撮像が可能なため，筋疾患に対して最も一般的に行われる画像診断法である．一般的な撮影部位は，甲状軟骨の高さ，肩峰の高さ，胸部中央，腰椎 L3 レベル，恥骨結合数 cm 上，大腿中央部，下腿最大周部が多い[6]（図1）．照射線量は数 mSv と比較的低く，高い解像度で，体軸に垂直な任意の断面図を得ることができる．また，筋萎縮や偽性肥大などの形態の変化，骨格筋の脂肪置換や石灰化といった質的変化も観察できる．体軸が弯曲している症例では，必要な断面

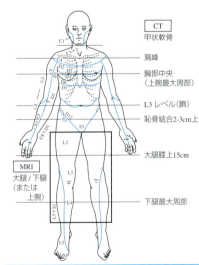

図1　撮影部位
CT では，甲状軟骨の高さ，肩峰の高さ，胸部中央，腰椎 L3 レベル，恥骨結合数 cm 上，大腿中央部，下腿最大周部で撮影する．MRI は，大腿または下腿で撮影する．上腕や体幹部の骨格筋には，アーチファクトが混入することが多い．

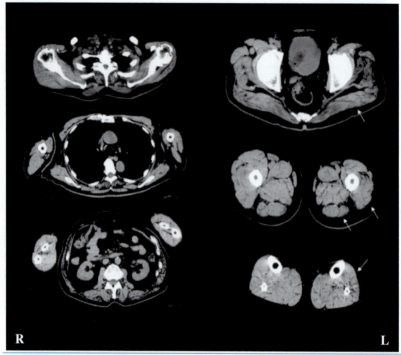

図2　筋萎縮性側索硬化症患者の骨格筋CT（高齢男性）
四肢体幹で左側有意の筋萎縮を認め，それぞれの骨格筋は，内側に向かって凸の筋萎縮を呈している．また，線状の低信号域を認める．腸腰筋や外腹斜筋にも同様の筋萎縮・低信号をを認める．筋萎縮性側索硬化症では，このような筋CT所見を得ることが多い．

を3D再構成で得ることも可能である．しかし，間質の線維化や浮腫性変化をとらえることは困難である．

神経原性疾患では，筋萎縮の分布に神経分節による差と左右差があり，内に凸の形となる萎縮や筋内の線状低吸収域がみられるなど，画像上の障害パターンが異なる[1]（図2）．炎症性筋疾患では，筋力に比して筋CTの変化が少ないことが多い．筋ジストロフィーなど経過の長い筋疾患では，近位筋優位の筋萎縮，虫食い状〜玉石状〜島状〜び漫性の脂肪置換を認める[7]（図3）．筋ジストロフィーの病型によっては罹患筋の特徴がある場合が多い[6]．

3　MRI検査

MRIは，間質の線維化や炎症性変化による浮腫性変化などのCTで評価できない筋束内の構造の評価が可能であり[1,2,4,5]，炎症性筋疾患には欠かせない検査方法である．しかし，全身を撮像するためには長い時間と多数のコイル装着が必要であり，臨床上，筋生検ができる部位（上腕・大腿・下腿）の評価に限定される（図1）．また，アーチファクトが，胸・腹部の呼吸性変動や動脈の拍動や，両下肢間や上肢・体幹間といった間隔，およびコイルと撮像部位とその他の部位の間隔によって生じるため，アーチファクトの混入を常に念頭におかなけ

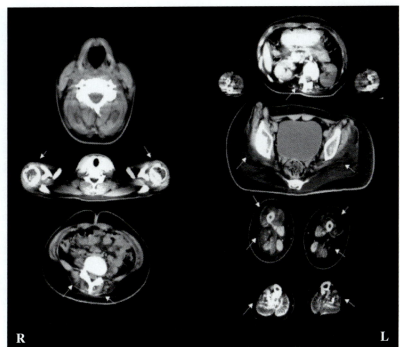

図3 Duchenne 型筋ジストロフィー患者の骨格筋 CT（若年男性）
四肢近位筋有意に筋の脂肪置換を認め，それぞれの骨格筋は，筋束の形状は保たれるが，筋束内に低信号域を認める．残存筋は，敷石状のパターンを呈する．体幹の中央の傍脊柱筋にも筋萎縮を認める．大腿では，縫工筋，薄筋，半膜様筋，半腱様筋，大腿直筋が保たれる傾向にあり，筋障害の選択性（selectivity pattern）とよばれる．

ればいけない（図4）．撮像に際しての注意点として，運動による T2WI（T2 強調画像）信号値の上昇があり，来院時の歩行をできるだけ避け，撮影前 30 分程度の安静が必要である[8]．

撮像部位は，筋力低下・筋萎縮や把握痛などの臨床的所見，針筋電図の情報と，CT などを併用して，炎症性筋疾患の鑑別が必要だと考えられる部位を撮影する．撮像にはアーチファクトを減少させるため集積型多列コイルなどを用いることが推奨される[9]．撮像シーケンスでは，全体的な構造を評価するための画像には T1WI（T1 強調画像）を用い，脂肪および間質の結合組織の評価を行う．浮腫性変化を検出するためには，脂肪による信号値の上昇を抑制するため，脂肪抑制の T2WI を撮像し，高信

 Pitfall

MRI のアーチファクトが有意所見のようにみえる場合がある．病変が画像の左右または上下に直線的にみられる場合は，アーチファクトであることが多い．

 Pitfall

運動による T2WI/STIR 高信号化がみられることがあり，MRI 撮影前 30 分程度の安静が勧められる．

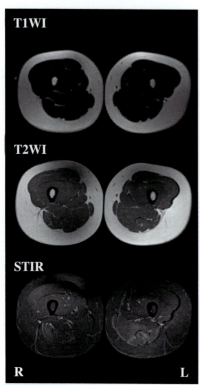

図4 ほぼ正常の大腿骨格筋MRI(若年女性)
骨格筋の大きさの左右差や部位差はなく，神経分節に沿う筋萎縮もみられない．特にSTIR画像では撮像コイルと肢の位置関係から，画像の濃淡に歪みがみられ，異常信号と見誤ることがある．反対側と見比べながら，判断する必要がある．なお上記の画像では，左半膜様筋と半腱様筋がSTIR画像でやや高信号を呈している．

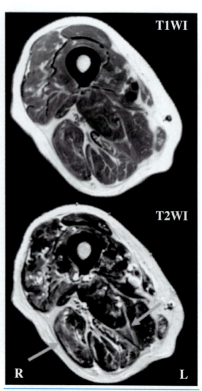

図5 筋萎縮性側索硬化症患者の大腿骨格筋MRI(高齢男性)
骨格筋は，内側に向かって凸の筋萎縮を呈している．また，線状の低信号域を認める．腸腰筋や外腹斜筋にも同様の筋萎縮・低信号をを認める．筋萎縮性側索硬化症では，このような筋MRI所見を得ることが多い．

号となる部位を検出する．脂肪抑制には，CHESSパルスを用いた脂肪抑制法では部位による脂肪抑制の差異が生じやすいため，IR (inversion recovery)法を用いたSTIR (short TI inversion recovery)法を使用するとよい．FSE(fast spin echo)法ではエコー数が多くなると脂肪が高信号になるためSE (spin echo)法を用いたT2WIも選択の一つである．Gd造影については，STIRやT2WIに比べて浮腫性変化の検出率が高い

とは断定できず議論の余地があり[10-12]，サルコイドーシスや筋膜炎などが想定されていない場合は，必ずしも必要ではないと考える．

　神経原性疾患では，STIRでの高信号は目立たず，線状または扇状のT1/T2WIがみられ，神経分節に合致した萎縮程度の強弱がみられる(図5)．炎症性筋疾患では，CTおよびMRI画像T1WIにおいて脂肪置換(CTで低信号・T1WIで高信号)が少

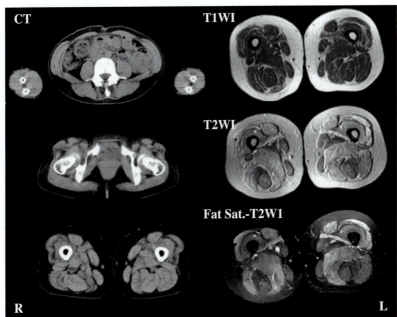

図6　炎症性筋疾患患者（多発筋炎）の骨格筋 CT および大腿骨格筋 MRI（中年女性）
CT 上は筋萎縮が目立たないことが多いが，本患者では大腿四頭筋（特に外側広筋）に筋萎縮を認める（経過が長期になればなるほど，筋萎縮が CT 上でも明らかになる）．骨格筋 MRI では，T1WI 高信号を呈する脂肪置換が進行した部位以外にも STIR/T2WI 高信号域を認める．高信号域は筋束内にびまん性，雲状に広がる．皮膚筋炎では筋束周囲に沿うように高信号域を認めることもある．

なく，STIR 画像などで高信号となる浮腫性変化を反映する筋束が認められる（図6）．筋ジストロフィーでは，STIR での高信号域は軽度またはなく，脂肪置換を反映した，T1/T2WI 高信号，STIR 低信号の領域が，虫食い状〜玉石状〜島状〜び漫性にみられる（図7）．

4　診　断

診断は次のように進めていく．①神経原性疾患を鑑別し，筋疾患が考えられる場合は，②炎症性筋疾患を鑑別する．③筋ジストロフィーでは罹患筋束のパターンは左右差が少ないことが多い．④ミトコンドリア脳筋症や代謝性ミオパチーなどでは，特異的な筋萎縮の画像が得られないことが多い．

a　神経原性疾患

神経原性疾患では，左右差や神経分節によって分布の差がある筋萎縮がみられる．萎縮を呈する部位は，内側に凸の萎縮を呈する．その筋束内には，線状または扇状のCT 低信号域，T1/T2WI 高信号域を呈する（図2, 5）．

b　炎症性筋疾患

炎症性筋疾患では，CT や T1WI で信号値変化を呈しない部位に，T2WI/STIR 高信号領域を認める．高信号域の形状は，雲状で筋束により程度が異なることが多い．ただし，封入体筋炎では，T2WI/STIR 高信号域が目立たない場合もある．また，運動による T2WI/STIR 高信号化がみられることがあり，MRI 撮影の前 30 分程度，安

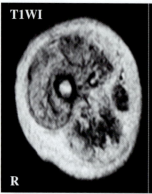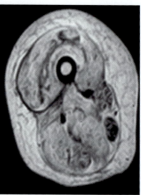

図7 Duchenne型筋ジストロフィー患者の大腿骨格筋MRI（若年男性：左側5歳，右側14歳）
筋の脂肪置換を認め，それぞれの骨格筋は，筋束の形状は保たれるが，筋束内にT1WI高信号域を認める．残存筋は，敷石状のパターンを呈する．縫工筋，薄筋，半膜様筋，半腱様筋，大腿直筋が保たれる傾向にあり，筋障害の選択性（selectivity pattern）とよばれる．14歳になると，薄筋，縫工筋以外はび漫性の脂肪置換を認める．

静にしたほうがよい．T2WI/STIR が高信号域を呈する筋束のなかで，筋生検が可能で，神経学的所見上筋力低下を認め，針筋電図上でも活動性のある筋原性変化を認める部位（の対側や近傍）で筋生検を実施し，正確な診断に結びつける（図6）．

c 筋ジストロフィー

筋ジストロフィーでは顔面肩甲上腕型筋ジストロフィーのように左右の筋萎縮の程度が異なる場合はあるが，罹患筋束のパターンは左右差が少ないことが多い．この罹患筋束のパターンは疾患特異的な選択性をとることが多い[6,13]（図3, 7）．

d その他

ミトコンドリア脳筋症や代謝性ミオパチーでは，特徴的な画像所見が得られないことが多い．廃用性筋萎縮を反映する，大腿屈筋群の萎縮傾向を認める程度であることも多い．

5 治療経過の判定

炎症性筋疾患において，治療が有効な場合はMRI上のT2WI信号値減少がみられ，治療効果の判定にも使用できる[4]（図8）．CK値の推移や，筋力の改善と合わせ，効果を判定する．治療の際の筋量の変化は，正確には測定しにくい．なお，長期経過ではT1WIにおける筋量の増加がみられ，効果判定に使用できる可能性がある[14]．

 Pitfall

炎症性筋疾患の患者には，T2WI/STIR高信号域が目立たない患者もあり，筋萎縮の分布，臨床所見，針筋電図を参考に，注意深く画像を観察する必要がある．

DON'Ts

☐ 画像所見は診断の一助に過ぎない．画像所見のみで診断したと考えてはいけない．

文献

1) 中山貴博：画像診断で分かること．Medicina 1999; 36: 1295-1298
2) 中山貴博：炎症性筋疾患の各磁気共鳴画像．医学のあゆみ, 2011
3) Nakayama T, et al.: BMJ Open 2013; doi:10.1136
4) 清水 潤：神経内科 2004; 60: 240-246
5) 松原四郎, 他：神経免疫学 12: 105, 2004

第3章　神経内科研修で学ぶべき知識と技術

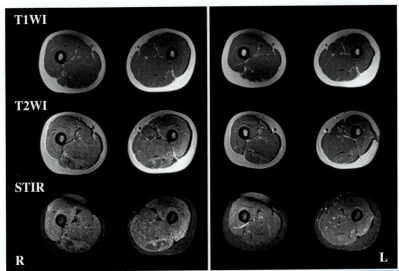

図8　炎症性筋疾患患者(多発筋炎)の大腿骨格筋MRI(若年女性)
左側に治療前，右側に治療後のMRIを示す．本患者ではT1WIでは信号値異常は殆ど認めないが，STIR/T2WIで筋束内にび漫性，雲状の高信号域を認める．治療後にその高信号域は減少し，筋力低下も回復した．

6) 川井　充：病理と臨床 1993; 11: 1311-1319
7) 川井　充, 他：臨床神経学 1985; 25: 578-590
8) 中山貴博：神経内科 2004; 60: 223-229
9) 松田俊一, 他：臨床神経学 2010; 50：1273
10) Stiglbauer R, et.al.: Clin Radiol 1993; 48: 244-248
11) Reimers CD, et.al.: J Neurol 1994; 241: 306-314
12) Schedel H, et.al.: Acta Radiol 1995; 36: 228-232
13) Wattjes MP, et al.: Eur Radiol 2010; 20: 2447-2460. doi: 10.1007/s00330-010-1799-2
14) Nakayama T, et.al.: J Neurol Neurosurg Psychiatry 2000; 68: 230-233

横浜労災病院 神経内科　**中山貴博**

14 脊髄および脊椎の CT・MRI

DOs

- ☐ MRI は脊椎・脊髄疾患診断の事実上のデファクトスタンダード．脊髄と脊椎およびその周辺組織を同時に描出できることが最大の利点．
- ☐ CT は MRI と比較して石灰化病変の描出に優れるほか，空間分解能に優れるのでミエロ CT を併用することで神経根周囲病変の評価により有効．また動的評価もある程度可能である．
- ☐ 患者の愁訴から病変部位を事前に推定し，その推定に見合う所見を得られるように検査をプログラムする"攻め"の姿勢が重要．

1 基本的な考え方

　単純 X 線検査の項（p.72）でも述べたとおり，脊椎の，特に加齢性変性に伴う疾患の診断では重力の影響・運動器としての脊椎機能を無視して正確な診断にたどり着くことは難しい．この点，CT も MRI も患者が臥位で撮像されること，狭い筒の中で患者の運動が制限されるため実際にヒトが活動している状態を完全には再現できないことが問題となる．特に現在の MRI は複雑なコイルを用いており，撮影に最良の磁場環境を実現できる領域が極めて限定されるので，頸椎はともかく，撮像ポイントの大きな上下動を伴う腰椎の前後屈像は，たとえできたとしても診断に要求される質を満たさないことが多い．これら，それぞれの検査の利点・限界を熟知したうえで，疾患を十分解析し，どこに病変があるのかをある程度推定したうえで，それを可視化すべく検査のオーダーを立てることが重要である．しばしば若いレジデントの検査オーダーにみられる「間欠性跛行と下肢痛，腰椎 MRI お願いします」程度の情報では，疾患の存在そのものを見逃す原因になりかねない．

2 自分が見たいものを手に入れる努力が重要

　放射線科医にとっても病変の見落としを後から責められることは心地よいことではない．一方，臨床からの情報提供が上記程度で，「どこにどのような病気があるはずだ」というレベルに至っていない場合，彼らの自衛策は，画像上にある正常と異なる所見をすべて列挙することである．しかし，脊椎の加齢性変性はほぼ全員に起こるので，ややもするとしばしば異常所見満載のレポートができあがる．筆者は脊椎外科医の一人だが，われわれの側に「強い脊椎の変性があり手術適応の有無について云々」という紹介状とともに，このような症例が神経内科医から紹介されることはしばしばで，病態メカニズムを考えない，もしくは自分の目で物を見ていない人がこれほど多いのかと驚かされる．

　図 1 は，単純 X 線検査の項（p.72）でも提示した 63 歳女性，体位変換時の腰痛と 200 m ほど連続歩行すると下腿以下のしびれで足が前に出なくなる間欠性跛行を呈する症例である．ミエロ CT 矢状断再構成画像で前後屈（図 1 A, B）を比較すると背屈時のみ L3/4 間で硬膜管の絞扼像が起こっていることがわかる．また，これに伴って馬尾神経

第3章 神経内科研修で学ぶべき知識と技術

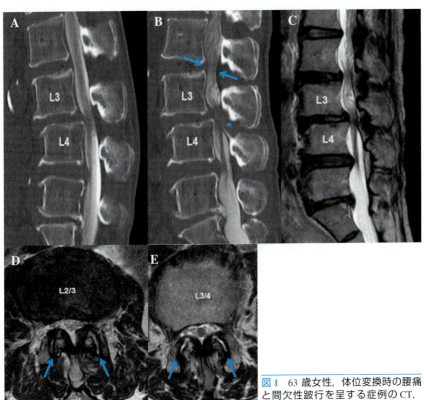

図1 63歳女性，体位変換時の腰痛と間欠性跛行を呈する症例のCT，MRI所見

がたくし上げられて蛇行したredundant nerveの所見（**図1B** 矢印）になっている．この硬膜管絞扼に直接関与しているのは骨性組織ではなく，L3/4棘突起間をつないでいる黄色靱帯の屈曲（folding：**図1B** 星印）であることがわかる．CTの場合，MRIほど撮像領域の制限はないので，このような疑似全後屈像が作製できるが，立位で重力のかかった状態ではおそらくこれより強い硬膜管絞扼が生じているものと想像される．腰椎MRIは通常**図1C**にみられるように安静立位かやや背屈気味の位置で撮像される．このため本例では，どちらかといえばミエロCTの背臥位に近い条件で撮像されておりredundant nerve所見も読み取れる．

しかし，これがもう少し前屈位に近い状態で撮像された場合，MRI像単独で脊柱管狭窄所見を確実に診断できるかは疑問である．

また，本例では，体位変換時の腰痛も愁訴であるが，馬尾の絞扼だけでは通常腰痛は発生しない．また馬尾神経の絞扼症状が顕在化するのは立位・歩行負荷200m程度がかかってからであり，体動時にすぐ起こる腰痛とはメカニズムを異にすると考えたほうが妥当である．先の単純X線検査の項でも説明したとおり本例ではL3/4間の椎間関節が破綻しており，L3/4で椎間後方開大が発生して疼痛が発生していたのだが，臥位で撮像されたCTでは，この所見は単純

X線像ほど顕著ではない．さらにMRIでは，このような動的評価ができないので，L3/4間の椎間板の後ろ半分に見られるT2高信号像とL3/4椎間関節の関節面に見られる液貯留像(同じくT2高信号)(**図1 D, E**矢印)の増加から変性すべりの存在を間接的に推測するしかない．参考までに同一症例の一つ上のL2/3椎間の断面図(ほぼ正常)を提示しているので比較して欲しい．

本例では，腰痛と間欠性跛行は同一脊椎高位で発生しているが，それぞれ別のメカニズムなのでそれぞれに適切な対処をしないと十分満足のいく手術成績は得られない．

DON'Ts

- 放射線科医は画像上ある正常と異なる所見をすべて列挙するが，異常所見＝病因ではない．症状と所見の因果関係の検証は神経内科医の仕事であることを忘れてはならない．
- 患者の訴えを分析してこの場所にこのような病変があるはずだという検査オーダーができてこそ本当の臨床医．漫然と検査オーダーをしてはならない

東京都立神経病院 脳神経外科　**谷口　真**

15 脳血管撮影

DOs

- MRなどの非侵襲的検査で診断や治療方針の決定が可能な場合,その実施は慎重に検討する.
- 合併症は,脳塞栓症,造影剤アレルギー,穿刺部血腫などである.
- 診断技術としては,非侵襲的検査にその座を譲りつつあるが,治療技術への応用で急速な進歩を遂げている.

1 基本的な考え方

脳血管撮影は,頸部血管にカテーテルを挿入,造影剤を注入し,連続的に頭部X線撮影を行うことにより,頸部血管から脳血管(頭蓋内外)の疾患や,病的血行動態,異常血管を伴う病巣を直接的に診断する,あるいは正常脳血管の偏位を生じる病巣,病態の間接的所見を診断するために行われる.現在,ほとんどの脳血管撮影は,デジタル技術に基づき背景の骨などの画像を消し,血管を強調するデジタルサブトラクション血管撮影(digital subtraction angiography:DSA)が主流であり,少量の造影剤で高分解画像が得られる.また最近では3次元DSAでより詳細な血管情報の把握が可能になった.

2 脳血管撮影と造影剤投与の実際

脳血管撮影とは,心臓から脳血管へ向け分岐した腕頭動脈や鎖骨下動脈を含めた,頸部血管(総頸動脈,内頸動脈,外頸動脈,椎骨動脈など)にカテーテルをSeldinger法(図1)により挿入して行う選択的造影検査法である.一般的には,経大腿動脈アプローチであるが,経上腕動脈・経橈骨動脈アプローチでも行われる.

使用される造影剤は水溶性ヨード造影剤であり,非イオン性とイオン性があるが,副作用の少なさから非イオン性造影剤が主流となっている.造影剤注入量の目安は表1のとおりである.

3 脳血管撮影の適応

脳血管撮影は時には重大な合併症の危険性を伴う侵襲的検査であり,非侵襲的検査で十分な情報が得られる場合にはその適応を慎重に検討する必要がある.脳動脈瘤や主幹動脈狭窄・閉塞性病変などのスクリーニングではMRA,3D-CTA,頸動脈エコー等で十分に評価可能であるうえ,これらの検査の精度向上が著しく,診断目的の脳血管撮影の適応は減少しつつある.

しかし,脳血管撮影は,血管病変の詳細な診断は当然のこと,1回の撮影で主幹動脈から静脈までの時間的分解能を有する点において他の諸検査より決定的に優れ,血管病変診断のゴールドスタンダードである.そのほかの点では,ほぼ無侵襲なMRAでは狭窄率を過大評価しやすく,脳動脈末梢の正確な評価は不可能で,金属アーチファクトに弱い点などで脳血管撮影に劣る.3D-CTAは脳血管撮影より低侵襲であるが,脳動脈末梢の評価が不十分である.また,血行動態の観察にはMR-DSAや320列の面検出器型CTによる4D-CTAも用いることができるが,前者は分解能の限界があり,後者は選択的な評価ができない.頸動脈エコーは無侵襲だが頭蓋内血管の評価は不可能である.

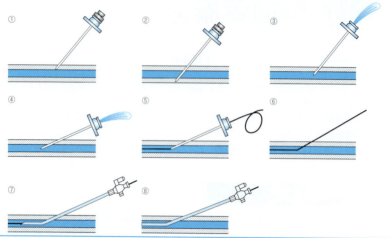

図1 Seldinger法による経皮カテーテル（シース）挿入（動脈穿刺）
①針先を動脈壁にあて，針先で動脈の拍動を確認する．②拍動を触れれば，針を約45度くらいの角度で動脈の走行方向に向け，動脈の前後壁を穿通させるように勢いよく穿刺する．③内套針を抜去し外套針を徐々に引き戻すと血液が噴出する．④針の向きを変えて少し進める．⑤ガイドワイヤーを慎重かつ確実に血管内に挿入する．⑥外套針を抜去する．⑦シースとダイレーターをガイドワイヤーに被せて挿入する．⑧ガイドワイヤーとダイレーターを抜去する．
※動脈の穿刺を何度も試みると，血栓や血腫などの副作用を起こしやすくなる．慎重にねらいを定めて1回で穿刺を成功させるように努める．

表1 各動脈と造影剤注入量

	注入圧（mL/秒）	総量（mL）
総頸動脈	4〜5	8〜10
内頸動脈	3〜4	6〜8
外頸動脈	2〜3	4〜6
椎骨動脈	4〜5	6〜8

以上のことから，現在のおもな脳血管撮影の適応は下記のようになる．
①脳動脈瘤：動脈瘤の大きさ，形状，周囲動脈との関係の評価（空間分解能）．
②脳・脊髄動静脈奇形や硬膜動静脈瘻など：シャント性疾患の動脈から静脈へ連続する病変の評価（時間分解能）．
③狭窄率の正確な評価：頸動脈狭窄症のうち，頸動脈内膜血栓剥離術（CEA），頸動脈ステント留置術（CAS）の適応となるものがあり，この場合の狭窄率測定および潰瘍の評価．さらには頭蓋内狭窄性病変の評価．
④脳梗塞の病型分類：MRI・MRA，心疾患検査（心房細動・弁膜症の有無）などの検査で多くの場合，病型決定が可能だが，診断困難例では脳血管撮影所見が病型決定の有力な情報源となる．アテローム血栓性梗塞と心原性塞栓症の鑑別では，側副血行の状態（前者は後者に比べて良好な側副血行の発達）や主幹動脈閉塞部の形態（前者では先細り型閉塞，後者では塞栓子陰影を認めることが多い）の詳細な情報を得ることで正確な診断が可能となる．

さらに脳血管撮影の技術が，上記①〜④のほかに，髄膜腫など術前塞栓術が必要とされる腫瘍性病変に対する脳血管撮影など，後述する脳血管内治療へ導かれる．

4 脳血管撮影の読影の要点

①動脈そのもの(狭窄,閉塞,拡張〈動脈瘤など〉,走行など),②毛細血管,③静脈,④側副血行路,⑤異常血管,の情報に加えて,⑥血管から推定される脳構造の情報,⑦血流情報,⑧異常造影の有無など,多岐に及ぶ情報が得られる.

しかし,脳構造の異常や異常造影あるいは血流情報に関しては,MRI・MRA や CT,さらに SPECT や PET,灌流 CT・MRI などで,より正確かつ比較的容易に把握することができるようになった.側副血行路には,(1) Willis 動脈輪を介する血行路,(2) 脳表の小動脈を介する脳軟膜吻合,(3) 脳以外の硬膜などからの血管吻合,がある.

5 脳血管撮影の合併症(表2)

他の画像診断法に比べ,侵襲の検査であり,時には生命にかかわる事態あるいは重大な後遺症をきたすことがあり,十分な説明と同意を得る必要がある(表2).

中枢神経系合併症の頻度は,永続的合併症 0.1〜0.5%,一過性合併症 0.4〜2.3%,非中枢神経系合併症の頻度は 0.5〜14.7% とされる.一般的に神経学的症状が後遺す

> **メモ**
> Matas test:内頸動脈を頸部で一時的に閉塞し,反対側の内頸動脈撮影,あるいは同側の椎骨動脈撮影を同時に行ない,前交通あるいは後交通動脈を介する側副血行路を確認する検査.

> **メモ**
> Allcok test:内頸動脈を一時的に圧迫遮断し,椎骨動脈撮影を行い,後交通動脈の発達程度を確認する検査.

る可能性は,最大でも 1% 以下といわれ,手技手順の基本を遵守し,手技に習熟すればほとんど起こらない.

6 脊髄血管撮影

脊髄は,椎骨動脈,甲状頸動脈,肋頸動脈,肋間動脈,腰動脈などから分枝する血管から栄養される.脊髄前面正中を走行する前脊髄動脈と後面を走行する一対の後脊髄動脈を形成する.前脊髄動脈と後脊髄動脈は,細い交通枝で連絡し,第7胸髄から第2腰髄の高さで大前根動脈というよく発達した脊髄枝がおもに左側に存在し,特異的なヘアピンカーブ状走行をしており,

表2 脳血管撮影関連の合併症

カテーテル操作など手技に伴うもの
　凝血塊・空気塞栓などによる脳塞栓症を含めた全身塞栓症
　コレステロール塞栓症(blue toe syndrome)
　血管攣縮,動脈解離,痙攣

穿刺部
　皮下血腫,仮性動脈瘤,動静脈瘻,動脈解離,深部静脈血栓症,穿刺部血栓症,穿刺部感染,後腹膜血腫*,正中神経麻痺**
　*= 大腿動脈穿刺の場合,**= 上腕動脈穿刺の場合

使用薬剤(造影剤,局所麻酔薬など)
　アレルギー(ショック,蕁麻疹など),造影剤毒性,造影剤脳症
　ヘパリン起因性血小板減少症

放射線被曝(検者を含む)
　皮膚障害,脱毛,白内障,将来の発癌リスクの増大など

Adamkiewicz動脈とよばれる．

脊髄血管撮影は，病変部位に応じて椎骨動脈，肋間動脈，腰動脈などにSeldinger法で選択的に撮影する．適応となるのは，脊髄動静脈奇形，脊髄硬膜動静脈瘻，脊髄腫瘍(特に血管芽腫)などであるが，脊髄の虚血性病変が疑われても，血管が細く，閉塞血管の同定は困難である．

7 脳血管内治療

脳血管撮影技術をもとにした介入処置が脳血管内治療である．6〜8Frの治療用カテーテルを内頸動脈または椎骨動脈などの目的血管に留置し，それを通して治療用カテーテルやコイル，バルーンあるいはステントを病変部に到達させて治療を行う．以前は開頭手術などの観血的手術の代替療法という側面が強かったが，機材の開発進歩，手技の向上およびエビデンスの蓄積により，そのいくつかは第一選択治療へと発展しつつある．

脳動脈瘤に対するコイル塞栓術の進歩は目覚ましく，脳底動脈先端部瘤などの開頭手術の高難易度の部位，高齢者や高重症度症例においては非常に有効である．最近ではコイル塞栓術の不得意であった広頸動脈瘤に対してもステント支援にて治療が可能となり，将来的には，動脈瘤頸部にステントを留置し，瘤内への血流を変化(flow diversion)させて，瘤内を血栓化させ閉塞する治療に期待がもたれている．

また頸動脈狭窄症治療では，CEAの高リスク患者における短期成績ではCASはCEAに劣らないことが報告されている．

急性期虚血性脳血管障害(おもに脳塞栓症)に対しては，2005年にt-PAの静脈内投与が保険適用されて以降，新たな段階を迎え，2010年に機械的に血栓を回収(Merciリトリーバー)・吸引(Penumbraシステム)する機器が保険適用となった．さらに2014年には，ステント型の血栓回収機器(Solitaire™ FRとTrevo® ProVue™)が保険適用となり，致命的あるいは重大な後遺症の原因となっていた内頸動脈や中大脳動脈の大血管梗塞の予後改善に大きな期待がもたれている．

おわりに

脳血管撮影は，その手技の性質上，合併症を皆無にはできないため，非侵襲的検査で診断や治療方針が決定可能な場合はその施行を十分に検討すべき検査である．また，脳血管撮影は診断技術としてこそ他の非侵襲的検査にその主役の座を譲りつつあるが，脳血管内治療などの治療技術への応用では，現在もなお急速な進歩を遂げているので，脳神経疾患治療の重要な一分野であると考えられる．

診断技術の進歩，多様性が広がった現在であるからこそ，脳血管障害においてはいまだに必要とされる場面が多く，脳血管障害の急性期診療にかかわる医師は，たとえ内科医であっても脳血管撮影の適応決定および読影能力を身につけておくことは必要であろう．

DON'Ts

- □ その適応，実施を慎重に検討することを忘れてはならない．
- □ 手技手順の基本を遵守し，手技の習熟を怠ってはならない．

文献

1) 山田丈弘, 他：medicina 2013; 50: 232-235

杏林大学医学部 脳神経外科 **佐藤栄志**

16-① シンチグラフィー
脳血流

DOs

- [ ] 脳血流は，局所脳活動によって調整されており，活動の基本となるブドウ糖，酸素供給および代謝産物除去などホメオスターシス維持に大切な役割をもつ．
- [ ] 閉塞性脳血管障害では，神経活動や細胞の生死が単位時間あたりに供給される血流に依存するため，定量的な評価は重要である．また，慢性期の血管予備能評価は，外科的治療の適応を決める標準的手法になりつつある．
- [ ] Alzheimer 病などの変性疾患では，神経活動と血流・代謝のカップリングがおおむね成立していることから，血流評価が変性に伴う機能障害部位の検出に役立ち，血流分布のパターンの分析が認知症の早期診断，鑑別診断に有用である．
- [ ] てんかんにおいて，非発作時の脳血流低下域の検出は焦点の同定に役立ち，特に側頭葉てんかんにおいて焦点切除術適応決定に重要な意義をもつ．前頭葉てんかんでは，非発作時の血流低下に加え，発作時 SPECT の施行が，焦点部の検出に有効である．
- [ ] SPECT は定量性と再現性に優れた検査である．SPM など標準脳を用いた正常データベースとの比較や SISCOM における同一被験者内の統計画像解析は診療における信頼性をさらに高めてくれる重要な手法となる．
- [ ] 脳炎においては，急性期，亜急性期の炎症巣での血流増加とその経時的変化を知ることは，診断に役立つ．しばしばてんかん発作を伴うことから，発作時の血流増加とそれに伴う crossed cerebellar activation を検出できる場合がある．
- [ ] 意識障害例に対しては，重症度を評価するうえで役立ち，特に脳死の判定に重要となる．

1 基本的事項

疾患の病態を十分に理解し，病態を探るのに最適な放射性トレーサと撮像法，画像解析法を選択して検査を施行することが肝要である．

2 分解能について

SPECT 装置は，小さな脳構造（皮質厚 2～3 mm）に比して，装置分解能が十分でないため，大脳皮質が，一本の厚い（通常 10 mm 以上）帯状の構造として描出される．そのため，撮像断面のみから部位を正確に同定することは容易ではない．同一断面のCT, MRI または，解剖学的標準化手法などを用いて部位を同定する必要がある．また，皮質血流量は，通常，白質の約4倍であるが，部分容積効果により，血流の低い大脳白質と血流のない脳溝部分の影響を受け，過少評価されている．

3 全脳の血流量と酸素消費量

N_2O 法で求めたヒトの脳血流量は，ほぼ 50 mL/100g/ 分である．脳重量を約 1,500g とすると全脳血流量は 750 mL/ 分となり，安静時心拍出量の約 15％ にあたる．脳酸素消費量は，約 3 mL/100g/ 分で，全脳では 45mL/ 分となり，安静時全身で消費される酸素のほぼ 20％ にあたる．正常脳組織においては，局所脳血流量と局所酸素消費量

はおおむね相関している．

4 脳血流量と CO_2 分圧

脳組織の CO_2 分圧の上昇は脳血管を拡張し，CO_2 分圧の低下は収縮を引き起こす．20 mmHg から 40 mmHg（正常）までは約 2～3%/mmHg，40 mmHg から 80 mmHg の範囲では，約 3～4%/mmHg 程度の変化が起こる．

5 脳血流の自動調節

脳血流量は，脳の動静脈圧較差，脳血管抵抗，血液の粘性により影響を受ける．健康な状態では，脳血流量や脳酸素消費量は，あまり変動しないよう一定の自動調節能が備わっている．$PaCO_2$ がほぼ正常なレベルにあるとき，血圧低下が生じても脳血流量はほとんど変動をきたさない．平均動脈圧が 60 mmHg から 150 mmHg の範囲で変動しても脳血流量はほぼ一定となるよう血管抵抗などを介して調節されている．脳血流の自動調節能の下限は，健常人では 60 mmHg 程度とされているが，高血圧の人では，より高い血圧レベルにシフトしている．

6 放射性薬剤の種類と特徴

現在，脳血流検査用放射性医薬品として ① ^{123}I-IMP，② ^{99m}Tc-HMPAO，③ ^{99m}Tc-ECD の 3 種類の放射性医薬品が用いられている．いずれも脂溶性化合物で，初回循環時に高い抽出率で脳組織へ移行し脳血流量に比例して補足される．これら 3 製剤の体内動態の時間推移，脳集積と脳血流との直線性，正常脳内集積分布を理解しておくことが重要である．薬剤の特徴に基づき，疾患・病態に応じた薬剤の選択と撮像法を決定する必要がある．

^{123}I-IMP は，肺に一時的にトラップされるため，脳へは「20～30 分」程度かけて徐々に蓄積していく．また，脳血流に応じた脳組織からの洗い出しも起こる．そのため経時的な変化があることが特徴である．一方，^{99m}Tc-HMPAO，^{99m}Tc-ECD では，投与数分後に脳内分布は決定され，それ以降の経時的変化は非常に少ない．したがって，"snapshot 的トレーサ" とも表現される．バルーン閉塞試験やてんかん発作時の検査に有効である．

トレーサと脳集積の直線性に関しては，一般に脳血流が高い領域ではトレーサの集積性は低下する．三つの SPECT トレーサのうち，高血流域での直線性が最も高いのは ^{123}I-IMP である．したがって，脳血流を増加させるアセタゾラミド負荷脳血流検査に適している．

アセタゾラミドの脳血管拡張作用の程度は，アセタゾラミド静注直後から経時的に変化し，10～20 分後が最も大きい．したがって，アセタゾラミド投与 10～15 分後に ^{123}I-IMP を投与することが望ましい．また，トレーサごとに正常脳内分布が異なる点に留意する必要がある．ECD では，後頭葉内側皮質の集積が高く，側頭葉内側（海馬領域）の集積が低い．HMPAO では，IMP, ECD に比し，小脳の相対的集積が高い傾向にある．

上記放射性薬剤の集積様態が病態によって異なる．脳梗塞亜急性期では，再開通や血管新生などにより贅沢灌流（luxury perfusion）が観察されるが，贅沢灌流は，IMP, HMPAO では高集積として描出され，ECD では低集積〜欠損域として描出される．ECD の集積にはエステラーゼ活性が必要だが，高度な虚血に晒された領域では

> **メモ**
>
> 脳血流検査において検査環境を十分に考慮することは重要である．光刺激や音刺激，会話などは，特定の脳部位を賦活し，血流変化を生じる．安静時の検査としては，できるだけ刺激の少ない静かな環境下での検査が望ましい．

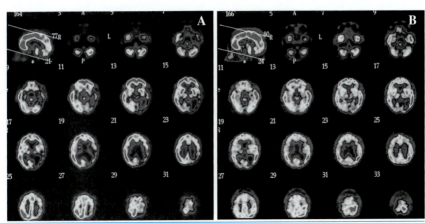

図1 MELAS の脳 SPECT トレーサによる比較(口絵 No.5)
A:^{99m}Tc-ECD, B:^{99m}Tc-HMPAO

活性は乏しく,ECD を組織に保持できないことが原因と考えられる.類似の病態としてミトコンドリア脳筋症・乳酸アシドーシス・脳卒中様発作症候群(mitochondrial encephalopathy with lactic acidosis and stroke-like episode:MELAS)がある.病変部は IMP, HMPAO で高集積を呈するが,ECD では低集積となる(図1).脳梗塞亜急性期,MELAS では,ECD の集積は酸素代謝に近い情報を提供する.

7 脳統計画像解析について

現在,脳血流 SPECT の解析に eZIS や iSSP などの統計画像解析手法が用いられ,広く臨床に利用されている.この解析手順は,解剖学的標準化という各々形態の異なった個人の脳を標準脳形態へ変換することから始まる.次に,標準脳座標系でのボクセルごとの統計処理を行う.正常データベースとしては,絶対値画像そのものを用いることも可能だが,多くの場合,全脳平均で正規化した画像を用いる.iSSP では小脳や視床を基準にした画像も同時に解析される.病変の検出力は,正常データベースの平均と標準偏差に影響される.各画素ごとに,Z 値〔=(個人の画素値−正常データベースの平均値)/(正常データベースの標準偏差)〕を算出し異常部位を検出する.

8 疾患編

a 脳血管障害

対象となる疾患は閉塞性血管障害であり,脳灌流圧(CPP)低下に伴う,血管予備能,

> **メモ**
>
> 解剖学的標準化は,もともと健常人を対象としたもので,脳萎縮や脳室拡大,脳梗塞,脳腫瘍など病的形態変化を伴う場合はうまく脳形態を合わせこむことができないことに留意すべきである.正常データベースは,同一の放射性薬剤を用いたもので,できるだけ同一の装置・撮像法で統一されたものを用いる.年齢や性別も考慮して作成する必要がある.

> **メモ**
>
> ここでは,画像読影の基本は,あくまで「生(元)画像の視覚的評価」であることを強調しておきたい.統計画像解析法では,上述したように多くのプロセスを経るためにアーチファクトが増幅されたり,有意な微小変化が見過ごされたりする場合がある.

代謝予備能，viability の評価などを行う．脳血管障害における核医学的アプローチには SPECT と PET があり，SPECT では，安静時脳血流と血管予備能の評価が，PET では血流のみならず，酸素代謝，酸素予備能，血液量など循環動態の重要な指標が測定できる．核医学的検査のおもな適応は，①急性期脳梗塞の診断と治療方針の決定，②主要脳動脈主幹部動脈慢性閉塞または高度狭窄例における治療方針の決定および治療効果判定，③術後過灌流の評価である．慢性主要脳動脈主幹部閉塞・高度狭窄症の場合，CPP と脳血液量（CBV）（血管内径），脳血流量（CBF），脳酸素摂取率（OEF），脳酸素代謝量（CMRO2）の関係を理解しておくことが重要である．血行再建術の適応決定には血流と酸素代謝のバランスの変化，すなわち OEF の上昇を検出することが重要となる．OEF の上昇した状態を misery perfusion（stage2）といい，血行再建の重要な目安となる．

JET study では，^{123}I-IMP-SPECT による ARG 法が採用され，安静時脳血流量とアセタゾラミド負荷による血管予備能の定量評価を行い，安静時血流量が正常値の 20％以下，血管予備能が 10％以下を stage2 と規定し，外科的治療を選択する指標としている．内頸動脈狭窄症でも狭窄が高度の場合は，閉塞症同様，脳灌流圧低下をきたし，血行力学的脳梗塞，脳虚血をきたしうる．安静時脳血流，アセタゾラミド負荷脳血流 SPECT 検査から，そのリスクを評価できる．血管予備能の高度低下例は，術後過灌流をきたしやすく，血圧の管理が重要となる．

b 脳血流 SPECT による認知症の鑑別診断

認知症を呈する変性疾患では，疾患に特異性の高い集積低下パターンが存在し，血流分布を解析することにより，疾患をある程度絞り込むことができる．大多数の症例

メモ

アセタゾラミド（ダイアモックス®）は，carbonic anhydrase（炭酸脱水酵素）の阻害薬であり，おもに赤血球中の炭酸脱水酵素の働きを阻害することにより，二酸化炭素が水と反応して水素イオンと重炭酸イオンに変わるのを阻害する．そのため脳組織からの二酸化炭素の洗い出しが減少し，脳組織中に二酸化炭素が蓄積することにより，血管拡張が起こり，脳血流を増加させると考えられている．アセタゾラミドの成人での投与量は通常 1g であり，正常での脳血流増加率は 30％以上である．閉塞性脳血管障害における循環予備能の評価に用いられる．

メモ

脳酸素摂取率（rOEF）については，〔rCMRO2（局所脳酸素消費量）=rCBF（局所脳血流量）× rOEF ×動脈血酸素含量〕の関係式が成り立つ．正常脳では全脳どの部位もおおよそ 0.4 とほぼ一定である．貧困灌流（misery perfusion）では，組織の酸素代謝要求に比し，血流が十分に供給できない状態にある．脳梗塞急性期や，慢性内頸動脈閉塞で側副路の発達が十分でない場合にみられる．一方，贅沢灌流（luxury perfusion）は，組織の酸素代謝の需要以上に，血流が供給されている状態をさす．脳梗塞亜急性期によくみられる現象である．

メモ

脳血流量を定量するためには，脳組織への入力関数を知る必要がある．一般的には動脈血の時間放射能曲線が用いられる．^{99m}Tc 製剤は，パトラックプロット法による非採血法で定量可能だが，^{123}I-IMP では 1 回動脈採血による ARG 法が標準的である．脳血流量絶対値の測定により病態を評価する場合は，動脈血二酸化炭素分圧の変動がないことが前提となる．

第3章 神経内科研修で学ぶべき知識と技術

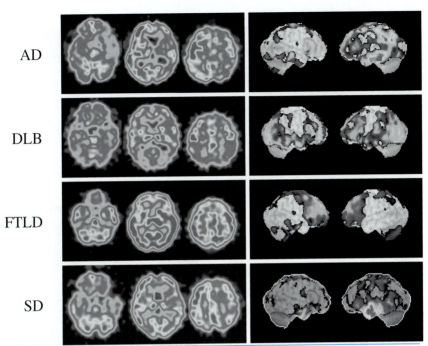

図2 おもな認知症の典型的脳血流 SPECT 画像と統計画像(口絵 No.6)

では視覚的にも十分に評価可能であるが，最近は，脳形態を標準化して，正常データベースとの間で，ピクセルごとの統計画像解析を行う手法が用いられている．SPM (statistical parametric mapping) や iSSP などの解析ソフトが普及している．

Alzheimer 病 (AD)，Lewy 小体型認知症 (DLB)，前頭側頭葉変性型認知症 (FTLD)，意味性認知症 (SD) の脳血流分布を図2に呈示した．認知症の鑑別疾患では，[123]I-MIBG 心筋交感神経シンチグラフィーおよび I-123 FP-CIT によるドパミントランスポーターイメージング(ドパミン前シナプス機能評価)，さらにアミロイドイメージングなどを組み合わせて，かなり正確に絞り込むことが可能である(表1)．

c　てんかん

てんかんの機能画像検査を行う主たる目的は焦点部の同定にある．てんかん症例では，非発作時は，焦点部が低血流域となり，発作時は高血流域となる．非発作時脳血流検査は，側頭葉てんかんでは，焦点検出率が高いが，側頭葉外に焦点を有する場合は，焦点検出率は必ずしも高くない．焦点部診断の最も特異性の高い検査は発作時血流検査であり，非発作時画像をサブトラクションすることで発作時の焦点を含めた伝播範囲を把握することができる．脳出血後や脳炎後の症例では，late seizure をきたす場合がある．臨床的に発作が明らかでなくとも局所的に過剰放電が続く場合があり，安静時検査で，silent epileptic discharge を検出できる場合がある．

d　脳腫瘍

腫瘍組織の場合，脳血流トレーサの集積程度は，トレーサと組織の親和性の影響を受け，必ずしも血流を反映しないことに留意すべきである．悪性リンパ腫および悪性

表1 認知症におけるおもな核医学検査所見

疾患	脳血流SPECT 血流低下域	アミロイド PET	MIBG 心筋交感神経	ドパミン 前シナプス機能
AD	後部帯状回，楔前部，側頭葉-頭頂葉連合野（前頭葉，海馬）	(+)	N	N
DLB	後頭葉，側頭・頭頂連合野	(+)or(−)	↓↓	↓〜↓↓
FTLD	前頭葉，側頭葉前方域	(−)	N	N
PSP	前頭葉，前帯状回，中脳	(−)	N	↓〜↓↓
CBD	中心前後回，前頭葉，頭頂葉，非対称性	(−)	N	↓〜↓↓

PSP：進行性核上性麻痺，CBD：大脳皮質基底核変性症

黒色腫では，^{123}I-IMP による SPECT 検査において，特に後期像（5時間後または24時間後）で病変部に集積（再分布）がみられ，診断に有用である．

e 脳死と高度意識障害

意識障害の重症度は，脳全体の血流量，代謝量の低下と高い相関がある．一般に失外套症候群や慢性植物状態など高度意識障害例では，脳血流，脳代謝量は，正常の半分以下にまで低下する．脳死例においては，^{123}I-IMP，^{99m}Tc-HMPAO および ^{99m}Tc-ECD といった脳血流トレーサによって，頭蓋内の集積欠損("hollow-skull" sign)を認める（図3）．この hollow-skull sign は，自発呼吸のある植物状態および重症意識障害例では決してみられない所見であり，脳死に特異的な所見と考えられる．

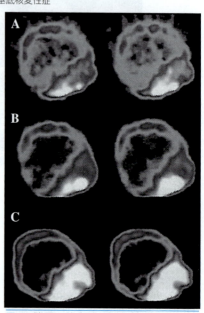

図3 脳死の脳血流SPECT（矢状断）（口絵 No.7）
A：^{123}I-IMP(early)，B：^{123}I-IMP(delay)，C：^{99m}Tc-HMPAO

DON'Ts

- [ ] SPECT 画像は統計画像のみで評価してはならない．統計画像はあくまで参考データであり，まず元画像を評価し所見を取り，症状や形態画像と照合し，総合的に判断すべきである．

東京大学大学院医学系研究科放射線医学講座 核医学分野　**百瀬敏光**
同附属病院 放射線科　**高橋美和子**

16-② シンチグラフィー
In-111 DTPA による脳槽シンチグラフィー

> ### DOs
> - 脳槽シンチグラフィーは古典的な検査であるが，脳脊髄液の循環動態を高い感度で評価できる優れた方法である．特発性正常圧水頭症の 48 時間以降の「側脳室持続的描出」，低髄圧症候群が疑われる場合の「髄外漏出」の所見は，術前検査として信頼性が高い．ただし，RI 髄注直後の確認は必ず実施すべきである．

①正常圧水頭症，②低髄圧症候群（髄液漏）で施行される．In-111 DTPA を腰椎くも膜下腔に注入し，経時的に撮像を行う．正常では，3〜6 時間後に脳底槽から両シルヴィウス槽が描出され，24 時間後には両大脳半球表面から傍矢状部くも膜下腔が描出され，その後，48〜72 時間後に頭蓋内から順次消失していく．通常，正常では側脳室へ逆流を認めないが，脳萎縮例では，一過性に脳室描画を認める場合もある．

1 正常圧水頭症

正常圧水頭症では，通常 6 時間後，24 時間後，48 時間後の頭部撮像を行う．6 時間後および 24 時間後に脳室への逆流所見（ventricular reflux）を認める．特に 48 時間後以降も側脳室の明瞭な描出を認める場合は，脳脊髄液短絡術を考慮する．

2 低髄圧症候群

低髄圧症候群は，症状からまず疑うことが重要である．RI を用いた脳槽シンチグラフィーは，感度の高い検査で，漏出部位を特定するのに役立つ．漏出部位，程度によっては，頭側への移行が速やかな場合もあり，髄注直後より，追跡撮像が必要である．

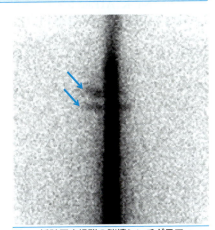

図1 低髄圧症候群の脳槽シンチグラフィー

症例：30 歳代女性，低髄圧症候群
首のこり，後頸部痛．横になると軽減．起き上がると疼痛．脳槽シンチグラフィーで，上部胸椎レベルで髄液漏を確認（図1）．

> **メモ**
> 膀胱の早期描出（early bladder sign）は，低髄圧症候群で認める所見であるが，腰椎穿刺時の RI 漏出でも認めるため，髄注直後の腰部撮像は必ず実施すべきである．

東京大学大学院医学系研究科放射線医学講座 核医学分野　**百瀬敏光**
同附属病院 放射線科　**高橋美和子**

16-③ シンチグラフィー
タリウム：Tl-201 シンチグラフィー

> **DOs**
>
> ☐ Tl シンチグラフィーは，ガンマカメラがあれば実施可能な検査であり，特に放射線壊死と悪性腫瘍再発の評価に役立ち，FDG やメチオニン PET 検査が実施できない場合は，積極的に適応を考慮すべきである．

Tl-201 は，K^+ イオンと同様の挙動をとり，おもに Na^+-K^+ ATPase システムを介して細胞内に取り込まれる．脳腫瘍においては，その集積は，Na^+-K^+ ATPase 活性を反映するとともに，血流および血液脳関門（BBB）透過性の影響を受ける．撮像は，投与 15～20 分後に早期像を撮像し，さらに 3 時間後に後期像を撮像する．

病変部の集積程度は，反対側の正常部のカウント濃度との比（L/N）により半定量的指標を用いて評価される．早期像と後期像の L/N 比を ER（early ratio）および DR（delayed ratio）とし，RI（retention index）＝ER／DR 比を算出する．一般的に転移性脳腫瘍，神経膠芽腫，退形成性星状細胞腫，悪性リンパ腫など悪性腫瘍では，ER, DR ともに高値で，RI も高い．一方，髄膜腫，シュワン細胞腫，海綿状血管腫，頭蓋咽頭腫では，後期像で集積が低下することが多い．下垂体腺腫では ER, DR, RI ともに高いことが多く，注意が必要である．放射線壊死と腫瘍再発の鑑別にもある程度役立つとされるが，ER, RI ともに高い場合は再発をより疑う．

> **メモ**
>
> Tl-201 は，BBB を通過しない．したがって，神経膠腫など BBB 破壊を伴わない病変では，集積がみられない点に注意すべきである．

> **DON'Ts**
>
> ☐ Tl シンチグラフィーは BBB の影響を受けるため，Tl シンチ単独で評価せず，造影 CT または造影 MRI 検査を参照して判断する必要がある．定性評価のみではなく，早期像，後期像の定量指標は必ず算出すべきである．

東京大学大学院医学系研究科放射線医学講座 核医学分野　**百瀬敏光**
同附属病院 放射線科　**高橋美和子**

16-④ シンチグラフィー MIBG, DAT スキャン

> **DOs**
> - ☐ Parkinson病やLewy小体型認知症などLewy小体に関連する疾患の診断には，MIBG心筋シンチグラフィーが有用である．臨床診断の補助検査として施行することを心掛けよう．
> - ☐ DATスキャンは，"振戦"と"認知症"の症例の鑑別に有用である．適切な症例を選び，診断精度を向上させるため活用しよう．
> - ☐ 二つの検査では，ともに検査結果に影響する内服薬が存在する．検査の前に，内服薬をしっかり確認しよう．

1 基本的な考え方

　この二つのシンチグラフィーは，Parkinson病（PD），Lewy小体型認知症（dementia with Lewy bodies：DLB），Parkinson症候群（PS），本態性振戦（essential tremor：ET），Alzheimer病（AD）の鑑別に有用であり，これらの疾患の診断精度が向上することが期待される．

　さらにDAT（ドパミントランスポーター：dopamine transporter）スキャンは，PDの重症度および罹病期間と相関し，病期を判定する指標の一つであり，[123I]meta-iodobenzylguanidine（MIBG）心筋シンチグラフィーとDATスキャンの両者は，PDにおけるimaging biomakerとして重要な位置づけにある．両検査の組み合わせによって，PD診断精度の向上も期待できる．ただし，疾患の診断の中核は既存の臨床診断情報であり，これらの検査は追加的な補助検査と位置づけられることに注意が必要である．

2 MIBG心筋シンチグラフィー

a 適応

　MIBG心筋シンチグラフィーにより心臓交感神経（正確には交感神経の節後線維）の障害を検査できる．当初，心疾患による局所の交感神経障害（虚血性心疾患）や自律神経障害（糖尿病や純粋自律神経障害など）の検査として使用されていた．さらにPDやDLBなどLewy小体に関連する疾患では，心臓のMIBGの集積が低下することが報告され，近年では，PD，DLBと，その他のPSやET，ADとの鑑別に汎用されている．

b 原理と検査法

　MIBGは，ノルアドレナリン（NA）の生理的なアナログであり，NAと同様にNAトランスポーターにより，交感神経終末へ能動的に取り込まれ，NA小胞に貯蔵される．本剤（111Mbq）を静注後，①早期像（15〜30分後；心臓に集積した状態）と②後期像（3〜4時間後；NA小胞から開口分泌によりwash outされた状態）の2種類を撮像する．検査結果は画像診断とともに，心臓（heart；H）と縦隔（mediastinum：M，縦隔にMIBGは集積しないのでbackgroundとして使用できる）の集積の比率（H/M比）にて評価することができる．したがって，心臓への集積が低下すれば，H/M比は低下し，1.0に近づく．

c 検査の目的と特性

　PD，DLBでは通常，早期像・後期像ともに約90％の患者で集積低下が認められる（図1）．また，PDの重症度や臨床症状とH/M比は，負の相関を示すとされる．その一方，鑑別疾患となるPS，すなわち多

> **Pitfall**
>
> H/M比の正常値（cut off値）：撮像に用いるガンマカメラやコリメーターによって違いがあるため，各施設で正常値が異なることに注意しよう．当然，施設間でのH/M比の比較にも注意が必要である．コリメーターのエネルギーによるが，cut off値は1.8〜3.4程度である．

> **Pitfall**
>
> 薬剤の影響：三環系抗うつ薬，抗PD薬であるセレギリン（MAO-B阻害薬）は，MIBG集積低下をきたすため，本検査施行時には休薬（検査の24〜72時間前から）が必要なことに注意しよう．

系統萎縮症（multiple system atrophy：MSA），進行性核上性麻痺（progressive supranuclear palsy：PSP），大脳皮質基底核変性症（corticobasal degeneration：CBD）やETでは集積は低下していないか，ごく軽度の低下にとどまることが多い．

3　DATスキャン

a　適応

適応は，①振戦および，②認知症の鑑別目的の二つである．すなわち，①PD・PSとETの鑑別，②ADとDLBの鑑別に有用である．わが国では，DATに対する高い親和性をもつイオフルパン（[¹²³I]ioflupane：ダットスキャン®）が認可されている．

b　原理と検査法

DATスキャンはシナプス前機能評価の検査法の一つである．DATは黒質線条体ドパミンニューロン終末の膜上に存在する蛋白質であり，シナプスに放出されたドパミンを再取り込みすることによってドパミン量の調整を行っている．DATの密度は黒質線条体系の節前ドパミンニューロンの量を反映するため，DATの脳内分布を可視化できる．本剤1バイアル（111〜185 MBq）を静脈内投与し，3〜6時間後に頭部のシンチグラフィーを20〜30分かけて撮像する．正常の脳内では線条体での取り込みが最も高い（図2左）．年齢・性別・喫煙歴の影響は乏しい．またドパミン補充療法を継続したまま施行できる．

> **Pitfall**
>
> 薬剤の影響：ベンズトロフィンでは5日間，モダフィニルでは3日間の休薬が必要．ほかにも麻薬や覚醒剤系の薬剤は，本検査施行時には休薬が必要なことに注意しよう．

c　検査の目的と特性

黒質線条体ドパミンニューロンのDATが減少する疾患では，DAT結合の低下が示される（図2右）．すなわち，PDだけでなく，MSA/PSP/CBD・DLBのいずれでも線条体での取り込みが低下し，PDとPSの鑑別は困難である．これらの疾患では，神経変性そのものが生じる部位がシナプス前か，シナプス後にかかわらず，ドパミンニューロン終末のシナプス前機能が低下するからである．しかし，DATスキャンは，振戦の原因の鑑別（PD/PSとET；感度97％），また認知症の鑑別（DLBとAD；感度88％・特異度100％）に優れている．

> **Pitfall**
>
> PD発症早期では，MIBGが正常のことがあるので注意しよう．経過を観察していると，集積低下は後期像から始まる．

> **Pitfall**
>
> PSのうち，特にMSAでは軽度の集積低下例があるので注意しよう．臨床所見や頭部MRIなどと合わせて診断する必要がある．

第 3 章　神経内科研修で学ぶべき知識と技術

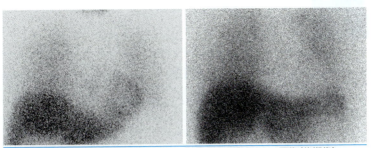

図1　健常者（左）と PD 患者（右）の MIBG 心筋シンチグラフィー画像（後期像）
右図の PD 患者では，び漫性の心臓の集積低下を認める．

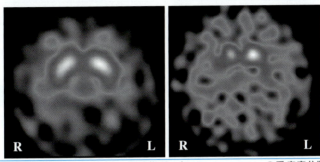

図2　健常者（左）と PD（右；罹病期間 3 年，Hoehn and Yahr の重症度分類 stage I 左上下肢片側パーキンソニズム）の DAT スキャン（口絵 No.8）

 Pitfall

　SWEDDs（scans without evidence of dopaminergic deficit）：臨床症状から PD と診断された症例の 4～14.7％ では，DAT スキャン正常例がみられることに注意しよう．このような症例群では，慎重な診断・経過観察が必要である．

DON'Ts

- [ ] MIBG，DAT スキャンとも有用な画像診断であるが，あくまで補助的検査の位置づけであり，患者の臨床診断は臨床経過と診察所見によってなされる．これらの画像検査結果のみから判断してはならない．
- [ ] シンチグラフィー検査の撮像条件は完全に標準化されていないため，施設間によって画像所見の正常所見や結果の評価に違いがある．ことに MIBG の H/M 比は数値のみが一人歩きしやすいが，施設間で cut off 値も異なり，異なる施設間で H/M 比のみを単純に比較してはならない．

埼玉医科大学 神経内科　**高橋一司**

17 PET

DOs

- 酸素-15ガスによる脳循環代謝測定とフッ素-18 FDGによるてんかん焦点診断は外科的治療の術前評価として保険診療が認められている.
- フッ素-18 FDGは脳腫瘍の存在診断には有用ではない.
- アミロイドイメージング陰性所見はAlzheimer病を除外できるが, 陽性所見単独ではAlzheimer病と診断できない.

1 基本的な考え方

① PET(positron emission tomography)は陽電子放出核種(positron emitter)で標識した放射性薬剤を投与し, その体内分布を断層画像として撮像する核医学診断技術である.

② 代表的な陽電子放出核種として, ^{11}C, ^{13}N, ^{15}O, ^{18}F がある. これらは生体の構成元素であり, 水, 酸素, 糖, 脂質, アミノ酸, 神経伝達物質, 神経受容体作動薬など, 様々な生理活性分子の構造を変えることなく標識し, 診断薬として利用できる.

③ 陽電子放出核種の半減期は極めて短く, ^{18}F-FDG以外の診断薬を利用するにはサイクロトロンと合成装置を備え, 院内製造をする必要がある.

④ このため, 臨床の現場で利用できる施設は限られているが, 神経内科領域の疾患の病態理解や診断, 治療法開発に有用な検査法が多くある.

⑤ PET診断薬による分類としては, a)脳循環代謝測定, b)神経伝達機能測定, c)蓄積蛋白測定に分けることができる. また, 病態診断的意義による分類としては, a)局所脳血流の評価, b)局所神経活動の評価, c)脳虚血のステージ評価, d)局在性部分てんかんの焦点診断, e)脳腫瘍の存在診断, f)黒質変性の評価, g)アミロイドβ沈着量(老人斑密度)の推定, など多岐にわたる. 神経内科診療に有用なおもなPET検査を表1に, 代表的な画像を図1にまとめた.

2 保険診療 PET 検査

a 酸素-15ガスによる脳循環代謝測定法

1) 原理と検査の実際

この検査法は, 通常3種類のガス($C^{15}O_2$, $^{15}O_2$, $C^{15}O$)を順次吸入させ, 脳血流, 酸素代謝, 血液量を測定する. $C^{15}O_2$により局所脳血流量(CBF)を, $^{15}O_2$吸入時の脳画像と動脈血中の放射能および酸素濃度, 前述の脳血流画像から酸素代謝率($CMRO_2$)と酸素摂取率(OEF)を, $C^{15}O$により脳血液量を測定できる.

2) 適用と評価

酸素-15ガスPETを施行できる施設が少ないため, わが国の日常臨床では, 血行再建術の適用判定や効果判定の目的で, アセタゾラミド負荷による脳血流SPECT検査が広く行われている. 本検査法は循環代謝のパラメータを個別に評価し, 予備能を正確に評価できるので, 脳循環代謝量のゴールデンスタンダード検査法と位置づけられる.

b FDGによるてんかん焦点診断

1) 原理と検査の実際

[^{18}F] 2-deoxy-2-fluoro-D-glucose

第3章　神経内科研修で学ぶべき知識と技術

表1　神経内科診療に有用なおもな PET 検査

検査名	トレーサ	評価できる機能	適用
酸素-15 ガス	$C^{15}O_2$, $^{15}O_2$, $C^{15}O$	脳血流, 脳酸素消費量, 脳酸素摂取率, 脳血液量	脳虚血評価(血行再建術の適応判定＊)
フッ素-18 FDG	^{18}F-FDG	脳ブドウ糖代謝, 腫瘍活性	てんかん焦点診断＊, 脳腫瘍診断＊, 認知症診断
酸素-15 水	$H_2^{15}O$	脳血流	負荷脳血流評価, 生理学的評価
メチオニン	^{11}C-Methionine	脳アミノ酸輸送	脳腫瘍診断
フルマゼニル	^{11}C-Flumazenil	$GABA_A$ 受容体密度	てんかん焦点診断, 神経細胞障害の評価
アミロイドイメージング	^{11}C-PiB, ^{18}F-Florbetapir, ^{18}F-Flutemetamol, ^{18}F-Florbetaben	線維型アミロイド β 沈着	老人斑密度の推定(Alzheimer 病の鑑別診断)
FDOPA	^{18}F-FDOPA	ドパミン合成貯留能	Parkinson 病, Parkinson 症候群
ドパミントランスポーター	^{11}C-CFT, ^{18}F-CFT, ^{11}C-PE2I など	ドパミントランスポータ密度(黒質変性)	Parkinson 病, Parkinson 症候群, Lewy 小体型認知症
ドパミン $D_{2/3}$ 受容体	^{11}C-raclopride, ^{11}C-NMSP	ドパミン $D_{2/3}$ 受容体密度	Parkinson 症候群

＊は保険適用あり

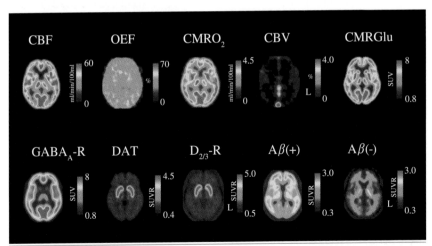

図1　PETで評価できる脳機能(口絵 No.9)

CBF：cerebral blood flow (脳血流量), OEF：oxygen extraction fraction (脳酸素摂取率), $CMRO_2$：cerebral metabolic rate of oxygen (脳酸素代謝率), CBV：cerebral blood volume (脳血液量), CMRGlu：cerebral metabolic rate of glucose (脳ブドウ糖代謝率), $GABA_A$-R：$GABA_A$ receptor ($GABA_A$ 受容体), DAT：dopamine transporter (ドパミントランスポーター), $D_{2/3}$-R：dopamine $D_{2/3}$ receptor (ドパミン $D_{2/3}$ 受容体), Aβ(+)：amyloid β deposition positive (Aβ 沈着陽性例), Aβ(−)：amyloid β deposition negative (Aβ 沈着陰性例)

(^{18}F-FDG)はブドウ糖の類似化合物で，ブドウ糖と同様に脳組織に入り，リン酸化された状態で代謝が止まり細胞内にとどまるので，静注後より45～60分経過した後の局所脳放射能分布は局所脳ブドウ糖消費量をよく反映する．脳組織は神経活動のエネルギー基質としてもっぱらブドウ糖に依存しているので，^{18}F-FDGの取り込みはその脳部位の脳神経活動活性と極めてよい相関がある．

2） 適用と評価

局在性部分てんかんの術前焦点診断に用いる．側頭葉てんかんをはじめとする局在性部分てんかんでは，発作間欠期に焦点とその周辺で^{18}F-FDGの取り込みが低下していることが知られている．^{18}F-FDGの取り込み低下を示す領域の範囲に焦点が存在する可能性が高い．側頭葉てんかんなど一部症例では，切除範囲を決めるための脳内電極による侵襲的検査を省略することができる．

c FDGによる脳腫瘍診断

1） 原理と検査の実際

前項2-bと同様．腫瘍組織は代謝活性が高いので^{18}F-FDGの取り込みが高くなる．

2） 適用と評価

正常脳組織はブドウ糖消費量が多くバックグラウンドが高い．脳腫瘍が存在すると，組織破壊により病巣の糖代謝は周辺の正常組織よりもむしろ低下してしまうことが多い．このため悪性リンパ腫や悪性度の高い例外的な一部の腫瘍を除き，脳腫瘍の存在診断に用いることは推奨できない．壊死組織には取り込みがないので，放射線壊死と再発の鑑別には有用性がある．

3 診断に有用なPET検査

a FDGによる変性型認知症の診断

1） 原理と検査の実際

前項2-bと同様である．

2） 適用と評価

Alzheimer病（AD）の臨床診断基準（NIA-AA 2011）に病態の進展を示すバイオマーカーとして採用されているが，わが国では保険適用が認められていない．意義としては脳血流SPECTと同様であり，疾患により特徴的な代謝低下領域の分布が認められる．変性型認知症の診断精度は脳血流SPECTよりも優れている．ADでは後部帯状回・楔前部の代謝低下が最初期にみられるといわれる．その後側頭頭頂葉外側部，前頭葉に代謝低下が進展する．前頭側頭葉型認知症では前頭葉・側頭葉の代謝低下が，Lewy小体型認知症では側頭頭頂後頭葉の代謝低下が特徴的である．

b ドパミントランスポーター（DAT）密度測定による黒質変性の評価

1） 原理と検査の実際

黒質線条体ドパミン神経系の節前シナプス端末に存在するドパミン再取り込み部位（DAT）に特異的な結合性を有するトレーサーを用いる．SPECTでも同等の診断薬が上市され日常臨床で使用できるようになった．投与後一定時間後の画像で線条体における取り込みと参照部位（通常小脳や後頭葉など）における取り込みとの比をとると，線条体におけるDAT密度を定量的に評価できる．

2） 適用と評価

線条体におけるDAT密度は，黒質ドパミン神経細胞密度と相関があり，黒質変性の指標となる．Parkinson病では運動障害の発症時点で黒質ドパミン神経細胞が正常の半分から1/3程度まで高度に低下しているため，病初期において感度のよいマーカーである．Parkinson症候群とLewy小体型認知症の診断に有用である．

4 今後普及が期待されるPET検査

a アミロイドイメージング

1） 原理と検査の実際

ADの臨床診断基準（NIA-AA 2011）に病

態を表すバイオマーカーとして採用されている．わが国では近く（2015年頃〈正確な時期は不明〉）日常診療に使えるようになる見込みである．アミロイド組織染色に用いるチオフラビンTやコンゴーレッドの類似化合物を標識したトレーサーを用いる．大脳皮質への集積は線維型老人斑密度をよく反映することが，病理と画像の対比で確認されている．皮質への取り込みの有無を視覚的に判定する．

2) 適用と評価

認知機能障害のある症例で，その背景病理を推定する目的で用いられる．アミロイドβの沈着はADの必要条件であり，陰性画像であればADの可能性は否定的となる．一方，認知機能正常者やAD以外の疾患でも老人斑がみられることがあるので，陽性画像の場合は，臨床経過や他の検査所見と合わせてその意義を判断する必要がある．

b アミノ酸輸送評価による脳腫瘍診断

1) 原理と検査の実際

メチオニンは中性アミノ酸の一種であり，能動輸送によって脳に取り込まれる．増殖能の高い腫瘍組織ではアミノ酸の需要が高まるのでよく集積する．正常脳組織では定常的な細胞分裂はなく，アミノ酸の取り込みは低いので，バックグラウンドが低く，脳腫瘍の診断に優れている．^{11}C-メチオニン投与一定時間後に画像を撮影する．

2) 適用と評価

脳腫瘍の存在診断，悪性度判定，治療計画，治療効果判定に有用である．

DON'Ts

- ☐ FDG-PETはてんかんの存在診断には使えないことを忘れてはならない（決め手は臨床症状と脳波）．
- ☐ アミロイドイメージングによるAlzheimer病の発症予測は未確立であることを忘れてはならない．

文献

1) Powers WJ: Ann Neurol 1991; 29: 231-240
2) McKhann GM, et al.: Alzheimer's & Dementia 2011; 7: 263-269
3) McKeith, et al.: Neurology 2005; 65:1863-1872

東京都健康長寿医療センター研究所 神経画像研究チーム　**石井賢二**

✓ 神経症候学と脳機能画像

X線CTやMRIの登場により，従来は剖検や侵襲的検査でしか確認できなかった中枢神経系の病巣部位診断が容易になった．われわれが研修医の時代は，まず神経学的診察によって病巣の局在と性状を推定してから画像を参照するようにと，諸先輩から繰り返し指導された．この方法は，自分の診察プロセスを反省するとともに，神経解剖生理学の習得におおいに役立つ．しかし，病巣の局在だけでは簡単に説明できない症状も存在する．その部位に損傷がなくても機能障害が存在することがあり，このような病態は機能画像（脳血流SPECTやFDG-PET）を形態画像（X線CTやMRI）と比較することで初めて理解できる．画像診断を神経症候学の延長として考え，絶えず診察所見と画像所見を丹念に照らし合わせながら，神経内科医としてのスキルの向上を心掛けて欲しい．　　　　　　　　　　　　（石井賢二）

18 脳波

> **DOs**
> - てんかん，脳炎，中毒性脳症などでは脳波検査をオーダーしよう．
> - 心因性非てんかん性発作では脳波ビデオ同時記録を施行しよう．
> - Creutzfeldt-Jakob 病では 1Hz の周期性同期性放電の有無に注意しよう．

1 脳波検査の適応

脳波検査の適応症には，てんかん，脳炎，代謝性脳症，中毒性脳症，局所性脳病変などがある．

2 脳波のとり方

脳波の電極は国際 10-20 電極法に従い，頭皮上および耳朶に計 21 個置く．電極を置く位置には C3，C4 などの名前がついているが，奇数は左半球，偶数は右半球を意味する．

脳波計には入力端子が二つあり，その間の電位差を計測している．脳波検査では，基準(単極)導出と双極導出の両方を行う．基準導出では，入力端子1は探査電極，入力端子2は基準電極を用いる．双極導出では，入力端子1も入力端子2も探査電極を用いる．入力端子1が入力端子2より陰性だと脳波計のペンは上に振れる．

3 脳波の読み方

脳波の判読では，アーチファクトと脳波を鑑別し，覚醒時の記録か睡眠中の記録かを考慮しつつ，背景活動，左右差，異常波などに留意する．

脳波測定用スケールを用いてもよいが，1秒間にいくつ山があるかを数えれば周波数がわかる．振幅は頂点間で計測する．脳波の周波数は4つの帯域に分けられる．δ帯域は4Hz 未満，θ帯域は 4〜8Hz，α帯域は 8〜13Hz，β帯域は 13Hz 以上である．

アルファ律動は，覚醒時に頭の後方部に現れる 8〜13Hz の律動で，閉眼安静状態でよく出現し，開眼や精神的努力で減衰・ブロックが起こる．頭蓋頂鋭一過波は，頭蓋頂で最大で，他の部位と比較して陰性である鋭一過波で，睡眠中は一見自発性に起こる．

3相波は肝性脳症，尿毒症性脳症などの代謝性脳症でみられる．3Hz 棘徐波は頭の両側ではほぼ同期性で対称性の 3〜3.5Hz の棘徐波複合の規則的連続からなる突発で，欠神発作でみられ，過呼吸で誘発されやすい．ヒプサリスミアは高電位の非律動性徐波と散在する棘波からなる非同期性パターンで，点頭てんかんを示唆する．

疾患により，周期性同期性放電の特徴が異なる．亜急性硬化性全脳炎では，0.1Hz の群発がみられることが多い．古典的 Creutzfeldt-Jakob 病では，1Hz の鋭波がみられることが多い．単純ヘルペス脳炎では側頭葉に異常がみられることが多く，周期性一側てんかん型放電(periodic lateralized epileptiform discharges：PLEDs)がみられることもある．

 Pitfall

てんかんと脳波
脳波が正常でもてんかんを否定することはできない．脳波検査を複数回行ってもよい．

第3章　神経内科研修で学ぶべき知識と技術

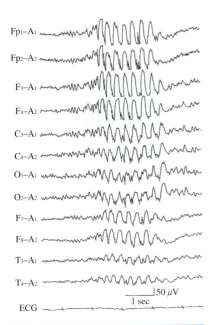

図1　棘徐波
典型的な棘徐波で，てんかんを示唆する．

図2　ジアゼパム服用によるベータ律動
ベータ律動は正常でもみられるが，ベンゾジアゼピン系薬物，バルビタール酸系薬物などの服用時に顕著にみられることが多い．

光刺激では，光駆動，光筋原反応，光突発反応を鑑別する．光駆動は約5〜30 Hzの反復光刺激により後頭部に誘発される律動性活動で，正常人でみられる．光筋原反応は前頭部に反復性筋スパイクが出現し，刺激を中止すると速やかに止まる反応で，てんかんを示唆する所見ではない．光突発反応は両側同期性，対称性の棘徐波複合や多棘徐波複合が出現し，刺激より2〜3秒長く続く反応で，てんかんを示唆する．

 コツ

異常波の出現部位
　基準導出では，振幅が最大である部位からその波が出たと考えられる．連結双極導出では位相逆転またはキャンセレーションがみられる部位から，その波が出たと考えられるが，縦方向と横方向の双極導出を見る必要がある．

DON'Ts

- アーチファクトを異常波と間違えてはならない．
- 睡眠中に正常でみられる波を異常波と間違えてはならない．

日本大学医学部 神経内科　**大石　実**

19 脳磁図

> **DOs**
> - 脳磁図(MEG)は脳波に近い検査法であるが，情報量が多いために，画像化が容易である．そのため，電気生理学的検査ではあるが，画像診断としての性格のほうが強い．
> - 圧可変式バルブを有するVPシャントがあると検査できない．しかし，迷走神経刺激療法程度の金属物であれば，検査可能である．
> - てんかんのスパイクマッピングの場合，てんかんの病態の一つの側面をみているだけであり，てんかんの病態が複雑であることを忘れてはならない．MRI，FDG-PET，発作時脳波，発作時SPECTなどの検査結果も考慮し，総合的に結果を理解しなければならない．

1 基本的な考え方

a 脳磁図と脳波

大脳皮質の神経細胞内に発生した興奮性シナプス後電位(EPSP)による細胞内電流が発生した磁界を測定する検査が脳磁図(MEG)である．一方，その際に同時に発生した容積電流がつくる電位を測定する検査が脳波(EEG)である．脳を球と考えたとき，接線方向を向いた電流は磁界を形成するが，放射方向を向いた電流は磁界をまったく発生しない．一方，接線方向を向いた電流は大きな電位分布を頭皮に形成しないが，放射方向を向いた電流は大きな電位を形成する．MEGと脳波は測定しているものが微妙に異なる．実践的にいえば，MEGは脳溝内の大脳皮質の興奮を測定し，脳波は脳回表面の興奮を測定しているといえる．

b 電流源を画像化

MEGは電流源を画像化するのに適している．通常は大脳皮質の興奮を電流双極子(current dipole)で，頭蓋を均一な球体で近似し，dipoleの局在を求めるというかたちで画像化する．開頭手術前に重要な脳機能を担う箇所がどこかを知りたい場合(術前脳機能マッピング)にも検査されるが，多くの場合は難治性てんかんで外科治療が可能かどうかを検討するために，てんかん焦点の局在や広がりを知る目的で検査される．最近では空間フィルターと呼ばれる解析法が普及し始め，広がった電流源を定量的に表現できるようになってきたが，科学的正当性がない計算法も使われており，正しい理解が必要である．

c 検査装置と不適応例

検査には脳磁計と呼ばれる検査装置が必要である．内部に液体ヘリウムによって冷却された超伝導量子干渉素子(SQUID)によるセンサーがあるが，脳波に比べれば大型で高価であり，実践上も操作が難しい．脳磁図は地磁気の約1億分の1の極めて微弱な磁界を測定するが，そのため被検者が磁性体を着けたままでは検査できない．近年のノイズ除去技術の進歩によって，迷走神経刺激装置であれば検査可能となっている．しかし，歯列矯正用のワイヤーは検査に強く影響する場合があり，圧可変式バルブ(磁石を使用)を有するVPシャントでは現在でも検査できない．

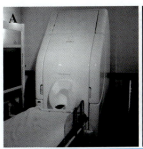 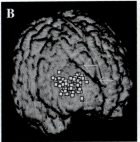 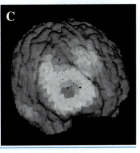

図1 脳磁計と検査結果の例（口絵 No.10）
A：脳磁計の外観．B：難治性てんかんの 42 歳のスパイクマッピング．dipole の重ね合わせ画像．右前頭葉に大脳皮質形成異常があり，矢印の部位に異常な脳溝がみられ，その外側に発作間欠期棘波の dipole が分布している．C：同じデータを L2 ノルムという空間フィルターで画像化したもの．

2　検査結果の評価

　画像診断としての性格が強いため，画像にのみ注意が向かいがちであるが，電気生理学的検査なので，どのような波形に対して画像処理をしたのか，その波形のもつ臨床的意義を確認する必要がある．たとえば正中神経を電気刺激して得られた体性感覚誘発磁界の N20m の成分であれば，得られた dipole の局在は手の体性感覚野を表すことになる．てんかんの場合では，棘波の波形は孤発性であるのかバースト波であるのか，発作間欠期棘波なのか発作時の律動波なのか，といった情報に気をつけなければならない．

　てんかんは複雑な疾患であり，器質的病変があり，そこが発作焦点であっても，発作間欠期棘波が異なった部位から放電されることがある．大脳基底核などの深部に異常がある場合，運動感覚野に発作間欠期棘波の dipole がみられることがある．同様の現象は視床下部過誤腫でもみられることがある．このような"病的意義の低い dipole"は運動感覚野のほかにも，上側頭回（聴覚野）・海馬・前頭葉底面にみられることがあり，これらの部位に dipole がみられた場合には注意が必要である．

DON'Ts

- てんかんの場合では「棘波の dipole の部位を切除すればよい」と安易に考えてはいけない．

国立精神・神経医療研究センター病院 脳神経外科　**金子　裕**

20 筋電図および神経伝導検査

> **DOs**
> - ☐ 検査の前にその検査で何を明らかにしたいのか具体化しよう．
> - ☐ 検査結果を正しく解釈するため，検査部位の臨床所見を十分把握しておこう．
> - ☐ 報告書の数字は波形のもつ情報のすべてを表しきれない．記録波形を必ず見て，総合的に結果を判断しよう．

はじめに

筋電図には，皮膚の上から表面皿電極で記録する表面筋電図と，針電極を筋内に刺入し記録する針筋電図がある．神経への電気刺激などで筋電図を誘発しそれを記録する検査は誘発筋電図という（運動神経伝導検査，反復神経刺激試験，瞬目反射，運動誘発電位など）．針筋電図を単に「筋電図」と慣用的にいう場合もあると思うが，神経伝導検査を「筋電図」とよんでいる施設もあるので，間違い防止のため，個々の検査名は正しく使用すべきである（検査の実施を臨床検査技師に依頼する場合もある）．

ここでは，筋電図として針筋電図について述べる（なお表面筋電図は，神経内科領域ではおもに不随意運動の解析・診断のため行われる）．運動神経伝導検査は，誘発筋電図としてより，感覚神経伝導検査とともに神経伝導検査に一括されるのが一般的であり，ここでもそのように扱う．

なお，検査の原理や手技の詳細は本書の主旨からはずれるため，文末の参考書籍を参照されたい．

1 針筋電図

a 基本的な考え方

針筋電図は運動単位の検査である．運動単位電位（motor unit potential：MUP）の特徴や安静時自発電位の有無を調べることで，運動障害が下位運動神経障害によるものか（神経原性），骨格筋障害によるものか（筋原性）の診断に役立てるとともに，病変の局在診断や活動性，重症度，予後評価を行う．

痛みを伴うつらい検査なので，適応は慎重に判断する．針筋電図の前に，侵襲性のより低い問診，診察，血液検査，画像検査などから考えうる臨床診断や責任病巣をできる限り絞り込み，針筋電図でなければ得られない情報は何か，それは診断や治療にどれほど必要な情報か十分吟味して，被検筋の数を必要最小限にできるよう考える．検査には患者の理解と協力が必須で，意識障害や認知症の患者，幼小児などでは限界がある．

b 検査計画

出血性素因（抗凝固薬使用〈PT-INR2.0以上〉や血友病，血小板減少〈2万以下〉など）や易感染性のある場合は基本的に禁忌である．被検筋の選択は検査で何を明らかにしたいかによるが，おおまかな目安を以下に示す．

1）筋疾患を疑う場合

筋力の最も弱い筋を選ぶ．筋力低下が軽い筋だと障害されている筋細胞の数が少なく，筋活動電位からなるMUPが明らかな異常を呈しにくい．

2）局所性神経障害を疑う場合

同じ髄節支配で末梢神経支配は異なる筋（たとえば三角筋〈C5, 6；後神経束，腋窩神経〉と上腕二頭筋〈C5, 6；外側神経束，筋皮

神経〉など)や，逆に同じ末梢神経支配で支配髄節の違う筋(腕橈骨筋〈C5, 6；後神経束，橈骨神経〉と総指伸筋〈C7, 8；後神経束，橈骨神経〉など)を複数選ぶ．責任病巣はそれらの異常・正常のパターンから推定する．局在診断には異常と同じくらい正常部位の同定が鍵である．筋疾患と違い神経疾患では神経再支配により障害が代償されている場合があり，筋力が正常でも必要に応じ検査する．

3) 全身性の神経疾患を疑う場合

筋萎縮性側索硬化症(ALS)など下位運動神経障害が全身で起こっていることを診断するには，脳神経，頸髄，胸髄，腰髄の各支配領域から万遍なく筋を選ぶ必要がある．一例を以下に示す．

僧帽筋(副神経，C3, 4)，上腕二頭筋(C5, 6；筋皮神経)，第1背側骨間筋(C8, Th1；尺骨神経)，第10胸椎レベルの傍脊柱筋

 コツ

診断的意味が同じなら深くて小さい筋より，浅く大きな筋を選ぶ．

(第10胸髄神経後枝)，大腿直筋(L3, 4；大腿神経)，前脛骨筋(L4, 5；深腓骨神経)の6筋．

c 判読(図1)

安静時記録で自発電位の有無を(線維自発電位，陽性鋭波，線維束電位，ミオトニー放電など)，弱収縮記録で個々のMUPの振幅，持続時間，波形を，最大収縮記録で干渉の程度(発火している運動単位数を反映)を見る．筋原性変化，神経原性変化にそれぞれ特徴的とされる所見はあるが，一つの所見だけを根拠に両者を鑑別することは多くの場合困難で，得られたすべての所見と被検筋の臨床所見も合わせて総合判

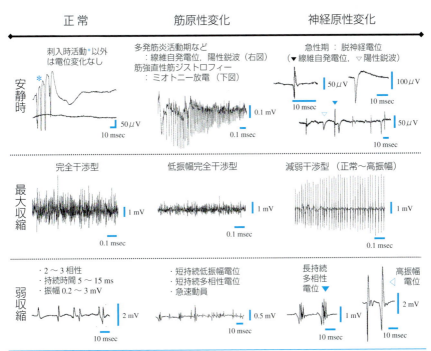

図1 針筋電図検査のおもな所見

Pitfall

線維自発電位・陽性鋭波＝神経原性変化ではない．

 コツ

各種電位の鑑別には発火パターンや発火頻度（周波数）が重要．

 Pitfall

複数のMUPの偶然の重なりと多相性電位を見誤らないこと．多相性電位は同じ波形が必ず繰り返し発火している．

 Pitfall

神経再支配と同じようなMUPを筋疾患でも認める場合がある（封入体筋炎など）．

断することを原則とする．

1）筋原性変化

最も重要な特徴は筋力低下があるのに運動単位の数が減っていないことである．明らかな筋力低下のある筋（徒手筋力テストで3以下）で最大収縮時の干渉が正常であればほぼ確実に筋原性変化といえる．MUPは，障害された筋細胞の数に応じて持続時間は短く振幅は低くなり，動員される運動単位の数も筋力のわりに多くなる（急速動員）．安静時自発電位として疾患特異性が高いのはミオトニー放電で，筋強直性筋ジストロフィーを診断する際の重要な所見である．脱神経電位とよばれることもある線維自発電位や陽性鋭波だが，筋疾患でもしばしば認める．

2）神経原性変化

運動単位数の減少がことの本質で，数が減るほど最大収縮時の干渉が減弱し基線が見える．脱神経で神経支配を失った筋細胞は2〜3週すると自発発火を始め，線維自発電位や陽性鋭波として安静時に記録される（急性脱神経所見）．臨床所見の線維束攣縮に対応する線維束電位は運動単位の自発発火である．ALSでは脱神経電位よりも早期から認められる筋電図上の重要な診断マーカーの一つである．波形からは随意MUPと区別できないが，非常に不規則に発火する点が随意発火と異なる（随意発火はゆらぎを含むがおおむね律動的．なお線維自発電位・陽性鋭波は機械的な規則正しいリズムで発火する）．

脱神経された筋細胞は，やがて残存した運動神経からの再支配を受け，自発発火しなくなる．神経再支配で規模を増した運動単位は，再支配の未熟な早期には持続時間の長い多相性電位として記録され，再支配が完成するにつれ高振幅電位へと変化していく（慢性脱神経所見）．

2　神経伝導検査

a　基本的な考え方

末梢神経障害の診断，評価に欠かせない検査だが，得られるのは大径有髄神経の情報で，温度覚や痛覚にかかわる小径有髄神経や無髄神経の情報は得られない．末梢神経を経皮的に電気刺激して，誘発される反応のサイズ（振幅，陰性面積）から軸索の本数が減っていないかどうか（軸索変性）を，刺激から反応までの時間など（遠位潜時，伝導速度など）から髄鞘の障害（脱髄）がないかどうかを診断する．なお，検査で得られる情報は（F波伝導検査以外）刺激点より末梢部分のものであり，かつ記録部位の神経線維（例えば正中神経の運動神経伝導検査なら記録筋の短母指外転筋を支配している神経線維）のみに限られるので，臨床所見との対応はそれを意識して行う．

b　検査計画

ルーチンと称しよく検査対象となるのは正中神経，尺骨神経，脛骨神経，腓骨神

経,腓腹神経だが,たとえば下垂手で橈骨神経麻痺の疑われる症例にこれらの検査をしても診断できないことからすぐわかるとおり,どの神経を選ぶのが適切かは原則症例ごとに異なる.左右上下肢のどれを検査するかも大事な選択である.重要なのは検査に先立つ臨床診断で,単に「末梢神経障害疑い」でなく,具体的にどの神経が(どこで)障害されている疑いがあるのかできるだけ明確にするようにする.大枠として,多発神経障害か単(あるいは多発単)神経障害か考えるとよい.多発神経障害は左右対称なので通常片側検査でよく,長い神経ほど障害されやすいので時間がなければ上肢より下肢を優先する.単神経障害は当該の神経のみでも最低限構わかまわないが,障害されていない反対側の同じ神経も検査すればそれがその患者の正常値となるので,異常検出感度が上がる.

c 判読

反応のサイズを表す縦方向の指標(振幅,陰性面積)は機能している軸索の本数を反映し,伝導にかかる時間に関する横方向の指標(遠位潜時,伝導速度,F 波最短潜時,反応の持続時間)はおもに髄鞘の障害を反映する.

1) 軸索変性(図 2B)

反応のサイズが遠位刺激から近位刺激まで一様に低下する.なお,感覚神経伝導検査で記録する反応は神経の活動電位(感覚神経活動電位〈sensory nerve action potential：SNAP〉)だが,運動神経伝導検査は神経でなく支配筋の活動電位(複合筋活動電位〈compound muscle action potential：CMAP〉)である.そのため慢性に経過する疾患(糖尿病性多発神経障害など)の運動神経では,変性して軸索の本数が減っても神経再支配により活動する筋細胞の数が保たれ,CMAP サイズは低下しづらい.伝導速度は,伝導の速い線維が脱落すれば正常下限値の 80％程度までは低下しうる.

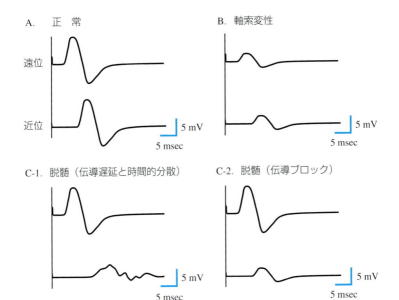

図 2 運動神経伝導検査での異常パターンと病態

Pitfall
CMAPサイズは神経筋接合部の障害（特にLambert-Eaton筋無力症候群）や筋疾患でも低下しうる．

Pitfall
慢性疾患の運動神経では軸索変性を過小評価しやすい．

Pitfall
「伝導速度」と普段呼んでいるのは最速の神経線維の伝導速度（最大伝導速度）．「伝導速度」低下＝脱髄と限らない．

Pitfall
検査部位の温度が低いと神経伝導は遅くなる．検査時の温度管理に注意．

Pitfall
反応の波形が崩れていても持続時間の延長がなければ時間的分散ではない．

Pitfall
伝導遅延だけで筋力低下は生じない．

2) 脱髄（図2C）

　脱髄をきたした部位で神経伝導が遅くなったり（伝導遅延），活動電位が途絶えたりする（伝導ブロック）．同じ神経線維束内で神経線維ごとに伝導遅延の程度が異なって神経線維間での伝導速度の差が開くと反応の持続時間が延長する（病的時間的分散）．

　伝導ブロックがある場合はそこより遠位部での刺激に比べ近位部の刺激によるCMAPサイズが不連続に低下する（SNAPは刺激-記録間の距離が遠くなるほど生理的に振幅がどんどん低下するため，感覚神経での伝導ブロックの評価は一般に困難）．なお脱髄があると刺激閾値が高くなり，最大強度の刺激でも外からはその神経線維を発火させられず伝導ブロック様の所見を呈する場合がある．真の伝導ブロックとの鑑別には記録筋の筋力低下の有無をみる（筋力低下があれば本物）．

DON'Ts

- □ 目的があいまいなまま闇雲に検査しない．
- □ 検査の原則はテーラーメイド．よく考えず安易にいわゆるルーチンやセット検査に走らない．

文献
1) 廣瀬和彦：筋電図判読テキスト．第2版，文光堂，2007
2) 正門由久，他編：神経伝導検査ポケットマニュアル．医歯薬出版株式会社，2013
3) 木村淳，他：神経伝導検査と筋電図を学ぶ人のために．第2版，医学書院，2010

東京医科歯科大学医学部附属病院 検査部　叶内　匡

21 誘発電位

DOs

- [ ] 感覚系の誘発電位は1回の検査で必ず2回以上記録して波形の再現性を確認しよう．
- [ ] 体性感覚誘発電位の各電位の同定は誘導を確認してから行おう．
- [ ] 感覚系の誘発電位で末梢に障害がある場合の中枢伝導の解釈は慎重に扱おう．

1 基本的な考え方

感覚系の検査に体性感覚誘発電位(somatosensory evoked potential：SEP)，脳幹聴覚誘発電位(brainstem auditory evoked potential：BAEP；あるいは聴性脳幹反応 auditory brainstem response：ABR)，視覚誘発電位(visual evoked potential：VEP)が，運動系の検査に運動誘発電位(motor evoked potential：MEP；あるいは磁気刺激検査)がある．

電位の誘発にシナプス伝達が介在するため，刺激から反応までの時間が遅れる機序として，神経線維の伝導遅延だけでなく，シナプス伝達の遅れも関与しうる．興奮性入力の減少でシナプス後膜での興奮性シナプス後電位(excitatory postsynaptic potential：EPSP)の時間的加重に時間がかかるとシナプス伝達はその分遅れるため，感覚系の誘発電位において末梢の障害があると，中枢に障害がなくても中枢での伝導時間に影響の出る可能性があり，結果の解釈には注意する．

感覚系の誘発電位はいずれも非常に小さく，刺激と関連しない脳波や筋電図などのノイズのなかからそれを記録するのに数百～1,000回刺激し波形を加算平均するが，ノイズは完全には除けない．意味のある誘発電位とノイズの鑑別には，その電位に再現性があるかどうかが重要なため，誘発電位の記録は1回の検査で必ず2回以上行い，再現性のない電位は有意ととらないことが原則である．

2 SEP

感覚伝導路のなかでも後索-内側毛帯系の検査で，末梢神経を電気刺激し誘発する．皮膚入力がおもな起源と考えられている．SEPとして誘発される電位は複数あるが，記録電極と基準電極をどこに置くか(この組み合わせが誘導)で記録される電位が違うため，異なる誘導を複数のチャンネルに振り分け同時記録する(複数の誘導の組み合わせがモンタージュ)．そのためSEPの各電位を同定するにはそれがどの誘導で記録されたものかまず確認しなければならない．

使用するモンタージュは，記録したい電位や，使用する機器のチャンネル数によっても異なる．一例を図1に示す．

3 BAEP(ABR)

クリック音で10ms以内に誘発される七つの波のうち臨床でよく使用するのはⅠ～Ⅴ波(図2)，なかでもⅠ，Ⅲ，Ⅴ波が重要である(Ⅱ波は明瞭でないことが，Ⅳ波はⅤ波と複合波となることがある)．聴神経

Pitfall

同じ電位が文献により異なる名称でよばれている場合がある（図1参照）．

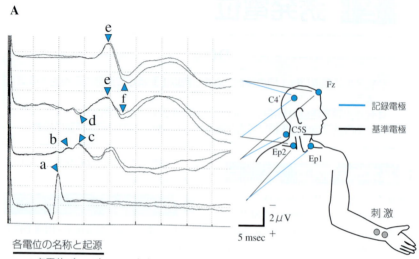

各電位の名称と起源

a: Erb点電位(or N9);Erb点直下の腕神経叢, b: N11;C5電極直下の後索
c: N13;C6-C7後角+内側毛帯(あるいは楔状束核)の複合電位
d: P13/14(or P14);内側毛帯(あるいは楔状束核)
e: N20;一次体性感覚野(3b野), f: P25(or P27);一次体性感覚野(3b野)

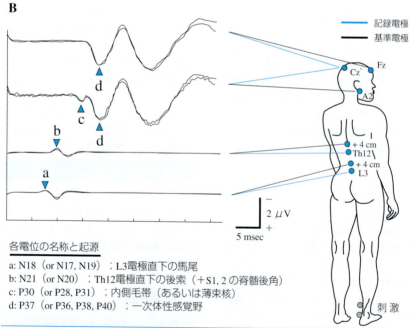

各電位の名称と起源

a: N18(or N17, N19);L3電極直下の馬尾
b: N21(or N20);Th12電極直下の後索(+S1, 2の脊髄後角)
c: P30(or P28, P31);内側毛帯(あるいは薄束核)
d: P37(or P36, P38, P40);一次体性感覚野

図1 SEPの誘導・モンタージュ・正常波形および主な電位の名称とその起源
A:正中神経SEP. B:脛骨神経SEP.

第 3 章　神経内科研修で学ぶべき知識と技術

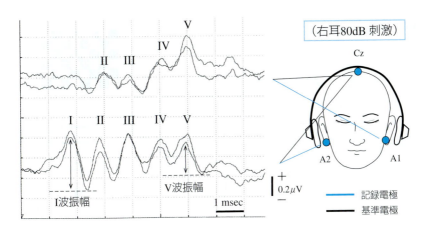

各電位の起源
　Ⅰ：刺激同側の聴神経，　　　　　　　Ⅱ：刺激同側の蝸牛神経核 and/or 聴神経近位
　Ⅲ：刺激対側の上オリーブ核，　　　　Ⅳ：刺激対側の外側毛帯核
　Ⅴ：刺激対側の下丘

図2　BAEP（ABR）の誘導・モンタージュと右耳刺激による正常波形

から中脳までの聴覚伝導路の検査だが，難聴の患者だけでなく，脳幹に機能障害が疑われる場合に広く行われる．脳死判定では，必須でないが行うことが望ましいとされており，検査を行える環境の施設では（特に法的脳死判定の場合）事実上必須と考えるべきである．

I-V 波間潜時が最も基本となる指標で，この延長がない限り，I-III 波間潜時あるいは III-V 波間潜時の延長のみで脳幹障害と断定してはならないとされる．V/I 波振幅比も重要である．

4　VEP

パターン反転刺激を通常用いる．刺激モニター画面を集中して固視してもらう必要があり，患者の積極的協力を要する．N75，P100，N145 からなるいずれも一次視覚野起源の三相性の電位が誘発されるが（図3A），再現性のよい P100 が指標としては特に重要である．全視野刺激での病変の局在診断では（図3B），視交叉後病変に注意が必要で，病変は電位に異常がみられた側と反対側の大脳半球にある（逆説的な電位分布〈paradoxical lateralization〉）．

5　MEP

手足の MEP の中枢伝導路は，一次運動野から脊髄前角細胞に投射し単シナプス結合する伝導速度の速い皮質脊髄路である．通常刺激に磁気刺激装置を用いるため磁気刺激検査ともよばれるが，刺激用コイルによって発生した変動磁場により脳内に電磁誘導された渦電流が運動野を刺激する．磁性体金属が頭蓋内にある患者やペースメーカー装着患者での検査は禁忌である．てんかん患者では発作を誘発する可能性があるため，リスクと利得を検討し，行う場合は十分な管理のもと慎重に行う．

1回の磁気刺激で一次運動野は約 1.5 ms の間隔で数回発火するが（multiple descending volleys），それらにより前角細胞に生じる EPSP が時間的空間的に加重し発火閾値を超えてはじめて MEP は誘発され

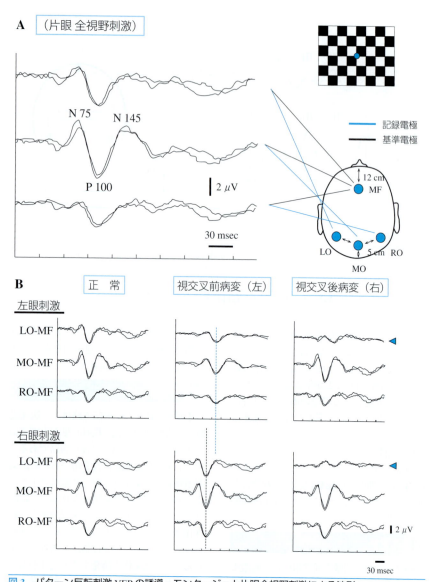

図3 パターン反転刺激 VEP の誘導・モンタージュと片眼全視野刺激による波形
A：正常波形．B：病変部位による異常パターンの違い．視交叉後病変ではいずれの側の眼の刺激でも病変と反対側の同じ誘導に異常が見られることに注意．

る（**図4A**）．MEP の代表的パラメーターの一つである中枢運動伝導時間（central motor conduction time：CMCT）の延長は，したがって，皮質脊髄路の伝導遅延だけでなく，皮質脊髄路細胞やその軸索の変性などで前角細胞への入力が減少しても EPSP の時間的加重に時間を要して，生じうる．また，CMCT の算出に頸部や腰部の磁気刺激に

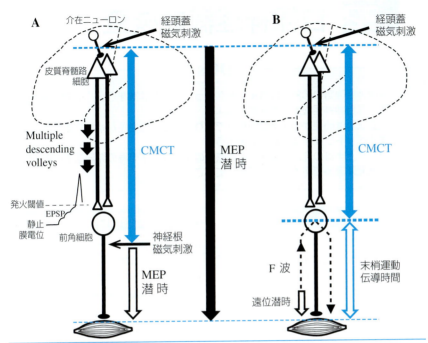

図4 経頭蓋磁気刺激によるMEPとCMCT
A：頸部ないし腰部での神経根磁気刺激によるCMCT．B：F波を利用したCMCT．〔(遠位潜時＋F波最小潜時−1)÷2〕で前角細胞から記録筋までの伝導時間(末梢運動伝導時間)が推算できる．MEP潜時からこれを引いたものがCMCT．

よるMEP潜時を用いる場合，椎間孔を出た直後での神経根が刺激されるため，CMCTに近位の末梢伝導時間が含まれることに注意する(図4A)．

DON'Ts

- ☐ 頭蓋内に磁性体金属のある患者やペースメーカー装着患者で磁気刺激検査をしてはならない．
- ☐ 感覚系の誘発電位で再現性のない電位は有意ととらない．

文献

1) 松浦正人 編：臨床神経生理検査の実際．新興医学出版社，2007．
2) 神経内科 第65巻特別増刊号 臨床神経生理学的検査マニュアル．科学評論社，2006．

東京医科歯科大学医学部附属病院 検査部　叶内 匡

22 自律神経機能検査

> **DOs**
> - 自律神経障害の診断にはポイントを絞った問診と診察を行い，その内容から適切な自律神経機能検査を選択しよう．
> - 起立試験は簡便かつ非侵襲的検査であり，起立性低血圧が疑われる場合にはまずベッドサイドで実施してみよう．
> - 顔面や上半身の発汗過多を訴える患者の多くは，下半身の発汗低下による代償性発汗過多であることを認識しておこう．

1 基本的な考え方

　自律神経障害ではその症状を患者自ら訴えることは少ないのでポイントを絞った問診や診察が重要である．心血管系の障害では血圧低下によるめまい・ふらつき，立ちくらみなどの脳虚血症状や肩こり，頭痛などの筋虚血症状がみられる．血管運動障害では四肢遠位部に皮膚温の低下や色調変化・浮腫などがみられる．これらの症状を認めたら起立試験や心拍変動のスペクトル解析などを実施する．

　発汗系の障害では発汗低下と発汗過多があるが，顔面や上半身の発汗過多を訴える患者の多くは，実は下半身の発汗低下による代償性発汗過多であることを認識しておく必要がある．さらに発汗低下では夏にはうつ熱や暑さに対する不耐症状を呈する．発汗低下では入浴後や運動後の汗の出具合やその分布を確認する．発汗過多の場合は全身性では甲状腺機能亢進症，手足に限局した場合は掌蹠多汗症をまず考える．発汗試験の対象となるのはおもに発汗低下であり，その場合は温熱性発汗や精神性発汗の障害の有無を判定するため，各々の発汗試験を行う．

2 心血管系自律神経機能検査

a 起立試験

　起立試験には能動的起立試験(Schellong試験)と受動的起立試験があり，起立性低血圧(orthostatic hypotension：OH)のスクリーニングとしては前者を，OHが疑わしい場合には起立台を用いて後者を行う．わが国に統一されたOHの診断基準はない．国際自律神経学会のOH診断基準[1]は，起立試験の方法は問わず，起立3分以内に収縮期血圧20mmHg以上，または拡張期血圧は10mmHg以上の血圧下降となっている．しかし高齢者や多系統萎縮症のOHの診断には収縮期血圧30mmHg以上，あるいは拡張期血圧15mmHg以上とするのがよい．起立試験は3分以上実施し，受動的起立試験では起立角度を60～70度で実施するのが一般的である．起立試験前後で血漿ノルアドレナリンを測定すると，OHの病態を推察できる(表1)．

b 心拍変動のスペクトル解析

　心拍変動をスペクトル解析し，0.15Hz以上を高周波成分(HF)，0.04～0.15Hzを低周波成分(LF)とに分離する．HFは心臓迷走神経活動(心臓副交感神経)，LFは圧受容器反射機能を反映する．LFに対するHFの比は交感神経機能の指標とする立場もある．本試験は不整脈を伴う患者には適

表1 起立性低血圧と血漿ノルアドレナリンの関係

	起立性低血圧	
	交感神経節後性障害	交感神経節前性障害
安静時血漿ノルアドレナリン	低下	正常
起立後血漿ノルアドレナリン増加	欠如	欠如
おもな疾患	純粋型自律神経不全症 糖尿病性ニューロパチー アミロイドーシス Parkinson病を呈する自律神経不全症	多系統委縮症

応とならない．

3 発汗試験

発汗には温熱性発汗と精神性発汗があり，この両者は生理的意義も検査法も異なる．温熱性発汗は有毛部にみられる発汗で，生理的には体温上昇に伴う熱放散を目的としている．中枢は視床下部や視索前野である．精神性発汗は手掌・足底に限局してみられる発汗でストレスや情動の興奮により誘発される．おもな中枢は前頭葉，辺縁系である．

a　温熱性発汗試験

加温して患者の発汗を誘発させる方法で，発汗障害の分布をみるのに適した方法である．加温は1.0～1.4℃の体温上昇を目標とする．当教室ではMinor法を次のようなやり方で実施している．澱粉を溶かしたヨードを含む無水アルコールの混合液を全身に塗り，その部位をラップ・フィルムで覆う．加温するために電気毛布で覆うが，患者の体温上昇が十分でなければエアコンやストーブを使用して室温を上げる．発汗部位を黒紫色に変色する．簡便な方法として，運動負荷前後にサーモグラフィーを用いて皮膚温を測定する．発汗が低下している部位では熱が放射されないために皮膚温が上昇する．

b　精神性発汗試験

交感神経皮膚反応は筋電図検査装置や専用の機器を用いて行う．刺激には音や深呼吸，磁気や電気などがある．電気刺激は前額部の上眼窩神経や正中神経手根部で行う．記録電極は平皿電極を発汗測定部位の手掌や足底の中央に置き，基準電極は手親指の爪を用いる．刺激によって得られた波形の振幅は頂点間で測定し，最大振幅を精神性発汗の指標とする．本法は意識の低下に伴い反応が低下するので意識障害患者は適応とはならない．

DON'Ts

- ☐ 起立性低血圧の診断には起立前の安静臥位の血圧が重要であり，座位の血圧を基準にしてはいけない．
- ☐ 不整脈を有する患者に心拍変動のスペクトル解析を実施し，自律神経障害の有無を判定してはいけない．

文献

1) The Consensus Committee of the American Autonomic Society and the American Academy of Neurology: Neurology 1996;46:1470

埼玉医科大学 神経内科　**山元敏正**

23 筋生検

> **DOs**
> - 筋炎を疑う場合は，必ず事前に MRI を施行する．
> - 組織学的解析を行うには，凍結固定を行う．
> - 凍結筋を輸送する場合には，十分なドライアイスとともに送る．

1 基本的な考え方

a 目的
おもに組織学的解析を目的とする．筋疾患は歴史的に病理学的所見によって分類・定義されているため，大半の筋疾患の確定診断に筋病理解析が必要である．

b 対象疾患
原則として筋疾患を疑う場合に行う．ただし，臨床的に特徴がはっきりしており遺伝学的診断が可能な疾患については，遺伝子診断をまず行う．Duchenne 型筋ジストロフィー，福山型先天性筋ジストロフィー，筋強直性ジストロフィー，顔面肩甲上腕型筋ジストロフィーなどが該当する．神経原性疾患・神経筋接合部疾患は，特別な理由がない限り適応とならない．

c 実施時期
筋炎を疑う場合を除き，緊急性はない．ただし末期を避ける．どの年齢でも筋生検可能である．

d 採取部位
軽度～中程度に障害されている筋を採取する．さらに各 fiber type が均等にモザイク状に分布していることが確立している筋であることが望ましい．実際には，上腕二頭筋や大腿四頭筋から生検が行われることが多い．筋炎を疑う場合，必ず事前に筋MRI を施行して炎症部位を確認し，炎症部位を狙って生検する．腓腹筋は慢性筋原性変化と慢性神経原性変化の鑑別が極めて難しいため，特別な理由がない限り避ける．

e 麻酔
協力が得られない患者では全身麻酔を用いる．悪性高熱を起こしにくい静脈麻酔が用いられることが多い．全麻下であっても，局所麻酔も併用する．協力が得られる患者では，覚醒下で局所麻酔を用いて筋生検を実施する．1% リドカイン（アドレナリンなし）を用いる．**局麻薬は筋線維を壊死させるため皮下のみに浸潤させ**，筋自体には作用させない．患者には，筋を採取する際には痛みを伴うことをあらかじめ説明しておく．

f 合併症
合併症の可能性としては，出血，感染，末梢神経切断などがあるが，特に成人の場合，事実上問題となるのは手術痕が残るという外見上の問題のみである．したがって侵襲度を理由に筋生検をためらう必要はない．

2 生検手技

a 皮膚切開～筋膜露出
筋腹の中央部分で 2～4 cm 程度の切開を，筋線維の走行に沿った方向に加える．あらかじめマーカーで印をつけておくとよい．皮下組織は鈍的に剥離し，筋膜を露出する．皮下脂肪が厚い大腿四頭筋では，筋膜様の膜構造を皮下組織内に認めることがあるので注意する．

b 筋膜切開～筋の採取
筋膜に切開を加え，切開部分の両側をそれぞれ 3 本，計 6 本のモスキートペアンでつまんで筋を露出させる．先の尖った

第3章 神経内科研修で学ぶべき知識と技術

Metzenbaum タイプの剪刀で，筋線維の方向に対して垂直に穴を開ける．その穴に平坦な摂子などを通し，筋線維方向に滑らせながら採取する検体を取り分ける．成人の場合，鉛筆程度の太さで1 cm 程度の長さの検体を採取する．採取する検体の中央部に軽く一針糸を掛けておき，検体を持ち上げ，剪刀で両端を少しずつ切り進めて切り出す．両端を糸で縛ったり，電気メスを用いたりしない．

c 採取検体の取り扱い

あらかじめ湿潤ガーゼ（片手で一度しっかりと握って，水滴がしたたり落ちない程度に絞っておく）を用意しておき，採取後すぐに検体を包む．ガーゼを湿らせるには，生理食塩水または純水を用いる．

d 縫合

筋膜は吸収糸で縫合する．皮膚はナイロン糸で縫合（マットレス縫合など）．ガーゼなどで圧迫し包帯を巻く．1週間〜10日程度で抜糸する．

e 安静

抜糸までは可能な限り患部を安静に保つ．特に，筋生検当日の日中および夜は，入浴を避け，患部は動かさないようにする（下肢からの筋生検の場合，ベッド上安静が望ましい）．

3 固　定

筋組織では，新鮮凍結固定が重要である．電子顕微鏡的観察用にはグルタールアルデヒド固定を行う．ホルマリン固定標本から得られる情報は少なく，多くの場合，ホルマリン固定自体が行われない．

a 新鮮凍結固定

1）コルク上への設置

試験管の栓として用いられるコルク〔上径（下径）×高さ = 16.5（13.5）× 16.5 mm〕を4等分に輪切りにしたものを土台として用いる．トラガカントゴムを少量の水に溶かして粘土状にし，採取した検体を垂直に立てる．

2）イソペンタン・液体窒素での固定

100 mL サイズのビーカーにイソペンタン（2-メチルブタン）を入れ，紐または針金などでつるして液体窒素に浸ける．撹拌させながらイソペンタンを凝固点（－160℃）まで冷却する．凝固点に達したところで，1）で準備した検体をコルク片ごと冷却イソペンタン中に浸けて，細かく撹拌させる．およそ1分を目処に凍結する．凍結した検体は，すぐにドライアイスの上に置く．凍結した検体は絶対に溶かさない．検体表面のイソペンタンが乾燥し消失するまで，5分ほどドライアイス上で放置する．

3）アセトン・ドライアイスでの固定

イソペンタン・液体窒素が入手できない場合に，次善の策として行う．アセトンを入れたビーカー内に砕いたドライアイスを少しずつ入れ，ドライアイスの温度（－79℃）までアセトンを冷却させる．冷却アセトン中で，1）で準備した検体を1分間撹拌させながら凍結固定する．凍結後はすぐにドライアイスの上に載せる．凍結した検体は絶対に溶かさない．検体表面のアセトンが乾燥し消失するまで，5分ほどドライアイス上で放置する．

4）保　存

－80℃の超低温フリーザーで保存する．凍結乾燥を防ぐべく，小瓶やフィルムのプラスチックケースなど密閉容器に検体を入れておく．**いったん凍結させた検体は絶対に溶かさない．**

5）輸　送

検体を輸送する場合には，小瓶などの一次容器に入った検体を，WHO「感染性物質の輸送規制に関するガイダンス 2009-2010 版（適用免除品ヒト由来検体〈Exempt human specimen〉）」に従い，さらに二次容器としてジプロック式ナイロンバッグに入れる．このなかには，ティッシュペーパーなどの小片を入れて，万が一，一次容器が破損した場合にも液性成分を吸収できるよ

うにする．ナイロンバックに入った検体を，三次容器である発泡スチロール製のクーラーボックスに入れ，箱いっぱいドライアイスを詰めて送る．新聞紙などの緩衝材は入れない．箱の蓋はガムテープなどで密閉する．最短で到着するようにする．週末や午後の遅くの到着を避ける．

b 電顕用固定

診断確定に電顕的解析が必要になることはまれであるが，後から電顕用検体を作製することは不可能であるため，可能な限り電顕用検体も作製すべきである．

1） 切り出し

未固定の採取筋から径 1 mm，長さ 1 cm 程度の筋を筋線維の方向に沿って切り取り，スライドグラスの磨りガラスの上に少し引き延ばしながら貼り付ける．

2） 固定

スライドグラスに貼り付けた状態で，2.5％ グルタールアルデヒド溶液(0.1M，pH7.4 のリン酸バッファーまたはカコジル酸バッファーに溶かしたもの)に 2〜3 時間浸し，その後はバッファーが入った小瓶に移して冷蔵保存する．この状態で輸送する場合には，常温で輸送する(凍結検体とは別に送る)．

3） 包 埋

1 か月以内にエポン樹脂に包埋する．包埋後は半永久的に保存できる．

4 国立精神・神経医療研究センターへの依頼

筋病理診断は，国立精神・神経医療研究センターに依頼することもできる(右記 URL 参照)．検体到着後 4〜5 週間で最初の結果が報告される．

表1 国立精神・神経医療研究センターで行っている組織化学染色(文献 1 より一部改変)

1. ヘマトキシリン・エオジン染色(hematoxylin and eosin；H&E)
2. ゴモリ・トリクローム変法(modified Gomori trichrome；mGT)
3. NADH-tetrazolium reductase(NADH-TR)
4. コハク酸脱水素酵素(succinate dehydrogenase；SDH)
5. チトクローム c 酸化酵素(cytochrome c oxidase；COX)
6. Oil red O(ORO)
7. 酸性ホスファターゼ(acid phosphatase；ACP)
8. アルカリホスファターゼ(alkaline phosphatase；ALP)
9. 非特異的エステラーゼ(nonspecific esterase；NSE)
10. アセチルコリンエステラーゼ(acetylcholinesterase；AChE)
11. Periodic acid Schiff(PAS)
12. Congo red
13. Myoadenylate deaminase(AMP deaminase)
14. Menadione-linked α-glycerophosphate dehydrogenase(MAG)
15. ホスホフルクトキナーゼ(phosphofructokinase；PFK)
16. ホスホリラーゼ(phosphorylase)
17. Myosin ATPase(ルーチン)pH 10.3
18. Myosin ATPase(ルーチン)pH 10.4
19. Myosin ATPase(ルーチン)pH 10.5
20. Myosin ATPase(ルーチン)pH 10.6
21. Myosin ATPase(ルーチン)pH 10.7
22. Myosin ATPase(ルーチン)pH 10.8
23. Myosin ATPase(pH 4.7)
24. Myosin ATPase(pH 4.6)
25. Myosin ATPase(pH 4.5)
26. Myosin ATPase(pH 4.4)
27. Myosin ATPase(pH 4.3)
28. Myosin ATPase(pH 4.2)
29. Myosin ATPase(pH 4.1)

http://www.ncnp.go.jp/nin/guide/r1/diagnostic_service.html

文献

1) 西野一三：臨床神経学 2011; 51:669-676
2) 埜中征哉：臨床のための筋病理．第 4 版．日本医事新報社，東京，2011

24 神経生検

> **DOs**
> - □ 他検査同様に神経生検から得られる情報には限界があることをよく知ろう．
> - □ 生検神経全部をホルマリン固定するのではなく，凍結やグルタールアルデヒド固定を行おう．
> - □ 生検後に縫合不全などの合併症がないかよく確認し適切に対処しよう．

1 基本的な考え方

神経生検は，その他の臨床検査と同様に単独で確定診断に結びつくことはまれであり，絶対的適応としては血管炎性ニューロパチー，アミロイドニューロパチー，サルコイドニューロパチー，神経らいなどの一部の疾患が疑われる場合に限られる．しかし，脱髄か軸索障害か，急性か慢性か，障害の活動性，障害のプロセスなどの評価について診断のみならず治療法の選択についても有用な情報を与えてくれる．つまり，絶対的適応以外の場合には主治医の立ち位置により適応の範囲は変わっていくのである．

非典型例，若年者や高齢者で強い免疫療法が必要と想定される場合，複数の要因が影響する場合など診断や治療に難渋する症例では神経生検の適応について検討する価値があると思われる．

2 神経生検の対象

現在，神経生検の対象としては腓腹神経が広く用いられている．その理由としては，生検後に運動麻痺を起こさない感覚神経であること（実際にはわずかに運動線維を含むが運動麻痺はきたさない），解剖学的個人差（破格）が少ないこと，末梢神経伝導検査結果と対比が可能であることなどがあげられる．このため，運動性ニューロパチーについては参考所見にとどまること，あくまで末梢神経系の一部の評価に過ぎず炎症性ニューロパチーなどの局所性病変は検出されない場合があること，生検部位より近位部に病変がある場合にはWaller変性などの二次性変化しか観察されないことがあることなどの点には注意を要する．

腓腹神経生検には，後遺症を最小限とするため腓腹神経を短冊状に部分採取する"fascicular biopsy"と全腓腹神経を採取する"total biopsy"があるが，神経上膜や神経束間の差異は診断に重要な情報であり，後者の方法についてのみ述べる．また，腓腹神経の背側，やや腓骨寄りに存在する短腓骨筋についても診断的情報を含むことが少なからずあり，同時生検されることをお勧め

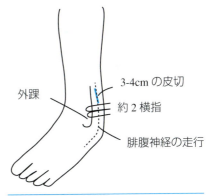

図1　腓腹神経生検部位
腓腹神経は，外踝とアキレス腱の間でややアキレス腱寄りを走行している．末梢神経伝導検査を思い出してみると良い．

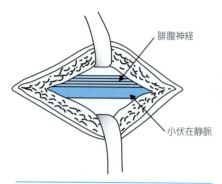

図2 腓腹神経と小伏在静脈
皮切部から結合織の鈍的剥離を進めると，2本の索状物に到達する．腓腹神経と小伏在静脈の鑑別は意外に難しく，索状物内部に縦走する線維がないか，直角な分枝が出ていないかなどに注目して，焦らずそれぞれを同定する必要がある．

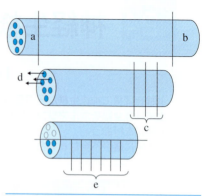

図3 生検腓腹神経の処理方法
採取した神経の両端を鋭利な剃刀で切断し，aを凍結標本，bをホルマリン固定パラフィン包埋標本の作成に使用する．残りは2.5%グルタールアルデヒド液で15分程度固定し，腓腹神経全断面が観察できる切片を3〜4個作成する(c)．また，ときほぐし標本用に数本の神経束を鋭利なピンセットで引き抜く(d)．さらに残りの部分を約1mm四方のブロックとして細断する(e)．cとeは改めて2.5%グルタールアルデヒドで固定しエポン包埋トルイジンブルー染色標本や電顕標本の作成に使用する．

する．

3　腓腹神経生検の実際

　生検はベッドサイドでも可能ではあるが，清潔操作が必要であり極力手術室で行うことが望ましい．体位は腹臥位を基本とする．モニターを装着し，手術肢の外踝とアキレス腱との間でややアキレス腱寄りで外踝上縁から約2横指上方の部分から，アキレス腱と平行に3〜4cm程度マーキングする（図1）．同部位を中心に十分な消毒と局所麻酔後に皮切を入れる．真皮下の結合織を鈍的剥離していくと，筋膜より表層で切開創と平行に走行する2本の索状物（腓腹神経と小伏在静脈）に到達するが（図2），高齢者や長期ステロイド投与例では脂肪織が薄く思いのほか浅い部分に神経がある場合があり慎重に行う．腓腹神経と小伏在静脈の鑑別は意外に難しい．ポイントとしては，①神経には光沢があり内部に縦走する線維状走行を認める，②神経にはない直角な分枝が血管に存在する場合がある，といったことがあげられる．腓腹神経を同定したら小伏在静脈を十分に剥離し，腓腹神経近位

端に浸潤麻酔を行った後，ごく軽く糸をかけ神経をわずかに挙上し，今から痛みを感じることを患者に伝えてから，必ず近位端，次いで遠位端の順に鋭利な剪刀で一気に切断し，すぐにガーゼなどで圧迫止血する（遠位端から切断すると無用な痛い思いを2度も強いることとなる）．神経は外力に極端に弱く，引っ張ったり曲げたりしないようにとにかく優しく扱う必要がある．もちろん筋生検同様電気メスによる止血は御法度である．採取した神経はまっすぐのまま短冊状に切った濾紙などの上に優しく置き，乾燥を防ぐため生理食塩水に浸け固く絞ったガーゼで優しく包み滅菌シャーレにそっと入れる．

　続いて止血確認後に，ややアキレス腱寄りに鈍的剥離を進め短腓骨筋を同定し，通常の筋生検同様の方法で採取する．慢性経過の末梢神経障害患者では短腓骨筋が高度

に脂肪変性していることがあり，同定不能なことも多い．止血確認後に筋膜縫合し，皮膚縫合を行い終了する．生検後2～3日は手術肢に体重をかけないよう指導し，7～10日後に抜糸する．ただし，高齢者やステロイド内服例などでは，縫合不全を起こし創治癒に長期間要することがしばしば経験され，術前の情報提供と場合によっては術後早期に形成外科などへのコンサルトを行っておくことも医師患者関係を円滑に保つうえで重要である．

4 生検神経の処理

①エポン包埋標本，②パラフィン包埋標本，③凍結標本，④ときほぐし標本を作成する(図3)．①は原型に近い神経構造が保たれ，トルイジンブルー染色での光顕的検討では有髄線維密度や髄鞘の厚さ，onion bulb，myelin ovoidなどについて評価でき，さらに電顕的検討も可能である．②はHE染色やBodian染色，Congo-red染色などで検討可能であり，細胞浸潤やアミロイド沈着などの評価に秀でる．③は迅速標本を作成でき血管炎性ニューロパチーなど診断を急ぐ症例で威力を発揮する．④は障害部位の分布や障害後の再生過程を神経線維ごとや1本の神経線維内で評価できるため，神経障害が進行中であるのか慢性期に至っているのか，安定していた病勢が再増悪したのかといった経時的評価に優れる．個々の詳細な標本作製法については別稿[1,2]を参照されたい．

おわりに

神経生検は侵襲的検査であり，最近ではやや敬遠される傾向にある．また，前述のとおり確定診断に直結する病理所見が得られることはまれである．しかし，診断や治療に際しての有用性だけではなく，その疾患の病態解明にも光を与えうる側面を病理学的検討は合わせもつ．昨今進歩の目覚しい分子生物学的知見を実際の人体において論証するツールとしての有用性は今なお失われておらず，是非神経生検を通して様々な疾患の病態解明に貢献されたいと思う．

DON'Ts

- 神経は必ず近位端，次いで遠位端の順に剪刀で切断して丁寧に採取し，引っ張ったり曲げたりしてはならない．
- 止血は圧迫が基本で，電気メスを使用してはならない．

文献
1) 神田　隆：病理と臨床 1985;3:999-1002
2) 神田　隆：病理と臨床 1985;3:1115-1118

山口大学医学部附属病院 神経内科　**中野雄太**
山口大学大学院医学系研究科 神経内科学　**神田　隆**

25 その他の臓器生検

> **DOs**
> - 侵襲的な検査なので，遺伝子検査など非侵襲的な検査が利用できるかどうか，よく確認する．
> - 特に脳や心筋など，重篤な合併症がありうる部位については，メリットがリスクを上回る場合に限られる．他の臓器での代用可能性も専門家と議論する．
> - 患者にも検査の限界も含め，よく説明して同意していただく．

1 皮膚生検

a 適応

皮膚病理で診断できる疾患（皮膚筋炎やアミロイドーシス，セロイドリポフスチノーシス，核内封入体病など）皮膚疾患を合併する神経疾患，生検皮膚の線維芽細胞を培養することによる酵素活性測定（Gaucher 病や Krabbe 病など），iPS 細胞の樹立を初めとした研究目的に用いられることもある．侵襲が少なく複数回施行することも可能である．

b 方法

できるだけ瘢痕を残しにくい部分を選択する．皮膚の炎症性疾患は正常との対比のため，健常皮膚を含めた病変の辺縁から採取する場合もある．局所麻酔後，皮下脂肪組織を含める深さまで採取する．パンチ生検，メスを用いて紡錘形に採取する場合がある．皮膚疾患の場合，二次変化をきたしている場合は診断価値が下がるので，採取部位については皮膚科医と相談する．皮膚病変を疑う場合は事前に皮膚写真を残しておく．

> ⚠️ **Pitfall**
> 多少なりとも瘢痕が残るため，顔面やケロイド体質の患者での皮膚生検には注意が必要である．事前に問診，説明を欠かさないこと．

2 脂肪生検

a 適応

アミロイドーシスが疑われるとき．

b 方法

腹壁で皮膚生検に準じて皮下脂肪組織を含めて採取する．パンチ生検よりも切除のほうが望ましい．脂肪吸引でも診断ができることがある．

3 骨髄穿刺・骨髄生検

血液疾患合併が疑われるときに行われる．手技および適応については血液学の成書を参照すること．Gaucher 病，Niemann-Pick 病の確定診断には酵素活性測定や遺伝子検査が必要であるので，適応をよく考慮して行うこと．

4 それ以外の生検

神経内科医は通常行わず，他科に依頼することになる．リスクの高い生検では血液検査や遺伝子診断，他部位の生検等での診断が可能かどうかよく検討する．

a 心筋生検

アミロイドーシス，サルコイドーシス，Fabry 病などで，他の検索で原因が明らかにならなかった場合に行われることがある．採取できる検体が少量であるために診断に至らなかったり，MRI である程度診断が

可能な場合もある．循環器科医に相談のうえ適応を検討する．

b　脳生検
脳腫瘍やリンパ腫，中枢神経系の血管炎の診断・鑑別のために行われる．

c　胃・直腸生検
アミロイドーシスの診断に有用であることがある．蓄積が疑われる部位の生検ができない場合に適応がある．

d　肝生検
適　応

肝酵素上昇や肝脾腫を伴っている患者の診断目的に行われる．アミロイドーシスは肝出血のおそれがあるので避ける．筋疾患の患者が肝酵素上昇のため，誤って肝生検される事例があるので注意する．銅沈着を証明できるWilson病や鉄沈着のみられるヘモクロマトーシスについては確定的な診断になりうるが，組織片が小さいと偽陰性が生じるので注意する．出血のリスクに十分注意する．

DON'Ts

- ☐ 非侵襲的な検査に置き換えられる可能性やより侵襲性の低い生検に切り替えられる可能性を検討しないで生検を行ってはいけない．
- ☐ 検体処理も含めて十分な経験がない場合は，一人で行ってはいけない．

文献
1) 大塚藤男編著・原著　上野賢一：皮膚科学第9版 金芳堂, 2011, 45
2) The Belgian Working Group on Gaucher disease：Guidelines for diagnosis, treatment and monitoring of Gaucher's Disease. 2004
3) NP-C Guidelines Working Group, et al.: Mol Genet Metab 2009; 98:152-165
4) 厚生労働科学研究費補助金 難治性疾患克服研究事業 アミロイドーシスに関する調査研究班：アミロイドーシス診断ガイドライン 2010

国立精神・神経医療研究センター病院 神経内科　**森　まどか**

26 神経疾患におけるリハビリテーション

> **DOs**
> - ☐ 過不足なくタイムリーにリハビリテーション処方を行う．
> - ☐ リハビリテーションに必要欠くべからざる医療情報を伝える．
> - ☐ 神経疾患の特異性を考慮したリハビリテーション処方を行う．

1 基本的な考え方

神経疾患のリハビリテーション（以下リハ）では，神経障害を認めながらも，残存機能を生かして日常生活動作（ADL）の改善をめざす．神経変性を治癒させることはできなくても，神経障害に起因する二次的障害の進行を予防する．医療的リハは，医師の処方の下に計画・実行されなければならない大原則があるため，神経内科医がリハを依頼する際には，リハ医に依頼を行う場合と直接リハスタッフ（PT, OT, ST など）に依頼する場合に大別される．所属施設にリハ科の専門医，専従医がいない場合には，神経内科医がリハを実行するために必要な医療情報を伝え，リハ処方を計画し，リハスタッフに直接依頼する．具体的に必要な医療情報をあげると，疾患名，障害部位，発症日，合併症，入院予定期間，服用薬による禁忌事項，発症前の ADL レベルである．

2 リハ依頼の原則

a 依頼のタイミング

リハを依頼するにはタイミングが重要である．いたずらに時間を浪費することなく可及的速やかにリハの開始を依頼する．疾病の病態安定がリハ依頼の前提となるのは当然であるが，そのタイミングを計るのは主治医の責任である．特に依頼のタイミングと経時的なリハ処方の更新が重要なのは，脳卒中リハである（**表1**）．

b リハ施行の場所

急性期または病態が不安定なときは，安全を優先してベッドサイドからリハを始めるべきである．しかし，いたずらにベッド

表1 典型的な脳梗塞リハビリテーションの処方例

急性期（発症 48 時間以内からベッド上のリハビリテーション開始）
麻痺側上下肢の ROM 運動，座位耐性訓練，麻痺筋促通訓練，非麻痺側筋力増強 発症後数日（2〜3日後）：段階的座位耐性訓練開始 発症後数日で車椅子乗車が可能となればリハビリテーションセンターにて本格的リハビリテーション開始とする．
亜急性期
1. 関節可動域運動（ROM exercise）：特に麻痺側肩関節・足関節 2. 筋力増強：殿筋群を中心とする両下肢筋の等張性筋収縮を指摘する． 3. 基本動作訓練：起立訓練，立位バランス訓練，ブリッジングエクササイズ 4. 歩行訓練：平行棒内歩行訓練から杖歩行へ，短下肢装具のチェックアウト 5. 日常生活動作（ADL）訓練，生活関連動作（activities parallel to daily living：APDL）訓練 6. 高次脳機能障害訓練 7. 言語聴覚訓練 8. 嚥下訓練：間接嚥下訓練から開始し，安全性が確認できたら直接嚥下訓練を開始

> **コツ**
>
> 運動範囲の規定としてカルボーネンの式を用いる．
>
> 目標心拍数（Target Heart Rate）＝（年齢別予測 HRmax －安静時 HR）×係数（0.4〜0.7）＋安静時 HR
>
> 年齢別予測 HRmax は簡便に 220 －年齢を用い，係数としては 0.5 程度の軽めに設定する．

サイドでのリハを長引かせるのは非効率である．病態が安定し，車椅子に 1 時間程度乗車が可能であることを確認できれば，リハ訓練室でのリハがより効率的に ADL を拡大できるため，リハセンターに移行する依頼のタイミングを逃さないようにする．

c 運動負荷可能範囲の設定

体力・持久力に問題がある場合には，可能な運動負荷範囲を指定する．心電図モニターをしながらリハを行えれば万全であるが，人手と機器がかかるうえに，常にモニターと患者の両方に注視しなければならない煩雑さがある．そのため，リハ中に適宜かつ簡便に測定できる心拍数を目安にするとよい．

d 疾患別リハの選択

医療的リハの診療報酬体系は疾患別に類別されているが，神経疾患のリハでは脳血管疾患等リハを選択するよう指示する．

e リハ起算日

脳血管疾患等リハ料は，発症・手術・急性増悪の日をリハの起算日とする．起算日から 180 日以内がリハを原則的に施行できる期間である．

3 リハ処方の内容

a 関節可動域運動（ROM exercise）

麻痺をきたしている関節を中心に関節可動域運動を施行する部位を指摘する．おもに麻痺肢とするが，意識障害をきたしている場合は，四肢の拘縮予防の関節可動域運動を指示する．

b 筋力増強

筋力低下をきたしており筋力増強を行いたい部位を指摘する．また，特に獲得したい動作にかかわる筋肉部位を指摘する（たとえば殿筋群を中心とする両下肢筋）．

c 基本動作訓練

ベッド臥床状態が続いている場合や座位姿勢不良の場合は，起座訓練，座位耐性訓練，座位バランス訓練を指示する．すでに座位が安定している場合には起立訓練，立位バランス訓練を指示する．また，易転倒性や歩行障害が著しい場合には膝立ち訓練，膝歩き訓練が安全かつ有効である．歩行を安定化させるために必要な殿筋群，ハムストリングスの強化には，いわゆるブリッジングエクササイズも容易で有効である．

d 歩行訓練

歩行訓練にも平行棒内歩行，杖歩行，歩行器歩行がある．歩行能力により歩行訓練の内容を指示する．また，失調性歩行には，失調を認める側の下肢に約 800g の重錘負荷を試みて，歩行が安定するかを確認してみる．失調性歩行の約 4 割程度に効果があり，重錘負荷歩行訓練が有効な場合には重錘負荷を徐々にはずしてゆく．パーキンソニズムのすくみ足現象に対しては，視覚的手がかりが有効なことがあり，目印を利用した歩行訓練が有効である．

e 日常生活動作（ADL）訓練

ADL 訓練はリハの基本であり，必須項目である．日常生活動作の様々な動作（食事，排泄，更衣（着替え），整容，入浴，起居移動）が自立または介助量が減らせるように実地訓練を行う．また，生活関連動作（activities parallel to daily living：APDL）訓練は，洗濯・掃除・炊事等の家事動作，買い物，金銭管理，公共交通機関の利用等の諸動作を意味し，日常生活に必要となる応用的な生活動作の訓練である．

f 高次脳機能障害訓練

左半球損傷による失語症，失行症，右半球損傷による左半側空間無視，motor impersistence（動作維持困難），着衣失行，前頭葉障害による認知機能障害（注意障害，記銘力障害），遂行機能障害などが代表的な高次脳機能障害である．どのような高次脳機能障害を認めるか見極めたうえで，高次脳機能障害に対応するように依頼を行う．

g 言語聴覚訓練

多くの神経疾患は球麻痺・仮性球麻痺や小脳失調性爆裂様構音障害を呈し，構音障害訓練が必要となる．また，脳卒中では失語症を呈することが多く，失語症のタイプ，重症度に応じて長期の失語症訓練が必要となる．

h 嚥下訓練

球麻痺・仮性球麻痺から嚥下障害をきたす神経疾患には，嚥下機能の理学所見，嚥下造影・嚥下内視鏡による病態像を明らかにして嚥下リハを依頼する．誤嚥の危険性の高い患者には喉頭挙上訓練などが中心の間接嚥下訓練を行い，誤嚥の危険性の低い症例には誤嚥しにくい食物を用いた直接嚥下訓練を行う．また，随意的な咳，体位後傾，横向き嚥下，頸部前屈，顎突き出し嚥下などの代償嚥下手法を模索する．

以上のリハ項目を過不足のないように処方する．極端に内容が不足している処方や，泥縄式にやたら多くを処方することは避けなければならない．

4 神経疾患特有のリハの注意点

a 柔軟な計画

リハプランは，病態，重症度，合併症によって変更を余儀なくされる．特に branch atheromatous disease（BAD）や椎骨脳底動脈解離は，症状の進行・増悪を注意深く観察しながら施行する．Parkinson 病の薬物療法では，効果時間が減少していく wearing off 現症や on and off 現症などの時間的制約に対し，リハ施行に最適の時間帯を考慮する（表2）．

b 転 倒

転倒による骨折は ADL を損なうことになるので絶対さけなければならない．ゆえに，易転倒性の有無を必ず付記して注意を喚起する．特に進行性核上性麻痺は著明な姿勢の不安定さに加え，注意力や危険に対する認知力が低下するため，何度注意を促

表2 Parkinson 病のリハビリテーション処方例

目標：1. 運動能力・体力の維持・向上
　　　2. 姿勢保持障害の改善
　　　3. 二次的な変形，拘縮の予防

リハビリテーションの内容
1. ROM 運動：体幹回旋，屈伸の ROM 運動，上・下肢の伸展 ROM 運動
2. 基本動作訓練：前傾姿勢・側方傾斜姿勢の矯正（声かけ・鏡を使ったフィードバック）．頸部体幹の体軸を中心とした回旋運動
3. 全身のリラクセーション：随意的に筋を緊張させた後に急に力をぬいて緊張を緩和する
4. 歩行訓練：手を大きくふりながらメトロノームを使用してリズムをとらせながらの歩行訓練．目標物を用いて歩幅を大きくとらせるため，床に歩幅の目印となるテープを貼る
5. 上肢巧緻動作訓練，ADL 訓練
6. 呼吸訓練：胸郭モビライゼーション，肩，脊椎の ROM 訓練，腹式呼吸訓練，腹筋筋力増強訓練
7. 嚥下訓練：喉頭挙上訓練（メンデルゾーン手技，シャキア），直接嚥下訓練

しても転倒を繰り返すので易転倒性について喚起する．

c　overwork weakness

脊髄小脳変性症，筋委縮性側索硬化症（ALS），多発性硬化症，末梢神経障害では，機能低下した筋への過度の運動負荷が，神経または筋の機能低下を惹起する特徴がある．一般では問題のないレベルの運動負荷でも，機能低下した神経疾患ではoverworkとなりやすい．リハ中または直後ではなく，夜間，翌朝に筋力低下，脱力，筋肉痛として現れるので，overworkにならないように配慮を指示する．

DON'Ts

- □ ただ"リハよろしく"だけの，いわゆる"よろしく処方"はしない．
- □ リハ処方内容が著しく不足または著しく過剰になっていないか！確認を忘れない．

日本医科大学大学院医学研究科 リハビリテーション学分野　**原　行弘**

27 血漿交換と血液浄化療法

> **DOs**
> - 他の治療法で効果が不十分な場合，血液浄化療法の適応を判断し早期に施行しよう．
> - 病因物質を効率的に除去可能で，副作用の少ない方法を選択する．
> - 重症病態ではカテーテル留置に伴う合併症に注意しよう．

1 基本的な考え方

神経疾患で血漿交換や血液浄化療法を必要とする病態は，急性の四肢麻痺・対麻痺や意識障害など，時機を逸すれば回復が困難となる場合が少なくない．したがって，鑑別診断を的確に行い，適応と判断したら，できるだけ早く血液浄化療法を施行する．

2 神経疾患における血液浄化療法の適応とエビデンス

血液浄化療法の対象となるおもな神経疾患は，表1に示す疾患および視神経脊髄炎，自己免疫性脳炎・脳症などの免疫性神経疾患である．このほかに薬物などによる急性中毒で適応が検討される場合がある．

表1に神経疾患における血液浄化療法(この場合，単純血漿交換)のエビデンスの強さ，治療の有用性についての評価を示す．

3 血液浄化療法の種類

血液浄化療法として，日本で神経疾患に施行されている方法はおもに以下の3種類である．

a 単純血漿交換療法(plasma exchange：PE)

遠心分離法と膜分離法があるが日本では後者が多い．血漿分離器で分離した血漿をすべて廃棄し，アルブミン製剤で置換する．病因物質が確実に除去できる．

表1 神経疾患に対する血液浄化療法のエビデンス(文献3より一部改変)

疾　患(日本での保険適用)	アセスメント	エビデンスの質
急性炎症性脱髄性ポリニューロパチー / Guillain-Barré 症候群(○)	有効	Class I
慢性炎症性脱髄性多発根ニューロパチー(○)；短期間の治療	有効	Class I
単クローン性高ガンマグロブリン血症を伴う多発神経炎		
Immunoglobulin A / Immunoglobulin G	おそらく有効	Class I
Immunoglobulin M	おそらく無効	Class I
重症筋無力症(○)		
手術前の管理	エビデンスが不十分	Class III
クリーゼ	エビデンスが不十分	Class III
劇症型中枢神経系脱髄疾患(多発性硬化症として○)	有効な可能性	Class II
慢性(一次性)または二次性進行性多発性硬化症	無効	Class I
多発性硬化症の再発(○)	おそらく有効	Class I

b 二重濾過血漿交換療法（double filtration plasmapheresis：DFPP）

PEと同じ血漿分離器で分離した血漿を，膜孔径の小さな血漿分画器（二次膜）で再度濾過し，濾過されたものを再び血中に戻す．補充液として，少量のアルブミン製剤が必要．

c 免疫吸着療法（immunoadsorption plasmapheresis：IAPP）

血漿分離器で分離した血漿を，吸着器（イムソーバTRまたはイムソーバPH）に通して血漿中の病因物質を吸着除去し，再び血漿を血中に戻す．

病因物質の除去効率は，PEが最も高く，DFPPとIAPPでは標的物質によって多少異なり，さらに実際に除去される量は血漿処理量により異なってくる．各疾患でいずれの方法を選択するかについてのエビデンスはない．理論的には標的となる病因物質が明らかな場合は，その物質をより選択的に効率的に除去可能で，副作用の少ない方法を選択し，病因物質が明らかでない場合はPEを施行する．IAPPでは処理量が2Lを超えると，吸着されていた自己抗体の遊離を生じるので1回の処理量は1.5L以内にする．

重症筋無力症，Guillain-Barré症候群，多発性硬化症，慢性炎症性脱髄性多発根ニューロパチーでは上記三つの治療法はすべて保険適用となっており，適用条件や，施行回数が定められている．一方，視神経脊髄炎，自己免疫性脳炎・脳症などでは保険適用がなく多発性硬化症や中枢神経系ループスなどに準じて施行されている．

4 副作用・注意点

a 血圧低下・ショック

体外循環において頻度が高いトラブルで，循環血液量の減少や血管迷走神経反射によって低血圧が起こる．下肢挙上，血流量や血漿分離速度を落とすことで回復しない場合は，補液・昇圧薬などの処置を行う．IAPPの場合，血漿処理量が1.2～1.5Lを超えると，吸着されていた補体C5aやブラジキニンが急速に遊離し血圧低下を生じる．特にアンジオテンテンシン変換酵素阻害薬を服用している場合は，ブラジキニンの分解ができずショックを起こす．

b 脱血不良

カテーテルや留置針が血管壁にあたっている場合に起こりやすく，カテーテルや留置針の位置や体位の調整で改善する場合もある．カテーテル・留置針の洗浄や別の血管の再穿刺も考慮する．

c カテーテル留置

体外循環のためのカテーテルの留置部位としては大腿静脈，鎖骨下静脈，内頚静脈などが選択される．大腿静脈留置例では感染が多く，鎖骨下静脈留置例では中心静脈狭窄あるいは閉塞による合併症が起こる．神経疾患では，下肢の麻痺などにより大腿静脈留置では深部静脈血栓が起こりやすく，肺塞栓に注意を要する．カテーテルを留置せず，大腿静脈直接穿刺を行うことも選択肢である．

d 新鮮凍結血漿（FFP）の使用

置換液にFFPを用いる場合，抗凝固薬（クエン酸）による低カルシウム血症・高ナトリウム血症・クエン酸中毒，また，アナフィラキシー反応，アレルギー反応および未知の感染症のリスクがある．神経疾患ではFFPを置換液に用いる必要はほとんどない．

文献

1) 日本アフェレシス学会：アフェレシスマニュアル 改訂第3版，秀潤社，2010
2) 篠崎正博，他：ベッドサイドで役立つ実践血液浄化法，総合医学社，2011
3) Cortese I, et al.: Neurology 2011; 76: 294-300

国立病院機構長崎川棚医療センター　**松尾秀徳**

28 在宅酸素療法と人工呼吸器管理

DOs

- 神経筋疾患の呼吸不全に対してはまず NPPV を行う．
- 長期呼吸管理においては安全，安心，安楽な方法を工夫する．
- 在宅人工呼吸療法では地域関連機関とのネットワークを構築する．

1 基本的な考え方

神経筋疾患の場合は拘束性障害に対する対応が主になる．呼吸療法には，在宅酸素療法（HOT），非侵襲的陽圧換気（NPPV），気管切開下陽圧換気（TPPV）があり，呼吸障害の状態により選択する．

2 呼吸管理が必要となる疾患と徴候

おもな神経筋疾患は，Guillain-Barré 症候群，重症筋無力症，進行性筋ジストロフィー，筋強直性ジストロフィー，多系統萎縮症，筋萎縮性側索硬化症（ALS）である．呼吸不全の徴候として，会話時の息切れ，努力様呼吸，呼吸数増加，頻脈，苦悶様顔貌に注意する．

3 在宅酸素療法（HOT）

神経筋疾患で在宅酸素療法（home oxygen therapy：HOT）単独は病初期に限られる．人工呼吸器と併用での使用が多い．

4 人工呼吸器管理

a 人工呼吸器

人工呼吸には非侵襲的陽圧換気（noninvasive positive pressure ventilation：NPPV）と気管切開下陽圧換気（tracheostomy positive pressure ventilation：TPPV）がある（表1）．NPPV はマスクの選定と装着を工夫する．NPPV は導入しやすいが限界がある．

b 各疾患への対応

①Guillain-Barré 症候群：発症後 1，2 日で呼吸筋麻痺が出現することがある．長期間続く可能性が高いので気管切開が必要となる．

②重症筋無力症：クリーゼによる呼吸筋麻痺は急に出現することがある．

③進行性筋ジストロフィー：球麻痺が軽度なため NPPV でかなり長期間維持できる．気管切開後も発声，経口摂取が保たれることが多い．

④筋強直性ジストロフィー：中枢性無呼吸が加わると無症状でも二酸化炭素貯留が進行する．

⑤多系統萎縮症：睡眠時無呼吸に対し NPPV を行う．気道狭窄・閉塞時には気管切開を行う．

⑥ALS：%FVC が 60% 以下で NPPV を間欠的に使用開始する．気道内分泌物貯留が増加したり，24 時間使用するようになれば TPPV への移行を検討する．唾液の気管内落下を防ぐために気管食道分離手術を行う場合がある．発声は不能となるが，長期的には，気管内吸引の回数が少なく介護負担を軽減できる．TPPV を実施する場合は，その後の療養方法も合わせて検討する．TPPV を行わない場合は苦痛緩和を考える．

c 気管切開後に有用な機器

①カニューレ：カフの空気圧自動調節機能（ランツ）付のカニューレはカフ圧チェックが不要となる．Blom 側孔付カフ付気

第3章　神経内科研修で学ぶべき知識と技術

表1 NPPVとTPPVの比較

	NPPV	TPPV
気管切開	不要	必要
導入の簡便さ	簡便	やや煩雑
換気効率	悪い	よい
開始時期	%FVCが60%以下	NPPVが困難ないし24時間必要なとき．気管内吸引が必要なとき
間欠的離脱	初期は可能	初期は可能
違和感	マスクの圧迫感・視野障害	気管カニューレの違和感
痰の吸引	困難	容易（頻回なことあり）
MACの有用性	有用	有用
効果の限界	進行すると限界あり	進行しても可能
カニューレ交換	不要（使用せず）	定期的に必要
在宅での使用	可能	可能
発声	比較的容易（球麻痺が進行すると不能）	器具の工夫で可能（球麻痺が進行すると不能）
経口摂取	球麻痺が軽度の時は可能	球麻痺が軽度の時は可能
保険適用	あり（管理料，呼吸器加算）	あり（管理料，呼吸器加算）

MAC：機械的排痰補助（mechanical assisted coughing），カフアシスト®など

管切開チューブ®では，カフを膨らませたままの状態で呼吸器を使用しながら発声できる．
②スパイロメーター：カニューレに直接接続し肺活量を測定でき，呼吸器離脱訓練の目安となる．
③カフアシスト®：痰の排出に有用．カニューレに接続して使用できる．保険適用．
④自動吸引装置：気管内の痰を自動的・持続的に吸引できる．気管内吸引が頻回の場合に推奨される．介護者の負担軽減に有用．保険適用はない．

5　在宅人工呼吸療法

人工呼吸器のレンタルが保険診療で行えること，呼吸器業者の支援態勢が充実してきたことから行いやすくなった．かかりつけ医と協同して行う．ケアマネジャー，保健所，訪問看護ステーション，ヘルパー事業所，救急隊などと連携し支援態勢を組む．訪問態勢，レスパイト入院，緊急入院，災害時対策について事前に検討しておく．ALSでは心のケアにも気を配る．

Pitfall

血液ガス分析：肺活量低下があっても呼吸数増加で代償し動脈血液ガス分析値が正常なことがある．

Pitfall

呼吸筋麻痺で発症するALS：高齢者に多くるい痩で内科を先に受診することが多い．肋間筋，傍脊柱筋の萎縮が特徴である．

コツ
ALSでは定期的に肺活量を測定することで呼吸筋麻痺の進行を予測できる．

 コツ
カニューレと呼吸器回路の接続はずれ防止のために紐やゴムなどで固定しておく．

DON'Ts

- [ ] 神経筋疾患の呼吸不全時に換気補助なしに高濃度酸素投与を行ってはならない
- [ ] 治療法がないことを理由にALS患者を避けてはならない

文献

1) 近藤清彦：脊髄外科　2013；27：221-229
2) 近藤清彦：呼吸障害．新ALSケアブック・第二版，日本ALS協会（編），川島書店，2013，51-64

公立八鹿病院 脳神経内科　**近藤清彦**

☑ ALSと人工呼吸器

　ALSは3〜5年で呼吸不全をきたすが，入院先確保，在宅支援体制，介護負担が問題となり，TPPVを選択する患者は全国で2割にすぎない．当院では，1990年からTPPV後に在宅療養と長期入院のどちらでも支援できる院内院外の態勢を構築した結果，73名中63名がTPPVを選択し，うち43名が在宅療養を行った．呼吸不全を改善させると呼吸器離脱，発声，嚥下，歩行がある程度の期間保たれることがわかった．
　　　　　　　　　　　　　　　　　　　　　　　　　　　　　　　　　（近藤清彦）

第4章

症候からのアプローチ(救急を含む)

1 意識障害

DOs

- 直ちにバイタルサインをチェックし，同時に気道確保，呼吸管理，循環管理を行おう．
- ビタミン B_1 と高張ブドウ糖液は，ルーチンで投与しよう．
- 神経学的診察は，局所徴候の有無を中心に要領をよく行おう．

1 基本的な考え方

①意識障害は，両側大脳半球の広範な障害または脳幹網様体賦活系の障害によって引き起こされる．

②"昏睡"の臨床的な診断は以下の所見に基づく．a) 周囲に対する反応がない，b) 閉眼しており自発的発語がない．また随意的な顔面・四肢の運動を認めない，c) 呼びかけに対する反応はみられず，痛み刺激に対してはまったく運動を認めないか，脊髄・脳幹の反射を介した不随意な運動しか認められない．

③自発的に開眼できる患者は，昏睡ではない．

④神経学的検査では，意識障害があっても，a) 瞳孔・対光反射，b) 眼位，c) 痛み刺激による麻痺の評価，d) 反射の左右差，e) 髄膜刺激症状，を見逃さないようにする．

⑤原因診断は，a) テント上・テント下の器質的疾患（局所徴候・画像所見あり），b) 代謝性疾患・びまん性脳症（局所徴候・画像所見に乏しい）の二つに大別して進める．

2 処置・検査の原則

意識障害は救急疾患(emergency)であるため，診察，検査，処置を並行して進める．そのためには，①即座に行う処置・検査，②次に行う処置，③その後の段階で行うもの，に分けて処置を進める（表1）．

 Pitfall

意識障害の患者を見たら，まず低血糖発作を疑う

 コツ

搬入後ただちに家族・救急隊から現病歴を聞き出そう

鑑別診断は，生命にかかわるような重篤な疾患の可能性から考慮・対処し，最終的な診断を確定していく（表2）．

3 現病歴・既往歴

①突然発症の昏睡は，血管性疾患を示唆する．特に，不整脈・血圧低下による全脳虚血，脳幹部梗塞，くも膜下出血などを念頭におく．

②大脳半球症状として片麻痺，片側感覚障害，失語などにて発症し，数分から数時間で昏睡となる経過は，脳出血に特徴的である．

③数日から数週かかって進行した昏睡は，脳腫瘍，脳膿瘍，慢性硬膜下血腫などの際に多い．

④昏睡となる前に不穏・せん妄状態を認めており，かつ症状・神経学的所見に左右差のない場合は，代謝性疾患の可能性が高い．

4 バイタルサイン

a 血圧

高血圧は脳血管障害などの様に昏睡をきた

表1 昏睡患者の緊急処置・検査手順

即座に行う処置・検査
- 気道確保，呼吸管理，循環管理
- 採血（血糖，電解質，肝機能，腎機能，凝固系，末梢血）．血糖は簡易測定器でその場で測定すること
- 末梢点滴ラインの確保，ビタミン B_1（例：メタボリン®）100mg 静注，高張ブドウ糖液静注（例：50％ ブドウ糖液 40mL）
- 動脈血液ガスの測定
- 痙攣発作を認めれば抗痙攣薬の投与

次に行う検査
- 髄膜刺激症状を認める場合は，腰椎穿刺
- 可能ならば病歴聴取
- 詳細な内科的診察，神経内科的診察
- 頭部 CT

その後に行う処置・検査
- 心電図
- 重症な酸塩基平衡異常・電解質異常の補正
- 胸部 X 線撮影
- 血液・尿の薬物検査
- 脳波

表2 意識障害の鑑別疾患

びまん性または代謝性疾患
- 感染症：脳炎，髄膜炎，敗血症
- 頭部外傷
- 痙攣発作後状態 postictal state，非痙攣性てんかん発作
- 全脳虚血：心停止蘇生後，Adams-Stokes 症候群
- 高血圧性脳症
- 低酸素血症，CO_2 ナルコーシス
- 糖尿病性ケトアシドーシス，低血糖，非ケトン性高浸透圧性昏睡
- 副腎皮質機能不全症，甲状腺機能低下症
- 電解質異常：高カルシウム血症，高ナトリウム血症，低ナトリウム血症
- 腎不全
- 肝性脳症
- 薬物中毒
- ビタミン B_1 欠乏症（Wernicke 脳症）

脳器質的疾患（テント上・テント下）
- 脳膿瘍
- 脳血管障害：硬膜下・硬膜外血腫，脳出血・くも膜下出血，脳梗塞，静脈血栓症
- 水頭症
- 脳腫瘍

す疾患の原因である場合と，脳出血・くも膜下出血などの疾患の結果である可能性とがある．ショック・心停止による全脳虚血は，虚血の持続時間が予後において重要である．

b 脈拍

Adams-Stokes 症候群を鑑別する．

c 呼吸

1）Cheyne-Stokes 呼吸

浅い呼吸から次第に深い呼吸になる．その後また浅い呼吸となり，場合によっては無呼吸となる．その後，再び浅い呼吸，深い呼吸を繰り返す．大脳半球深部，間脳，橋上部の両側性障害．

2）過換気

代謝性アシドーシス，低酸素血症，肺炎などの呼吸器疾患などが原因のことが多いが，中脳下部から橋上部の被蓋の器質的障害のこともある．

3）脳幹部障害による呼吸

持続性吸息呼吸（apneustic breathing：吸気の後に長い呼吸停止，橋中部から下部の背外側被蓋の障害），群発性呼吸（cluster breathing：短く連続した呼吸，橋下部から延髄上部被蓋の障害），失調性呼吸（ataxic breathing：一定のパターンのない不規則な呼吸，延髄内側網様体の障害）などは脳幹部の障害によるもので呼吸停止が迫っていることを示唆する．

4）下顎呼吸

吸気のたびに下顎を下方に動かし口を開ける呼吸様式．病巣診断的な意義は少ないが，舌根沈下を伴い換気不全をきたし，やがて呼吸停止となる可能性が高い．

d 体温

低体温を伴う昏睡として，エタノールや

鎮静薬中毒，低血糖，Wernicke脳症，肝性脳症，粘液水腫，副腎機能不全があげられる．熱発を伴う昏睡として，脳炎，熱中症，痙攣重積，悪性過高熱，抗コリン薬中毒，脳出血，視床下部病巣があげられる．

5 一般身体所見

①頭部外傷の所見：raccoon eyes（眼球周囲の斑状出血），Battle徴候（耳介後部の乳様突起を覆う腫脹と色調変化），鼓膜出血，髄液漏．
②皮膚：黄疸（肝性脳症），発汗（低血糖，アナフィラキシー），乾燥（脱水），貧血（出血性疾患）．
③口臭：アルコール臭，アセトン臭（ケトアシドーシス），アンモニア臭（肝性脳症）．
④肝脾腫，腹水（肝性脳症）．
⑤全身・下腿浮腫：甲状腺機能低下症，心不全，腎不全．

6 意識レベルの評価

Japan Coma Scale（JCS）による評価．Glasgow Coma Scale（GCS）による評価．JCSとGCSの対応を図1に示す（詳細は「2章2-①意識レベル」〈p.26〉を参照）．

a. 意識不鮮明（confusion）
意識の変容を伴わない軽い混濁．

b. 傾眠（somnolence, drowsiness）
呼びかけに反応し，質問に答える．しかし刺激がなくなるとすぐに寝てしまう．

c. 昏迷（stupor）
呼びかけると簡単な質問や指示に反応することがある．疼痛刺激に対し手足を引っ込めたり，健側の手で払いのけようとしたりする目的ある動作をする．

Pitfall
髄液漏は，糖度が高く（テステープ）粘稠度が低いことで鼻汁などと鑑別する

JCS	GCS E	GCS V	GCS M
0	4	5	6
1	4	5	6
2	4	4	6
3	4		6
10	4		6
20	3		6
30	2		6
100	1		5
200	1		4,3,2
300	1	1	1

図1　JCSとGCSの対応
意識レベルが低下するに従い，言語（V），開眼（E），運動（M）の順に症状が進行していく．すなわち言語症状はJCS1桁で，開眼状態はJCS2桁で，運動反応はJCS3桁でのレベル判定に対応している．

d. 半昏睡（semicoma）
呼びかけに反応せず，自動運動もない．疼痛刺激に対し逃避反応を示す．

e. 意識障害と鑑別すべき病態

1) せん妄（delirium）
軽い意識混濁に，精神運動興奮，幻覚妄想などが加わった状態．

2) 無動性無言（akinetic mutism）
覚醒しているが"無動"，"無言"の状態．

3) 失外套症候群（apallic syndrome）
外套（pallium）つまり大脳皮質の機能が失われた状態．注視や追視をしない，除皮質姿勢を呈するなどが無動性無言との鑑別点．

4) 遷延性植物状態（persistent vegetative state）
自力移動・自力摂食ができない，尿便失禁がある，意味のある発語がまったく不可能，簡単な命令には辛うじて応じることもできるがほとんど意思疎通は不可能である，などの特徴が3か月以上続いた場合．

5) 閉じ込め症候群（locked-in syndrome）
橋底部の錐体路病変により四肢麻痺と仮性球麻痺を呈するが，正常な高次機能を有す

> **Pitfall**
> "運動性失語"は家族・救急隊から"意識障害"と間違われることがある．

る状態である．

7 神経学的所見

a. 眼　底
脳圧亢進に伴い，うっ血乳頭，網膜出血を示す．硝子体下出血はくも膜下出血を強く疑わせる所見である．

b. 視　野
軽度な意識障害患者では，"手刀法"にて瞬目反射の有無から推測する．

c. 瞳孔・対光反射
1）散　瞳
7mm以上に散瞳し，対光反射が消失している場合は，動眼神経の圧迫性障害（テント切痕ヘルニア，内頸動脈動脈瘤など），抗コリン薬・交感神経刺激薬の中毒が疑われる．

2）縮瞳（pinpoint pupil）
直径1〜1.5mmの昏睡患者は麻薬中毒，橋の限局性障害，有機リン中毒，縮瞳点眼薬，神経梅毒などが疑われる．軽度な縮瞳は，眼裂狭小・発汗低下とともにHorner症候群の所見である．両側Horner症候群は中心性（正中）ヘルニアの所見である．

3）網様体脊髄反射
頸部，体幹部をつねると，両側の瞳孔が散大する．脳幹反射のなかでは最も尾側にあり，最後まで保たれることが多い．

d. 眼位，眼球運動
1）眼球共同偏倚
前頭葉を中心としたテント上病巣では，病巣側への眼球共同偏倚がみられ，片麻痺の側と反対になる．テント下の病巣では，病巣側への眼球共同偏倚がみられ，麻痺側と同側となる．

2）斜偏倚（skew deviation）
眼球の水平性閉散（上下逆方向への偏倚）

を意味する．脳幹や小脳の病変でみられる．

3）水平性非共同性眼球偏倚
内側縦束（MLF）症候群などでみられ脳幹病変を示唆する．

4）眼球浮き運動（ocular bobbing）
両側の眼球が間欠的に速やかに下転し，やや停滞した後，ゆっくりと正常位に戻る．下部脳幹，特に橋出血や橋梗塞にみられる．

5）眼球彷徨（roving eye movement）
眼球が水平方向にゆっくりと振り子様に運動する．脳幹の眼球運動機能は保たれていることを示す．

6）頭位変換眼球反射（oculocephalic reflex）
頭部を受動的に左右に回転させたり，前屈後屈させたりした際にみられる逆向きの眼球の運動反射．誘発されなければ，前庭神経から脳幹部を通り動眼神経・滑車神経・外転神経に至る反射経路が障害されていることを示す．

e. 角膜反射，睫毛反射
三叉神経を入力経路とし，脳幹部に反射中枢があり，顔面神経が出力経路となる．眼窩上縁を圧迫し痛み刺激を与えると，顔をしかめたり，払いのけようと四肢を動かしたり，あるいは除脳硬直が誘発されたりする．こうした反応は，意識レベルのほか，三叉神経痛覚路，顔面神経麻痺，四肢の麻痺を評価するのに有用である．

f. 運動麻痺
自発運動，従命反応（手の離握手，膝立てなど），痛覚への反応などから，麻痺，意識レベルを推測する．麻痺側の下肢は外転，外旋位をとることが多いことに注意する．意識障害のため運動の指示に従えないときは腕落下試験，下肢落下試験などで麻痺の有無を評価する．

g. 腱反射・病的反射
錐体路症状の有無を評価する．

h. 髄膜刺激症状
項部硬直，Kernig徴候を評価する．髄膜

炎，くも膜下出血を鑑別するが，超急性期には髄膜刺激症状が出ないこともある．

8 初期治療の重要ポイント

a. 気道確保，呼吸管理，循環管理
バイタルサインをチェックし，気道閉塞，呼吸不全を呈していれば気管内挿管を施行し人工呼吸器を装着する．嘔吐している場合は，吐物を吸入しないように側臥位にする．循環不全を認める場合は，病態に応じて適切な輸液による循環血液の補充，昇圧薬・抗不整脈薬の投与などを行う．

b. ビタミンB_1，高張ブドウ糖液投与
ビタミンB_1（例：メタボリン®）100mg静注はルーチンに施行する．患者搬入後速やかに血糖値を測定し，低血糖を認めるときや血糖の測定が直ちにできないときは速やかに高張ブドウ糖液（例：50％ブドウ糖液40mL）を投与する．

c. 抗痙攣薬の投与
四肢の強直・間代性痙攣が目立たない発作の場合や，痙攣発作後にみられる意識障害の遷延（postictal state）に注意する．痙攣を認めたときは，抗痙攣薬を開始する（詳細は「4章：2. 痙攣」〈p.159〉参照）．

d. 重症な酸塩基平衡異常・電解質異常の補正
原病の加療と同時に，代謝性アシドーシスの補正，低ナトリウム血症の補正などを行う．

9 神経内科的疾患の診断と治療

a. 脳梗塞
①テント上病変は片側性であり急性期は意識障害をきたさない．数時間から数日して脳浮腫によって対側の大脳を圧迫したり，ヘルニアによって脳幹を圧迫したりするのに伴い意識障害が進行する．②テント下病変をきたす脳底動脈血栓症・塞栓症では，発症時より意識障害を伴うことが多い．病巣部位に応じた瞳孔・対光反射異常，眼位の異常，眼球運動障害を呈する．

b. 髄膜炎・脳炎
急激に意識不鮮明状態や昏睡に至ることもある．髄膜炎は通常，髄膜刺激症状が認められるため，腰椎穿刺を施行し速やかに治療を開始する．脳炎で髄膜の炎症を伴わない場合や高齢者では，髄膜刺激症状を認めない場合もある．

c. 痙攣後状態
抗痙攣薬を投与すると同時に，痙攣の原因を検索する．

d. 低体温
体温26℃以下では例外なく昏睡となるが，32.2℃以上では昏睡にはならない．寒冷曝露のほか低血糖，鎮静薬，Wernicke脳症，粘液水腫などでも低体温をきたす．

e. 高体温
体温が42～43℃を超過すると，昏睡となる．高温環境，てんかん重積，悪性過高熱，抗コリン薬，視床下部の障害，振戦せん妄，脳出血などでみられる．

f. その他の原因
このほか，DIC，敗血症，血栓性血小板減少性紫斑病（TTP），高血圧性脳症，血管炎，脂肪塞栓，びまん性微小転移性腫瘍などが頻度の高い意識障害の原因である．

DON'Ts

- □ 絶対にビタミンB_1よりも先に高張ブドウ糖液を投与してはならない．
- □ 低血糖は急速に補正するが，低ナトリウム血症は急速に補正してはならない．

大阪市立大学大学院医学研究科 老年科・神経内科　**伊藤義彰**

2 痙攣（てんかん重積状態，てんかん発作を含む）

> **DOs**
> - 痙攣で救急搬入時には，まずバイタルサインをチェックし，気道，呼吸，循環の管理を行う．
> - 痙攣が持続している場合は，検査と同時に注射薬で痙攣治療を行う．
> - 痙攣が終息しても，原因が判明して治療方針が決まるまでは入院が原則である．

1 基本的な考え方

痙攣は全身または身体の一部の筋群の不随意で発作性の収縮である．痙攣の原因となる病変部位としては，脳，脊髄，末梢神経，筋肉であり，神経 - 筋のどのレベルの異常でも起こりうる．また痙攣の原因となる病態は，炎症・感染，腫瘍，血管障害といった器質病変，電解質・代謝異常，脳循環障害など多岐にわたる．痙攣をきたす病変がどこにあるか原因は何かを考えて診断を行う．

痙攣は全身痙攣発作の意味でよく使われる．全身痙攣発作の病因には，急性の脳障害・代謝障害などに起因する急性症候性痙攣発作（acute symptomatic convulsive seizure）と，慢性疾患のてんかん発作（epileptic seizure）がある．急性症候性の痙攣では，発作の治療と同時に原因検索を早急に行い原因疾患の治療をすることが重要である．痙攣の原因が脳疾患のこともあれば，全身性疾患（病態）の一症状として痙攣がみられることがあるので，手際よく鑑別を進めることが要求される．

「痙攣＝てんかん」ではない．痙攣は代表的なてんかん発作の一型ではあるが，てんかん発作には痙攣をきたす発作（全般性強直間代発作など）と，きたさない発作（欠神発作や二次性全般化のない複雑部分発作など）がある．痙攣は一般用語でもあり，患者の訴えの「痙攣」はてんかん発作である全般性強直間代発作やミオクロニー発作，不随意運動のミオクローヌス，顔面痙攣，有痛性の筋痙攣など多彩な症状が含まれる．

精神的な原因による，非てんかん性心因発作（psychogenic non-epileptic seizure：PNES）も痙攣をきたす．急性症候性痙攣発作やてんかん発作と明らかに合わないような発作症状の場合は診断が比較的簡単であるが，発作の目撃情報が十分でないときは診断が困難な場合もしばしばある．痙攣症状の訴えの場合器質的疾患を疑って必要な検査を施行することは重要であるが，NEPS であれば器質疾患のための検査をいくら行っても異常はない．

2 診断

a 全身痙攣発作

全身痙攣発作の原因を表1に示した．痙攣という用語は，全身痙攣発作の意味で使われることが多い．全身痙攣発作の原因となる疾患は多岐にわたるので，病因診断が重要である．大脳に急性の病変が生じた場合や代謝異常をはじめとする疾患を原因として生じる痙攣発作は，急性症候性痙攣発作であり，慢性疾患のてんかんとは区別されるものであるが，神経生理学的にはこれらの痙攣発作もてんかん発作と同様に大脳皮質の同期した異常放電に基づく発作である点は同じである．したがって，発作症状

表 1　全身痙攣の原因となるおもな疾患

1. てんかん，熱性痙攣
2. 中枢神経感染症：脳炎，髄膜炎，脳膿瘍
3. 脳血管障害：脳梗塞，脳出血，くも膜下出血，血管奇形
4. 脳腫瘍
5. 頭部外傷：脳挫傷，脳出血
6. 内科疾患
   代謝内分泌疾患：テタニー，電解質，血糖異常など
   血液免疫疾患：ループス，紫斑病など
   消化器疾患：肝性脳症，冬季下痢症など
   呼吸器疾患：低酸素脳症など
   神経疾患：脳症，急性散在性脳脊髄炎など
   その他：ミトコンドリア病，Rye 症候群
7. 薬物：テオフィリン，抗ヒスタミン薬，抗菌薬，覚せい剤，危険ドラッグなど
8. 破傷風
9. アルコール離脱発作
10. 子癇発作
11. 熱射病，熱中症
12. 非てんかん性心因性発作（転換性障害など）

のみからでは鑑別はできない．てんかんによる全身痙攣発作は，全般発作，焦点発作の二次性全般化発作でみられる．

b　痙攣重積状態（convulsive status epilepticus）

全身痙攣発作が 30 分以上持続する場合，発作が反復しその間に意識を回復しない場合，全般痙攣性てんかん重積状態（痙攣重積状態）である．通常の痙攣発作は 1 ～ 2 分で終息するので，発作が 5 分以上持続する場合は痙攣重積状態を想定して対処する．痙攣による生命の危険がある状態であるので，速やかにジアゼパムをはじめとする抗痙攣薬の静注治療を行う．治療開始後 1 時間経過しても，発作が持続する場合は難治性てんかん重積状態であり，気管内挿管・全身麻酔による治療が必要である．

c　てんかん，てんかん発作

てんかん（epilepsy）とてんかん発作という用語をきちんと区別して用いる必要がある．てんかんは慢性疾患であり，通常はてんかん発作を反復して生じる．She has epilepsy. と She had a seizure. をあげれば理解しやすい．前者は，彼女は「てんかんに罹患している」という意味であり，後者は「彼女が 1 回てんかん発作を生じた」，ということである．英語圏では，しばしば epileptic seizure の意味で単に seizure と記載されている．

てんかんの診断については，新しくてんかん実用的定義が発表されている（**表 2**）．てんかんは慢性疾患であり，2 回以上の発作をもって通常はてんかんの診断がなされる．しかし，初回発作時に脳波でてんかん放電を認めたような場合，再発率が高いと推定できる．その場合てんかんと診断して治療を始めることはある．1 回のみの発作でもてんかんと診断する場合もあるわけである．てんかん発作の分類は，新しい分類もあるが 1981 年の ILAE（International League Against Epilepsy）分類が基本である（**表 3**）．病歴および脳波検査からてんかん発作型を診断する．部分発作と全般発作の区別は薬剤選択においても重要である．

d　熱性痙攣

3 か月から 5 歳の小児に 38℃ 以上の発熱とともに痙攣発作をきたすもので，脳の感染症などの器質的原因によらない発作である．発作型は，多くは全般性強直発作，強直間代発作である．発達過程における脳の未熟性に起因する発熱で惹起された発作，年齢依存性の発熱に対する反応ととらえることができる．日本人の発症率は 5 ～ 8％ とされており，小児の痙攣の最も頻度の高い原因である．約 70％ は一度のみの発作である．複雑型熱性痙攣は，半身痙攣のように焦点性発作を示唆する，持続時間が長い（5 分以上），などの場合で，その後てんかんを発症するリスクが高い．

e　その他の痙攣の原因疾患

1）筋痙攣（muscle cramp）

筋痙攣は通常有痛性筋痙攣を指す．筋が

表2　てんかんの操作的（実用的）臨床定義（国際抗てんかん連盟ILAE 2014）

てんかんとは，以下のいずれかの状態と定義される脳の疾患である．
1. 24時間以上の間隔で2回以上の非誘発性（または反射性）発作が生じる．
2. 1回の非誘発性（または反射性）発作が生じ，その後10年間にわたる発作再発率が2回の非誘発性発作後の一般的な再発リスク（60％以上）と同程度である．
3. てんかん症候群と診断されている．

年齢依存性てんかん症候群を有していたが現在はその好発年齢を過ぎている人や，過去10年間に発作がなく，過去5年間に抗てんかん薬を服用していない人については，てんかんが消失したとみなされる．

表3　てんかん発作型分類（ILAE 1981）

I　部分発作（焦点性発作）
　(a) 単純部分発作（意識減損がない）
　　　運動発作
　　　感覚発作
　　　自律神経発作
　　　精神発作
　(b) 複雑部分発作（意識減損を伴う）
　(c) 部分発作の二次性全般化

II　全般発作（両側対称性で焦点起始を認めない）
　(a) 欠神発作
　(b) ミオクロニー発作
　(c) 間代発作
　(d) 強直発作
　(e) 強直間代発作
　(f) 脱力発作

III　分類不能てんかん発作（情報が不十分または不完全）

ある時間持続的に病的（不随意）に収縮している状態で痛みを伴うものである．いわゆるこむら返りである．原因は，正常人に生じるものから，代謝異常，電解質異常，前角細胞疾患に伴うものまで多岐にわたる．

2）破傷風（テタヌス〈tetanus〉）

土壌中に常在する破傷風菌 Clostridium tetani が，外傷などの原因で感染しその産生する毒素テタノスパスミンにより，開口障害などの筋症状を生じ，進行すると全身の筋痙攣をきたす．中枢神経系でテタノスパスミンがGABAの遊離を抑制することがおもな病態機序である．

3）Stiff-person症候群

慢性の筋強直と発作性有痛性筋痙攣が全身の筋に起こる．病態としては，脊髄の抑制性ニューロンの機能障害により，α運動ニューロンの過興奮が生じていると考えられている．

4）有痛性強直発作（painful tonic spasm）

多発性硬化症でみられる有痛性の四肢の筋痙攣である．脊髄での刺激性病変による症状であり，抗てんかん薬であるカルバマゼピンが治療に用いられる．

5）テタニー（tetany）

筋痙攣と異常感覚が低カルシウム血症，低マグネシウム血症，アルカローシスを原因として生じるものである．虚血（Trousseau徴候）や叩打（Chvostek徴候）で症状が誘発される．

6）片側顔面痙攣とチック

片側顔面痙攣は，一側の眼輪筋，口輪筋，広頸筋の反復した不随意な収縮である．多くは顔面神経起始部での脳動脈による圧迫が原因である．ボツリヌス毒素治療，頭蓋内微少血管減圧術が有効である．チックは，単一もしくは複数筋群に生じる短時間のすばやい反復的常同的運動である．原因は心因的なことが多いが，Tourette症候群が代表的な原因疾患である．

7）痙攣性失神（convulsive syncope）

低血圧をはじめとする何らかの原因で一過性に脳の全般性血流低下により意識消失をきたす発作が失神である．失神の際に15秒以内程度の短い全身の痙攣をきたすことがしばしばあり，痙攣性失神とよばれる．

8) 非てんかん性心因性発作

心因発作の症候が痙攣であることもある．転換障害等の症状として，痙攣発作をきたすものである．心理的な誘因，発作症状が変動する，外傷や失禁が少ないなどの特徴があるが，てんかん発作との鑑別が容易でないことも多い．非てんかん性心因性発作では発作時の脳波は正常で，α波が認められる．

 Pitfall

二次性全般化発作（secondarily generalized seizure）：脳の限局した領域から始まったてんかん活動が二次的に脳の広範囲に波及する場合も全身痙攣発作をきたす．このような発作は二次性全般化発作で，部分てんかんである．

 Pitfall

痙攣性失神：失神発作の症状として，意識消失時に短い（15秒以内が多い）痙攣を伴うことがあり，痙攣性失神と呼ばれている．てんかんと間違えてはならない．

DON'Ts

- ☐ 痙攣発作の原因が不明な場合，抗てんかん薬を投与する診断的治療は行わない．
- ☐ 痙攣発作後意識障害が遷延するときにそのまま放置してはならない．非痙攣性てんかん重積状態を疑って脳波検査を行う．

文献

1) てんかん治療ガイドライン委員会編集：てんかん治療ガイドライン 2010．医学書院　2010

国際医療福祉大学 福岡保健医療学部 医学検査学科　**赤松直樹**，辻　貞俊

3 頭痛

DOs

- [ ] まず一次性頭痛と二次性頭痛を鑑別しよう．
- [ ] 緊急性を要する頭痛を見分けよう．
- [ ] 病歴と診察所見から除外診断を進めよう．

1 基本的な考え方

①頭痛は，日常臨床でよく遭遇する，ありふれた症状の一つである．頭痛患者を初診する場合に最も重要なことは，他疾患に起因して起きている二次性頭痛を見逃さないようにすること，すなわち，一次性頭痛と二次性頭痛の鑑別診断である．

②頭痛の診断には，国際頭痛学会による国際頭痛分類第3版 beta version（ICHD-3 beta）[1]を用いる．ICHD-3 beta のなかで頭痛は，表1に示すように，機能性頭痛，すなわち頭痛そのものが疾患である一次性頭痛（片頭痛，緊張型頭痛など）と，二次性頭痛に大別されている．ICHD-3 beta のなかで二次性頭痛は，表2に示す一般的な診断基準が紹介されており，続いて原因となる疾患や病態ごとに個別の診断基準が掲載されている．なお，一次性頭痛の慢性化と関係の深い"薬剤の使用過多による頭痛（薬物乱用頭痛）"も二次性頭痛に含まれる．

③二次性頭痛の原因疾患は多種多様であるため，最も留意しておくべきことは，生命に危険を及ぼす可能性や緊急性の高い頭痛を見落とさないようにすることである．表3[2]に示すような病歴や症状，診察所見を呈する頭痛の場合には，二次性頭痛を積極的に疑って精査する必要がある．

2 頭痛の問診

問診する際には，患者の状況にもよるが可能であれば，頭痛そのものの状況や誘発因子とともに関連する随伴症状などを聞く必要がある．頭痛に関しては，痛みの部位，片側性か両側性か，性質（拍動性，圧迫性など），発作頻度，受診するまでの頭痛の変化，最近の治療薬使用の有無やその使用頻度と効果，受診の契機となった頭痛と前後してあったエピソード（外傷や過労，生活の変化など），運動，入浴など動作による頭痛増悪の有無，誘発因子・改善因子，月経や併存疾患と頭痛との関連性，初発年齢やその後の推移，過去の頭痛治療歴など

表1 国際頭痛分類第3β版によるグループ

第1部：一次性頭痛
1. 片頭痛
2. 緊張型頭痛
3. 三叉神経・自律神経性頭痛
4. その他の一次性頭痛疾患

第2部：二次性頭痛
5. 頭頸部外傷・傷害による頭痛
6. 頭頸部血管障害による頭痛
7. 非血管性頭蓋内疾患による頭痛
8. 物質またはその離脱による頭痛
9. 感染症による頭痛
10. ホメオスターシス障害による頭痛
11. 頭蓋骨，頸，眼，耳，鼻，副鼻腔，歯，口あるいはその他の顔面・頭蓋の構成組織の障害による頭痛あるいは顔面痛
12. 精神疾患による頭痛

第3部：有痛性脳神経ニューロパチー，他の顔面痛およびその他の頭痛
13. 有痛性脳神経ニューロパチーおよび他の顔面痛
14. その他の頭痛性疾患

表2 二次性頭痛の一般的な診断基準(国際頭痛分類第3β版より)

A. 頭痛は，Cを満たす
B. 頭痛を引き起こしうることが科学的に実証されている他の疾患の診断がなされている[1]
C. 頭痛の原因となる証拠として，以下のうち少なくとも2項目が示されている[2]
　1. 頭痛が，原因と推測される疾患と時期的に一致して発現している
　2. 以下のいずれか，もしくは両方
　　a) 頭痛は原因と推測される疾患が悪化するのと並行して有意に悪化している
　　b) 頭痛は原因と推測される疾患が軽快するのと並行して有意に改善している
　3. 頭痛は原因疾患の典型的な特徴を有している[3]
　4. 原因となる他の証拠が存在する[4]
D. 他に最適なICHD-3の診断がない

注：
1. 頭痛は有病率の高い疾患であるので，他の疾患と偶発的に合併しているだけで，因果関係がないということもありうる．したがって，診断基準Bで規定される疾患が頭痛を引き起こすことを示す科学的な研究に基づく根拠が存在する場合にのみ，二次性頭痛の確実な診断を行うことが可能となる．科学的な証拠は，ある疾患と頭痛の時間的な関連をその治療後と頭痛の経過を含めて観察した大規模な臨床研究や，小規模でも，最新のより高度な画像検査，血液検査，他の臨床検査で，本診断基準を使用する医師が日常臨床ではまだ利用できないようなものであってもよい．換言すれば，診断基準として日常臨床に使用できるものでなくても，診断基準Bの疾患と頭痛の因果関係を一般的に明確にするものであれば，研究方法は有用であるということである．ただし，ICHD-3βをとおして，診断基準の内容は一般的な臨床で診断医が利用可能な情報や検査項目に制限されるべきである．

2. 一般的な診断基準では，二つの別個の証拠となる特徴が存在することが求められ，証拠を示す方式としては，ここで提示された4項目が認められている．これらの四つの方式は全ての疾患に必ずしも適切というわけではないので，そのような疾患に該当する場合には，診断基準に4項目すべてが記載されている必要はない．いくつかの二次性頭痛では，発症時期が一致していることが，原因と推測されている疾患との因果関係を示す極めて重要な証拠である．例として，7.2「低髄液圧による頭痛」のサブタイプでは，通常起立性であるが，常にそうであるわけではないため，この特徴は，診断基準としては信頼できない．このような場合には，基準Dが特に重要である．

3. 一つの例として，6.2.2「非外傷性くも膜下出血(SAH)による頭痛」は，非常に突然の(雷鳴性の)発症形式である．それぞれの二次性頭痛ごとにその特徴が，(もしあれば)規定されなければならない．

4. それぞれの二次性頭痛に対して(適切な場合には)明記されるべきである．この種の証拠の一例は，頭痛の部位と，原因と推測される疾患の存在部位の一致である．他の例としては，頭痛の特徴(たとえば頭痛の強さ)と，原因と推測されている疾患の活動性を示すマーカー(たとえば神経画像検査による変化，あるいは検査値[6.4.1「巨細胞性動脈炎(GCA)による頭痛」における赤血球沈降速度])が並行して変化する場合がある．

とともに，随伴症状として，悪心・嘔吐，光や音，臭いに対する過敏症状の有無，欠伸や眠気，食思不振，食欲亢進，体のむくみなど確認していく．一般の問診と同様に，既往歴や飲酒・喫煙などの生活歴，常用薬，家族歴(特に頭痛に関して)も確認する．

本人からの聴取が困難な場合には，関係者から確認できる範囲で聞いておく．

3　診察(身体および神経学的所見)

バイタルサインの異常や意識障害を認める場合には，全身管理を優先する(「意識障害」〈p.154〉の項参照)．

発熱や発疹，その他全身の視診・聴診・

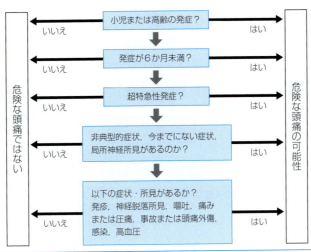

図1 危険な頭痛のアルゴリズム(文献3より)

表3 二次性頭痛を疑うポイント(red flag)

1. 突然の頭痛
2. 今まで経験したことがない頭痛
3. いつもと様子が異なる頭痛
4. 頻度と程度が増していく頭痛
5. 50歳以降に初発の頭痛
6. 神経脱落症状を有する頭痛
7. 癌や免疫不全の病態を有する患者の頭痛
8. 精神症状を有する患者の頭痛
9. 発熱・項部硬直・髄膜刺激症状を有する頭痛

触診・打診を行い，異常の有無を評価する．神経学的診察で，意識レベルや痙攣，髄膜刺激症状（項部硬直やKernig徴候など），視力・視野異常，言語障害や麻痺，歩行障害，感覚障害の有無など評価，確認する．

4 二次性頭痛，危険な頭痛の見分けかた

頭痛患者の多くが一次性頭痛であり，症状も類似していることが少なくない．頭痛患者のなかから二次性頭痛を見分けるポイントとして，表3に示すred flagがあげられている．表3の1〜5, 7は，問診で確認する．表3の6, 8, 9は，診察により評価する．red flagのいずれかにあてはまる場合は，二次性頭痛の可能性を十分考慮して，適切な画像検査，血液・尿・髄液検査などを実施することが重要である．特に頭痛と関連した生命に危険を及ぼす可能性や緊急性の高い疾患として，くも膜下出血，細菌性髄膜炎・脳炎，脳血管障害や脳動脈解離などがあり，見誤らないようにしないといけない．

プライマリケア医向けに，危険な頭痛である二次性頭痛を除外する目的で，図1に示すアルゴリズムが作成されている[3]．

わが国の総合診療内科を受診した頭痛患者で，神経学的異常所見を認めなかった264人に対して，「経験したことのない最悪の頭痛か（最悪）」，「増悪しているか（増悪）」，「突然発症か（突発）」の三つの簡易問診を行い，精査後の最終診断として危険な頭痛であったかどうかを，前向きに調査したところ，「増悪」という問診が唯一統計学的に意味のある質問であった．一方で簡易問診がすべて陰性であった場合に，危険な頭痛はまれであると報告[4]されている．

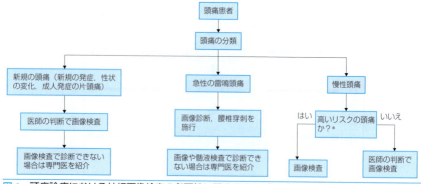

図2 頭痛診療における神経画像検査の必要性に関するアルゴリズム（文献 3, 6 より）
＊群発タイプの頭痛，神経学的診察で異常所見のある頭痛，分類不能な頭痛（片頭痛，緊張型頭痛，群発頭痛のいずれでもない），前兆のある頭痛，労作や Valsalva 手技で悪化する頭痛，嘔吐を伴う頭痛

5 画像診断の重要性

　一次性頭痛と二次性頭痛の鑑別には，問診や身体・神経学的所見が重要であるとともに，画像診断の重要性も指摘されている[5]．画像検査の必要性を判断するアルゴリズムも作成され[6]，紹介されている（図2）[3]．
　一方で，十分な問診や身体・神経学的所見をとらずに画像検査を実施しても，微小な変化の見落としや無症候性病変の過大評価などのため，診断過程を複雑にし，適切な治療の遅れを招くことにもなるので，避けなければならない．

6 一次性頭痛の鑑別診断

　二次性頭痛を除外したうえで，片頭痛や緊張型頭痛など一次性頭痛の診断を進めることになる．ここでは頭痛患者のスクリーニングに関するアルゴリズムを紹介する（図3）[3]．それぞれの頭痛の詳細は各項にゆずる（「慢性頭痛」〈p.552～569〉の各項参照）．

7 解熱鎮痛薬の留意点

　頭痛の原因診断が未確定の段階で，対症療法としてのみの解熱鎮痛薬の投与は，頭痛や随伴症状などの病像を修飾し，原因診断を困難にすることがあり，避けるべきである．また，解熱鎮痛薬の漫然とした連用が，"薬剤の使用過多による頭痛（薬物乱用頭痛）"を招くことにもつながる．頭痛の改善がないために解熱鎮痛薬の連用が行われている場合には，頭痛のさらなる原因精査も含めて，頭痛専門医に紹介することが望ましい．

8 診断の再考

　治療により十分な改善効果が得られない場合や，すでに一次性頭痛の診断を受け，有効な治療を受けていた患者が急に来院し，「今まで経験したことがない頭痛，あるいはいつもと様子が異なる頭痛が起こっている」，「今まで有効であった治療の効果がほとんど得られなくなった」などと訴えた場合には，二次性頭痛の新たな併発も考慮して，MR などの画像診断も含めて再度精査するか，あるいは専門医に紹介することを検討すべきである．

第4章 症候からのアプローチ（救急を含む）

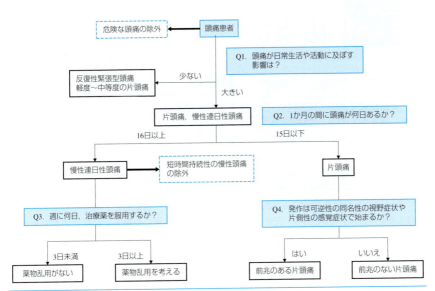

図3 頭痛患者のスクリーニング（文献3より）

DON'Ts

- ☐ 画像診断に頼りすぎてはいけない．
- ☐ 安易に鎮痛薬を処方してはいけない．

文献

1) Headache Classification Committee of the International Headache Society (IHS): Cephalalgia. 2013;33:629-808
2) 慢性頭痛の診療ガイドライン作成委員会編．一次性頭痛と二次性頭痛はどう鑑別するか．日本神経学会・日本頭痛学会監修，慢性頭痛の診療ガイドライン2013．東京：医学書院 2013:6-8
3) 慢性頭痛の診療ガイドライン作成委員会編．アルゴリズムをどう使用するか．日本神経学会・日本頭痛学会監修，慢性頭痛の診療ガイドライン2013．東京：医学書院 2013:23-25
4) Basugi A, et al.: 日本頭痛学会誌．2006;33:30-33
5) Aygun D, et al.: Eur J Neurol 2003; 10:437-442
6) Detsky ME, et al.: JAMA 2006; 296:1274-1283

鳥取大学 脳神経内科　**古和久典，中島健二**

☑ **いくつの頭痛がありますか？**

　頭痛診療の大先輩の先生方から教えていただいた言葉である．患者から問診で頭痛の様子を聞いている際に，話に脈絡がなく前後関係もはっきりしなくなることがある．その際に「いくつの頭痛がありますか？」とたずね，まず一番困っている頭痛（あるいは，今日診て欲しい頭痛）のことを教えていただく．次に二番目，三番目も確認するようにする．比較的多いのは，一番目が前兆のない片頭痛，二番目が緊張型頭痛と診断されるようなケースである．整理してお話しすると患者自身も理解や観察力が高まり，治療方針を立てるうえでも，再診時に様子をうかがう際にも患者さんと行き違いが少なくなる．

（古和久典）

4 めまい

DOs

- 問診にてめまいの性状，既往歴を詳細に聴取する．
- バイタルサイン含め全身疾患をチェックする．
- めまいに随伴する神経症状に注意しよう．

1 基本的な考え方

めまいは神経内科を受診する主訴のなかで最も多いものの一つであり，その原因は多岐にわたる．神経内科的には大きく内耳や前庭神経の障害により生じる末梢性めまいと，より上位の中枢神経障害によるめまいに分けられ，問診は鑑別診断のポイントとなる．診察ではめまい以外の神経徴候に注意する．全身性の緊急疾患の可能性も念頭において検査を行う必要がある．

2 現病歴・既往歴聴取

a めまいの性状

1) 回転性めまい

目が回る，天井がグルグル回るなど一般的には景色が回る感じを訴える．原因としては前庭障害が多い．

2) 浮動性めまい

身体がフワフワ浮いているような感じやユラユラ揺れているように感じるめまい．中枢神経疾患や末梢神経の深部感覚障害などで生じることが多い．

3) 失神性めまい

気を失いそうになる感じや，目の前が真っ暗になるなどと訴える．頭からスーッと血の気が引いていくような感覚を伴うこともある．脳血流の低下によることが多い．

b めまいの持続時間

良性発作性頭位めまい症（BPPV）は数秒〜数分，Ménière 病では，数分〜1時間程度，前庭神経炎では1〜2週間症状が続くこともある．

c 随伴症状

耳鳴り，難聴などの蝸牛症状があれば，末梢性めまいを疑う．脳幹・小脳症状を合併すれば脳血管障害，頭痛を伴えば，動脈解離などの可能性を考える．自律神経症状があれば，起立性低血圧によるめまいを疑う．

d 症状の経過

発作性のめまいは末梢性，持続性のめまいは脳幹障害が多い．反復的なめまい発作は Ménière 病，BPPV で認められる．前庭神経炎では単発性のことが多い．

e 既往歴

高血圧，糖尿病，脂質異常症など動脈硬化の危険因子をもつ患者では，脳血管障害の可能性を念頭におく．内耳疾患，循環器系疾患の既往も聴取する．降圧薬，睡眠薬，抗不安薬，抗てんかん薬，アミノグリコシドなどの内服歴に注意する．また排尿障害治療薬で，α1 受容体遮断作用を有するものなども起立性低血圧を惹起する可能性がある．

f 誘発因子

頭位変換により回転性めまいが起こる場合は末梢性障害が多い．起立時または立ち上がるときにめまいを認める場合は起立性低血圧やその他循環障害によるものが多い．排尿や咳嗽後のめまいは血管迷走神経反射を考える．頸の回旋により誘発されるなら頸性めまい，上肢の運動により誘発されるなら鎖骨下動脈盗血症候群を疑う．

3 一般身体所見

眼瞼結膜における貧血，聴診上の心雑音，不整脈，仰臥位と立位での血圧変動などに注意する．また頸動脈の血管雑音にも注意が必要である．

4 神経学的所見

めまい以外に眼球運動，眼振，小脳症状，運動麻痺，感覚障害など脳幹の症状が随伴しないかに注意する．眼振については，一方向性の水平性眼振は末梢性，注視方向性眼振または垂直性眼振の場合は脳幹，小脳などの中枢性病変の可能性が高い．懸垂頭位での回旋性眼振や右，左下頭位での方向交代性眼振を認めれば良性発作性頭位めまい症が疑われる．

5 神経内科的疾患の診断と治療

図1から3に，めまいの性状から，診察所見と合わせ診断を絞っていくフローチャートを示す[1]．回転性めまいでは難聴，耳鳴りなどの蝸牛症状を伴えば内耳障害の頻度が高く，Ménière病やゲンタマイシンなど薬剤性の両側前庭神経障害を考えるが，四肢失調・脳幹症状を同時に認めれば，蝸牛神経核をまきこんだ脳血管障害の可能性もある（図1）．蝸牛症状を認めない場合，眼振の性状などから BPPV，前庭神経炎，脳幹梗塞等を鑑別していく．

急性発症の浮動性のめまいでは，脳幹症状・四肢失調症状を合併した場合，脳血管障害の可能性を疑う．そのほか先行感染があり亜急性の経過で進行する場合，Fisher症候群や小脳炎も鑑別にあげられる．脳幹・四肢失調症状がない場合には，図2のように多岐にわたる疾患が考えられる．深部感覚障害，末梢神経障害，亜急性脊髄連合変性症などの脊髄後索障害に加え，低血糖，貧血，脱水，不整脈など，全身疾患によるものも含め各種検査にて鑑別していく．頻度的には，緊張型頭痛・肩こりによるめまい，心因性めまいも非常に多い．

失神性のめまいは脳への循環不全による

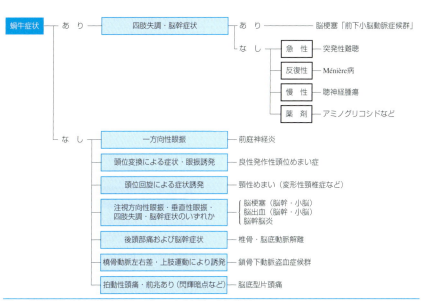

図1　回転性めまいの診療フローチャート（文献1より改変）

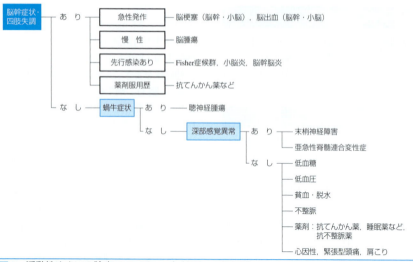

図2 浮動性めまいの診療フローチャート（文献1より改変）

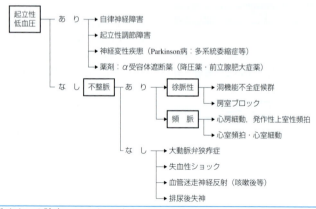

図3 失神性めまいの診療フローチャート（文献1より改変）

もので，自律神経障害による起立性低血圧と，頻脈・徐脈，大動脈弁狭窄症などによる心拍出量減少，出血による循環血液量減少によるものが原因としてあげられる（図3）．血管迷走神経反射による失神や排尿後失神は診察時には通常異常所見はなく，問診とほかの疾患を除外し診断される．

6 各種検査

神経所見，問診等からある程度鑑別診断を推定し，検査にて確定診断を行う．一般血液検査にて貧血など全身性疾患をスクリーニングし，不整脈精査のため心電図を施行する．眼振は可能であればFrenzer眼鏡，赤外線CCDカメラなどで観察することが

> ⚠ **Pitfall**
>
> 回転性めまいでも中枢性疾患の可能性がある．

望ましい．頭部 CT にて占拠性病変の除外が必要だが，CT では急性期脳梗塞の否定は困難なため，症例によっては MRI の施行が必要である．しかし後頭蓋窩の急性期梗塞は拡散強調画像でも発症直後は高信号にならない場合がある．症状が改善せず，脳幹梗塞が否定できない場合は経過観察の意味を含め入院も検討する．

DON'Ts

- めまいの性状のみから末梢性と決めつけてはいけない．
- 症状が強く，改善を認めない場合は無理に帰宅させてはならない．

文献

1) 大木宏一, 他：治療 2006; 88: 1465-1471

慶應義塾大学医学部 神経内科　**安部貴人**

5 運動障害

DOs

- 前頭葉運動野(4野)の障害部位の違いによる神経症候を理解しよう．
- 内包障害による片麻痺は，上肢優位であることを理解しよう．
- 脊髄障害による運動障害は，横断診断，高位診断に分けて診察しよう．

1 基本的な考え方

① 随意運動を制御する脳内システムは二つあり，脳および脊髄による運動制御からなる．
② 皮質脊髄路は，その障害部位によって特徴的な神経症候を呈する．
③ 基底核および小脳障害によって，多彩な運動障害を認める．
④ 運動障害の診察上，上位および下位運動ニューロン障害を鑑別することが重要である．

⚠ Pitfall

皮質脊髄路は4野，6野以外に3野，1野，2野，5野からも始まり，最大の線維はBetz巨大錐体細胞から起こる．

2 脳および脊髄による運動制御

運動障害とは，上下肢や体幹，顔面などの随意運動が障害された状態を指し，脳および脊髄により制御を受ける．

a 外側経路

運動制御にかかわる最も重要な脊髄下行路は皮質脊髄路（錐体路）であり，大脳皮質の前頭葉運動野(4野)および運動前野(6野)の第V層から始まり，放線冠で集束した後，内包，大脳脚，延髄錐体を通り，延髄と脊髄移行部で75〜90％が対側に交叉し，脊髄外側の側索へ至る．その後，皮質脊髄路は側索を脊髄全長にわたって下行し，全髄節の前角へ線維を送る（前頭葉運動野から前角までを上位運動ニューロン，前角から筋線維までを下位運動ニューロンという〈図1〉）．この経路は，脊髄外側を下行するため，外側経路と呼ばれる．

外側経路は遠位筋の随意運動に関連しており，この障害では，上肢(肩，肘，手首)や手指を独立して動かすなど，分離運動が

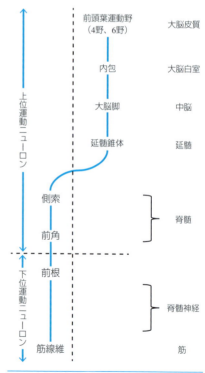

図1 上位および下位運動ニューロン

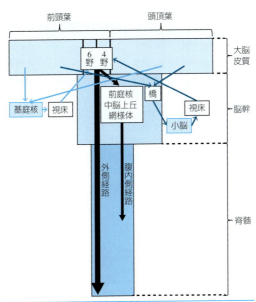

図2 脳および脊髄による運動制御のまとめ

 Pitfall

外側経路には他に赤核脊髄路があるが、ヒトでは縮小し、その運動制御のほとんどは皮質脊髄路が担っていると考えられる.

困難になる.

b 腹内側経路

脊髄下行路には外側経路以外に腹内側経路がある.この経路は脳幹(前庭核,中脳上丘,橋と延髄の網様体)から始まり脊髄を下行し,脊髄介在ニューロンに至るが,いずれも大脳皮質からの下行路によって制御される.前庭核からの前庭脊髄路および上丘からの視蓋脊髄路は頭頸部の姿勢制御に関連している.網様体脊髄路は体幹の姿勢と四肢の抗重力筋を制御する.

c 二つの運動ループ

脊髄下行路が円滑に機能するためには,いくつかの条件が重要である.その一つは運動の選択と開始であり,これは,前頭葉および頭頂葉から始まり基底核を介し,視床外側腹側核を経て運動前野(6野)へ至る運動ループが機能すること,他の一つは運動時の詳細な筋収縮およびタイミングであり,これは小脳半球を介する運動ループ(前頭葉および頭頂葉→橋,小脳→視床外側腹側核→運動野(4野))が機能することである(図2).

3 皮質脊髄路の障害部位による運動障害の特徴

a 大脳皮質の障害

1) 身体部位局所配列

前頭葉運動野(4野)には身体部位局所配列が存在する.大脳冠状断において,内側面では下肢,外側面では上方から下方へ向かって上肢,手指,顔面・舌・咽頭などの脳神経支配領域が配列している.

2) 4野の障害

4野の限局性の障害では,局所配列に応じ

表1 交叉性片麻痺をきたす症候群

症候群	障害部位	障害側	反対側
Weber 症候群	中脳腹内側	III 麻痺	片麻痺(顔面,舌を含む)
Millard-Gubler 症候群	橋下部腹側	VII 麻痺	片麻痺(舌を含む)
Foville 症候群	橋下部背側	VII 麻痺,障害側への注視麻痺	片麻痺(舌を含む)
Dejerine 症候群	延髄傍正中側	XII 麻痺	片麻痺,半身深部感覚障害
Babinski-Nageotte 症候群	延髄半側	V 麻痺 IX・X 麻痺 Horner 症候群 運動失調	片麻痺 半身感覚解離

た単麻痺が認められることがある.特に,4野外側で中心溝に接して存在し,軸状断においてその形状が逆オメガ(Ω)型を呈する部位は precentral knob とよばれており,この部位の小梗塞は末梢性単麻痺と鑑別を要する.手指に限局する運動麻痺として報告されている.4野の障害による片麻痺に関して,前大脳動脈領域の脳梗塞では冠状断内側面の病変による下肢優位の運動麻痺を呈する.

一方,中大脳動脈領域の脳梗塞では冠状断外側面を中心とする病変による片麻痺を生じ,顔面や上肢の運動麻痺が下肢よりも強い.さらに,4野の障害では対麻痺を呈することがあり,上矢状静脈洞血栓症による出血性梗塞後や前交通動脈瘤破裂後脳血管攣縮による脳梗塞後の冠状断内側面の両側性病変によって生じる.

3) 4野の障害,4野と6野の障害

4野に限局する病巣による皮質障害では,運動麻痺は弛緩性,腱反射亢進は認められず,Babinski 反射は陽性であるが,4野から6野へ病巣が広がると,典型的な錐体路徴候として知られる,痙性麻痺,腱反射亢進,Babinski 反射陽性が認められる.

b 内包の障害

皮質脊髄路は放線冠で集束して内包へ至るため,内包では小病巣でも上下肢が同時に運動麻痺を起こす.通常,運動麻痺は上肢が下肢に比較して高度であり,急性期は筋緊張が低下し弛緩性麻痺を呈するが,慢性期になると筋緊張が亢進し痙性麻痺に変化する.

c 脳幹の障害

皮質脊髄路は脳幹へ至ると橋底部でいったん,上肢を支配する線維は内側,下肢を支配する線維は外側へ広がって下行し,延髄で再度集束する.したがって,橋のラクナ梗塞では病巣部位によって上下肢で運動麻痺の程度が異なることがある.脳幹の障害による片麻痺について,運動麻痺は病巣と反対側に認められるが,病巣が脳神経の走行に近い場合,病巣と同側の脳神経麻痺を合併する(交叉性片麻痺)(表1).

一方,脳底動脈血栓症や橋出血によって橋底部が広範囲に障害されると四肢麻痺を認め,病巣が中央から後方へ広がり網様体まで及ぶと,意識障害(覚醒障害)を合併し,重症化する.

d 脊髄の障害

この部位の運動障害を考える際,脊髄横断面の障害部位および脊髄高位の障害レベルに分けて診察する必要がある(それぞれ横断診断,高位診断と呼ばれる).

1) 横断診断

ある髄節の半側が障害される Brown-Séquard 症候群では,障害された髄節より1髄節下以下の弛緩性麻痺(後に痙性麻痺に変化する)と障害された髄節における神経根の運動障害が特徴である.また,横断性脊髄障害では,左右対称性に上記運動障害が出現する.

第4章 症候からのアプローチ(救急を含む)

 Pitfall

交叉性片麻痺とは異なり,一つの脳幹病変で,まれに片麻痺が時間的なずれをもって左右反対側に生じる場合があり,交代性片麻痺と呼ばれる.

 コツ

alternate (-ting) hemiplegia の和訳は,内容により交叉性片麻痺と交代性片麻痺を使い分ける.

2) 高位診断

脊髄前角から神経根の障害として,支配筋の弛緩性麻痺および筋萎縮を認める.一方,上位運動ニューロンによる連絡は絶たれるが脊髄前角から神経根が温存されている領域では痙性麻痺を示す.一般に頸髄の障害では痙性の四肢麻痺,胸髄損傷では痙性対麻痺,腰髄から仙髄および馬尾障害では弛緩性対麻痺が認められる.

4 基底核および小脳障害に関連する運動障害

a 基底核の障害

大脳皮質,基底核(被殻,淡蒼球),視床,大脳皮質(6野)は運動ループを形成しており,それぞれ興奮性または抑制性に結合している.加えて,黒質から被殻,視床下核から淡蒼球へ結合する側副ループがそれぞれ興奮性に結合している(図3).黒質からのドパミン供給が不十分なために発症するParkinson病では,被殻を介する大脳皮質(6野)の興奮が起こらず,結果,運動開始が障害され,無動を呈する.

一方,視床下核の障害では,淡蒼球を介する視床の抑制が解かれず,視床の興奮を促し,臨床的にはバリズムが認められる.

b 小脳の障害

小脳を介する運動ループによって大脳皮質からの信号が小脳へ到達すると,運動時

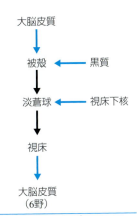

図3 基底核を介する運動ループ
↑:興奮性連絡,↑:抑制性連絡

表2 上位および下位運動ニューロン障害の鑑別

	上位運動ニューロン障害	下位運動ニューロン障害
筋緊張	亢進(痙縮)	低下(弛緩)
腱反射	亢進	減弱または消失
Babinski反射	陽性	陰性
筋萎縮	なし(廃用性を除く)	あり
線維束性収縮	なし	あり

の詳細な筋収縮およびそのタイミングが大脳皮質(4野)へフィードバックされる.しかし,小脳半球障害によってこのループが正常に機能しなくなると,運動が拙劣となり,運動失調が認められる.

5 上位運動ニューロン障害と下位運動ニューロン障害

運動麻痺を代表とする運動障害は,図1の前頭葉運動野(4野,6野)から筋線維までのいずれかの障害によって,随意運動が正常にできない状態である.

臨床上,運動障害が神経の走行のどの部位によって生じているか診察するためには,上位運動ニューロン障害(核上性麻痺),下位運動ニューロン障害(核下性麻痺)を鑑別することが重要であり,筋緊張,腱反射,

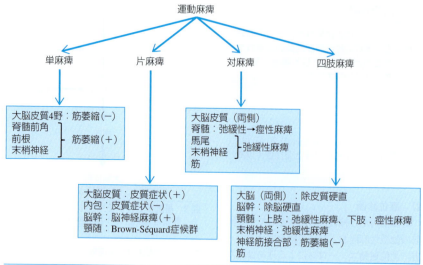

図4 運動障害診断のフローチャート

Babinski 反射，筋萎縮，線維束性収縮などに相違を認める(表2)．さらに，図4 に記した運動障害診断のフローチャートを参考に，運動障害の病巣を精査する．

DON'Ts

- ☐ 大脳皮質病巣による単麻痺を見逃してはいけない．
- ☐ 軽い片麻痺を見逃してはいけない．

北里大学医療衛生学部 老人地域作業療法学　**福田倫也**

☑ 軽い片麻痺の見つけかた

軽い片麻痺の見つけかたとして上下肢の Barré 徴候が有名である．上肢の Barré 徴候では，閉眼下，患者に手のひらを上にして両腕を水平前方へ挙上させ，その位置を保つよう命じる．その際，ごく軽い麻痺の場合，障害側上肢がわずかに回内すると同時に，麻痺側第 5 指が外側に離れることが多く，第 5 手指徴候を観察することができる．一方，下肢の Barré 徴候は患者を腹臥位にして実施する必要があるため，実際には仰臥位で下肢の診察が可能な Mingazzini 試験で代用することが多い．これは，仰臥位で両側下肢を挙上させ，股・膝関節を直角に屈曲させて空中に保持させる試験である．また，軽い麻痺を有する患者は，仰臥位で下肢外旋位になることが多いが，これは，意識障害患者の麻痺の有無を確認する際にも役立つ．さらに，ごく軽度の下肢の麻痺の診察として，患者の両踵を検者の手に乗せて，片足ずつ挙上させ，検者の手に加わる力を観察する．Hoover 徴候の有無を確認することは有用である．

(福田倫也)

6 運動失調

DOs

- ☐ 鑑別を考えながら神経学的診察を行おう.
- ☐ 病歴聴取では発症様式に注意しよう.
- ☐ 患者の安全を考慮しながら診察しよう.

1 基本的な考え方

①運動失調とは,運動麻痺がないにもかかわらず,協調運動障害を認める状態である.協調とは,運動を円滑に行うために多くの筋肉が調和を保って働くことをいう.
②その責任病巣から小脳性,脊髄性,前庭性,前頭葉性に分類される.

2 病歴聴取

①遺伝性疾患の可能性を考慮し,家族歴をしっかりと聴取する.
②中毒性疾患の可能性も考慮し,職業や薬剤歴の聴取も必要である.
③基礎疾患に伴い症状が出現することもあるので,既往歴の聴取も十分に行う.
④症状の発症が急性であるのか,亜急性であるのか,突発完成であるのか,緩徐進行であるのかが鑑別に重要である.

3 病態生理

a 小脳性運動失調

小脳の障害ではめまいや悪心,嘔吐,構音障害などを認める.小脳半球の病変では四肢運動失調が生じ,小脳虫部の病変では体幹運動失調が生じる.原因疾患を表1に示す.

b 脊髄性運動失調

後索障害に伴い深部感覚が障害されることによって生じる失調である.Romberg徴候が陽性になる.原因疾患を表2に示す.

c 前庭性運動失調

前庭器官は三半規管と耳石器よりなり,直接あるいは前庭神経核を介して小脳の片葉小節葉と密接に結合しており,体の平衡を保つうえで重要なシステムである.一側性障害では,体位変換で増強する回転性めまいが生じ,起立や歩行時に障害側に体が偏倚しまっすぐ歩けない.原因となる疾患

表1 小脳性運動失調をきたす疾患

1. 脳腫瘍
2. 脳血管障害
3. 外傷性疾患
4. 先天性疾患
5. 感染および炎症性疾患
6. 脱髄性疾患
7. 代謝性疾患
8. 中毒性疾患
9. 変性疾患

表2 脊髄性運動失調をきたす疾患

1. 脊髄腫瘍
2. 変形性頸椎症
3. 後脊髄動脈症候群
4. 脊髄空洞症
5. 感染および炎症性疾患
6. 脱髄性疾患
7. 代謝性疾患
8. 中毒性疾患
9. 変性疾患
10. 末梢神経疾患

としては前庭神経炎，Ménière病，小脳橋角部腫瘍などがあげられる．

両側性障害では，偏倚はみられないが，Romberg徴候が陽性になる．歩行はwide-baseで上肢を広げてバランスをとるように歩く．原因疾患としては癌性髄膜炎や感染性髄膜炎，飲酒，一酸化中毒，ストレプトマイシンおよびカナマイシン中毒などがある．

d　前頭葉性運動失調

小脳性運動失調に類似した失調が生じるかどうかについては，現在も議論のあるところではあるが，歩行失調と四肢失調が特徴であるとされている．前頭葉の腫瘍や血腫，多発性脳梗塞などで認める．

4　神経学的所見

a　言　語

不明瞭言語(slurred speech)，断綴言語(scanning speech)と表現され，爆発性，不明瞭または緩慢，とぎれとぎれである．小脳性運動失調で認める．

b　眼　振

小脳性運動失調では注視方向性の眼振を認める．前庭性運動失調では障害の反対側への急速相をもつ眼振が生じる．

c　四肢の運動失調

鼻指鼻試験(nose-finger-nose test)，膝打ち試験(knee pat test)，踵膝試験(heel-knee test)，向こう脛叩打試験(shin-tapping test)，手回内・回外検査(hand pronation supination test)などにより評価する．運動分解や測定異常，反復拮抗運動不能などが観察される．

d　立　位

両足を広げバランスを保とうとする．両足を閉じて立とうとすると動揺し転倒することもある．

e　座　位

両足を開き，椅子に手をついてバランスを保とうとする．両足を閉じ，腕組みをさせると上体の動揺が観察できる．

f　歩　行

両足を大きく開いて歩行する(wide based

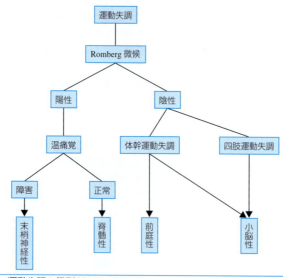

図1　運動失調の鑑別(文献1より改変)

gait). 酩酊歩行（drunken gait）やよろめき歩行（staggering gait）とも表現される．ごく軽度の異常を発見するためには，つぎ足歩行（tandem gait）を行い観察する．

g 筋緊張低下
小脳性障害では，障害側肢での筋緊張の低下が観察される．

h 深部感覚障害
運動失調ではないが，その責任病巣を推定するのに必要な所見である．脊髄後索障害に伴い位置覚と振動覚の低下がみられる．Romberg徴候が陽性になる．

5 運動失調の診わけかた

図1に運動失調の診断のフローチャートを示す．しっかりと神経学的所見の診察を行えば，その分類は比較的容易である．患者さんから発症様式をしっかりと聴取できれば，ある程度原因疾患も推定できる．

 Pitfall

中枢性めまいでは，小脳症状が認められないこともあるので注意を要する．

DON'Ts
- [ ] 神経学的診察を疎かにしてはいけない．
- [ ] 画像検査に頼りすぎてはいけない．

文献
1) 田崎義昭, 他：ベッドサイドの神経の診かた 改訂17版. 南山堂, 2010, 157

岩手医科大学内科学講座 神経内科・老年科分野　金　正門, 寺山靖夫

7 歩行障害

> **DOs**
> - 歩行障害の鑑別は，自然な状態でよく鑑察する．
> - 歩行以外の神経学的所見の異常の有無にも注視する．

1 基本的な考え方

神経内科診察には共通することではあるが，歩行障害の診察においても，解剖学的にどこが障害されて症状が生じているか（部位診断），どのような原因，急性，緩徐進行性，再発・寛解なのか（病因診断）を考えながら臨床診断に近づいていくことに変わりはない．今回は，歩行障害について着眼するとわかりやすい特徴とその機序について考えてみる．機序を理解することによって，歩行障害の部位診断に近づくと考えられる．

2 歩行障害の種類と疫学

高齢化社会とともに，歩行障害を主訴とする患者数は増加している．60歳以上の15％，80歳以上の20〜25％に何らかの歩行障害を認め，原因部位は，脳，脊髄，骨・関節，末梢神経，筋肉，血管と多岐にわたる．高齢者における歩行障害の原因の概略を表1に示した．標榜する診療科によってこの比率は大きく変化するが，概要を知っていることは臨床において重要である．以下にそれぞれの歩行障害の特徴と診断のポイント，それに対する治療・対応法を述べる．

3 臨床症状の特徴と診断のポイント

a 動揺性歩行（waddling gait）

障害部位：体幹部・近位筋

体幹を左右に揺すりながら歩く歩行で，

表1 歩行障害の原因とその頻度

原因	疾患名	頻度（％）
関節症・関節炎	変形性足・膝・股関節症，関節炎，痛風，アキレス腱付着部炎	20〜50
脳血管障害	脳梗塞，脳出血，くも膜下出血，硬膜下血腫	15〜40
脊髄障害	頸椎・腰椎症，腰部脊柱管狭窄症，脊髄炎，脱髄性疾患，多発性硬化症，脊髄腫瘍，筋萎縮性側索硬化症，脊髄梗塞	10〜30
パーキンソニズム	Parkinson病，脳血管障害性パーキンソニズム，薬剤性パーキンソニズム，多系統萎縮症	10〜20
末梢神経障害	Guillain-Barré症候群，Fisher症候群，慢性炎症性脱髄性多発ニューロパチー（CIDP），糖尿病性末梢神経障害，アルコール性末梢神経障害	5〜15
小脳失調	脊髄小脳変性症，小脳炎，小脳梗塞，アルコール性小脳失調，傍腫瘍症候群（抗Yo抗体）	5〜10
水頭症	正常圧水頭症，水頭症	2〜6
心因性	解離性障害，ヒステリー	1〜4
筋疾患	多発筋炎，筋ジストロフィー症，筋炎	0〜2
その他	心不全，呼吸不全，閉塞性動脈硬化症，廃用症候群	1〜10
原因不明		5〜20

通常は体幹筋の筋力低下により腰椎前弯が増強して腹部を前に突き出す姿勢をとり，椎体骨を安定させる．前後のバランスをとるために上体を後方にのけぞらせる．多発筋炎，進行性筋ジストロフィーなどの筋疾患にみられ，殿筋などの近位筋の筋力低下を生じる疾患に特徴的である．診断のポイントは，腸腰筋，大腿筋，傍脊柱筋などの体幹・四肢近位筋の筋力低下を観察する．

b 鶏歩（steppage gait）
障害部位：足背屈筋

下腿腓骨筋群（特に前脛骨筋）に筋力低下のあるときにみられる歩行であり，足関節や趾の背屈障害による下垂足を呈する．第4腰髄から第1仙髄レベルの脊髄障害，遺伝性運動感覚性末梢神経障害，腓骨神経麻痺，遠位型筋ジストロフィーなどで生じる．診断のポイントは，足関節の背屈の筋力低下が特徴である．腰椎症由来の場合は，脊髄レベルに沿った感覚障害が存在することが多い．腓骨神経麻痺の場合は，病歴が重要で，飲酒後の睡眠，手術後など腓骨神経への圧迫の有無を確認する．

c 感覚失調性歩行（sensory ataxic gait）
障害部位：深部感覚障害，後根障害，末梢神経障害

脊髄後索や末梢神経の障害による歩行で，過去には梅毒による脊髄後索障害が多かったこともあり，脊髄癆性歩行（tabetic gait）ともいわれる．後索障害により関節からの位置覚情報が中枢神経に伝わらないために，視覚からの情報で代償するため常に足元をみつめながら，一歩ごとに膝を高く上げ，足を地面に投げ出すようにパタッパタッと歩く．脊髄癆，後脊髄動脈症候群，抗Hu抗体陽性傍腫瘍症候群などの疾患でみられる．診断のポイントは，脊髄癆の場合は血清梅毒抗体価の測定と治療歴の有無が重要である．亜急性に進行する場合は傍腫瘍症候群の可能性を考慮する．

d 小脳失調性歩行（cerebellar ataxic gait）
障害部位：小脳，小脳経路

典型的な小脳失調性歩行は，アルコール飲酒による酩酊時にみられるような歩行である．疾患としては，脊髄小脳変性症，小脳梗塞，小脳炎，腫瘍など小脳失調をきたす疾患に生じる．診断のポイントは，四肢も含めた小脳失調の有無が重要で，小脳失調性歩行の場合はつぎ足歩行（tandem gait）が明らかに異常となる．MRI画像診断で小脳もしくは小脳脚に異常を認めることが多い．

e 迷路性（前庭性）歩行（labyrinthine gait）
障害部位：前庭機能

小脳性では個々の体肢の運動に失調がみられるのに対し，迷路性では四肢に失調は認められない．また閉眼にて前後に歩行させると片側性小脳障害では前進時も後退時も病変側に偏倚するが，迷路性の前庭障害の場合は往復の軌跡が次第に病巣側に回旋する（Babinski-Weil試験）．疾患としては良性発作性頭位めまい，Ménière病，前庭神経炎，前庭神経腫瘍などがある．診断のポイントは，四肢に小脳失調がないことを確認する．閉眼足踏みテストをすると，小脳失調患者では身体がだんだんと病変側によっていき，回旋することはないが，迷路性歩行の患者の場合は病変側に回旋する．

f 痙性歩行（spastic gait）
障害部位：上位運動ニューロン

上位運動ニューロンの障害にみられる歩行異常である．典型例では膝関節はトーヌスが高く伸展し，歩行時の自然な屈伸が減少し，かつ足関節はやや尖足位を示す．痙直型脳性小児麻痺，錐体路を含む脳血管障害，痙性対麻痺などで生じる．診断のポイントは，神経所見にて腱反射亢進と筋トーヌス異常として痙性を強く認めることである．治療としては，リハビリテーションと

同時に痙性を抑える内服薬(中枢性・末梢性筋弛緩薬),神経ブロック,ボツリヌス毒素の局所注射,バクロフェン髄注療法などを検討する.

g Parkinson 歩行(parkinsonian gait)
障害部位:大脳基底核のドパミン経路

体幹を前傾・前屈し,上肢は肘でやや屈曲し,両側の足をすり合わせるようにチョコチョコと小さな歩幅で歩く歩行である.歩いているうちに,ついには小走りになってそのまま前方突出に移行してしまうこともある.中脳黒質-線条体障害による歩行障害で,Parkinson 病をはじめ,種々の Parkinson 症状を呈する疾患で観察される.診断のポイントは,四肢の筋強剛,安静時振戦などの歩行障害以外の Parkinson 症状の有無の観察が有用である.

h すくみ足歩行(frozen gait)
障害部位:大脳基底核

Parkinson 症状の一つである.歩き始めに,その場で地団駄を踏むように小さく足踏みをするだけで,一歩目が踏み出せなくなってしまう現象である.一歩目が出るとしばらくはスムーズに歩けることが多い.Parkinson 病,Parkinson 症候群の一部に認められる.対応としては,歩行のリズム,きっかけを外部から与えられると歩行開始が誘導されることがあり,自分で号令をかけたり,音楽でリズムをとる・床に模様をつけて乗り越えるようにして歩行開始するなどの工夫が有効なことがある.

i 前頭葉性歩行障害(frontal gait disorder)
障害部位:広汎な前頭葉機能障害

小刻み歩行のなかでも足底が床から上がらないような magnetic gait と呼ばれる歩行である.歩幅が小さいが,足幅が大きく広がっている.上体があまり前屈しないことが Parkinson 歩行と異なる.高齢者にみられることが多く,両側性のラクナ梗塞によって引き起こされることが多い.診断のポイントは,Parkinson 歩行との鑑別をしっかりと行うことである.MRI 画像診断による前頭葉梗塞の有無が参考になる.

j 心因性歩行障害(psychogenic gait disturbances)
障害部位:大脳での高次機能

心因性による歩行障害は,片麻痺の形をとったり,対麻痺の形をとったりするが,片足,両足にかかわらず麻痺側の足を引きずるように歩くことが多い.特徴として,いわゆる奇妙で,型が変わりやすく一定ではなく,生理学的に説明困難な歩行であること,転倒や怪我をすることはまれで,それらの歩行は突然始まり,そのスピードは極めて緩徐であることが多いこと,そして非常に大変そうにみえることがあげられる.診断のポイントは,医学的に矛盾する現象をとらえることである.器質的疾患との合併例もあり,早期から心因性と決めつけないことも重要である.

k 神経疾患以外の歩行障害
各関節の変形症,炎症,靱帯損傷,間欠性跛行,心不全,呼吸不全,不整脈,起立性低血圧などがあげられる.整形外科疾患の内訳では,腰痛 20%,膝疾患 10%,足捻挫 5%,頸椎疾患 2% といわれている.間欠性跛行では,腰部脊柱管狭窄症と閉塞性動脈硬化症が原因として多い.心不全,呼吸不全などの内臓疾患により歩行障害を呈する場合は,内臓疾患に対する治療が必要である.

8 記憶障害

DOs

- 発症形式（急性か慢性か）が重要である．
- 治療可能な認知症を見逃さないように注意する

1 基本的な考え方

　記憶とは，ある情報や対象を憶えること（記銘），憶えた情報を忘れずに保ち続けること（保持），保持している情報（対象）を思い起こすこと（再生）より構成されている．発症形式は，急性か，慢性か？　一般に治療可能な認知症は，急性，亜急性発症に多い（表1）．

　加齢に伴う正常範囲内の物忘れと認知症との鑑別は，臨床において重要である．鑑別ポイントとして，加齢に伴う物忘れは，体験の一部のみを忘れている（去年，家族で温泉に行ったことは覚えているが，交通手段や泊まったホテルの名前を覚えていない）．認知症では，体験すべてを忘れており（旅行に行ったことすら覚えていない），ヒントを与えても思い出せない．

　見当識障害とは時間，場所，人物や周囲の状況を正しく認識することができない状態である．加齢に伴う物忘れでは，人の名前が出てこない（顔を見て，友人，有名人であることはわかるが，名前が出てこない）．認知症では，顔を見て，知っている人かもわからない．また，加齢に伴う物忘れでは，時間，場所の見当識は保たれる．Alzheimer病では，時間，場所，人物の順で障害される．

　軽度認知障害（mild cognitive impairment：MCI）とは，年齢や教育レベルの影響のみでは説明できない認知機能の低下がみられるが，社会生活での大きなトラブルはなく，日常生活動作が自立している場合と定義される．したがって，認知症ではないが認知症の前段階を含めた疾患概念である．現時点では，軽度認知障害に対する抗認知症薬を有効とするエビデンスは乏しい．

表1　発症形式から記憶障害を含む認知症の鑑別

急性（数日以内）
一過性全健忘，脳血管障害，てんかん
亜急性（数週間～数か月）
慢性硬膜下血腫，Creutzfeldt-Jakob病，亜急性硬化性全脳炎，進行性多巣性白質脳症，脳炎・髄膜炎，脳腫瘍，神経梅毒，HIV脳症，血管内リンパ腫症，甲状腺機能低下症，ビタミンB_{12}欠乏，ビタミンB_1欠乏，ペラグラ，ミトコンドリア脳筋症，電解質異常
慢性（数か月～数年）
Alzheimer病，Lewy小体型認知症，嗜銀顆粒性認知症，前頭側頭葉変性症，進行性核上性麻痺，大脳皮質基底核変性症，Huntington病，Binswanger病，CADASIL，正常圧水頭症，多発性硬化症，神経Behçet，サルコイドーシス，慢性硬膜下血腫

CADASIL：cerebral autosomal dominant arteriopathy with subcortical infarcts and leukoencephalopathy，HIV：human immunodeficiency virus

2 問 診

a 急 性

前向性健忘とは，ある時点以降の記憶が抜け落ち，記憶の保持ができない状態を意味する．急性発症の前向性健忘では一過性全健忘を疑う．

症状が急激に変動を繰り返す場合は，てんかんを疑い，脳波検査を施行する

b 亜急性

感染症，内分泌・代謝性，中毒性疾患が多いため，血液検査，髄液検査が必要である．

c 慢 性

Alzheimer病では，初期より記憶障害が前景に出ることが臨床上の特徴である．特に，近時記憶（数分から数か月間，いったん脳裡から消えてから再生される記憶），エピソード記憶（本人が体験した記憶，昨日の夕食の内容など）の障害が初期にみられる．

Lewy小体型認知症（dementia with Lewy bodies：DLB）の臨床症状は，認知機能障害の変動，反復性に現れる幻視が特徴的である．一方，パーキンソニズムはDLBに必須ではなく，ほとんどみられない場合もある．また，抗精神病薬のhypersensitibityがみられ不穏時や周辺症状に対して投与する場合は，十分な注意が必要である．

前頭側頭葉変性症では記憶障害は初期には軽度で，人格障害，常同行動，食行動異常，失語が前景に出る．記憶障害はある程度進行してから出現する．一方，Alzheimer病では記憶力低下や構成失行が初発症状となり，失語や人格障害は，通常末期に出現するため臨床上の鑑別となる．

> ⚠️ **Pitfall**
> - 急性（数日以内）：脳血管障害やてんかんを疑う．
> - 亜急性（数週間～数か月）：感染症，内分泌・代謝性，中毒性疾患 が多い．
> - 慢性（数か月～数年）：神経変性疾患，神経免疫疾患が多い

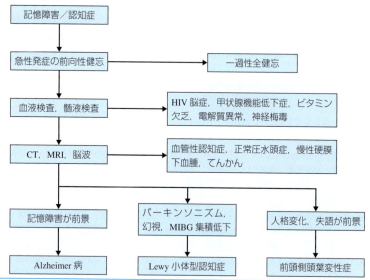

図1 頻度の高い記憶障害/認知症の診断フローチャート

3 神経学的所見[1]（図1）

認知症では，記憶障害や見当識障害以外に，失語，失行，失認などの大脳高次機能も呈する．おもに脳血管障害で急性に発症することが多いが，神経変性疾患では，緩徐進行性に出現することが特徴である．

a 失語（aphasia）
脳血管障害で急性に発症することが多いが，前頭側頭葉変性症や大脳皮質基底核変性症などの変性疾患では，緩徐進行性に出現することが特徴である．

b 失行（apraxia）
失行は脳血管障害をはじめとして多くの脳障害で出現するが，慢性疾患では大脳皮質基底核変性症で初期から出現し重要な神経所見となる．また，構成失行は，Alzheimer病，Lewy小体型認知症でもみられる．

c 失認（agnosia）
まれにAlzheimer病で視覚性失認が前景に出る場合がある．相貌失認は，前頭側頭葉変性症の劣位半球症状として現れることがある．

4 検査

a 神経心理検査
一般外来で認知症を簡便にスクリーニングする方法として，mini-mental state examination（MMSE）[*]，長谷川式簡易知能評価スケールがありいずれも10～15分程度で評価できる．これら簡易検査は外来診療中でも施行可能であるが，厳密的な定量的な評価はできない．記憶を定量的評価する代表的な神経心理検査として，Rey聴覚性言語学習試験（Rey auditory-verbal learning test：RAVLT），論理的記憶（WMS-Rの下位課題 Logical MemoryⅠ＆Ⅱ），Reyの複雑図形検査などがある．

[*] MMSE：見当識，3単語の即時再生と遅延再生，計算，物品呼称，文章復唱の7項目の言語性課題と口頭命令，読字，書字，図形模写の4項目の動作性課題を加えた計11項目から構成される．質問内容にはいくつかのバリエーションがあるが，現在は，杉下が作成した日本語版MMSE[2]を使用するのが一般的である．認知症の一般に受け入れられているカットオフは24/30点未満だが，認知機能は教育歴に大きく作用することは留意すべきである．

b 画像検査[3,4]

1) 頭部MRI
Alzheimer病では，大脳皮質の萎縮（脳溝の拡大）を認めるが，特に側頭葉内側部，頭頂葉の萎縮がみられる．しかし，MRIのみではAlzheimer病の診断は困難で，血管性認知症などの除外診断的意義しかない．また，DLBに特徴的なMRI画像所見はないとされている．正常圧水頭症では，著明な脳質拡大，シルヴィウス裂との拡大が特徴的である．

2) 脳血流シンチグラフィー
Alzheimer病では，側頭葉内側部，頭頂葉皮質の血流低下が特徴とされている．一方，後頭葉の血流低下は，DLBを示唆する所見である．

3) MIBG心筋シンチグラフィー
びまん性の集積低下は，DLBを強く疑う所見である．

c 髄液検査
認知症が亜急性や急性の経過をとるなど治療可能な認知症が濃厚に疑われるような場合には，特に積極的に検査を行う必要がある．髄液検査が必要な認知症として辺縁系脳炎を含む亜急性や慢性の脳炎・髄膜脳炎，ヒト免疫不全ウイルス（HIV）脳症，神経梅毒，中枢神経系（CNS）ループス，神経Behçetなどがあるが，これらを鑑別するために細胞数，蛋白，糖，細胞診，各種培養，各種ウイルスPCR，梅毒反応，細胞診などの検査を行う．

正常圧水頭症の診断には髄液を30 mL採

取する前後で症状の変化をみる Tap test が有用である．一般に，歩行障害の改善がみられる．

Creutzfeldt-Jakob 病の診断にタウ蛋白，神経細胞特異性エノラーゼ（NSE），14-3-3 蛋白の検出，進行性多巣性白質脳症（PML）の診断に JC ウイルスの PCR などが有用である．

Alzheimer 病の診断における補助検査の一つとして Aβ42 が低値，総タウは高値を示すことが知られている．しかし，Alzheimer 病の確定診断は，病理診断が必要であり，現段階では生前診断では限界がある．

DON'Ts

- ☐ DLB では，安易に抗精神病薬を投与しない．
- ☐ 現時点では，軽度認知障害では抗認知症薬の積極的適応はないことを忘れてはならない．

文献

1) 伊東大介：高次機能 神経診察クローズアップ 正しい病巣診断のコツ 鈴木則宏編 メジカルレビュー社 2011, 182-191
2) 杉下守弘，他：MMSE-J（精神状態短時間検査－日本語版）の妥当性と信頼性について：A preliminary report. 認知神経科学 2010；12：186-190
3) 伊東大介：メモリークリニック診療マニュアル 鹿島晴雄/鈴木則宏（監修），田渕肇/伊東大介（編集）南江堂 2011
4) 鈴木則宏編：神経内科ゴールデンハンドブック 南江堂 2009, 133-142, 146-150

慶應義塾大学医学部 神経内科　**伊東大介**

9 視野障害・複視

DOs

- [ ] 一過性黒内障では，直ちに内頸動脈の検索を行うとともに，抗血小板薬の投与を開始する．
- [ ] 片眼の急速な視力障害では，眼科にもコンサルトする．
- [ ] 複視のパターンから障害部位を的確に判断する．

1 基本的な考え方

① 視覚伝導路（視覚路）の障害により，視野障害あるいは視覚障害が発現する．視覚路の障害部位により，視覚障害あるいは視野障害のパターンが決まるので，病巣診断が可能になる．

② 両眼で見ると物が二重に見え，片眼で見ると一つに見えるのが，複視（両眼複視）であり，両側の眼球の位置のズレにより複視が発現する．

③ 片眼の運動制限により複視が発現すると，運動制限のある眼球では網膜の中心を外れて像を結び，視覚中枢では外側に像があると認識される．

④ 複視の原因を鑑別する際には，複視のパターンから障害部位を判断することが重要である．障害部位を判断したうえで，造影MRIやMRAを含む頭部MRI，採血，髄液検査など，鑑別診断に必要な検査を適宜実施する．

2 視力の診かた

視神経炎などでは，病態の把握のために視力検査を行う必要がある．まず，文字が判読可能か，色覚が正常かを確認し，視力障害が著しい場合は，眼前の指数が認識できるか確認する（指数弁）．さらに，眼前で手を動かしてわかるかを確認する（手動弁）．手動弁もできない場合は，暗室で眼に光をあて，明暗を感じるかを確認する（光覚弁）．

3 視野の診かた

検者が見本をみせながら，片側の眼を患者さんの手で覆ってもらう．視線を動かさず，検者の眼を見ているように指示する．見本をみせながら，検者の指が動くのが見えたら知らせるよう伝える．検者の指は患者さんと検者のほぼ中間地点にあるようにする．検者も患者さんに合わせて対応する側の目を閉じる（手で覆ってもよい）．視野の右上，右下，左上，左下，計4か所を調べる．必ず両眼を検査する．

4 片眼の視力障害

片眼の視力障害（図1A）は，眼球・網膜から視神経までのいずれの障害でも発現する．

視神経炎と虚血性視神経症が視神経障害の代表であり，片眼の急速な視力低下を呈することが多い．視神経炎は球後視神経炎ともよばれ，多発性硬化症や抗アクアポリン4抗体陽性の視神経脊髄炎（NMO）で発症し，通常は中心暗点の視野欠損を呈する．ただし，NMOでは，水平性の半盲を呈したり，両側同時に発症したりすることもある．虚血性視神経症は視神経の栄養血管の循環障害により発症する．糖尿病やその他の動脈硬化を背景として，虚血性視神経症を発症することが多い．側頭動脈炎に伴う動脈炎性虚血性視神経症では，数日で反対側の眼も傷害され，両眼の失明に至る

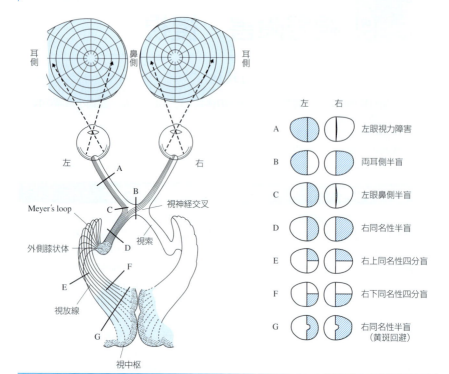

図1 視覚路と視野障害(文献1より改変)

ことがある．その他の視神経障害の原因として，中毒や代謝性疾患，視神経膠腫，あるいは，悪性リンパ腫など腫瘍性病変の圧迫による二次的な障害がある．

網膜の障害でも，血管障害では急激に視力低下が発現する．一過性黒内障では，片眼の視野が幕を引くように突然暗くなり，数分で自然に回復する特徴的な症状を呈する．この場合は内頸動脈系の一過性脳虚血発作であり，直ちに同側の内頸動脈病変の検索を行うとともに，抗血小板薬による脳梗塞の予防を開始する必要がある．網膜は網膜中心動脈により灌流されているが，分枝は上行枝と下行枝に分かれているので，分枝閉塞では水平性の半盲を呈する．また，急速に片眼の視力が低下した場合には，網膜中心動脈閉塞症，糖尿病性網膜症での眼底出血，緑内障，網膜剥離などの眼科救急疾患が含まれることを念頭におき，眼科にコンサルトすることを忘れてはならない．

5 両側の視野障害

視神経交叉部（視交叉部）の障害は，視神経炎やトルコ鞍付近の腫瘍性病変（下垂体腺腫・頭蓋咽頭腫など）による圧迫により発症する．視交叉部の障害（図1B, C）パターンにより，両耳側半盲や片側の鼻側半盲，あるいは様々な不定形の視野障害を呈する．視交叉部より後方の視覚路が障害されると両眼で障害側と対側の視野が同じ形状で欠損する同名性の視野障害を呈する．視索（図1D）が障害されると同名性半盲を呈する．視放線の下半分の障害（図1E）では上同名性四分盲を呈し，上半分の障害（図1F）

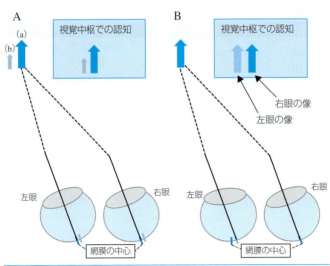

図2 正常と複視の場合の視覚中枢での認知
A：正常では、外側の像(b)は網膜の中心を外れて像を結ぶ。B：外転制限がある左眼では、網膜の中心より内側に像を結び、視覚中枢では右眼の像の外側に左眼の像が認識される。

では、下同名性四分盲を呈する。視覚路の障害は脳梗塞や脳腫瘍など様々な疾患で発症する。脳梗塞では視野障害は突然発症するが、腫瘍性病変では徐々に進行することが多い。脳梗塞で後頭葉が障害された場合（図1G）は、黄斑回避を伴う同名性半盲を呈することが特徴である。

6 複視の診かた

両眼の位置にズレが生じ、両眼で見ると物が二重に見え、片眼で見ると一つに見えるのが、複視（両眼複視）である。先天的に両眼の位置にズレがある斜視では両眼視機能が低下して複視を自覚しないことが多い。

複視を診察する手順は、以下のとおりである。指標（検者の右示指など）を患者の眼前に示し、顔を動かさずに眼で指標を追うよう伝える。指標が患者の眼に近すぎないように注意する（眼前50cm程度）。指標はゆっくりと円滑に動かす。左右・上下4方向への動きを検査し、複視の有無をたずねる。このとき、4方向の最終地点で指標の動きを止め、眼振の有無を観察する。複視があるとき右上、右下、左上、左下を追加し、正面とで計9方向を検査して、複視の有無を診察する。一般に、視野の中心より外側の像(b)は網膜の中心を外れて像を結ぶ（図2A）。片眼に運動制限が存在すると、運動制限のある眼球では眼球の回転が不十分で網膜の中心を外れて像を結び、視覚中枢では外側に像があると認識され、複視を自覚する（図2B）。ゆえに、複視がある際に片眼を閉じて外側の像が消えれば、その眼球に運動制限が存在すると判断できる。

7 複視の原因となる障害部位に関連する症状とおもな疾患（表1）

複視の原因を鑑別する際には、まず、複視のパターンから障害部位を判断することが重要である。障害部位を判断したうえで、造影MRIやMRAを含む頭部MRI、採血、髄液検査など、鑑別診断に必要な検査

表1 複視の原因となる障害部位に関連する症状とおもな疾患

障害部位	症状	おもな疾患
注視中枢	MLF症候群,斜偏視	多発性硬化症,脳梗塞,脳出血,脳腫瘍
脳神経(核)	脳神経(核)支配の外眼筋麻痺	多発性硬化症,脳梗塞,脳出血,脳腫瘍
脳神経(線維)	脳神経(線維)支配の外眼筋麻痺	糖尿病,硬膜動静脈瘻,脳動脈瘤,炎症
神経筋接合部	複視が生じる注視方向は不定,易疲労性,眼瞼下垂を伴う	重症筋無力症
外眼筋	複視が生じる注視方向は不定	眼筋炎,眼筋ミオパチー,甲状腺眼症
眼窩内異物	複視が生じる注視方向は不定	眼窩内の腫瘍・出血・外傷

を適宜実施する.

水平注視中枢(傍正中橋毛様体〈PPRF〉)や垂直注視中枢(内側縦束吻側間質核〈riMLF〉)の障害では注視麻痺が起こるが,複視は発現しない.しかし,片側の内側縦束(MLF)の障害,すなわち,MLF症候群では,対側方向を注視時に同側眼の内転障害と対側眼の外転時に眼振を認め,複視を生じる.また,脳幹出血などで橋腕に障害が及ぶと一方の眼は内下方,他方の眼は外上方を向き,斜偏視を呈する.

動眼神経核は神経核群の集合体で,下直筋,下斜筋,内直筋はそれぞれ同側の背側核,中間核,腹側核によって神経支配されている.しかし,上直筋は対側の内側核に,上眼瞼挙筋は両側の尾側正中核から神経支配を受けている.したがって,片側の動眼神経核の障害では,両側の眼瞼下垂,同側の下直筋,下斜筋,内直筋の麻痺と,対側の上直筋の麻痺を呈する.また,滑車神経核の障害では,対側の上斜筋が麻痺する.外転神経核の障害では同側の外直筋が障害されるが,外転神経核付近を顔面神経が走行しているので,同側の顔面神経麻痺を併発することが多い.

脳神経(線維)の障害ではそれぞれの脳神経が支配する外眼筋の運動が制限されて複視を生じる.たとえば,右側の完全な動眼神経麻痺では,右眼の内転,上転,下転が制限されて左方視,上方視,下方視で複視が出現し,眼瞼下垂と瞳孔散大を伴う.動眼神経麻痺の病因としては,脳動脈瘤などによる圧迫性機序と,糖尿病などによる虚血性機序が代表的である.瞳孔を支配する副交感神経は動眼神経の上部表層を走行するので,圧迫病変では,瞳孔散大が最初に発現して眼瞼下垂は最後に生じる.一方,虚血性動眼神経麻痺は,痛みが前駆して突然発症し,瞳孔はスペアされて正常であることが特徴的である.糖尿病性の虚血性動眼神経麻痺では画像検査で異常所見を確認できないが,硬膜動静脈瘻が原因の場合もあるので,たとえ糖尿病を合併していても,造影MRIを含む頭部MRIの検索は必ず行うべきである.髄内,たとえば大脳脚で動眼神経の線維が障害されると,同側の動眼神経麻痺に対側の片麻痺を呈する(Weber症候群).

神経筋接合部や外眼筋の障害,および眼窩内異物が原因の場合は,複視が発現する注視方向は脳神経支配とは関係がなく,一定ではない.重症筋無力症では,易疲労性や眼瞼下垂を伴うことが特徴的である.また,甲状腺眼症で外転が制限される場合は,

外直筋の麻痺ではなく，内直筋の伸展障害に起因する．

瞳孔が正常な動眼神経麻痺は，虚血性である．

複視の原因となる障害部位の多様性を理解する．

DON'Ts

☐ 虚血性動眼神経麻痺では，糖尿病のほかに硬膜動静脈瘻や炎症性疾患を忘れるな．

文献
1) 田崎義昭, 他：ベッドサイドの神経の診かた 改訂17版. 南山堂, 2010, 157

富山大学附属病院 神経内科　**高嶋修太郎**

10 構音障害

DOs
- 話し言葉の異常をみたら構音障害を念頭に診療を進めよう．
- 失語，嗄声，無言などと鑑別しよう．
- 障害部位や原因疾患を推測し検査を行おう．

1 構音障害とは

言葉を発するには肺からの呼気で声帯を振動させ発声する必要がある．生じた喉頭原音は声道(喉頭，咽頭，口腔，鼻腔)を経て体外に発せられるが，声道は共鳴管として働き，形態を変化させることで母音を生み出す．これに舌，軟口蓋，歯列，口唇といった構音点の働きが加わり子音が付加されて言語音がつくられる．

喉頭原音から言語音をつくることを構音といい，構音器官(口唇，舌，咽頭，喉頭)の形態や筋・神経系の障害により構音の実行過程に支障をきたして言葉が正しく発音できなくなった病態を構音障害という．

2 原因

構音器官の諸筋を支配するのは橋延髄の脳神経(V, VII, IX, X, XII)であるが(表1)，これらの下位運動ニューロンは中心前回下部(Rolando弁蓋部)に発し，皮質延髄路を走行する上位ニューロンによって支配され(XIIを除き両側性支配)，錐体外路系と小脳系の制御を受けている．

構音障害の原因としては，①構音器官の筋とそれを支配する末梢性・中枢性の神経障害(運動障害性構音障害)，②口唇口蓋裂，舌癌術後などの先天的，後天的な構音器官の形態異常(器質性構音障害)，③幼少時の聴覚障害(聴覚性構音障害)，④医学的原因が明らかでない本態性(機能性構音障害)がある．

神経内科診療においては運動障害性構音障害(表2)が重要で，以下の特徴がみられる．

a 麻痺性構音障害
声は開鼻性(鼻に抜ける)，粗造性(がらがら)，気息性(かすれ)，無力性(弱々しい)となり，口唇音，歯音，軟口蓋音が障害され，発話速度は低下し，単調で抑揚のない話しかたとなる．

1) 弛緩性構音障害

延髄の下位運動ニューロン(IX, X, XII)の障害によって生じる球麻痺でみられる．嚥下障害(固形物の嚥下が困難)を合併し，舌萎縮・偏倚，咽頭反射消失，下顎反射低下がみられる．

2) 痙性構音障害

両側性の上位運動ニューロン(皮質延髄路)の障害によって生じる偽性球麻痺でみられる．嚥下障害(水様物の嚥下が困難)と流涎を伴い，軟口蓋反射減弱，四肢深部腱

表1 構音に関与する筋・末梢神経機構

構音点	代表的な単語	構音筋	支配脳神経
両唇音	パ行	口輪筋	顔面神経
歯(頸)音	タ，ラ行，サ行	舌筋	舌下神経
軟口蓋音	カ行，ガ行	舌筋，口蓋筋，咽頭筋	舌咽・迷走神経

表2　運動障害性構音障害

分類	障害部位	原因疾患
a. 麻痺性構音障害		
1）弛緩性構音障害	下位運動ニューロン，神経筋接合部，構音筋	血管障害，炎症，脱髄，腫瘍，延髄空洞症，球脊髄性筋萎縮症，筋萎縮性側索硬化症，Guillain-Barré 症候群，多発性脳神経炎，重症筋無力症，筋強直性ジストロフィー，進行性筋ジストロフィー
2）痙性構音障害	上位運動ニューロン（皮質延髄路）	脳血管障害（多発性ラクナ梗塞など），腫瘍，進行性核上性麻痺，筋萎縮性側索硬化症
b. 失制御性（協調運動障害性）構音障害		
1）運動失調性構音障害	小脳および小脳路	脊髄小脳変性症，小脳，脳幹の血管障害，腫瘍，多発性硬化症
2）錐体外路性構音障害		
a）運動低下性構音障害	錐体外路	Parkinson 病，Parkinson 症候群
b）運動過多性構音障害	錐体外路	各種ジストニア，舞踏病

反射亢進，下顎反射亢進，病的反射，強制笑い，感情失禁がみられる．

b　失制御性（協調運動障害性）構音障害

1）失調性構音障害

小脳系の障害で生じ，声の高さや大きさが変動し，子音・母音が不規則な構音をきたし，リズムの異常がみられる．爆発性（explosive），不明瞭（slurred），緩慢（slow），急に調子が変わる（jerky）などと形容され，運動失調性発語，不明瞭発語，あるいは断綴性発語と呼ばれる．眼振，四肢の協調運動障害，失調性歩行などがみられる．

2）錐体外路性構音障害

a）運動低下性構音障害：Parkinson 病や Parkinson 症候群でみられ，声量は低下し気息性で，不規則な構音の障害をきたし，抑揚は単調化し，テンポは時に早口になり，最後は口ごもる．

b）運動過多性構音障害：各種ジストニアや舞踏病などでみられ，声量は変動し，開鼻性，努力性（絞り出す）となり，構音は歪み，テンポが不規則に変化する．

3　鑑別すべき症候

構音障害は話すという言語の要素が障害されるものであり，失語や発声障害との鑑別が必要である．高度な構音障害をきたして発語が困難となった場合には精神疾患や詐病による無言との鑑別も必要となる．

a　失語

発語の実行に関与する筋や神経には異常はなく，意識低下や聴覚障害もないのに，言葉を話す，文字を書く，聴いて理解する，文字を理解する，復唱することのいずれか，あるいはすべてが障害された状態となったもので，大脳の言語野（Broca 野，Wernicke 野，補足運動野など）の障害で生じる．原因としては脳卒中，脳腫瘍，頭部外傷，脳炎，脳症などがある．

b　発声障害

喉頭，特に声帯の障害により生じる．嗄声をきたし，声は粗造性，気息性となる．原因の多くは声帯の炎症やポリープ，喉頭癌であるが，声帯を支配する反回神経や上位中枢の障害でも生じ，胸部大動脈瘤や胸腔内腫瘍，多系統萎縮症なども原因となる．

両側声帯麻痺や喉頭摘出などで発声機能を失うと声がまったく出せなくなる失声の状態となる．

c 無言

統合失調症や自閉症などの精神疾患による緘黙や詐病では，意識障害や高度な構音障害，発声障害がないにもかかわらずまったくしゃべらない無言の状態となる．

4 診療手順

a 診察

① 問診：急性発症の構音障害は脳卒中に関連して生じる場合が多いが，血栓溶解療法などの一刻を争う治療が必要な場合もあるので，まずは発症時刻を確認し，迅速な診療を心掛ける．
② 一般身体所見：構音器官の形態異常などを含め確認．
③ 神経学的診察：系統的に評価．
④ 構音障害の評価：自発語と負荷試験（表3）から下記を評価．
a) 発声：大きさ，高さ，性質（開鼻性〈鼻に抜ける〉，粗造性〈がらがら〉，気息性〈かすれ〉，無力性〈弱々しい〉，努力性〈絞り出す〉）を評価．
b) 構音：母音については不明瞭さ，子音については変音，錯音（パ→バ，ラ→ダ，ガ→カ）を確認．
c) 韻律：語音の高低（ピッチ），抑揚（メロディー），強弱（アクセント），速度（テンポ），調律（リズム）を評価．
d) 復唱・音読：誤り音，鼻声化，歪み，省略，置換，負荷，長母音化の有無を確認し，自発語と負荷試験の結果を比較（構音障害では同様に障害）．

b 検査

診察所見から構音障害の原因を推測し，診断に必要な検査を実施．
① 頭部MRI/CT：頭蓋内の器質的疾患の確認，除外のために必須．
② 採血：一般採血（CKを含む）を施行．重症筋無力症が疑われたら抗アセチルコリン受容体抗体を追加．
③ 髄液検査：Guillain-Barré症候群，脳炎，多発性硬化症などが疑われたら施行．
④ 神経伝導検査/筋電図：ニューロパチー，運動ニューロン疾患，筋疾患などが疑われた場合に施行．

表3 構音障害の評価方法（負荷試験）

① 母音の引き伸ばし：「アーーーー」と長く言ってもらう．
② 単音繰り返し：「パパパ………」，「タタタ………」，「カカカ………」と言ってもらう．
③ 三音節の繰り返し：「パタカ，パタカ，パタカ」と言ってもらう．
④ 復唱：単音節，単語，短文を復唱してもらう．
⑤ 音読：テキストを音読してもらう．

DON'Ts

- 急性発症の構音障害では緩慢な診療を行ってはならない．
- 神経学的検査や頭部画像検査を怠ってはならない．

一宮西病院 神経内科　山口啓二

11 嚥下困難

> **DOs**
> - 急激に生じた嚥下困難は脳血管障害の可能性が最も高い．
> - 日内変動があれば重症筋無力症を考慮する．
> - 嚥下困難だけの場合には，食道疾患の可能性も考える．

1 基本的な考え方

嚥下困難には大脳から筋肉に至る系の多様な神経疾患に伴う嚥下運動の障害だけでなく消化器疾患まで含まれる．誤嚥性肺炎や窒息のリスクとなるので適切な診断が重要である．嚥下困難の訴えがない場合であっても誤嚥している可能性がある．

2 病歴聴取のポイント

嚥下困難の進行経過を確認し，急激に生じた嚥下困難の多くは脳血管障害が原因であるため，画像診断による迅速な診断が重要である．また日内変動があり，易疲労感を伴う場合には重症筋無力症を考慮する．嚥下困難以外の神経症状，特に構音障害についても病歴聴取を行う．神経疾患以外では消化器疾患や強皮症の可能性も考える必要がある．

3 診察のポイント

咽頭の観察では舌圧子で舌を下方に押しつけて，咽頭を見えやすくする．「アーと言ってください．」と言って，咽頭の動きを観察する．一側の麻痺がある場合には，障害側の軟口蓋の挙上が悪く口蓋垂が健側に引っ張られる．かつ，咽頭後壁が健側に引っ張られて健側にしわが寄る（カーテン徴候）．催吐反射（gag reflex）は舌圧子を，咽頭後壁・口蓋にあてると咽頭筋が収縮し，嘔吐するような動きが誘発される．このとき，口蓋垂は挙上して咽頭の内腔は狭まる．求心路は舌咽神経で遠心路は舌咽・迷走神経である．健常人でも個人差があり，欠如している場合がある．片側で欠如している場合は病的である．

嚥下には，①先行期，②口腔期，③咽頭期，④食道期に分けられる．舌咽・迷走神経がかかわるのは②と③である．嚥下の正確な評価は，造影剤を用いた透視映像をビデオ撮影して行われる．また構音障害の有無や舌や四肢筋の萎縮・線維束性収縮・筋力低下を調べ，腱反射異常・小脳失調・パーキンソニズムの有無もチェックする．

4 嚥下困難をきたす疾患

嚥下困難をきたす疾患を表1に示す．嚥下困難をきたす疾患は大脳，脳幹，末梢神経，神経筋接合部，筋肉が原因となる可能

> **Pitfall**
> 急性発症の嚥下困難の原因にはGuillain-Barré症候群もある．両側筋力低下と腱反射低下が認められたら，下痢などの先行感染の病歴聴取を行うこと．

> **Pitfall**
> 嚥下困難をきたす疾患のなかで生命予後が極めて悪いのが筋萎縮性側索硬化症である．進行性筋力低下・筋萎縮・線維束性収縮・錐体路徴候があるかが鑑別点となり，数年中に呼吸不全に陥る．

表1 嚥下困難の鑑別疾患

脳血管障害
　Wallenberg症候群などによる球麻痺，両側性核上性病変による仮性球麻痺
脳幹腫瘍
多発性硬化症
Behçet病
運動ニューロン疾患
　筋萎縮性側索硬化症，Kennedy病
延髄空洞症
Parkinson病
進行性核上性麻痺（progressive supranuclear palsy：PSP）
大脳皮質基底核症候群（corticobasal syndrome：CBS）
頭蓋底病変
　腫瘍，肉芽腫性疾患などによる舌咽・迷走神経障害
末梢神経障害
　Guillain-Barré症候群
神経筋接合部疾患
　重症筋無力症，ボツリヌス中毒，Lambert-Eaton症候群
筋疾患
　多発性筋炎，眼咽頭筋ジストロフィー，筋強直性筋ジストロフィー
食道疾患
　食道癌，食道アカラシアなど
強皮症

性があり多岐にわたっている．

5 脳血管障害と嚥下困難

　脳幹の梗塞あるいは出血によって疑核が障害されると，強い嚥下困難が出現する．典型例は延髄外側部の梗塞で起こるWallenberg症候群である．麻痺側の項部痛を伴う場合には，椎骨動脈解離を考える．偽性球麻痺は，陳旧性病変による錐体路障害に加えて，新たに生じた病変がそれまで健側であった錐体路を障害することで生じる．偽性球麻痺では，悲しくないのに泣き出したり，おかしくないのに笑ったりする感情表出の異常があり，それぞれ強制泣きや強制笑いとよばれる．球麻痺と偽性球麻痺の鑑別点を**表2**に示す．

表2 球麻痺と偽性球麻痺の鑑別点

	球麻痺	偽性球麻痺
病態	下位運動ニューロン障害	両側上位運動ニューロン障害
嚥下困難	固形物中心	液状物中心
催吐反射	低下	正常〜低下
強制泣き・笑い	なし	認めることあり
舌萎縮	舌下神経障害で出現	なし

DON'Ts

☐ 嚥下困難の訴えがない場合でも誤嚥を否定してはならない．
☐ 急に発症した嚥下困難はすべて脳血管障害と考えてはいけない．

慶應義塾大学医学部 神経内科　**鈴木重明**

12 感覚障害，しびれ

DOs
- □ 患者の訴える"しびれ"が本当に感覚障害であるかを確認しよう．
- □ "しびれ"の内容はなるべく具体的に聞き出そう．
- □ 感覚障害が主訴でも筋力や腱反射などほかの神経所見も必ずとる．

1 基本的な考え方

①患者の訴える"しびれ"が感覚障害であるかどうかを確認する．
②症様式が急性で持続していれば，脳血管障害や急性炎症性脱髄性多発ニューロパチーなどを疑い緊急の対応が必要である．
③感覚障害は表在感覚(痛覚，温度覚)，深部感覚(触覚，位置覚)について特異的に障害されている感覚がないかすべて検査する．
④糖尿病などの既往歴，職業，内服歴を聴取する．

2 感覚障害の種類

軽度障害の場合には，感覚過敏(hyperesthesia)や異常感覚(dysesthesia)，錯感覚(paresthesia)，神経痛(neuralgia)などの陽性症状として，高度障害の場合には感覚鈍麻(hypesthesia)，感覚脱失

> ⚠ **Pitfall**
> 患者によっては脱力やふるえを"しびれ"と表現することがあるので注意が必要である．

> ⚠ **Pitfall**
> 感覚障害の程度は詳細に検査しても意味はなく，感覚低下が軽度か，重度かだけで十分である．

(anesthesia)などの陰性症状となる．

3 表在感覚障害の分布からみた病巣部位

感覚障害の分布を把握することで，局所診断(末梢神経，神経根，脊髄，脳幹，大脳半球のレベル診断)を行う．(第2章「診療の進め方」を参照)．

4 原因診断のための検査

感覚障害を引き起こす障害部位別に検査を行う．末梢神経障害を疑ったときには，神経伝導速度，髄液検査，神経根障害や脊髄障害を疑った説きにはこれに加えて脊椎単純 X 線検査，脊髄 MRI が必要になる．脳幹，大脳半球病変では脳 CT，MRI を行う．

5 局在診断からみた原因診断

a 単神経障害

絞扼性障害を考える．代表的な絞扼症候群を以下に示す(図1)．

1) 胸郭出口症候群

なで肩の女性に多い．鎖骨上窩の頸椎寄りのところの触診で，骨性の隆起を認めれば頸肋の可能性が高い．

2) 手根管症候群

正中神経の絞扼によって，母指，示指，中指にしびれ(感覚脱失，異常感覚)や灼熱痛，筋萎縮が生じる．手関節の掌屈位の保持を1分ほど行うと正中神経支配域(母指，示指，中指)のしびれ感が増強する(Phalenテスト：図2)．中年女性の利き手に多い．

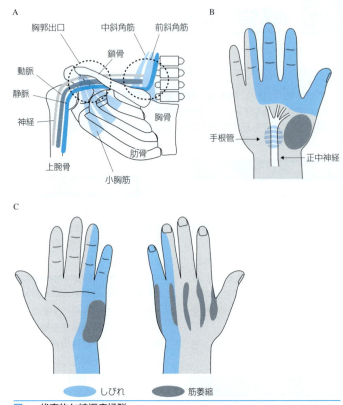

図1 代表的な絞扼症候群
A：胸郭出口症候群，B：手根管症候群，C：肘部管症候群．

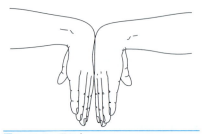

図2 Phalen テスト

両側性は1/3．女性の場合は更年期に多い．手関節を反復して動かす職業に多い．しびれや痛みが朝方，深夜に増強し，痛みで目が覚めることがある．

 コツ

手根管症候群は，夜間に正中神経支配領域に現れるしびれ感，灼熱感，痛み，感覚鈍麻が特徴である．

3) 肘部管症候群

肘の内側の肘部管内で尺骨神経が圧迫されて生じる．初期は小指と薬指の小指側にしびれ感が生じる．麻痺が進行すると手の筋肉がやせ，鷲手変形が起こる．

b 多発単神経障害

膠原病による血管炎の可能性を考え，自己抗体検査のスクリーニングを行う．

第4章 症候からのアプローチ（救急を含む）

Pitfall

手根管症候群や肘部管症候群の患者は頸椎神経根障害を合併しやすい（double crush syndrome）．

c 多発神経障害

糖尿病，腎不全，薬剤性，癌性など原因は多岐にわたる．問診と採血によるスクリーニング検査で基礎疾患を鑑別する．

d 神経根障害

感覚障害の分布，腱反射，筋力低下の分布などから病巣レベルを推定する．脊柱管狭窄症，椎間板ヘルニアが原因のことが多い．

DON'Ts

- ☐ 解剖学的に一致しない"しびれ感"を安易に心因性としてはいけない．
- ☐ しびれの原因診断を怠って漫然と対症治療をしてはいけない．

埼玉医科大学 神経内科　**中里良彦**

13 膀胱直腸障害

> **DOs**
> - 排尿障害の診断には自覚症状が重要なので詳細に病歴を聴取しよう．
> - 膀胱炎など尿路感染症の有無の鑑別に検尿を，膀胱結石などの局所的な病態の鑑別に腹部単純X線撮影を撮影しよう．

1 基本的な考え方

① 排尿障害は蓄尿障害（失禁）と排出障害（尿閉）に分けられる．
② 排尿障害は神経因性膀胱と局所的な病態（膀胱腫瘍，膀胱結石，尿路感染症，前立腺肥大など）に分けて考える．
③ 尿検査，超音波検査，腹部単純X線撮影で下部尿路の器質的疾患を鑑別する．
④ 神経因性膀胱は障害部位によって，上位ニューロン障害による痙性神経因性膀胱と下位ニューロン障害による弛緩性神経因性膀胱に分けられる．
⑤ 過活動膀胱は尿意切迫感を必須とした症状症候群であり，通常は頻尿，夜間頻尿を伴う．神経因性と非神経因性（下部尿路閉塞，骨盤底の脆弱化など）の場合がある．

2 排尿機構の神経支配

排尿中枢は，橋排尿中枢と脊髄にある脊髄反射中枢（L11-S4）がある．関係する神経は，交感神経（下腹神経），副交感神経（骨盤神経），体性神経（陰部神経）であり，これらは密接に関連して協調運動している（図1）．

 Pitfall

慢性の排尿障害から尿路感染症を併発し，急性に敗血症や腎機能障害をきたすことがある．

3 神経因性膀胱の分類と原因疾患

神経因性膀胱は，排尿機構に関する大脳・脊髄・末梢神経の障害により生じる排尿障害の総称である．蓄尿障害，排出障害ともにみられる．蓄尿障害では尿失禁，頻尿，尿意切迫が生じ，排出障害では尿閉，残尿感，排尿困難感が生じる．障害部位に

 Pitfall

多系統委縮症や脊髄疾患による神経因性膀胱では初診時から100mL以上の残尿を認めることがある．

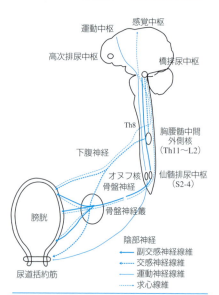

図1 排尿機構の神経支配（文献1より）

第4章　症候からのアプローチ（救急を含む）

表1　尿失禁の種類

1) 腹圧性尿失禁
急に立ち上がったとき，咳やくしゃみをしたときなど，お腹に力が入ったときに尿が漏れてしまう．女性に多い．骨盤底筋群という尿道括約筋を含んだ筋肉が緩むために起こる．加齢や出産を契機に出現する．

2) 切迫性尿失禁
急に尿がしたくなり（尿意切迫感），我慢できずに漏れてしまう．脳血管障害などにより大脳からのコントロールができなくなったときに生じる．男性では前立腺肥大症も原因になる．

3) 溢流性尿失禁
自分で尿を出したいのに出せないが尿が少しずつ出てしまう状態．排出困難が存在する．代表疾患は前立腺肥大症．

4) 反射性尿失禁
膀胱に十分な尿がたまっているのに尿意を感じない．膀胱からの感覚が脳まで伝わる前に，脊髄反射により膀胱収縮を起こし尿が漏れる．

表2　過活動膀胱質問票

質問	症状	頻度	点数
1	朝起きた時から寝る時までに，何回ぐらい尿をしましたか	7回以下	0
		8〜14回	1
		15回以上	2
2	夜寝てから朝起きるまでに，何回ぐらい尿をするために起きましたか	0回	0
		1回	1
		2回	2
		3回以上	3
3	急に尿がしたくなり，我慢が難しいことがありましたか	無し	0
		週に1回より少ない	1
		週に1回以上	2
		1日1回くらい	3
		1日2〜4回	4
		1日5回以上	5
4	急に尿がしたくなり，我慢できずに尿を漏らすことがありましたか	無し	0
		週に1回より少ない	1
		週に1回以上	2
		1日1回くらい	3
		1日2〜4回	4
		1日5回以上	5
		合計点数	点

よって様々なタイプの尿失禁が生じる(表1).

a 痙性神経因性膀胱(過活動膀胱)

上位ニューロン障害により，下位中枢への抑制がなくなるため反射性の排尿が起こり，頻尿，尿失禁が起こる．過活動膀胱の診断は過活動膀胱質問票(overactive bladder symptom score：OABSS)でスクリーニングする(表2)．質問3が2点以上＋合計点数が3点以上であれば，過活動膀胱の可能性が高い．上位中枢と下位中枢を結ぶ下行路(大脳)のみを障害された無抑制性神経因性膀胱と，下行路と上行路の両方(脊髄)を障害された自動性神経因性膀胱とがある．

1) 無抑制性神経因性膀胱

橋排尿中枢に対する高次排尿中枢は抑制性に働くため，上位ニューロンの障害では下位ニューロンによる反射性収縮が起こり，頻尿，尿意切迫感，切迫性尿失禁がみられる．随意排尿は可能で，残尿も認めない．尿意は維持される．

2) 自動性神経因性膀胱

脊髄(下行路，上行路)の障害によって起こる．上位ニューロンの障害により下位ニューロンによる反射性収縮が起こり，反射性尿失禁になる．頻尿のほか残尿がみられ，尿流量が低下する．尿意はない．

b 弛緩性神経因性膀胱

下位ニューロン障害により膀胱の収縮が弱くなり，残尿が多くなって膀胱容量も増大する．反射の求心路・遠心路の両方が障害された自律性神経因性膀胱と，求心路のみ障害された知覚麻痺性神経因性膀胱がある．尿が膀胱に入りきらずに溢れ出てくる

大脳病変による尿失禁は尿意切迫，頻尿が多く，100mL以上の残尿はまれである．

抗コリン薬の副作用では口渇，便秘に注意する．高齢者では認知症が悪化することがある．

溢流性尿失禁が特徴である．

4 神経因性膀胱の治療

a 痙性神経因性膀胱の治療

抗コリン薬(膀胱平滑筋の収縮を抑制)であるプロピベリン，オキシブチニン，ソリフェナシンなどが用いられる．残尿が多い場合にはカテーテルによる間欠自己導尿を指導する．

b 弛緩性神経因性膀胱の治療

ムスカリン受容体刺激薬(膀胱平滑筋の収縮を促進)であるベタネコール，コリンエステラーゼ阻害薬(アセチルコリンの分解抑制)であるジスチグミン，α1受容体遮断薬(膀胱頸部，尿道抵抗の低下)であるタムスロシン，プラゾシンが用いられる．

5 排便の神経性調節

神経疾患による便秘は，弛緩性便秘(溢流性便失禁)，痙縮性便秘(副交感神経の過度の亢進)に分けられる．便失禁には反射性便失禁，溢流性便失禁がある．

6 神経疾患による便秘・便失禁

排便反射中枢(S2-4)より上位(核上性)か下位(核・核下性)かで異なる．核上性では反射性便失禁(便秘ではない)，核・核下性では弛緩性便秘(溢流性便失禁)を呈することが多い．長期臥床や麻痺による腹圧低下，腸管壁内神経の影響などにより様々な状態を呈し，神経因性膀胱ほど明確ではない．Parkinson病，脳血管障害では弛緩性便秘を呈することが多い．

DON'Ts

- ☐ 前立腺肥大の患者に抗コリン薬を投与してはならない．
- ☐ 寝たきりで高度の便秘・宿便をもつ患者では直腸穿孔を生じることがあるので過度の浣腸をしてはならない．

文献

1) 田村直俊：排尿障害．講義録　神経学　鈴木則宏，荒木信夫（編），メジカルビュー社，2007, 141-142

埼玉医科大学 神経内科　**中里良彦**

第5章

神経内科疾患の診療

A 脳血管障害

1-① 虚血性脳血管障害
アテローム血栓性脳梗塞

DOs

- アテローム血栓性脳梗塞の発症機序には血栓性,塞栓性,血行力学性がある.
- 前駆症状として一過性脳虚血発作がみられ,進行性の経過をたどる症例が多い.
- 頭部画像検査では,皮質枝領域,境界領域に特徴的な梗塞巣を認める.

1 基本的な考え方

アテローム血栓性脳梗塞(atherothrombotic brain infarction)は,頭蓋内外の主幹動脈に生じたアテローム硬化による動脈の狭窄や閉塞が原因で発症する脳梗塞であり,日本人の急性期脳梗塞の約1/3を占めている.脳梗塞の発症機序としては,動脈硬化部位に血栓が形成され血管閉塞が生じる"血栓性",動脈硬化部位に血栓が塞栓子として,より末梢の血管を閉塞することで生じる"塞栓性",狭窄や閉塞に血圧低下などが加わり末梢での循環不全によって引き起こされる"血行力学性"がある.脳梗塞の急性期治療は,抗血栓療法を主体に行い,抗血小板療法と抗凝固療法の併用療法が行われることが多い.また頸動脈高度狭窄を伴う場合には,再発予防として外科的治療が行われる.

2 成 因

アテローム血栓性脳梗塞は主幹動脈のアテローム硬化性病変が発症の基盤となる.アテローム硬化を進展させる危険因子としては,高齢,男性,高血圧,喫煙,糖尿病,脂質異常症などが知られている.アテローム硬化は,shear stress が変化し内皮損傷の起こる場所,血管が分岐し渦流が発生したり淀む部位に起こりやすい. 図1 にアテローム硬化の好発部位を示す.アテローム硬化の最初の変化は動脈の内膜肥厚から始まり,その後粥腫(プラーク)が形成される.プラークには,線維性皮膜が薄く,脂質に富む軟らかい不安定プラークと,線維化・石灰化して硬く安定したプラークに分けることができる.特に不安定プラークは,破綻が生じやすく脳梗塞発症の危険性が高いとされている.

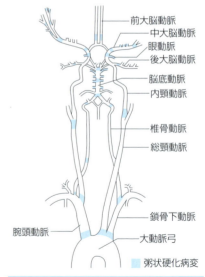

図1 アテローム硬化の好発部位(文献1より)
内頸動脈(起始部,サイフォン部),中大脳動脈(水平部,分岐部),前大脳動脈近位部,椎骨動脈(近位部,合流部),脳底動脈などがおもな好発部位

3 アテローム血栓性脳梗塞の発症機序

a 血栓性(thrombotic)

アテローム硬化によって狭小化した動脈内腔に血管内皮の損傷などを契機に血栓形成が進み血管閉塞するほか，プラークの破綻やプラーク内出血により，急激に血管閉塞が起こり脳梗塞を生じる．

b 塞栓性(embolic)

プラーク破綻時に，プラーク上に形成された血栓や，プラークの内容物，プラーク潰瘍底に形成された血栓などが血管壁から剥がれ塞栓物質となり，末梢血管の閉塞をきたし脳梗塞を生じる．動脈壁のアテローム性病変が塞栓源となることから，artery to artery embolism(A to A embolism)ともよばれている．A to A embolism は，心原性脳塞栓症と発症様式が似ており鑑別が難しいこともあるが，一般に A to A embolism での塞栓子は，心原性脳塞栓症の場合の塞栓子と比較して小さいため，梗塞巣も心原性脳塞栓症より小さい場合が多い．

c 血行力学性(hemodynamic)

主幹動脈の高度狭窄あるいは閉塞の存在下で，急激な血圧の低下（循環血液量の減少）など脳灌流圧が減少し，側副血行路による代償も不十分である場合，血流不全が起き，脳梗塞（境界領域梗塞*）を生じる．

*境界領域梗塞とは：灌流境界領域に生じる梗塞を，境界領域梗塞(borderzone infarction)，または分水嶺梗塞(watershed infarction)とよばれる．境界領域梗塞は，図2 に示すように皮質枝領域，あるいは深部穿通枝と皮質枝領域の境界に生じる．

4 臨床症状の特徴

アテローム血栓性脳梗塞の臨床的特徴を表1 に示す．アテローム血栓性脳梗塞は，主幹動脈の狭窄・閉塞が病態の主体であるため，運動障害や知覚障害だけでなく，皮

表1 アテローム血栓性脳梗塞の臨床的特徴

1. 発症	夜間・安静時発症 高頻度で一過性脳虚血発作(TIA)が先行する 緩徐発症，進行性の経過をとる（機序が塞栓の場合は突発）
2. 神経症候	皮質症状（失語，失認，失行など）を認める 脳底動脈閉塞では急速に意識障害が進行する
3. 基礎疾患	高血圧，糖尿病，脂質異常症，喫煙など
4. 合併症	虚血性心疾患，閉塞性動脈硬化症
5. 全身所見	頸動脈雑音，末梢動脈の拍動や血圧の左右差

 Pitfall

片目が一過性に見えなくなる発作（一過性黒内障）がみられた場合は，同側の内頸動脈病変の存在を疑う．

 Pitfall

アテローム血栓性脳梗塞を疑った場合，身体所見で重要なのが頸動脈雑音(carotid bruit)の聴取である．ただし狭窄が高度になり，血流が低下すると雑音が聞き取りにくくなることがある．

質領域の症状である失語，失認，失行，半盲などを呈することが多い．アテローム血栓性脳梗塞は脳梗塞に先行して一過性脳虚血発作(transient ischemic attack：TIA)を高頻度で認めることも重要である．また，発症時の症状が軽症であっても，その後進行性の経過をとることが多いため，注意が必要である．

5 診断・検査

頭部画像検査(CT，MRI)：図2 にも示したように境界領域に特徴的な梗塞巣を認めることが多い．また MRA を撮影することで，頭蓋内外の狭窄や閉塞病変を評価でき，診断に有用となる．

前方型境界域梗塞
(前大脳動脈と中大脳動脈の境界)

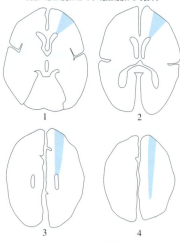

後方型境界域梗塞
(中大脳動脈と後大脳動脈の境界)

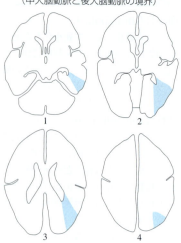

深部型境界域梗塞
(穿通枝と中大脳動脈皮質枝の境界)

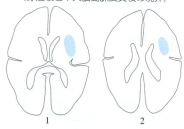

図2 境界領域梗塞の分布（文献2より）

超音波検査：頸部血管超音波検査はベッドサイドで簡便に施行可能で，頸部における狭窄や閉塞病変の評価（プラークの性状，狭窄度など）や，血流速度測定で頭蓋内主幹動脈の高度狭窄や閉塞を推定することが可能である．また機序がA to A embolismの場合，経頭蓋ドプラ（transcranial Doppler：TCD）にて，頸動脈病変由来の微小栓子シグナル（high intensity transient signal：HITS）をとらえることができ，診断の助けとなることがある．

脳血管造影検査：侵襲的な検査法ではあるが，血管病変や側副血行路の正確な評価について優れており，外科的治療（血管内治療）を行う際には重要な検査となる．

脳血流シンチグラフィー（single photon-emission computed tomography；SPECT）：脳血流低下領域や脳循環予備能の評価に有用である．

6 治療

a 内科的治療

アテローム血栓性脳梗塞は進行発作を呈することが多く，また治療により進行を阻止することが重要である．発症4.5時間以内の超急性期であれば，組織プラスミノゲンアクチベーターによる血栓溶解療法が考慮される．またアテローム血栓性脳梗塞では，血小板凝集が活性化することで，血栓形成が促進するだけでなく，血小板から凝

固恁起物質が放出され，トロンビン活性を介してフィブリン血栓形成が促進される．そのため，急性期の治療では抗血小板療法（アスピリン，オザグレル）と抗凝固療法（アルガトロバン，ヘパリン）を併用して治療を行うことが多い．そのほか，抗浮腫療法としてグリセロール，脳保護薬としてフリーラジカルスカベンジャーであるエダラボンも用いられる．慢性期治療では危険因子の管理治療および抗血小板薬（アスピリン，チクロピジン，クロピドグレル，シロスタゾール）の単独あるいは併用治療が行われる．

b 外科的治療

「脳卒中ガイドライン 2009」における頸動脈内膜剥離術（carotid endarterectomy：CEA）と頸動脈ステント留置術（carotid artery stenting：CAS）の適応について表2に示す．中等度以上（≧50％）の症候性頸動脈狭窄あるいは高度（≧60％）の無症候性頸動脈狭窄を認めた場合は，CEA を行うことが，CEA の危険因子をもつ症例に関しては CAS が推奨されている．また脳循環予備能が障害された症例では，extracranial-intracranial（EC-IC）バイパス術が考慮される．

表2 脳卒中ガイドラインにおける頸動脈内膜剥離術（CEA）と頸動脈ステント留置術（CAS）の適応
（文献 3 より改変）

頸動脈内膜剥離術（CEA）
1. 中等度以上の症候性頸動脈狭窄では，抗血小板療法を含む最良の内科的治療に加えて，手術および周術期管理に熟達した術者と施設において CEA を行うことが推奨される．
2. 高度の無症候性頸動脈狭窄では，抗血小板療法を含む最良の内科的治療に加えて，手術および周術期管理に熟達した術者と施設において CEA を行うことが推奨される．
3. 症候性頸動脈軽度狭窄あるいは無症候性中等度ないし軽度狭窄において，頸動脈プラークの不安定化や潰瘍形成が認められる場合は，CEA を行うことを考慮してもよいが，十分なエビデンスはない．

頸動脈ステント留置術（CAS）
1. 内頸動脈狭窄症において，頸動脈内膜剥離術の危険因子＊をもつ症例に対して，CAS を行うことが勧められる．
2. 内頸動脈狭窄症において，頸動脈内膜剥離術の危険因子をもたない症例においては，CAS を考慮してもよいが，十分なエビデンスはない．

＊CEA 危険因子（少なくとも一つが該当）
　☐ 心臓疾患，☐ 重篤な呼吸器疾患，☐ 対側頸動脈閉塞，☐ 対側喉頭神経麻痺，☐ 頸部直達手術／頸部放射線治療の既往，☐ CEA 再狭窄例，☐ 80 歳以上

DON'Ts

- ☐ アテローム血栓性脳梗塞では，発症時の症状が軽度であっても進行するため軽視してはならない．
- ☐ アテローム血栓性脳梗塞の急性期治療では，降圧により症候の悪化や再発をもたらすため原則的に降圧薬は使用しない．

文献

1) Tool JF, et al.：Cerebrovascular disorders, 3rd ed, Raven Press, New York, 1984, 200
2) Bogousslavsky J, et al.：Neurology 1986；36：373-377
3) 脳卒中合同ガイドライン委員会　編：脳卒中ガイドライン 2009, 120-124, 227-229

埼玉医科大学国際医療センター 神経内科　**出口一郎，棚橋紀夫**

A 脳血管障害

1-② 虚血性脳血管障害
心原性脳塞栓症

DOs

- [ ] 重篤な急性期脳梗塞症例では，心房細動の有無を直ちに確認しよう．
- [ ] 発症4.5時間以内の脳塞栓症では，t-PA血栓溶解療法の適応を積極的に考えよう．
- [ ] 心原性脳塞栓症の再発予防には 腎機能が保たれていれば新規経口抗凝固薬を活用しよう．

1 基本的な考え方

心原性脳塞栓症は，心房細動等に起因する心腔内血栓が脳動脈に飛来，栓塞する状態で，脳梗塞のなかでは最も重症の場合が多く急性期治療と再発予防が最も重要である．発症4.5時間以内であれば組織プラスミノゲンアクチベーター(t-PA)静脈内投与による血栓溶解療法の適応を考慮し，また発症8時間以内であれば血栓回収デバイスによる局所血行再建術の適応となる場合がある．急性期を離脱すれば再発予防のための抗血栓療法が重要である．抗血小板薬は無効であり抗凝固療法の実施が必要である．非ビタミンK阻害経口抗凝固薬(non-vitamin K antagonist oral anti-coagulant：NOAC)は非弁膜症性心房細動に適応があり，従来からのワルファリンに比べ脳出血リスクが少なく，心原性脳塞栓症再発予防に最も適した薬剤である．

2 基礎心疾患

心原性脳塞栓症の大部分は 非弁膜症性心房細動が原因となる．発作性心房細動は持続性と同程度の脳塞栓リスクを有する．その他の基礎疾患としては，僧帽弁膜症，大動脈弁疾患，心筋症，心筋梗塞，人工弁，心房中隔欠損，心房中隔瘤，心房粘液腫，悪性腫瘍に伴う過凝固状態が基盤となる非細菌性血栓性心内膜炎，卵円孔開存な

Pitfall

非弁膜症性心房細動の脳卒中リスクはCHADS2スコア，CHADS2-VAScスコア(表1)で評価される．

表1　CHADS2とCHA2DS2-VAScスコア

CHADS2		CHA2DS2-VASc	
C(うっ血性心不全)	：1	C(うっ血性心不全)	：1
H(高血圧)	：1	H(高血圧)	：1
A(年齢)75歳以上	：1	A(年齢)75歳以上	：2
D(糖尿病)	：1	D(糖尿病)	：1
S(脳卒中，TIA，塞栓症)	：2	S(脳卒中，TIA，塞栓症)	：2
		V(血管疾患：心筋梗塞，末梢動脈疾患)	：1
		A(年齢)65〜74歳	：1
		S(性別)女性	：1
合計スコア	：6	合計スコア	：9

TIA：一過性脳虚血発作

第5章　神経内科疾患の診療

どが原因となる．下肢深部静脈に血栓を有し，同部位からの血栓が卵円孔開存を介して右左短絡から脳塞栓症を起こしうる．

3 診断

突発する神経症状を呈する疾患では脳卒中を疑い，出血性疾患鑑別のため脳 CT 検査を実施する．MRI 検査が直ちに施行可能であれば T2* 撮影により出血性脳卒中の鑑別が可能である．MRI 検査では，早期虚血病変の検出には拡散強調画像が特に有用であり，MRA での脳主幹動脈病変の有無と合わせて実施すべきである．しかし MRI 検査の撮像に時間を消費し血栓溶解療法の制限時間を超えることがあってはならない．CT, MRI 検査から脳梗塞の可能性が高い場合には，脳梗塞の原因検索を行いつつ t-PA 血栓溶解療法の適応を積極的に考えていく．

心電図モニターを急性期から行い心房細動を含めた不整脈の出現に注意する．発作性心房細動は，24 時間の心電図モニターより 7 日間の心電図モニターのほうが検出率が格段に高いことが報告されているので，入院当初洞調律でも心電図モニターは必ず実施すべきである．また血液検査では，心原性脳塞栓症では D ダイマー，脳性ナトリウム利尿ペプチド（BNP）が高値をとる場合が多く，診断の参考となる．

心エコー検査では大動脈弁，僧房弁疾患の有無，左室機能，壁運動，左房径の評価が可能であり，特に経食道心エコー検査は左房内血栓，卵円孔開存の診断に有用である．

⚠ Pitfall

左房内血栓の検出：心房細動での左房内血栓は左心耳にできることが多く，通常の経胸壁心エコー検査は観察困難な部位であり，経食道心エコー検査がその検出に有用である．

4 急性期治療

心原性脳塞栓症の急性期治療は，発症 4.5 時間以内であれば t-PA の静脈内投与による血栓溶解療法の適応を考えるべきである．t-PA 静注療法で改善がみられるのは 30 〜 40％ 程度であり，改善のみられなかった症例，発症から 4.5 時間以上経過した症例，抗凝固療法が有効域にある症例では，発症 8 時間までは血栓回収デバイスを用いた局所血行再建術の適応となるが，その有効性はいまだ確立されていない．

急性期には，腎障害がなければ脳保護薬であるエダラボンを 1 〜 2 週間使用する．また抗凝固療法の開始時期は確立されていないが，中大脳動脈領域の 1/3 以上におよぶ大梗塞の場合には，発症 1 週間以後を目途に脳 CT で出血性変化がなければ開始する場合が多い．一方軽症例では，発症直後から再発予防のためヘパリンの持続点滴を開始してもよい．

5 再発予防 ― 抗凝固療法

心原性脳塞栓症の基礎疾患の大部分は，非弁膜症性心房細動であり再発予防には抗凝固療法が必要となる．従来 ワルファリンによる抗凝固療法が行われ，プロトロンビン時間国際標準比（PT-INR）を 2.0 〜 3.0 に管理し，75 歳以上の高齢者では PT-INR 1.6 〜 2.6 に管理してきた．しかしワルファ

⚠ Pitfall

大動脈解離に伴う脳塞栓症は t-PA 療法は禁忌：脳塞栓症の大部分では，t-PA 静注療法の適応を積極的に考えるが，胸部大動脈解離に伴う脳塞栓症では t-PA は禁忌である．血圧の左右差の有無を確認し，大動脈解離を疑えば胸部 X 線，頸動脈エコー検査，胸部造影 CT 検査を t-PA 実施前に行うべきである．

リンによる PT-INR 管理は至適条件に到達するのに 1 ～ 2 週間要するため 最初にヘパリンによる管理を開始し，ワルファリンへの橋渡しを行っていた．近年，NOAC として，直接トロンビン阻害薬であるダビガトラン，直接活性化第 X 因子阻害薬であるリバーロキサバン，アピキサバン，エドキサバンが相次いで臨床現場に登場し，急速に普及しつつある．これら NOAC はワルファリンと同等かやや優れた塞栓症予防効果を有するとともに，頭蓋内出血合併症がワルファリンに比し著しく低下している．ただし NOAC は腎機能障害の高度な患者では禁忌であり，使用前に必ずクレアチニンクリアランスを測定しておかなければならない．

心原性脳塞栓症に限らず脳梗塞再発予防の内科管理は，抗血栓療法とリスク因子の管理，特に高血圧管理が重要である．心原性脳塞栓症においても降圧薬の投与により脳卒中再発が低減する傾向があることが示されており，慢性期には血圧値を少なくとも 140/90 mmHg 未満 忍容性があれば 130/80 mmHg 未満に管理することが推奨される．

Pitfall

NOAC で頭蓋内出血の少ない理由：ワルファリンに比し NOAC で頭蓋内出血の少ない理由は不明だが，凝固カスケードの開始反応の組織因子と凝固 VII 因子の反応が，ワルファリンでは抑制されるが NOAC では抑制されていないことが原因とみなされている．

DON'Ts

- ☐ 心房細動で脳塞栓症予防のために抗血小板薬単独を投与してはならない．
- ☐ 腎機能障害が高度な症例に，新規経口抗凝固薬を使用してはならない．

文献
1) Ruff CT, et al.: Lancet 2014; 383: 955-962

東京女子医科大学医学部 神経内科学　**北川一夫**

A 脳血管障害

1-③ 虚血性脳血管障害
ラクナ梗塞

DOs

- ラクナ梗塞の発症基盤は単一ではないことを念頭におき，病態の診断を進めよう．
- 軽症ラクナ梗塞（NIHSS4点以下）における超急性期血栓溶解療法の適応は慎重に検討せよ
- 再発予防における抗血栓薬は，発症基盤による病態に則して選択する．

1 基本的な考え方

ラクナ梗塞の発症基盤と発症機序は，単一ではなく細動脈硬化（リポヒアリノーシス）をはじめ複数の病態が関与している．病変は限局性の小病変なので単純な神経症状を呈する．超急性期から慢性期の治療は，抗血栓療法を実施するとともに，高血圧をはじめとする危険因子の管理を行う．

2 ラクナ梗塞の概念と病態

ラクナ梗塞は，穿通動脈領域に生じる15mm以下の小梗塞である．多くの症例は大脳深部，脳幹などを直交する穿通動脈の細動脈硬化が発症基盤である．

ラクナとは病理学的名称であり，それに臨床的概念を付加したのはFisher CMであり，剖検により小病巣をもつ症例の臨床背景と臨床症候を対比した検討を行っている．その結果，脳内の細動脈硬化を基盤に直径15mm以下のラクナ病巣が形成され，比較的単純な神経症状を呈することを提唱した．その後CTの開発により臨床の現場で小病巣が検出されるようになり，臨床病名として用いられるようになった．

さらに，ラクナ梗塞のような小病変を引き起こす病態としては細動脈硬化のみならず，穿通動脈の小粥腫もしくは主幹動脈からの分岐部に存在するアテローム硬化病変（branch atheromatous disease：BAD）や，頸動脈や大動脈もしくは心臓からの微小塞栓も原因となる（図1A）．

3 ラクナ梗塞の臨床症候

ラクナ梗塞の神経症状は比較的単純であり，一般的には夜間や起床時といった安静時の発症が多い．発症は数時間から数日にかけて進行する血栓性様式が多いが，突発完成の塞栓性様式のこともある．表1にFisherによるラクナ梗塞の症状を掲げたが，pure motor hemiparesis（純粋運動麻痺），ataxic hemiparesis（失調性片麻痺）などが多く，意識障害，失語，失行，痙攣などを生じることはない．

主幹動脈の高度狭窄や閉塞を有する場合，ラクナ梗塞で発症しながら進行性脳梗塞へ移行することもあり，注意深い経過観察が必要である．特に進行性脳梗塞のなかでもBADの病態では，発症直後のMRIではラクナ梗塞としての小病変しか検出されずMRAでも主幹動脈病変を伴わないため，ラクナ梗塞としての治療を開始しても症状が増悪することがある．

MRI T2*強調画像により検出される微小出血（microbleeds）と出血合併との関連が注目されている．微小出血は高齢者の5～6％に認められ，脳出血患者の68％にみられ，さらにラクナ梗塞あるいは高度白質病変をもつ症例にも高頻度に観察されている．

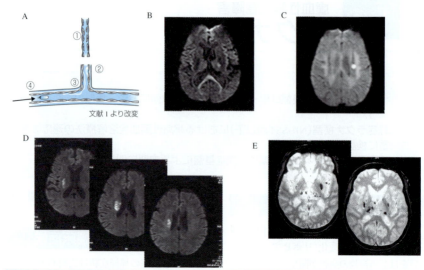

図1 ラクナ梗塞の発症基盤(A)と代表的頭部MRI画像(B〜D；拡散強調画像，E；T2*強調画像)
A：①細動脈硬化(リポヒアリノーシス)，②小粥腫，③穿通枝近位部である主幹動脈からの分岐部のアテローム硬化(BAD)，④大血管のアテローム硬化または心臓に由来する栓子．B：細動脈硬化を基盤とするラクナ梗塞の病巣は5mm以下の高信号域を示す．C：小粥腫を基盤とするラクナ梗塞の病巣は10mm以上の高信号域を示す．D：BADの病巣は数スライスに及ぶ縦長の高信号域を示す．E：多発する微小出血が低信号域として検出される．

4 ラクナ梗塞の診断・治療に必要な諸検査

頭部CTおよびMRIではラクナ梗塞の病巣は15mm以下であり，MRAで脳血管の狭窄は認めない(図1B)．それ以上の大きさの病巣はアテローム硬化病変による発症が考えられる(図1C)．特にBADでは病巣が数スライスに及ぶ縦長のことが多い(図1D)．MRAは主幹動脈のアテローム硬化病変の検出に有用である．また，T2*強調画像による微小出血の診断は(図1E)，再発予防における抗血小板療法の薬剤選択の判断に有用である．

頭蓋外の頸動脈病変の検索には，頸動脈エコー検査を実施する．大動脈病変，心房内血栓や右左シャントの検索には経食道心エコー検査が有用である．深部静脈血栓症は，下腿のヒラメ筋内の静脈に好発するので，超音波検査により同部の血栓の有無を評価することが非侵襲的な診断法として有用である．

5 治療の実際

図2に超急性期から慢性期の発症基盤に基づく治療のチャートを示す．

a 超急性期

発症後4.5時間以内の超急性期の症例に対して組換え組織プラスミノゲンアクチベーター(rt-PA〈アルテプラーゼ〉)静注療法の実施を考慮する．しかし，多くのラクナ梗塞は重症度スケール(NIHSS)では，軽症に評価される．NIHSS4点以下の軽症例では，rt-PA静注療法の効果が危険性を上回る可能性は少なく，治療適応にならない場合がある．また，ラクナ梗塞の発症基盤を考えた場合，常に脳出血の発症リスクも念頭におかねばならず，rt-PA投与には慎重

表1 ラクナ梗塞の症状(文献2より)

1. Pure sensory stroke or TIAs
2. Pure motor hemiparesis(PMH)
3. Ataxic hemiparesis
4. Dysarthria-clumsy hand syndrome
5. Modified PMH with "motor aphasia"
6. PMH sparing face
7. Mesencephalothalamic syndrome
8. Thalamic dementia
9. PMH with horizontal gaze palsy
10. PMH with crossed third-nerve palsy(Weber syndrome)
11. PMH with crossed sixth-nerve palsy
12. PMH with confusion
13. Cerebellar ataxia with crossed third-nerve palsy(Claude syndrome)
14. Sensorimotor stroke(thalamocapsular)
15. Hemiballism
16. Lower basilar branch syndrome-dizziness, diplopia, gaze palsy, dysarthria, cerebellar ataxia, trigeminal numbness
17. Lateral medullary syndrome
18. Lateral pontomedullary syndrome
19. Loss of memory(?)
20. Locked-in syndrome(bilateral PMH)
21. Miscellaneous:
    ① Weakness of one leg with ease of falling
    ② Pure dysarthria
    ③ Acute dystonia of thalamic origin

に臨む必要性が高い．以上より，ラクナ梗塞に対する rt-PA 投与は，出血リスクを有する病態を考え合わせ，極めて慎重に行われるべきである．

b 急性期

ラクナ梗塞では抗浮腫療法で使用する高張グリセロール静脈内投与の十分なエビデンスはない．

急性期再発予防は原則として抗血小板療法を行うが，アテローム硬化が関与する場合や症状が進行する症例には抗トロンビン薬を投与し，心原性脳塞栓による発症の場合は抗凝固療法を行う．

脳保護療法はフリーラジカル消去作用薬のエダラボン(ラジカット注®)を使用する．

c 慢性期

慢性期治療は抗血栓療法による再発予防と，高血圧，脂質異常症，および糖尿病などの危険因子や合併症の管理を行う．わが国で使用可能な抗血小板薬はアスピリン，チクロピジン，シロスタゾール，およびクロピドグレルである．ラクナ梗塞に対する有用性が実証されている薬剤はシロスタゾールである．アテローム硬化が関与する場合には，クロピドグレルがアスピリンに勝る有効性と安全性のエビデンスを有している．心原性塞栓が関与する場合はワルファリンをはじめとし，ダビガトラン，リバーロキサバン，アピキサバン，エドキサバンなどの非ビタミン K 阻害経口抗凝固薬(non-vitamin K antagonist oral anticoagulant：NOAC)を投与する．

特にラクナ梗塞では無症候性微小出血を伴うことが多く，症候性脳出血の合併を抑えるためには高血圧の厳格な管理が大切であり，抗血栓薬の長期にわたる併用は極力避けるべきである．

 Pitfall

抗血栓薬内服加療中では，血圧上昇が脳出血発症と強く関連する．降圧目標値は 130/81mmHg 以下である．

DON'Ts

- □ エダラボンは，重篤な腎機能障害患者に使用してはならない．
- □ 抗血栓薬の併用は出血合併のリスクが高くなるため，長期にわたって漫然と行うべきではない．

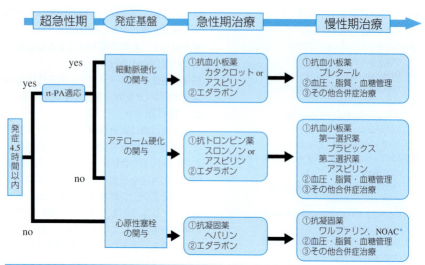

図2 ラクナ梗塞の超急性期治療から慢性期治療の流れ
注）rt-PA治療後の24時間は抗血栓薬は使用しない．急性期は発症基盤により抗血栓薬を使い分ける．急性期から慢性期における抗血栓療法への切り替えは日を空けずに開始する．
＊NOAC：非ビタミンK阻害経口抗凝固薬（ダビガトラン，リバーロキサバン，アピキサバン，エドキサバン）

文献
1) 卜部貴夫：ACROSS 2007; 16: 12-13
2) Fisher CM: Neurology 1982; 32: 871-876

順天堂大学医学部附属浦安病院 脳神経内科　**卜部貴夫**

A 脳血管障害

1-④ 虚血性脳血管障害
一過性脳虚血発作

DOs

- 一過性脳虚血発作（TIA）では，可及的速やかに発症機序を推定し，治療を開始する必要がある
- TIA と診断する場合，どの脳血管領域の症状であるのかを答えられなければならない．
- $ABCD^2$ スコアでリスク層別化を行い，3 点以上では入院を検討する．
- 心原性であることが明らかな症例を除き，通常速やかにアスピリン 200mg（160～300 mg）を開始する．

1 基本的な考え方

従来，一過性脳虚血発作（transient ischemic attacks：TIA）は脳梗塞の警告発作とされてきたが，症状がすでに消失しているため，ともすればこれを軽視する一般医家も多かった．しかし，近年 TIA の初期診療に関して，三つの大きな進展がみられた．第一に，TIA では，発症早期の脳梗塞発症リスクが極めて高く，3 か月以内に 10～15% が脳梗塞を発症し，しかもその約半数が 48 時間以内に集中していることが明らかにされた．第二に，$ABCD^2$ スコア（**表 1**）[1]や MRI，頸動脈エコーなどの画像診断の組み合わせにより，発症リスクを層別化することが可能となった．第三に，早期から積極的に抗血小板薬を併用し，降圧薬，スタチンを用いた治療介入を行うことにより，予後を大幅に改善できることが示された．このため，「脳卒中治療ガイドライン 2009」[2]では，TIA を疑った場合，可及的速やかに発症機序を推定し，直ちに脳梗塞発症予防のための治療を開始すべきとされ，本疾患の緊急性が強調されている．

2 TIA 診断のための問診の重要性

TIA では，初診時には症状が消失していることがほとんどで，問診が極めて重要である．症状を詳細に聴取することにより，虚血がどの脳血管領域で起きたのか，またその発症機序は何かを推定する必要がある（**表 2**）[3]．逆に，どの脳血管領域の症状であるのかが答えられなければ，TIA と診断することはできない．ただし，脳主幹動脈，特に頭蓋外血管の高度狭窄に伴う広範な大脳半球の血流低下では，limb shaking や（脳血管性）舞踏病などの不随意運動が生じることがある．

TIA と診断した場合，$ABCD^2$ スコア[1]が 3 点以上のハイリスク症例や，発作の頻度が次第に増加する crescendo TIA，1 時間以上の症状持続，50% 以上の頸動脈狭窄，心原性脳塞栓症，凝固亢進状態，などでは入院が勧められる[4]．

表 1 $ABCD^2$ スコア（文献 1 より）

	項目	条件	点数
A	Age	年齢 ≧ 60 歳	1
B	Blood Pressure	初回血圧 ≧ 140/90	1
C	Clinical features	片麻痺	2
		運動麻痺のない言語障害	1
D	Duration	症状の持続時間 ≧ 60 分	2
		10～59 分	1
D	Diabetes	糖尿病の既往	1

表2 TIAの主要症状（文献3より）

内頸動脈系

典型的な発作では次の症状が単独あるいは同時に2分以内に完成する

a. 運動障害：構音障害，半身（顔面を含まないこともある）の脱力あるいは巧緻運動障害
b. 一眼の失明（一過性黒内障），ごくまれに同名性半盲
c. 感覚障害：半身の感覚低下，異常感覚
d. 失語症：優位半球側の内頸動脈系TIAでみられる

椎骨動脈系

下記の症状が急速に出現する（2分以内）

a. 運動障害：一側あるいは両側半身の脱力あるいは巧緻運動障害
b. 感覚障害：一側あるいは両側の感覚低下，異常感覚
c. 一側あるいは両側の同名性半盲
d. 平衡障害，回転性眩暈，複視，嚥下障害，構音障害（しかしこれらが単独で生じた場合はTIAの症状とはみなさない）

 Pitfall

"めまい"が単独で生じた場合，TIAの症状ではないことが多い（例外も存在する）．

 Pitfall

"意識消失発作"は，TIAでないことのほうが圧倒的に多い（"神経調節性失神"が最も多く，"Adams-Stokes発作"，"てんかん"などを除外する）．

 コツ

"神経調節性失神"では，体が熱い感じ，発汗，眼前暗黒感などが前駆することが多く，このような前駆症状がなかったかを聴取する．

3 発症機序診断のための検査

TIAの発症機序は基本的には脳梗塞と同じであるが，細動脈硬化によるラクナ梗塞は少なく，頸動脈プラークなどからの動脈原性微小塞栓症や脳主幹動脈の高度狭窄に伴う血行力学性機序など，アテローム血栓症が関与するものが多い（図1）[5]．また，心房細動，弁膜症，心筋梗塞などを有する患者では，左心耳や左室内のフィブリン血栓が塞栓子となり，脳血管を閉塞することがある（心原性脳塞栓症）．閉塞血管が早期に再開通すれば，比較的重い症状が急速に改善するため，spectacular shrinking deficitとよばれるTIAとなる．欧米では，アテローム血栓性脳梗塞患者では25〜50％に，心原性脳塞栓では11〜30％に，ラクナ梗塞では11〜14％にTIAが前駆するとされる[5]．また，まれな原因として，凝固亢進状態，血管攣縮，血管炎，動脈解離，薬物使用によるものなどがあげられる．

発症機序を診断するためには，頭部CT・MRIのほか，頸動脈bruit（雑音）の聴取，頸

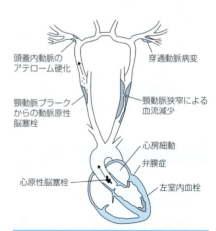

図1 50歳以降の患者におけるTIAのおもな原因（文献5より）
基本的には脳梗塞と同じであるが，頸動脈プラークからの動脈原性脳塞栓症，高度狭窄に伴う血行力学性機序によるものが多い．

動脈エコー，頸動脈造影 CT・MRA，MRI プラーク・イメージ，脳血流 SPECT，Holter 心電図，脳波などの検査を適宜組み合わせて行う．特に，近年頸動脈のアテローム硬化性病変に由来する動脈原性脳塞栓症や高度狭窄病変が増加しており，頸動脈エコー，black blood 法などの MRI プラーク・イメージ，頸動脈 CT などを用いて，潰瘍を含めたプラークの形状や安定性，石灰化の有無などを評価することが重要である．

また，脳塞栓症（奇異性を含む）が疑われる場合，経胸壁心エコー検査のみならず，左心耳内血栓の検索や大血管プラーク，卵円孔開存の有無のチェックを兼ねて経食道心エコー検査が行われることがある．

4 治療

抗血栓療法を行う場合，上記の発症機序を可能な限り鑑別することが理想的であるが，発症直後には十分なワークアップを行うことは困難であるため，最近ではむしろ発症機序の如何にかかわらず，早期より治療を開始することが重視されている．サブタイプが不明で，特に心原性 TIA が疑われる症例に対しては，発作性心房細動（PAF）の検索が終わるまで，入院のうえヘパリン投与を行う場合もある．

a 非心原性 TIA

通常，心原性であることが明らかな症例を除き，二次予防のために発症直後より直ちに抗血小板療法を開始する．わが国のガイドライン[2]では，TIA 急性期（発症 48 時間以内）の再発予防には少なくとも 160～300 mg のアスピリンの投与を推奨している．

また，TIA は脳梗塞ハイリスク群であり，発症後短期間抗血小板薬併用療法（dual antiplatelet therapy：DAPT）が行われることがある．アンジオテンシン変換酵素阻害薬，スタチンと組み合わせた発症 3 か月以内のアスピリンおよびクロピドグレル（初日 300 mg，その後 75 mg）の併用は，脳梗塞発症を大幅に抑制したとする報告がなされた．しかし，慢性期にアスピリンとクロピドグレルを併用しても，脳梗塞予防効果は変わらず，頭蓋内出血が増加することが示されており，わが国ガイドライン[2]では，アスピリン 75～150 mg/ 日，クロピドグレル 75 mg/ 日，シロスタゾール 200 mg/ 日などの単剤使用が推奨されている．

1) 頸動脈プラークからの動脈原性脳塞栓症

内頸動脈起始部や大動脈弓部などに生じたアテローム・プラークやそれが破綻して生じた潰瘍に付着した壁在血栓は，剝離して微小栓子として末梢血管を閉塞するが，短時間のうちに粉砕・溶解して症状は消失する．アスピリンとクロピドグレルの併用は，50％以上の内頸動脈狭窄のある症例において，経頭蓋ドプラ法（TCD）での同側中大脳動脈の微小塞栓シグナル（MES）の頻度を減少させることが報告されており，このような機序による TIA に有効と考えられている．

一方，外科的治療に関しては，わが国のガイドライン[2]で，狭窄率 70％以上の頸動脈病変による TIA には，頸動脈内膜剝離術（CEA）が推奨されている（グレード A）．しかし，最近では心臓疾患合併患者，高齢者などを中心に，頸動脈ステント留置術（CAS）（グレード B）が施行される症例が増加している．

2) 血行力学性機序

脳主幹動脈に高度狭窄がある場合，平常時には側副血行路から血流が供給されているが，起立性低血圧など何らかの原因で還流圧が低下した際に神経症状を呈することがある．また，もやもや病では過換気による側副血行の血流減少により，一過性に脳局所症状を呈することがある．このような血行力学性機序の TIA では，過度の降圧薬の使用は戒められるが，分水嶺領域での血流減少に伴う微小血栓の washout 障害が症状発現に関与していることが指摘されており，抗血小板薬が使用されることも多い．また，crescendo

TIAを呈するような高度の血流減少を伴う狭窄病変では，血小板の活性化のみならず凝固系の亢進が関与している可能性があり，エビデンスは乏しいものの，ヘパリンによる抗凝固療法を推奨する専門家もいる．

症候性頭蓋内狭窄病変の慢性期治療に関しては，アスピリン単剤よりアスピリンとシロスタゾールの併用により血管狭窄の進展が抑制されたとする韓国での報告があり，わが国でも同様の検討が行われたが，有意な結果は得られなかった．しかし，2年間のフォローアップで頭蓋内出血が増加することはなく，比較的安全なDAPTの組み合わせであることが示された．

b 心原性TIA

心原性TIAでは，心腔内のフィブリン血栓形成を阻害することを目的として抗凝固療法が行われる．わが国のガイドライン[2]では，心原性TIAの再発防止にワルファリンによる抗凝固療法が推奨されており，目標となるPT-INRは70歳未満では2.0～3.0(グレードA)と欧米と同じであるが，70歳以上では1.6～2.6が至適とされる(グレードB)．

非弁膜症性心房細動(NVAF)患者における心原性脳塞栓症予防薬として，最近抗トロンビン薬であるダビガトラン，活性化第X因子(Xa)阻害薬であるリバーロキサバン，アピキサバン，エドキサバンが相次いで上市された．これらの非ビタミンK阻害経口抗凝固薬(NOAC)は，ワルファリンと異なり，内服後直ちに効果が発揮されることから，近年NVAFによる心原性TIAに対して汎用されている．

DON'Ts

- ABCD^{2}スコアが3～4点以上であれば，帰宅させてはいけない(入院の適応あり)．
- 発症機序が不明であっても，早期からの治療を躊躇してはいけない．

文献

1) Johnston SC, et al.: Lancet 2007; 369: 283-292
2) 篠原幸人，他(編)：脳卒中治療ガイドライン2009．協和企画，2009
3) Classification of cerebrovascular diseases III. Stroke 1990; 21: 637-676
4) Johnston SC, et al.：Ann Neurol 2006; 60: 301-313
5) Feinberg WM, et al.: Circulation 1994; 89: 2950-2965

東海大学医学部付属八王子病院 神経内科　野川　茂

✓ TIAの定義の変遷

TIAの初期対応の重要性が再認識されるなか，TIAをどのように定義すべきか世界的に議論が続いている．従来，TIAは"24時間以内に消失する局所脳虚血症状"と定義されていたが，MRIでは多くの患者に梗塞巣が認められることから，この定義がt-PAを含む早期治療の妨げとなる可能性が指摘された．このため，2002年のTIA Working Groupでは，"通常持続時間は1時間以内"と定義された．ところが，1時間以内に限定しても脳梗塞を完全に除外できないことは明白で，2009年のAHA/ASAの定義では，時間的制限が削除され"急性梗塞を伴わないもの"と組織学的変化の有無のみが重視された．すなわち，症状は完全に消失しても，MRIで少しでも梗塞巣が描出されれば，TIAではなく脳梗塞と診断される．もちろん，臨床的にはTIAとminor strokeは区別されることなく，一刻も早く積極的な治療を開始することが勧められる．

(野川　茂)

A 脳血管障害

1-⑤ 虚血性脳血管障害
血管性認知症(認知症全体との関係も含めて)

DOs

- 血管性認知症(VaD)は脳血管障害に関連して出現した認知症の総称．診断基準を理解してVaDを分類しよう．
- Alzheimer病(AD)の病態にも血管性の機序がある．血管病変の視点からも認知症の予防・治療を考えよう．
- 血管性認知障害(VCI)の概念を理解し，認知症を予防しよう．

1 基本的な考え方

血管性認知症(vascular dementia：VaD)は脳血管障害に関連して出現した認知症の総称である．VaDは特異的な病理学的所見のない疾患群であり画一的な診断が困難である．VaDのおもな診断基準には，DSM-III〜V，ADDTC，ICD-10，NINDS-AIRENなどがあるが，これらの診断基準を比較した検討では相互の互換性に乏しい[1]．本稿では最も広く用いられているNINDS-AIRENの診断基準[2](**表1, 2**)を用いる．

2 分類・病態

a 多発梗塞性認知症

多発梗塞性認知症(multi-infarct dementia：MID)は太い血管の血栓塞栓症であり，大中の動脈の血栓症ないしは塞栓症を機序とし，大脳皮質の障害を首座とする．血管障害の発生と認知症発症の時間的関連や病巣と症候の病態的関連を同定することは比較的容易であるが，単純な巣症状の集まり以上に質的な変化が生じないのであれば脳梗塞後遺症として扱うべきであるとの立場もある．

表1 NINDS-AIREN probable VaD 診断基準(文献2より)

A. 認知症がある．
 a)記憶障害と，次の認知機能のうち二つ以上の障害がある(見当識・注意力・言語・視覚空間機能・行動機能・運動統御・行為)．
 b)臨床的診察と神経心理的検査の両方で確認することが望ましい．
 c)機能障害は，日常生活に支障をきたすほど重症である．しかし，これは脳卒中に基づく身体障害によるものを除く．
【除外基準】
 ①神経心理学的検査を妨げる意識障害，せん妄，神経病，重症失語，著明な感覚運動障害がない．
 ②記憶や認知機能を障害する全身性疾患や他の脳疾患がない．

B. 脳血管障害がある．
 a)神経学的検診で，脳卒中の際にみられる局所神経症候(片麻痺，下部顔面神経麻痺，Babinski徴候，感覚障害，半盲，構音障害)がみられる．
 b)脳画像(CT，MRI)で明らかな多発性の大梗塞，重要な領域の単発梗塞，多発性の基底核ないし白質の小梗塞あるいは広範な脳室周囲白質の病変を認める．

C. 上記A，Bの両者に関連がみられる．下記a)ないしb)の両者，またはいずれかを満足する．
 a)明らかな脳血管障害後3か月以内に認知症が起こる．
 b)認知機能が急激に低下するか，認知機能障害が動揺性ないし段階的に進行する．

表2 NINDS-AIREN 血管性認知症の分類(文献2より)

病型	血管性脳病変の種類	病変部位	血管病変
1. 多発梗塞性認知症 （皮質性血管性認知症）	大中の完全軟化性病変	皮質下白質	太い脳血管の閉塞
2. 小血管病変による認知症 　a. 多発ラクナ梗塞性認知症 　b. Binswanger 病	ラクナ梗塞と白質病変 ラクナ梗塞多発 大脳白質のび慢性脱髄小梗塞	視床，尾状核，白質連絡線維，前頭葉白質 大脳白質，基底核，橋に高度 大脳皮質は正常	小血管 穿通動脈，髄質動脈 白質，基底核，橋の小動脈壁肥厚，硬化 ヒアリン変性
3. 戦略的部位の単一梗塞 　a. 角回症候群 　b. 後大脳動脈領域梗塞 　c. 前大脳動脈領域梗塞 　d. 中大脳動脈領域梗塞 　e. 視床性痴呆 　f. 前脳基底部	小梗塞	皮質と皮質下白質 角回梗塞	中大脳動脈後方部皮質枝領域 後大脳動脈 前大脳動脈 中大脳動脈，内頸動脈 視床穿通動脈領域 前交通動脈瘤
4. 低灌流性脳血管性認知症	低灌流による脳全体の虚血 分水嶺虚血	脳全体，分水嶺領域，脳室周囲白質	心停止，高度の低血圧，頭蓋外動脈閉塞 脳動脈奇形，塞栓，血管炎，脳アミロイド血管症
5. 脳出血性脳血管性認知症	脳内出血，くも膜下出血後 慢性硬膜下血腫		高血圧，脳アミロイド血管症

b 多発ラクナ梗塞性認知症と Binswanger 病

多発ラクナ梗塞性認知症(multiple subcortical lacunar strokes) と Binswanger 病は小血管病変による認知症(subcortical / small vessel dementia：SVD)に分類され，深部穿通枝の終末細動脈の動脈硬化を機序として，大脳基底核・視床と深部白質を含んだ前頭葉-皮質下回路の障害を首座とする．MRI による皮質下性認知症の診断基準がある[3]．多発ラクナ梗塞の患者は健常人に比べて認知症を4〜12倍発症しやすい．大脳白質を灌流する髄質動脈は側副路の発達が乏しいため，慢性脳虚血を生じやすい．

c 戦略部位の単一梗塞

戦略部位の単一梗塞(single strategic strokes)は単一の小梗塞であっても大脳高次機能に決定的な役割を果たす部位に生じれば認知症をきたす．視床，基底核(特に尾状核)，海馬，左角回，前部帯状回，前頭葉下面，内包膝部などである．特に出血・梗塞の好発部位である視床病変，後大脳動脈の塞栓症に伴う海馬病変は頻度が高く注意が必要である．

d 低灌流性脳血管性認知症

低灌流性脳血管性認知症(post-ischemic dementia)は心停止などの全身血圧と脳灌流の極度の低下により生じ，前頭葉をはじめとする大脳皮質の層状壊死や線条体や海馬の神経細胞脱落をきたす．

e 出血性脳血管性認知症

出血性脳血管性認知症(hemorrhagic dementia)は高血圧・脳アミロイド血管症(CAA)・血管脆弱性により生じる．繰り返すくも膜下出血は脳表へモジデリン沈着症を呈して認知症をきたす．

f 遺伝性血管障害

遺伝性血管障害(genetic cerebrovascular disorders)も VaD として分類されている．Fabry 病，CADASIL，CARASIL などが含まれる．Fabry 病は酵素補充療法による進行の抑制が可能であり早期診断が重要である．

3 頻度・疫学

わが国の 65 歳以上の高齢者における認知症有病率は 3.8～11.0% である．AD は時代とともに増加しているが，わが国における VaD の有病率は比較的一定している．認知症の病理学的検討による内訳は AD 46%，VaD 22%，混合型(combined dementia：CD) 6%，Lewy 小体型認知症 (DLB) 18% であるとの報告がある．VaD の内訳は SVD が 2/3 を占め，MID は約 2 割である．

4 症状と所見，経過

MID の症状は梗塞部位によって様々である．MID の典型的な臨床像は Hachinski の虚血スコア(表3)にあるように，認知機能障害の急激な発症(数日から数週)，階段的増悪(悪化後に改善もする)，動揺性の経過(日によって症状が異なる)をたどる．Hachinski の虚血スコアは Alzheimer 型認知症との鑑別に有用であるが，SVD など MID 以外の VaD の診断には適切でないことがある．

SVD では前頭葉 - 皮質下回路の障害により大脳皮質の賦活が障害され「打てども響かず」の状態となる．失念(forgetfulness：想起に時間がかかる)，思考の緩慢化，無感情，注意力の低下，状況変化へ柔軟な対応の困難さ，ワーキングメモリーの障害，洞察力の低下などがみられる．多発性ラクナ梗塞性認知症の経過をまとめた Ropper らの報告によれば，6 割はゆっくりと，3 割では急激に発症する．経過もゆっくりと進

表3 Hachinski 虚血スコア

Feature	Score
突然発症	2
段階的憎悪	1
動揺性の経過	2
夜間の錯乱	1
比較的人格が保たれる	1
抑うつ	1
身体的訴え	1
情動失禁	1
高血圧の既往	1
脳卒中の既往	2
アテローム硬化症合併の証拠	1
局所神経症状	2
局所神経徴候	2

4 点以下：変性型認知症
7 点以上：脳血管障害性の認知症の可能性が高い

行し巣症状を呈するもの 4 割，呈しないもの 4 割，動揺性の経過を呈するものは 2 割とされている．Binswanger 病では思考速度の低下と白質病変の程度には有意な相関がないとの報告がある．

5 鑑別診断と画像検査

VaD のおもな診断基準のすべてに画像で脳血管障害を認めることがあげられている．通常は CT，MRI で梗塞巣が存在し，MRA にて主幹動脈の閉塞が存在することもある．核医学検査は上記の診断基準のいずれにも含まれていないが，AD に特異的な頭頂側頭葉ならびに後部帯状回 - 楔前部の代謝・血流低下パターンを用いで AD や混合型認知症 CD と VaD との鑑別に有用である．典型的な MID の糖代謝・脳血流所見は両側に多発する梗塞巣に対応する patchy な皮質および皮質下の集積低下である．crossed cerebellar diaschisis(CCD)は変性疾患ではみられず，VaD の所見である可能性が高い．

6 VaDとADの混合病理の機序について

　高血圧，糖尿病，脂質異常症，肥満などの血管性危険因子がADの危険因子として注目されている．高齢のカトリック修道尼を対象としたNun研究では，病理学的にADであった者の内，脳梗塞巣を認めない者のMMSE平均点が15点であったのに対して，脳梗塞を認める者では3点であった．さらに，基底核・視床・白質にラクナ梗塞を認めた場合，認知症の発症が20.7倍に増加した[8]．脳虚血がADの進行を促進させる可能性が示唆されたといえる．

7 治療と予防

　VaDは介護率，死亡率を上昇させるため，社会学的にもその予防と治療は重要である．最近では，脳血管障害による軽度認知障害（MCI）から認知症を含めた血管性認知障害（vascular cognitive impairment：VCI）という概念が予防の観点も踏まえて広く使われている．血管性危険因子（高血圧症，脂質異常症，糖尿病）と生活因子（肥満，運動量低下）は脳血管障害を引き起こすが，特に中年期の罹患は認知症を引き起こすことが知られており，VCIの早期発見と生活習慣病の管理が重要である．VaDの進行を抑制する目的で抗血小板薬の投与を行う．VaDの治療薬としてのわが国での保険適用はないが，コリンエステラーゼ阻害薬ならびにNMDA受容体阻害薬の有効性を指摘した報告もある．コリンエステラーゼ阻害薬による徐脈・失神，NMDA受容体阻害薬による傾眠が認められることもあり投与には慎重であるべきである．

DON'Ts

- ☐ 一病変で認知症を生じうるVaD（戦略部位の単一梗塞）を見逃さない．
- ☐ 抗認知症薬をむやみに使わない．

文献

1) Pohjasvaara T, et al.: Stroke 2000; 31: 2952-2957
2) Román GC, et al.: Neurology 1993; 43: 250-260
3) Erkinjuntti T, et al.: J Neural Transm 2000; Suppl. 59: 23-30
4) Snowdon DA: Ann Intern Med 2003; 139: 450-454
5) Moorhouse P, et al.: Lancet Neurol 2008; 7: 246-255

埼玉医科大学 神経内科　**佐々木貴浩**

1-⑥ 虚血性脳血管障害 高血圧性脳症

A 脳血管障害

DOs

- 迅速にバイタルサイン・神経学的所見をチェックし，病態を把握する．
- MRI は，T2 強調画像や FLAIR 画像に加えて，ADC map も撮像する．
- ICU 管理下，ニカルジピンなど点滴静注で降圧を図る．

1 基本的な考え方

① 高血圧性脳症は，急激または著明な血圧上昇によって脳血流自動調節能の破綻をきたし，意識障害，痙攣，頭痛，嘔気・嘔吐などをきたす．

② 病態は血液脳関門の破綻による血管原性脳浮腫であり，MRI の T2 強調画像，FLAIR 画像，ADC (apparent diffusion coefficient) map で高信号を示す．

③ 治療として速やかな降圧が重要であることは間違いないが，過度の血圧低下は脳梗塞を起こす可能性もあり，当初 1 時間は開始時の 25% 以上下げすぎない．

2 定 義

① "高血圧緊急症"の定義は，「単に血圧が異常に高いだけではなく，血圧の高度の上昇（多くは 180/120 mmHg 以上）によって，脳，心，腎，大血管などの標的臓器に急性の障害が生じて進行する病態をさす[1]」．"高血圧性脳症"は"高血圧緊急症"の一つであり，最も重篤な病態に含まれる．

② posterior reversible encephalopathy syndrome（PRES）は後頭葉～頭頂葉白質を中心に T2 強調画像や FLAIR 画像で高信号領域を呈し，意識障害，痙攣，半盲などを呈する症候群である．PRES は高血圧性脳症のみならず，免疫抑制薬，子癇，尿毒症，自己免疫疾患などの原因でも出現する．

3 症 状

① 初期症状は，頭蓋内圧亢進による頭痛，嘔気，嘔吐であり，進行すると視力障害や乳頭浮腫，傾眠，錯乱などの意識障害や精神症状を起こす．さらに適切な治療がなければ，脳出血，昏睡，痙攣をきたす．

② 血圧値は，長期の高血圧患者では 220/110 mmHg 以上，正常血圧者では 160/100 mmHg 以上で発症しやすい．

4 必要なチェック項目

表 1 に高血圧緊急症の病態把握のために必要なチェック項目を示す．全身的には血圧，心拍数，呼吸数，眼底検査，神経学的には意識障害，視覚障害，痙攣，腱反射亢進，Babinski 徴候，クローヌスなどに注意を払う．

5 病態生理

a 脳血流自動調節能

脳血管には血圧の変動においても脳血流を一定に保つ脳血流自動調節能が備わっており，正常血圧者では平均動脈血圧で 60～120 mmHg の範囲でこの機構が働くが，慢性高血圧患者では，この制御域が右方の高血圧域にシフトする（図 1）．

b 脳血流自動調節能の破綻

自動調節能の範囲を超える血圧になると，抵抗血管は内圧に耐えられなくなり，圧依存性に血流増加をきたす．高血圧性脳症で

表1 診断のためのチェック項目（文献1より改変）

病歴，病状
高血圧の診断・治療歴，交感神経作動薬ほかの服薬，頭痛，視力障害，神経系症状，悪心，嘔吐，胸・背部痛，心・呼吸器症状，乏尿，体重

身体所見
血圧：拡張期血圧が120mmHg以上のことが多い，左右差
心拍数，呼吸数，体温
体液量の評価：頻脈，脱水，浮腫，立位血圧測定など
中枢神経系：意識障害，視覚障害，痙攣，腱反射亢進，Babinski徴候，クローヌスなど
眼底：線状-火炎状出血，軟性白斑，網膜浮腫，乳頭浮腫など
頸部：頸静脈怒張，血管雑音など
胸部：心拡大，心雑音，III音，IV音，肺野湿性ラ音など
腹部：肝腫大，血管雑音，（拍動性）腫瘤など
四肢：浮腫，動脈拍動など

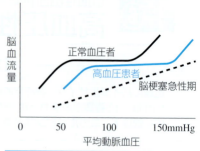

図1 脳血流自動調節能

 コツ

高血圧性脳症ではADC mapで高信号！

は，急激または著明な血圧上昇によって血管内皮細胞は物理的機能的障害を受け，血液脳関門が破綻し血管原性脳浮腫をもたらす．脳浮腫は頭蓋内圧亢進に伴う局所神経症候をきたし，重篤な場合は脳ヘルニアにつながり，生命の危険に及ぶこともある．逆に慢性高血圧患者においては，脳血流自動調節能は高血圧域にシフトしているため，急激な降圧治療では脳血流低下が起こりやすい．

6 画像所見

① 血管支配に一致せず，大脳白質，脳幹，小脳，大脳基底核など広範に病巣を認める．
② CTでは，病巣は低吸収域を示す．
③ MRIでは，血管性浮腫が主体の高血圧性脳症ではT2強調画像，FLAIR画像，ADC mapで高信号を示す（図2の自験例参照）．一方，細胞障害性浮腫が主体の脳梗塞ではT2強調画像やFLAIR画像で高信号ながら，ADC mapで低信号を示す．これは両者の鑑別に有用である．

7 治療

① 血圧の管理は『高血圧治療ガイドライン2014』[1]の高血圧緊急症に用いる注射薬（表2）を用い，経静脈的持続注入による迅速な降圧が必要である．ニトロプルシドは瞬時に作用が発現し，持続時間も短いために有用であり，2μg/kg/分以下であればシアン中毒は生じにくいが，日本ではあまり用いられていない．実際は，カルシウム拮抗薬を使うことが多く，特にニカルジピンの静注は脳組織酸素供給を減少させず，神経症候を伴う場合に有用である．ジルチアゼム単独使用では，徐脈や房室ブロックなど伝導障害に注意する．

② ニフェジピンカプセル内容物の舌下投与やニカルジピン注射薬のワンショット静注は，過度の降圧や反射性頻脈をきたすことがある．また，ヒドララジンは頭蓋内圧を上昇させるので用いない．

③ 血圧のモニターは，ICUで観血的に行う

第5章 神経内科疾患の診療

A 脳血管障害

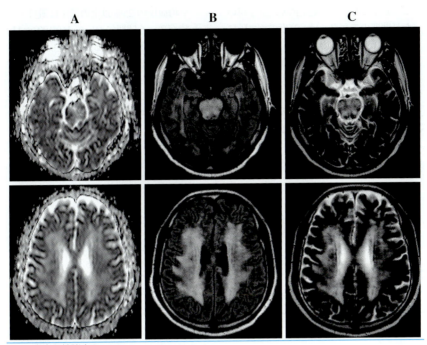

図2 高血圧性脳症のMRI
56歳男性．頭痛，悪心嘔吐，意識障害で緊急搬送され，血圧230/144mmHgであった．ADC map(A)，FLAIR画像(B)，T2強調画像(C)で橋や脳室周囲白質に高信号を呈した．

表2 高血圧性脳症の治療薬(文献1より)

薬剤		用法・用量	効果発現	作用持続	副作用・注意点	おもな適応
血管拡張薬	ニカルジピン	持続静注 0.5～6 μg/kg/分	5～10分	60分	頻脈，頭痛，顔面紅潮，局所の静脈炎など	ほとんどの緊急症．頭蓋内圧亢進や急性冠症候群では要注意
	ジルチアゼム	持続注入 5～15 μg/kg/分	5分以内	30分	徐脈，房室ブロック，洞停止など．不安定狭心症では低用量	急性心不全を除くほとんどの緊急症
	ニトログリセリン	持続静注 5～100 μg/分	2～5分	5～10分	頭痛，嘔吐，頻脈，メトヘモグロビン血症，耐性が生じやすいなど．遮光が必要	急性冠症候群
	ニトロプルシド・ナトリウム	持続静注 0.25～2 μg/kg/分	瞬時	1～2分	悪心，嘔吐，頻脈，高濃度・長時間でシアン中毒など．遮光が必要	ほとんどの緊急症．頭蓋内圧亢進や腎障害例では要注意
	ヒドララジン	静注 10～20mg	10～20分	3～6時間	頻脈，顔面紅潮，頭痛，狭心症の憎悪，持続性の低血圧など	子癇(第一選択薬ではない)
交感神経抑制薬	フェントラミン	静注 1～10mg 初回静注後 0.5～2mg/分で持続投与してもよい	1～2分	3～10分	頻脈，頭痛など	褐色細胞腫，カテコラミン過剰
	プロプラノロール	静注 2～10mg(1mg/分)→2～4mg/4～6時間ごと			徐脈，房室ブロック，心不全など	他薬による頻脈抑制

肺水腫，心不全や体液の貯留がある場合にはフロセミドやカルペリチドを併用する

ことが望ましい．非観血的血圧計を用いた長期間のモニターは，高度のカフ圧により苦痛を伴うことがある．
④過度の急激な降圧では脳梗塞，黒内障，心筋梗塞，腎機能障害に陥りやすいので，経時的血圧測定と神経症候の監視を行いつつ，降圧の速度を調整する．
⑤治療開始1時間以内では，治療開始前の平均血圧の25%以上の降圧は避けて，続く2〜6時間において160/100〜110 mmHgを目標にする．
⑥初期の降圧目標に達したら，内服薬を併用し，注射薬を漸減して行く．
⑦保険適用ではないが，フリーラジカルを消去するエダラボン，脳浮腫を軽減するグリセロールを用いる場合がある．

DON'Ts

- ニカルジピンなど点滴で降圧を図るが，当初1時間は開始時の25%以上下げすぎない．
- ニフェジピンカプセル内容物の舌下投与，ニカルジピン注射薬のワンショット静注，ヒドララジンは用いない．

文献

1) 日本高血圧学会高血圧治療ガイドライン作成委員会編：12 特殊条件下高血圧．高血圧治療ガイドライン2014，ライフサイエンス出版，2014，108-114

東海大学医学部内科学系 神経内科　**瀧澤俊也**

A 脳血管障害

1-⑦ 虚血性脳血管障害
Reversible Cerebral Vasoconstriction Syndrome

DOs

- □ "雷鳴様頭痛"の患者を診たら,必ず MRI とともに MRA を撮像しよう.
- □ 頭蓋内出血や脳梗塞を認めた場合には,器質的疾患を徹底的に鑑別する必要がある.
- □ RCVS の 60% は多様な誘因に伴い発症し,おもなものは血管収縮薬への曝露と出産後である.これらの誘因の排除が治療の第一歩である.

1 基本的な考え方

Reversible cerebral vasoconstriction syndrome(RCVS)とは雷鳴様頭痛と脳アンギオグラフィーで認められる可逆的(1〜3か月で自然消失)・多巣性脳血管攣縮で特徴づけられる臨床・放射線診断学的症候群である[1]. 病態は血管炎などの器質的なものではなく,機能的なものと考えられているが,詳細は不明である.合併症として多いのは虚血性または出血性脳卒中であり(頻度 9〜39%),これにより後遺障害を残すこともある.RCVS は頭痛を繰り返しながら単相性の経過をとるが,再発することは極めてまれである.

2 疫 学

発症年齢は 10〜70 歳,平均 45 歳である.女性例の報告が男性例よりかなり多い.正確な発症率は不明である.

3 臨床症状

a 頭 痛

頭痛のみが症状であることが多い(75%). 特徴的なのは雷鳴様頭痛と表現される,これまでに経験したことがない,耐えがたい頭痛で,1 分以内に最大に達する.1〜4 週間にわたり毎日のようにこれが繰り返せば,かなり RCVS の可能性が高い.典型的には両側性で,後頭部から全体に広がっていく.悪心嘔吐,光過敏,音過敏を伴うことが多い.片頭痛の既往歴は約 20% にあるが,片頭痛患者に RCVS が起きたときには,いつもの片頭痛とは明瞭に異なるという.ほとんどの患者は 1〜3 週間のうちに頭痛を繰り返す(平均 4 回).ひどい雷鳴様頭痛発作は通常 1〜3 時間で軽減するが,50〜75% の患者は発作間にも軽度の頭痛が持続している.80% の患者は雷鳴様頭痛のトリガーを経験している(性交,精神的緊張,興奮,咳,くしゃみ,努力性排尿・排便,入浴,前屈姿勢).

b 神経症候

局所神経症候は 10〜60% の症例で報告されている.一過性脳虚血発作(TIA)様の一過性局所神経症候や,片頭痛の前兆のような視覚症状を伴うことがある.遷延する神経症候を認めたときは,脳卒中の合併を疑うべきである.後遺障害が残ることは 10% 以下である.

発症当初の痙攣発作が 20% の症例で報告されていが,繰り返し痙攣発作が起こることはまれである.

4 病 態

脳動脈が攣縮・拡張し,ある期間持続した後に回復するメカニズムは,脳動脈トーヌスの調節障害と考えられているが,詳細は不明である.血管炎などの病理学的変化を認めない.雷鳴様頭痛や発症早期に認め

表1 RCVSの誘因

出産後（産褥期）	血管収縮薬使用や子癇・妊娠高血圧腎症を伴うこともある
血管作動薬	麻薬（大麻，コカイン，エクスタシー，アンフェタミン，LSDなど）
	SSRI
	鼻粘膜充血治療薬（エフェドリンなど）
	片頭痛治療薬（エルゴタミン，トリプタンなど）
	子宮収縮薬（メチルエルゴメトリン）
	乳汁分泌抑制薬（ブロモクリプチンなど）
	ニコチンパッチ
	朝鮮ニンジン
カテコラミン産生腫瘍	褐色細胞腫，気管支カルチノイド，グロームス腫瘍
免疫抑制薬，血液製剤	タクロリムス，シクロホスファミド，エリスロポイエチン，免疫グロブリン，赤血球輸血，インターフェロンα
頭蓋内外の主幹動脈病変	動脈解離，未破裂動脈瘤，異形成
その他	高Ca血症，ポルフィリア，頭部外傷，脊髄硬膜下血腫，頸動脈内膜剥離術，脳神経外科的手技，低髄圧，急性アルコール中毒

SSRI：選択的セロトニン再取り込み阻害薬

られるくも膜下出血（SAH）や脳出血は，動脈攣縮ではなく拡張に伴うものと考えられている．2週目以降に現れる分水嶺域脳梗塞は脳主幹動脈の攣縮に伴うものと考えられる．

RCVSの40％は特発性だが，60％は表1に示したような多様な誘因に伴って発症する．おもなものは血管収縮薬への曝露（50～70％の症例）と出産後である．血管収縮薬については曝露後数日で起こる場合もあれば，数か月後の場合もあり，曝露量も様々である．出産後の場合，2/3の症例は出産後1週間以内に発症し，正常分娩のことが多い．

RCVSの10％では posterior reversible encephalopathy syndrome（PRES〈p.234 参照〉）を合併するので，病態の関連も疑われている．

Pitfall

雷鳴様頭痛の患者を診たときにまず除外すべき疾患は，RCVSではなく，脳動脈瘤破裂によるSAHである．

5 診 断

雷鳴様頭痛を呈した患者の鑑別診断には次の検査が有用である．

a 脳アンギオグラフィー（カテーテル脳血管造影，CTA，MRA）

RCVSの診断には，アンギオグラフィーにより脳血管の可逆的・多発性・分節性攣縮を証明することが必須である（図1，2）．分節性の狭窄と拡張（string of beads）が複数の脳動脈に多発する．この所見は前方循環のことも後方循環のこともあり，多くの場合両側性・広範であり，脳底動脈や内頸動脈サイフォン部のような太い動脈にも認められることがある．数日後に再度アンギオグラフィーを施行すると，狭窄部が移動（より近位部のことが多い）していることがある．発症5日以内のアンギオグラフィーは正常のこともあるので，繰り返し施行する必要がある．また，発症12週以内に再度施行されたアンギオグラフィーで脳血管狭窄がほぼ正常まで回復していることが可逆

第 5 章　神経内科疾患の診療

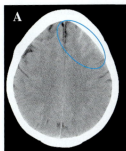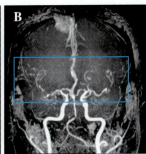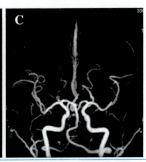

図1 RCVSで認められたくも膜下出血(文献2より引用改変)
頭部CT（A）で左前頭葉の狭い範囲にくも膜下出血（青枠で囲った部分）を認め，頭部MRA（B）では両側中大脳動脈主幹部から末梢まで広範に分節性血管攣縮を認めた（青枠で囲った部分）．3か月後のMRA（C）では血管攣縮は消失し，血管像は正常に復した．

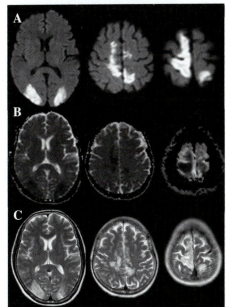

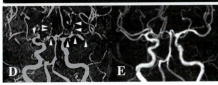

図2 RCVSで認められた脳梗塞(文献3より引用改変)
頭部MRI拡散強調画像（A）で両側大脳半球の分水嶺領域を中心に高信号域を認め，この病変はADC map（B）ではADC低下（画像上黒く見える），T2強調画像（C）では高信号を認め，急性期脳梗塞の所見を示した．MRA（D）では両側前大脳動脈・中大脳動脈・後大脳動脈の近位部に分節性血管攣縮や拡張（矢印）を認めたが，74日後のMRA（E）では正常に復した．

性の証明に必要である．
　脳動脈瘤や脳動脈解離がみつかることもある．SAHを伴うRCVSではカテーテル脳血管造影を施行すべきである．
　脳動脈瘤破裂によるSAHでも血管攣縮が認められることがあるが，その場合は脳

Pitfall
発症当初のアンギオグラフィーは正常のこともあるので，5日目以降に繰り返すこと．

コツ
頸部の側方・後部に痛みを訴える患者では，頸動脈や椎骨動脈の動脈解離を疑い，見逃さないこと．

動脈瘤の近くに限局している．これに対して，RCVS に伴う SAH で認められる血管攣縮は，SAH 部位よりも離れた部位にも起こり，内頸動脈のような太い動脈にも起こり，多巣性のことが多く，狭窄だけでなくしばしば著しい拡張を伴う string of beads を呈することが特徴である．

b　頭部 CT，MRI

① 脳アンギオグラフィーで広範な脳血管攣縮が認められても，当初施行された CT や MRI では脳病変を認めないことが多い．局所神経症候が持続的に認められた症例では，脳梗塞や脳出血が 100% 認められたとの報告がある．

② RCVS 患者で認められることがある CT，MRI 所見には，大脳皮質の SAH，脳実質内出血，硬膜下血腫，PRES，脳梗塞などがある．これらの所見は二つ以上が同時に認められることもあるし，時期を異にして現れることもある．出血や PRES は第1週に，脳梗塞は第2週以降に認められることが多い．

③ 頭蓋内出血は RCVS の 30% の症例で認められ，脳梗塞の合併率よりもかなり多い．女性，片頭痛既往例，雷鳴様頭痛を繰り返した症例に多い傾向がある．SAH はほとんどの場合，大脳外側面の 2〜3 の脳溝に及ぶ程度の狭い範囲で認められる（図1）．片側性のことも両側性のこと

表2　RCVS と鑑別すべき疾患（雷鳴様頭痛を呈する器質的疾患）

1) 血管病変
　脳動脈破裂，動静脈奇形などに伴うくも膜下出血
　脳実質内出血（特に小脳出血）
　脳室内出血
　小脳梗塞
　頸部または頭蓋内の脳動脈解離
　脳静脈洞血栓症
　巨細胞動脈炎
　下垂体卒中

2) その他の器質的病変
　水頭症
　脳腫瘍
　髄膜炎，髄膜脳炎
　急性副鼻腔炎
　髄液圧低下

3) 片頭痛

もある．雷鳴様頭痛だけで神経症状を伴わない RCVS 症例では，SAH は 20% の頻度である．60歳以下の症例で大脳皮質外側面の SAH を認めた場合，RCVS に伴うことが多い．脳実質内出血の大きさは様々で，脳深部と皮質下の両方があり，単発性のことも多発性のこともある．

④ 脳梗塞はしばしば両側性，対称性であり，脳動脈の分水嶺域に認められることが多い（図2）．

⑤ 局所神経症候が持続的に認められた症例では，脳梗塞や脳出血が 100% 認められたとの報告がある．

c　髄液検査

正常〜軽度異常を呈す．すなわち，蛋白 100 mg/dL 未満，単核球 15/mm³ 未満，グルコースは正常である．

6　鑑別診断

雷鳴様頭痛を呈する他の器質的疾患の鑑別が肝要である（表2）．

7 治療

① RCVS に対する特異的な治療法として有効性が証明されたものはない．表1のようなRCVSの誘因を排除することが必要である．
② 入院のうえ経過観察しつつ，鑑別診断を進める．患者には，2週間は休養し，性交，精神的緊張，興奮，努力性排尿・排便などのValsalva手技は避けるように指導する．
③ 頭痛に対して対症療法を行う場合，トリプタン製剤は血管収縮により脳梗塞発症を助長するおそれがあるので使用すべきではない．
④ 頭蓋内出血や脳梗塞を認めた場合には，表2に示したようなRCVS以外の原因を徹底的に除外する必要がある．
⑤ RCVSが原因と考えられる虚血性脳卒中に対して抗血小板薬や抗凝固薬の有効性は明らかでない．

DON'Ts

- RCVSの頭痛に片頭痛治療薬のトリプタン製剤は使用しない．
- RCVSが原因と考えられる虚血性脳卒中に対して，抗血小板薬や抗凝固薬の有効性は証明されていないことを忘れてはならない．

文献

1) Ducros A. Handb Clin Neurol. 2014; 121: 1725-41.
2) 山本文夫，他．Headache Clinical & Science 4: 32-4, 2013
3) 川﨑裕子，他．神経内科 79：417-9，2013

立川病院 神経内科　**太田晃一**

☑ 疾患を深く理解するためには

　神経細胞のエネルギー代謝基質の貯蔵量は極めて小さく，活発な神経細胞活動を支えているのは脳血流による基質の供給である．その安定供給のため脳血流量は脳灌流圧(血圧)の生理的範囲の変動に対して一定に保たれるメカニズムがあり，脳血流自動調節能とよばれている．脳循環代謝学に携わる多くの研究者による精力的な研究の結果，このメカニズムには脳動脈を支配する神経系が関与すること，内皮細胞から動脈壁平滑筋の収縮や拡張に関与する物質が産生されていること(なんと後者は一酸化窒素ガス！)，など様々な事実が明らかとなってきた．筆者も脳循環代謝学や脳虚血の実験的研究を通して，脳という複雑な器官への理解が深まり，その知識や経験は脳血管障害のみならず，Parkinson病や認知症など様々な中枢神経系疾患の病態や治療を理解するうえでおおいに役立っている．研修医諸君にも「研究を通して疾患を深く理解する」というスタンスを持ち続けてほしい．　　　　　(太田晃一)

A 脳血管障害

1-⑧ 虚血性脳血管障害
Posterior Reversible Encephalopathy Syndrome

DOs

- 高血圧，妊娠・出産，免疫抑制薬・抗腫瘍薬使用中の患者に痙攣や意識障害が出現したら，PRES を疑う．
- 頭部 MRI の拡散強調画像と T2 強調画像を撮像する．所見の特徴は血管原性浮腫である．しかも可逆性である．
- 入院治療が原則．血圧のコントロール，痙攣のコントロール，原因となる疾患・薬剤の同定・是正または減量～中止，を行う．

1 基本的な考え方

Posterior reversible encephalopathy syndrome(PRES)とは，頭痛，痙攣，意識障害，視覚障害などの神経症候を呈し，MRI で大脳後部白質を中心とした血管原性浮腫(vasogenic edema)を認め，これらの症候や画像所見が適切な治療により可逆的に消褪する症候群である[1]．血圧上昇や免疫抑制薬使用などが原因で発症する．入院治療が原則であり，血圧のコントロール，痙攣のコントロール，原因となる疾患・薬剤の同定・是正または減量～中止，を行う．

2 病態

PRES を特徴づける脳病変は血管原性浮腫であり，その発生機序としては脳血流自動調節能の閾値を超えた脳灌流圧(血圧)上昇，脳血管内皮細胞・血液脳関門(BBB)の障害などが関与していると考えられている．

PRES は，様々な疾患や薬剤使用と関連して発症する(表1)．発症時の高血圧は多くの症例で認められる．急激な血圧上昇に伴い痙攣や意識障害を発症する高血圧性脳症の多くは PRES を呈す．高血圧性脳症は長期高血圧患者では 220/110mmHg 以上，正常血圧者では 160/110mmHg 以上で発症しやすい．PRES はより軽度の血圧上昇に伴い発症することもある．また，PRES は妊婦や褥婦に起こる子癇・妊娠高血圧腎症＊に関連して発症することも少なくない．薬剤では免疫抑制薬や抗腫瘍薬の頻度が多い．

病変が大脳後部領域に多い理由は不明だが，内頸動脈系に比べて椎骨脳底動脈系の交感神経支配が弱いから，との説がある．posterior reversible leukoencephalopathy syndrome(PRLS)とよばれることもあるが，白質のみならず皮質にも病変が及ぶことがあるため，最近は PRES とよばれることが多い．

＊子癇：妊娠 20 週以降に初めて痙攣発作を起こし，てんかんや二次性痙攣が否定されるもの．痙攣発作の起こった時期により，妊娠子癇，分娩子癇，産褥子癇と称する．
妊娠高血圧腎症：妊娠 20 週以降に初めて高血圧(収縮期 140mmHg もしくは拡張期 90mmHg 以上)が発症し，かつ蛋白尿(300mg/日以上)を伴うもので，分娩後 12 週までに正常に復する場合．その病態は，胎盤形成時に何らかの原因により血管形成不全が起こり，サイトカインやチロシンキナーゼが母体血中に放出されることにより血圧が上昇する，と考えられている．

3 臨床症状

頻度が多い神経症候は，痙攣発作，意識障害，視覚障害，頭痛である(表2)．痙攣発作は 75% 以上の頻度で認められ，典型

表1 PRESの誘因

疾患	・高血圧症，高血圧性脳症 ・子癇，妊娠高血圧腎症 ・HELLP症候群（妊娠後期〜分娩時に発症する，溶血性貧血，肝酵素上昇，血小板減少） ・急性・慢性腎臓病 ・自己免疫疾患（SLE，PN，Wegener肉芽腫症，慢性関節リウマチ，潰瘍性大腸炎など） ・骨髄移植，臓器移植 ・褐色細胞腫，原発性アルドステロン症 ・ポルフィリア，サラセミア ・熱傷 ・サソリ咬傷 ・血栓性血小板減少性紫斑病（TTP） ・溶血性尿毒症症候群（HUS） ・特発性血小板減少性紫斑病（ITP） ・内頚動脈解離 ・HIV脳症，AIDS ・種々の感染症，敗血症 ・高Ca症，低Mg血症 ・片頭痛 ・頸動脈内膜剥離術後，頸動脈ステント留置術後（過潅流症候群）
薬剤	・免疫抑制薬（シクロスポリンA，タクロリムス，コルチコステロイドなど） ・抗腫瘍薬（Ara C，シスプラチン，ビンクリスチン，L-アスパラギナーゼ，メトトレキサート，リツキシマブ，ボルテゾミブなど） ・抗ウイルス薬（アシクロビル，抗HIV薬など） ・サイトカイン（インターフェロンα，インターロイキン） ・造血薬（G-CSF，エリスロポイエチン，鉄剤など） ・免疫グロブリン静注製剤 ・輸血（赤血球，血液幹細胞など） ・造影剤 ・麻薬・覚醒剤中毒（コカイン，アンフェタミンなど）

SLE：全身性エリテマトーデス，PN：結節性動脈周囲炎，G-CSF：顆粒球コロニー刺激因子

例では部分発作で始まり全般化する．意識障害は傾眠〜昏睡の様々なレベルが起こりうる．視覚障害の原因としては，同名半盲，視空間無視，幻視，皮質盲など後頭葉機能障害によることが多い．

このほかにも病変出現部位に応じた神経症候を呈しうる．発症は亜急性（24〜48時間）で，降圧療法や原因薬剤の中止など適切な治療により数日〜2週間のうちに神経症候が消褪する症例が多い．治療が遅れれば後遺障害が残ることもある．再発例も散見される．

表2 PRES主要神経症候とその頻度

痙攣発作	75〜87%
てんかん重積	3〜17%
全身性強直性間代性発作	54〜64%
部分発作	3〜28%
意識障害	28〜92%
視覚異常	20〜39%
頭痛	26〜53%

Pitfall

病変部位は大脳半球後部とは限らない．前頭・側頭葉，基底核，脳幹部，小脳のこともある．

MRI拡散強調画像とT2強調画像の組み合わせで血管原性浮腫と細胞障害性浮腫を見分けることを心掛けよう．

4 検査所見

① 頭部MRI所見の特徴：PRESのMRI所見の特徴は可逆性の血管原性浮腫であり，細胞障害性浮腫（cytotoxic edema）を呈する急性期脳梗塞やウイルス脳炎との鑑別が重要である（表3，図1）．

② 頭部CT：病変は低吸収域を呈するが，MRIより病変検出感度が低い．

③ 脳アンギオグラフィー：PRESを疑った症例では，鑑別診断のため，まずは非侵襲的なMRAを施行すべきである．アンギオグラフィーの所見は正常，収縮，拡張など様々である．発症からの時期的な問題，reversible cerebral vasocontriction syndrome（RCVS〈p.229参照〉）の合併，などの影響が考えられるが，PRESの診断特異的な所見は明らかではない．

④ 脳波：痙攣発作間欠期に記録されれば，特徴的所見はない．

⑤ 髄液検査：正常，あるいは髄液圧の上昇や蛋白の増加を認める．

5 治　療

PRESは入院治療が原則である．血圧のコントロール，痙攣のコントロール，原因となる疾患・薬剤の是正・中止が大切．

a 血圧のコントロール

適切な降圧療法が肝要であるが，PRESでは脳血流自動調節能が正常に機能していないと考えられるので，急速・過度の降圧は脳虚血（ひいては脳梗塞）を引き起こす可能性がある．また，アテローム硬化が進展している症例では，腎機能悪化や虚血性心疾患を引き起こすおそれもある．

推奨される降圧療法は，カルシウム拮抗薬（ニカルジピンなど）をシリンジポンプを用いて投与量を調節しながら持続点滴で投与し，平均血圧を最初の2～3時間で25%低下させ，その後徐々に48時間で正常値までに低下させる．その後は降圧薬の経口投与を開始し，持続点滴で血圧値をみながら適宜減量・中止する．

急性期脳梗塞では原則として緊急降圧は禁忌であるので，PRESとの鑑別は血圧管

表3 PRESのMRI所見

1. 後頭葉，頭頂葉の皮質下白質を中心とした病変が最も多い（98%）．
2. ただし，前頭葉，側頭葉，小脳の病変も少なくない（30～70%）．基底核，視床，脳幹の病変も珍しくない（10～15%）．これらの部位に単独で出現することもありうる．
3. しばしば皮質にも病変が及ぶ．
4. 両側性，おおむね対称性の病変
5. 脳主幹動脈の分水嶺領域に目立つ
6. T2WI，FLAIRで高信号，DWIで等信号～低信号，ADC値増加（血管原性浮腫〈vasogenic edema〉のパターン）．
7. この血管原性浮腫は，PRESに対する適切な治療後に消褪する．
8. 一部にGd造影効果，出血，梗塞（DWIで高信号，ADCが低下する細胞障害性浮腫 cytotoxic edemaのパターン）を伴うこともある．

第 5 章　神経内科疾患の診療

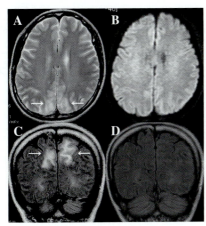

図1 35歳女性，産褥子癇で発症したPRESのMRI所見
T2強調画像（A）とFLAIR（C）で高信号を呈す病変が後頭・頭頂葉の白質を中心に対称性に認められ（矢印），拡散強調画像（B）ではほぼ等信号である．子癇軽快10日後のFLAIR（D）で病変は消失している．

理上も重要である．

b　痙攣のコントロール

子癇に伴う痙攣には，硫酸マグネシウム静脈内投与が第一選択薬である．硫酸マグネシウムには弱い降圧作用とBBBの透過性改善作用もある．

子癇以外の痙攣重積にはジアゼパム静脈内投与，痙攣再発予防のためのフェニトイン静脈内投与などを，てんかんの一般的治療に準じて行う．PRESのMRI所見が改善すれば，抗てんかん薬の長期投与は必要ないと考えられている．

c　原因となる疾患・薬剤の是正・中止

PRESを疑うこと，原因と考えられる疾患・薬剤を同定すること，それを治療または減量〜中止することが，PRESを終息させるために大切である．病態の遷延化は不可逆的脳障害を引き起こしてしまう．

副腎皮質ホルモンや高張グリセリン液などによるPRESの浮腫改善作用は証明されてない．

DON'Ts

- 血圧管理が重要だが，血圧は急速に下げすぎてはならない．脳梗塞を起こす可能性がある．
- PRESには副腎皮質ホルモンや高張グリセリン液など抗浮腫薬は無効なので投与しない．

☑ **症例報告のススメ**

大脳後半部に病変が出現するのが特徴のPRESであるが，筆者らは大脳前半部に限局して病変が出現した症例を経験し，reversible "anterior" leukoencephalopathy syndromeと疾患名をもじって症例報告した2）．共通の症候や検査所見をもつ症例をまとめあげて新しい疾患概念を確立することの意義はいうまでもないが，そこから逸脱する"非典型的な"，"珍しい"症例を経験したら，学会や論文で発表し，その診療に携わる医師たちが広く共有することも大切である．研修医諸君も何か新しいことを発見する意気込みで診療にあたり，どんどん症例報告をしてほしい．　　　　　　　　　　　　　　　　　　　　　　　　　　（太田晃一）

文献

1) Lamy C, et al.: Handb Clin Neurol 2014; 121: 1687-1701
2) Ohta K, et al.: Eur Neurol 2012; 67: 386

立川病院 神経内科　**太田晃一**

A 脳血管障害

2 脳出血

DOs

- 高血圧性脳出血は脳出血の80%を占め，穿通枝領域に好発する．
- 血腫の部位により特徴的な臨床症候を示す．
- 脳出血の部位，血腫量および神経学的症候によっては外科的治療が考慮される．

1 基本的な考え方

脳出血とは何らかの原因で脳実質内に血腫を形成する疾患であり，脳卒中全体の17.8%を占める．近年は高血圧管理などにより発症頻度は減少傾向にあるが，欧米と比べると2〜3倍と高い．脳出血のなかで最も頻度が高いのは高血圧性脳出血であり81.9%を占める．また高齢者では脳アミロイド・アンギオパチー（cerebral amyloid angiopathy：CAA）に伴う脳出血，若年者では脳血管奇形などの器質的疾患を疑い精査する．治療は，脳出血の部位や血腫量，神経学的症候より保存的治療か外科的治療を行うか選択する．

2 脳出血の原因

脳出血のおもな原因を表1に示す．脳出血で最も多いのは高血圧性脳出血であり脳出血のなかで81.9%を占めている．高血圧が持続することで脳内動脈の中膜筋細胞に壊死が生じ，脆弱となった血管壁が瘤状に拡張し小動脈瘤が形成される．この小動脈瘤が破裂することで脳出血をきたすとされている．特に穿通動脈はより大きな径の動脈から直接分岐しており，径が漸減していく皮質枝に比べ高い圧が直接血管壁に加わり破綻しやすいと考えられている．また高齢者に多い脳出血としてCAAによる脳出血がある．CAAによる脳出血は，大脳・小脳の皮質小動脈へアミロイドが沈着することで血管壁が脆弱となり血管が破綻して

表1 脳出血のおもな原因

1. 高血圧性
2. 脳アミロイド・アンギオパチー
3. 脳動脈瘤
4. 脳血管奇形（脳動静脈奇形，海綿状血管腫など）
5. もやもや病
6. 脳静脈洞血栓症
7. 脳梗塞（出血性脳梗塞）
8. 血管炎（全身性エリテマトーデス，結節性多発動脈炎）
9. 脳感染症（ヘルペス脳炎）
10. 脳腫瘍
11. 血液凝固能異常（白血病，再生不良性貧血，血小板減少性紫斑病，播種性血管内凝固症候群，肝不全，血栓溶解療法，抗血栓薬など）
12. 頭部外傷

起こるとされる．

その他，脳動静脈奇形，もやもや病，血液凝固異常，血管炎などは若年者の脳出血の原因として重要である．

3 脳出血の好発部位

高血圧性脳出血では，被殻，視床，小脳，脳幹など穿通枝領域に好発する．CAAによる脳出血は皮質下に多く認められる．

4 臨床症候

各出血部位による特徴的症候を表2に示す．

表2 各出血部位における特徴的症候

	被殻出血	視床出血	小脳出血	橋出血	皮質下出血
意識障害	(-) or (+)	(-) or (+)	(-) or (+)	(+)	(-) or (+)
嘔吐	時に(+)	時に(+)	激烈，反復性	時に(+)	時に(+)
瞳孔の大きさ	正常（脳ヘルニアで散瞳）	縮瞳・時に大小不同	縮瞳・時に大小不同	著しい縮瞳（pinpoint pupil）	正常（脳ヘルニアで散瞳）
対光反射	(+)	(-)	(+)	(+) or (-)	(+)
眼球位置	共同偏倚（病巣側）	共同偏倚（内下方）	共同偏倚（健側）	正中位固定	共同偏倚（病巣側）
運動障害	片麻痺	片麻痺	運動失調	四肢麻痺	時に片麻痺
顔面神経麻痺	中枢性(健側)	中枢性(健側)	時に末梢性（病巣側）	末梢性	中枢性(健側)
感覚障害	(+)	(+)	(-)	(+)	時に(+)
半盲	(-) or (+)	(-) or (+)	(-)	(-)	(-) or (+)
失語	優位半球で(+)	優位半球で(+)	(-)	(-)	優位半球で(+)
痙攣	時に(+)	(-)	(-)	(-)	時に(+)

a 被殻出血

限局する小出血であれば，片麻痺などの症状も軽度であり機能予後はよい．一方，大きな血腫では，内包や視床，大脳皮質に進展し，重度の麻痺や感覚障害，失語などの症状が認められ，さらに血腫量が多くなれば意識障害を呈することがある．

b 視床出血

対側の感覚障害が主症状となる．出血が視床に限局した場合には，手や口周囲のしびれ（cheiro-oral syndrome）のみで発症することがある．出血が内包に進展した場合には対側の片麻痺が生じる．左側の出血では失語（視床性失語）を呈することがある．また視床出血は脳室穿破を伴いやすく，水頭症を合併する頻度が高い．その場合は意識障害が高度となる．

c 皮質下出血

血腫の部位により様々な症状を呈する．高齢者ではCAAが，若年者では脳動静脈奇形などが原因として疑われる．

d 脳幹出血（橋出血）

血腫の広がりにより様々な症状を示すが，大きな血腫では発症早期より高度の意識障害，四肢麻痺，高体温，呼吸障害を呈することが多く，予後不良となる．眼症状も特徴的であり，瞳孔は著明に縮瞳（pinpoint pupil）する．また，下方への間欠的な眼球運動（ocular bobbing）や斜偏倚（skew deviation）がみられる．

e 小脳出血

突然の頭痛，めまい，悪心，嘔吐や歩行時のふらつき（運動失調）などの症状を呈する．出血が多くなれば，脳幹を圧迫し意識障害をきたす．また小脳出血では認知機能や遂行機能の障害を認めることがある．

f 尾状核出血

側脳室の一部を形成しているため，容易に脳室へ穿破し水頭症を呈する頻度が高い．頭痛や髄膜刺激のみのものから，麻痺や感覚障害，意識障害を示すなど様々な症状を呈する．

> **⚠ Pitfall**
>
> 経過中に神経症状が悪化したら，再出血，水頭症，脳浮腫などを疑い精査する．

5 診断・検査

突発する神経学的脱失や意識障害など現病歴,症状からある程度の予測は可能だが,それのみでは鑑別は難しく,正確な診断には画像検査が不可欠である.

脳出血は,頭部単純CTにて高吸収域を示すため診断は比較的容易であり,血腫が1cm以上であれば診断率は100%である.図1に脳出血の代表的CT所見を示す.治療を行ううえで必要な情報(血腫の部位,血腫量,進展範囲,周辺への圧迫程度,脳室穿破,水頭症など)は頭部単純CTで得ることができる.頭部MRIでも脳出血の診断は可能だが,出血の時期(超急性期〜慢性期)により信号強度が変化するため読影には注意が必要である.MRIグラディエントエコー法にて皮質・皮質下微小出血が多数みられた場合には,CAAによる脳出血の可能性を考える.その他,脳血管奇形,脳動脈瘤,脳腫瘍および出血性脳梗塞などの診断にもMRI・MRAは有用である.さらに脳動脈瘤や脳動静脈奇形などが原因として考えられる場合には脳血管撮影が行われる.

⚠ Pitfall

高齢者の皮質下(脳葉型)出血では,CAA関連脳出血も疑う.

6 治療

高血圧性脳出血を中心に記載する.

a 非外科的治療

高血圧性脳出血の治療には,呼吸管理,血圧管理,脳浮腫・頭蓋内圧亢進管理,抗痙攣薬,上部消化管出血予防などが行われる.血圧管理に関しては,収縮期血圧 >180 mmHg,または平均血圧 >130 mmHg のいずれかの状態が続く場合には,降圧薬(ジルチアゼム,ニカルジピン)の静脈内投与を行う.降圧目標は前値の20%以内の減少を目標とする.脳浮腫・頭蓋内圧亢進を伴う場合は,高張グリセロールやマンニ

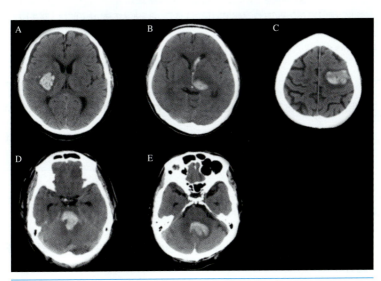

図1 脳出血の代表的CT所見
A:被殻出血,B:視床出血,C:皮質下出血,D:橋出血,E:小脳出血

トール投与を行う．また血液凝固系に異常が認められる症例に対しては，血液製剤の投与が考慮される．

b 外科的治療

高血圧性脳出血の手術適応について表3に示す．手術方法としては，開頭血腫除去術，定位的血腫除去術，内視鏡的血腫除去術，脳室ドレナージなどがある．一般的に部位に関係なく血腫量が 10 mL 未満，または神経症状が軽微であれば手術適応とはならない．被殻出血，小脳出血，皮質下出血では，血腫量および神経学的症候から血腫除去術が考慮される．しかしながら，機能予後に関しては手術を施行しても必ずしも満足できる回復は得られない．手術の目的は，救命や水頭症・脳浮腫による機能予後の悪化を最小限にすることである．

c 再発予防

高血圧性脳出血の再発予防には高血圧管理が最も重要であり，拡張期血圧を 75〜90 mmHg 以下にコントロールするよう求められている．

表3 高血圧性脳出血の手術適応(文献1より改変)

脳出血全般	血腫量 10mL 未満の小出血または神経学的所見が軽度な症例では，部位の如何に関係なく手術の適応にはならない．また意識レベルが深昏睡（JCS III-300）の症例に血腫除去の適応はない．
被殻出血	神経学的所見が中等度，血腫量が 31mL 以上かつ血腫による圧迫所見が高度な場合に手術の適応を考慮．特に JCS で II-20〜30 程度の意識障害を伴う場合は，定位的脳内血腫除去術が推奨．
視床出血	血腫除去の適応なし．脳室穿破を伴う場合，脳室拡大の強いものには，脳室ドレナージ術を考慮．
皮質下出血	脳表からの深さが 1cm 以下のものでは手術の適応を考慮．
小脳出血	最大径が 3cm 以上の小脳出血で神経学的症候が増悪している場合，または小脳出血が脳幹を圧迫し水頭症をきたしている場合は手術の適応．
脳幹出血	血腫除去の適応なし．脳室内穿破が主体で，脳室拡大の強いものには，脳室ドレナージ術を考慮．

JCS：Japan coma scale

DON'Ts

- ☐ 脳出血の既往がある急性期脳梗塞患者に対して血栓溶解療法(t-PA)を行ってはいけない．
- ☐ 血腫量が 10mL 未満または神経学的所見が軽度な症例は部位に関係なく手術はしない．

文献
1) 脳卒中合同ガイドライン委員会 偏：脳卒中ガイドライン 2009, 152-158

埼玉医科大学国際医療センター 神経内科　**出口一郎，棚橋紀夫**

A 脳血管障害

3 脳静脈洞血栓症

DOs

- 原因不明の頭痛，痙攣などを認めた際には，脳静脈洞血栓症の可能性も考慮しよう．
- 特に，妊娠・産褥期，経口避妊薬服用歴，悪性腫瘍の既往歴などに注意しよう．
- MR venography での診断が確実だが，出血性梗塞や脳浮腫の間接所見も有用である．

1 基本的な考え方

脳静脈洞血栓症は，上矢状静脈洞，直静脈洞，横静脈洞などの脳の比較的太い静脈に血栓が生じ，脳の循環が障害され，梗塞をきたす疾患である．今日，MR venography にて静脈の閉塞が描出されるので診断が確実となってきている．予後に関しても，最近では治療の進歩で以前よりよくなっている．

2 脳の静脈系

脳の静脈系（図1)[1]には弁がないため，血流の方向は状況の変化に応じてあらゆる方向に変化しうると考えられる．脳静脈洞血栓症をきたすおもな部位は，上矢状静脈洞，横静脈洞，海綿静脈洞，直静脈洞などである．

3 臨床症状

脳静脈洞血栓症に伴ってみられるのは，おもに頭蓋内圧亢進による症状と脳静脈へ

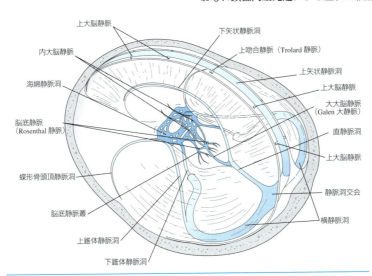

図1 脳の静脈系（文献1より）

表1 110例の脳静脈洞血栓症の徴候と症候
(文献2より引用)

頭痛	83(75%)
乳頭浮腫	54(49%)
運動障害・感覚障害	38(34%)
痙攣発作	41(37%)
めまい,精神症状,意識障害	33(30%)
嚥下障害	13(12%)
多発性脳神経麻痺	13(12%)
小脳性失調	3(3%)
眼振	2(2%)
難聴	2(2%)
大脳皮質徴候	3(3%)

の血栓の進展によって惹起される局所神経症状である．上矢状静脈洞の閉塞などによって頭蓋内圧が上昇し，頭痛，意識障害，痙攣，運動障害，感覚障害，精神症状などを呈する(**表1**)[2]．原因不明の頭痛，痙攣などを認めた際には，脳静脈洞血栓症の可能性も考慮すべきである．

4　基礎疾患

脳静脈洞血栓症の基礎疾患についても，感染症に関係したものが多かったが，抗菌薬の進歩により感染症以外のものが多数報告されてきている(**表2**)[2]．特に，妊娠・産褥に関係した症例，経口避妊薬服用の症例，悪性腫瘍に伴う症例などが報告されている．潰瘍性大腸炎などの消化器系疾患でも時に脳静脈洞血栓症をきたすことがあり，意識障害，頭痛，痙攣などの症状を認めた際には，本疾患も考慮する．

5　診断と検査

MRI，MR venographyは，脳静脈洞血栓症において診断上最も重要な検査である．基本的には，CT，MRIでの脳浮腫，出血性梗塞などの間接所見とMR venographyで確認することが確定診断につながる．血栓そのものは，MRI上，初めの2～3日間はT1強調画像上等信号でT2強調画像上では低信号であり，はっきり描出されにくいが，その後はT1，T2強調画像上ともに高信号となり，はっきり描出されるため診断しやすい(**図2**)．脳実質の出血性梗塞や脳浮腫などの所見は，MRIにてCTより鮮明に描出されるし，MR venographyにても静脈系がCT venographyと同程度に描出されるので，ほとんどの症例で確定診断を下すことができるようになってきた(**図3**)．

6　治療の一般方針

本疾患に対する治療として，血栓に対する治療，頭蓋内圧亢進，痙攣などの症状に対する治療が基本である．

7　血栓に対する治療

血栓に対する治療として，抗凝固療法と血栓溶解療法がある．

a　抗凝固療法

現在，脳静脈洞血栓症においてヘパリンによる治療は，ある程度の効果が期待でき，しかも安全と考えられている．『脳卒中治療ガイドライン2009』[3]では，"脳静脈・静脈洞閉塞症"として取り上げられており，治療については「抗凝固療法が第一選択となる(グレードB)．出血を伴う例でもヘパリンの使用は禁忌ではない(グレードC1)」と記載されており，ヘパリンは脳静脈洞血栓症の治療の第一選択と考えられている．

b　血栓溶解療法

最近はカテーテルを用いて，血栓付近あるいは血栓中に直接ウロキナーゼあるいは組換え組織プラスミノゲンアクチベーター(recombinant tissue plasminogen activator：rt-PA)を投与する治療(local thrombolysis)が注目されている．しかし，脳出血が増大し病状が悪化するおそれもあり，広範な脳梗塞や脳ヘルニアを呈した患者に対しては有効ではないとされる[4]．欧

表2 110例の脳静脈洞血栓症の徴候と症候(文献2より引用)

感染性疾患
　局所性
　　感染性外傷
　　頭蓋内感染:膿瘍,蓄膿,髄膜炎
　　局所性感染:中耳炎,扁桃炎,副鼻腔炎,口内炎,皮膚炎
　全身性
　　細菌性:敗血症,心内膜炎,腸チフス,結核,梅毒
　　ウイルス性:麻疹,肝炎,脳炎,ヘルペス,AIDS,サイトメガロウイルス
　　寄生虫性:マラリア,旋毛虫症
　　真菌性:アスペルギルス症

非感染性疾患
　局所性疾患
　　頭部外傷
　　脳外科的処置
　　脳梗塞・脳出血
　　脳腫瘍(髄膜腫,転移性脳腫瘍,グロムス腫瘍)
　　孔脳症,くも膜囊胞
　　内頸静脈への注入
　全身性疾患
　　外科的処置:深部静脈血栓症を伴う場合,深部静脈血栓症を伴わない場合
　　産婦人科的疾患
　　　妊娠,産褥
　　　経口避妊薬(エストロゲン,プロゲステロン)
　内科的疾患
　　心疾患:先天的心疾患,心不全,ペースメーカー
　　悪性腫瘍:あらゆる内臓の癌,リンパ腫,白血病,カルチノイド,
　　　　L-アスパラギナーゼ治療
　　赤血球異常:多血症,出血後の貧血,鎌状赤血球症,発作性夜間ヘモグロビン尿症
　　血小板減少症(一次性あるいは二次性)
　　凝固異常症:ATIII欠損症,protein C欠損症,protein S欠損症,circulating anticoagulants,播種性血管内凝固症候群,ヘパリン・ヘパリノイドによる血小板減少症,epsilon-aminocaproic acidによる治療
　　激しい脱水症
　　消化系疾患:肝硬変症,Crohn病,潰瘍性大腸炎
　　膠原病:SLE,側頭動脈炎,Wegener肉芽腫症,静脈性血小板性塞栓症,Hughes-Stovin症候群
　　その他:Behçet病,サルコイドーシス,ネフローゼ症候群,新生児無呼吸症,点滴治療,アンドロゲン治療

特発性

AIDS:後天性免疫不全症候群,ATIII:アンチトロンビンIII,SLE:全身性エリテマトーデス

州神経学会(European Neurological Society)のガイドライン[5]でも,脳静脈洞血栓症における local thrombolysis は,ヘパリンによる抗凝固療法や基礎疾患の治療をしっかり行っても悪化するような症例でのみ考慮すべきであると述べており,血栓溶解療法は適応をかなり選んで行う治療法といえる.

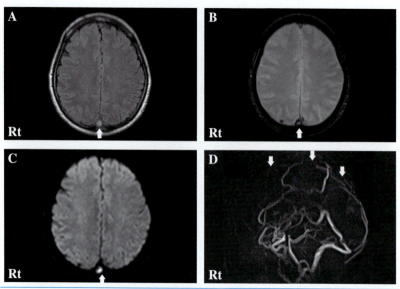

図2 上矢状静脈洞血栓症（自験例）
A：頭部 MRI，FLAIR 画像で上矢状静脈洞後半部に血栓を認める．B：T2*強調画像で上矢状静脈洞後半部に血栓を認める．C：拡散強調画像で上矢状静脈洞後半部に血栓を認める．D：MR venography で上矢状静脈洞が描出されていない．

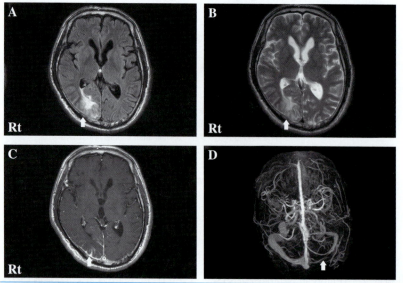

図3 横静脈洞血栓症（自験例）
A：頭部 MRI，T1 強調画像で右後頭葉白質に高信号域あり．B：頭部 MRI，T2 強調画像で右後頭葉白質に高信号域あり．C：右後頭葉周辺の髄膜にガドリニウム造影効果あり．D：MR venography で右横静脈洞に描出不良所見あり．

8 頭蓋内圧亢進，痙攣などの症状に対する治療

脳静脈洞血栓症では，脳浮腫に対する治療は必須である．マンニトールを用いて治療に成功した報告がみられるが，一般には rebound 現象が弱い点で，グリセロールのほうが用いやすいと考えられている．また，痙攣を認める例では，抗痙攣薬の投与が必須となる．痙攣を認めない例でも，診断が確定した場合には予防的に抗痙攣薬の投与を行う場合もある．

DON'Ts

- 動脈性脳梗塞とは基礎疾患の特徴が異なり，特に若年女性の頭痛，痙攣症状の場合，脳静脈洞血栓症を鑑別にあげることを忘れてはいけない．
- 脳静脈洞血栓症の治療では，出血を伴う例でも必ずしもヘパリンの使用は禁忌ではないことを忘れてはいけない．

文献

1) 後藤文男，他：臨床のための神経機能解剖学 1992, 122-123
2) Ameri A, et al. : Neurologic Clinics 1992; 10: 87-111
3) 脳卒中合同ガイドライン委員会：脳卒中治療ガイドライン 2009. 2009.
4) Stam J, et al.: Stroke 2008; 39: 1487-1490
5) Einhäupl K, et al.: Eur J Neurol 2010; 17: 1229-1235

埼玉医科大学 神経内科　**伊藤康男，荒木信夫**

A 脳血管障害

4 脳動脈瘤，くも膜下出血

DOs

- 動眼神経麻痺を呈する患者では，脳動脈瘤が動眼神経を圧迫し症状をきたしている切迫破裂状態の可能性があるため，早急に MRA や 3D-CTA などの脳血管評価を行う．
- 脳ドックや頭部 MRI/MRA などで脳動脈瘤を発見したときは，今後の方針について適切なインフォームドコンセントが必要であり，脳神経外科専門医にコンサルトする．
- 突然の頭痛や意識障害の受診では，くも膜下出血を疑い頭部 CT 検査を行う必要がある（図 1）．
- まれに軽い頭痛のみで発症するくも膜下出血患者が存在するため，walk in で来院する患者でも，くも膜下出血を念頭においた診療が必要である．
- CT で異常を認めなくても，病歴からくも膜下出血を疑う場合は腰椎穿刺を検討する（図 1）．
- 破裂脳動脈瘤の患者では再破裂を予防するため，診断直後から鎮静し降圧薬による血圧管理を行い，早急に脳神経外科専門医にコンサルトする．

1 脳動脈瘤

動脈分岐部に発生する嚢状動脈瘤が典型的である．主幹動脈に発生する解離性動脈瘤や，末梢動脈に発生する細菌性動脈瘤なども存在する．

日本人を対象とした報告では，久山町研究で脳動脈瘤に関する剖検例での報告があり[1]，また，未破裂脳動脈瘤の破裂率に関する調査 UCAS（Unruptured Cerebral Aneurysm Study）Japan がある[2]（表 1）．これらを基に以下について述べる．

a 疫学

① 久山町研究では，30 歳以上の剖検例で脳動脈瘤を認め，4.6% に脳動脈瘤が確認された[1]．
② 脳動脈瘤をもつ女性は男性の 2.4 倍存在していた[1]．
③ UCAS による登録部位は，中大脳動脈 36.2%，内頸動脈 18.6%，内頸動脈 - 後交通動脈分岐部 15.5%，前交通動脈 15.5%，後方循環 8.4%，その他 5.7% である[2]．
④ 大きさは，5 mm 未満が 46.8%，5～9 mm が 42.9%，10 mm 以上が 14.9% である[2]．
⑤ 破裂率については 3 mm 以上の動脈瘤で破裂の可能性があり，未破裂脳動脈瘤全体の破裂率は 0.95 %/ 年であった．また部位別では中大脳動脈瘤に比べ，前交通動脈瘤や内頸動脈 - 後交通動脈瘤で破裂率が，より高かった[2]．

表1 未破裂脳動脈瘤の調査（UCAS）における部位別頻度

登録部位	頻度
中大脳動脈	36.2%
前交通動脈	15.5%
内頸動脈	18.6%
内頸動脈 - 後交通動脈分岐部	15.5%
脳底動脈	6.6%
椎骨動脈	1.8%
その他	5.7%

⑥瘤が大きいもの，女性，多発性，家族歴，大量飲酒，bleb などの存在は破裂率が有意に高い．また，bleb とは瘤の体部にできる膨隆部で，この部位から破裂することが多い．

b 発生

動脈分岐部や動脈壁の脆弱部に血流の負荷が加わり発生する．その他，動脈壁の解離や，まれに細菌感染が原因で発生することもある．

c 症状・診断

①未破裂脳動脈瘤の大部分は無症候性であり，mass effect による症候性は約 3％ である[2]．

②症候性未破裂脳動脈瘤
動眼神経麻痺：内頸動脈 - 後交通動脈分岐部（IC-PC）や脳底動脈 - 上小脳動脈分岐部（BA-SCA）の動脈瘤では，近接する動眼神経の圧迫により，複視，眼瞼下垂や散瞳などの症状が出現する場合がある．この場合は切迫破裂状態と考え，くも膜下出血（SAH）に準じた緊急の治療が必要になる．

③診断は 3D-CTA（three-dimensional CT angiography）や MRA による．3D-CTA による脳動脈瘤の診断は動脈瘤の形，方向，部位，多発の有無，石灰化，壁在血栓の診断に有効で，ほかに頭蓋底に接した動脈瘤でも描出能が高く有用である．

d 未破裂脳動脈瘤の治療

『脳卒中ガイドライン 2009』では，患者の健康状態や背景因子，動脈瘤の破裂率，施設の治療成績などを考慮し，原則として余命が 10 年以上あり，大きさが 5mm 以上のとき治療を考慮する対象となる．ただし，5mm 未満でも症候性・後方循環・前交通動脈・内頸動脈 - 後交通動脈に存在する脳動脈瘤，または dome/neck aspects 比が大きい・不整形・bleb を有するなどの形態的特徴をもつ動脈瘤では治療を検討することが推奨されている．

2 SAH

SAH の最も多い原因は脳動脈瘤の破裂によるものである．SAH をきたすと半数以上が死亡するか社会復帰困難な重篤な障害を残す．また，破裂脳動脈瘤の転帰に影響する病態には再破裂，脳血管攣縮，正常圧水頭症がある．

a 疫学

①脳動脈瘤の破裂のほかに，脳動静脈奇形やもやもや病が原因のこともある．脳血管撮影上，原因不明の場合もある．

②年間発生率は 10 万人あたり 10 〜 20 人である．

③おおよその治療転帰は，自宅生活可能 1/3，後遺症残存 1/3，死亡 1/3 程度の割合である．

b 症状

①典型的な症状は"突然の激しい頭痛"である．意識障害を伴い，重症感を印象づけ，救急車で搬入されることが多い（重症度分類は転帰予測や治療方針の決定に有用であり，搬入時や鎮静前，術前などで WFNS〈World Federation of Neurosurgical Societies〉分類や Hunt & Kosnik 分類での判定を行う必要がある〈表 2〉）．

②SAH を生じていても，軽い頭痛のみの症状で外来を受診することがまれにあるため，常にこれを念頭においた診療を行う必要がある（図 1）．

表 2　WFNS 分類

Grade	GCS score	局所神経症状（失語あるいは片麻痺）
I	15	なし
II	13-14	なし
III	13-14	あり
IV	7-12	有無不問
V	3-6	有無不問

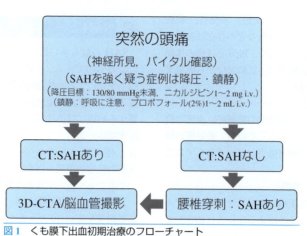

図1 くも膜下出血初期治療のフローチャート

c　SAHの診断

頭部CTで脳底槽，シルヴィウス裂を中心としたくも膜下腔や脳室内の出血を確認することで診断する（図2）．ときに少量の出血のみでは検出しにくいことがあり（図3, Pitfall ①），MRIのFLAIR（fluid attenuated inversion recovery）画像，あるいは腰椎穿刺で出血の確認を行う（DON' Ts, 図1）．

d　脳動脈瘤の診断

SAHの診断後，3D-CTAが可能な施設であれば施行し，動脈瘤のスクリーニングを行う．次に治療目的の，より詳細な検査である脳血管撮影を行う．ただし，発症後6時間以内には検査中の再破裂のリスクがあり，できれば6時間以降に行う．近年，3D-CTAやMRAの解像度が向上しており3D-CTAのみで脳動脈瘤を確認し手術を行うこともある．

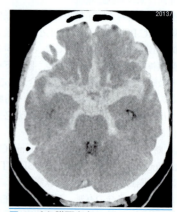

図2　くも膜下出血

 Pitfall ①

CT上でくも膜下出血を確認する場合は鞍上槽だけでなく，頭蓋底から頭頂部までの脳溝や脳室内などに左右差がないか，細部まで確認することが重要である（図3）．

e　治療（再破裂予防）

1）搬入後からの初期治療について

経過中の再破裂は初回出血後24時間以内に最も多く，突然の呼吸停止や心停止をきたし死亡に至ることがあり転帰不良因子である．突然の頭痛で発症しSAHを強く疑う症例では，再破裂を予防するために，収縮期血圧120〜130 mmHgを目標に降圧し，鎮静を開始する．血圧を安定させ，鎮静した状態で，CT/3D-CTA/脳血管撮影などを行う（図1）．

降圧薬に関して『高血圧治療ガイドライ

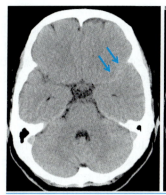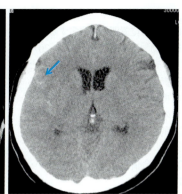

図3　脳溝の淡いくも膜下出血

ン 2014』では，発症から脳動脈瘤処置までは，収縮期血圧 160 mmHg を超える場合に，前値の 80％を目安に降圧し，140/90 mmHg 未満を目標とするが，可能であればさらに低いレベル 130/80 mmHg 未満をめざす．脳血管障害超急性期に推奨される降圧薬は，ニカルジピン，ジルチアゼム，ニトログリセリンやニトロプルシドの微量点滴注などがある．一般的にニカルジピンが使用されることが多く，成人では収縮期血圧 160 mmHg 以上のときにニカルジピン 10～30μg/kg(体重 50 kg では 0.5～1.5 mg)を静注し目標血圧まで降圧する．以後はシリンジポンプで 1.5～18 mg/ 時 (0.025～0.3 mg/ 分)を持続静注し降圧を維持する(ニカルジピン 1 筒には 2 mg と 10 mg と 25 mg があるので注意する)．

成人の鎮静に関しては呼吸状態に注意しつつ，導入が速やかで投与終了後の意識回復も早いプロポフォールを使用することが多い．プロポフォール 2％を用いた導入は，0.025 mL/kg/10 秒 (0.5 mg/kg/10 秒)の速度で全身状態を観察しながら傾眠が得られるまで静脈内に投与する．その後，5～10 分ごとに 0.025 mL/kg(0.5 mg/kg)ずつ効果を観察しながら増量し，維持量は 0.015～0.15 mL/kg/ 時 (0.3～3.0 mg/kg/ 時)で適切な鎮静深度とする(プロポフォールには低濃度 1％と高濃度 2％の濃度の異なる製剤があるため注意が必要である．なお，プロポフォールの小児に対する安全性は確率していないため，集中治療における人工呼吸中の鎮静においては小児には投与しないこととなっている)．

WFNS gradeI～III では軽度の鎮静状態の傾眠状態とし，気管内挿管を施行せずに呼吸管理するが，gradeIV～V で呼吸状態が悪い場合は，降圧を確認してから気管内挿管を行う (**Pitfall** ②)．

以前，ニカルジピンに関しては頭蓋内血管拡張作用があるため，再出血の危険性があることから添付文書上使用禁忌の記載があった．しかし，多くの施設で使用していること，米国のガイドラインでは推奨薬であることなどから，2011 年 6 月からは禁忌が削除され慎重投与として記載されている．

2) 手　術

再破裂予防手術には，開頭クリッピング術とコイル塞栓術があり，両方の治療医の

 Pitfall ②

血圧が安定していない状態で CT や 3DCTA,DSA や気管内挿管などを行うと，その最中に再破裂を来す例もあるため，確実に降圧，鎮静した後に行うことが重要である．

存在状況，動脈瘤の場所や向き，頸部の広さ，周囲血管との位置関係で決定する．コイル塞栓術は動脈瘤の再発率が10～20％と開頭クリッピング術より格段に高いことは，治療選択において考慮すべき要素である．早期に再破裂を予防する目的，また血管攣縮期での手術は治療成績不良のことが多く，基本的に発症から72時間以内の早期に行う．

f　その他の合併症

1）脳血管攣縮

4～14日目に一過性の血管狭窄をきたすため，適時画像評価する必要がある．症候性は20～30％に発生し転帰不良となるため予防が重要である．人為的高血圧と循環血液量の増加（アルブミン輸液）の併用を行い，ほかに塩酸ファスジルや塩酸ニカルジピンなどの投与も行う．内科治療抵抗性で症候性の場合は血管内治療の適応となり，血管拡張薬の使用や血管形成術を行うことがある．

2）正常圧水頭症

10～20％に出現し，歩行障害，意識障害，尿失禁などをきたす．診断は頭部CTで脳室拡大と脳室周囲の低吸収域を認めることで，治療はV-P（脳室-腹腔）シャント術，あるいはL-P（腰椎-腹腔）シャント術を行う．

DON'Ts

- ☐ 点滴確保や神経所見を診る際の痛みなどの刺激により再破裂をきたすことがあるため，くも膜下出血を疑う症例では繰り返し強い刺激をすべきではない．
- ☐ 病歴からくも膜下出血を疑う症例の頭部CTで出血が確認できない場合でも，安易に出血なしと判断すべきではない（MRI FLAIR撮影やMRA，腰椎穿刺を検討すべきである）．

文献

1) Iwamoto H, et al.: Stroke 1999; 30: 1390-1395
2) Morita A, et al.: N Engl J Med 2012; 366: 2427-2482

昭和大学 脳神経外科学講座　**杉山達也，水谷　徹**

A　脳血管障害

5　脳動脈解離

DOs
- 頭痛もちではない若年者の後頭部, 後頸部の頭痛は脳動脈解離を念頭におこう.
- MRAは必ず椎骨動脈を入れた十分な撮像範囲で施行し, 元画像も確認しよう.

1　基本的な考え方

　脳動脈解離は, 血管腔を流れる血液の動脈壁への進入により, 壁が解離し動脈瘤化, 狭窄, 閉塞を生じる病態である. 解離部位の穿通枝を含む分枝血管の閉塞や遠位塞栓をきたせば脳梗塞となり, 破裂すればくも膜下出血(subarachnoid hemorrhage：SAH)となる. 解離によって生じた壁内の腔を偽腔あるいは解離腔とよぶ. 発生時には頭痛を伴うことが多く, 2〜3週間以内程度の急性期は病態が不安定で形状変化も生じやすい. MRI, MRAなどの画像診断の進歩により, 頭痛をきっかけとした診断例が増えつつある. 診断には画像所見とともに, 頭痛に関する詳細な病歴の聴取が欠かせない.

　画像所見の特徴と自然歴を理解し, 適切な初期対応をとることが重要である. 40〜50歳代周辺で, 普段経験しないという病歴の片側の後頭部痛, 後頸部痛, めまいには常に脳動脈解離も診断の念頭におく姿勢が必要である.

2　疫　学

　基本的に動脈硬化発生以前の世代である40〜50歳代を中心とし, 60歳代までに発生することが多い. 内因性SAHの原因の約3%を占める. 脳動脈解離は, 脳主幹動脈のほぼすべてに発生例があるが, 70〜80%は椎骨動脈に発生する.

3　病態と診断

a　病　態

　若年者の脳の正常な動脈は内側から内弾性板, 中膜, 外膜という3層構造である. 内膜は, 基本的には血管に損傷が加わったときに, それを修復する組織であり, 通常の動脈にはほとんど存在しない. 脳動脈解離は, 基本的に内弾性板が断裂して, 中膜の中に血流が進入することにより動脈壁が解離して生じる[1]. このうち動脈が膨らんで瘤状になるものが解離性脳動脈瘤である.

　解離した部分が破裂するとSAHになるが, 偽腔からの分枝血管の閉塞, 解離した血管自体の閉塞, 解離部分の血栓が遠位部に流出することによって脳梗塞を生じる. 解離発生時点を示唆する頭痛を生じることが多いが, 頭痛の性状からは, 拍動痛と頭重感, 緊張痛がほぼ同数の頻度であり一般的な頭痛と区別することは困難である場合が多い. 椎骨動脈の場合は解離発生時に同側の後頭, 後頸部痛を生じることが特徴である.

　SAHや脳梗塞になるケースは, 解離発生を示唆する頭痛から数日以内に発症することが大半である(図1). 著者のデータではSAHを生じたものは頭痛から3日以内が96.4%であった. 解離した部分は動脈ごと自然閉塞することもあるが, 基本的に内膜による自然修復が行われ, 約2か月でほぼ安全な状態になる[2,3]. 解離が発生しても診断されないまま自然修復の状態となっている例も多いと考えられている(図2).

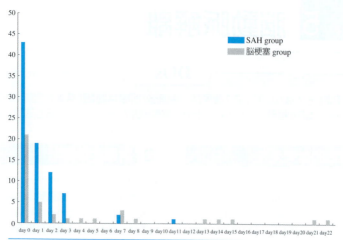

図1 先行性頭痛(解離発生)からのくも膜下出血(SAH),脳梗塞を生じた日数(SAH,脳梗塞を生じたグループの後方視的研究)
(文献3より)

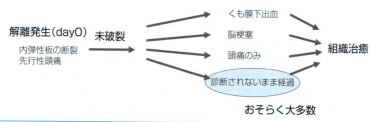

図2 脳動脈解離の発生と経過

b 診断(図3, 4)

SAH,脳梗塞自体の急性期診断は,CT,MRI拡散強調画像(DWI)にて行う.動脈解離の血管所見の画像診断は,MRA(MIP画像,元画像),CTA,脳血管撮影などで行う.画像検査では,膨隆あるいは狭窄の部分を含む不規則な形状を呈する.膨隆と狭窄の両方の部分を含む場合にpearl and stringという用語が知られている.しかし単時点での形状のみでは動脈硬化などとまぎらわしい場合も多い.脳動脈解離は発生より様々な形態変化があり,特に3週間程度の期間に約90%の例が画像上の変化を呈するため,発生を示唆する頭痛と上記の画像所見および,画像上の形態変化がそろえば急性期の診断はほぼ確実となる.

4 治療方針

a SAH例

解離性脳動脈瘤の場合,SAHの大半の原因を占める嚢状動脈瘤破裂の場合に比べて数日以内での再出血の頻度が断然高いため,特に椎骨動脈に発生した場合は,血管内治療あるいは外科的治療を超急性期に行う例が多い.治療は動脈解離の部位にもよるが破裂した部分を含んだ親動脈の閉塞を行い,必要ならバイパス術によって閉塞部以遠の血流を確保する.

b 脳梗塞例

基本的に急性期には他の原因と同様の脳

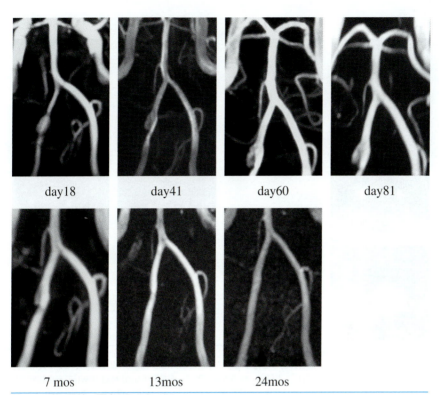

図3 45歳，男性，頭痛のみのケース
2007年1月4日，右後頸部の拍動性頭痛を自覚（day 0）．翌日5日（day1）頭痛増強．1月6〜8日，頭痛で家から出られず．1月9日，近医受診CTで異常を認めず帰宅．1月22日（day18）にMRI，MRAを施行し，右椎骨動脈解離性動脈瘤の診断．連続したフォローMRAを示す．右椎骨動脈に生じた解離性動脈瘤の所見が正常化していくのがわかる．

梗塞に準じた治療が行われるが，抗血小板薬，抗凝固薬の慢性期の投与には否定的な意見が多い．病態を考えると，解離部分が自然修復され，慢性期にその部分からの遠位塞栓を生じる例がほとんどないため，急性期にそれらの薬剤を投与したとしても，慢性期にはなるべく中止の方向で考えるべきである．

c 頭痛を契機に未破裂で発見された例……

SAH例は発生してから2〜3日以内の未破裂の状態を経由して破裂するものが大半であるため，発生を示唆する頭痛より2〜3日以内に画像診断された大型の膨隆部分を含む解離性脳動脈瘤例は破裂の可能性がありうる．しかし基本的に内膜による内弾性板断裂部分の自然修復が行われるため，発生より2週間以上経過した例に対しての破裂予防の意味での外科的治療には慎重になるべきである．治療は動脈瘤を含んだ親動脈の閉塞を行うため一定の頻度でその分枝領域の梗塞を生じることは避けられない．椎骨動脈に治療的閉塞を行ったときに，その穿通枝領域の延髄梗塞による対側半身しびれ，運動失調，嚥下障害などの障害を生じ，約5%で日常生活に障害をきた

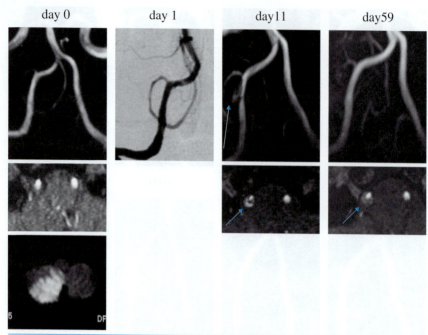

図4 41歳，男性，小脳梗塞で発症したケース
2008年2月8日，午前中，頸をぱきっと捻ってから頭痛と嘔気あり（day0），近医受診，CTで異常を認めず帰宅．その後も症状が持続し，当日夜，救急外来を受診．初診時（day0）MRI（DWI）で右小脳梗塞を認めたが，MRA，脳血管撮影（day1）で異常を認めず．2月19日（day11）のMRAにて偽腔を認め（矢印），右椎骨動脈解離性動脈瘤の診断．その後フォローアップを継続し，動脈瘤は治癒方向に向かった．約2か月後のMRA（MIP）では正常化するも，MRA元画像では偽腔を確認できる．発生6か月のMRA元画像では偽腔もわからなくなっていた．

す後遺症が永続する．
したがって発生からの診断時期，形状，部位などを考慮して慎重に判断すべきであり，特に2か月以上経過した例に対しては，よほどの増大傾向がない限り，外科的適応はほとんどないといえる．

DON'Ts

- ☐ 若年者の脳梗塞の原因としての脳動脈解離を見逃してはならない．
- ☐ 未破裂で診断された例について，安易に椎骨動脈の治療的閉塞を行ってはならない．

文献

1) Mizutani T, et al.: J Neurosurg 2001; 94 : 712-717
2) Mizutani T, et al.: Neurosurgery 2004; 54 : 342-348
3) Mizutani T: J Neurosurg 2011; 114 : 1037-1044

昭和大学 脳神経外科学講座　水谷　徹

A 脳血管障害

6 もやもや病

DOs

- 小児の TIA や脳梗塞，成人の頭蓋内出血ではもやもや病の可能性を念頭におこう．
- 外科的治療の適応があるかどうかは脳血流 SPECT で判断しよう．
- 特定疾患に指定されており治療費に公費が支出されることを把握しておこう（1年ごとに更新）．

1 基本的な考え方

もやもや病（Willis 動脈輪閉塞症）は，両側内頸動脈終末部が徐々に狭窄・閉塞し，側副路として脳底部に異常血管網（もやもや血管）が形成される原因不明の先天性脳血管病である．診断は MRI/MRA や脳血管撮影などで行う．脳出血や脳梗塞などで発症し，根本的な治療法はないが，SPECT や PET などで脳循環代謝障害が認められた場合，脳虚血や脳出血を予防するため外科的治療（血行再建術）を考慮する．厚生労働省の特定疾患（難病）に指定されている．

2 疫学

アジアに多く，わが国における発生率は人口 10 万に対し 1 年間 0.35 〜 0.5 人（男女比 = 1:2）であり，有病者は約 7,500 人と推定される．好発年齢は 10 〜 20 歳台（脳梗塞・一過性脳虚血発作〈TIA〉型）と 50 歳台（脳出血型）の 2 峰性のピークがあり，家族発症が全体の 10 ％ 程度にみられ，遺伝的因子の関与が示唆されている．

3 臨床症状

無症状のものから重度の神経症状を呈するものまで様々である．小児例では脳虚血症状が大半を占め，成人では頭蓋内出血をきたす例が多くなる．

a 脳虚血型（脳梗塞・TIA 型）

小児例は脳虚血による神経症状を初発とするものが多い．意識障害，脱力発作（四肢麻痺，片麻痺，単麻痺），感覚異常，痙攣，頭痛などを生じる．虚血発作は過呼吸（熱い食べ物，激しい運動，啼泣，笛などの楽器吹奏など）で誘発される．

b 脳出血型

成人例では頭蓋内出血（脳室内出血，脳内出血，くも膜下出血など）で突然発症する例が半数近くを占め，出血部位に応じて意識障害，運動麻痺，言語障害，精神症状などを呈する．残りは小児例と同様に脳虚血発作で発症する．死亡例の約半数が出血例である．

c 無症候型

近年，MRI の普及により，無症状で偶然発見・診断されることも多くなった（3 〜 16 ％）が，将来的な脳卒中発症リスクは無視できない（年間 2 〜 3 ％）ため，慎重な経過観察が必要である．

d 頭痛型

約 7 ％ 程度は頭痛で発症する．朝方に嘔気を伴う強い頭痛を呈し，午後は軽快することが多い．脳虚血との関連が示唆されている．

4 病態生理

もやもや病の病態は，原因不明の内頸動脈終末部の進行性狭窄あるいは閉塞であり，

進行すると脳虚血を補うために側副血行路（もやもや血管）が発達する．脳血流は両側の内頸動脈系からの供給から外頸動脈，椎骨動脈系からの供給に徐々に置き換わる．内頸動脈閉塞の原因として，血管平滑筋細胞の質的異常が背景にあると考えられており，トランスフォーミング増殖因子β（TGF-β）などの転写因子や，塩基性線維芽細胞増殖因子（bFGF）や肝細胞増殖因子（HGF）などの成長因子の関与が想定されている．また，約10％に家族性もやもや病が認められ，遺伝的要因の関与が報告されている．

5 診 断

a 脳血管撮影

もやもや病の確定診断（表1）および病期分類（表2）の決定には現在でも gold standard である（図1）．

b MRI

1.5 T 以上の機種を用いた TOF（time of flight）法により，診断基準を満たす所見を見た場合には，MRI/MRA のみで確定診断としてよい．MRI では基底核部に moyamoya 血管による特徴的な flow void が見られる（図2）．

c 脳血流 SPECT

もやもや病に対する脳血行再建術の適応

表1 診断基準

(1) 診断上，脳血管撮影は必須であり，少なくとも次の所見がある
　① 頭蓋内内頸動脈終末部，前および中大脳動脈近位部に狭窄または閉塞がみられる
　② その付近に異常血管網が動脈相においてみられる
　③ ①と②の所見が両側にある
(2) ただし，MRI/MRA の所見が下記のすべての項目を満たしうる場合，脳血管撮影は省いてもよい
　① MRA で頭蓋内内頸動脈終末部，前および中大脳動脈近位部に狭窄または閉塞がみられる
　② MRA で大脳基底核部に異常血管網がみられる
　③ ①と②の所見が両側性にある
(ただし，次の基礎疾患に伴う脳血管病変は除外する．動脈硬化，自己免疫疾患，髄膜炎，脳腫瘍，Down 症候群，Recklinghausen 病，頭部外傷，頭部放射線治療後の脳血管病変など)

表2 病期分類（鈴木）

第1期	carotid fork 狭小期
第2期	moyamoya 初発期（脳内主幹動脈が拡張し，もやもや血管がわずかに認められる）
第3期	moyamoya 増勢期（中および前大脳動脈が脱落し，もやもや血管が太くなる）
第4期	moyamoya 細微期（後大脳動脈が脱落し，もやもや血管の1本1本が細くなる）
第5期	moyamoya 縮小期（内頸動脈系の全脳主幹動脈は消失し，もやもや血管も縮小し，外頸動脈系の側副路が増加してくる
第6期	moyamoya 消失期（もやもや血管が消失し，外頸動脈および椎骨脳底動脈系よりのみ脳血流が保全される）

第5章 神経内科疾患の診療

A 脳血管障害

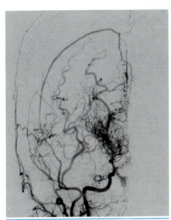

図1 もやもや病の右頸動脈撮影(正面像)
前・中大脳動脈が脱落し,もやもや血管が発達している(第3期).

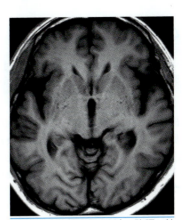

図2 もやもや病のMRI(T1強調,軸位像)
基底核にもやもや血管によるflow voidを多数認める.

の決定および治療効果や予後の判定のための診断として用いる.脳循環代謝を評価し,障害が認められる症例に対しては血行再建術を考慮する.

6 治療

a 外科的治療

脳虚血症状を呈するもやもや病に対しては,脳虚血の進行の予防に血行再建術が有効である.また最近,出血例に対する血行再建術の再出血予防効果が確認され(Japanese Adult Moyamoya〈JAM〉Trial),外科治療の適応は拡大しつつある.

1) 手術適応

脳血流 SPECT にて,安静時脳血流量が正常の80%以下,脳循環予備能〔(acetazolamide 負荷脳血流量／安静時脳血流量－1)×100%〕が10%以下と測定される血行力学的脳虚血 stage 2の場合,脳灌流圧の改善が期待できる脳血行再建術(頭蓋外・頭蓋内〈EC-IC〉bypass 術)が適応となる.

2) 手術手技

直接血行再建術(浅側頭動脈 - 中大脳動脈吻合術:STA-MCA 吻合術)または硬膜や側頭筋を脳表に接着させて血管新生を促す間接血行再建術(encephalo-myo-synangiosis:EMS, encephalo-arterio-synangiosis:EAS, encephalo-duro-synangiosis:EDS など)を単独で,あるいは組み合わせて行う.成人例では間接血行再建術単独による効果は少なく,直接血行再建術を含めた術式が有効である.小児例においては間接血行再建術でも予後改善効果が期待できる.

b 内科的治療

1) 脳卒中急性期加療

脳虚血発症のもやもや病に対しては,t-PA(アルテプラーゼ)静注療法の適応の可否を慎重に検討する(禁忌から慎重項目へ変更).急性期治療は脳血栓症に準じ,脳保護薬(エダラボン),抗血栓薬(オザグレル,アルガトロバン,アスピリン,ヘパリン等)を適宜用いる.また動脈血二酸化炭素分圧が40 mmHgを下回らないように注意する.小児例でもアスピリンの有効性が報告されているが,Reye 症候群に注意が必要である.

Pitfall
脳虚血発症のもやもや病に対しては，t-PA静注療法の適応の可否を慎重に検討する（禁忌から慎重投与項目へ変更）

Pitfall
もやもや病患者の妊娠・分娩では，産科医・麻酔科医・脳外科医のもと厳密な管理を行う．

出血発症例の急性期治療では，脳出血の治療に準じて，収縮期血圧 180 mmHg 以上，拡張期血圧 105 mmHg または平均血圧 130 mmHg 以上を呈する場合は降圧療法が有効であるが，過度の降圧をしないように注意する．抗血栓薬を使用中であれば直ちに中止し，ワルファリンを服用中の場合はビタミンK，血液製剤（新鮮凍結血漿，第IX因子複合体）でリバースする．

2) 慢性期加療

脳虚血発作で発症した場合，再発予防を目的として外科的治療の適応をまず検討するべきである．内科的にはアスピリン内服が推奨されるが，出血性合併症に十分留意する必要がある．アスピリン不耐性の場合や，虚血発作を抑制できない場合は，クロピドグレルが推奨される．危険因子の管理は脳卒中一般に準じ，高血圧，脂質異常症，糖尿病の管理を行い，禁煙や体重管理の指導を行う．小児例では熱い食事（麺類，スープなど），激しい運動，笛などの楽器吹奏，風船など，過換気を誘発する行為を控えるように指導する．無症候性の場合は原則として抗血栓治療の適応はなく，外科的治療の有効性は確認されていない．

DON'Ts
- 急性期に過換気・低血圧・脱水にしてはいけない．
- 小児ではできるだけ啼泣させない．

文献
1) ウイリス動脈輪閉塞症における病態・治療に関する研究班：脳卒中の外科 2009; 37: 321-337
2) Miyamoto S, et al.: Stroke 2014; 45: 1415-1421
3) Research Committee on the Pathology and Treatment of Spontaneous Occlusion of the Circle of Willis: Neurol Med Chir (Tokyo) 2012; 52: 245-266
4) 日本脳卒中学会：rt-PA（アルテプラーゼ）静注療法適正治療指針 第二版．2012

埼玉医科大学国際医療センター 脳卒中外科　**池田俊貴，栗田浩樹**

A 脳血管障害

7 脳血管奇形

DOs

- 若年者の頭蓋内出血では常に脳血管奇形の可能性を考慮しよう.
- 脳血管奇形の分類とそれぞれの自然史を理解しよう.
- 脳動静脈奇形(AVM)の Spetzler-Martin 分類が言えるようになろう.

1 基本的な考え方

脳血管奇形は,脳動静脈奇形(cerebral arteriovenous malformation:AVM),海綿状血管奇形(cavernous malformation:CM),静脈性血管奇形(venous malformation:VM)に大別される.うち VM は正常髄質静脈の発達異常(developmental venous anomaly)であり,治療の対象とはならないが,AVM と CM は若年者における脳出血や症候性てんかんの原因疾患として臨床上重要である.

2 疫学

AVM は人口 10 万人あたり年間 1〜2 人の割合で発見され,頻度は脳動脈瘤の 1/10 である.発症年齢は 20〜30 歳代に peak があり,多発性は極めてまれで,家族性発症はない.CM は AVM の 2〜3 倍の頻度で発見され,発症年齢は AVM とほぼ等しいが,最近は MRI の普及により無症候性に発見されることも多くなった.約 20 % が多発性であり,常染色体優性遺伝を示す家族型が約 5 % にみられる.

3 臨床症状・自然史

AVM,CM とも代表的症状は頭蓋内出血と症候性てんかんである.AVM の出血率は年間約 3 %,累積出血率は 20 年で 30〜50 % 程度と考えられており,特に初回出血後の 1 年間は 10 % 以上の高い再出血率が報告されている.1 回の出血による死亡率は 10 % 程度,罹患率は 30 % 程度であり,出血例,深部病変および深部静脈への drainage,nidus 内に動脈瘤が存在する場合は出血率が高い.一方 CM の年間出血率は 1 % 程度と低いが,出血発症例の再出血率は年間 5〜20 % と報告されており,特に大脳深部やテント下の病変,家族性のもので高い.AVM のような動脈性の激しい出血は少ないが,出血を繰り返すうちに患者の状態は階段状に悪化することが多い.症候性てんかんは AVM では 2 番目に,CM では最も多い臨床症状である.痙攣の発症リスクは出血発症の AVM(23 %/5 年)と痙攣発症の CM(95 %/5 年)で高いが,ほかは年間 1 % 程度と考えられている.また,大型の AVM では周囲脳血流の低下により進行性の神経脱落症状で発症することもある.

4 病態生理

AVM は,中枢血管系の発生過程で毛細血管網に置き換わるべき primitive arteriovenous connection の遺残により,nidus とよばれる血管塊を介して動静脈が直接吻合して短絡したものであり,胎生 3〜4 週頃の異常と考えられている.この動

 Pitfall

女性の場合,妊娠・出産が AVM や CM の出血率に影響を与えると考えられてきたが,そのエビデンスはない.

静脈シャントによって持続的に静脈側に動脈圧がかかり、血管が破綻して出血したり、大型のものでは静脈圧が上昇して周囲脳血流の低下をきたすことにより頭痛や症候性てんかん、進行性の神経学的脱落症状を示す.

一方CMは異常に拡大した毛細血管の集簇であり、肉眼的には暗赤色で桑実状である. 動静脈シャントは存在せず、内皮細胞のみからなる脆弱な血管からの繰り返す微小出血によりmassとして拡大したり、周囲脳にグリオーシスを起こして症候性てんかんを生じる. また、従来純粋な血管過誤腫と考えられてきたCMが、時に経過中に新生（de novo CM）することも知られるようになったが、このようなneoplastic behaviorを示しうることは脳血管奇形のなかでCMに特徴的である.

5 診　断

AVMもCMも小さな病変では単純CTでは発見しにくいことが多いが、時に石灰化を示す. AVMは造影CTでnidusが強い増強効果を受け、MRIではT2強調像で蜂巣状のflow voidの集簇として描出される（図1）. 脳血管撮影では流入動脈

> ⚠ **Pitfall**
>
> 難治性てんかんを呈しているCMを摘出すると、発作のコントロールは改善することが多いが、AVMの場合は変わらないことが多い.

（feeder），nidus本体，および導出静脈（drainer）が描出され，AVMの解剖学的な全体像が把握可能である（図2）. 大型のAVMではSPECTで周囲脳の血流低下が認められることがある. CMは造影CTで増強効果はなく、脳血管撮影では描出されないが，MRIのT2強調像では特徴的な"mixed intensity core, low intensity rim"像を示し，最も診断に有力である（図3）. しかし描出されるのはCMの脈管自体ではなく，繰り返しの出血像であることを忘れてはならない.

また，一般的に脳血管奇形による出血の際は，急性期に放射線学的に確認されなくても，後日破綻した奇形が明らかになること

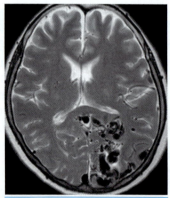

図1　左後頭葉AVMのMRI（T2強調，軸位像）
蜂巣状のflow voidの集簇を認める

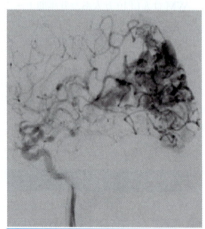

図2　左後頭葉AVMの左内頸動脈撮影（側面像）
中・後大脳動脈を流入血管とし、7cm大のnidusを有し、脳表静脈へ流出する大型のAVMを認める.

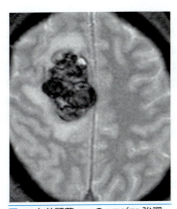

図3 右前頭葉 CM の MRI（T2 強調，軸位像）
mixed intensity core, low intensity rim 像を認める．

も多く，若年者の脳出血では慢性期に再評価すべきである．

6 治療

a 出血急性期の加療

脳血管奇形による出血急性期は可及的に保存的加療をすることが原則である．具体的には原発性脳出血の治療に準じて，収縮期血圧 180 mmHg 以上，拡張期血圧 105 mmHg または平均血圧 130 mmHg 以上を呈する場合は降圧を開始する．血腫が大きく，脳ヘルニアの危険がある場合は血腫のみを注意深く吸引・除去し，全身状態の回復を待って待機的に後述の手術や radiosurgery，血管内治療を考慮する．

b 外科治療

主たる脳血管奇形の治療目標は将来的な（再）出血の予防であり，最も確実なのは外科的な摘出であるが，手術適応は上述の自然歴に比して手術リスクが許容範囲にあることが前提となる．このために AVM では手術リスクを nidus の大きさ，周囲脳の eloquence，導出静脈の型の3因子で評価する Spetzler & Martin の分類（表1）が臨床に広く普及しており，手術合併症率は grade 1〜3で5%，4〜5で20% 程度と報告されている．

CM 関しては，初回の出血は保存的に加療し，出血を繰り返したり，患者の症状が進行性に悪化する場合は手術摘出を考慮する．

c 定位的放射線治療

近年急速に普及した，病変に限局した1回大量照射を行う radiosurgery（ガンマナイフ，サイバーナイフ，ライナックなど）は，nidus の最大径が 3cm 以下の小型の AVM に関しては現在ほぼ確立した治療となっている．低侵襲のため，高齢者や全身合併症を有する患者，手術的に到達困難な深部病変はよい適応であるが，nidus の消失には照射後2〜3年を要し，その間は出血のリスクがあること，また数 % に遅発性放射線障害が生じることについてよく説明する必要がある．

表1 AVM の grading（Spetzler & Martin）

nidus の大きさ	<3 cm	0 point
	3-6 cm	1 point
	>6 cm	2 point
周囲脳の神経学的機能の重要性	non-eloquent	0 point
	Eloquent*	1 point
流出静脈の型	表在性	0 point
	深在性	1 point

（Grade）＝（大きさ）＋（周囲脳の重要性）＋（深部静脈の型）
＊eloquent area= 運動，感覚，言語，視覚野，視床・視床下部，内包，脳幹，大脳脚，小脳核

CMに対するradiosurgeryの有効性に関しては出血率を下げるという報告もあるが，長期成績が未確定であり，適応は例外的症例に限られる．

d 血管内塞栓術

マイクロカテーテルをnidus直前まで誘導し，種々の塞栓物質を注入して栄養血管やnidusの閉塞を図る血管内塞栓術は，単独でAVMを完全に消失できることは少なく，摘出術やradiosurgeryの前処置として行われることが多い．特に大型のAVMでは血管内治療で段階的に血流を低下させ，後に外科的摘出術を施行するとういう段階的加療のcombined operationが現在の主流となりつつある．最近の新しい塞栓物質（Onyx^{TM}）の日本での認可と合わせて，今後治癒的塞栓術への期待も大きい．

DON'Ts

- 出血の急性期に放射線学的に描出されなくても，血管奇形の存在を否定してはならない．
- 静脈性血管奇形（VM）は正常脳還流を担っているため，摘出してはならない．

文献

1) Josephson CB, et al.: Neurology 2011; 76: 1548-1554
2) Gross BA, et al.: J Neurosurg 2013;118:437-443
3) Kondziolka D, et al.: Prog Neurol Surg 2013;27:141-146
4) Maruyama K, et al.: N Engl J Med 2005;352:146-153

埼玉医科大学国際医療センター 脳卒中外科　**柴田碧人，栗田浩樹**

B 変性疾患

1-① 大脳変性疾患
Alzheimer 病

DOs

- [ ] 患者の日常生活上の障害を知るために、家族(同居者)同伴で受診してもらい、的確な病歴把握を行う.
- [ ] 採血, 頭部画像検査等により診断を裏づける.
- [ ] 認知症の行動心理症状(BPSD)対策はケアの整備が基本. 興奮が強いときのみ注意して抗精神病薬(保険適用外)などを使用する.

1 基本的な考え方

認知症とは脳の器質的障害によって、いったん獲得された高次脳機能が障害され、独立した日常生活・社会的生活や円滑な人間関係を営めなくなった状態を指す. 認知症を起こす原因には様々な疾患がある(表1). Alzheimer 病(AD)は認知症を起こす原因の過半数を占め, 初老期から高齢期に多く発症する代表的な認知症性疾患である.

2 病態生理

AD 脳はアミロイドβ蛋白($A\beta$)を主成分とする老人斑や過剰リン酸化タウ蛋白を主成分とする神経原線維変化の蓄積, 海馬領域優位の脳萎縮を示す. $A\beta$の産生から凝集, 沈着に至る過程が, AD 病変形成過程の最上流に位置するというアミロイドカスケード仮説が広く受け入れられている.

3 臨床症状

初期症状はエピソード記憶を中心とした近時記憶障害が多い. 認知機能障害は緩徐に進行し, 行為障害, 失行, 失認などの高次脳機能障害も合併する. 認知症の行動心理症状(behavioral and psychological symptoms of dementia:BPSD)として無為, 妄想, 幻覚, 興奮, うつ, 不安, 多幸, 脱抑制, 易刺激性, 異常行動などを呈する場合がある.

表1 認知症を呈する主な疾患

1. 変性疾患
    a. Alzheimer 病(AD)
    b. Alzheimer 病(AD)以外の変性疾患:Lewy 小体型認知症, 前頭側頭型認知症, 進行性核上性麻痺, 大脳皮質基底核変性症, 嗜銀顆粒性認知症, 神経原線維変化型老年期認知症など
2. 脳血管障害
    a. 脳血管性認知症
    b. 慢性硬膜下血腫
3. その他の原因疾患
    a. 内科疾患:甲状腺機能低下症, 副甲状腺疾患, Addison 病, Cushing 症候群, ビタミン欠乏症(B_1, B_{12}), 肝性脳症, 尿毒症, 肺性脳症, 血管内悪性リンパ腫, 神経梅毒, AIDS, 脳炎, Creutzfeldt-Jakob 病, 神経 Behçet, SLE, 代謝異常症(成人型), 中毒性(アルコール, 薬物, 金属)など
    b. 脳外科疾患:正常圧水頭症, 脳腫瘍, 硬膜動静脈瘻など

SLE:全身性エリテマトーデス

4 診察

問診では，"もの忘れ"の具体的なエピソードを聴取することが大切である．日常の様子を正確に判断するために可能な限り同居している家族同伴での診察が望ましい．AD以外の認知症や意識障害を引き起こす疾患を除外するために，聴診や触診などの内科的診察を行い，さらに神経学的に運動障害や感覚障害などの有無もチェックする．認知機能の評価では，改訂版長谷川式簡易知能評価スケール（HDS-R）やmini-mental state examination（MMSE）が有用であるが，点数のみにこだわらず，返答時の態度や失点の項目などを総合的に判断することが肝要である．

5 検査

甲状腺機能異常や肝性脳症などの認知症を引き起こす内科的疾患の除外のために血液検査を行う．頭部MRI検査においてADでは海馬領域の萎縮が目立つことが多く，冠状断でこの特徴がとらえられやすい（図1）．機能的画像検査として脳血流SPECTや，18F-フルデオキシグルコース（FDG）を用いた糖代謝PET（FDG-PET）（保険適用なし）がある．ADでは後部帯状回，楔前部などが早期から血流・代謝の低下を示すことが特徴的である（図2）．さらに近年注目されているのが，アミロイドを検出するトレーサーを用いたPET（アミロイドイメージング）（保険適用なし）であり，ADの特徴であるAβの脳内沈着を直接評価することが可能である．脳脊髄液検査で

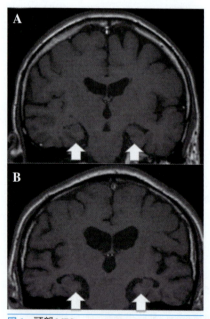

図1 頭部MRI
健常者（A）とAlzheimer病患者（B）の頭部T1強調画像の冠状断を示す．Alzheimer病患者（B）において，海馬領域（矢印）の萎縮が目立つ．

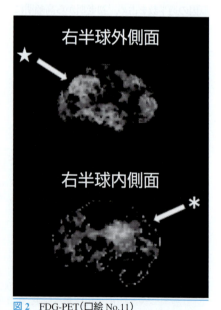

図2 FDG-PET（口絵 No.11）
Alzheimer病患者のFDG-PET 3D-SSP解析画像を示す．右半球内側面にて帯状回後部および楔前部の代謝（＊矢印）と頭頂葉の代謝（★矢印）を認める．

は，脳へのアミロイド沈着によると考えられるAβ1-42(保険適用なし)の低下と，リン酸化タウ蛋白の上昇を認める．

6 診断

診断手順としては，まず意識障害やせん妄，うつ状態を除外する．その後，内科的疾患，脳血管障害，Lewy小体型認知症，前頭側頭型認知症などを除外し，ADと診断する．軽症ではあるが明らかな認知機能の低下があり，日常生活がほぼ保たれている状態は軽度認知障害(mild cognitive impairment：MCI)とよばれ，認知症の前段階として注目されている．健忘(もの忘れ)を主体とするMCIは特にADに移行する場合が多い．

2011年にNIA-AA(National Institute on Aging-Alzheimer Association)から新しいAD診断基準が提案された．その特徴として，①バイオマーカー(画像検査，脳脊髄液検査)によるADの病態生理の証明を，診断をサポートする所見として取り入れている点，②記銘力障害以外の認知機能低下でも診断が可能な点，③ADの病態生理に伴うMCIの診断基準を設けた点などがある[1,2]．

7 治療

治療は薬物とケア・リハビリテーションなどの非薬物的療法に大別される．現在の薬物療法の効果は限定的であり非薬物療法が重要である．薬物療法は，認知機能の改善を目的としたもの(抗認知症薬)とBPSDの軽減を目標としたものに大別される．抗認知症薬のうち，アセチルコリンエステラーゼ(AChE)阻害薬としてドネペジル，ガランタミン，リバスチグミンがあり，半減期や剤形などにより使い分けが可能である．AChE阻害薬内服群ではプラセボ群と比較し認知症の進行を遅らせることが報告されており[3]，初期から積極的に投与を考慮すべきである．メマンチンは中等度以上の症状に効果があるとされており，上記のAChE阻害薬と併用することが可能である．

BPSDに対しては，まず生活環境の調整などケアの面から対処するか，コントロールができない場合や緊急事態の場合には薬物療法を考慮する．チアプリドやリスペリドン，クエチアピン，オランザピンといった非定型抗精神病薬が用いられているが，AD患者は高齢者が多いこともあり少量から投与する．ベンゾジアセピン系などの抗不安薬・睡眠薬はせん妄を引き起こしやすいため避ける．抑肝散(よくかんさん)も使用されるが，成分の甘草による偽アルドステロン症に注意が必要である．

DON'Ts

- HDS-RやMMSEの点数のみで認知症の有無を判断してはならない．
- ベンゾジアセピン系などの抗不安薬は，高齢者にふらつきやせん妄を引き起こしやすいため，安易に投与してはならない．

文献

1) McKhann GM, et al.：Alzheimers Dement 2011;7:263-269
2) Albert MS, et al.：Alzheimers Dement 2011;7:270-279
3) Doody RS, et al.：Arch Neurol 2001; 58: 427-433

金沢大学大学院医学系研究科 脳老化・神経病態学(神経内科学) **小松潤史，山田正仁**

B 変性疾患

1-② 大脳変性疾患 前頭側頭型認知症

DOs

- 反社会的行動，常同行動，食行動異常，性格変化，意欲低下・無関心など特徴的な精神症状や行動異常に着目する．
- 画像検査で，前頭葉や側頭葉の萎縮，血流・代謝低下を確認する
- フルボキサミンやトラゾドンを用いた薬物療法，常同行動や被影響性の亢進を利用したケアが有用である．

1 基本的な考え方

前頭側頭型認知症(frontotemporal dementia：FTD)は，従来 Pick 病とよばれていた特異な言語症状と精神症状を示す疾患群に対して提唱された概念であり，前頭・側頭葉の萎縮を呈する非 Alzheimer 型の変性性認知症疾患である．神経病理学的背景は多彩で，前頭側頭葉変性症(frontotemporal lobar degeneration：FTLD)と同義語として用いられることもある．本稿では混乱を避けるために，FTDはFTLDの一臨床亜型を示すものとし，FTLDはFTDのほか，意味性認知症(semantic dementia：SD)，進行性非流暢性失語(progressive non-fluent aphasia：PA)など，全体を包括する上位概念として用いることとする．

2 疫学

欧米の疫学調査では，FTLD は初老期認知症の2番目か3番目に多い疾患である．わが国における疫学研究においても，FTLD は決してまれな疾患ではないことが示唆されている．FTLD には地域差が認められ，わが国ではFTDの頻度が低くSDの頻度が高いなど，欧米とわが国とでは下位の病型の頻度が異なる．また，欧米では家族性のものが30〜50%と家族歴が高頻度に認められるが，わが国では大半が孤発例である．

3 臨床症状

FTLDは，最初に侵される脳領域の違いに対応して出現する臨床症状に基づいて，FTD，SD，PAの3亜型が分類されている．FTLDでは，特徴的な精神症状や行動異常が記憶障害より早期に出現する．SDやPAでは，失語症状が先行する．以下，Pick病として記載されてきたFTDの症状を中心に概説する．

a 精神症状，行動異常

①病識は病初期より欠如している．SDやPAでも，病識は言語障害の訴えに限定されており，希薄である．
②多幸的，児戯的(モリア)，易怒的な感情・性格変化が多く，焦燥感，不機嫌，情動鈍麻もしばしばみられる．進行すると意欲低下・無関心の状態となる．
③被影響性の亢進として，模倣行為，反響言語(おうむ返し)，強迫的音読，強迫的言語応答などがみられる．
④脱抑制もしばしばみられ，万引き，無謀な運転，性的逸脱行為などの反社会的な行動，検査や質問に真剣に取り組まずに即答する考え不精，途中で中断し勝手に出てゆく立ち去り行動などとして現れる．"わが道を行く行動"ともよばれるが，自発性の低下が進むと目立たなくなる．
⑤常同的食行動異常や周徊(roaming)，何

を聞いても同じ語句で答える滞続言語，同じ内容のまとまった話をするオルゴール時計症状，時刻表的生活などの常同行動も特徴的であり，自発性低下や無関心が前景に立つ前にしばしば出現する．反復言語や反復書字のような反復行動としてみられる場合もある．
⑥注意や運動の維持困難（転導性の亢進）もみられる．
⑦食欲亢進，嗜好の変化，食習慣の変化など，食行動異常の頻度も高い．
⑧上記の諸症状により遂行機能障害が出現する．

b 言語症状
①喚語困難や失名辞が認められる場合があるが，語頭音効果により改善する．左側優位の障害が進行する例では，自発語の減少，復唱困難，錯語などもみられる．反復言語，反響言語，滞続言語，オルゴール時計症候群などもみられ，次第に無言症を呈する．
②SDでは言語の意味的側面が重篤に障害され，語義失語を呈し，語想起障害と再認障害がみられ，語頭音を示しても改善しない．左（優位半球）側頭葉優位の萎縮例では初期化から語義失語が目立つが，右側優位の萎縮例では，相貌失認や有名建造物の認知障害が多い．
③PAでは，呼称障害や語想起障害にて発症し，字性錯語，復唱障害，書字障害，計算障害なども出現してくる．努力性で途切れ途切れの発語を特徴とし，構音障害，錯語，失名辞，失文法，口部顔面失行を伴うことが多い．

c 神経学的所見
FTDは病理学的に，前頭葉変性（frontal lobe degeneration：FLD）型，Pick型，運動ニューロン疾患（motor neuron disease：MND）型の3型に分類されているが，MND型では行動異常，精神症状に加えてFLD型やPick型ではみられないMNDが併発する．嚥下障害などの球麻痺で発症することが多く，上肢の筋萎縮や線維束性収縮が目立つ．進行すると，手掌おとがい反射や口とがらし反射などの原始反射が出現してくる．進行は急速で，生命予後は不良であり，筋萎縮性側索硬化症（ALS）の病像をとることが多い．

4 病態生理

FTLDは細胞内封入体により分類されている[1]．

a タウオパチー
従来のPick病を中心とするタウ陽性封入体を有するものはタウオパチー（tauopathy）と総称されている．①3 repeat tauが優位なものはPick病，②4 repeat tauが優位なものは大脳皮質基底核変性症，進行性核上性麻痺，嗜銀顆粒性認知症が含まれる．③両者が認められるものは神経原線維変化型認知症である．第17番染色体に連鎖する家族性FTDのうち，第17番染色体に連鎖しパーキンソニズムを伴う前頭側頭型認知症（frontotemporal dementia and parkinsonism linked to chromosome 17：FTDP-17）として報告されたものはタウの変異を伴っている．

b FTLD-U
ユビキチン陽性タウ陰性封入体を伴うFTLD（FTLD, ubiquitinated type：FTLD-U）[1-4]は，MNDを伴うものと伴わないものに分けられるが，最近はMNDを伴わないもののみをFTLD-Uとし，伴うものはFTLD-MNDあるいはFTD-MNDとして区別することが多くなっている．progranulinやvalosin-containing proteinなどの遺伝子変異を有する例も報告されている．

1) **TDP-43 proteinopathy**

FTLD-UおよびALSに特徴的なユビキチン陽性封入体の主要構成成分として，TAR DNA-binding protein of 43 kDa

(TDP-43)が同定され，TDP-43陽性封入体を伴うFTLD-Uの一群を包括する概念としてTDP-43 proteinopathyが提唱された．

c　その他

タウあるいはユビキチン陽性封入体を伴わないFTLDで，以前dementia lacking distinctive histology（DLDH）として報告されていたもの，ユビキチン陽性，TDP-43およびタウ陰性封入体を伴うもの（CHMP2B変異を伴うFTLD-U）などが報告されている．

5　診　断

a　臨床診断基準

FTLDの3亜型それぞれの臨床診断基準は，Nearyらにより提唱されている[2]．表1にFTDの臨床診断基準の抜粋を示す．Pick病の特徴に基づく操作的診断基準であり，剖検例での検討では，感度85％，特異度99％であった．臨床診断にすべてが必要とされる中核となる診断的特徴のうち，「潜行性の発症と緩徐な進行」は変性疾患共通の特徴であるが，それ以外の，「社会的人間関係を維持する能力が早期から低下」，「自己行動の統制が早期から障害」，「感情が早期から鈍化」，「病識が早期から喪失」はFTDに特徴的である．特に，性格変化と社会的行動の障害は全経過を通して優位であるとされ，記憶，視空間認知，構成行為が比較的良好に保たれる点がAlzheimer病（AD）など他の認知症性疾患との鑑別上重要である．

b　検　査

1）脳　波

ある程度進行するまでは徐波化が目立つことはなく，進行に伴い徐波化が目立ってくるADとの鑑別上有用である．

2）形態画像（CT・MRI）

前頭葉や側頭葉の限局性葉性萎縮が目立つことが特徴である．MRIではT2強調画像やプロトン密度強調画像にて，白質のグリオーシスを反映した高信号が前頭側頭部で認められる場合がある．

3）機能画像（SPECT・PET）

萎縮部位より広範な血流や代謝の低下が認められ，後方の血流・代謝はある程度保持される．FLD型では脳萎縮は目立たないが，著明な前頭部の血流・代謝低下がみられる．

6　治療とケア

a　薬物療法

根本的な薬物療法はなく，すべて対症療法である．SwartzらによってFTDの脱抑制，抑うつ，炭水化物の過食，強迫症状に対して，選択的セロトニン再取り込み阻害薬（SSRI）の有効性が示唆された[3]が，その後，FTDやSDの精神症状や行動異常に対するフルボキサミンの有効性と安全性が報告された[4]．また，FTDの興奮，焦燥，抑うつ，食行動異常に対するトラゾドンの効果も明らかにされた[5]．高度の精神症状や行動障害により患者や介護者に危険が及ぶ場合には，抗精神病薬の使用の前にフルボキサミンやトラゾドンの投与を検討すべきである．

b　ケ　ア

常同行動や被影響性の亢進を利用して，作業の導入，継続を図ることが重要である．反社会的な行動がみられる場合は，入院により適切なパターン化された行動を形成させることが必要である．また，患者の興奮や行動異常を誘発させず，介護の負担を軽減するために，立ち去り行動や考え不精，常同行動や周徊行動に対する理解のもとにケアを行うことが肝要である．

表1 FTD の臨床診断的特徴(文献2より一部抜粋)

性格変化と社会的行動障害が，発症から疾患の経過を通して優位な特徴である．知覚，空間的能力，行為，記憶といった道具的認知機能は正常か，比較的良好に保たれている．

I. 中核となる診断的特徴（臨床診断にはすべて必要）
- A. 潜在性の発症と緩徐な進行
- B. 社会的人間関係を維持する能力が早期から低下
- C. 自己行動の統制が早期から障害
- D. 感情が早期から鈍化
- E. 病識が早期から欠如

II. 支持的な診断的特徴
- A. 行動異常
  1. 自己の衛生や身繕いの障害
  2. 精神的硬直と柔軟性の欠如
  3. 易転導性と維持困難
  4. 口唇傾向と食餌嗜好の変化
  5. 保続と常同行動
  6. 道具の強迫的使用
- B. 発語と言語
  1. 発語の変化
     - a. 自発語の減少，発語の省略
     - b. 言語促迫
  2. 常同的発語
  3. 反響言語
  4. 保続
  5. 無言
- C. 身体徴候
  1. 原始反射
  2. 失禁
  3. 無動，筋強剛，振戦
  4. 低くて不安定な血圧
- D. 検査
  1. 神経心理学的検査：高度な健忘，失語，空間認知障害がないのにもかかわらず前頭葉機能検査では有意な障害がみられる
  2. 脳波：臨床的に認知症がみられるのにもかかわらず，通常の脳波では正常
  3. 形態的・機能的脳画像検査：前頭葉や側頭葉前方部での異常が目立つ

III. FTLD に共通する支持的特徴
- A. 65歳以前の発症．親兄弟に同症の家族歴がある．
- B. 球麻痺，筋力低下と萎縮，線維束性収縮（一部の患者にみられる MND に関連した症状）

 Pitfall

AD と診断されて，塩酸ドネペジルなどの抗コリンエステラーゼ阻害薬を投与された場合，行動・心理症状や介護負担を増悪させることがあるため，注意が必要である．

 コツ

反社会的行動，常同行動，食行動異常，性格変化，意欲低下・無関心のうちのいくつかの症状が認められれば，前頭側頭型認知症を疑って，画像検査にて前頭葉や側頭葉の萎縮の有無を確認する．

> **DON'Ts**
> - ☐ 前頭側頭型認知症が疑われる患者には，安易に抗コリンエステラーゼ薬を投与すべきではない．
> - ☐ 興奮や暴力を招く可能性があるため，患者の常同行動に逆らったケアを行うべきではない．

文献

1) Cairns NJ, et al.: Acta Neuropathol 2007;114: 5-22
2) Neary M, et al.: Neurology 1998;51: 1546-1554
3) Swartz JR, et al.: J Clin Psychiatry 1997;58: 212-216
4) Ikeda M, et al.: Dement Geriatr Cogn Disord 2004;17: 117-121
5) Lebert F, et al.: Dement Geriatr Cogn Disord 2004;17: 355-359

筑波大学医学医療系 神経内科　**玉岡　晃**

B 変性疾患

1-③ 大脳変性疾患
Lewy 小体型認知症

DOs

- 特徴的な症状・所見が診断のカギとなるため，患者家族も含めて病歴を詳細に聴取し，丁寧な診察をしよう．
- 薬物治療により各種症状を改善させうるので，投与量に注意して内服薬を調整しよう．
- リハビリテーション，環境調整や生活指導も積極的に行おう．

1 基本的な考え方

① Lewy 小体型認知症（dementia with Lewy bodies：DLB）は変動する認知機能，鮮明な幻視や妄想，Parkinson 症状，自律神経症状，うつ症状などの特徴的な症状がみられる変性疾患である．初老期に発症することが多いが若年で発症することもある．
② 病歴と身体所見，画像診断などを診断基準に照らし合わせて診断する．
③ 各症状に対し薬剤に対する過敏性に注意しながら内服調整を行い，生活指導，リハビリテーション，環境調整なども並行して行う．

2 定義

1976 年に小阪らが大脳皮質の Lewy 小体の存在を初めて報告し，1989 年にび漫性 Lewy 小体病（diffuse Lewy body disease：DLBD）を提唱，1995 年第 1 回国際ワークショップで DLB と命名された．認知症が Parkinson 症状発症より早期，もしくは同時期に出現した場合には DLB，確固たる Parkinson 病（Parkinson's disease：PD）の経過中に認知症を発症した場合には，認知症を伴う Parkinson 病（Parkinson's disease with dementia：PDD）と診断する．DLB と PDD は認知症の出現時期以外は臨床的にも病理学的にも違いを認めず，同じスペクトラムの疾患と考えられる．病理学的に Lewy 小体の蓄積を認める PD と純粋自律神経不全症（pure autonomic failure：PAF）を含めて，Lewy 小体病（Lewy body disease：LBD）と総称する．

3 疫学

DLB は認知症全体の 4～20% 程度とされ，変性疾患のなかでは Alzheimer 病（AD）に次いで 2 番目に多い認知症である．

4 病理所見

大脳皮質や脳幹など広範囲な領域に α-シヌクレインをおもな構成成分とする Lewy 小体が多数出現し，神経細胞の脱落を認める．消化管や心臓交感神経にはより早期から Lewy 小体を認め，全身性疾患であることがわかる．

5 臨床症状

a 変動を伴う認知機能

AD のような記銘力障害よりも，おもに遂行機能，空間認知機能，注意などの障害がみられる．日内・日差変動がみられ，家族から「ボーっとするときがある」，「起こしてもなかなか起きない」などの意識レベルの変動を示唆する話が聞かれる．

b 鮮明な幻視・妄想などの精神症状

人，動物，虫など非常に鮮明な幻視を訴え，そこにいるかのようにふるまう．薄暗

い夕暮れどきや夜間に出現しやすく，ゴミや壁のシミ，カーテンのしわなどを誤認することもある．妄想は具体的かつ系統立っており，物盗られ妄想や人物が入れ替わっていると感じるカプグラ症候群など様々な妄想がみられる．人がいる気配を感じる実体的意識性や幻聴なども認められる．

c Parkinson 症状

Parkinson 病と比して振戦，筋強剛は目立たず，無動・寡動，姿勢反射障害，すくみ足などによる歩行障害が強いことが多い．筋強剛は四肢よりも頸部・体幹にみられやすい．

d 自律神経症状

便秘や排尿障害，起立性低血圧を認め，認知症状や運動症状に先行することも多い．便秘は重症となり腸閉塞をきたすこともある．排尿障害は蓄尿障害が主体で，尿失禁や夜間頻尿を引き起こす．起立性低血圧は度重なる失神・転倒の原因となり，食後の傾眠がみられた際には食後性低血圧の可能性がある．

e 抗精神病薬に対する過敏性

通常量の抗精神病薬の使用により意識障害や精神症状の悪化を招くことがある．抗コリン薬や催眠薬，抗うつ薬などでも同様の悪化を招くことがあり，中枢神経に作用する薬剤を使用する場合には注意する．

f その他

嗅覚の低下，うつ，睡眠中の鮮明な寝言や異常行動（REM sleep behavior disorder：RBD）などが認知症状や運動症状が出現する数年以上前から出現しうる．

6 画像検査

①頭部 MRI：萎縮は軽度にとどまり，内側側頭葉，海馬，海馬傍回などは比較的保たれる．

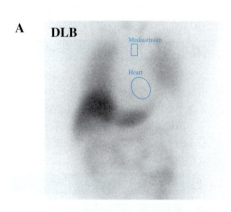
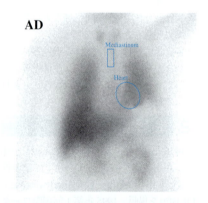
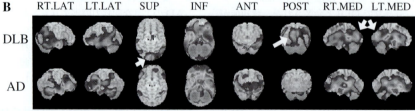

図1 DLB の画像所見（口絵 No.12）
A：MIBG 心筋シンチグラフィー．DLB では心筋での MIBG 集積低下を認める．
B：脳血流 SPECT．DLB では後頭葉の血流低下を認める（矢印）．

表1 DLBの臨床診断基準改訂版（第3回DLB国際ワークショップ）（文献2より改変）

中心的特徴 （診断に必須）	進行性の認知機能低下
a. 中核的特徴 （3項目）	変動する認知症状 鮮明で繰り返される幻視 特発性Parkinson症状
b. 示唆的特徴 （3項目）	レム睡眠行動障害（RBD） 抗精神病薬に対する顕著な感受性 大脳基底核におけるドパミントランスポーターの取り込み低下
c. 指示的特徴 （10項目）	繰り返す転倒・失神 一過性で原因不明の意識障害 高度の自律神経障害 幻視以外の幻覚 系統化された妄想 うつ症状 側頭葉内側は保たれる 後頭葉の血流・代謝低下 MIBG心筋シンチグラフィーでの取り込み低下 脳波検査での徐波化

probable DLB：中心的特徴に加え，①aが二つ以上，②aが一つ以上かつbが一つ以上
possible DLB：中心的特徴に加え，①aが一つ，②aは0だがbが一つ以上

② ^{123}I-MIBG心筋シンチグラフィー：病早期よりMIBGの集積低下を認める．LBDにおいて感度，得意度ともに90%以上と報告されている[1]（図1A）．
③脳血流SPECT/PET：一次視覚野を含む後頭葉の血流低下が特徴的である．その他の部位はADに類似する（図1B）．
④黒質線条体DAT-SPECT：黒質線条体の障害を反映し集積は低下する．

7 診断

第3回DLB国際ワークショップで討議され，2005年に報告された改訂臨床診断基準を用いる[2]（表1）．中核的症状である認知症は後期にならないと出現しないことがあり注意を要する．

8 治療

a 認知症

ADに比してDLBではよりコリンエステラーゼ（ChE）阻害薬の効果があると報告されており，ドネペジル，リバスチグミン（保険未適用）などを使用する．少量で効果を認めることが多い．

b 幻視・妄想

原因となりうる抗PD薬を変更，中止する．ChE阻害薬，抑肝散（よくかんさん）には幻視の抑制効果が認められる．それでも効果がない場合，抗精神病薬のクエチアピン，リスペリドンなどを少量から使用する．幻視に直接触り消えることを確認する，幻視の誘因となるようなゴミや模様などを避けるなどの生活指導，環境調整も有効である．

c Parkinson症状

レボドパを中心とした抗PD薬を使用する．ドパミンアゴニストや抗コリン薬，セレギリン，アマンタジンなどは傾眠や幻視が出やすい．手すり・照明の設置，規則正しい生活，定期的な運動などにより運動機

Pitfall

ChE阻害薬の投与量：あえて維持量まで増量せずに症状の改善に応じて用量調節することも多い．

 Pitfall

抗PD薬とChE阻害薬：抗PD薬で意識レベルや幻視が悪化したり，ChE阻害薬でParkinson症状が悪化したりすることがある．

能の維持・改善が見込まれる．

d 自律神経症状

PDや多系統萎縮症における自律神経症状に対する治療に準じる．

DON'Ts

- 認知機能障害が明らかでない段階でDLBを否定してはならない．
- 幻視・妄想などの精神症状に対し安易に抗精神病薬を早期から使用してはならない．

文献

1) Orimo S, et al.: Parkinsonism Relat Disord 2012;18:494-500
2) McKeith IG, et al.: Neurology 2005; 65: 1863-1872

関東中央病院 神経内科　**髙橋　真，織茂智之**

B 変性疾患

2-① 基底核の変性疾患
Parkinson病

DOs

- 生活や仕事に不自由が出るようであればすぐに治療を開始しよう．
- 高齢(70〜75歳)であればレボドパから投与を開始しよう．
- 非運動症状にも注目しよう．診断の一助になる．

1 基本的な考え方

Parkinson病（PD）は進行性の変性疾患であり，薬物治療が中心である．高齢でなければ初期治療はドパミンアゴニスト（DA）で開始し，高齢であればレボドパで治療を開始する．現時点ではどの治療法でも病気の進行を抑制できるものはない．

2 疫学

有病率は人口10万人に対して100〜150人である．家族性のPDが1割程度ある．

3 臨床症状

静止時振戦，無動，固縮，姿勢反射障害が四徴とされている．これ以外にも歩行障害，姿勢異常などが生じる．症状は片側から発症することが多く，この左右差は病期が進行するまで保たれる．また近年は嗅覚障害，便秘，起立性低血圧，睡眠障害，うつなどの非運動症状とよばれる症状も注目されている．非運動症状は運動症状が発現する以前から起きていることがあり，問診をする際にはこれらの症状の有無が診断のカギとなることがある．また自力歩行が可能なレベルの患者では，PDではつぎ足歩行（tandem gait）が10歩可能であるが，多系統萎縮症や進行性核上性麻痺などの二次性パーキンソニズムではできないことが多い．

4 病態生理

おもに中脳黒質ドパミン産生神経細胞が，比較的選択的に変性脱落することによって症状が引き起こされる．病理学的には，変性した神経細胞にはα-シヌクレインという蛋白質を主成分とするLewy小体とよばれる構造物が認められる．そのため，現在はα-シヌクレインの産生・蓄積の機序が精力的に調べられている．しかし，一部の遺伝性PDのなかにはLewy小体・α-シヌクレインの蓄積を示さないものもある．このほかにも酸化ストレス，ミトコンドリア機能異常，蛋白分解系の異常などがドパミン神経細胞死の原因として注目されている．

ドパミン神経細胞は線条体に投射してドパミンを線条体内に放出する．線条体内は大きく2種類の投射細胞があり，一つはGABA/substance P陽性細胞，もう一方はGABA/enkephalin陽性細胞である．前者の投射線維は直接淡蒼球内節および黒質網様層のGABA陽性細胞に，後者は淡蒼球外節のGABA陽性細胞，視床下核のグルタミン酸陽性細胞を介して，淡蒼球内節および黒質網様層に投射する．淡蒼球内節・黒質網様層の細胞は視床への投射を経て皮

 コツ

運動症状に加えて，非運動症状の有無をよく聞こう．歩行可能な患者であれば，つぎ足歩行ができるかを見よう．

質に投射する．皮質の線維は再び線条体に入力する．このように皮質と大脳基底核はループ構造を形成しており，ドパミンの欠乏によりこのループの機能が異常となって無動や固縮などの症状を呈していると考えられる（図1）．

5 診　断

左右差のある振戦，固縮，無動，姿勢反射障害のうち，二つ以上があり，抗PD薬の効果がある場合はPDの可能性が高い．診断をサポートするための検査としては以下のものがある．

a 画像検査

1) 頭部MRI

基本的にはPDでは頭部MRI（正常）を二次性のパーキンソニズムを鑑別するために行う．

2) 脳血流シンチグラフィー

これもPDに特異的な異常所見はないが，二次性のものを除外するために行う．

3) ^{123}I-MIBG心筋シンチグラフィー

Lewy小体の蓄積する疾患では，心臓交感神経の変性脱落が生じるために心臓へのMIBG集積が低下する．他のパーキンソニズムをきたす疾患では低下しないため鑑別に用いられる．しかし，PDでも病初期には正常であることがある．また，糖尿病などで末梢神経障害をきたしていたり，心不

 Pitfall

> MIBG心筋シンチグラフィーは内服薬による影響（セレギリン，抗うつ薬で取り込み低下）や，全身疾患（糖尿病，心筋梗塞後，心不全で取り込み低下）による影響も考慮しよう．

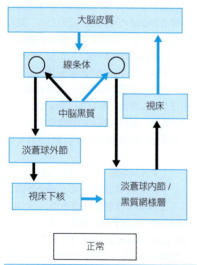
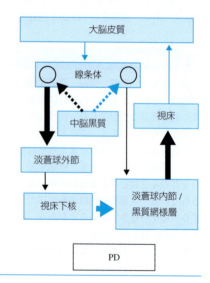

図1　大脳基底核におけるParkinson病の病態生理
青矢印は興奮性入力，黒い矢印は抑制性入力を示す．
中脳黒質から線条体へはドパミンニューロンが投射している．ドパミンは線条体の投射細胞に発現している受容体の種類により，興奮性（D1受容体）もしくは抑制性（D2受容体）に働く．ドパミンの欠乏の結果，淡蒼球内節/黒質網様層が過剰に興奮し，その結果皮質の活動を低下させることにより無動，固縮が発現すると仮定されている．

> **Pitfall**
> MIBG 心筋シンチグラフィーは，発症早期の段階や遺伝性 PD では低下を示さないことがある．

全，三環系抗うつ薬，セレギリン服用で集積が低下することがあり注意を要する．

4) ドパミントランスポーターイメージング

線条体に投射する黒質ドパミン神経線維終末に存在するドパミントランスポーター（DAT）に結合する核種を用いて，線条体におけるドパミン線維終末の残存度を可視化できる検査法である．PD では低下する．ドパミン神経細胞障害以外でパーキンソニズムを呈する疾患（本態性振戦，薬剤性，脳血管障害性，正常圧水頭症など）ではこの検査は正常となるため，鑑別が可能であるが，多系統萎縮症，進行性核上性麻痺，Lewy 小体型認知症でも低下するため，これら疾患との鑑別はできない．

b 血液検査

特に異常を認めない．

6 治 療

2011 年に日本神経学会から治療ガイドラインが発表されている．

a 初 期

非高齢者（おおよそ 70 歳未満）で，認知症がなく，精神症状がない場合は DA から使用を開始し，上記の条件に合致しない症例は基本的にはレボドパ製剤から開始する．DA には化学構造上の違いから麦角系と非麦角系に分けられる．麦角系のアゴニスト（カベルゴリン，ペルゴリド）は長期使用に伴い心臓弁膜症を合併することがあるので，第一選択としては非麦角系アゴニスト（プラミペキソール，ロピニロール，ロチゴチン）を使用する．副作用で非麦角系アゴニストの使用が難しい場合は，心エコーを定期的に行うこととして麦角系アゴニストを使用する．眠気，腰曲りの発現に注意しながら少量から増量する．十分量で改善しない場合はレボドパ製剤を併用開始してもよい．レボドパは，その PD の病態機序からも，最も効果のある薬剤である．

b 進行期

病気の進行に伴い，様々な難しい症状が起きてくる．

1) 運動合併症

抗 PD 薬を内服したのにその効果が持続せず，レボドパ製剤では 1 回の内服で効果が 3～4 時間しか持続しなくなり，効果が切れると Parkinson 症状が増悪するために頻繁に内服をしなければならない状態になることがある．これは wearing off 現象とよばれる．さらに，レボドパ内服後に不随意運動（この場合ジスキネジア）が出現するレボドパ誘発性ジスキネジア（levodopa induced dyskinesia：LID）を合併することもある．wearing off 現象に対しては，DA の開始や増量，レボドパの頻回投与で対処する．さらにジスキネジアがない場合はエンタカポンやセレギリンを加える．off 時の一時的な救済のためには，アポモルフィンの皮下注射も使用される．内服の効果が一番出ているときに LID が合併している場合は，1 回あたりのレボドパ内服量を減量しエンタカポンを併用するかゾニサミドを加える．LID に対しては比較的高用量のアマンタジン（300 mg 分 3）の投与が効果を示すことがある．これらの工夫で改善しない運動合併症には脳深部刺激療法という外科的治療を考慮する．

2) 非運動症状

これらには自律神経障害に伴う便秘，起立性低血圧，頻尿や，睡眠障害，気分障害，認知症などがある．認知症を早期（パーキンソニズムと同時か，先行する場合）に合併した場合は Lewy 小体型認知症と診断する．認知症に対してはリバスチグミン，

ドネペジルを試す．ガランタミンの効果に関しては十分な確証がない．幻覚がある場合は，新規に追加した抗 PD 薬がある場合はそれを減量中止，それでも改善しない場合はなるべくレボドパ製剤のみによる治療を目指す．非定型抗精神病薬（クエチアピン）や抑肝散（よくかんさん）の使用を検討する．興奮性が強い認知症の場合はメマンチンの投与を考慮する．抗コリン薬を内服中に認知症を合併した場合は，抗コリン薬を減量中止とするが，突然の中止は Parkinson 症状を悪化させる場合がある．軽度のうつに対してはプラミペキソールの効果が確認されている．三環系抗うつ薬も使用されるが，選択的セロトニン再取り込み阻害薬（SSRI）の効果は証明されていない．セレギリンを使用中は SSRI の併用は禁忌である．

便秘に対しては，水分，線維質の多い食事の摂取を勧めながら，酸化マグネシウムやセンナ，モサプリドなどを使用する．起立性低血圧に対しては弾性ストッキング，ミドトリン，フルドロコルチゾン，ドロキシドパなどを使用する．臥位性高血圧に注意する．頻尿に対しては，ソリフェナシン，トルテロジン，イミダフェナシンを使用する．

DON'Ts

- 抗 PD 薬は突然投薬中断をしてはいけない（悪性症候群を引き起こすことがある．内服困難であれば，レボドパの点滴を行う）．
- 認知機能低下のある患者に抗コリン薬を漫然と使用するべきではない．

順天堂大学 脳神経内科　**下　泰司，服部信孝**

B 変性疾患

2-② 基底核の変性疾患
進行性核上性麻痺

DOs

- 病初期からの転倒の有無の病歴を聞き出す．
- 眼球運動，特に下方視の障害の有無を確かめる．

1 基本的な考え方

①臨床像の基本型はParkinson症候群を示し眼球運動を含む運動障害をきたすタイプである．原著者の名前をとってSteele-Richardson-Olszewski症候群，Richardson症候群などとよばれる．通常の臨床では進行性核上性麻痺（progressive supranuclear palsy：PSP）という場合は，このSteele-Richardson-Olszewski症候群の臨床像を指す場合が多い．一方 PSPのなかには，それ以外にもいくつかのタイプの臨床像をとることが知られている．このような基本型以外の臨床像のなかには前頭側頭葉変性症の臨床像である進行性非流暢性失語症や前頭側頭型認知症を示すものもあり，PSPは前頭側頭葉変性症のなかにも分類される．

②中高年にみられる進行性の変性疾患で以下のような病理学的特徴によって定義される．
1) 大脳基底核である黒質，淡蒼球，視床下核や小脳の歯状核の神経細胞脱落がみられる．
2) タウ蛋白の蓄積が神経細胞内に神経原線維変化として，またアストロサイトでは tufted astrocyte としてみられる

2 臨床像

a Steele-Richardson-Olszewski 症候群

Parkinson症候群を呈するが，それ以外にPSPという病名の由来となった眼球運動の核上性麻痺をきたし，特に下方視の注視麻痺がみられるのが特徴である．初期の症状としては易転倒性があり，特に後方に転倒しやすい．易転倒性は眼球運動障害よりも先行してみられることがしばしばある．また四肢よりも頸部に筋強剛がみられる．発語の量は次第に減少し，進行すると嚥下障害も伴う．

b すくみ足を伴う純粋無動症（pure akinesia with gait freezing）

足がすくんで前に出ないすくみ足を主とするタイプである．純粋無動症とは筋強剛がなく無動のみがみられることを意味する．しかし，動作の緩慢さは必ずしも目立つものではなく，姿勢の不安定さがみられる．バランスが悪いのに不用意に動いて転んでしまう．血管性Parkinson症候群でも同様の症候を呈することがあり，画像による鑑別を要する．

c Parkinson病に類似するタイプ（PSP-parkinsonism：PSP-P）

症状の左右差と振戦がみられレボドパ製剤に対する反応も初期にはある程度みられるタイプである．

d 進行性非流暢性失語症

努力性の発語で，言葉がスムーズに出ずに失文法もみられる失語症である．複雑な文章の理解が障害されることはあるが，単語の理解は保たれている．進行するとParkinson運動症状や眼球運動障害を伴ってくる．

e 大脳皮質基底核症候群 (corticobasal syndrome：CBS)

CBSは大脳皮質基底核変性症 (corticobasal degeneration：CBD) の基本形の臨床像であり，筋強剛，失行などの大脳基底核，大脳皮質の症状が左右差をもってみられる．まれにPSPの場合がある．

f 小脳性運動失調を示すタイプ (PSP-C)

小脳性運動失調を示し，小脳変性症と間違われることがある．

3 診 断（図1）

ここでは基本的な臨床像であるSteele-Richardson-Olszewski症候群を念頭において述べる．

a PSPを疑う病歴

① 手元や足元がみにくいといった下方視障害による症状がみられる．ただし，下方視障害は自覚していないこともしばしばある．

② 易転倒性がみられる．Parkinson病でも進行すると易転倒性はみられるが，PSPの場合は初期から易転倒性がみられる．易転倒性には姿勢保持障害による場合とすくみ足による場合がある．

③ レボドパ製剤の反応が乏しい．レボドパとレボドパ脱炭酸酵素阻害薬の合剤で，

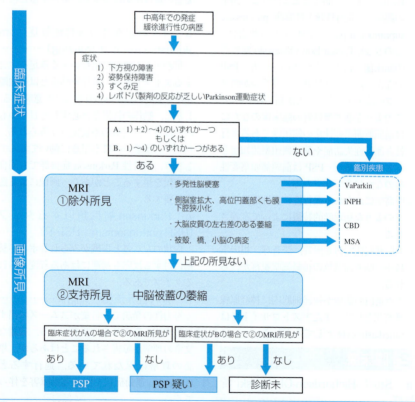

図1 PSPの診断フローチャート
PSP：進行性核上性麻痺，Va Parkin：血管性Parkinson症候群　iNPH：特発性正常圧水頭症，CBD：大脳皮質基底核変性症，MSA：多系統萎縮症

600mgを目途に増量しても効果が感じられないときにレボドパ製剤による効果がみられないと判断する.

b 神経学的診察
① 眼球運動を診て運動制限があるかどうかを確認する.指やペンライトを左右上下に動かして追視してもらう.垂直方向,特に下方視から障害される.核上性麻痺のため両眼の下転が同程度に障害される.また,指標を固視させながら頭部を動かしたときに眼球が動く眼球頭位反射は保たれている.
② 姿勢反射障害の有無を診る.これには立位で患者の後ろから患者の両肩を引っ張るpull testを行う.通常ならば患者は倒れないように体を反らして踏ん張り,踏ん張りが効かなくなれば片足を後方に出して転倒を防ぐ.このような姿勢反射がみられず,後方に倒れそうになるときに姿勢反射障害ありと判断する.retropulsion陽性ともいう.
③ 頸部,四肢の筋強剛の有無をみる.典型的には頸部に筋強剛がみられ,四肢にはみられない.四肢に筋強剛がみられるときも左右差がなく,Parkinson病と異なることが多いが,PSP-Pでは左右差のある筋強剛がみられる.

c 鑑別疾患
Parkinson病やParkinson症候群であるCBD,血管性Parkinson症候群,多系統萎縮症,特発性正常圧水頭症などが鑑別の対象になる.

Pitfall

垂直性眼球運動障害はPSPの初期からみられる症状であるが,特に下方視の障害が特徴である.上方視の障害は高齢者の他の疾患でも時にみられるが,下方視の障害は中高年にみられる疾患のなかではPSPに特異性が高い.

d 画像
CTでは第3脳室の拡大がPSPを示唆する所見であるが,MRIの矢状断での中脳被蓋の萎縮はハチドリサインやペンギンサインとよばれ診断に有用である.MRIはパーキンソン症候群の他の疾患との鑑別にも役立つ.Parkinson病との鑑別にはMIBG心筋シンチグラフィーがParkinson病で取り込み低下があり,Parkinson病の診断に用いられる.脳血流スペクトはCBDでは大脳皮質での左右差のある血流の低下がみられ,CBDの診断を支持する所見である.

4 治療

抗Parkinson病薬はParkinson病のようには効果が認められない.特に姿勢の不安定,すくみ足は薬剤の効果が期待できない症状である.すくみ足に対してドロキシドパがある程度効果がみられる場合がある.レボドパ製剤はParkinson病との鑑別上反応をみるために使ってみる.アマンタジン,抗コリン薬などの非ドパミン系抗Parkinson病薬もある程度効果がある場合もある.

5 患者,家族への説明

Parkinson病のようには薬の効果は期待できないことを話す.初期には転倒しないように気をつけることを話す.進行した時期には嚥下障害が出るので注意するようアドバイスする.嚥下障害がみられれば,食事の形態について小さくする,とろみをつけるなどのアドバイスをする.水分も誤嚥を起こしやすいのでとろみをつける.頸の位置もPSPだと後屈することがあるので,食事のときには前に傾けるようにする.

6 公的支援の利用

PSPと診断されれば国の制度である特定疾患医療費助成制度を利用できる.保健所

に申請書を提出してもらう．申請用紙はインターネットからもダウンロードできる．歩行障害が進行すると身体障害者手帳の肢体不自由の体幹機能障害で該当する場合があり，家族から申請の希望があれば，判定できる資格のある医師に判定用紙の記載を依頼する．

DON'Ts

- ☐ 転倒を恐れて寝たきり状態にしてはならない(転倒に注意して見守りながら歩行訓練を行う)．
- ☐ レボドパ製剤を十分な量を使わないでレボドパ製剤に対する反応がないと判断してはならない．

文献

1) Steele JC, et al.: Arch Neurol 1964;10:333-359
2) Litvan I, et al.: Neurology 1996;47:1-9
3) Williams DR, et al.: Lancet Neurol 2009;8:270-279

順天堂大学越谷病院 神経内科　**森　秀生**

B 変性疾患

2-③ 基底核の変性疾患
大脳皮質基底核変性症

DOs

- 大脳皮質基底核変性症(CBD)は病理診断名，大脳皮質基底核症候群(CBS)は臨床診断名として区別しよう．
- CBDにはCBS，前頭葉性行動空間症候群，原発性進行性失語 非流暢性/失文法異型，進行性核上性麻痺症候群の四つの臨床病型がある．
- CBSの背景疾患はCBDが半数以下で，Alzheimer病，進行性核上性麻痺など様々であることを念頭におこう．

1 基本的な考え方(図1)

大脳皮質基底核変性症(corticobasal degeneraion：CBD)は進行性核上性麻痺(progressive supranuclear palsy：PSP)と同様4 repeat優位の過剰リン酸化タウ蛋白が蓄積する4 repeat tauopathyである．古典的には失行をはじめとする大脳皮質症状および筋強剛などの錐体外路徴候が存在しそれらが明かに非対称性であることが特徴とされ[1]，現在は大脳皮質基底核症候群(corticobasal syndrome：CBS)とよばれている．しかしCBDの症状はCBSにとどまらず，PSPの臨床像をとる型，前頭性の認知症が目立つ型，失語が前景にたつ型など様々である[2]．一方CBSの背景疾患は，CBDは半数以下とされ，PSP，Alzheimer病(AD)など様々である．

2 疫 学

わが国における有病率は10万人あたり1.9人と推定されている．CBDの平均発症年齢は50〜70歳代，平均60歳代で，女性のほうがやや多い．

3 臨床症状

a 症状と出現頻度
(病理で確定診断された例[2]における出現頻度を示す)

① 失行：運動感覚，協調運動，理解，協調性が保たれているにもかかわらず，四肢を使った学習した運動を遂行することができなくなる．自分で思うように四肢を動かすことができず，運動がぎこちなく，不器用になる．CBDの主症候であるが，57%にみられるのみである．

② 皮質性感覚障害(二点識別覚，皮膚書字覚＝閉眼した患者の手掌に検者が字を書き，認識できるか，立体認知＝閉眼でコインを触り，認識できるか)は，出現頻度が低く，30%以下にみられるのみである．

③ 他人の手徴候：自己の意志とは無関係に自己の手が無目的に動くことをいう．CBDの特徴の一つとされたが，実際には30%に認めるのみである．

④ 四肢強剛・動作緩慢・姿勢保持障害：いわゆるパーキンソニズムで，四肢強剛85%，動作緩慢76%，姿勢の不安定さ78%，転倒75%と出現頻度が高い．PSP同様，強剛は四肢よりも体軸で優位である．

⑤ 不随意運動：振戦はParkinson病の振戦と異なり，不規則でjerkyであるという特徴がある．振戦は39%，四肢ジストニアは38%，ミオクローヌスは27%と少ない．

⑥ 認知機能障害・行動変化：全般性の認知

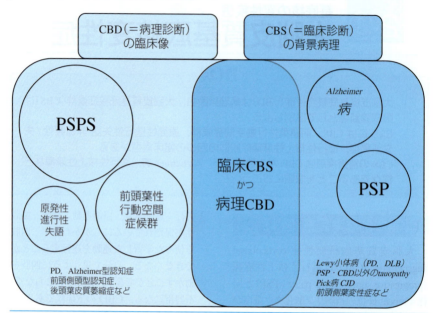

図1　CBDとCBSの関係
通常の書体は臨床診断名，斜体は病理診断名を示す．CBDの臨床像は様々で，CBSは4割弱である．そのほか，PSPの臨床像を呈するタイプ，前頭葉型の認知症や失語が前景に立つ臨床型も存在する．一方，CBSにおける原因疾患も様々であるが，CBDは半数弱にすぎない．次いでAD, PSPが約2割弱である．CBD：大脳皮質基底核変性症，CBS：大脳皮質基底核症候群，PSP：進行性核上性麻痺，PSPS：進行性核上性麻痺症候群（progressive supranuclear palsy syndrome），FLTD：前頭側頭葉変性症（frontotempral lobar degeneration），PD：Parkinson病，DLB：Lewy小体型認知症，CJD：Creutzfeldt-Jakob病

機能障害の出現頻度は高く70％で，認知障害で発症する例もまれではない．行動変化も55％で出現する．

⑦失語・言語障害：失語は52％で出現し非流暢性の失語を示す場合が多い．発語失行（言語音を作成するプログラミングの障害），努力性の失文法性言語などが出現する．

⑧前頭葉徴候，遂行機能障害：把握反射などとともに，遂行機能の障害，Frontal Assesmeny Battery（FAB）におけるスコア低下をきたす．

⑨眼球運動障害：PSPの特徴であるが，CBDでも60％に出現する．

b　臨床病型
CBDでは図2で示すような四つの臨床病型，すなわちCBS，前頭葉性行動空間症候群（FBS），原発性進行性失語 非流暢性/失文法異型（naPPA），進行性核上性麻痺症候群（PSPS）が報告されている．

4　病態生理

大脳皮質が障害されることにより，部位に応じた様々な大脳皮質徴候が現れる．たとえば前頭葉が障害されると，前頭葉性の遂行機能障害が，頭頂葉が障害されると失行あるいは視空間障害が，言語野が障害されると失語が生じる．また黒質や淡蒼球，視床下核など大脳基底核が障害されることにより，パーキンソニズム（固縮，動作緩慢など），不随意運動（振戦，ジストニアなど）が現れる．

1. 大脳皮質基底核症候群 corticobasal syndrome（CBS）

d) 四肢の強剛あるいは無動
e) 四肢のジストニア
f) 四肢のミオクローヌス

Probable CBS
非対称
a)b)c) 2項目
＋
d)e)f) り2項目

d) 口舌あるいは四肢失行
e) 皮質性感覚障害
f) 他人の手徴候

Probable CBS
a)b)c) 1項目
＋
d)e)f) り1項目

2. 前頭葉性行動空間症候群 frontal behaviora-spatial Is yndrome（FBS）

a) 遂行機能障害
b) 行動あるいは性格変化
c) 視空間障害

a)b)c)　2項目

3. 原発性進行性失語 非流暢性／失文法異型 non-fluent / agrammatic variant of primary progresslve aphasia（naPPA:NAV）

努力性の失文法発話
＋
a) 単語理解は比較的保たれるが文法や文章の理解は障害される
b) 模索的で歪んだ発語（発語失行）

a)b) 1項目

4. progressive supranuclear palsy syndrome（PSPS）

a) 体軸性あるいは対称性の四肢筋強剛・無動
b) 姿勢保持障害あるいは転倒
c) 尿失禁
d) 行動変化
e) 垂直性核上性注視麻痺あるいは垂直性衝動性眼球運動の速度低下

a)〜c)　3項目

図2　CBD の四つの臨床病型（文献2より）

5 診　断

CBD 診断基準（表1），CBS 診断基準（表2）を参考にする．CBD 診断基準の probable sporadic CBD は純粋に CBD のみを診断する基準で，possible CBD は CBD のみでなく広く tauopathy を拾い上げるような基準とされている．実際に CBS のなかから背景疾患を診断する手がかりとして表3のような所見が知られている．

6 治　療

根治療法はない．対症療法としてリハビリテーションと薬物療法を併用する．進行とともに四肢の固縮やジストニアが出現し，柔軟性が低下するため，ストレッチは早期から取り入れ，進行具合に応じた筋力維持の運動を継続して行い，関節可動域訓練など拘縮予防につとめる．

薬物療法としてはパーキンソニズムに対してレボドパ合剤，振戦・ミオクローヌスに対しては，クロナゼパム，ジストニアに対しトリヘキシフェニジルやボツリヌス注射，痙縮に対してはバクロフェンを用いる．

 Pitfall

神経内科で診ることの多い CBD の臨床像は PSPS である．つまり PSP と診断している患者のなかに CBD が含まれている．

 Pitfall

認知症のみを呈する CBD が存在する．認知症のタイプとしては前頭側頭型認知症，Alzheimer 型認知症が報告されている．

表1 CBD 診断基準（文献 2 より）

	clinical research criteria for probable sporadic CBD	clinical criteria for possible CBD
臨床像	潜行性の発症 緩徐進行	潜行性の発症 緩徐進行
罹病期間	1年以上	1年以上
発症年齢	50 歳以上	最少年齢の制限なし
家族歴（2人以上）	除外	あってもよい
臨床病型	1）probable CBS or 2）FBS or NAV ＋≧ CBS の特徴一つ	1）possible CBS or 2）FBS or NAV or 3）PSPS ＋≧ CBS の特徴一つ
遺伝子変異（MAPT など）	除外	あってもよい

CBD 診断基準の除外項目
1. Lewy 小体病：4Hz PD 振戦，顕著かつ持続的なレボドパの反応あるいは幻覚
2. MSA：自律神経機能不全あるいは著明な小脳徴候
3. ALS：上位および下位運動ニューロン徴候
4. 語義失語あるいはロゴペニック型原発性進行性失語
5. 局所症状を説明しうる限局性病変
6. グラニュリン遺伝子変異あるいは血漿グラニュリン値低下，TDP43 変異，FUS 変異
7. Alzheimer 病：髄液 Aβ 42/tau 低下，11C-Pittsburgh Compund B PET, Alzheimer 病を示唆する遺伝子変異：プレセニリンや app 遺伝子

表2 CBS 診断基準（文献 3 より）

必須項目		
・徐々に発症し，緩徐進行 ・レボドパ治療の持続的な効果がないこと†		
大項目および小項目*		
運動障害	皮質運動感覚障害	認知機能障害
・*無動固縮* ・局所性のあるいは分節性のミオクローヌス ・非対称性のジストニア	・*肢節運動失行* ・他人の手徴候 ・皮質性感覚障害あるいは失算	・発語および言語障害‡ ・前頭葉性の遂行機能障害§ ・視空間障害

＊斜体は大項目，その他は小項目を示す．
†パーキンソニズムに対するレボドパ治療は，カルビドパ/レボドパ製剤 25/250mg を 1 日 3 回，少なくとも 2 か月間試みるべき．錐体外路徴候が明らかに改善しなかった場合，あるいは治療効果が一過性（1 年未満）であった場合，レボドパの反応が乏しいと考えられる．
‡失語，構音障害，失書を含む．
§前頭葉解放徴候，語彙流暢性低下，その他の前頭葉機能テストの異常を含む．

診断：必須項目すべてに加えて，大項目（斜体）二つ＋小項目二つを満たす

表3 CBSのなかから背景疾患を診断する手がかり（文献4より改変）

1. CBSの中からCBDを示唆する所見
・早期の前頭葉性行動異常，非流暢性言語障害，口部失行
・大脳萎縮のスピードが速い
・罹病期間10年未満
2. CBS以外の疾患を示唆する所見
▶ PSP
・転倒を伴う姿勢反射障害が発症1年以内にみられる
・垂直性核上性注視麻痺（特に下方視の障害）
・ミオクローヌスや失行など大脳皮質徴候を認めない
▶ Parkinson病
・レボドパ治療の顕著かつ持続的な効果がみられる
・安静時振戦
・自律神経障害
▶ Lewy小体型認知症
・薬剤と関連しない視性幻覚
・REM睡眠行動異常
・認知機能の変動
・自律神経障害
▶ Alzheimer病
・初期の著明な短期記憶障害，出来事記憶の障害
・ミオクローヌス
・頭頂葉の血流低下
・髄液中のAβ42低下，t-タウ上昇，p-タウ上昇
▶ Creutzfeldt-Jakob病
・急速進行（1年以内の経過）
・皮質盲
・MRI拡散強調像における高信号

DON'Ts

- ☐ CBSの患者を診て，短絡的にCBDと診断してはいけない（CBSの背景疾患のなかではCBDは半数以下である）．
- ☐ 左右差がないからといってCBDを否定してはならない（CBDにおける左右差は必発ではない）．

文献

1) Rebeiz JJ, et al.: Arch Neurol 1968;18:20-33
2) Armstrong MJ, et al.: Neurology 2013;80:496-503
3) Mathew R, et al.: JNNP 2012;83:405-410
4) Kouri N, et al.: Nat Rev Neurol 2011;263-272

国立病院機構東名古屋病院 神経内科　**饗場郁子**

B 変性疾患

2-④ 基底核の変性疾患
Huntington 病

DOs

- 遺伝歴のある舞踏運動症例の場合には Huntington 病を第一に疑う．
- 舞踏運動は早期には目立たず，"癖"や"不器用になった"とみなされることがある．舞踏運動にジストニアやミオクローヌスなどの不随意運動が混在することもある．
- 早期から精神症状が重篤な症例も散見される．

1 基本的な考え方

Huntington 病（HD）は浸透率の高い優性遺伝様式を示す進行性の神経変性疾患の一つである．わが国の有病率は人口10万人あたり0.6人程度と推定される．精神症状，認知障害，舞踏運動などの不随意運動を主徴とし，全経過は15年程度であることが多い．発症年齢は30歳代が多いが，幼児から老年期まで幅広い．初発症状は成人期以前の発症では精神症状で発症する症例が，成人発症例では舞踏運動などの不随意運動で発症する症例が多い．根本治療は現時点ではないが，テトラベナジンや抗精神病薬などで不随意運動と精神症状症状を軽減できる．

病因遺伝子は *HTT* で，HD は後述するようにポリグルタミン病の一つであり，CAG リピート数が多いと発症年齢が早く，かつ重篤となる傾向がある．また，世代を経るにつれて発症年齢が若年化する（表現促進現象〈anticipation〉）もみられる．HDの確定診断は遺伝子診断による．遺伝子診断には十分なインフォームドコンセントが必要であり，遺伝子診断前後のカウンセリングが重要である．なお，at risk の遺伝子診断は日本神経学会ではカウンセリング体制が整った状況での臨床遺伝専門医の介入を要件としている．遺伝子確定の影響が係累に及ぶため，安易な遺伝子診断の実施は控えるべきである．

2 現病歴・既往歴・家族歴

発症は緩徐進行性である．運動症状として早期には舞踏運動がみられない場合もあり，不器用になった，粗忽者になったとして来院することもある．若年発症者ではジストニアが目立つ場合もある．精神症状で発症する場合にはくどくなった，性格が変わった，怒りやすくなったなどがある．精神症状で発症した場合には社会生活がより早期に不能となりやすい．

既往歴には特記すべきことはない．ほとんどの症例で常染色体優性遺伝を疑う家族歴を有するが，まれに家族歴が明らかでないことがある．高齢発症症例の場合には，症状が軽微で診断がなされていないことがある．

3 神経現症

不随意運動は舞踏運動が典型である．舞踏運動は顔面，四肢末梢に多く，精神的負荷などにより増強する．不随意運動は舞踏運動のほかにはジストニア，ミオクローヌス，振戦，チックなどがあり，多彩である．舞踏運動，ジストニア，ミオクローヌスの順に多い．また，持続した動作が拙劣となり，舌提出の持続，把持動作の中断では物品の落下をきたす．眼球運動では衝動性眼球運動速度低下と，眼球運動失行様（頭部運動を抑制した衝動性眼球運動発現の障害）を認める．舞踏運動によらない巧緻障害も

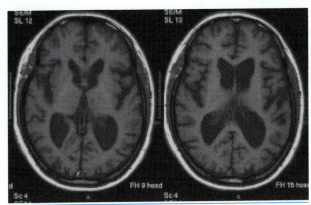

図1 HDのMRI像
尾状核の萎縮と全脳萎縮を認める

頻度が高い．筋トーヌスは低下〜亢進まであり，腱反射は亢進する．進行期には全身痙攣発作を認めることがある．

精神症状の中核症状は人格変化と認知障害とである．これに感情面では情動の不安定さ，短気，易刺激性，不機嫌，アパシーなどが様々な程度でみられる．そのほかに，易疲労性，不眠，うつ状態も頻度が高い．自殺企図の頻度が高く，うつに伴う自殺企図のみならず，衝動行動としての自殺未遂もあり，留意する必要がある．認知障害では遂行機能障害，作業記憶の障害，注意障害，視空間認知障害が早期からみられる．遂行機能の構成要素のなかでもプランニング，問題解決能力，柔軟性が早期から障害されやすい．経過に伴い，次第に記銘力低下，判断力低下，学習能力低下が目立つようになる．知的障害は若年型で著しい．保続がみられることが多く，思考の柔軟性，思考の構築が障害される．注意力の低下，説明能力の低下，思考の階層性や論理性の低下もみられる．これらは認知障害と同様に，うつ，アパシー，不安により修飾される．病状が進行すると失外套状態となる．

4 検査所見

特徴的な一般検査所見はない．病状を評価するための画像検査，心理検査，確定診断のための遺伝子検査とがある．

画像所見は図1に示すようにMRIで尾状核頭部にアクセントのある全脳萎縮を認める．発症早期や若年型HDでは側脳室前角部の拡大が目立たないこともあり，注意を要する．全脳萎縮は進行性である．脳血流SPECTでは全般に血流が低下するが，前頭葉優位を示す．

病状評価のために心理検査が行われ，MMSE，FABなどが使用される．そのほかストループ課題，ギャンブル課題なども使用される．

確定診断のために遺伝子診断を行う．1993年に国際共同研究[1]により病因遺伝子である *huntingtin*: *HTT* が同定された．*HTT*の第1エクソンにはCAG繰り返し配列があり，表1のように患者群では繰り返し配列数が増加する．CAGはグルタミン(Qと表示)をコードしていることからHDはポリグルタミン病polyQ diseaseの一つであることが明らかとなった．*HTT*のグルタミンの繰り返し回数(Q_n)と臨床像との関係では，Q_nが多いほど発症年齢が若く，かつ重症である．また，ホモ接合体の方が，ヘテロ接合体よりも重症である．世代を経るごとにQ_nは増加する傾向があり，

発症年齢が若年化する（表現促進現象〈anticipation〉）がみられる．表現促進現象は病因遺伝子が父親由来の際に著しい．この父親由来でのQnの増大の要因として，精母細胞でのQnがより不安定であることが推定されている．子どもが発症した時点で親が未発症もしくは発症早期で診断未確定であることもあり，若年発症者の遺伝子診断の際にはこの点にも留意する必要がある．非発症者，未発症者の遺伝子診断は家族内の問題や社会的問題を生じやすいため，遺伝関連10学会の指針[2]および日本神経学会の遺伝子診断に関する指針[3]に準ずる必要がある．日本神経学会におけるHDに対する遺伝子診断の立場は，①十分なインフォームドコンセントを行うこと，②有効な予防法や治療法が確立されていないことを考慮すること，③遺伝子診断の時点で係累に対する影響が大きいことを考慮すること，④原則として未発症者に対する遺伝子診断は臨床遺伝専門医に委ねること，としている．遺伝カウンセリングも必要である．結婚や出産を契機に遺伝子診断がat risk者が強要されることも散見される．遺伝子診断はあくまで本人の自発的な意志に基づいて行うものであることも銘記すべきである．

5　治療[4]

表1 Huntington遺伝子におけるCAG繰り返し数と遺伝子学的分類，表現型（文献3より）

繰り返し数	遺伝学的分類	表現型	
26 ≦	正常対立遺伝子	正常	
27-35	父系減数分裂での不安定さはあるが，非浸透	正常	Intermediate allele
36-39	父系減数分裂での不安定さあり，低浸透	正常またはHD	
≦ 40	Huntington病	HD	

舞踏運動はテトラベナジン投与により軽快する．定型および非定型抗精神病薬も運動症状コントロールに用いられる．時に脳深部刺激療法を行うこともある．精神症状については定型および非定型抗精神病薬を使用する．うつ症状に対しては抗うつ薬を使用する．定型，非定型抗精神病薬の選択基準は鎮静を要するか，抗精神病作用を主体とするかによる．

Pitfall

易怒性や抑制困難からdomestic violenceとなる症例も散見する．このような場合，介護者は患者への恐れから介護放棄に陥りやすく，介護環境についても留意して診療にあたる必要がある．

DON'Ts

- □ Huntington病のような精神・神経系双方が障害される根本的治療法がない疾患での遺伝子診断は安易に行うべきではない．
- □ うつや衝動制御障害により自殺企図，自殺を行う頻度が高い．病名告知時，病状増悪時，何らかのイベント発生の際には自殺企図に配慮した対応が必要である．

文献

1) The Huntingtons disease collaborative research group: Cell 1993; 72: 971-983
2) 遺伝子検査に関するガイドライン（遺伝医学関連10学会）平成15年8月
3) 日本神経学会：神経疾患の遺伝子診断ガイドライン2009．医学書院，2011
4) Jankovic J: Lancet Neurol 2009; 18:844-856

国立病院機構相模原病院 神経内科　**長谷川一子**

3-① 小脳の変性疾患
孤発性脊髄小脳変性症

DOs

- 皮質性小脳萎縮症は除外診断が重要である．
- 多系統萎縮症や遺伝性脊髄小脳変性症も考慮して医療面接や診察をしよう．
- 積極的にリハビリテーションを導入しよう．

1 基本的な考え方

孤発性脊髄小脳変性症は，脊髄小脳変性症（spinocerebellar degeneration：SCD）のうち遺伝性以外のものであり，除外診断が重要である．現時点で根治療法はない．本稿ではおもに皮質性小脳萎縮症（cortical cerebellar atrophy：CCA，かつて晩発性小脳皮質萎縮症ともいわれていた）について述べる．

2 疫学

SCD のうち，約 2/3 が孤発性であり，さらにそのうちの約 2/3 は多系統萎縮症（multiple system atrophy：MSA，詳細は 5-①〈p.314〉に譲る）といわれている[1]．残りの約 1/3 のほとんどは CCA に該当すると考えられる．

3 臨床症状

CCA の症状は純粋小脳型であり，基本的には認知機能低下や Parkinson 症状，自律神経障害は伴わない．多くは中年以降に歩行障害から発症し，緩徐に小脳性運動失調症状が進行する．神経学的診察では，構音障害，眼振，指鼻指試験・回内回外運動・膝踵試験拙劣，Mann 試験陽性，広基性不安定歩行といった所見を認める．

4 病態生理

CCA の原因はいまだに不明である．病理学的には，ほぼ皮質に限局した小脳萎縮と Purkinje 細胞の脱落を認める．

5 検査所見

血液検査や髄液検査は正常範囲である．CT や MRI では対称的な小脳萎縮を認めるが，脳幹萎縮は目立たない．また脳実質内の MRI 異常信号は認めない．SPECT や PET では，小脳血流と代謝の低下を認める．ただし，これらの所見は CCA に特異的なものではない．

6 診断

診断の流れとしては，成人発症で緩徐進行性の小脳性運動失調症状のみを呈していること，家族歴のないことを確認し，表1 に示す鑑別疾患を除外し，CCA の診断となる（図1）．特に病初期の MSA は CCA との鑑別が困難なこともまれではないので，注意が必要である．

家族歴がない成人発症の緩徐進行性純粋小脳性運動失調で，画像検査では小脳萎縮

Pitfall
肝機能低下などの影響で抗てんかん薬の血中濃度が上昇し，一時的に運動失調症状が顕在化することがある．

Pitfall
傍腫瘍性では，神経症状出現から数か月～数年後に腫瘍が発見されることがあり，注意して検索を続けるべきである．

表1 CCAの鑑別診断(文献3, 4より改変)

	背景	ポイント
遺伝性脊髄小脳変性症	3-②参照(p.296)	家族歴の再確認
中毒性	アルコール 薬剤 　抗てんかん薬(フェニトインなど), 　睡眠薬, 抗不安薬, 抗うつ薬, リチウム, 抗腫瘍薬など 重金属(水銀, 鉛など) 有機溶媒	病歴や生活歴の聴取
代謝性	甲状腺機能低下症 ビタミンB_1欠乏症	血液検査
自己免疫性	抗GAD抗体失調症 セリアック病 感染症後失調症	抗GAD抗体 抗グリアジン抗体 EBVなどの感染症の確認
傍腫瘍性	肺小細胞癌, 乳癌, 卵巣癌, ホジキンリンパ腫など	全身の腫瘍検索 抗神経抗体(Hu, Yo, Riなど)
腫瘍など	小脳腫瘍	MRIやCTなど画像評価
プリオン病	Creutzfeldt-Jacob病	特にGSS-P102L
血管障害	脳血管障害 脳表ヘモジデリン沈着症	
多系統萎縮症	5-①参照(p.314)	自律神経障害やParkinson症状の確認や画像評価など

EBV:Epstein-Barrウイルス

```
成人発症,緩徐進行性小脳失調のみを認める
         ↓
     家族歴がない
         ↓
   表1の鑑別疾患を除外
画像検査で小脳に限局した萎縮
特にMSAや遺伝性の可能性を忘れずに
         ↓
      CCAと診断
```

図1 CCAの診断

に異常が限局している場合,時に拙速にCCAと診断されてしまいがちである.しかし,このような症例のなかにtreatable ataxia(治療可能な運動失調症)も含まれている可能性があることを忘れてはならない.

一見"CCA"と思わせるものから,このような疾患群を除外していくことは,診断や治療方針決定のうえで重要である.十分に鑑別を重ねた場合,CCAはまれな疾患といえるようになるかもしれない.

a 詳細な病歴および家族歴聴取が重要

病初期にはCCAと考えられていても,数年のうちにParkinson症状や自律神経障害などが加わってきて,MSAに診断名が変更になることがある.CCAとMSAを鑑別するうえで特に自律神経障害は重要な点であるため,その有無を確認すべく詳細な病歴聴取が求められ,経時的に症状の変化を観察することも必要である.

遺伝性脊髄小脳変性症の鑑別には,正確な家族歴聴取が重要である.近年の核家族化の影響もあるが,親族と疎遠である場合

や当初は家族歴を話したがらない場合などにおいて，後になってから類症の家族歴が判明することがある．

b 遺伝子検査

明らかな家族歴がない場合でも，既知の遺伝子変異が認められることがあるので，必要に応じて遺伝子検査を検討する．特に日本に比較的多いSCA6やSCA31といった純粋小脳型はCCAと診断されていることがある．近年多くの遺伝子変異が判明してきているものの，まだ原因未同定の場合も少なくない．今後さらに新しい遺伝子変異の発見や治療方法の開発が進む可能性がある．

7 治療

一般的にCCAは，MSAや遺伝性脊髄小脳変性症に比べると予後はよい．純粋小脳型の孤発性成人発症小脳性運動失調患者の生存期間は20年以上との報告がある[2]．しかしながら，これまでに根治療法は開発されておらず，タルチレリン内服，プロチレリン筋注または静注による対症療法が行われている．短期集中型を含めてリハビリテーションを積極的に行っていくことが機能維持のためにも望ましい．

DON'Ts

- 医療面接と診察をおろそかにしてはいけない．
- treatable ataxiaを見逃してはならない．

文献

1) Tsuji S, et al.: Cerebellum 2008; 7: 189-197
2) Bresse E, et al.: Clin Genet 2007; 71: 12-24
3) Lin DJ, et al.: Mov Disord 2014; 29: 294-304
4) Klockgether T, et al.: JNNP 1990; 53: 297-305

北海道大学 神経内科　**松島理明，佐々木秀直**

B 変性疾患

3-② 小脳の変性疾患
遺伝性脊髄小脳変性症

DOs
- 小脳障害の神経症候を理解する．
- 脊髄小脳変性症の分類を理解する．
- 主な遺伝性脊髄小脳変性症を理解する．

1 基本的な考え方

脊髄小脳変性症（spinocerebellar degeneration：SCD）は，「小脳とそれに関連する神経系，たとえば橋や延髄などの脳幹や大脳基底核，脊髄後索核などを系統的に変性障害する疾患」の総称である．SCDには小脳皮質に比較的限局して障害をきたす純粋小脳型の病型と，小脳皮質だけでなく，小脳深部核，脳幹，脊髄，大脳，あるいは末梢神経など広い範囲に障害をきたす多系統障害型の病型まで多数が含まれる．遺伝性・非遺伝性（孤発性）という分け方をすると，わが国の統計ではSCDの約40%は遺伝性で，約60%は孤発性といわれている．遺伝性SCDの約80%は常染色体優性遺伝型といわれ，残りの大部分は常染色体劣性遺伝型，そして少数のX染色体連鎖型などが存在する（図1）．本稿ではこの遺伝性脊髄小脳変性症について，特に知っておくべき病型を中心にご紹介する．

2 臨床症状・発症年齢・鑑別など

遺伝性・孤発性（非遺伝性）を問わず，SCDの中核症状は小脳性運動失調である．すなわち，①バランス障害（体幹性失調）である閉脚やつぎ足，片足立ちでの不安定性や歩行時のふらつき，②小脳性構音障害（断綴性・爆発性言語），③測定障害，④変換性障害，⑤筋トーヌス低下，⑤眼振（注視方向性水平性または下眼瞼向き眼振など），⑥振戦（多くは動作時）などの症状が現れる．

このほか，小脳以外の神経系統の障害があれば，それに応じた症状が出現しうる．

遺伝性SCDでは，原因となる遺伝子異常が多数解明されており，常染色体優性遺伝型の80%程度が原因が解明されたといってもよい状態である．常染色体劣性遺伝型

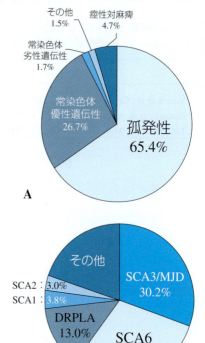

図1 わが国の統計データ
A：日本での脊髄小脳変性症の病型頻度．B：日本での常染色体優性遺伝性SCDの内訳

においても，多数原因が解明された．逆に，原因遺伝子の視点から疾患の臨床症候を整理しなおすと，臨床像と原因の関係が明瞭になる(図2)．したがって，患者の臨床症候と家族歴，つまり孤発性か遺伝性の場合はその遺伝形式を決定して，図2のフローチャートからおおまかに病型を鑑別する．この際，画像所見(図3)も参考になる．さらに該当する病型では遺伝子診断を行うことで正確に診断できる．また，発症年齢はSCDのなかの疾患によって様々であり，20歳頃までに発症する若年性の病型から，老年期になって出現する病型まである．また，一つの疾患をとっても幅があることが経験される．たとえば，同じ家系内でも，世代を経るごとに発症年齢が若くなる場合があり，この現象をanticipation(表現促進現象)とよぶ．歯状核赤核淡蒼球ルイ体萎縮症(DRPLA)や脊髄小脳失調症(spinocerebellar ataxia：SCA)1型(SCA1)，Machado-Joseph病(MJD/SCA3)などで経験され，特に父親とその子供が発症者の場合に，子供の方が若く発症することで経験される．

3 【各論1】常染色体優性遺伝型脊髄小脳変性症

常染色体優性遺伝型SCDは，SCAともよばれ，同1型(SCA1)から最近ではSCA38まで知られている．SCAは現在判明している遺伝子変異について，三つのグループに分けることができる．

第1グループは，遺伝子の翻訳領域に存在する3塩基(CAG：シトシン・アデニン・グアニン)の繰り返し配列(リピート)の異常な伸長による疾患群である．このCAGは翻訳されるとグルタミンになり，異常に長いポリグルタミン鎖が生じ，ポリグルタミンによって形成される異常蛋白の凝集が病態に深く関与していると考えられている．このため，このグループの疾患はポリグルタミン病ともよばれている．SCAのうち，SCA1，SCA2，MJD/SCA3，SCA6，SCA7，SCA17，DRPLAがこのグループに属する．Huntington病や球脊髄性筋萎縮症(SBMA)も，SCDではないがそれぞれIT15，アンドロゲン受容体遺伝子のCAGリピート伸長によって発病するポリグルタミン病である．また，SCA8とSCA12も異常に伸びたCAGリピートとその産物であるポリグルタミン蛋白が関係しているといわれている．

第2グループは，遺伝子の非翻訳領域に存在する3〜6塩基リピートが異常に伸長することによる疾患群である．これは筋緊張性ジストロフィー(DM1)と類似する病態がかかわっていると考えられている．日本人特有のSCA31が圧倒的に多く，SCA8，SCA10，SCA36なども知られている．この疾患群は，変異のリピートが転写されRNAになることが，病態にかかわっている．たとえば，SCA8では遺伝子(*ATXN8*)の翻訳領域の後に続く3´非翻訳領域(UTR)に存在するCTGリピートが，正常者に比べて異常に伸長していることが原因である．このCTGリピートは転写されCUGリピートになる．つまりSCA8患者では，健常者に比べて*ATXN8*の3´UTR由来のRNAに，異常に長いCUGリピートが発現する．この異常なCUGリピートは，様々な蛋白を結合させ，一部の蛋白とは強く結合するために，その蛋白の本来の機能が損なわれてしまい，疾患の発症にかかわると考えられている．SCA8の場合，DM1と同じく異常に長いCUGリピートが，Muscleblindという蛋白と結合し，その蛋白が担うスプライシングに異常が生じる．このグループの疾患についての研究は，現在非常に発展しており，このほかにも異常伸長したRNAリピートが翻訳されペプチドのリピートになることなど，いくつかの有力な異なる疾患発病メ

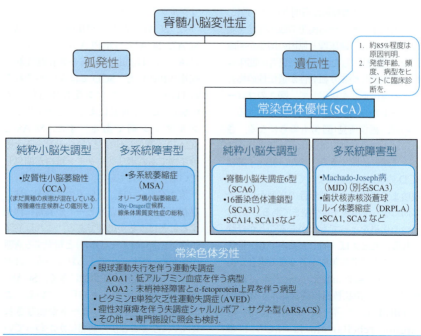

図2 脊髄小脳変性症の鑑別フローチャート

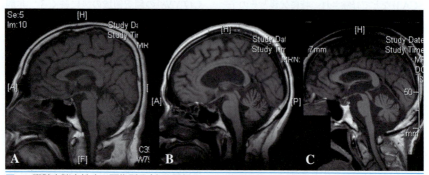

図3 脊髄小脳変性症の画像所見(小脳頭部 MRI T1 強調画像, 失状断)
A：健常者 84 歳 女性, B：SCA31 72 歳 女性, C：MJD 58 歳 男性

カニズムが提唱されている.

三つ目の群は翻訳領域における点変異や欠失などによって，結果的に遺伝子の正常な発現が起きないことによる疾患群である．脳，特に小脳に重要な機能を司る ITPR1 や PKCγ などの遺伝子変異が知られている.

4 【各論2】常染色体劣性遺伝型脊髄小脳変性症

最も有名な疾患は，フリードリッヒ(Friedreich)失調症である．その原因は，Frataxin 遺伝子内の GAA リピート伸長で，まれに点変異もある．しかし，

Frataxin 遺伝子に変異をもつ日本人は報告されていない．α-fetoprotein 高値を示し眼球運動失行を伴う AOA2 や網膜色素変性を示す α-tocopherol 遺伝子異常などが日本人にも知られている．

遺伝性脊髄小脳変性症は常染色体優性，劣性にかかわらず原因遺伝子の解明がなされている疾患が多く存在し，その病態も詳しく解明されてきた．このため病態抑止の方策も進んでおり，将来根本的な治療法の開発がなされると期待できる．

5 鑑別疾患

小脳を障害する疾患には，変性疾患(つまり SCD)以外にウイルスなどの感染症(小脳炎)，脳腱黄色腫症や Nieman-Pick 病などの遺伝性・先天性代謝性疾患，アルコールや薬物中毒，ビタミン欠乏，甲状腺機能低下症などの中毒・後天性代謝性疾患，自己免疫関連小脳炎，悪性腫瘍の合併による傍腫瘍症候群，自己免疫性小脳障害，ミトコンドリア病やプリオン病など多数の病態がある．

6 治療など

小脳失調症には甲状腺刺激ホルモン放出ホルモン(TRH)製剤の内服薬や注射薬があるほか，症状に合わせての薬剤の服用やリハビリテーションが有効と考えられている．多系統障害型の疾患では，Parkinson 症状や自律神経障害，痙縮，末梢神経障害などに対しても，適切な薬物療法を行う必要がある．

DON'Ts

- 小脳障害を呈する他の疾患を見落とさない．

東京医科歯科大学大学院医歯学総合研究科 脳神経病態学(神経内科)　**石川欽也**

B 変性疾患

3-③ 小脳の変性疾患
遺伝性痙性対麻痺

DOs

- 遺伝形式を推定するために家族歴を詳細に聴取しよう．
- 病型を決定するためにインフォームド・コンセントを得て遺伝子診断を行おう．
- 頭部・脊髄 MRI を撮影して鑑別診断を行おう．

1 基本的な考え方

遺伝性痙性対麻痺(hereditary spastic paraplegia：HSP)は，緩徐に進行する下肢の痙縮と筋力低下を主徴とする．遺伝形式から常染色体優性(AD-HSP)，常染色体劣性(AR-HSP)，X連鎖(XL-HSP)に分けられ，AD-HSP が多く，ほかは少ない．

HSP の原因遺伝子座あるいは原因遺伝子が発見された順に，遺伝形式とは関係なくナンバリングされた分子遺伝学的分類(SPG1～SPG72)がなされている．最近のゲノム解析技術の発展により，今後も新たな原因遺伝子が次々に同定されるものと思われる．

2 疫 学

特定疾患の臨床個人調査票の解析から 10,487人の脊髄小脳変性症患者の 4.7%を占め，人口10万人あたり約 0.6 人の有病率であると推測される．

筆者らは，わが国の HSP に関する全国多施設共同研究体制である，Japan Spastic Paraplegia Research Consortium(JASPAC)の事務局を担当している(email: jaspac-med@yamanashi.ac.jp)．JASPAC の遺伝子解析結果による HSP の分子疫学からは，AD-HSP では SPG4 が最も多く半数近くを占め，SPG3A，SPG31，SPG10，SPG8 などの病型が存在する．しかし，半数近くでは既知の遺伝子変異を認めていない．AR-HSP では SPG11 が多く，ARSACS，SPG28，SPG46，SPG15 など様々な疾患が存在する．

3 臨床症状

臨床的には純粋型と複合型に分けられ，前者は通常，痙性対麻痺のみを呈するが，膀胱直腸障害，振動覚低下，上肢の腱反射亢進を伴ってもよい．後者は痙性対麻痺に加えて，ニューロパチー，小脳性運動失調，脳梁の菲薄化，精神発達遅滞，痙攣，難聴，網膜色素変性症，魚鱗癬などを伴う．純粋型は AD-HSP に，複合型は AR-HSP と XL-XSP にみられやすい．

4 病態生理

原因遺伝子からつくり出される蛋白の機能解析から，HSP の分子機序をみると，軸索輸送，小胞体，ミトコンドリア機能，ミエリン形成，蛋白の折りたたみと小胞体ストレス，錐体路と他の神経系の成長，脂肪酸とリン脂質，エンドソーム膜輸送と小胞形成など，様々な障害がかかわっていると考えられる．

5 診 断

まず，家族歴を詳細に聴取して遺伝形式を推測する(**Pitfall** ①)．

次に，病歴では，発症年齢(**Pitfall** ②)や下肢がつっぱり歩きにくい，階段を下りにくい，靴の一部分がすり減りやすいなどの患者の訴えを聞き出すことが大切である．HSP の症状の進行は数年単位と緩徐であ

第5章 神経内科疾患の診療

Pitfall ①

家族歴の有無
一見孤発性と思えても HSP のことがあるので注意する．特に SPG4 では，約 10%の患者で家族歴がはっきりしない．

Pitfall ③

痙縮の消失
ARSACS などで，時間経過により末梢神経障害が進展してくると痙縮が覆い隠される．

Pitfall ②

表現促進現象（anticipation）
SPG4 や SPG3A では，世代を経るごとに発症年齢が若年化して症状も重症化する家系が少数存在する（その機序は不明である）．SPG4 はトリプレットリピート病ではないかと考えられていた時代があった．

Pitfall ④

遺伝学的多様性
HSP には SPG ナンバーのついた多くの疾患が含まれるが，SPG ナンバーのついていない疾患（たとえば，家族性 Alzheimer 病や Chédiak-Higashi 症候群など）にも鑑別を広げる必要があるので，疾患に関する豊富な知識が必要である．

る．進行が急性あるいは亜急性ではないことは，HSP 以外の痙性対麻痺を呈する疾患との鑑別に役立つ．

神経学的診察では，下肢腱反射亢進，足クローヌス，病的反射（Babinski 徴候，Chaddock 徴候など）の出現，下肢痙縮（折りたたみナイフ現象を認める），痙性歩行を観察する．上肢について腱反射は亢進することが多いが，痙縮や筋力低下を認めることはまれである．末梢神経障害があると膝蓋腱反射は亢進しているが，アキレス腱反射は低下〜消失していることをしばしば経験する（**Pitfall ③**）．

MRI 検査では，大脳萎縮，大脳白質病変，小脳萎縮，脳梁の菲薄化，橋の線状病変を認めることがあり，鑑別に役立つ．

HSP は，原因遺伝子が異なる場合でも同じ臨床像を呈し，逆に原因遺伝子が同じ場合でも異なる臨床像を呈しうる．したがって，臨床像のみで病型を診断するのは極めて困難であり，どうしても遺伝子診断が必要になる（JASPAC や遺伝子診断が可能な大学病院などに依頼する）．特に AR-HSP は臨床的多様性が大であり，HSP にナンバリングされていない疾患も含めて非常に多くの疾患が存在する（**Pitfall ④**）．

表1 に臨床現場での痙性対麻痺（孤発性も含めて）の診断基準（案）を記す．今後，この診断基準の感度，特異度を検証する必要があるが，これまでわが国には痙性対麻痺の診断基準がなかったので，いわゆる変性疾患としての痙性対麻痺を抽出しようとしたものである．

6 治 療

痙縮に関して対症療法を行う．筋弛緩薬（エペリゾン，チザニジン，アフロクアロン，トルペリゾン，バクロフェン，ダントロレンなど）の内服を行うが，その効果は乏しい．緊張筋へのボツリヌス毒素の筋注やバクロフェン髄注療法は治療効果がある．筆者らは，痙縮の緩和と歩行改善を目的にバクロフェン髄注療法を行っているが，術前の筋肉痛もとれて患者の満足度は高い．継続的なリハビリテーションは極めて重要である．拘縮予防や関節可動域の維持など下肢機能の悪化を防ぐために，歩行訓練など運動療法を行い，温熱療法，電気刺激療法，光線療法などの物理療法も考慮する．

表1 痙性対麻痺の診断基準(案)

主要徴候		1．緩徐進行性の両下肢の痙縮と筋力低下 2．両下肢の腱反射亢進，病的反射
随伴症状		複合型では末梢神経障害，精神発達遅滞，小脳性運動失調，てんかん，骨格異常，視神経萎縮網膜色素変性症，魚鱗癬などを伴うことがある (純粋型でも膀胱直腸障害，下肢振動覚低下，上肢腱反射亢進を伴ってもよい)
遺伝性		常染色体優性(最多)，常染色体劣性(まれ)，X連鎖性(非常にまれ)を認め，一部家族歴の明らかでない孤発例もある
初発症状		痙性対麻痺による歩行障害や下肢痛が多く，複合型では小脳性運動失調での発症もある (末梢神経障害，精神発達遅滞，てんかんでの発症もある)
検査所見		MRIにて大脳萎縮，大脳白質病変，小脳萎縮，脊髄萎縮，脳梁の菲薄化，脳幹の線状病変を認めることがある
鑑別診断	脱髄性疾患	多発性硬化症，視神経脊髄炎，急性散在性脳脊髄炎
	変性疾患	筋萎縮性側索硬化症，原発性側索硬化症，脊髄小脳変性症家族性Alzheimer病，Alexander病 Charcot-Marie-Tooth病，ドパ反応性ジストニア
	感染症	HTLV-1関連性脊髄症，HIV脊髄症，梅毒，プリオン病
	代謝性疾患	副腎白質ジストロフィー，亜急性連合変性症，ミトコンドリア異常症
	その他	サルコイドーシス，脊髄空洞症，脊髄腫瘍，脳脊髄血管障害，外傷性脊髄障害，脊椎疾患，Chiari奇形，Chédiak-Higashi症候群
診断の判定		主要徴候1，2を認め，上記疾患を鑑別できる (末梢神経障害を伴う場合は2を認めないこともある) 病型診断は遺伝子診断により確定する(同じ病型であっても臨床像が異なっていたり，異なる病型でも同じような臨床像がみられることがある)

HTLV-1：ヒトTリンパ球向性ウイルス-1，HIV：ヒト免疫不全ウイルス

DON'Ts

- 家族歴の聴取はベッドサイドで行ってはならない．他人に聞かれると嫌な患者もいるので，別室で聴取するなど配慮する．
- 痙縮は速度依存性なので，痙縮をみるのにゆっくりと下肢を曲げてはならない．

文献

1) Fink JK: Acta Neuropathol 2013; 126: 307-328
2) 瀧山嘉久：神経症候群(第2版)II-遺伝性痙性対麻痺概論．水澤英洋(編)，日本臨床 2014, 417-422
3) Finsterer J, et al. J Neurol Sci 2012; 318: 1-18
4) 瀧山嘉久，他：神経内科 2011; 74: 141-145

山梨大学医学部 神経内科　**瀧山嘉久**

☑ 遺伝性痙性対麻痺の名称について

遺伝性痙性対麻痺は，家族性痙性対麻痺やStrümpel-Lorain症候群とよばれることもあるが，"遺伝性"を明確に打ち出す意味で，最近はこの名称を使うことが多い．病理所見は錐体路変性が主病変であるので，原発性側索硬化症に近い運動ニューロン疾患の側面と，脊髄小脳路変性の存在から脊髄小脳変性症の側面とをあわせもっている． （瀧山嘉久）

B 変性疾患

4-① 運動神経の変性疾患
筋萎縮性側索硬化症

> **DOs**
> - 上位・下位運動ニューロン障害の評価に熟達しよう．
> - 診断基準（Awaji 基準）を理解しよう．
> - 病状の進行スピードを考慮して，医療処置（胃瘻・気管切開）についての説明をしよう．

1 基本的な考え方

上位運動ニューロン（UMN）障害，下位運動ニューロン（LMN）障害が併存し，全身の筋萎縮，筋力低下が進行し，人工呼吸器装着を行わなければ呼吸不全で平均予後約3〜5年の神経変性疾患である．

2 疫学

筋萎縮性側索硬化症（amyotrophic lateral sclerosis：ALS）の有病率は10万人当たり約2〜7人，罹患率は10万人当たり約1人とされている．男女比は約2：1でやや男性に多いが，近年女性の発症率が増えてきている．

発症年齢は40歳以降が多く，本邦では70歳代が発症のピークとされるが，80代以降の発症例もある．90〜95%が孤発例だが，5〜10%は家族歴のある家族性 ALS である．

Pitfall

平均予後は3〜5年であるが，人工呼吸器装着をせずに10年経過する例や，発症から9か月で死亡する例など，その臨床経過は多様である．

3 臨床症状，診断

ALS の診断は①UMN および LMN 障害が，多部位*にわたって認められること，②症状が進行性であり，かつ初発部位から他部位への進展がみられること，③類似の症状をきたす疾患の鑑別（除外診断），によ

表1 上位・下位運動ニューロン障害の徴候

	脳幹	頸髄	胸髄	腰仙髄
下位運動ニューロン徴候				
筋力低下 筋萎縮 線維束性収縮	下顎・顔面，口蓋 舌 咽頭	頸部 上腕・前腕 手 横隔膜	背筋 腹筋	背筋 腹筋 下肢
上位運動ニューロン徴候				
反射の病的拡大 クローヌス	下顎反射亢進 口尖らし反射 偽性球麻痺 強制泣き・笑い 病的腱反射亢進	腱反射亢進 Hoffmann 反射 痙縮 萎縮筋腱反射保持	腹皮反射消失 腹筋反射亢進 痙縮	腱反射亢進 Babinski 徴候 痙縮 萎縮筋腱反射保持

（文献3より，ALS ガイドライン作成委員会により一部改変）

表2 Awaji基準（Awaji提言を取り入れた改訂El Escorial診断基準）

診断グレード
Definite
○ 脳幹と脊髄2領域における上位・下位運動ニューロン障害の臨床徴候あるいは電気生理学的異常 ○ または，脊髄3領域における上位・下位運動ニューロン障害の臨床徴候あるいは電気生理学的異常
Probable
○ 2領域における上位・下位運動ニューロン障害の臨床徴候あるいは電気生理学的異常，かつ下位運動ニューロン徴候より頭側の領域に上位運動ニューロン徴候
Possible
○ 1領域における上位・下位運動ニューロン障害の臨床徴候あるいは電気生理学的異常 ○ または，2領域以上の上位運動ニューロン徴候のみ ○ または，1領域以上の上位運動ニューロン徴候とそれより頭側の下位運動ニューロン徴候

（文献4より）

ってなされる．ALSの生化学的診断マーカーは現時点では存在しないことから，臨床所見と補助診断（電気生理学的検査，神経画像）所見を総合して診断する．

UMNとLMNの障害（表1）には様々な組み合わせがあり，LMNとUMNの侵され方の強弱と，侵される箇所の組み合わせによって様々な症候型が出現する．一側上肢の筋萎縮，筋力低下で始まり，対側上肢，両下肢への筋萎縮が進み，その間に球麻痺症状，呼吸筋麻痺が加わることが多い．

＊多部位にわたる広範な運動ニューロン障害とは？：Awaji基準（表2）では身体の運動支配領域を脳幹，頸髄，胸髄，腰仙髄の4領域に分けて，2領域以上においてUMNおよびLMN障害があれば局所病変では説明できない病変の広がりが示唆される．

Pitfall

症例により，どのタイミングで受診してくるかは異なり，進行のスピードも様々であるため，診察時に神経学的な異常所見がそろっているとは限らない．その他の疾患を除外したうえで，慎重に経過をみていく必要があり，その繰り返しが診断精度を上げていく．

4 検査所見

針筋電図での脱神経所見（陽性棘波〈positive sharp wave〉，線維性収縮〈fibrillation〉，線維束性収縮〈fasciculation〉）が複数の異なる髄節の筋に観察されることが最も重要な所見である．また運動単位の減少を反映して神経再支配所見（高振幅電位〈high amplitude potential〉）が観察される．神経伝導速度は正常だが，複合筋活動電位（compound muscle action potential：CMAP）は低下する．血清CKの軽度上昇（正常値の10倍以上はまれ）や，髄液蛋白の上昇（100 mg/dL以上はまれ）がみられることはあるが，一般検査，髄液所見には異常がないことが多い．筋生検が必要になることはまれである．頭部MRIではT2強調画像，プロトン強調画像，FLAIR画像で皮質脊髄路の高信号がみられることがある．またT2強調画像にて中心前回に沿った低信号がみられることもあるが，いずれの画像所見も診断を確定するものではない．

5 診断基準

2014年4月の段階で最も感度が高い診断基準はAwaji基準（Awaji提言を取り入れた改訂El Escorial診断基準）である（表2）．

第 5 章　神経内科疾患の診療

> **Pitfall**
> 萎縮の進行した筋においては腱反射が保持されていることを，UMN 徴候として判定する．

筋電図所見の解釈も重要であるが，それ以上に神経学的所見を繰り返し検討し，正確に判断することが重要である．

表3　ALSと鑑別すべき疾患

運動ニューロン疾患
- 脊髄性筋萎縮症（SMN gene deletion の検査）
- 伴性球脊髄性筋萎縮症（Kennedy 病；採血・遺伝子検査・CAG repeats）
- ポリオ後症候群（病歴，神経伝導検査，筋電図）
- ヘキソサミニダーゼ A 欠乏（白血球・酵素検査）
- 遺伝性痙性対麻痺（筋電図，遺伝子検査）

末梢神経障害・根症
- 頸椎症・腰椎症（神経画像，神経伝導検査，筋電図）
- 多巣性運動ニューロパチー（神経伝導検査，筋電図，抗 GM1 抗体検査）
- CIDP（神経伝導検査，腰椎穿刺）
- 筋痙攣・線維束性収縮症候群（神経伝導検査，筋電図）
- ニューロミオトニー（筋電図・抗 K チャネル複合体抗体）
- Charcot-Marie-Tooth 病（神経伝導検査，遺伝子検査）
- 傍腫瘍症候群（腫瘍マーカー，画像，骨髄穿刺など）
- 重金属中毒（尿・血液検査）
- 多発単神経炎（神経伝導検査，筋電図，血管炎検査）
- 神経線維腫（MRI）

神経筋接合部疾患
- 筋無力症（アセチルコリンレセプター抗体，MuSK 抗体，反復刺激試験，単一線維筋電図）
- Lambert-Eaton 筋無力症候群（反復刺激検査）

脳脊髄疾患
- 脊髄空洞症（MRI）
- 多発性硬化症（MRI，オリゴクローナルバンド，誘発電位）
- 平山病（筋電図，MRI）
- ライム病（血液検査）
- HIV・HAM（血液検査）
- 脳血管障害（MRI，筋電図）

筋疾患
- 封入体筋炎（深指屈筋で著明な脱力，筋電図，CK，筋生検）
- 多発筋炎・皮膚筋炎（筋電図，CK，筋生検，自己抗体）
- polyglucosan body disease（膀胱障害，下肢感覚障害，神経伝導検査，筋電図，神経・筋生検）

内分泌疾患・栄養障害
- 甲状腺機能亢進症（甲状腺機能検査，筋電図，筋生検）
- 副甲状腺機能亢進症（血清カルシウム，副甲状腺ホルモン検査）
- 亜急性連合性脊髄症（胃切除の既往，血清ビタミン B$_{12}$）
- セリアック病（Celiac disease，グルテン不耐症）（血液検査，腸生検）

青字は特に誤診されやすい病態
SMN：生存運動ニューロン，CAG：頸動脈造影，CIDP：慢性炎症性脱髄性多発ニューロパチー

6 鑑別疾患（表3）

重要なことは治療可能な疾患例に，ALSと病名をつけて治療の機会を逸することのないようにすることである．逆に，ALS例に頸椎症という病名をつけて手術することも避けねばならない．針筋電図以外の検査において，ALSに特異的な異常所見はなく，多くの検査は除外診断のために行われる．

7 治療

現時点ではリルゾールの内服のみが推奨される．根本的な治療法は残念ながらないのが現状であるが，療養を継続するうえでは痛み，痙縮，流涎，不眠，うつ・不安など様々な合併症が問題となるため，適切に対応していく必要がある．

嚥下障害の進行により経口摂取が困難となった場合は，経口摂取は中止，または楽しみ程度とし，経腸栄養または経静脈栄養を主栄養とする．胃瘻増設を行う場合は，%FVC＜50%では呼吸不全悪化のリスクがあるため，その時期を過ぎてしまわぬようフォローすることと，また早期からの胃瘻に関する説明が必要である．

呼吸筋麻痺の進行により呼吸不全となる．人工呼吸療法として，非侵襲的換気（non-invasive ventilation：NIV）と気管切開下陽圧換気（tracheostomy positive pressure ventilation：TPPV）がある．将来的に24時間人工呼吸器を装着して療養を継続するかどうかはALSにおける最大の問題事項であるが，TPPVの希望が確認できている場合は緊急気管切開を避けるために，%FVC＜50%，動脈血二酸化炭素分圧＞45mmHg，睡眠中の動脈血酸素飽和度＜88%の時間が5分以上持続，などがみられた段階でできるだけ早く呼吸補助を行うべきである．

8 告知

神経内科医の真価が問われる一場面である．診断が確定している場合には，はっきりと病名を伝え，今後起こりうる症状，それに伴う問題，予後などの事実を正確に，しかし決して絶望を伴わないように伝える努力が必要である．日本神経学会作成の『筋萎縮性側索硬化症診療ガイドライン2013』には原則的なことが詳しく記載されているが，「どのような選択に対しても，全力でサポートするので，ともに考えて工夫していきましょう」という姿勢が大切である．

DON'Ts

- ☐ その他の現在治療可能な疾患を見逃さない．
- ☐ 胃瘻増設のタイミングを逃さない．

文献

1) 筋萎縮性側索硬化症診療ガイドライン作成委員会編集：筋萎縮性側索硬化症ガイドライン2013, 南江堂, 2013
2) Brooks BR, et al.: Amyotroph Lateral Scler Other Motor Neuron Disord. 2000; 1: 293-299
3) de Carvalho M, et al.: Clin Neurophysiol 2008; 119: 497-503
4) de Carvalho MD, et al.: Amyotroph Lateral Scler 2009; 10: 53-57

東京都立神経病院 脳神経内科　林　健太郎，中野今治

B 変性疾患

4-② 運動神経の変性疾患 脊髄性筋萎縮症

DOs

- SMAは，筋力低下，筋萎縮，線維束性収縮，腱反射減弱・消失などの下位運動ニューロン症候のみを示すことがポイント．
- 小児期発症から成人期発症まで幅広いことに留意しよう．
- 小児期発症のSMAはIPPVなどの呼吸管理を考慮しよう．

1 基本的な考え方

脊髄性筋萎縮症(spinal muscular atrophy: SMA)は，脊髄前角細胞の変性によって起こる筋萎縮と筋力低下を特徴とする下位運動ニューロン病である．発症年齢，運動機能に基づき，Ⅰ～Ⅳ型に分類される(表1)．小児期発症Ⅰ, Ⅱ, Ⅲ型は常染色体劣性遺伝病であり，原因遺伝子は染色体5q13に存在するsurvival motor neuron(*SMN1*)遺伝子である．成人発症の原因遺伝子は未同定である．線維束性収縮などの脱神経の症状と近位筋優位の筋萎縮を伴った筋力低下の症状を示す

2 臨床症状

a Ⅰ型：重症型，Werdnig-Hoffmann病

筋力低下が重症で全身性．発症は生後6か月まで．発症後，運動発達は停止し，体幹を動かすこともできず，筋緊張低下でフロッピーインファントを呈する．肋間筋より横隔膜の筋力が維持されているため奇異呼吸を示す．支えなしに座ることができず，哺乳困難，嚥下困難，誤嚥，呼吸不全を伴う．舌の線維束性収縮がみられる．深部腱反射は消失．人工呼吸管理を行わない場合，24か月までにほぼ全例が死亡する．

b Ⅱ型：中間型，Dubowitz病

発症は1歳6か月まで．支えなしの起立，歩行ができないが，座位保持が可能である．舌の線維束性収縮，手指の振戦がみられる．腱反射は減弱または消失．次第に側弯が著明になる．呼吸器感染に伴って，呼吸不全を示すことがある．

c Ⅲ型：軽症型，Kugelberg-Welander病

発症は1歳6か月以降．歩行を獲得するが次第に転びやすい，歩けない，立てないという症状が出てくる．後に，上肢の挙上

表1 SMAの分類(国際SMA協会，1999より)

型	病名	発症年齢	最高到達運動機能	遺伝
Ⅰ	Werdnig-Hoffmann病 急性乳児型SMA	0～6か月	Never sit	常劣
Ⅱ	Dubowitz病 慢性小児型SMA	<1歳6か月	Never stand	常劣
Ⅲ	Kugelberg-Welander病 若年型SMA	1歳6か月～20歳	Stand & walk alone	常劣 まれに 常優
Ⅳ	成人型SMA	20歳<	Normal	多くは孤発 常優か常劣

も困難になる．

d Ⅳ型：成人発症型

20歳以上の発症．小児期や思春期に筋力低下を示すⅢ型の小児は側弯を示すが，成人発症のSMA患者では側弯は生じない．それぞれの型のなかでも臨床的重症度は多様であり分布は連続性である．

3 病態生理

原因遺伝子は第5染色体長腕5q13に存在する*SMN1*遺伝子である．同領域に向反性に重複した配列の*SMN2*遺伝子も存在する．Ⅰ～Ⅳ型の臨床的重症度の幅については，SMN蛋白質の発現量，すなわち*SMN2*遺伝子がどの程度，SMN蛋白質を産生するかで説明できる．臨床像が軽症の場合，*SMN1*遺伝子欠失ではなく遺伝子変換により*SMN1*遺伝子が*SMN2*遺伝子になること，すなわち*SMN2*遺伝子の遺伝子産物の量が多くなっている．正常ではSMN蛋白量が100％であるとすると，SMAⅠ型は20％，Ⅱ型は30％，Ⅲ型は40％と考えられ，臨床症状の重症から軽症の幅の説明となっている．

4 診 断

厚生労働省難治性疾患克服研究事業（主任研究者：中野今治教授，2009）にて脊髄性筋萎縮症（SMA）の診断基準が制定された（**表2**）．左右対称性で近位筋優位の筋力低下，筋萎縮，舌・手指の線維束性収縮，腱反射減弱～消失などの下位運動ニューロン徴候からSMAを疑う．筋電図では高電位で幅が広いgiant spikeなどの神経原性変化を示す．

SMAにおいて，遺伝子診断は最も広く行われる非侵襲的診断方法であり，保険収載されている．末梢血リンパ球よりDNA

表2 SMAの認定診断基準

1. **主要項目**
  (1) 臨床所見
  ①下記のような下位運動ニューロン症候を認める．
  　筋力低下
  　筋萎縮
  　舌，手指の線維束性収縮（fasciculation）
  　腱反射は減弱から消失
  ②下記のような上位運動ニューロン症候は認めない．
  　痙縮
  　腱反射亢進
  　病的反射陽性
  ③経過は進行性である．
  (2) 臨床検査所見
  　筋電図で高振幅電位や多相性電位などの神経原性所見を認める．
  (3) 遺伝子診断
  　survival motor neuron（*SMN*）遺伝子変異を認める．

2. **鑑別診断**
  筋萎縮性側索硬化症，球脊髄性筋萎縮症，脳腫瘍・脊髄疾患，頸椎症，椎間板ヘルニア，脳および脊髄腫瘍，脊髄空洞症，末梢神経疾患，筋疾患，感染症に関連した下位運動ニューロン障害，傍腫瘍症候群，先天性多発性関節拘縮症，神経筋接合部疾患

3. **診断の判定**
  上記の1(1)①②③すべてと(2)，(3)の1項目以上を満たし，かつ2のいずれでもない．

（厚生労働省難治性疾患克服研究事業〈中野班〉2009）より）

を抽出し，*SMN1* 遺伝子の exon 7, 8 の欠失の有無を確認することにより診断する．*SMN1* 遺伝子のホモ接合性の欠失は SMA I 型，II 型では 90% 以上に認められるが，III，IV 型では 50% 以下となる．筋生検では小径萎縮筋線維の大集団，群萎縮(group atrophy)，I 型線維の肥大を示すが，遺伝子診断が確定診断となった症例では実施しなくなっている．

5 治療と医療管理

SMA に対する根本的な治療は，いまだ確立していない．*SMN2* 遺伝子の exon 7 のスプライシングパターンを変えることにより *SMN2* 由来の全長 mRNA を増やす方法，SMN の転写のレベルを全体的に上げる方法，SMN 蛋白を安定化させる方法，変性した運動ニューロンを幹細胞によって修復する方法などが研究されている．

SMA は現在の社会的環境では日常生活の多くの活動を他人に頼らなければならない疾患である一方，しばしば高度な能力を有し，正常の心臓機能を示している．適切な道具や訓練により，社会的に満足のいく生活を送ることが可能である．彼らの能力を発揮できる環境を整備していくことが必要である．

a 呼 吸

SMA の I 型，II 型の患児の最大の問題は呼吸器感染や誤嚥に伴う呼吸不全である．I 型は気管内挿管と人工呼吸管理を行わなければ死亡する疾患である．人工呼吸器はコンパクトで便利になり，人工呼吸管理を受けて在宅にて QOL の向上を目指している I 型の患児も増加している．座位保持が可能な II 型の患児は，呼吸不全状態のため気管内挿管と人工呼吸管理が必要になっても，永続的な使用とはならないことも多い．肺の低換気を示す II 型の患児が，鼻マスクを用いた間欠的陽圧換気(intermittent positive pressure ventilation：IPPV)の使用により，呼吸不全の治療と予防ができる．

b 理学療法

I 型で人工呼吸管理を受けている患児や II 型で車いすの生活をしている患児は，関節の拘縮に対して予防が必要である．II 型では座位の保持が可能であるが，次第に側弯や関節拘縮が著明になるために，III 型では起立や歩行が困難になった場合も，リハビリテーションによる拘縮の予防が必要である．II 型では側弯に対して，手術的治療として脊柱固定術が行われている．呼吸器感染時には，カフマシンの使用や，肺の理学療法によって排痰ドレナージを行う．

6 患者サポート組織

SMA の人々をとりまく環境を快いものにして，ともに支えあう場をもつことを目的として，「SMA 家族の会」が結成され，全国レベルの活動をしている．

DON'Ts

- ☐ 上位運動ニューロン症候があったら，SMA と診断しない．
- ☐ 遺伝子診断で診断がついた場合には，筋生検は実施しない．

東京女子医科大学附属 遺伝子医療センター　**斎藤加代子**

4-③ 運動神経の変性疾患
球脊髄性筋萎縮症

B 変性疾患

DOs

- 男性で原因不明のCK上昇がある場合，この疾患を疑ってみよう．
- 舌の萎縮とcontraction fasciculationに注目して診察しよう．
- 家族歴が明確でない症例もあるので，診断に迷う症例では，倫理面の配慮をしたうえで遺伝子検査を活用しよう．

1 基本的な考え方

球脊髄性筋萎縮症(spinal and bulbar muscular atrophy：SBMA)は，成人発症の遺伝性下位運動ニューロン疾患である[1,2]．四肢の筋力低下・筋萎縮や球麻痺が緩徐に進行する．米国ではKennedy病とよばれることも多い．単一遺伝子疾患であり，後述する原因遺伝子の異常を必ず認める．病態にはテストステロンが深く関与しており，男性のみに発症する．

2 疫 学

わが国での有病率は10万人あたり1〜2人程度と推定されている．他の神経筋疾患と誤って診断されている症例もあり，実際の有病率はもう少し高い可能性がある．欧米での有病率も10万人あたり2〜7人であり，人種や地域による有病率の差はないとされている．

3 臨床症状

a 神経症状

初発症状として手指振戦や有痛性筋痙攣が多くみられ，しばしば筋力低下に先行する．四肢の筋力低下は30〜50歳代に出現することが多い．筋力低下は階段の昇りにくさなど下肢の症状で始まることが多いが，上肢の筋力低下や球麻痺を最初に自覚する症例もある．筋力低下の自覚がなく，血清CKの上昇で偶発的に発見されることもある．筋力低下は近位筋優位であることが多く，左右差がみられることもある．

球麻痺によって上面や側面にくぼみができるように萎縮する特徴的な舌(図1)を呈したり，構音障害，嚥下障害をきたしたりする．舌の表面には線維束性収縮を認めることも多い．むせなどの嚥下障害の自覚がなくても，嚥下造影などで評価すると潜在的な嚥下障害を認めることがあり，注意すべきである．筋の収縮により増強する線維束性収縮(contraction fasciculation)もSBMAの特徴的な症状の一つであり，特に口周囲や頸部でよくみられる．顔面筋の筋力低下は認めるものの，同じ運動ニューロン疾患である筋萎縮性側索硬化症(ALS)と同様，眼球運動障害は認めない．

SBMAは運動ニューロン疾患ではあるが，軽度の感覚障害を伴うことが多く，下

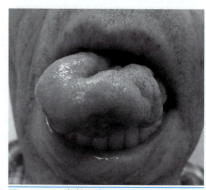

図1 SBMA患者の舌

肢振動覚の低下はおよそ80％に認められる．深部腱反射は低下もしくは消失し，Babinski徴候は一般に陰性である．小脳機能には異常を認めない．高次脳機能は保たれることが多いが，一部障害を認めるとした報告もある．

四肢の筋力低下は緩徐に進行し，筋力低下の発症からおよそ15〜20年の経過で，移動に杖や車いすが必要となることが多い[3]．さらに症状が進行すると呼吸筋麻痺をきたすうえに，球麻痺の進行により誤嚥が生じやすくなり，呼吸不全や肺炎が死因の多数を占める．ALSとは異なり気管切開を伴う人工呼吸管理を必要とすることは少ない．

b 随伴症状

アンドロゲン感受性の低下による女性化乳房が半数以上の患者に認められる．女性様皮膚変化，睾丸萎縮などを認めることもある．また，肝機能障害，耐糖能異常，脂質異常症，高血圧症などをしばしば合併する．

c 検査所見

血液検査では血清CKがほぼ全例で異常高値を示す．このCKは骨格筋由来であり，本疾患において運動ニューロンだけではなく，骨格筋でも病的なプロセスが発現している可能性を示唆するものである．実際，筋生検における病理像では，小角化線維や群集萎縮といった神経原性変化が主体であるが，中心核の存在などの筋原性変化も認められる．また筋萎縮の影響により，血清クレアチニンは低値を示すことが多い．血中テストステロンは一般に正常ないし高値を示す．

針筋電図では，高振幅電位，interferenceの減少などの神経原性変化を示す．末梢神経伝導検査では，複合筋活動電位（CMAP）の軽度低下とともに，感覚神経活動電位（SNAP）の低下が特徴的であり，ALSとの鑑別に重要である．SBMA患者の約10％でBrugada型心電図異常を認める報告がある[4]．特に失神の既往歴や突然死の家族歴がある症例では，通常の心電図検査だけではなく，検出率を上げるため右側胸部誘導を一肋間上げて測定することを推奨したい．

4 病態生理

SBMAの原因は，X染色体上のアンドロゲン受容体（AR）遺伝子第一エクソンにあるCAGリピートの異常延長である．正常では11〜36のリピート数が，SBMA患者では38以上となる．リピート数が多いほど，発症が早くなる傾向がある．CAGリピートの異常延長の結果，構造異常を有する変異ARが生じる．CAGリピートを97に延長させたSBMAトランスジェニックマウスの解析から，変異ARが男性ホルモン（テストステロン）依存性に下位運動ニューロンなどの核内に集積し，最終的には神経細胞死に至ることが判明した．

SBMA患者の病理所見では，下位運動ニューロンである脊髄前角細胞や顔面神経核，舌下神経核の変性，脱落が認められる[2]．残存する神経細胞では，変異ARの核内集積がみられる．変異ARの核内集積は神経細胞以外でも，陰嚢皮膚などで認められる．同様の遺伝子変異はHuntington病や脊髄小脳変性症などの疾患でも認められ，CAGはグルタミンに翻訳されることから，これらの疾患はポリグルタミン病と総称される．SBMAでは他のポリグルタミン病とは異なり，世代を経るに従って発症が早くなる表現促進現象は軽度である．

5 診　断

厚生労働省の神経変性疾患に関する調査研究班が作成した診断基準を示す（表1）．家族歴が明らかでない場合，症状から臨床的な診断は可能であるものの，確定診断には遺伝子検査が必要となる．現在，遺伝子検査は保険適用となっているので，診断に

表1 SBMA 診断基準

1. 主要項目
(1) 神経所見
① 球症状：舌の萎縮・線維束性収縮（fasciculation），構音障害，嚥下障害
② 下位運動ニューロン徴候：筋萎縮・筋力低下（顔面，四肢近位筋優位），筋収縮時の著明な線維束性収縮
③ 手指振戦
④ 腱反射低下
(2) 臨床所見，検査所見
① 成人発症で緩徐に進行性である
② 発症者は男性であり，同胞男性や母方家系の男性に家族歴を有する
③ アンドロゲン不全症候（女性化乳房，睾丸萎縮，女性様皮膚変化など）を認める
④ 針筋電図で高振幅電位などの神経原性変化を認める
(3) 遺伝子診断
アンドロゲン受容体遺伝子における CAG リピートの異常伸長

2. 鑑別診断
(1) 頸椎症，椎間板ヘルニア，脊髄腫瘍，脊髄空洞症など脊髄の局所性病変によるもの
(2) 末梢神経疾患
(3) 筋疾患
(4) 筋萎縮性側索硬化症
(5) 脊髄性筋萎縮症
(6) 神経筋接合部疾患

3. 診断の判定
以下の A，B，C いずれかに該当するものを球脊髄性筋萎縮症と診断する．
A. 1(1)のうち，①または②を含む 2 項目以上を満たし，かつ 1(2)①から④のすべてを満たすもの．
B. 1(1)のうち，①または②を含む 2 項目以上を満たし，かつ 1(3)を実施した場合には，それを満たすもの．
C. A，B 両者を満たすもの．

（神経変性疾患に関する調査研究班・厚生労働省厚生労働科学研究費補助金難治性疾患克服研究事業）

迷う症例では積極的に活用すべきである．

鑑別診断として，ALS や脊髄性筋萎縮症（SMA）3 型（Kugelberg-Welander 病），多発性筋炎などがあげられる．特に，進行性筋萎縮症（PMA）とよばれる成人発症の下位運動ニューロン障害型の運動ニューロン疾患は，一般的な ALS と比べ進行がやや遅く，SBMA との鑑別が重要である．また，沖縄地方に多発する近位筋優位遺伝性運動感覚ニューロパチー（沖縄型家族性神経原性筋萎縮症）は球麻痺が軽度ではあるものの，感覚障害を伴う緩徐進行性の筋力低下を示し，血清 CK の上昇を伴うなど SBMA に類似した臨床症状を呈する．

6 治療

現時点では，神経変性自体を抑制する根本的治療法は開発されておらず，対症療法やリハビリテーションが治療の中心である．たとえば，手指振戦，線維束性収縮に対しては β 遮断薬や抗てんかん薬を使用する．有痛性筋攣縮，こむら返りに対して漢方薬を投与することもある．かつては男性ホルモンの補充療法や蛋白同化ステロイド投与，甲状腺刺激ホルモン放出ホルモン（TRH）療法などが行われたが，これらの治療の有効

性は確認されていない．男性ホルモンの補充療法にいたっては，SBMA の分子病態を考慮するとかえって逆効果となる可能性がある．

内容や強度について明確なエビデンスはないものの，四肢のリハビリテーションの実施は廃用性萎縮の予防となり重要である．また，できるだけ個々の状態に応じた自助具などを用いて，ADL を維持することも廃用性萎縮の防止につながる．また，嚥下障害に対し嚥下訓練を行うこともある．液体での誤嚥やむせがみられる場合，とろみをつけるなど食物形態の工夫を行う．重度の嚥下障害がある場合，胃瘻を造設するなどして経管栄養を導入する．

SBMA の病態が男性ホルモン依存性であることが判明し，SBMA マウスモデルを用いた基礎研究によって，男性ホルモンを抑制するリュープロレリンが本疾患の根本治療となる可能性が示されている．リュープロレリンの有効性や安全性を確認する臨床試験も行われており，今後の臨床応用が期待されている[5]．

DON'Ts

- CK が高値だからといって，安静を指示したり運動を制限してはならない．
- 本疾患に男性ホルモンを投与してはならない．

文献

1) Kennedy WR, et al.: Neurology 1968; 18: 671-680
2) Sobue G, et al.: Brain 1989; 112: 209-232
3) Atsuta N, et al.: Brain 2006; 129: 1446-1455
4) Araki A, et al.: Neurology 2014; 82: 1813-1821
5) Katsuno M, et al.: Lancet Neurol 2010; 9: 875-884

名古屋大学医学部 神経内科　鈴木啓介，祖父江　元

B 変性疾患

5-① 多系統の変性疾患
多系統萎縮症

DOs

- ☐ 自律神経障害の程度は QOL や生命予後に関連する．問診や診察で確認しよう．
- ☐ 家族歴の有無は鑑別診断に重要な情報である．家系図の作成を含め，丁寧に確認しよう．
- ☐ 初期には診断が難しい．いくつかの鑑別疾患を念頭に注意深くフォローしよう．

1 基本的な考え方

① 多系統萎縮症(multiple system atrophy：MSA)は，自律神経症状を中核として，小脳失調症状または Parkinson 症状，錐体路障害を様々な程度で合併する進行性の神経変性疾患である．

② 臨床的亜型として，小脳症状が前景に立つ小脳型(MSA-C)と Parkinson 症状が前景に立つパーキンソニズム型(MSA-P)に分類される．かつては，小脳症状が主体の病型をオリーブ橋小脳萎縮症(olivopontocerebellar atrophy：OPCA)，Parkinson 症状が主体の病型を線条体黒質変性症(striatonigral degeneration：SND)，自律神経障害が主体の病型を Shy-Drager 症候群(Shy-Drager syndrome：SDS)と呼び，別々の疾患と考えられていた．

③ MSA-C と MSA-P の臨床像は一見すると異なるが，両者とも病理学的に特異的な所見である，グリア細胞における細胞質封入体(glial cytoplasmic inclusion：GCI)が認められる．そのため現在では，共通の病態機序をもつ同一の疾患と考えられている．

④ 日本における罹患頻度は人口 10 万人あたり約 10 人程度であり，発症年齢は 50 代後半に多く，男性に多い傾向がある．日本では臨床的亜型として MSA-C が過半数(約 65%)を占める．

2 病歴・自覚症状

① 小脳症状としては，ふらつき，めまい，歩きづらいなどの歩行障害の自覚が多い．書字や上肢の細かい動作の障害，構音障害の訴えもしばしばみられる．

② Parkinson 症状としては，手が使いづらい，動作に時間がかかる，歩くときに足が出にくいなど寡動や動作緩慢に伴う自覚症状が多い．

③ 自律神経症状としては，起立性低血圧，排尿障害，便秘，男性の勃起不全などがみられる．排尿障害は蓄尿障害(頻尿・尿意切迫)の要素と排出障害(排尿開始遅延，排尿時間延長，残尿)の要素を確認する．多系統萎縮症では，両者が同時に起こりうる．便秘は市販薬や処方薬の内服の有無，内服していれば開始時期を確認する．

④ 睡眠障害を疑う病歴(夜間の喘鳴，大きないびき，睡眠時無呼吸，レム睡眠行動障害，日中の眠気，起床時の頭痛など)は重要である．本人，家族から確認する．

3 家族歴

多系統萎縮症はほとんどが孤発性であるが,ごくまれに家族性であることがあり,最近遺伝子変異も同定された.したがって,家系図を作成してきちんと家族歴を聴取することが大切である.

家族歴が疑われる場合は,多系統萎縮症の診断を十分に検討する必要がある.両親を含め上の世代に発症者がいるか(常染色体優性遺伝形式を疑う),発症者が同胞のみか(常染色体優性遺伝形式を疑う)は鑑別上,特に重要なポイントである.X染色体連鎖性が疑われる場合,脆弱X随伴振戦・失調症候群(fragile X tremor ataxia syndrome:FXTAS)の可能性も考える.家族性発症がある場合は,それぞれの遺伝形式に合わせた鑑別疾患を考え,遺伝学的検査を考慮する.

4 神経学的所見

① 通常,明らかな認知機能障害は認めない.明らかな認知機能障害や精神症状が疑われる場合は,診断を再検討する必要がある.
② 表情,言語,歩行から小脳性運動失調,Parkinson症状を含む運動障害の概要を評価できる.
③ 問診にて嚥下障害(食事のときのむせこみの有無やその頻度),歩行障害(階段を上れるか,手すり・杖を使うか,転倒の頻度など)の程度を把握する.
④ 眼球運動では,滑らかな追視(追従眼球運動)がうまくできないと,ガクガクした動きになる.サッケード(衝動性眼球運動)をさせた際に,目標を通り越して戻るような動き(測定過多)がみられることがある.注視性の眼振がみられることがある.いずれも小脳性運動失調を反映している.
⑤ 小脳性運動失調の評価としては,上肢の指鼻試験や回内回外試験,下肢の踵膝脛試験を行う.下肢と体幹の失調は姿勢や歩行障害の程度で判断する.一般的に小脳性運動失調とParkinson症状が混在していると,それぞれの運動障害の区別は難しい.
⑥ Parkinson症状の評価としては,振戦,筋トーヌス,指タップ,椅子からの立ち上がり,姿勢反射などを評価する.Parkinson病で典型的な安静時のピル・ローリング振戦はまれで,不規則で素早い振戦が姿勢時・動作時にみられることが多い.
⑦ 錐体路障害は,腱反射の亢進,Babinski反射の有無などを確認する.
⑧ 自律神経障害は,問診にて起立性症状(めまいや眼前暗黒感など,立ちくらみを疑う症状で,立位で出現し臥位で軽減するもの),排尿障害(頻尿や尿意切迫,排尿困難や残尿),排便障害(薬剤や浣腸が必要か)について確認する.男性では勃起不全も確認する.

5 検査所見

① 起立性低血圧の評価には,安静臥位と能動的起立後3分間の血圧,脈拍を測定

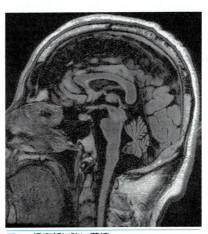

図1 橋底部に強い萎縮

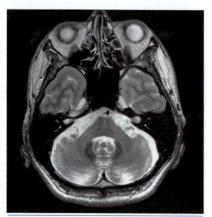

図2　橋に見られる十字徴候

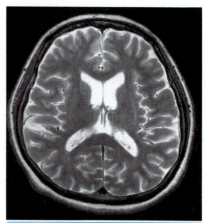

図3　被殻外側部の高信号域(左側)

する．収縮期血圧30 mmHg以上，拡張期血圧15 mmHg以上の低下があれば，確実に有意な所見である．
② 超音波による残尿測定は，排尿障害の評価として有用である．
③ 頭部MRIなど画像検査では，橋・中小脳脚・小脳の萎縮を認める．橋の萎縮は底部・下部に強いことが特徴である（図1）．中小脳脚の橋横走線維の萎縮・グリア細胞増生を反映して，T2強調画像にて橋に十字状の高信号域（十字徴候，cross sign）を認める（図2）．また基底核では被殻の萎縮，および被殻外側部に線状・弧状のT2強調画像高信号域を認めることがある（図3）．
④ ^{123}I-MIBG心筋シンチグラフィー検査では，多系統萎縮症では交感神経節前線維の変性が起こるため，心臓への集積低下が起こらないのに対して，Parkinson病では交感神経節後線維の変性が起こるため鑑別に有用であることがある．
⑤ 嚥下障害や喘鳴がみられるときは，耳鼻科にもコンサルテーションを行い，嚥下造影検査，喉頭内視鏡検査による評価を検討する．鎮静下の喉頭内視鏡で初めて上気道閉塞が認められることがある．

6　治療

① Parkinson症状に対してはParkinson病に準じたレボドパやドパミン作動薬が基本である．初期には反応を示すが，治療効果は長期間続かない．パーキンソン病と比べて多系統萎縮症の進行は急速である．
② 小脳症状に対して甲状腺刺激ホルモン放出ホルモン（TRH）誘導体であるタルチレリンを処方することがあるが，あまり有効ではない．
③ 起立性低血圧は，生活指導（食事・水分摂取をこまめにする，急に立ち上がらないなど日常生活動作の注意，弾性ストッキングによる下肢の圧迫など）に加え，アメジニウム（ノルアドレナリン再取り込み阻害薬），メドドリン（α_1作動薬），ドロキシドパ（ノルアドレナリン前駆体）などを用いることがある．
④ 排尿障害は，蓄尿障害に抗コリン薬，排出障害にコリン作動薬，利尿筋括約筋協調不全にα_1遮断薬などを用いる．残尿が100 mL以上みられるときは間欠自己導尿を考慮する．カテーテル留置が必要になる場合もある．

第5章 神経内科疾患の診療

 Pitfall

初期には MSA-P でもレボドパの反応が良好で, Parkinson 病との区別が難しいことがある.

 コツ

自律神経障害, 睡眠障害は運動症状の出現前に起こりうるため, 多系統萎縮症の premotor signs として注目されている.

⑤ 夜間の喘鳴や, 睡眠時の低酸素を疑う所見があれば, 睡眠の際に鼻マスクによる非侵襲的陽圧換気(NPPV)を試みる.
⑥ 嚥下性肺炎を繰り返す場合や, 声帯麻痺によって窒息の危険がある場合には気管切開を考慮する.

 コツ

診断を支持する特異的な所見として口顔面ジストニア, 頸部や体幹の姿勢異常, 重篤な構音・嚥下障害, 感情失禁などが報告されている.

7 予後

平均的には発症から約3年で歩行に補助が必要になり, 約5年で車椅子, 約8年で臥床状態となることが多い. 嚥下障害, 呼吸障害, 自律神経障害が生命予後を規定する.

DON'Ts

- [ ] 突然, 尿閉が起こることがある. 泌尿器科へのコンサルテーションを含め, 早期から注意を怠ってはならない.
- [ ] 大きないびきや喘鳴があるときは, 非侵襲的陽圧換気や気管切開の適応を念頭においてフォローすることを忘れてはならない.

文献

1) Stefanova N, et al. Lancet Neurol. 2009; 8: 1172-8
2) Köllensperger M, et al. Mov Disord. 2008; 23:1093-9
3) Shimohata T, et al. J Neurol. 2008; 255: 1483-5

東京大学医学部 神経内科学　三井　純

✓ 例外は常にある

Alzheimer 病, Parkinson 病, 筋萎縮性側索硬化症などの神経変性疾患では, 家族性に発症する患者がある程度おり, 日常診療のなかでしばしば経験する. それに対して多系統萎縮症は, ほとんど常に孤発性であり, 血縁者に多系統萎縮症患者がいることはまずないといってよい. しかし物事には常に例外があり, 非常にまれだが家族性に発症する家系が世界中から数家系, 報告されている. 教科書に記載のないような例外的な事象にも注意を払うことは大切である.

(三井　純)

C 脱髄疾患

1 多発性硬化症

DOs

- 中枢神経白質の障害に基づく臨床症候が，時間的，空間的に多発するときに多発性硬化症を鑑別診断の一つにあげよう．
- MRIで中枢神経白質に多巣性の病巣があり（空間的多発），その一部が造影される場合（時間的多発）は，多発性硬化症を強く疑おう．
- 抗アクアポリン4抗体を測定して，視神経脊髄炎を除外しよう．
- 急性期にはステロイドパルス療法を第一選択としよう．
- 再発寛解型多発性硬化症には，再発防止のためにインターフェロンベータ，またはフィンゴリモドを使用しよう．
- 治療抵抗性や活動性の高い再発寛解型で抗JCV抗体が陰性のときには，ナタリズマブを使うことも考えよう．

1 基本的な考え方

多発性硬化症は，中枢神経白質を侵す非化膿性炎症性脱髄疾患である．中枢神経白質の障害に基づく臨床症候が再発，寛解し，脳・脊髄MRIで多巣性白質病巣を認め，その他の疾患が除外されるとき本症と診断できる．髄液中のオリゴクローナルIgGバンドの存在は，多発性硬化症の診断を支持する．治療の基本は，急性増悪期の短縮，再発防止，障害の進行抑制の3点である．再発防止にインターフェロンベータ，フィンゴリモド，ナタリズマブが，病状に応じて使われる．

2 疫 学

日本での多発性硬化症の有病率は，2004年の第4回多発性硬化症全国臨床疫学調査によれば，人口10万人あたり7.7人である．本症は，アジア人種より欧米白人で約10倍多いが，日本人では近年顕著に増加している．アジア人種では，視神経と脊髄が高度に障害される視神経脊髄型多発性硬化症が多いとされていたが，再発性視神経脊髄炎に特異的な自己抗体である抗アクアポリン4（AQP4）抗体が発見され，視神経脊髄型多発性硬化症でも30～60％で陽性になることから，視神経脊髄型多発性硬化症で抗AQP4抗体陽性例は，視神経脊髄炎に分類されるようになった．

3 臨床症状

多発性硬化症のおもな症候には，錐体路障害による痙性対麻痺，片麻痺，四肢麻痺，後索路や脊髄視床路の障害による感覚レベルのある触覚・温痛覚障害や振動覚・関節位置覚障害，感覚性失調，内包レベルの障害による顔面を含む半身の感覚障害，脳幹・小脳障害による眼振，複視，核間性眼筋麻痺，小脳性運動失調，顔面神経麻痺，三叉神経痛，構音障害，自律神経下行路の障害による括約筋障害（排尿困難，残尿，尿閉，尿失禁，便秘，便失禁）や陰萎などがある．眼底検査で視神経乳頭の耳側蒼白や視神経萎縮がみられることも多い．大脳障害により軽度から中等度の皮質下性認知障害，注意障害，記憶障害，さらに，うつ，多幸，疲労感などが出現することがある．しかし，灰白質は障害されにくいので，高度の認知障害や痙攣，パーキンソニ

ズム，著明な筋萎縮はまれである．
　頸髄後索障害により Lhermitte 徴候（頸部前屈により背部から下肢まで電撃痛が走り抜ける）が出現する．また脊髄障害による刺激症状として有痛性強直性痙攣（突発性に 30 秒～数分以内の持続で上下肢の痛みが先行し，当該部位の筋が強直するが意識は保たれる）がみられることがある．入浴後など体温が上昇した際に既存の神経症状が，一過性に悪化することがある（Uhthoff 徴候）．

4 病態生理

　多発性硬化症では中枢神経髄鞘が侵されるが末梢神経髄鞘は障害されず，脱髄病巣では血管周囲性にリンパ球やマクロファージの浸潤がみられることから，中枢神経髄鞘を標的とした自己免疫性疾患と考えられている．病初期には比較的軸索が残存し急性炎症が終息すると再髄鞘化が起こるので，障害は多かれ少なかれ回復する（再発寛解型といい，約 90％ を占める）．しかし，再発を反復するうちに軸索もオリゴデンドログリアも失われ，神経機能が回復しなくなり後遺症が次第に重くなる．10 年以上の経過で，ついには明瞭な再発なしに徐々に障害が進行するようになる（二次性進行型という）．約 10％ の患者は，病初期から明確な再発なく障害が次第に進行する（この病型は一次性進行型とよばれる）．

5 診　断

　多発性硬化症の診断には，中枢神経白質の障害に由来する神経症候が，時間的・空間的に多発していることを臨床的に証明し，他の疾患を除外することで診断できる．多発性硬化症は国指定の神経難病となっており，厚生労働省特定疾患治療研究事業における多発性硬化症認定基準が公表されている（表 1）．McDonald 基準が 2010 年に改

表1　厚生労働省特定疾患治療研究事業における多発性硬化症認定基準*

1 主要項目
1) 中枢神経系内の二つ以上の病巣に由来する症状がある．（空間的多発性）
2) 症状の寛解や再発がある．（時間的多発性）
3) 他の疾患（腫瘍，梅毒，脳血管障害，頸椎症性ミエロパチー，スモン，脊髄空洞症，脊髄小脳変性症，HTLV-1-associated myelopathy，膠原病，Sjøgren 症候群，神経 Behçet 病，神経サルコイドーシス，ミトコンドリア脳筋症，進行性多巣性白質脳症など）による神経症状を鑑別しうる．

2 検査所見
髄液のオリゴクローナルバンド（等電点電気泳動法による）が陽性となることがある．ただし陽性率は低く，視神経脊髄型で約 10％，それ以外で約 60％ である．

3 参考事項
1) 再発とは 24 時間以上持続する神経症状の増悪で，再発の間には少なくとも 1 か月以上の安定期が存在する．
2) 1 年以上にわたり持続的な進行を示すものを慢性進行型とする．症状の寛解や再発がないにもかかわらず，発症時より慢性進行性の経過をとるものを一次性慢性進行型とする．再発寛解期に続いて慢性進行型の経過をとるものを二次性慢性進行型とする．一次性慢性進行型の診断は，以下の McDonald の診断基準（Ann Neurol. 2001）に準じる．オリゴクローナルバンド陽性あるいは IgG index の上昇により示される髄液異常は診断に不可欠で，空間的多発性（MRI または VEP 異常による），および時間的多発性（MRI または 1 年間の持続的な進行による）の証拠が必要である．
3) 視神経炎と脊髄炎を数週間以内に相次いで発症し，単相性であるものを Devic 病とする．1 か月以上の間隔をあけて再発するものは視神経脊髄型とする．
4) 病理または MRI にて同心円状病巣が確認できるものを Baló 病（同心円硬化症）とする．

*認定基準は平成 26 年時点のものである．

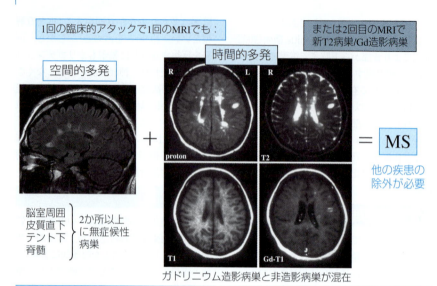

図1　McDonald の診断基準
2010 年に改訂された McDonald の診断基準では，1 回のアタックで 1 回の MRI であっても脳室周囲，皮質直下，テント下，脊髄のうち，2 か所以上に無症候性病巣が存在する場合に空間的多発性の基準が満たされ，かつガドリニウムで造影される病巣とされない病巣が混在すると時間的多発性の基準が満たされ多発性硬化症と診断してよいとする．ここで，他の疾患の除外ができていることが不可欠である．

訂され，1 回の MRI で，空間的な多発性病巣の基準を満たす病巣があり，かつ潜在性病巣うちの一部がガドリニウムで造影される場合（造影される病巣が新規病巣，造影されない病巣が既存の病巣と考えられるので，異なる時期に病巣が出現している証明となる）に時間的多発性が証明されたとして，多発性硬化症と診断できるようになった（図1）．これは，disease-modifying drug（疾患修飾薬）の開発により，できるだけ早期に診断し神経障害の少ない早い時期に治療を開始し，将来の障害の進行を少なくしようという意図による．なお再発は，炎症性脱髄性の機序が想定される神経学的障害が 24 時間以上続いていることが，自覚的（ただし，客観的所見も伴う）あるいは他覚的に確認されるものとされる．

MRI では，脱髄巣は T2 強調像で高信号域，T1 強調像で等信号または低信号域として描出される．ガドリニウムで造影される病巣は，血液脳関門が破綻した急性期の病変であることを意味している．多発性硬化症に特徴的である側脳室周囲病変は，側脳室に接して長軸が脳室壁に垂直な卵円形の病変（ovoid lesion）である．これは側脳室から放射状に後毛細管静脈が走行しており，それに沿ってリンパ球が脳実質内に浸潤するためである．側脳室周囲病巣は FLAIR 強調画像矢状断が有用である．多発性硬化症の脊髄病巣は，白質を主体に脊髄の横断面の一部を占め，縦断面で 1 髄節を越えないことが大部分である．

髄液検査では，急性期には軽度の単核球増多，蛋白増加を呈し，オリゴクローナル IgG バンドを日本人患者では約 60% で認め，陽性なら多発性硬化症の診断を支持する．また運動誘発電位，体性感覚誘発電位，視覚誘発電位，聴性脳幹誘発電位等の

誘発電位検査で潜時が遅れたり誘発されなかったりなど，特定の伝導路に脱髄を示唆する所見がみられることが多い．

6 治療

a 急性期の治療

急性増悪期には，副腎皮質ステロイドの大量点滴静注療法（ステロイドパルス療法）を行う．メチルプレドニゾロン1g点滴静注を3日間行うのが標準である．その後，経口ステロイド薬をおよそ1mg/kg/日を目安に内服を開始し，2～3週間で漸減中止とする．回復が思わしくない場合は，パルス療法を繰り返すことも多い．ステロイドパルス療法でも症状の改善が乏しい場合には血漿交換療法も考慮してよい．

b 再発予防・進行防止の治療

第一選択薬は，インターフェロンベータ製剤である．再発を30%程度減らし，MRI上の活動性病巣数を減少させ，大脳萎縮の進行を遅らせる．約7割はインターフェロンベータに反応する．ベタフェロン®（800万国際単位）は隔日の筋注，アボネックス®（30μg）は週に1回の筋注であり，発熱，感冒様症状が出現するので身体的な負担も大きく，解熱鎮痛薬の服用が必要である．長期間使用しても作用の減弱はなく，長期の安全性も確立しているので，第一選択となっている．

フィンゴリモド（イムセラ®，ジレニア®）は，1日1回1錠（0.5 mg）の内服で，身体的な負担は少なく，アドヒアランスの向上が期待できる．フィンゴリモドは，リンパ球がリンパ節から移出する際に不可欠なスフィンゴシン1リン酸受容体1の機能的アンタゴニストとして作用し，自己免疫性T細胞をリンパ節にとどめることで効果を発揮する．約8割の患者はフィンゴリモドに反応する．フィンゴリモドの使用により，抗AQP4抗体陽性例では早期に視神経脊髄炎の再発を起こし，また一部の多発性硬化症患者では巨大な腫瘍様脱髄巣が惹起されることがあるので，注意深い経過観察が望まれる．初回投与時の除脈，リンパ球減少，帯状疱疹などの感染症，黄斑浮腫が注意すべき副作用である．また催奇形性の可能性が指摘されているため，本薬を投与中は避妊する．インターフェロンベータより治療効果は高いとされるが，長期の安全性が確立していないため，現時点では第二選択薬の位置づけである．

活動性の高い症例でインターフェロンベータが無効な場合に，抗JCV抗体が陰性であれば，ナタリズマブ（タイサブリ® 300 mgを4週に1回1時間かけて点滴静注）の投与も考慮される．ナタリズマブは，リンパ球が接着する際に不可欠なα4インテグリンに対するヒト化モノクローナル抗体で，効力は極めて高く，90%以上ガドリニウム造影病巣の出現を抑制する．しかし，抗JCV抗体陽性例では，2年以上の使用で進行性多巣性白質脳症が，100人に1人の割合で発症する．抗JCV抗体陽性率は60～80%であるが，毎年2～4%が陽転するので，当初陰性であっても半年ごとに抗JCV抗体の測定が必須である．

c 対症療法

多発性硬化症では，病巣の多発性により多様な後遺症を残しやすいため，対症療法が必要になることが多い．有痛性強直性痙攣や三叉神経痛に対しては，カルバマゼピン（テグレトール®）の少量投与（200~400 mg/日）が有効だが，汎血球減少や皮疹など副作用が出やすいので慎重に観察する．痙縮が強い場合にはバクロフェン，チザニジン，ダントロレン等の抗痙縮薬を使用し，リハビリテーションを併用する．排尿困難には α遮断薬の使用を考慮する．

Pitfall

　Sjögren症候群，全身性エリテマトーデス，Behçet病などの膠原病でも，中枢神経症状で初発することがある．各疾患に特異的な自己抗体や針反応などの特異的な検査も不可欠である．長大な脊髄病巣，両側視神経炎，高度の視神経障害などを呈する例は，抗AQP4抗体の測定が視神経脊髄炎の除外診断のために不可欠である．

 Pitfall

　急性散在性脳脊髄炎と多発性硬化症の初回発作は，鑑別が難しいことが多い．意識障害を伴う脳障害，腱反射の低下，対称性の白質病巣，基底核の病巣，全ての病巣が一様に造影される場合などは，急性散在性脳脊髄炎が示唆される．基本的に急性散在性脳脊髄炎は単相性であるが，まれに再発することがあり，その際は意識障害を伴う脳症を反復することが，再発性急性散在性脳脊髄炎の診断上必須となる．

DON'Ts

- ☐ 抗AQP4抗体陽性例には，インターフェロンベータやフィンゴリモド，ナタリズマブの新規の導入は行わない（治療効果が証明されておらず，むしろ増悪することがある）．
- ☐ 典型的な所見を示す多発性硬化症例で，漫然と少量の副腎皮質ステロイド薬の投与は行わない（再発防止効果はなく副作用ばかりがみられる）．

文献

1) 吉良潤一編：多発性硬化症の診断と治療．新興医学出版社, 2008
2) 多発性硬化症治療ガイドライン作成委員会(吉良潤一委員長)」編：多発性硬化症治療ガイドライン2010．医学書院, 2010
3) 辻省次総編集, 吉良潤一専門編集：多発性硬化症と視神経脊髄炎 アクチュアル脳・神経疾患の臨床．中山書店, 2012

　　　　　　　　　　　九州大学大学院医学研究院 神経内科学　**吉良潤一**

☑ 患者・家族への説明について

　多発性硬化症は若年女性に好発し，神経難病ということにショックを受けていることも多いので，慎重な病状説明が必須である．現在は症状が軽くても放置すれば，徐々に障害や脳病巣が蓄積するため，早期から再発防止効果のある疾患修飾薬を使用する意義をよく説明する．原因は不明だが，遺伝性や感染性がないことを，患者や家族に説明する．再発を減らす疾患修飾薬が使用でき，より副作用が少なく治療効果の高い新薬が開発中であることを話す．この病気を抱えながら日常生活や学業・仕事をこなし，妊娠・出産・育児も可能であることを説明する．ライフロングな病気なので，できるだけ社会生活を保つよう元気づける．過労や感染症は，再発の契機となることがあるので，適切な休息と早めの感染症への対応をとることを話す．本症のために患者は疲れやすく，適切に休息をとることが不可欠であることを患者の家族によく説明する．

　　　　　　　　　　　　　　　　　　　　　　　　　　　　　　（吉良潤一）

C 脱髄疾患

2 急性散在性脳脊髄炎

DOs

- 急性散在性脳脊髄炎（ADEM）の診断には先行感染歴やワクチン接種歴の聴取，頭部 MRI が重要である．
- 診断がつき次第，速やかに副腎皮質ステロイドによる抗炎症治療を開始する．
- 基本的に単相性で予後良好な疾患であり，急性期の対症療法は積極的に行う．

1 基本的な考え方

急性散在性脳脊髄炎（acute disseminated encephalomyelitis：ADEM）は中枢神経系の炎症性脱髄疾患であり，ウイルス感染後やワクチン接種後数日から数週間でこれらの抗原と中枢神経髄鞘抗原との交叉反応により自己免疫応答が誘導されて生じるとされる．全年齢で生じるが小児に多い．急性・亜急性の脳症と多巣候性神経徴候を生じる．副腎皮質ステロイドのパルス療法や免疫グロブリン大量投与療法などの抗炎症・免疫抑制治療と痙攣・呼吸不全などに対する管理を行う．基本的に単相性で予後良好だが，時に後遺症を残し，死亡する例もある．

2 疫学・分類

日本における 15 歳未満（小児）の ADEM の罹患率は 0.64 人/10 万人，平均発症年齢は 5.5 歳で 2～5 歳にピークを認める[1]．

発症の契機から特発性，感染後/傍感染性，ワクチン後性と分類される．気道感染や消化器系感染の後に起こることが多く，病原体は同定できない症例が多い．ワクチン接種後の小児 ADEM の罹患率は 0.3 人/100 万人と推定され，インフルエンザワクチンや三種混合ワクチンでの報告がある．

3 臨床症状・検査所見

a 臨床症状

発熱，嘔気，全身倦怠感などの全身症状が先行し，その後，頭痛・項部硬直・Kernig 徴候などの髄膜刺激徴候，様々な程度の意識障害・視野障害・痙攣・片麻痺・小脳性失調などの多巣性神経症候を伴う脳症，レベルのある感覚障害・対麻痺・膀胱直腸障害などの脊髄症が数時間から数日のうちに進行する．時に視神経炎による視力障害を合併する．また，神経根の障害による腱反射の低下・消失を伴うこともある．

b 検査所見

1) 血液検査

白血球増多，CRP 上昇，赤沈亢進など非特異的炎症所見がみられる．

2) 髄液検査

初圧の上昇，軽度から中等度の細胞数増多（単核球優位）および蛋白増加を示すが，正常の場合もある．糖は正常．脱髄を反映してミエリン塩基性蛋白（myelin basic protein：MBP）の高値を認めることがある．細菌培養は陰性で，各種ウイルス抗体価も陰性であることが多い．

3) 神経画像検査

MRI が極めて有用である[2]．頭部 MRI では，病変が T2 強調画像・FLAIR 画像で白質を中心に境界不鮮明な高信号域として認められる．大脳半球・小脳・脳幹・脊髄に，左右非対称性に多発する大小種々の

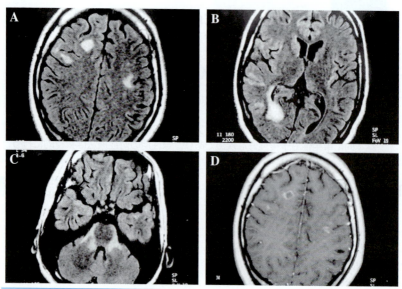

図1 成人特発性 ADEM 症例の頭部 MRI
23歳女性．先行感染なし．約10日間の経過で進行する意識障害・四肢麻痺・嚥下障害で入院．両側大脳皮質，脳幹，小脳脚に多発性の FLAIR 高信号病変（A，B，C）を認め，T1強調画像でガドリニウム造影効果（D）を認めた．本症例は頸髄 MRI で第3-4頸髄腹側にも T2強調画像高信号性病変を認めた．

病変が認められる．時に基底核や灰白質にも病変を認める．ガドリニウム造影剤を用いると病変が造影される（図1）．

4） 電気生理学的検査

脳波では全般性の徐波化を認めることが多いが非特異的である．視神経炎の合併時には視覚誘発電位検査が有用である．

4 診断，鑑別診断

ADEM の診断は先行感染やワクチン接種などの病歴，急性〜亜急性の脳症・多巣性神経症候などの神経学的診察結果，頭部 MRI を含む各種検査所見よりなされる．

鑑別診断で重要なのは多発性硬化症（multiple sclerosis：MS）であるが，MS の初回発作である clinically isolated syndrome（CIS）との鑑別は困難なことが多い．小児単相性 ADEM の診断基準（表1）および診断アルゴリズム（図2）を示す[3]．発熱などの全身症状や意識障害，髄膜刺激症候を伴うときは ADEM がより疑われる．

その他の鑑別疾患としてウイルス性脳炎などの感染性疾患，神経サルコイドーシス，中枢神経系ループス，各種自己免疫性脳炎などの炎症性疾患，原発性中枢神経限局性血管炎，多発性脳梗塞，ミトコンドリア脳筋症，白質ジストロフィーなどの代謝性疾患，悪性腫瘍などがある．

5 治療

速やかに抗炎症・抗浮腫療法を行う．第一選択は副腎皮質ステロイド薬である．メチルプレドニゾロン 1,000 mg／日・3〜5日間の大量点滴投与（パルス療法）を施行した後に経口プレドニゾロン 1 mg／kg／日による後療法を開始，4〜10週間で漸減していく．初回パルス療法後1〜2週での反応が不十分な場合には，パルス療法の追加や

第 5 章　神経内科疾患の診療

表 1　小児 ADEM の診断基準（文献 3 より）

- 初発の，炎症性脱髄性病変によると推定される中枢神経由来の多巣性臨床症状
- 発熱では説明のできない脳症
- 発症後 3 か月以上にわたり，新たな臨床症状や頭部 MRI 所見が出現しないこと
- 頭部 MRI は急性期の間（3 か月）は異常である
- 頭部 MRI の典型例
    - び漫性の，境界不明瞭な，大きな（>1〜2cm）病変を大脳白質を中心として認める
    - 大脳白質の T1 低信号病変はまれである
    - 大脳深部灰白質病変（視床や基底核など）を認めることがある

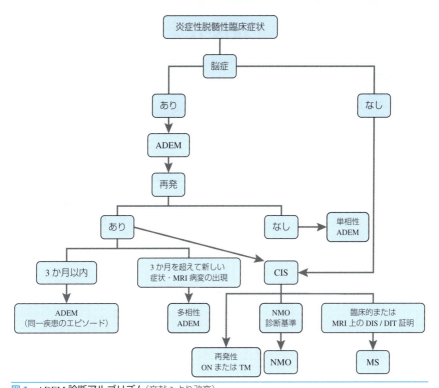

図 2　ADEM 診断アルゴリズム（文献 3 より改変）
MS：多発性硬化症（multiple sclerosis），CIS: clinically isolated syndrome，NMO：視神経脊髄炎（neuromyelitis optica），ON：視神経炎（optic neuritis），TM：横断性脊髄炎（transverse myelitis），DIS：空間的多発性（dissemination in space），DIT：時間的多発性（dissemination in time）

血液浄化療法，免疫グロブリン 400 mg / kg / 日 5 日間の大量投与療法を考慮する（**Pitfall** 参照）．頭部 MRI で脳浮腫が強い場合にはグリセロールの点滴投与，痙攣合併例では抗痙攣薬を使用する．その他，体

 Pitfall

　副腎皮質ステロイド療法，血液浄化療法，免疫グロブリン大量療法のいずれも保険適用外治療である．

温・輸液の管理，人工呼吸器を含む呼吸管理，尿閉に対する導尿，続発性感染症の予防などの対症療法を行う．また，急性期から回復期に生じやすい褥瘡・関節拘縮・痙性歩行などに対してリハビリテーションを行う．

6 予後

多くの症例は単相性経過であり，急性期を乗り切れば数日から数週間で回復する．しかし，急性出血性白質脳炎（Hurst 脳炎）のように発症時から極めて重篤で死亡する例や，運動障害・てんかん・認知障害などの後遺症を残す例もある．

ADEM と診断された例が後に神経症状の再発・MRI 画像の増悪で MS と診断される症例があり，数年間は注意が必要である．

DON'Ts

- 診断がつけば，副腎皮質ステロイドパルス療法などの強力な治療を躊躇してはならない．
- 死亡する症例や重度の後遺症を残す症例もあり，家族への説明で楽観的な説明をしてはならない．

文献

1) Torisu H, et al.: Brain Dev 2010; 32: 454-462
2) Marin SE, et al.: Neuroimaging Clin N Am 2013; 23: 245-266
3) Krupp LB, et al.: Mult Scler 2013; 19: 1261-1267

金沢医科大学 神経内科学　**長山成美，松井　真**

D 自己免疫性神経疾患

1 stiff-person 症候群と Isaacs 症候群

DOs

- 筋硬直・筋緊張亢進状態では，睡眠・覚醒や感覚刺激での変化を確認しよう．
- 病態の診断には，伝導検査や針筋電図，表面筋電図などの電気生理学的検査を行う．
- 作用部位が GABA 受容体か Na チャネルか，どのような抗痙攣薬が有効かを検討する．

1 基本的な考え方

stiff-person 症候群は，中枢神経の異常で下位運動ニューロンが興奮しやすくなっている．筋痙攣と筋硬直の症状は変動し，感覚刺激や情動変化，咳嗽などの動作で発作が誘発される．睡眠では筋緊張が低下する．運動単位は生理的なパターンで発火するが，持続する．拮抗筋も同時に活動し，随意運動は困難になる．GABA 作動系のアゴニストのジアゼパムが有効である．ミオクローヌスが出ることがある．

Isaacs(アイザークス，アイザックス)症候群は，末梢神経の過剰興奮による．神経血管関門のない部位で，おもに神経終末，一部の例で神経根の病変が考えられる．運動により誘発されるが，感覚刺激による誘発はない．筋痙攣や筋硬直は睡眠中も消えず持続する．針筋電図で安静時に線維束性収縮(fasciculation)がまとまって生じることや，M 波や F 波の後に反復する電位が認められることがある．筋弛緩遅延があってもミオトニアではない．Na チャネル阻害作用のある薬で末梢神経の過剰興奮を抑制することが有効である．

いずれも自己免疫が想定されることが多く，抗痙攣薬などの内服で効果が不十分なら免疫抑制などの治療を考慮する．ただし Isaacs 症候群では経過によっては K チャネルの遺伝子変異による病態も考慮する．

2 中枢性筋緊張亢進

stiff-person 症候群(SPS)は，筋痙攣と筋硬直が生じ，痛みやこわばりを自覚しやすい．多くは体幹筋・近位筋優位で，体幹は反りやすく，腰椎前弯が目立つ．左右差があり，一側性で始まることもある．不意に生じ，予測できない刺激，耳障りな音や騒音などで誘発され増悪する．睡眠では筋緊張が軽減ないし消失しうる．全身麻酔でも同様である．随意運動自体でも不随意な収縮が誘発され，随意運動が困難になる．拮抗筋も硬直し，極端になるとまったく動けなくなる．姿勢反射も低下し，骨折も生じやすくなる．進行すれば臥床状態になる．呼吸筋に及ぶと呼吸困難も生じる．著しい筋痙攣では血清 CK 値が上がる．筋痙攣や硬直が四肢ないし下肢に限局し，腰椎前弯を伴わないと stiff-limb や stiff-leg 症候群ともいう．

運動・感覚の末梢神経に影響はなく，深部腱反射は低下しない．正常か，亢進することもある．病的反射までは通常生じない．感覚刺激でミオクローヌスが出ることもある．痛みに誘発され，頻脈や血圧上昇，発汗過多の記載もある．なかなか診断・治療に至らず，精神的に不安やうつ症状が合併することは多い．

中枢性の筋活動亢進で，随意的なコントロールは十分でないが，針筋電図での運動

単位の発火自体は正常パターンである．末梢神経伝導検査も基本的に正常だが，広汎な運動が誘発されうる．ビデオ記録脳波や表面筋電図で評価する．拮抗筋も同時に活動するが，ジストニアと異なり，一定のパターンはない．睡眠・覚醒，姿勢，他動・自動運動で変化する．持続性の運動単位活動(continuous motor unit activity)と表現される．

GABA受容体のアゴニストであるジアゼパムが有効である．セロトニンやカテコラミンの取り込みを阻害するクロミプラミンで悪化し，カテコラミン放出を抑制するクロニジンで緩和される．脳幹や脊髄前角の下位運動ニューロンの活動亢進が，介在ニューロンの抑制によって生じていると考えられる．

筋強剛とミオクローヌスを伴う進行性脳脊髄炎とよばれる病型は進行が速い．経過が長いのを jerking SPS ともいう．

自己抗体の存在が想定され，約6～7割に抗グルタミン酸脱炭酸酵素（GAD）抗体がある．GADはGABA合成の律速段階の酵素であり，GABA代謝を左右すると考えられる．抗GAD抗体陽性例では耐糖能異常，インスリン依存性糖尿病も多い．小脳失調やてんかん発作なども生じる症例の報告もある．抗GAD抗体陽性に加え，GABA-A受容体関連蛋白に対する抗体も6～7割とされる．シナプス小胞関連蛋白であるamphiphysinに対する抗体陽性例では脊髄性ミオクローヌスや掻痒感もみられ，GABA/Glycineシナプスの受容体に存在するgephrinに対する抗体の報告もある．抗GAD抗体は検査会社で検査できるが，他は一部の研究室で行われているのみである．

腫瘍随伴性の例が1割以下にある．胸腺腫，悪性胸腺腫，また抗amphiphysin抗体陽性例では肺小細胞癌や乳癌などの悪性腫瘍の報告もある．腫瘍検索にはFDG-PETの有用性がある．腫瘍ではその治療も行う．

慢性甲状腺炎，重症筋無力症，悪性貧血，白斑，自己免疫性副腎炎（副腎不全）のような自己免疫異常の合併の記載もある．

ジアゼパムのほかにGABA受容体を刺激するバクロフェン，またバルプロ酸，レベチラセタム，ガバペンチン，ビバガトリンも有効とされる．チザニジンも筋緊張低下に有効という．免疫グロブリン大量静注療法（IVIg），血漿交換や，タクロリムスなどの免疫抑制薬，自家幹細胞移植の有効例の報告がある．ただし効果は必ずしも一定しない．プロポフォール静注，バクロフェン髄注，リツキシマブ投与，局所的にはボツリヌス毒素筋注の有効例の報告もある．

3 末梢性筋緊張亢進

Isaacs症候群（持続性筋線維活動症候群：continuous muscle fiber activity）は，筋痙攣，線維束性収縮（fasciculation），ミオキミアが出る．波打つ，虫が這うようなミオキミアからの発症がある．筋収縮後の筋弛緩遅延で，手指開排遅延，閉眼後の眼輪筋の突っ張り，歩行開始困難などの記載がある．ミオトニアではなく，叩打ミオトニアは出ない．筋線維活動には静止時間がある．筋萎縮は基本的に生じず，筋肥大が生じうる．筋力自体は本来正常だが，筋力低下例はある．腱反射は正常範囲か，低下～消失かで，亢進はしない．筋痙攣や筋硬直は睡眠中も消失せず，持続し，筋痛で不眠に結びつく．筋緊張亢進が極端だと拘縮や変形も生じうる．腓腹筋肥大・短縮（アキレス腱短縮）もきたす．嚥下障害，嗄声や呼吸困難をきたす例もある．虚血や寒冷では増悪しうる．入浴では改善もあるが，運動で増悪しうる．食事でも悪化しうる．

発汗過多は生じやすい．発汗はうつ熱だけではない．日に何回も着替える例の記載もある．唾液や涙液も分泌過多，流涎，立毛，尿閉，頑固な便秘の記載もある．自律神経症状もコリン作動性運動神経終末の過

活動と考えられる．痛みや異常感覚もある例では感覚神経の過剰興奮も想定される．低カルシウム血症のテタニーと違いChvostek徴候やTrousseau徴候は陰性のことが多いが，陽性にみえることもある．

安静時の針筋電図の異常の確認が重要になる．ランダムに発火する線維束性収縮で，doubletやtripletなどのmultipletもよくみられる．運動単位の波形が，微妙に変化することもある（jitterの増大をみる）．数個〜数十個以上の線維束性収縮がまとまって生じるミオキミア電位をみる．150Hz以上で長く持続するものは，ニューロミオトニア電位とよばれる．ただし，ミオトニア電位はない．ミオトニアではないので，ニューロミオトニアという用語は誤解の危険から使用しないほうがよいという意見もある．最大収縮後には発火しない時間がみられる．高度の持続性放電では一過性に脱分極性ブロックが生じ，短時間の筋弛緩が生じる．外見でわかりにくい変化がわかることが多い．エコーもある程度有用である．

M波の後に反復電位がみられる場合は，ミオトニアとの鑑別も要する．F波の後に反復する遅延電位がみられることや，反復電位が反復刺激試験で出やすいこともある．

Naチャネル阻害作用で末梢神経過剰興奮を抑制する．昔からカルバマゼピン（CBZ）やフェニトイン（PHT）が有効なことが多い．が，眠気や薬疹で困ることがある．ガバペンチン，メキシレチン，バルプロ酸，ラモトリギンの有効例もある．軽症例ではこれらの内服のみですむ．（ミオトニアもこれらの薬剤で軽減しうるので，誤診しやすい．）しかしジアゼパムやクロナゼパムは無効で，全身倦怠感が悪化することもある．フェノバルビタールも有効ではない．

血清抗体では抗電位依存性Kチャネル（voltage-gated K channel：VGKC）複合体抗体，特に抗contactin関連蛋白2（Caspr-2）抗体が陽性になるという．

約2割は胸腺腫や肺小細胞癌，乳癌，前立腺癌，リンパ腫などの悪性腫瘍に合併する病態で，発症4年程度は注意する．胸腺腫では重症筋無力症，特に抗アセチルコリン受容体抗体陽性の合併も多い．

CBZ, PHTやメキシレチンなどの内服で対応できないと，血漿交換，免疫吸着，プレドニゾロン（PSL）や免疫抑制薬なども使用される．IVIgは有効例と悪化例の報告があるが，悪化の機序は不明である．なお鑑別診断には遺伝子変異による病態がある．

Isaacs症候群に加えて，不眠症，夜間の異常行動，幻覚，記銘力低下などの中枢神経障害・自己免疫性辺縁系脳炎も伴うMorvan症候群がある．発汗過多，便秘，尿失禁，流涙過多，流涎過多，不整脈などの記載もある．VGKC複合体を構成するleucine-richグリオーマ不活化蛋白（LGI-1）に対する抗体の陽性例が多く，SIADHも生じやすいという．辺縁系脳炎のみで，筋線維持続的活動を伴わない抗VGKC複合体抗体陽性例もある．

DON'Ts

- ☐ 抗体陰性例は少なくないため，血清抗体のみで診断すべきではない（研究レベルの抗体が多く，検査は必ずしも容易ではないのだが）．
- ☐ 病態の評価が不十分なままに，免疫治療をすべきではない（stiff-person症候群は典型的でないと診断は迷うことが少なくないのだが）．
- ☐ 悪性腫瘍を見逃さない．また有効な薬剤の中止は安易にしない．

国立精神・神経医療研究センター病院 神経内科　**大矢　寧**

D 自己免疫性神経疾患

2 傍腫瘍性神経症候群

> **DOs**
> - 中高年に亜急性に進行する神経症候が出現したら，傍腫瘍性神経症候群を疑い，全身腫瘍検索を行う．
> - 神経症候から考えられる自己抗体の検出を行う．
> - 早期に積極的に免疫療法を開始する．
> - PNSを疑う場合，腫瘍発見を待たずに免疫療法を速やかに開始しなければ神経症状の改善が得られない

1 基本的な考え方

傍腫瘍性神経症候群（paraneoplastic neurologic syndrome：PNS）とは，担癌者に生じる神経障害のうち，転移，治療の影響など直接的な原因が除外され，免疫学的機序によると考えられる多様な神経症候群である．小脳性運動失調症，脳脊髄炎，辺縁系脳炎，感覚性運動失調型ニューロパチー，高度自律神経障害，オプソクローヌス・ミオクローヌスなどを呈する群が知られる．

中高年男女に亜急性に発症し，多くは短期間で重篤な身体障害に至る．神経症状が腫瘍の発見に先行する場合が多く，神経症状出現早期から罹患神経組織・腫瘍原発巣

表1 PNSの主たる病型

PNS	神経症候	腫瘍	鑑別すべき病態
脳脊髄炎	記銘障害，意識障害 錐体路症候，不随意運動 筋力低下，感覚障害	肺小細胞癌，睾丸癌・胸腺腫・乳癌	感染症，脱髄疾患（ADEM） 腫瘍，代謝障害
小脳変性症	小脳性運動失調	卵巣癌，乳癌，肺小細胞癌	脊髄小脳変性症 ウイルス性/感染後性小脳炎 薬剤性，内分泌代謝異常
辺縁系脳炎	記銘，意識障害 精神症状，痙攣	肺小細胞癌，精巣癌 奇形腫，胸腺腫	ウイルス性髄膜脳炎，てんかん 代謝異常，CJD，薬物中毒
オプソクローヌス・ミオクローヌス	オプソクローヌス ミオクローヌス 小脳性運動失調	神経芽細胞腫 乳癌，肺癌	ウイルス性脳幹脳炎・小脳炎 薬物中毒
感覚性運動失調型ニューロパチー	異常感覚・ 深部感覚障害	肺小細胞癌	CIDP，後根神経節炎 糖尿病性神経障害
LEMS	易疲労性，筋力低下 自律神経症状	肺小細胞癌	重症筋無力症
Stiff-person症候群	体幹・四肢近位筋硬直	乳癌，胸腺腫 肺小細胞癌	破傷風，里吉病 ミオトニア症候群 悪性高熱症

LEMS：Lambert-Eaton筋無力症候群，CJD：Creutzfeldt-Jakob病，CIDP：慢性炎症性脱髄性多発ニューロパチー

表2 傍腫瘍性神経症候群で検出される自己抗体

自己抗体	おもな症状・疾患	背景となるおもな腫瘍
細胞内蛋白に対する抗体		
Yo	小脳性運動失調	子宮癌,卵巣癌,乳癌
Hu	辺縁系脳炎・小脳性運動失調 亜急性感覚性ニューロパチー gastrointestinal pseudobstruction	肺小細胞癌,前立腺癌
Ri	オプソクローヌス・小脳性運動失調	乳癌,肺小細胞癌
DNER (Tr)	小脳性運動失調	Hodgkin 病
Ma-2	縁系脳炎・脳幹脳炎	睾丸腫瘍,肺癌
CV2/CRMP-5	小脳性運動失調・視神経炎・脳脊髄炎	肺小細胞癌・胸腺腫
recoverin	視力低下,羞明,光線過敏	肺小細胞癌
細胞内シナプス関連蛋白に対する抗体		
amphiphysin	stiff-person 症候群	乳癌,肺小細胞癌
GAD65	stiff-person 症候群・小脳性運動失調	肺小細胞癌・肺癌 胸腺腫・大腸癌・膵癌 腎癌・乳癌
細胞表面受容体・チャネル蛋白に対する抗体		
NMDAR	精神症状,痙攣	卵巣奇形腫
AMPAR	精神症状,痙攣	肺癌・乳癌・胸腺腫
LGI1	精神症状,ミオクローヌス 痙攣	肺癌・胸腺腫
Caspr2	Morvan 症候群,ニューロミオトニア	肺癌・胸腺腫
GABABR	神症状,痙攣	肺小細胞癌
GlyR	stiff-person 症候群, ミオクローヌス,脳脊髄炎	胸腺腫・Hodgkin リンパ腫
mGluR5	精神症状,ミオクローヌス,	Hodgkin リンパ腫 小脳失調
mGluR1	小脳性運動失調	Hodgkin リンパ腫
VGCC	小脳性運動失調,LEMS	肺小細胞癌
gAChR	自律神経症状	乳癌・前立腺癌・肺小細胞癌・腎癌
AChR	重症筋無力症	胸腺腫

DNER:delta/notch-lke epidermal growth factor-related receptor, GAD:glutamic acid decarboxylase, NMDAR:N-methy-D-aspartate receptor, AMPAR:a-amino-3-hydroxy-5-methy-4-isoxazolepropionate receptor, LGI1:leucine-rich glioma-inactivated protein 1, Caspr2:contactine-associated protein 2, GABABR: g-aminobutyric acid B receptor, GlyR:glycine receptor, mGluR:metabotropic glutamate receptor, VGCC:voltage gated calcium channel, gAChR:ganlionic acetylcholine receptor

に関連する特徴的な自己抗体が出現するため，抗体の検出が本症の診断のみならず，潜在する悪性腫瘍の早期発見につながる（表1）．

2 PNSの臨床病型（表2）

a 中枢神経系に主座をもつPNS

1） 傍腫瘍性辺縁系脳炎（paraneoplastic limbic encephalitis：PLE）

急性・亜急性の経過で，記銘力低下・妄想などが出現し，続いて意識障害・せん妄，痙攣，不随意運動，呼吸障害，自律神経症状など多彩な症候を呈する．肺癌，乳癌，Hodgkin病，奇形腫，胸腺腫などに伴うことが多い．脳脊髄液に軽度の単核球・蛋白増加がある．頭部MRIで，一側または両側の側頭葉内側面に異常信号を伴う場合がある．PLEの約60％に自己抗体が検出され，細胞内抗原を標的とするもの（抗Hu/CRMP5/GAD65抗体など），細胞表面抗原を標的とするもの（抗NMDAR/VGKC複合体抗体など）があり，それぞれ病態へのかかわり，治療反応性が異なる．抗Hu抗体陽性PLEは肺小細胞癌に伴うことが多い．抗NMDAR抗体を生じる若年女性の場合は，約半数が卵巣奇形腫を有し，腫瘍摘出や免疫療法に反応して症状の改善が得られる．抗VGKC複合体抗体が関連するPLEは高齢の男性に経過が緩徐な脳症を呈することが多く，胸腺腫や肺小細胞癌，前立腺癌などに伴う．

2） 脳脊髄炎（paraneoplastic encephalomyelitis：PEM）

軽重様々な炎症が大脳・小脳・脊髄に広汎に出現し，様々な組み合わせの症候が散在性に出現する．肺小細胞癌に伴うことが最も多く，抗Hu抗体が検出されることが多い．

3） 小脳変性症（paraneoplastic cerebellar degeneration：PCD）

亜急性に小脳失調が出現し，歩行困難に至る場合が多い．抗Hu抗体陽性で肺小細胞癌に伴うことが多いが，女性の場合は半数以上が卵巣癌・子宮癌・卵管癌・乳癌を有し，抗Yo抗体が陽性である．早期に小脳Purkinje細胞が広汎に消失し，各種治療への反応が乏しい．電位依存性Caチャネル（voltage-gated calcium channel：VGCC）抗体陽性でLambert-Eaton筋無力症候群（LEMS）を合併する例，乳癌があり抗Ri抗体がみられる例，多様な癌を背景にMa1/Ma2抗体が陽性である例もある．

4） 傍腫瘍性オプソクローヌス・ミオクローヌス症候群（paraneoplastic opsoclonus-myoclonus syndrome：POMS）

眼球のオプソクローヌスと四肢のミオクローヌスおよび小脳失調を呈する．小児では神経芽細胞腫に伴う頻度が高く，自己抗体は検出されないことが多い．成人例では，抗Ri抗体陽性乳癌がよく知られるが，検出される抗体は多様である．

5） 脳幹脳炎

抗Ma2（Ta）抗体陽性脳炎は，亜急性に進行する過眠・高体温などの視床下部症状や辺縁系・上部脳幹症状を呈する．MRIでは側頭葉内側面・視床下部・基底核・視床・四丘体領域に信号異常を認める．若年男性では精巣腫瘍が多く，癌の摘出・免疫療法により症状の軽快が得られるが，時に再発を繰り返す．

b 末梢神経系に主座をもつPNS

1） 感覚性運動失調型ニューロパチー（sensory ataxic neuropathy/sensory neuronopathy：SSN）

PNSでは末梢神経障害の頻度が最も高い．特にSSNはPNSに特徴的であり，Sjögren症候群や慢性炎症性脱髄性多発ニューロパチーとともにSSNの鑑別疾患の一角をなす．女性に多く，異常感覚・深部感覚障害を中心とした多発単ニューロパチーが上肢から全肢に広がり，高度障害に至る場合が多い．90％に肺小細胞癌および抗

Hu抗体を伴う．末梢神経は軸索変性および脱髄所見が混在する．感覚運動型ポリニューロパチーを呈する例もあるが，この場合は，単クローン症を呈する血液細胞由来の腫瘍に伴う場合や，起立性低血圧やイレウスなどの自律神経症状を主体とすることもある(chronic gastrointestinal pseudo-obstruction：CGP)．

c 神経筋接合部に主座をもつ PNS

1) Lambert-Eaton筋無力症候群(Lambert-Eaton myasthenic syndrome：LEMS)

易疲労性，下肢近位筋力低下，口渇・陰萎などの自律神経症状を呈する．腫瘍に伴う場合，60％以上は肺小細胞癌である．肺小細胞癌からみると，その3％にLEMSが合併するといわれ，男性が女性の2倍である．嚥下障害・外眼筋麻痺・呼吸筋麻痺を生じることもある．深部腱反射は低下しているが，強収縮後あるいは繰り返しの打腱で増強する．LEMSの80～90％にP/Q型抗VGCC抗体が陽性となる．腫瘍の治療，血漿交換療法，免疫グロブリン大量静注療法でLEMSの症状が軽快する場合が多い．

d 筋肉系に主座をもつ PNS ………

皮膚筋炎，多発筋炎では悪性腫瘍を合併する頻度が高い．腫瘍合併筋炎では，筋障害が高度で治療反応性が不良の傾向がある．抗p155/p140抗体は悪性腫瘍を合併する筋炎で出現頻度が高く診断に有用といわれる．治療は，悪性腫瘍と筋炎に対して同時進行で行う必要がある．

3 治 療

腫瘍の早期発見と治療および免疫反応の制御が基本であり，対症療法・理学療法を組み合わせる．細胞内抗原に対する抗体を生じる群では，一般に，神経症状は急速に進行することが多く，腫瘍発見が遅れる傾向がある．本症の可能性がある場合は，速やかに全身の腫瘍検索を行い，同時にメチルプレドニゾロンパルス療法，免疫グロブリン大量静注，血漿交換などの免疫療法を行う．十分な効果が得られず，ケアを主体とする治療にならざるをえない場合が多い．

細胞表面抗原に対する抗体を生じる群では，早期に抗体を除去し，抗体産生を抑制する治療が有効であり，寛解する場合も多い．腫瘍を合併する場合は，腫瘍の早期加療が有効であり，また積極的な免疫療法を行う．治療に良好に反応するものの再発を繰り返す例もあり，腫瘍の再発についても経過観察が必要である．

DON'Ts

- □ PNSでは神経症状が先行するため，腫瘍が見出せないことでPNSを否定してはいけない．
- □ 腫瘍は重複する場合があることから，定期的な腫瘍検索を欠かしてはいけない

金沢医科大学 神経内科学　**田中惠子**

D 自己免疫性神経疾患

3 自己免疫性脳炎（非ヘルペス性辺縁系脳炎，橋本脳症）

DOs

- 脳炎では，感染症以外に，自己免疫が関与している可能性を常に念頭において治療する．
- 発熱，頭痛，意識障害あるいは痙攣が通常の治療では改善しない脳炎では，血清と髄液を凍結保存し，ステロイドパルス療法を含めた免疫療法を考慮する．
- 画像および髄液所見が乏しいにもかかわらず，著明な精神症状，意識障害，痙攣，不随意運動が出現した若年女性をみたら，骨盤 MRI 脂肪抑制画像をとる．

1 基本的な考え方

自己免疫性脳炎は自己免疫機序によって生じる脳炎の総称である．海馬や扁桃など大脳辺縁系が障害されることが多く，精神症状，記銘力障害，痙攣，意識障害が急性あるいは亜急性に出現する．わが国では，しばしば"非ヘルペス性辺縁系脳炎"とよばれている．新規の抗体が同定されてきているが，多くの症例は原因不明である．

2 自己免疫性脳炎の分類

従来から，腫瘍の有無により傍腫瘍性と非傍腫瘍性に分けられてきた．しかし，最近では抗体が認識している抗原によって分類されている（**表1**)[1]．肺癌などの悪性腫瘍に随伴する古典的な傍腫瘍性辺縁系脳炎では，Hu, Yo, Ri, Ma2, CRMP5 など，腫瘍と神経細胞両者に存在している細胞内の onconeural 抗原に対する抗体が同定されている．これらの古典的な抗神経抗体は悪

表1 抗原の違いからみた自己免疫性脳炎の分類（文献1より）

	細胞内 onconeuronal 抗原	細胞内 シナプス抗原	細胞表面抗原あるいは シナプス蛋白
抗 原	Hu, CRMP5, Ri, Yo, Ma2	GAD, amphiphysin	NMDAR, AMPAR, GABABR, Lgi1, Caspr2, GlyR
年 齢	おもに高齢者	通常成人	すべての年齢 （小児に多い疾患もある）
腫瘍との関連性	あり	抗原により異なる	抗原と年齢により異なる
抗原の機能	多くは不明	明らかにされている	明らかにされている
おもな病態機序	細胞障害性T細胞が関与 （抗体関与は不明）	細胞障害性T細胞と抗体の両者が関与	抗体が関与
治療反応性	10〜30%は軽反応する	60%は部分的に反応する	75〜80%は反応し，完全回復しうる
再 発	まれ （通常単相性で不可逆的）	少ない （症状は変動性）	抗原により異なる （10〜25%）

性腫瘍の存在を強く示唆しているが，抗体自体が直接神経組織を障害するのではなく，疾患のバイオマーカーと考えられている．これらの傍腫瘍性脳炎は，おもに細胞性免疫介在性であり，細胞障害性T細胞が中枢神経系に浸潤し組織を破壊するため，免疫療法を開始しても効果はあまり期待できない．一方，2007年以降に同定されてきている新規の抗体は，神経細胞表面抗原やシナプス蛋白に対する抗体であり，細胞表面抗原に抗体が結合し，シナプスの機能を障害する pathogenic な抗体である．腫瘍切除あるいは免疫療法によって改善することから，的確に診断が求められる．また，細胞内抗原であっても，シナプスに関与しているグルタミン酸脱炭酸酵素（GAD）や amphyphysin に対する抗体を有する神経疾患は，両者の中間に位置づけられている．

3 抗NMDA受容体脳炎

a 疾患概念

本疾患は，興奮性アミノ酸であるグルタミン酸の受容体の一つであるNMDA受容体の細胞外成分に対する抗体（抗NMDA受容体抗体）を有する脳炎である．2007年，卵巣奇形腫に随伴する傍腫瘍性脳炎として提唱されたが，現在では性差を問わずあらゆる年齢層に発症しうると考えられており，卵巣奇形腫が存在するとは限らない．本疾患は，著明な精神症状，痙攣，意識障害，中枢性低換気，不随意運動および自律神経症状が数か月～1年以上持続する重篤な疾患であるが，腫瘍切除や免疫療法に反応しうる疾患である．わが国では，若年女性に好発する急性非ヘルペス性脳炎（AJFNHE）の名称でよばれてきた疾患とほぼ同一疾患である．

b 疫学

発症頻度は不明であるが，若年者に限ると単純ヘルペス脳炎や帯状疱疹ウイルス脳炎の約4倍と報告されている．また，小児では免疫介在性脳炎のなかでは急性散在性脳脊髄炎（ADEM）に次いで多い．577例の検討[3]では，発症年齢は8か月～85歳（中央値21歳），18歳未満が37％を占めている．あらゆる年齢層で発症するが，45歳以上は5％とまれである．81％が女性であるが，男性や小児でも発症しうる．腫瘍合併率は性や年齢により異なるが，全体の38％に腫瘍を認める．女性では46％に認め，13～44歳に多く，その94％が卵巣奇形腫である．一方，男性における腫瘍合併率は6％に過ぎない．

c 臨床症状と検査所見

典型例では，発熱，頭痛などの感冒様症状出現後，不安，抑うつ，幻覚，妄想など統合失調症類似の精神症状が出現する．精神症状が極期に到達する頃痙攣発作を生じ，それを契機に急速に無反応状態に至る．その頃から自発呼吸が減弱し，唾液分泌亢進，嚥下障害および痙攣様発作が加わり，人工呼吸器管理となる．また，口，顔面を中心にジスキネジアが出現する．開眼，開口，挺舌，四肢・体幹に多彩な不随意運動が出現する．意識障害にもかかわらず奇妙な不随意運動が持続するのが本疾患の特徴である．発熱，頻脈，発汗・唾液分泌亢進など自律神経症状も随伴する．痙攣様の発作も頻発するが，発作波を認めることは少なく，抗てんかん薬も一般に無効である．髄液では非特異的炎症性変化を示すに過ぎないが，67％にオリゴクローナルバンドが検出される．頭部MRI上，側頭葉内側病変を認めるのは22％に過ぎない．大脳皮質の高信号や髄膜の異常増強効果を認めるが，臨床症状が重篤なわりに脳実質変化に乏しい．脳波では23％に発作波を認めるに過ぎず，δ波を中心とするび漫性徐波が主体である．13歳以上の女子あるいは若年女性では，約半数に卵巣奇形腫を認める．骨盤MRIが有用である．

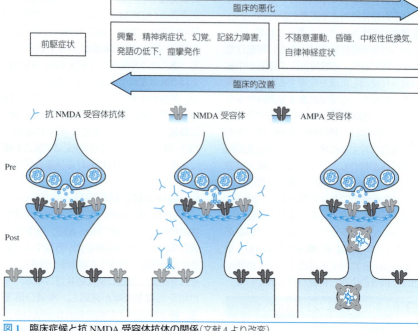

図1 臨床症候と抗NMDA受容体抗体の関係(文献4より改変)

d 診断

単純ヘルペス脳炎，神経Behçet病，神経サルコイドーシス，中枢神経系(CNS)ループス，多発性硬化症，視神経脊髄炎，ADEM，代謝性脳症，橋本脳症のほか，抗NMDA受容体脳炎以外の自己免疫性脳炎，新規発症難治性てんかん重積型脳炎(NORSE)あるいは統合失調症と鑑別が必要である．抗NMDA受容体抗体陽性をもって確定診断する．NMDA受容体はNR1とNR2 subunitの4量体で構成されており，NR1とNR2 subunitの両者を発現させたCell-based assayと，ラットの脳凍結切片を用いた免疫組織化学の両者で抗体を検査する．後者では海馬を中心に神経網が標識される．抗体測定法が確立している施設に抗体を依頼する．偽陽性や偽陰性を避けるため，必ず血清と髄液を一緒に送る．本抗体の主要エピトープはNR1 subunitの細胞外N末端に存在していることから，本抗体は，NR2B subunitに対する抗体である抗NR2B抗体や抗GluRε2抗体とは異なる抗体である．

e 病態生理

本疾患は抗NMDA受容体抗体を介して発症する液性免疫介在性の疾患である．卵巣奇形腫を有している場合には，感染を契機に免疫応答が賦活し，奇形腫内に存在する神経組織上のNMDA受容体に対して抗体が産生されると推測されるが，奇形腫のない症例における抗体の産生機序は不明である．古典的な傍腫瘍性辺縁系脳炎とは異なり，本疾患では，脳内に細胞障害性T細胞浸潤はほとんど認めず神経細胞も比較的保たれている．海馬にIgGが沈着しているが補体の沈着は確認されていないことから，補体活性化を介さない機序が推定されている．現在，本抗体はシナプス後膜に集族し

第5章　神経内科疾患の診療

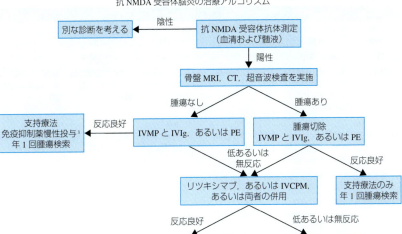

図2　抗NMDA受容体脳炎の治療アルゴリズム（文献4より改変）
1：ミコフェノール酸モフェチルあるいはアザチオプリン，2：メトトレキセートの経口あるいは静脈投与
IVMP：ステロイドパルス療法，IVIg：免疫グロブリン大量療法，PE：血漿交換療法，IVCPM：シクロホスファミド大量療法

ているNMDA受容体に架橋結合し，受容体を内在化させ，シナプス後膜の受容体数を減少させることによって，神経症候が出現すると推測されている（図1）[4]．なお，抗体IgGは髄内で産生されている．

f　治療と予後

現在提唱されている治療アルゴリズムでは，ステロイドパルス療法，免疫グロブリン大量療法および血漿交換が第一選択免疫療法，シクロホスファミド，リツキシマブあるいは併用療法が第二選択免疫療法に位置づけられている（図2）[4]．本疾患を疑った場合には，血清および髄液を凍結保存する．検体を適切な施設に送る手続きを進めるとともに，若年女性では卵巣奇形腫を疑って骨盤MRIを行う．卵巣奇形腫を有する典型例では，第一選択免疫療法を開始し，可及的速やかに卵巣奇形腫を切除する．腫瘍が確認されない症例でも，臨床像から本疾患が強く疑われた場合には，第一選択免

疫療法を開始しながら抗体結果を待つ．臨床症状が改善しない抗体陽性例では，速やかに第二選択免疫療法を行うことが推奨されている．しかし，本疾患に保険適用のある治療薬はない．

501例の長期予後をみると，約半数は第一選択免疫療法が無効である．しかし，無効例でも，第二選択免疫療法に反応する症例がいる[3]．24か月後の予後は81％が良好と報告されたが，回復速度は緩徐である．24か月後における死亡率は9.5％，再発率は約12％である．

4　その他の細胞表面抗原に対する抗体を有する脳炎

抗NMDA受容体以外に，AMPA受容体，GABAB受容体，BAGAA受容体，あるいはLgi1やCaspr2などのシナプス蛋白に対する抗体を介して発症する脳炎も報告されている（表2）[2]．AMPA受容体，

表2 抗神経細胞表面抗原抗体を有する自己免疫性脳炎（文献2より）

	NMDA受容体	AMPA受容体	GABA_B受容体	Lgi1	Caspr2
年齢（中央値）	3か月〜85歳（21歳）	38〜87歳（60歳）	24〜75歳（62歳）	30〜80歳（60歳）	46〜77歳（60歳）
性	80%：女性	90%：女性	50%：女性	65%：男性	85%：男性
神経症状	精神症状，不随意運動，痙攣，無反応，低換気および自律神経症状	古典的な辺縁系脳炎	古典的な辺縁系脳炎，初期から著明なてんかん	古典的な辺縁系脳炎，低Na血症，FBDS＊	脳炎，末梢神経過敏，Morvan症候群)
MRI異常所見	50% 皮質・皮質下FLAIR高信号，髄膜増強効果，脱髄	90% 側頭葉内側FLAIR高信号	66% 側頭葉内側FLAIR高信号	84% 側頭葉内側FLAIR高信号	40% 側頭葉内側FLAIR高信号
CSF異常所見	94% ほとんど髄内産生	90% しばしば髄内産生	90% しばしば髄内産生	41% 髄内産生まれ	25% 髄内産生不明
腫瘍合併率	年齢，性に依存，ほとんどが卵巣奇形腫	70%（肺，乳腺，胸腺）	60%（小細胞肺癌）	20%以下(肺，胸腺，その他)	20%以下(胸腺)
その他の抗体出現率	10%（ANA, TPO）	60%（ANA, GAD65, VGCC, SOX1, CRMP5, TPO）	50%（VGCC, GAD65, TPO, SOX1）	10%（ANA, TPO, GAD65）	20%（Musk, AchR, GAD65）
再発	20〜25%	50%	少ない	少ない	おそらく高い
相対頻度	50%	3%	5%	30%	3%

＊FBDS: faciobrachial dystonic seizure

GABAB受容体あるいはGABAA受容体に対する抗体を有する脳炎は，発症早期から痙攣重積に至りやすい．抗AMPA受容体抗体，抗GABAB受容体抗体陽性の脳炎患者では約半数に肺癌などの悪性腫瘍を合併している．Lgi1抗体とCaspr2抗体は，以前はVGKC抗体と呼ばれていた抗体である．これらの疾患は，いずれも免疫療法に反応しうることから，早期診断が重要である．

💡 コツ

感冒後に急性発症した精神病の若年女性をみたら抗NMDAR脳炎を疑う．痙攣様発作，無反応，奇妙な不随意運動が出たら，本疾患に間違いない．頭部MRIを繰り返す前に骨盤MRIをとるのがコツである．

5 橋本脳症

抗甲状腺抗体が陽性で，ステロイドに反応する脳症は橋本脳症とよばれている．本疾患が独立した疾患であるか否か論議のあるところである．最近，疾患特異マーカーとして，抗N末端α-エノラーゼ抗体が報告されている．α-エノラーゼは細胞内に存在する酵素である．臨床的には，意識障害，精神症状，記銘力障害，不随意運動，小脳失調，痙攣が出現する．急性脳症，精神病，小脳失調症あるいはCreutzfeldt-

⚠ Pitfall

抗体が血清のみ陽性の場合には偽陽性の可能性が高い．低力価の場合には病的意義は低い．CJDでも抗体が検出されることもある．

Jakob 病類似の病型を呈する．甲状腺機能は正常か軽度異常にとどまる．抗 NAE 抗体は 44% に検出される．髄液所見は乏しい．MRI は病型により異なる．ステロイド薬が第一選択薬である．

> ## DON'Ts
> - ☐ 頭部 MRI や髄液検査でほとんど異常所見がなくても，抗 NMDA 受容体脳炎を否定してはならない．
> - ☐ ステロイドパルス療法や免疫グロブリン大量療法が無効でも，抗 NMDA 受容体脳炎を否定してはならない．

文献

1) Rosenfeld MR, et al.: Neurol Clin Pract 2012; 2: 215-223
2) Lancaster E, et al.: Neurology 2011; 77: 179-189
3) Titulaer MJ, et al.: Lancet Neurol 2013; 12: 157-165
4) Dalmau J, et al.: Lancet Neurol 2011; 10: 63-74

北里大学 神経内科　**飯塚高浩**

E 感染症

1 ウイルス性髄膜炎および脳炎

DOs
- 髄膜刺激症候に精通しよう．
- 髄液検査はできるだけ設備の整った施設・状態で行おう．
- 早期診断・早期治療開始を心掛けよう．

1 基本的な考え方

ウイルス性髄膜炎，脳炎は神経学的緊急疾患の一つであり，初期ならびに早期の対応次第で予後が大きく変わる．早期診断・早期治療が重要である．

2 疫学

わが国において施行された調査[1]では，大病院に入院したウイルス性髄膜炎患者は48.6人/人口100万人，ウイルス性脳炎患者は5.5人/人口100万人と推定されている(表1)．

髄膜炎のうち病因未確定が約70%であり，病因が判明した髄膜炎ではほとんどがウイルス性であり，ムンプスウイルス(59.3%)，エンテロウイルス，エコーウイルス(26.4%)によるものが多い．また，年や地域によって病原ウイルスの発症頻度は大きく異なっていた．

脳炎では病因未確定が半数であったが，ウイルス性脳炎が30%を占めていた．ウイルス脳炎のなかでは単純ヘルペス脳炎が約60%と最も多く，発症頻度は地域差がなく年間約350人と推定されている．水痘・帯状疱疹脳炎8.0%，風疹脳炎7.2%，麻疹脳炎6.8%，インフルエンザ4.1%，ムンプス3.0%，日本脳炎3.0%，その他3.0%となっている．

表1 わが国の髄膜炎・脳炎の病因別発症頻度(文献1より改変)

病因	年間推定数 (平均±標準偏差)	人口100万人あたり	相対比(%)
髄膜炎全体	32,000 ± 16,000	258 ± 129	100
ウイルス性	5,898 ± 1,656	48.6 ± 13.4	18.4
細菌性	1,352 ± 435	12.4 ± 3.5	4.8
結核性	264 ± 120	2.0 ± 1.0	0.83
真菌性	53 ± 28	0.4 ± 0.2	0.17
その他	821 ± 358	6.6 ± 2.9	2.6
病因未確定	23,432 ± 1,891	188 ± 15.2	73.2
脳炎全体	2,200 ± 400	17.7 ± 3.2	100
ウイルス性	678 ± 122	5.5 ± 1.0	30.8
細菌性(脳膿瘍を含む)	146 ± 9	1.2 ± 0.07	6.6
急性散在性脳脊髄炎	84 ± 69	0.7 ± 0.6	3.8
Creutzfeldt-Jakob病	36 ± 8	0.3 ± 0.06	1.6
亜急性硬化性全脳炎	21 ± 29	0.17 ± 0.23	1.0
その他	98 ± 27	0.8 ± 0.2	4.5
病因未確定	1,226 ± 90	8.9 ± 0.7	51.2

3 臨床症状

髄膜炎・脳炎では発熱と髄膜刺激症候（頭痛，悪心，嘔吐，羞明，項部硬直，Kernig 徴候）がみられる．ウイルス性髄膜炎では項部硬直が軽微であることが多く，判定には経験が必要である．また，脳炎では脳内病変を示唆する症候（意識障害，精神症状，痙攣，運動麻痺，感覚障害，不随意運動や筋強剛）も認める．

4 病態生理

ウイルスの侵入，増殖によるもの（一次性）と，免疫反応を介したもの（二次性）とがある．ウイルスの侵入経路は次ぎの二つが考えられる．呼吸器，消化器，皮膚から侵入し，粘膜ないしリンパ節で増殖したウイルスが血行性に脳へ到達する．もう一つは，初感染ないし潜伏感染から再活性化したウイルスが神経を上行して脳に達する経路である．

また，ウイルスによって特定の領域を冒す傾向がある一方，患者の年齢や免疫反応によって病態がことなってくる．たとえば，単純ヘルペス脳炎は側頭葉，日本脳炎は視床・黒質を冒し，サイトメガロウイルスは胎児や immunocompromised host の脳内で増殖しやすく健人で脳炎は生じない．

5 診断

発熱と髄膜刺激症候を認める場合は積極的に腰椎穿刺を行う．経過が急性のときは，ウイルス性髄膜炎・脳炎と細菌性髄膜炎との鑑別診断を念頭に検査を行う．まず，感染症の診断・治療において必要な塗抹・培養検査を行う検体（髄液，血液など）を得る．髄膜炎・脳炎は髄液細胞の増加により炎症の存在が確認されることで診断される．病因検索のため培養検査，ウイルス抗体価，PCR 法などを行う．細菌性髄膜炎の診断および治療においてはグラム染色の所見は大切である．髄膜炎の検査としてグラム染色も必ず行う．表 2 に示した各種髄膜炎の髄液所見の特徴を参考に鑑別診断を行う．ウイルス性髄膜炎は単核球優位に髄液細胞が増加するが，糖値は一般に正常である．細菌性髄膜炎は多形核白血球優位に細胞が増加し，糖値が著減する．髄液細胞数は著増することが多いが，前医で抗菌薬がすでに開始されていたときには細胞数の増加が軽度であったり，細胞分画が単核球優位へ変化していることがあるため注意が必要である．

6 治療（表 3）

ウイルス性髄膜炎の大部分はエンテロウイルスによるものであり，1～2 週間の経

表 2　各種髄膜炎の鑑別診断

疾患	症状	髄液所見	鑑別診断のための検査
ウイルス性髄膜炎	急性発症	単核球増加，糖正常	ウイルス抗体価，PCR
細菌性髄膜炎	急性発症	多形核白血球増加，糖著減	塗抹鏡検，ラテックス凝集反応，血液培養
結核性髄膜炎	亜急性発症	単核球増加，糖低下	ADA, PCR, 結核菌特異的インターフェロンγ
真菌性髄膜炎	亜急性発症	単核球増加，糖低下	墨汁染色，クリプトコッカス抗原
梅毒性髄膜炎	急性～亜急性発症	単核球増加，糖低下	髄液梅毒反応
肥厚性硬膜炎	慢性発症	単核球増加，糖正常～低下	ガドリニウム造影 MRI

ADA：アデノシンデアミナーゼ

表3 ウイルス性髄膜炎・脳炎の治療

1. **ウイルス性髄膜炎の治療**
   ① 安静, 補液など対症療法
   ② HSV, VZV による髄膜炎ではアシクロビルを投与
   ③ 他の髄膜炎との鑑別が困難なときはそれぞれの治療を開始する

2. **ウイルス性脳炎の治療**
   ① 単純ヘルペス脳炎または原因不明の急性ウイルス性脳炎
   1) アシクロビル 10 mg/Kg/日, 1日3回　14日間
   2) ビダラビン 15 mg/Kg/日, 1日1回　10日間
      1) の効果が不十分のときに 2) に変更または併用
   ② ステロイド併用を検討
   ③ 細菌性髄膜炎, 結核性髄膜炎との鑑別が困難なときはそれぞれの治療を併用する

過で後遺症なく自然に治癒することが通常である. 安静や輸液などの支持療法で経過をみる. 単純ヘルペス髄膜炎に対するアシクロビルの有効性は確立されていないが, 単純ヘルペスウイルスや帯状疱疹ウイルスの IgM 抗体(血清, 髄液)が陽性のとき, 単純ヘルペスウイルス2型による再発性髄膜炎(Mollaret 髄膜炎)の場合にはアシクロビルの投与を考慮している(Pittfall ①参照).

ウイルス性脳炎ではウイルスの直接浸潤による障害と免疫学的な機序による障害が生じる. 抗ウイルス薬で保険収載されているのは単純ヘルペス脳炎に対するアシクロビルとビダラビンのみである. 単純ヘルペス脳炎の予後は不良であり, 早期に治療開始することが重要なため, 脳炎が疑われた時点でアシクロビルの投与を開始する[2]. 検査の結果, 単純ヘルペス脳炎が否定されたときにはアシクロビルを中止とするという治療指針が推奨されている. アシクロビルが導入されてから単純ヘルペス脳炎の死亡率は6割から3割以下へ低下したものの社会復帰率は半数であり, アシクロビルの投与量や投与期間, 経過遷延例についての検討が必要である(Pittfall ②参照).

また, 副腎皮質ステロイドの投与に関しては, 単純ヘルペス脳炎ではアシクロビルと併用することが推奨されている. 急性散在性脳脊髄炎や二次性脳炎でも有効と考えられる. 痙攣に対しては抗痙攣薬の投与を行うが, 脳炎のときの痙攣原性には免疫機序が関与している可能性もあり, 免疫異常がコントロールできれば痙攣も終息する. 浸透圧利尿薬の有効性は定かではない.

Pittfall ①

再発性髄膜炎:再発性髄膜炎の病因は単純ヘルペスウイルス2型であることが多い

Pittfall ②

アシクロビル耐性株単純ヘルペスウイルス:免疫能正常の宿主でもアシクロビル耐性株の存在が報告された. アシクロビル治療にもかかわらず増悪する症例ではビダラビンに変更あるいは併用する.

DON'Ts

- ☐ 受診の遅れや診断・治療開始の遅延があってはいけない.
- ☐ アシクロビル脳症をきたさないように腎機能障害患者や高齢者でのアシクロビル投与は慎重に行うことを忘れてはならない.

文献

1) Kamei S, et al.: Intern Med 2000; 39:894-900
2) 日本神経感染症学会 編:ヘルペス脳炎 診療ガイドラインに基づく診断指針と治療指針 2007. 中山書店, 2007

久留米大学医学部 看護学科　綾部光芳

E 感染症

2 細菌性髄膜炎および脳炎

DOs

- 早急な初期対応が転帰改善のカギとなるため，常に念頭におきながら診療しよう．
- 初期治療においては，患者の年齢や背景に基づき抗菌薬を選択しよう．
- 3か月以内の外科的侵襲処置後例を除き，抗菌薬開始前に副腎皮質ステロイド薬を併用しよう．

1 基本的な考え方

細菌性髄膜炎（bacterial meningitis：BM）は，細菌によるくも膜・軟膜，その両者に囲まれたくも膜下腔の炎症である．発症から初期治療開始までの時間と抗菌薬の初期選択が患者の転帰に大きく影響するため，緊急対応を要する疾患（medical / neurological emergency）である．

2 疫学

わが国のBM発症頻度は，年間約1,500±400例で，成人例はその約3割，死亡率は15〜35%，後遺症率は10〜30%である．

2008年にヘモフィルスb型インフルエンザ菌（Hib）ワクチン，2009年に7価肺炎球菌ワクチン（PCV-7）が導入され，2011年からは4か月〜5歳未満の小児に対し公費助成が開始された．その前後の5歳未満における罹患率は，肺炎球菌性髄膜炎で71%，インフルエンザ菌性髄膜炎で92%減少した．2013年には，PCV-7がより広い莢膜型をカバーするPCV-13に置換したが，侵襲的肺炎球菌感染症におけるワクチンカバー率は低下しており，今後，非ワクチンタイプの莢膜型をもつ肺炎球菌性髄膜炎の増加が予測される．

Pitfall ①

症状：臨床症候に乏しいことがあるので，禁忌事由がない限り積極的に髄液検査を行おう．

3 臨床症状

①数時間のうちに急速に進行する急性劇症型と②数日かけ進行性に悪化する場合がある．頭痛約85%，項部硬直約83%，発熱77〜97%，意識障害66〜95.3%，成人で古典的三徴を呈する典型例は44〜51%である（Pitfall ①）．

4 病態生理

BMの感染経路は，①菌血症からの血行性，②中耳炎や副鼻腔炎など近傍感染巣からの直達性がある．細菌の直接的侵襲による障害だけではなく，細菌の微細構造物や産生物質による宿主の免疫応答を介した炎症過程（サイトカインカスケード）が大きく関与し，細胞障害性脳浮腫を惹起する（Pitfall ②）．また，蛋白濃度増加や細胞増多により髄液粘稠度は上昇するので，髄液循環障害を起こし，間質性浮腫が出現，頭蓋内圧亢進を呈する．頭蓋内圧亢進は，脳代謝・血流に変化をきたし，脳障害・アポトーシスが進行する．その他，血管炎や敗血症に合併した播種性血管内凝固症候群に

Pitfall ②

副腎皮質ステロイド：抗菌薬により髄腔が無菌化された後も神経の損傷は進行するので，抗菌薬投与直前に副腎皮質ステロイドを併用する．

より脳内虚血を呈する病態も合わせてみられる場合がある．

5 診 断

確定診断は髄液からの起炎菌の同定である．

BMでは，迅速な対応が必須で，最も重要な所見は髄液所見である．巣症状，意識障害，うっ血乳頭を認める場合は，頭部CTにて頭蓋内占拠性病変の有無を確認し，髄液検査の可否を判断する．脳ヘルニア徴候がみられる場合，神経放射線検査が速やかに実施できない場合や転院が必要な場合には，直ちに初期治療を開始する．フローチャートを示す（図1）．

a 血液検査

初期治療開始前に炎症および凝固・線溶所見を含めた一般検査，プロカルシトニン，血液培養2セットを行う．

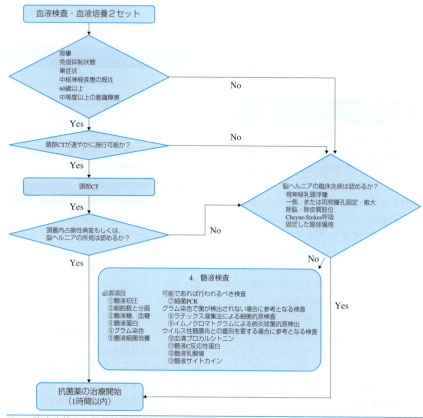

図1 臨床症状より細菌性髄膜炎が疑われた場合の検査手順（石川晴美，亀井聡，細菌性髄膜炎の診療ガイドラインの改訂．第55回日本神経学会学術大会プログラム・抄録集．2014，抄録 p.242）

b 髄液検査

必須項目は，①一般検査：初圧，細胞数，髄液糖/血糖比，蛋白，②起炎菌の確定を目的とした検査：塗抹・培養．必須項目ではないが，肺炎球菌尿中抗原迅速検出キット（NOW *Streptococcus pneumoniae*：Binax Inc., USA）による検査およびラテックス凝集法を髄液で行う．また，起炎菌の迅速診断 multiplex real-time PCR を行えるよう‐80℃にて数 mL 保存しておく．抗菌薬投与後には培養，PCR ともに菌検出率が低下する．

一般検査では，圧上昇，多形核球優位の細胞増多，蛋白濃度上昇，糖濃度低値を認める．抗菌薬が前投与された症例やリステリア菌性髄膜炎では髄液において単核球優位の細胞増多を示す場合がある．

c 頭部 CT/MRI

脳ヘルニア，硬膜下膿瘍，脳膿瘍，副鼻腔炎・中耳炎などの有無を確認する．

d 心エコー

細菌性心内膜炎による疣贅の有無を確認する．

6 鑑別診断

ウイルス性髄膜炎，ウイルス性脳炎，脳膿瘍，結核性髄膜炎などがあげられる．

脳膿瘍は脳実質内の化膿性病原体による限局性膿貯留であり，被膜によって囲まれているのが典型的である．細菌性は比較的まれであり，免疫抑制状態にある患者では，真菌性が多い．診断には MRI が有用である．抗菌薬，抗真菌薬，ドレナージ等で治療する．

7 起炎菌と治療

わが国における BM の疫学的現況を踏まえ，初期治療薬を選択する（Pitfall ③）．

炎症反応，髄液所見が正常化した1～2週間後に抗菌薬を終了する．増悪時には再投与が必要である．

a 起炎菌未確定の初期選択薬

1） 免疫正常な 16～50 歳未満

背景：起炎菌としては約 60% が肺炎球菌，約 10% がインフルエンザ菌である．わが国では，肺炎球菌性髄膜炎成人例の 8 割がペニシリン非感性菌である．

治療：パニペネム・ベタミプロン（PAPM/BP：1.0 g・6 時間ごとの静脈内投与）またはメロペネム（MEPM：2.0 g・8 時間ごとの静脈内投与）で初期治療を開始し，効果が得られない場合，バンコマイシン（VCM：30～60 mg/kg/日・8～12 時間ごと投与）を追加する．VCM は，血中濃度トラフ値を 15～20 μg/mL に維持する．

2） 50 歳以上の免疫正常例

背景：起炎菌としては肺炎球菌が最も頻度が高く，耐性化している場合が多い．メチシリン耐性黄色ブドウ球菌（methicillin-resistant *Staphylococcus aureus*：MRSA）などのブドウ球菌や米国に比べ少ないもののリステリア菌もありうる．また，わが国でも腸内細菌科の *E. coli*, *Klebsiella* 等のなかで ESBLs（extended-spectrum β-lactamases）産生株が増加しており，ESBLs 産生株検出歴のある患者や ESBLs が多く分離されている施設では MEPM を使用する．

治療：第 3 世代セフェム系抗菌薬（セフォタキシム〈CTX〉：2.0 g・4～6 時間ごとまたはセフトリアキソン〈CTRX〉：2.0 g・12 時間ごと）と VCM とアンピシリン（ABPC：2.0～3.0 g・4 時間ごと），または MEPM と VCM を併用する．

3） 慢性消耗性疾患や免疫不全状態を有する成人

背景：わが国における慢性消耗性疾患や免

Pitfall ③

治療選択：適切な治療を行うために，患者の背景を正確に把握しよう．

疫不全状態を有する成人例の起炎菌は肺炎球菌を含む連鎖球菌が約40％，ブドウ球菌約25％であり，耐性化率は高い．緑膿菌も考慮する．
治療：VCMとABPCとセフタジジム（CAZ：150 mg/kg/日〈9 g/日〉・8時間ごとの静脈内投与），または，ESBLs産生株が想定される場合にはVCMとMEPMを併用する．

4) 免疫能が正常と考えられる頭部外傷や外科的侵襲処置（脳室内ドレナージやシャントなど）後例
背景：起炎菌は，ブドウ球菌が約半数強，グラム陽性桿菌，グラム陰性桿菌がそれぞれ約10％と続き，連鎖球菌は2.6％と極めて少ない．ブドウ球菌属では85.0％が耐性化している．
治療：PAPM/BPまたはMEPMとVCMを併用する．

5) 慢性消耗性疾患や免疫不全を有する外科的侵襲処置後例
背景：ブドウ球菌属が44.6％（MRSAは全体の11.1％），連鎖球菌属が19.5％（ペニシリン耐性肺炎球菌；PRSPは全体の11.1％），緑膿菌も8.3％でみられる．
治療：MEPMとVCMまたはCAZとVCMを併用する．

＊なお，すべての場合において，VCM耐性やその副作用により使用できない場合にはリネゾリド（LZD：600 mg・12時間ごとの静脈内投与）を使用する．

b 起炎菌確定時
病原微生物が判明した場合には適した抗菌薬に変更する．

c 副腎皮質ステロイド薬(ST)の併用
BMでは，サイトカインカスケードによって生じる強い炎症がその本態であり，抗菌薬により髄腔が無菌化された後も神経の損傷は進行する．ST，特にデキサメタゾンは，炎症誘発性サイトカインの過剰な生産を減らし予後を改善する．黄色ブドウ球菌性髄膜炎に対するSTの効果について評価した大規模試験はなく，起炎菌として多くみられる頭部外傷や外科的侵襲に併発したBMではSTの併用は行わない．
治療：抗菌薬投与直前からデキサメタゾン0.15 mg/kg・6時間ごとを4日間静脈内投与する．
病原微生物が判明した場合には適した抗菌薬に変更する．

DON'Ts

- □ BMはmedical / neurological emergencyであり，検査や治療を遅らせてはならない．
- □ 脳ヘルニアが疑われる場合には，腰椎穿刺を行ってはならない．

日本大学医学部内科学系 神経内科学分野　**石川晴美，亀井　聡**

E 感染症

3 真菌感染症

> **DOs**
> ☐ 近年，世界的に増加傾向にあり，見逃さないよう注意しよう

1 基本的な考え方

中枢神経系の真菌感染症では，髄膜炎，髄膜脳炎，脳膿瘍，血管炎，肉芽腫を生じ，二次的に脳梗塞，脳出血や脳動脈瘤の形成・破裂によるくも膜下出血に至ることがある．輸入真菌症も散見され，見逃さないよう注意すべきである．

2 疫学

わが国の真菌性髄膜炎(fungal meningitis：FM)発症頻度は，年間約 53 ± 28 例で，髄膜炎全体の 0.17% と頻度は少ないが，死亡率は 6～25% と高い．中枢神経系真菌感染症剖検例では，クリプトコッカス(Cry)感染症が 41.3% と最多であったとの報告がある．近年，世界的に増加傾向にあり，HIV 感染の拡大や免疫抑制薬・生物学的製剤による治療が多く行われているためと考えられている．

3 臨床症状

亜急性～慢性発症経過である．頭痛，発熱，嘔気・嘔吐などが認められるが，真菌感染症に特異的な症状はない．また，脳炎，脳膿瘍，血栓・出血性病変では巣症状や脳ヘルニア徴候を呈する．症状や診察所見が軽微な場合があり，特に宿主免疫不全がある場合には注意が必要である．

4 病態生理

感染経路は，①初感染巣からの血行性，②中耳炎や副鼻腔炎，手術創や脳室ドレナージなどの人工物への感染などからの直達性がある．

高度好中球減少の持続，造血幹細胞移植，重症移植片対宿主病(GVHD)，免疫抑制薬・生物学的製剤投与，細胞性免疫不全(HIV 感染症，特発性 CD4 陽性 T リンパ球減少症など)が危険因子となる．

血管炎は，アスペルギルス(Asp)やムコール等の菌糸型に高頻度に認める．真菌が血管に浸潤し脳梗塞・脳出血を，Asp では動脈瘤の形成・破裂によるくも膜下出血や内頸動脈海綿静脈洞瘻を生じうる．

5 検査

髄液検査では，圧上昇，単核球優位の細胞数増加，蛋白濃度上昇と糖濃度低下を認める．

6 病態，鑑別，検査，治療；各論

a クリプトコッカス

Cryptococcus は 30 種以上存在するが，*C. neoformance* と *C. gattii* が病原性を有し，*C. neoformance* が大半を占める．代表的な日和見感染症であるが，健常者にもみられる．基礎疾患として多いのは HIV 感染症であり，免疫抑制薬の使用，悪性腫瘍，サルコイドーシス，結核，膠原病を有する例などでもみられる．肺に初感染巣を形成し，血行性に中枢神経系に侵入する．

培養(サブロー培地)による *C. neoformance* の分離で診断が確定するが，発育速度が遅いので迅速性に欠ける．播種性 Cry 症で検出感度が高いのは尿培養である．迅速診断方法として，髄液中の墨汁染色と Cry 抗原検査がある．Cry 抗原は，非

表1 クリプトコッカス髄膜炎の治療(文献1より)

非HIV患者	導入療法(a〜dのいずれかを選択) a AMPH-B(0.7〜1.0mg/kg/日)と5-FC(100mg/kg/日)の2剤併用を4週間以上 b AMPH-B(0.7〜1.0mg/kg/日)を6週間以上 c AmBisome®(3〜4mg/kg/日)またはABLC(5mg/kg/日)と5-FC(100mg/kg/日)の2剤併用を4週間以上 d (低リスクのとき)AmBisome®(3〜4mg/kg/日)と5-FC(100mg/kg/日)の2剤併用を2週間 強化療法 FLCZ(400〜800mg/日)を8週間投与する. 維持療法 FLCZ(200mg/日)を6〜12か月投与する.
HIV患者	導入療法(a〜cのいずれかを選択) a AMPH-B(0.7〜1.0mg/kg/日)と5-FC(100mg/kg/日)の2剤併用を2週間 b AmBisome®(3〜4mg/kg/日)またはABLC(5mg/kg/日)と5-FC(100mg/kg/日)の2剤併用を2週間 c AMPH-B(0.7〜1.0mg/kg/日)またはAmBisome®(3〜4mg/kg/日)またはABLC(5mg/kg/日)を4〜6週間 強化療法 FLCZ(400mg/日)を8週間投与する. 維持療法 FLCZ(200mg/日)を1年以上投与する.
臓器移植患者	導入療法(a〜cのいずれかを選択) a AmBisome®(3〜4mg/kg/日)またはABLC(5mg/kg/日)と5-FC(100mg/kg/日)の2剤併用を2週間 b AmBisome®(3〜4mg/kg/日)またはABLC(5mg/kg/日)を4〜6週間 c AMPH-B(0.7mg/kg/日)を4〜6週間 強化療法 FLCZ(400〜800mg/日)を8週間投与する. 維持療法 FLCZ(200〜400mg/日)を6か月〜1年以上投与する.

AMPH-B:アムホテリシンB, 5-FC:フルシトシン, AmBisome®:アムホテリシンBリポソーム製剤, FLCZ:フルコナゾール, ABLC:アムホテリシンB脂質複合体

HIV患者では90%以上陽性で,感度・特異度ともに高く,治療効果判定にも使用できる.

頭部画像所見としては,①cryptococcoma,②基底核・中脳に好発し,集簇する小病変(血管周囲腔の拡大),③多発性粟粒性病変(実質・軟膜),④混合型の4パターンが存在するといわれている.米国感染症学会ガイドラインに基づき治療することが多い(表1;米国感染症学会ガイドラインを改変).

b アスペルギルス症

Aspは自然環境に広く生息しており,通常は胞子を吸入し感染する.粉塵が拡散するような環境要因も危険因子である.ヒトに感染するAspとして最も頻度が高いのはA. fumigatusである.中枢神経系Asp症は肺に次いで多い.血管炎による脳出血・梗塞,菌糸による動脈閉塞・静脈洞閉塞による静脈系梗塞などが他の真菌感染症に比べて圧倒的に多い.副鼻腔Asp症では,眼窩や頭蓋底に直接浸潤する場合や,播種性に

> **Pitfall**
>
> β-D-グルカン偽陽性：セルロース膜での透析，血液製剤の使用，β-D-グルカン製剤（ガーゼ，レンチナンなど），Alcaligenes faecalisniよる敗血症，高グロブリン血症，溶血等により偽陽性を示すことがある．

眼窩先端症候群や肥厚性硬膜炎を生じる場合がある．診断にはガラクトマンナン抗原が有用であるが，偽陽性や偽陰性に注意が必要である．

塗抹や病理学的検索では，糸状菌が検出されても，Asp属かを鑑別することは困難である．培養は陰性のことが多い．β-D-グルカン(Pitfall)の上昇を認めるが，カンジダでも同様である．外科的治療を併用すると死亡率が約25％減少すると報告されている．

c カンジダ症

カンジダ血症の50％に中枢神経内病変を伴う．*Candida. albicans*が最も多い．培養での陽性率は約80％とされ，血清β-D-グルカンの上昇を認める．マンナン抗原検出キットは，比較的幅広いカンジダ属菌種に反応する．髄膜炎では膿瘍を併発しやすい．

d ムコール症（接合菌症）

中枢神経系ムコール症の多くは，肺型ではなく，副鼻腔から眼窩，脳実質に浸潤する鼻脳型である．真菌の一般的な危険因子に加え，糖尿病，代謝性アシドーシス，鉄過剰症，デフェロキサミンやボリコナゾール（VRCZ）・キャンディン系抗真菌薬の投与が発症の危険因子となる．

基礎疾患に糖尿病を有する率はAsp35％に対し，ムコールは50～75％である．デフェロキサミンはシデロフォア（鉄分を体内に取り込む）としての働きにより，ムコールの成長に必要な鉄をムコールに供給しうる．VRCZ投与はブレイクスルー感染症（抗真菌薬投与中に生じる新たな真菌感染症）を生じうる．β-D-グルカンの上昇はみられず，特異的抗原はない．培養は陰性のことが多い．頭部MRIではムコールの成長に必要な微量金属がT2強調画像で低信号を呈することがある．予後は極めて不良である．

e ヒストプラズマ症

輸入真菌症である．高度病原性真菌であり，健常人にも容易に感染する．流行地域は，米国，中南米，オーストラリア，アフリカなど広範囲にわたる．わが国での報告も増加しており，旅行歴がない例も報告されている．肺に初感染巣を形成し，免疫正常例ではこの段階で治癒する場合が多い．細網内皮系を介して中枢神経系病変を生じる．大部分は播種性ヒストプラズマ症であるが，まれに中枢神経系病変単独のことがある．細胞性免疫不全，慢性閉塞性肺疾患が危険因子である．

細菌検査室での感染事故が生じうるため，病理・血清診断を優先すべきである．髄液抗体の感度は高い．

f コクシジオイデス症

輸入真菌症である．高度病原性真菌であり，健常人にも容易に感染する．流行地域は北米である．中枢神経系病変は播種型の30～50％，脳底髄膜炎が主体であり，水頭症を生じる．血管炎は約4割に合併する．髄液での特異的IgGは海外委託検査である．病理組織学的検査において糸状体が確認されることがあるが，確定診断には至らないことが多い．

Cry，カンジダ，AspはPCR法による検索が可能であるが，保険適用はない．Cry感染症以外の治療を表2に示す．

表2 中枢神経系真菌感染症(クリプトコッカス以外)の治療(文献1より)

中枢神経系 アスペルギルス症 (浸潤性肺アスペル ギルス症と同様)	第一選択薬	VRCZ(6mg/kg/回,1日2回)の点滴静注を初日に施行し,2日目から VRCZ(4mg/kg/回,1日2回)の点滴静注または VRCZ(200mg/回,1日2回)経口投与を2週間以上行う.
	第二選択薬	a AmBisome®(2.5～5mg/kg/日,1日1回)点滴静注 b AMPH-B(1.0～1.5mg/kg/日,1日1回)点滴静注 c MCFG(150～300mg/kg/日,1日1回)点滴静注 d ITCZ(200mg/回,1～2日は1日2回,3日以降は1日1回)点滴静注
	備考	重症例では VRCZ や AMPH-B と MCFG の併用を考慮する.
中枢神経系 カンジダ症	初期治療	AmBisome®(3～5mg/kg/日,1日1回)点滴静注の単独療法または5-FC(25mg/kg/回,4回/日)の併用療法を数週間行った後,FLCZ(400～800mg(6～12mg/kg)/日,1日1回)点滴静注
	代替治療	AmBisome® に認容性がない場合,FLCZ(400～800mg(6～12mg/kg)/日,1日1回)点滴静注
	備考	すべての症状,徴候,髄液の異常所見,画像の異常所見が消失するまで行う. 脳室内装着物がある場合は除去する.
中枢神経系 ムコール(接合菌)症	第一選択薬	AMPH-B(0.5～0.7mg/kg/日,1日1回)点滴静注または AmBisome®(3～4mg/kg/日,1日1回)点滴静注
中枢神経系 ヒストプラズマ症	第一選択薬	AmBisome®(5mg/kg/日,1日1回)点滴静注を4～6週間行う.その後 ITCZ(200mg/回,1日2回ないし3回)の点滴静注を12週間行う.
中枢神経系 コクシジオイデス症	第一選択薬	FLCZ(400～800mg(6～12mg/kg)/日,1日1回)点滴静注
	第二選択薬	AmBisome®(5mg/kg/日,1日1回または週3回)点滴静注または AMPH-B(0.7～1.0mg/kg/日,1日1回または週3回)点滴静注または AMPH-B(0.25～1mg/回,1日1回,隔日投与)髄腔内投与

AmBisome®:アムホテリシンBリポソーム製剤, 5-FC:フルシトシン, FLCZ:フルコナゾール, VRCZ:ボリコナゾール, AMPH-B:アムホテリシンB, MCFG:ミカファンギン, ITCZ:イトラコナゾール

DON'Ts

☐ 脳ヘルニアが疑われる場合には,腰椎穿刺を行ってはならない.

文献

1) 日本臨牀別冊感染症症候群(第2版)下. 日本臨牀社 2013; 120-125

日本大学医学部内科学系 神経内科学分野　**石川晴美,亀井 聡**

E 感染症

4 結核感染症

DOs

- 症状，髄液検査，PCR法などから早期診断を心掛けよう．
- 治療が遅れると致死的になるので，結核性髄膜炎を疑ったら直ちに4剤併用療法を開始しよう．
- 結核性髄膜炎では水頭症を呈し頭蓋内圧亢進することもあり，画像検査を頻繁にチェックしよう．

1 基本的な考え方

結核性髄膜炎（tuberculous meningitis：TBM）は，亜急性～慢性の経過をたどり，食欲不振，体重減少，発熱，頭痛，悪心，嘔吐などを呈する．髄膜刺激徴候を認め，髄液検査では単核球優位の細胞増加，髄液糖値の低下を示す．脳底部髄膜炎を呈するため脳神経麻痺を合併することが多い．また，水頭症や血管炎に伴う脳梗塞を合併することがある．予後に関連するため早期から治療を開始することが重要である．

2 疫学

2011年のわが国のTBMの患者数は156人，死亡者総数14人であり，ここ10年間のTBMの絶対数，死亡率は横ばいである[2]．

3 病因

TBMの病原菌は，ヒト型結核菌（*Mycobacterium tuberculosis*）でグラム陽性桿菌である．原発性の肺感染巣から結核菌が血行性に播種し，脳や脊髄の軟膜下，あるいは上衣下に結核腫を形成しTBMを生じる．結核腫が穿破して髄膜炎を引き起こしたり，結核腫のみを形成することもある．

4 臨床症状

食欲不振，全身倦怠感に始まり，頭痛，発熱，悪心などの非特異的症状を呈し，数日～数週の亜急性の経過をたどる（表1）．神経学的所見では，項部硬直は40～80%に認め，脳底部髄膜炎を呈すると脳神経麻

表1 結核性髄膜炎の症状，神経学的所見，髄液所見（文献1より改変）

症状	
頭痛	50～80%
発熱	60～95%
嘔吐	30～60%
羞明	5～10%
食欲低下/体重減少	60～80%
神経学的所見	
項部硬直	40～80%
混迷	10～30%
昏睡	30～60%
脳神経麻痺（全体）	30～50%
外転神経麻痺	30～40%
動眼神経麻痺	5～10%
顔面神経麻痺	10～20%
片麻痺	10～20%
対麻痺	5～10%
痙攣　成人	5%
小児	50%
髄液所見	
外観　透明	80～90%
初圧 25cmH₂O以上	50%
細胞（×10³/mL）	5～1,000
多形核球	10～70%
単核球	30～90%
蛋白（g/L）	0.45～3.0
乳酸（nmol/L）	5.0～10.0
髄液糖/血糖比 0.5未満	95%

Pitfall
TBMでは抗利尿ホルモン分泌異常症候群（SIADH）を合併しやすい．

Pitfall
TBMの経過中に意識障害が出現・増悪したら，水頭症の合併を考える．

コツ
髄液糖／血清糖比を正確に評価するために，点滴に糖分が付加されていないか，最終飲食の時間がいつか検査前に必ずチェックしよう．

痺（30〜50％）を認める．外転神経麻痺が最も頻度が高く，次に顔面神経麻痺，動眼神経麻痺などが続く．また，血管炎により脳梗塞が生じると片麻痺を呈したり，くも膜下腔を閉塞すると水頭症を合併し，意識障害はさらに増悪し，痙攣などが出現する．

5 脳脊髄液所見

脳脊髄液検査では，初圧は上昇し，単核球優位の細胞数増加，蛋白の増加，髄液糖／血清糖比0.5未満となるのが特徴である．免疫不全患者では細胞数が減少，あるいは多形核球優位などの非特異的所見を示すこともある．

6 画像所見（図1）

病初期には特異的な画像所見は認めないが，頭部CT・MRIでは脳底部の造影剤による増強効果が最も特徴的である．しばしば形成される肉芽腫は，リング状あるいは結節状の増強効果を示し，皮髄境界部や脳室周囲に好発する．脳膿瘍，神経サルコイドーシス，神経嚢虫症，トキソプラズマなどと鑑別を要するが，近年，MRS（magnetic resonance spectroscopy）がその鑑別に有用である．

高率に血管炎を合併するため，それに伴う脳梗塞が拡散強調画像（DWI）やT2強調像，FLAIR像で高信号病変として認められる．脳梗塞の病巣は，基底核や視床，中大脳動脈領域に好発する．

7 診 断

脳脊髄液の塗抹・培養検査では，抗酸菌染色かZiehl-Neelsen染色を行い，結核菌を証明すれば診断は確定される．しかし，感度は低く，培養には2〜6週を要する．また結核菌検出率は髄液量や検査状況に依存する．早期迅速診断法としては，①髄液のPCR（polymerase chain reaction）法による結核菌DNA検出，②髄液中アデノシンデアミナーゼ（adenosine deaminase：ADA），③インターフェロンγ放出アッセイ（interferon-gamma release assays：IGRA）がある．

PCR法は，リファンピシン（RFP）耐性の結核菌も検出でき，薬剤抵抗性結核菌の危険性が高い場合での有用性が期待されている．最近ではnested PCRによる検査法が用いられている．ADAは，一定の有用性はあるが，細菌性髄膜炎，神経ブルセラ，リンパ腫，マラリア，サイトメガロウイルス感染症，クリプトコッカス髄膜炎，脳リンパ腫で偽陽性になることがあるため注意が必要である．IGRAは，血液中のT細胞が結核菌抗原に曝露されることによってIFN-γを放出することを用いた検査法であり，クォンティフェロンTBゴールド検査（QuantiFERON-TB gold：QFT）とT-スポット.TB（T-SPOT. TB）の2種類がある．特異度・感度は高く，BCGの影響を受けないことが利点である．しかし，潜在性結核感染との区別は困難である．

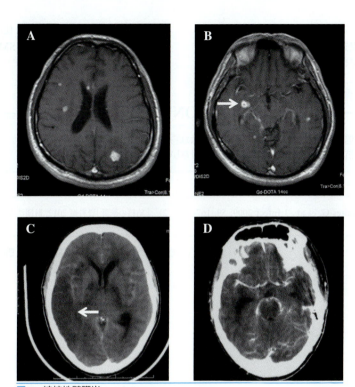

図1 結核性髄膜炎
A,B：頭部造影 MRI（当科症例：32 歳，男性）．リング状の造影効果を示す腫瘤（矢印）や結節状の造影効果を示す腫瘤が散在している．C,D：頭部造影 CT（当科症例：38 歳，男性）．C：右側頭葉に低吸収域を認める（矢印），血管炎による二次性脳梗塞を併発している．D：脳底部，脳表に造影増強効果を認める．

表2 結核性髄膜炎の治療レジメン（文献1より改変）

薬品名	成人1日量	投与方法	期間	副作用
イソニアジド	300 mg	経口	12か月	末梢神経障害（ビタミン B_6 補充で予防），肝障害
リファンピシン	450 mg（＜50kg） 600 mg（≧50kg）	経口	12か月	肝障害，胃腸障害，インフルエンザ様症状，血小板減少，着色尿（橙赤色）
ピラジナミド	1.5g（＜50kg） 2.0g（≧50kg）	経口	2か月	肝障害，関節痛，高尿酸血症
エタンブトール	15 mg/kg	経口	2か月	視力障害，肝障害，幻覚，不安感

8 治療

治療開始が遅れると致死的になるため，TBM を否定できない場合には直ちに治療を開始することが原則である．

英国感染症学会の診療ガイドラインでは，イソニアジド（INH），RFP，ピラジナミド（PZA），エタンブトール（EM）の4剤併用療法を推奨している（表2）．4剤併用を2か月間投与し，INH，RFP はその後10か

月継続する．また重症度にかかわらず全例に副腎皮質ステロイド投与するとしており，成人例ではデキサメタゾンを 0.4 mg/kg/日で開始し，6〜8週間以上かけて漸減していくことを推奨している．EMを使用できないときはストレプトマイシン(SM)を使用する．

> **DON'Ts**
> ☐ 培養結果を待って治療を開始してはならない．
> ☐ 抗結核薬単剤での加療はしてはいけない．

文献

1) Thwaites G, et al.: J Infect 2009; 59: 167-187
2) 「結核の統計」資料編 2012, 財団法人結核予防会結核研究所疫学情報センター

埼玉医科大学総合医療センター 神経内科　**小島美紀， 野村恭一**

5 神経梅毒

I．神経梅毒

DOs
- 亜急性・緩徐進行性の認知症・精神障害をみたら神経梅毒を必ず鑑別する．
- HIV 感染者には梅毒検査は必須．その逆もしかり．
- 治療早期に Jarisch-Herxheimer 反応が起こることを患者に説明する．

1 基本的な考え方

梅毒は *Treponema pallidum* (Tp) による性感染の代表的な疾患である．特に神経梅毒は脳神経，髄膜，中枢神経，末梢神経，血管などあらゆる部位の臨床症状をきたす．神経梅毒は，鑑別診断として常に念頭におかなければならない．HIV 感染の蔓延化に伴い，若年者の梅毒感染が増加している．HIV と感染経路が共通なので，合併する頻度が高い．治療はペニシリン薬が著効する．耐性 Tp の報告はない．

2 疫 学

多くの先進国同様，日本でも減少傾向にあったため昔の感染症と考えられていたが，近年，男性と性交する男性を中心に感染が広がっている．特に 10～40 歳代の男性同性間接触感染が急増している．わが国の 2013 年の梅毒患者数は 1,226 人で，前年に比較し 1.4 倍に増加した．発生率は 10 万人あたり 1.0 人，性別は男性が 80.7% と多数を占めており，男性の発生率は 10 万人あたり 1.6 であった（女性は 0.4）．100% ではないが，梅毒の感染予防にコンドームの効果が認められている．（国立感染症研究所：http://www.nih.go.jp/niid/jp/syphilis-m/syphilis-1asrs/4434-pr4095.html）

3 臨床症状[1]

Tp 感染後，数年から約 20 年の間に症状が出現する（表1）[2]．
① 進行麻痺：亜急性・緩徐進行性の認知障害で，易怒性などの性格変化，統合失調類似の幻覚・妄想・錯乱状態などの多彩な精神症状が出現する．
② 脊髄癆：初発症状は，下肢，腕，体幹の電撃痛で，尿失禁，歩行障害をきたす．脊髄後索と脊髄後根が高度に障害されるため，腱反射消失，位置覚や振動覚が低下し感覚性失調を生じる．Argyll Robertson 瞳孔（対光反射消失し，輻輳

表1 梅毒の経過（文献 2 より改変）

病期	期間	症状	
第 I 期	感染後 2～6 週	侵入した局所の丘疹（初期硬結），潰瘍性病変（硬性下疳），所属リンパ節腫脹（無痛性横痃）	
第 II 期	第 I 期の 4～10 週後	発熱，全身倦怠感，皮疹（バラ疹，丘疹，膿疱），扁平コンジローマ，全身のリンパ節腫脹	
第 III 期	第 II 期後，無症候性を経て 2～20 年	初期感染から 1 年以内	髄膜炎
		5～10 年	ゴム腫，心血管性梅毒
		10～30 年	進行麻痺，脊髄癆，ゴム腫，視神経萎縮 髄膜血管型梅毒

反射は保たれている)は約半数で認められる.

4 病態生理

神経梅毒は,スピロヘータのTpが血行性に中枢神経系へ直接侵入して起こる.髄膜,髄膜血管,脳脊髄実質とその血管に障害を起こすが,その詳細な免疫学的メカニズムはわかっていない.

5 診断

a 血清学的検査

梅毒の診断は脂質抗原法とトレポネーマ抗原法が行われる.脂質抗原法はカルジオリピンとレシチンを抗原とし,非特異的血清反応でSTSとよばれる.罹患と病勢の評価はRPR(rapid plasma reagin),VDRL(venereal disease research laboratory),VDRL変法のガラス法がある.4倍以上の変動がある場合に臨床上有意な所見とする.トレポネーマを抗原とする特異的血清反応はTPHA, FTA-ABS, EIAなどがあるが,通常STSとTHPAでスクリーニングを行いFTA-ABSで梅毒の確定診断を行う.

STS陽性-Tp抗原系陰性:梅毒疑い(感染初期)や生物学的偽陽性,STS陽性-Tp抗原陽性:梅毒確定診断,STS陰性-Tp抗原系陽性:梅毒治癒者,である[3].生物学的偽陽性とは,血清STSが,梅毒以外の感染症,全身性エリテマトーデスなどの膠原病,悪性疾患,妊娠,慢性肝疾患で偽陽性を示すことをいう.

b 髄液検査

一般的には髄液圧,糖は正常が多く,リンパ球主体の細胞数増多,蛋白増加,STS陽性,IgG index高値,オリゴクローナルIgGバンドを認めることが多い.HIV感染合併と非合併では神経梅毒の診断アルゴリズムは異なる(図1,2)[2,4].

c 画像検査

頭部MRI画像は,前頭葉,側頭葉,海馬を中心とした脳萎縮,梗塞,白質の非特異的異常信号,髄膜,脳神経,皮質の異常造影効果,血管閉塞性変化,など多彩である.脳梗塞の好発部位は基底核・脳幹の穿通枝領域,中大脳動脈領域である.ヘルペス脳炎のように側頭葉病変を呈することもある.

6 HIV陽性神経梅毒[1]

HIV感染症と診断した場合,常に神経梅毒の合併を考え,梅毒検査を施行する.高頻度にバラ疹,丘疹,ブドウ膜炎などの眼症状,梅毒性髄膜炎を合併することが多い.梅毒特異的血清反応が,陰性や陽性化の遷延など非典型を示すことがあり要注意である.また,進行麻痺など長期経過を有するものが,HIV感染者では1年程度で進行することがあるので梅毒患者をみたらHIV検査は必須である.CD4陽性T細胞が350個/mL未満の場合,早期に神経梅毒を発症しやすい.HIV感染者の梅毒は再発が起こりやすく,再感染もまれではない[3].

7 治療

第一選択薬:ベンジルペニシリン1,200〜2,400万単位/日 点滴静注10〜14日

第二選択薬(ペニシリンアレルギーの場合):セフトリアキソン2g×1回/日 点滴静注 10〜14日

治療効果の判定は臨床症状の改善,髄液細胞数とIgG indexの低下が有用である.STS抗体価の1/4以上の低下を目標とする[4].血清TPHA抗体のIgM(保険適用外)の陰性化が最も信頼性が高い[1].HIV感染合併で,髄液検査が異常の場合は治療期間を延長する必要がある.

Pitfall

治療24時間以内にJarisch-Herxheimer（JH）反応とよばれる悪寒・発熱・頻脈・頭痛・筋肉痛などの症状が起きる場合がある．薬剤の副作用ではなく，急激なTpの死滅に起因する．治療を行う場合，患者にあらかじめJH反応を説明しておくことが必要である．

 Pitfall

原因不明の無菌性髄膜炎をみたら梅毒検査を行うこと．亜急性の精神症状・認知障害で発症し，側頭葉病変がある場合，ヘルペス脳炎と決めつけずに，神経梅毒も必ず鑑別しよう．

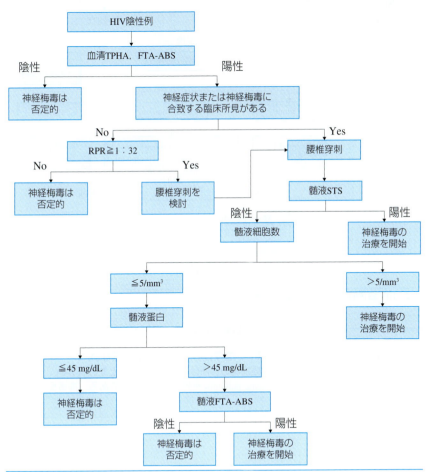

図1 HIV非合併時の神経梅毒診断・治療（文献2より）

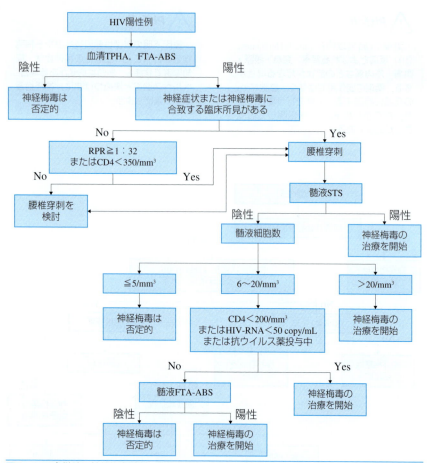

図2 HIV合併時の神経梅毒診断・治療(文献2より)

DON'Ts

- 神経梅毒は「なりすまし」が多い．まず疑い，見逃してはならない．
- HIV感染と非HIV感染の神経梅毒の診断は同じではないことを忘れない．
- 梅毒の治療の目的はTreponema pallidumを死滅させることである．梅毒反応を陰性にすることではない．

II. ライム病[5,6]：梅毒以外の重要なスピロヘータ感染症

DOs

- 病歴が重要！ライム病流行地での野外活動の有無をチェックすること．

スピロヘータ（*Borrelia burgdorferi*）を媒介するマダニの刺咬によってヒトへ感染する．日本では北海道，本州，九州の高地が発症地である．わが国の病原体は *B. garinii*，*B. afzelli* が多い．

1 神経症状

無菌性髄膜炎，顔面神経麻痺をはじめとする脳神経麻痺，脊髄根炎をきたす．感染1～2週間以内にインフルエンザ様症状，刺咬部の遊走性紅斑を認める．皮膚症状の数週～数か月後に，心疾患（心筋心膜炎，伝導ブロックなど），神経症状をきたす．数か月～数年の慢性期には慢性関節炎，慢性脳脊髄炎を発症する．

2 診 断

病歴聴取と血清 EIA 法である．EIA で陽性，偽陽性の場合はウエスタンブロット法で抗体を確認する．

3 治 療

セフトリアキソン 2 g/日 × 1 回
セフォタキシム 2 g × 3 回 / 日
ベンジルペニシリン 1,800 万～2,400 万単位 / 日

 Pitfall

Guillain-Barré 症候群，CIDP 様で発症することがある．病歴聴取が重要．

DON'Ts

- 皮膚病変を見逃すな（ダニの咬傷部，遊走性紅斑を確認すること）．

文献

1) 大熊壮尚，他：神経梅毒．感染症症候群 下 臓器別感染症 - 症候群から感染症単一疾患までを含めて-（第2版）．日本臨牀 別冊．2013，153-158
2) 中野由美子，他：神経内科 2014; 80:85-94
3) 大里和久：トレポネーマ感染症（梅毒）感染症症候群 上 病原体別感染症（第2版）．日本臨牀 別冊．2013，244-247
4) Up To Date "Neurosyphilis"（www.uptodate.com ©2014 UpToDate®）
5) 河野祐治，他：ボレリア．神経症候群 I - その他の神経疾患を含めて-（第2版）．日本臨牀 別冊．2013，855-858
6) Solomon CG: N Engl J Med 2014; 370; 1724-1731

東京女子医科大学医学部 神経内科　**清水優子**

E 感染症

6 進行性多巣性白質脳症

DOs

- 亜急性進行性の神経症状，脳画像での白質病変，基礎疾患の三つがあれば必ず本疾患を疑おう．
- 本疾患を疑ったら，髄液 JCV PCR 検査（国立感染症研究所推奨）を提出しよう．
- 診断の難しい症例では髄液 JCV PCR の繰り返し検査や脳生検を検討しよう．

1 基本的な考え方

進行性多巣性白質脳症（progressive multifocal leukoencephalopathy：PML）は，JC ウイルス（JCV）により脳の白質障害をきたす稀有な疾患である．従来 AIDS の指標疾患の一つであることで知られており，免疫機能が低下している患者で起こる．基礎疾患が HIV 感染症（AIDS）であるか否かによって治療方針も異なるため，現在は HIV 関連 PML（HIV-PML）と HIV 非関連 PML（non HIV-PML）に大別される．non HIV-PML の基礎疾患は悪性腫瘍，血液疾患，膠原病・自己免疫性疾患や腎疾患であり，抗腫瘍薬，免疫抑制薬や生物学的製剤使用に伴うものが多い．これまでは治療に苦慮する致死性疾患であったが，近年では治療が有効な疾患であり，その概念も変遷しつつある状況である．

2 疫 学

発症頻度は人口 1,000 万人に約 0.9 人で，HIV 感染者では 1,000 人に 1〜3 名程度であると考えられている．男性にやや多く，また 40 歳以上の中高齢者に多い．

3 臨床症状

初発症状は，片麻痺や四肢麻痺，半盲など視力障害，知能・記憶障害など認知機能障害，失語症などである場合が多い．めまいや運動失調などの小脳症状や脳神経麻痺などの脳幹部症状から発症することもある．経過中に病巣の数が多くなるにつれ，運動麻痺や認知機能障害の率が高くなり，構音障害，嚥下障害など様々な症状が出現し，徐々に失外套状態に至る．わが国での最近の報告では，認知機能障害と構音障害の頻度が高くなってきている[1]．

4 病態生理

PML の原因ウイルスである JCV はヒトポリオーマウイルス属に分類され，ほとんどの人が小児期などに無症候性に感染し，その後体内に潜伏感染をしている．腎臓で潜伏感染した JCV は尿中から分離され，原型（archetype）といわれる一方，PML 症例の中枢神経系から分離される JCV は non-coding regulatory region（NCCR，上記転写調節領域）が再編成され多様に変化した PML 型 JCV であり，これは原型調節領域が体内で再編成されてつくりだされたものと考えられている[2]．

PML 発症の機序は完全には解明されていないが，潜伏している JCV が，宿主の細胞性免疫力の低下により再活性化され，血液脳関門を越えて中枢神経内へ侵入すると考えられている．次いで脳に感染して増殖し，オリゴデンドロサイトを破壊すると考えられている．PML 型 JCV が中枢神経へ侵入するのか，中枢神経内に持続感染し

ていた原型 JCV が PML 型 JCV に変化するかなどはいまだ不明である．

5 検査

① 一般血液検査：炎症所見はなく，異常がない場合が多い．また血清抗 JCV 抗体は陽性を示す場合が多いが，あくまで JCV の感染の既往を示し，本疾患の診断的価値はない．
② 髄液一般検査：異常を示さないとされてきたが，最近の報告では髄液蛋白質増加を示す症例が多い[3]．一部に脳脊髄液中の細胞がわずかに増加する症例がある．
③ 脳 MRI：特に T2 強調画像，FLAIR 画像，拡散強調画像は鋭敏で，大脳白質に高信号域を示す左右非対称性の大小不同の多巣性脱髄病巣がみられる．この病巣は通常は脳浮腫などを伴わず，造影剤増強効果もない場合が多い．
④ 病理所見：皮髄境界から皮質下白質を中心に大小様々な脱髄斑が多数，融合性にみられることが多い．HE 染色では JCV の封入体を意味する両染性の腫大核をもつオリゴデンドロサイトが特徴的であり，反応性アストロサイトやマクロファージ等も出現する．抗 JCV 抗体（VP-1 抗体）を用いた免疫組織化学染色では，腫大した核全体に陽性所見がみられる．電子顕微鏡では，JCV は球状および線維状の形態を示し，核膜直下にクラスター形成をしていることが多い．

6 診断

「厚生労働科学研究費補助金 難治性疾患等克服研究事業 プリオン病および遅発性ウイルス感染症に関する調査研究班」[*] の PML 診断基準（2013）を表1に示す．生前に病理検査を行える症例は実際には少なく，表1の1～4項にて probable PML と診断する症例が多い．

髄液中 JCV の PCR 検査については検査企業や海外施設などでの委託検査なども行っているが，PML 研究班では国立感染症研究所での検査を推奨している（http://www0.nih.go.jp/vir1/NVL/Virus1/NVL3%20HP/index11.html）．この検査で JCV 遺伝子を検出，特有な遺伝子配列を確認すれば本症の確率が高くなり，診断上重要である．感度約 80％，特異度 99％ 程度である．

[*] PML 研究班では PML 症例の疫学調査を行っており，同時に症例相談や脳生検に関しても相談窓口を設置しているので積極的にご利用いただきたい（Email:pml-info@cick.jp）．
また『PML 診療ガイドライン 2013』（http://prion.umin.jp/file/PML2013.pdf）が本研究班によって執筆され，研究班全体による討議を経て発行されているので参照いただきたい．

7 治療

治療の第一は低下した免疫能の回復と発症誘因の除去である．
① HIV 感染者（HIV-PML）では抗レトロウイルス療法（ART）を行うことが生命予後を改善すると考えられる．HIV-PML の予後は ART によって 1 年以上生存する率は 50％ 以上となっている．AIDS では治療が奏功し，免疫力が回復した場合，数年にわたり生存し，症状の進行が停止したり，改善する例もあるが，長期生存例でも高度な後遺症を残すことが多い．HIV-PML 患者では，ART による免疫能の回復に際して症状が増悪するいわゆる免疫再構築症候群（IRIS）を合併する場合があり，炎症性 PML とよばれる．治療はステロイドパルス療法を併用する．
② non HIV-PML では原因薬剤の中止や減量を第一に検討する．多くの症例では進行性の経過をとり，non HIV-PML の生存期間は約 3 か月で多くは死亡する
③ 抗ウイルス療法ではシタラビン（Ara-C）とシドホビルが in vitro で JCV の増殖を抑制し，臨床的にも有効症例の報告があるが，多数例の解析では効果は否定的で

表1 PML 診断基準

definite PML	：下記診断基準項目の5を満たす
probable PML	：下記診断基準項目の1，2，3，および4を満たす
possible PML	：下記診断基準項目の1，2，および3を満たす

1. 成人発症の亜急性進行性の脳症(1)
2. 脳 MRI で，白質に脳浮腫を伴わない大小不同，融合性の病変が散在(2)
3. 白質脳症を来たす他疾患を臨床的に除外できる(3)
4. 脳脊髄液から PCR(polymerase chain reaction)で JCV DNA が検出(4)
5. 剖検または生検で脳に特異的病理所見(5)と JCV 感染(6)を証明

＜注＞
(1) 免疫不全(AIDS，抗腫瘍薬・免疫抑制薬投与など)の患者や生物学的製剤(ナタリズマブ，リツキシマブ等)を使用中の患者に好発し，小児期発症もある．発熱・髄液細胞増加などの炎症反応を欠き，初発症状として片麻痺/四肢麻痺，認知機能障害，失語，視力障害，脳神経麻痺，小脳症状など多彩な中枢神経症状を呈する．無治療の場合，数か月で無動性無言状態に至る．
(2) 病巣の検出には脳 MRI が最も有用で，脳室周囲白質・半卵円中心・皮質下白質などの白質病変が主体である．病変は T1 強調画像で低信号，T2 強調画像および FLAIR 画像で高信号を呈する．拡散強調画像では新しい病変は高信号を呈し，古い病変は信号変化が乏しくなるため，リング状の高信号病変を呈することが多くなる．として描出される．造影剤増強効果は陰性を原則とするが，まれに病巣辺縁に弱く認めることもある．
(3) 白質脳症としては副腎白質ジストロフィーなどの代謝疾患やヒト免疫不全ウイルス(HIV)脳症，サイトメガロウイルス(CMV)脳炎などがある．しかし AIDS など PML がよくみられる病態にはしばしば HIV 脳症や CMV 脳炎などが合併する．
(4) 病初期には陰性のことがある．経過とともに陽性率が高くなるので PML の疑いが強ければ再検査する．
(5) 脱髄巣，腫大核に封入体を有するグリア細胞の存在，アストログリアの反応，マクロファージ・ミクログリアの出現．
(6) JCV DNA，mRNA，蛋白質の証明もしくは電子顕微鏡によるウイルス粒子の同定，など．

ある．IFN-α も PML に対する効果は確立されていない．

④リスペリドン，ミルタザピンなどの 5-HT2A セロトニン受容体阻害薬は JCV のオリゴデンドロサイトへの侵入を抑制する．一部の症例では有効である．

⑤近年抗マラリア薬のメフロキンに抗 JCV 作用があることが示され，PML 治療への応用が期待されている．現在厚生労働科学研究班の主導でメフロキン治験(保険適用外使用のため倫理委員会申請が必要)を試みており，一部症例では有効である．

☑ ナタリズマブ関連 PML

多発性硬化症(MS)の再発予防薬として欧米で認可されているナタリズマブがわが国でも販売開始となった．この薬剤に伴うナタリズマブ関連 PML が欧米で報告され，ナタリズマブ使用患者では 1,000 人あたり 2.1 人の発症頻度である．これらの患者では血清抗 JCV 抗体陽性が PML 発症リスクである可能性が指摘されていることから，今後わが国の MS 患者では血清抗体の測定が重要視される可能性がある．治療は原因薬剤を中止し，血漿交換による薬剤除去が推奨される．ナタリズマブ関連 PML は他の疾患を基礎疾患とする PML に比べ死亡率は低い．

〈三浦義治〉

> **DON'Ts**
> - 診断が確定しない時点(possible PML 以下)では，メフロキンなどの抗ウイルス薬投与はすべきではない．
> - 本疾患は未治療のまま経過観察すべきではない．

文献
1) 三浦義治, 他：神経内科 2014;80:73-76
2) 三浦義治, 他：神経内科 2012;77:295-299
3) 三浦義治, 他：神経関連感染症：神経 7. 最新医学社, 2014;182-191

都立駒込病院 脳神経内科　**三浦義治**

E 感染症

7 HIV 脳症

DOs

- HAND の診断は，認知障害を積極的に疑うことから始まる．
- HAND の診断は，神経心理検査と日常生活機能障害の評価，認知機能障害をきたす他疾患の除外が必要である．
- HAND の治療は ART 未治療では ART を開始，治療中患者では薬剤耐性を調べ，至適薬剤に変更することである．

1 基本的な考え方

HIV (human immunodeficiency virus) 脳症は，認知，運動，行動異常の三徴候を特徴として慢性経過をとる脳症で HIV-1 が直接関与した病態である．HIV-1 が関与した様々な認知障害レベルを総括して HIV 関連神経認知障害(HIV associated neurocognitive disorders: HAND) と称し，無症候神経認知障害 (ANI)，軽度神経認知障害 (MND)，HAD (HIV 認知症＝エイズ指標疾患としての HIV 脳症) に分類される．HAND の病態には，中枢神経内のウイルスの存在，ウイルス蛋白，免疫反応とそれがもたらす炎症性因子などが関与する．診断は認知機能障害をきたす疾患の除外からなる．治療は中枢神経内で HIV 複製の完全な抑制である．

2 疫 学

抗レトロウイルス薬 (ARV) の多剤併用療法 (ART) 導入後も，神経心理学的異常を示す HIV 感染患者は多く，ANI は 33〜70％，MND は 12〜40％，HAD は 2〜8％ の有病率と推定されている．

3 臨床症状

典型的には皮質下性認知障害の型に特徴的な認知，行動ならびに運動機能障害を呈する．進行すると皮質下と皮質性との区別は困難となり全般性認知障害を示す．またしばしば脊髄障害や末梢神経障害を合併する．治療しない場合には HAND は通常数か月にわたり緩徐に進行する．初期徴候は軽微であり，しばしば見逃される．初期段階では注意／集中力の低下，健忘，思考や情報処理の緩慢化がみられる．自覚的にも作業能率の低下や鈍さ，無気力，あらゆることへの興味の喪失を訴え，社会逃避がみられる．初期症状として典型的うつ症状を示す気分障害はしばしばみられ，うつ病と誤診されることがしばしばある．幻覚，妄想，気分の変化など様々な精神状態が合併することがある．錐体路および錐体外路系にも障害をきたし，歩行障害，振戦，巧緻運動障害，交互変換運動障害などの運動障害も初期症状としてよくみられる．

認知症が進行，すなわち HAD では認知機能障害はいっそう顕著となり，精神運動機能の遅鈍化，顕著な行動異常を示す．運動障害も進行し重度な脱力，痙縮，錐体外路性不随意運動，対麻痺などがみられる．末期には全般性認知症を呈し，ほとんど植物状態となる．

 Pitfall

HAND とうつ病／うつ状態は同一患者で混在する可能性有り．

4 検査所見

a 画像検査

HAND に特徴的所見はないが，HAD では大脳萎縮(基底核，前頭葉白質)と大脳白質の異常がよくみられる．MRI で通常 T2/FLAIR 画像で脳室周囲や半卵円中心の深部白質に左右対称性に，斑状ないしび漫性の高信号域を認めることが多い．しかし ANI や MND に対する診断的有用性はない．magnetic resonance spectroscopy (MRS)による脳代謝の検討では，認知機能障害を有する患者では N-アセチルアスパラギン酸の減少，ミオノシトールとコリンの上昇がみられる．異常はおもに前頭葉白質と基底核でみられる．MRS は認知機能早期検出に有用である．

b 髄液検査

重症の HAND 患者では髄液蛋白増加，IgG 増加，細胞増多がしばしばみられる．ART 未治療の HAND 患者では，髄液中の HIV-RNA 負荷量は高く，ケモカイン CCL2，ネオプテリン，β2ミクログロブリン，キノリン酸，TNF-α，マトリックスメタロプロテアーゼなどの宿主免疫活性指標も上昇する．神経損傷マーカーの神経フィラメント軽鎖の上昇もみられる．これらの髄液中マーカーは無症候の HIV 感染患者や他の中枢神経疾患でもしばしば異常値を示すため，HAND に診断特異性はないが，HAND の治療モニターとして利用できる．

ART がすでに導入された患者では，髄液中の HIV は検出限界以下のことや各種髄液中マーカーも減少していることが多く，HAND のマーカーとしての有用性は少ない．ART を施行し血漿で HIV が抑制されているにもかかわらず髄液で HIV が検出されることがある(HIV escape 現象)．ART 施行中の認知機能の低下や新たな中枢神経症状出現には HIV escape を考慮する．

c 神経心理検査

最も障害される認知領域は皮質下性であり，精神緩慢化，注意，記憶並びに遂行機能の異常である．

5 病態生理

HAND の症状は神経機能障害と神経細胞死に密接にかかわっているが，HIV は神経細胞には直接感染しないので，神経細胞感染以外のメカニズムが関与している．HIV は感染単球や CD4 陽性 T 細胞を介して侵入する．その後，ミクログリアと血管周囲マクロファージで慢性的・複製的 HIV 感染が成立する．神経系は感染細胞由来のウイルス蛋白，特に糖蛋白 120 と Tat 蛋白などによって直接的に障害される．HIV 感染およびウイルス蛋白により活性化された非感染非神経細胞から放出された宿主由来の炎症性サイトカイン，ケモカインなどによっても間接的に，神経系は障害を受ける．そのほか，酸化ストレスや N-メチル-D-アスパラギン酸(NMDA)型グルタミン酸受容体の興奮性毒なども神経損傷に関与している．ARV による神経毒性や共存疾患の関与も考えられている．

6 診 断

臨床症候や検査所見はどれ一つとして HAND に診断特異的なものはない．臨床症候の認識と詳細な病歴聴取，神経学的検査，臨床検査，脳脊髄液検査，神経画像検査，神経心理検査などを行ったうえで認知機能に影響を与える他の疾患を除外する．神経心理検査は HAND の臨床診断に不可欠である．検査にあたっては，①5～6領域以上の認知ドメインを検討する包括的な検査項目を用いる(言葉/言語，注意力/ワーキングメモリ，抽象/遂行機能，記憶〈学習と想起〉，情報処理速度，運動技能)，②各認知ドメインは2種類以上の検査で評価する，③それぞれの認知ドメインについて

同数の検査を用いる,ことが推奨されている.2007年米国国立精神衛生研究所より提唱されたHAND診断基準を表1に示す.

7 HAND発症の危険因子および共存疾患

CD4陽性細胞数最低値が最大の危険因子となり,200個/μL未満では認知症の発症危険性が高い.また高齢化,HCV共感染,薬物・アルコール乱用,心血管疾患および代謝性障害,うつ状態およびその他の精神状態,高齢者ではAlzheimer病およびその他の中枢神経変性疾患など多くの共存疾患が報告されている.共存疾患自体がHIV感染者の認知機能障害に関与している可能性があり,HANDの正確な診断の障害になる.

8 治療

現在ARTがHANDの基本的治療法である.治療は中枢神経内でHIVの複製を抑制することがまず求められる.HANDと診断された患者に対し,ART未治療であれば,ARTを開始する.その際,中枢神経移行性の高いことが期待されているARVないし臨床的に効果が証明されたARV(表2)を含んだARTを考慮する.ARVについて髄液への薬剤移行性を中枢神経への浸潤性の代用とした薬理動態に基づいて1〜4にランク付けした中枢神経浸潤と効果(CNS penetration effectiveness:CPE)スコアがある.HANDの薬剤治療を考慮する場合,CPEスコアを参考にしばしばARVが選ばれる.しかし,髄液中のHIVを抑制することが必ずしも認知機能の改善に結びつかない.

すでにART治療中であれば,血漿中HIVが抑制されているにもかかわらず髄液でHIVが検出されるならば(HIV escape),

表1 HANDの診断基準

ANI	神経心理テストで少なくとも2領域の認知領域の認知機能障害 (標準スコアの平均より1標準偏差以上低い);日常生活に障害なし
MND	神経心理テストで少なくとも2領域の認知領域の認知機能障害 (標準スコアの平均より1標準偏差以上低い);日常生活に軽度な障害あり
HAD	神経心理テストで少なくとも2領域の認知領域の認知機能障害 (標準スコアの平均より2標準偏差以上低い);日常生活に顕著な障害あり

・神経認知領域の評価は以下のうち少なくとも5領域を評価する:言葉/言語,注意力/ワーキングメモリ,抽象/遂行機能,記憶〈学習と想起〉,情報処理速度,感覚・知覚,運動技能.
・生活機能障害はおもに自己報告に基づくが,周囲の観察者からの情報も参考にする.
・HIV関連神経認知障害の診断には,せん妄の基準を満たさず,また認知障害の原因となる他の既存の疾患(たとえば,他の中枢神経感染症,中枢神経悪性腫瘍,脳血管障害,既存の神経疾患,物質乱用など)を除外する.

表2 中枢神経活性のあるARV

髄液移行性のよい薬剤
　核酸系薬逆転写酵素阻害薬:ジドブジン,アバカビル.
　非核酸系薬逆転写酵素阻害薬:エファビレンツ,ネビラピン.
　ブーストしたプロテアーゼ阻害薬:インジナビル/リトナビル,ロピナビル/
　　リトナビル,ダルナビル/リトナビル.
　その他の薬:マラビロク.

臨床的に効果の証明された薬剤
　核酸系逆転写酵素阻害薬:ジドブジン,サニルブジン,アバカビル.
　ブーストしたプロテアーゼ阻害薬:ロピナビル/リトナビル.

薬剤耐性試験を行い，ARVの髄液移行性を考慮し，至適なARTに変更する．また血漿と髄液でコントロールされているにもかかわらずHANDが持続ないし進行性に悪化する場合には，髄液移行性がよりよいレジメンに変更するか，認知機能障害が他の原因によるものでないかを考慮する．

ARV以外には，現在のところ中枢神経に対して抗炎症，神経保護作用を目的とした薬剤は，有効性を示すエビデンスがない．

> **⚠ Pitfall**
>
> ART治療中であってもHANDは発症する．

9 予　後

ARTにより認知機能が顕著に改善する場合や一部の改善のみにとどまる場合，悪化する場合，停止したりと様々な経過がみられている．合併症の影響やARTの失敗などが認知機能悪化の要因と考えられる．

DON'Ts

- □ 単一の検査所見でもってHANDの診断は行ってはならない．
- □ 認知機能のスクリーニング検査を，標準的で包括的な神経心理検査の代用としてはならない．

柏水会初石病院 神経内科　**岸田修二**

E 感染症

8 ヒトTリンパ球向性ウイルス脊髄症（HTLV-1関連脊髄症）

DOs
- 痙性対麻痺を診たらHAMを鑑別に考えよう．
- 膀胱直腸障害で発症するHAMを見逃さないようにしよう．
- 肺疾患，眼科疾患，甲状腺疾患などの合併症に注意しよう．

1 基本的な考え方

ヒトTリンパ球向性ウイルス脊髄症（HTLV-1 associated myelopathy：HAM）は，レトロウイルスであるオンコウイルス亜科のヒトTリンパ球向性ウイルス-1（human T-cell lymphotropic virus type 1：HTLV-I）感染が関連した脊髄症である．1980年HTLVが発見され，翌年にはHTLVが成人T細胞白血病（adult T-cell leukemia：ATL）の原因ウイルスと確認された．1985年6月に鹿児島大学医学部附属病院でHAM患者第一例が発見された．1986年11月からは，献血のHTLV-Iスクリーニングが開始され，その後，スクリーニングを受けた血液由来のHAM発症はない[1]．HAMは2008年に厚生労働省特定疾患に指定されたが，慢性進行性の疾患であり医療費軽減措置を含む総合的なHAM対策の充実が望まれる．

2 疫 学

最近のHTLV-1感染者および第三次HAM患者全国調査の結果では，HTLV-1感染者は全国で約108万人存在し，関東，関西などの都市圏でHAM患者が増加していることが明らかとなった（図1）．1995年以降は高齢発症のHAM患者が多く，高齢発症割合（65歳以上）は，1994年以前は4/317例（1.3%），1995年以降は122/464例（26.3%）であった．筋萎縮性側索硬化症（amyotrophic lateral sclerosis：ALS）の有病率との比較に基づいて，HAMの有病率は3.0人/人口10万人と推定された．

3 臨床症状

HAMは，緩徐進行性で対称性の錐体路障害所見が前景に立つミエロパチーであり，両下肢近位筋優位の筋力低下と痙性による歩行障害を示す．膝蓋腱反射，アキレス腱

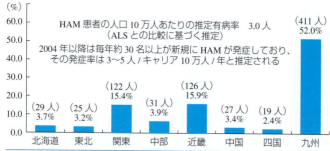

図1 第3次HAM全国調査で登録されたHAM患者790名の地域分布
（出雲周二，他：神経内科 2011;75:369-373.より）

> **コツ①**
> 下肢の異常感覚や排尿障害が前面に出ている場合でも腱反射亢進や病的反射の出現を認めることがある．

反射は亢進し，腹壁反射は消失し，明瞭なBabinski反射がみられる．下顎反射は通常正常で亢進例は27％にすぎない．内反尖足を高率に認める．HAMの末期には，腱反射が低下し，著明な筋委縮を示すこともある．通常，両上肢は筋力低下などの自覚症状を欠いているが，腱反射は亢進していることが多い．重症例では呼吸障害に加えて上肢の著明な脱力をきたした例もある．

約7割の症例に下肢優位の感覚障害を認めるが，運動障害に比して軽度であることが多い．胸髄に感覚障害のレベルを認めることがあるが，境界は不鮮明であることが多い．まれに，感覚障害が主症状である例もある．

一方，自律神経症状は高率にみられ，特に排尿困難，頻尿，便秘などの膀胱直腸障害は病初期よりみられ，主訴となることも多い．下半身の発汗障害，起立性低血圧，インポテンツなども認められる．手指振戦，運動失調，眼球運動障害，軽度の認知機能低下を示す例もある．

まれに軽度の認知機能低下を認める例もある．若年発症例では低身長の傾向がある．その他のHTLV-1関連症状として，大脳白質変性症，肺胞炎，関節炎，ぶどう膜炎，Sjögren症候群，慢性甲状腺炎，糖尿病，偽性副甲状腺機能低下症，筋炎，魚鱗癬，末梢神経障害やATLの合併例も報告されている[2]．

抗HTLV-1抗体は血清，髄液ともに陽性で，診断上重要である．健常キャリアーやATL患者に比して抗体価が高値のことが多い．また，HAMではHTLV-Iキャリアーと比較して，末梢血リンパ球中のHTLV-1プロウイルス量が増加していることも特徴である．末梢血所見では，白血球数は軽度減少する傾向にあり，核の分葉化を示すリンパ球が散見される例があるが，ATLでみられるフラワー細胞はまれで，典型的なフラワー細胞の出現はATLの合併を考える必要がある．髄液では軽度の蛋白，細胞数の増加がみられ，核の分葉化したリンパ球がみられる例もある．髄液中のネオプテリンやCXCL10(IP10)は高値で，活動性炎症を反映していると考えられ，その変動は病勢の把握に重要である．

脊髄MRIでは脊髄の局所的な病変を指摘できる例は比較的少ないが，脊髄の腫大や脊髄内異常信号を示す場合もある．長期経過例では胸髄全体が萎縮していることが多い．頭部MRI T2強調画像で大脳白質や橋に強信号域が散在してみられる例がある．電気生理学的には下肢の体性感覚誘発電位(SEP)での中枢伝導障害の所見，傍脊柱筋の針筋電図で軽度の脱神経所見がみられるのが特徴的である．

4 病態生理

HAMでは胸髄中下部の左右対称性の側索，前側索，後索腹側部の変性，血管周囲から実質内に広がる小円形細胞の浸潤がみられ，慢性炎症が持続していると考えられている．HTLV-I mRNAおよびプロウイルスDNAは浸潤単核細胞内のCD4陽性Tリンパ球内にのみ確認される．HAMの発症にはホスト側とウイルス側の発症関連要因(HLA，ウイルスタイプなど)が関与している．脊髄病巣部のHTLV-1感染CD4陽性Tリンパ球とそれを攻撃するHTLV-1特異的CD8陽性Tリンパ球との相互作用により種々のサイトカインが持続的に放出され，神経組織を傷害していると想定されている(bystander効果)．HAMでは，HTLV-1 basic leucine zipper factor (HBZ)，IFN-γ+CD4+CD25+CCR4+T細胞(TʜᴀM)，

表1　HAM診断のポイント
1) 緩徐進行性で対称性の錐体路障害所見が前景に立つ脊髄障害
2) 髄液・血清中抗HTLV-I抗体が陽性である
3) ミエロパチーをきたす他の疾患を除外できる
　頸椎症，多発性硬化症(MS)，視神経脊髄炎(NMO)などとの鑑別が重要であり，特に，髄液・血清中抗HTLV-I抗体陽性の頸椎症やMS，NMOなどに注意．

 コツ②

骨盤周囲・体幹筋のリハビリテーションが重要性である．

FoxP3+CD4+T細胞，CXCL10(IP10)などがHAMの病態に関与している．HTLV-1感染細胞がIFN-γを産生し，IFN-γがアストロサイトに作用してCXCL10を分泌させ，CXCL10がCXCR3を介して感染細胞を脊髄にさらに誘導する"positive feedback loop"がHAMにおける慢性炎症を惹起していることが示唆されている[3]．

5　診断

　HAMの診断は典型例では比較的容易であるが，頸椎症性脊髄症，多発性硬化症(MS)，視神経脊髄炎(NMO)などの鑑別が重要であり，特に，髄液・血清中抗HTLV-I抗体陽性の頸椎症やMS・NMOの場合に診断に難渋することがある．抗HTLV-I抗体価，HTLV-1プロウイルス量，抗アクアポリン4抗体，電気生理学的検査所見が参考となる(表1)．一般的に緩徐進行性であるが，時に急速に進行する例がある．急速進行を示すHAM患者の定義は，発症2年以内に両杖歩行レベル以上に悪化，または，3～6か月以内に"納の運動障害重症度"が1段階以上の悪化としている．歩行不能例では平均約12年で自立歩行不能に至っている．一方，長期経過例では，症状の重症度にかかわらず進行がほとんどみられない例も多い．

6　治療

　HAMの治療として，副腎皮質ステロイド，インターフェロンα注(保険適用あり)などが行われるが根治的な治療法はない．比較的急速に症状が進行している例には，副腎皮質ステロイド大量投与が有効な場合がある．痙縮に対してバクロフェン髄注療法(ITB療法)が保険適用となっているが，われわれは，HAM患者4例にITB療法用ポンプの埋め込み術を行い，継続的なリハビリテーション(リハビリ)を施行した．4例ともに下肢痙性および歩行の改善を認めた．

　HAMの治療において，継続的なリハビリは必須である．痙性のコントロールと体幹筋の再教育・強化を行うことで体幹を円筒状に強化保持し，骨盤周囲筋の再教育・強化を行うことで，足の振り出しがスムーズになりリハビリ効果の向上に役立つと考えられる[4]．

　ロボットスーツHAL®はCYBERDYNE(株)により開発された装着型動作支援機器でOMDS5度以上のHAM症例がHAL装着歩行練習に適応していると考えている．現在，医師主導治験が進行中である．ATLに対するヒト化抗CCR4モノクローナル抗体が認可されたが，CCR4はHAMにおける感染細胞のマーカーとしても重要である．現在，ヒト化抗CCR4モノクローナル抗体のHAMに対する安全性・有効性の医師主導治験が進行中である．HTLV-1対策が強化の一つとして新たな厚生労働省研究班が組織され，全国的なHAM患者登録事業(HAMねっと〈http://hamtsp-net.com/〉)がスタートした．また，ATL研究者も含めた「HTLV-1研究会・合同班会議」が組織され年々活発になっており，HAM研究は新たな時代を迎えている．

DON'Ts

- ☐ 副腎皮質ステロイドの漫然投与はしない.
- ☐ HAM と ATL を混同してはならない.

文献

1) Osame M, et al.: Ann Neurol 1987; 21: 117-122
2) 納 光弘, 他：日本内科学会雑誌 2003; 92: 1673-1682
3) Ando H, et al.: Brain 2013; 26. [Epub ahead of print]
4) 武澤信夫, 他：神経内科 2011;75:393-401

京都府立医科大学附属北部医療センター　**中川正法**

E 感染症

9 プリオン病

DOs

- プリオン病には孤発性，遺伝性，獲得性の3種類がある．
- 最も多いのは古典型孤発性 Creutzfeldt-Jakob 病であり，約7割を占めている．急速進行性の認知症，四肢のミオクローヌス，小脳失調，錐体路徴候，錐体外路徴候，3～6か月で無動性無言に至る経過が特徴的である．
- MRI 拡散強調画像上の大脳皮質と基底核の高信号，脳波上の周期性同期性放電(PSD)などを呈する．
- 臨床症状，画像・髄液検査，遺伝子検索により的確な診断を下すことが重要である．

1 基本的な考え方

急速進行性の認知症症状とミオクローヌスなどを特徴とする．五類感染症に指定されており，医師は診断後7日以内に保健所へ報告する．孤発性，遺伝性，獲得性の3種類があり，最も多いのは，典型的な経過をとる古典型孤発性 Creutzfeldt-Jakob 病(CJD)である(表1)．

2 疫 学

発症率は人口100万人あたり年間1人程度で，平均年齢は67.1歳である．わが国の特徴は獲得性や遺伝性の割合が相対的に多く，獲得性プリオン病のほとんどが硬膜移植による CJD という点である．

3 臨床症状

a 孤発性 CJD

ヒト・プリオン病の約8割を占める．約

表1 ヒト・プリオン病の分類 (わが国での頻度)

①特発性プリオン病 (76.7%)
　A) 孤発性 Creutzfeldt-Jakob 病 (CJD)
　　(ア) 古典型，あるいは Heidenhain 型；MM1/MV1
　　(イ) 失調型；VV2, MV2 (クールー斑 variant)
　　(ウ) 視床型 (致死性孤発性不眠症；FSI, MM2 視床型)；MM2
　　(エ) 大脳皮質型；MM2 (MM2 皮質型)，VV1

②遺伝性(家族性)プリオン病 (19.6%)
　A) 遺伝性(家族性)CJD
　B) Gerstmann-Sträussler-Scheinker 病 (GSS)
　C) 致死性家族性不眠症 (FFI)
　D) その他

③獲得性(感染性)プリオン病 (3.7%)
　A) クールー病
　B) 医原性 CJD (乾燥硬膜，脳外科手術，深部脳波電極，角膜移植，ヒト成長ホルモン，ヒト・ゴナドトロピン)
　C) 変異型 CJD

7割の典型例は古典型とよばれ，急速進行性の認知症，ミオクローヌス，小脳失調，視覚異常，さらに錐体路・錐体外路症状等が出現し，平均3～6か月で無動性無言に陥る．全経過はわが国の場合，1～2年程度である．孤発性のなかには比較的緩徐に進行する例もある．診断基準を表2に示す．

b 遺伝性プリオン病

PrP遺伝子の変異に起因し，多数の変異が知られている．常染色体優性遺伝であるが，家族歴がほとんどない病型もあり，わが国ではむしろそのような症例が多い．症候（表現型）により，遺伝性CJD，Gerstmann-Sträussler-Scheinker病(GSS)，致死性家族性不眠症(FFI)に大別される(表1)．病初期が緩徐進行性でAlzheimer病のような経過をとる症例や，小脳症状が強く脊髄小脳変性症様の経過の症例，Parkinson症候群，末梢神経障害で発症する症例などもある．

c 獲得性プリオン病

大半が硬膜移植例で，古典型CJD様の病型と，失調性歩行障害で発症し比較的緩徐に進行し脳波の周期性同期性放電(PSD)を欠く病型もある．

4 病態生理

正常プリオン蛋白の立体構造（コンフォメーション）が変化し，伝播性を有する異常プリオン蛋白に変化し，中枢神経系に蓄積して神経細胞変性を起こす．コンフォメーション変化や神経細胞毒性のメカニズムの詳細はわかっていない．

5 診 断

『プリオン病診療ガイドライン2014』が厚生労働省研究班により発刊されている(http://prion.umin.jp/guideline/guideline_2014.pdf)．

a 脳MRI

拡散強調画像またはFLAIR画像で大脳皮質，基底核(被殻，尾状核)，症例によっては視床にも高信号を認める(図1)．

b 脳 波

病初期には徐波化・不規則化がみられ，ミオクローヌスが出現する頃にPSD(図2)が出現し，末期にはPSDは消失し脳波は平坦化する．

c 髄液検査

外観，細胞数は通常は正常で，蛋白量についてもほとんどの症例で正常である．14-

表2 孤発性Creutzfeldt-Jakob病の診断基準

①**確実例**：特徴的な病理所見，またはウエスタンブロット法や免疫染色法で脳に異常プリオン蛋白が検出されたもの．
②**ほぼ確実例**：病理所見や異常プリオン蛋白の証明は得られていないが，進行性認知症を示し，脳波にて周期性同期性放電(PSD)を認める．さらに，ミオクローヌス，視覚または小脳症状，錐体路または錐体外路徴候，無動性無言の4項目中2項目以上を満たすもの．あるいは，「③疑い例」に該当し，髄液14-3-3蛋白陽性で全臨床経過が2年未満であるもの．
③**疑い例**：ほぼ確実例と同様の臨床症状を呈するが，脳波上PSDがなく臨床経過が2年未満のもの．

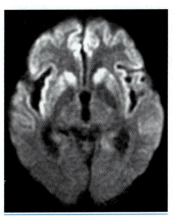

図1 古典型孤発性Creutzfeldt-Jakob病の脳MRI拡散強調画像
拡散強調画像が最も感度が高く，大脳皮質および基底核に高信号を認める．

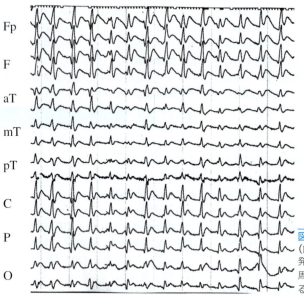

図2 周期性同期性放電（PSD）の脳波
発作性高振幅徐波が，一定の周期で大脳全般に出現している．

3-3蛋白と総タウ蛋白が増加する．近年，real-time qucking-induced conversion（RT-QUIC）法により髄液中のPrP^{Sc}の検出が可能となっている．

6 治療

根本治療は確立されておらず，対症的，支持的治療が主となる．特定疾患治療研究事業対象疾患であり，医療費助成を受けられる．通常の診療行為で感染する危険はないので，差別的対応にならないように心掛ける．新たな治療薬の開発として，プリオン蛋白の異常化阻止などの治療薬の開発が進められている．

 Pitfall

非典型的な経過をとり，髄液検査も陰性の症例も存在するので，そのような症例では，検査結果で否定せずに，総合的に診断する必要がある．

7 感染対策

プリオン病は発症後のみならず潜伏期間においても感染危険部位に接触した医療器具，さらには変異型CJD（vCJD）において血液を介して伝播する．プリオン病患者に使用した手術器具に対して，現在推奨されている消毒・滅菌方法を表3に示した（http://prion.umin.jp/guideline/cjd_2008all.pdf）．

表3 プリオン対応滅菌方法

① 焼却可能な器具，用具はすべて焼却する．
② 器具に付着した血液・組織片をできる限り取り除いた後，3%SDS溶液にて3〜4分間100℃煮沸し，手作業またはウォッシャーディスインフェクターによる洗浄後にプレバキューム方式のオートクレーブで134℃ 10分処置する．
③ 軟性内視鏡などの加圧・加熱処理ができない手術器具に関しては適切な洗浄剤による十分な洗浄後に過酸化水素低温ガスプラズマ滅菌による洗浄・不活化処理する．
④ 病理標本に関しては90%ギ蟻酸で1時間処理すること．

Pitfall

14-3-3蛋白やRT-QUIC法によるPrPScは痙攣後症候群，低酸素脳症等で偽陽性例になる場合があり注意が必要である．

DON'Ts

- ☐ 髄液を扱うときや脳外科手術時の器具は，プリオン対応でない滅菌をしてはいけない．
- ☐ 髄液検査やMRI画像が陽性の場合でも痙攣，低酸素脳症，自己免疫性脳炎などの鑑別をせずにプリオン病と診断してはいけない．

文献

1) Nozaki I, et al: Brain 2010; 133: 3043-3057
2) 厚生労働科学研究費補助金難治性疾患克服研究事業「プリオン病及び遅発性ウイルス感染症に関する調査研究班」編．プリオン病と遅発性ウイルス感染症．金原出版，東京，2010

東京医科歯科大学大学院医歯学総合研究科 脳神経病態学（神経内科）　**三條伸夫**

F 遺伝性代謝性疾患

1 白質ジストロフィー

DOs

- 白質ジストロフィーの診断には遺伝形式が重要となるため，家族歴について詳細に聴取しよう．
- それぞれの白質ジストロフィーの特徴的な臨床所見，画像所見を理解しよう．
- 副腎白質ジストロフィーの大脳型症例は，早期の場合，症状の進行停止に造血幹細胞移植が有効であるため，神経，画像所見の経過を注意深く追おう．

1 基本的な考え方

白質ジストロフィー，白質脳症は，大脳の白質病変を主体とする疾患である．白質病変の部位により，様々な高次機能障害を呈する．

ここでは，前半は，副腎白質ジストロフィー（adrenoleukodystrophy：ALD）について記載し，後半に，他の白質ジストロフィー，白質脳症についても紹介する（表1）．副腎白質ジストロフィーの表現型の一つである大脳型においては，発症早期においてのみ，症状の進行停止に造血幹細胞移植が有効であるため，神経，画像所見の慎重な経過観察が重要となる．

2 疫学

わが国における全国調査では，副腎白質ジストロフィー症例は，出生男児3～5万人に1人が患者と報告されている[1]．

3 臨床症状

副腎白質ジストロフィー症例においては，様々な表現型を呈することが特徴であり，遺伝子表現型連関を認めない[2]．つまり，原因遺伝子 *ABCD1* に同じ遺伝子変異を有する家系内でも，様々な表現型を呈することが知られている．表2に示すような病型

表1 白質ジストロフィー，白質脳症の遺伝形式，原因遺伝子一覧

遺伝形式	疾患	原因遺伝子
常染色体優性遺伝性	Alexander 病	*GFAP*
	HDLS	*CSF1R*
	CADASIL	*NOTCH3*
常染色体劣性遺伝性	Krabbe 病	*GALC*
	vanishing white matter disease	*EIF2B1*
		EIF2B2
		EIF2B3
		EIF2B4
		EIF2B5
	CARASIL	*HTRA1*
	Nasu-Hakola 病	*DAP12*
		TREM2
X連鎖性劣性遺伝性	副腎白質ジストロフィー	*ABCD1*

表 2 副腎白質ジストロフィー（ALD）の表現型分類

- 小児大脳型 ALD
- 思春期大脳型 ALD
- 成人大脳型 ALD
- 小脳脳幹型 ALD
- 副腎脊髄ニューロパチー（AMN）
- Addison 単独型
- 未発症者
- 症候性女性保因者

 Pitfall

女性保因者においては，15％の症例で血中極長鎖飽和脂肪酸の値が対照群と重なるため，遺伝子診断が重要となる．

に分類される．

小児大脳型 ALD では，通常 3 ～ 10 歳時に，急速に中枢神経の炎症性脱髄を生じるため，視力，聴力障害，性格変化，学業成績の低下等をきたし，予後不良である．思春期大脳型 ALD では，11 ～ 21 歳時，小児大脳型 ALD と同様に急速に中枢神経の炎症性脱髄を生じ，精神症状，行動変化，認知機能低下等をきたし，予後不良である．成人大脳型 ALD では，成人期に小児大脳型 ALD と同様に急速に中枢神経の炎症性脱髄を認め，精神症状，行動異常，認知機能低下をきたし，予後不良である．上記，いずれの大脳型 ALD 症例においても副腎不全を伴う場合がある．

一方で，副腎脊髄ニューロパチー（adrenomyeloneuropathy：AMN）は，思春期から成人期に，緩徐進行性の痙性対麻痺を主体とし，膀胱直腸障害，インポテンツ，副腎不全を伴う．また，電気生理学的検査で見出される程度の軽度の末梢神経障害を伴う．感覚障害が認められる場合は，脊髄障害を示唆するような sensory level を伴う場合が多い．緩徐進行性の経過ではあるものの，経過 10 年で約半数の症例が大脳型へ移行するために注意を要する．小脳脳幹型 ALD は，小脳症状を主体とし，小脳，脳幹に始まる脱髄所見を主体とする病型であるが，2 年で約半数の症例が大脳型へ移行するために注意を要する[2]．

Addison 単独型においては，全身倦怠感，嘔吐，筋力低下，体重減少等の Addison 病の症状を認める．身体所見上，皮膚や歯肉の色素沈着をきたす．7 歳頃に発症することが多いが，成人期にも認める．AMN や大脳型などに進展することがあるため注意を要する．

未発症者においては，生化学的検査における血中極長鎖飽和脂肪酸の上昇，原因遺伝子 ABCD1 遺伝子変異のみを認める．経過を経ると，他の表現型に移行するため注意を要する．また，女性保因者においても，AMN に類似の軽度下肢痙性を認める症例が存在し（症候性女性保因者），高齢者ほど症候性女性保因者の割合が増加し，40 歳以降では 15％ は軽度下肢痙性等の症状を認めるとされる．大脳症状を呈する症例は極めてまれである．

4 病態生理

副腎白質ジストロフィーの原因遺伝子 ABCD1 の発現産物である adrenoleukodystrophy protein（ALDP）は，ペルオキシソーム膜上に存在し，極長鎖飽和脂肪酸の膜輸送に関与していると考えられている．しかしながら，その病態はほとんど解明されておらず，脱髄の機序や極長鎖飽和脂肪酸蓄積の病態への関与も明確にはなっていない．

5 診 断

診断は，おもに生化学的検査における，血清または血漿中の総脂質やスフィンゴミエリン中の極長鎖飽和脂肪酸の上昇，原因遺伝子 ABCD1 遺伝子における遺伝子変異の検出による．

6 治療

 早期の大脳型 ALD に対して，症状の進行停止に有効である唯一の治療は，同種造血幹細胞移植である．小児大脳型 ALD に対しては，1980 年代より同種造血幹細胞移植治療の試みがなされており，有効性が確立している[3]．

 思春期・成人大脳型 ALD についても，日本国内を含めて，数例の大脳症状発症早期例に対して，造血幹細胞移植の試みがなされており，炎症性脱髄による大脳症状進行の停止を認めている[4,5]．

 また，新たな治療の試みとして，適合する骨髄ドナーがみつからない小児大脳型 ALD 2 症例において，レンチウイルスベクターを用いて，正常 *ABCD1* 遺伝子を導入した自己造血幹細胞移植を施行し，炎症性脱髄による大脳症状進行停止を認めたと報告されている[6]．

 AMN で認められる下肢痙性に対しては抗痙縮薬が用いられる．副腎不全症状に対してはステロイドの補充を行う．頭部外傷後に大脳型を呈した症例も存在し，頭部外傷を避けることも重要である．

7 その他の白質ジストロフィー，白質脳症について

 遺伝子解析の技術向上に伴い，近年，様々な白質ジストロフィー，白質脳症の原因遺伝子が同定され，疾患の細分化がなされている．ここでは，それらの疾患の特徴を中心に記述する．

a Krabbe 病

 Krabbe 病は，galactosylceramidase（*GALC*）遺伝子の遺伝子変異により，ライソゾーム酵素の一つであるガラクトシルセラミダーゼの欠損を生じ，進行性の中枢，末梢神経の脱髄を呈する常染色体劣性遺伝性疾患である．

1） 臨床所見

 臨床病型として，発症年齢により乳児型，後期乳児型，若年型，成人型に分類される．生後 6 か月以内に発症する乳児型，7 か月から 3 歳で発症する後期乳児型では，精神運動発達遅滞，易刺激性，視力障害，錐体路症状を認める．4〜8 歳で発症する若年型では，緩徐進行性の視力障害，歩行障害，運動失調を認める．9 歳以降に発症する成人型では，緩徐進行性の精神症状を認める．

2） 検査所見

 検査所見では，髄液蛋白の増加，末梢血白血球および線維芽細胞のガラクトシルセラミダーゼの欠損を認める．また，末梢神経伝導速度の低下を認める．

 頭部 MRI 上，深部白質および錐体路に沿って，左右対称に T2 強調画像/FLAIR 画像で高信号となる病変を認める．

3） 治療法

 治療法として造血幹細胞移植が行われているが，症例によって効果は様々であることから，造血幹細胞移植のリスクを考慮に入れ慎重に判断する．若年型，成人型においては，神経症状の安定化に効果があると考えられている．乳児型に関しては，新生児期に造血幹細胞移植が行われた場合に効果があると考えられている[7]．

b Alexander 病

 Alexander 病は，星状膠細胞に Rosenthal 線維を認めることを病理学的な特徴とし，*GFAP* 遺伝子を原因遺伝子とする遺伝性神経変性疾患である．*GFAP* 遺伝子変異の機能獲得（gain of function）で，GFAP 凝集体がアストロサイトの機能障害等をきたすと考えられている．

> 💡 コツ
>
> 白質ジストロフィー，白質脳症の鑑別において，末梢神経伝導検査も重要な検査項目の一つとなる．

1) 臨床所見

発症年齢によって乳児型，若年型，成人型に分類される．乳児型は重症例が多く，痙攣，精神運動発達遅滞，大頭症を認める．若年型では，進行は乳児型と比較して緩徐進行性の経過をたどり，神経学的所見上，腱反射亢進，球症状，失調症状を認める．成人型では，若年型と同様に乳児型と比較し緩徐進行性の経過をたどり，神経学的所見上，球症状，失調症状，口蓋ミオクローヌス，痙性対麻痺を認める．

2) 検査所見

頭部 MRI 上，早期発症の症例では前頭葉優位の広汎な白質病変，基底核／視床病変，T2 強調像で低信号，T1 強調像で高信号を呈する脳室周囲 rim，造影効果を認める．成人型では後頭蓋窩白質病変有意で，延髄・頸髄の信号異常あるいは萎縮，小脳萎縮を認める[8]．

確定診断は遺伝子検査による．常染色体優性遺伝形式であり，片側アレルの変異で疾患を発症するが，乳児型の多くは新生突然変異によって発症するとされている．

3) 治療法

治療法としては，根治的な治療法は現在のところ存在せず，痙攣発作に対する抗てんかん薬や，下肢痙性に対する抗痙縮薬にとどまる．

c vanishing white matter disease

vanishing white matter disease（VWMD）は，ストレス応答反応に関与する eukaryotic initiation factor 2B（eIF2B）蛋白質の五つのサブユニットをコードする *EIF2B1*，*EIF2B2*，*EIF2B3*，*EIF2B4*，*EIF2B5* の遺伝子変異によって生じる常染色体劣性遺伝性の白質脳症である．

1) 臨床所見

2～6 歳時より慢性進行性であるが，時に段階的な増悪を認める経過をたどり，臨床上，小脳失調，痙性麻痺，視神経萎縮，てんかんを呈する．特徴的な経過として軽

 コツ

VWMD では白質病変の全体または一部が，FLAIR 画像で低信号になることが特徴である．

度の発熱，頭部外傷，恐怖体験などを契機に，神経症状の急速な増悪をきたす．

わが国での報告を含め，成人期発症の症例の報告も存在し，小児例に比べて比較的緩徐に進行する場合が多く，痙攣や精神症状，認知症，運動障害などを認める．

2) 検査所見

髄液検査でグリシン濃度が上昇する．頭部 MRI 上，対称性の大脳白質病変をきたす．特徴的な所見として，白質病変全体あるいはその一部が，T1，T2 強調像および FLAIR 画像において，脳脊髄液とほぼ同じ信号強度を示す．

3) 治療法

治療法としては根治的な治療法は現在のところ存在せず，対症療法として，てんかん発作に対して抗てんかん薬の投与，下肢痙性に対して抗痙縮薬の投与があげられる．また，重要な点として，軽度の発熱や感染，頭部外傷などにより，急激な神経症状の増悪をきたす場合があるため，普段から感染の予防，転倒予防の対策等が重要となる．

d HDLS

軸索スフェロイド形成を伴う遺伝性び漫性白質脳症（hereditary diffuse leukoencephalopathy with spheroids：HDLS）は，病理学的に，多数の軸索腫大（spheroid）を認めることを特徴とする常染色体優性遺伝性白質脳症である．これまでは，病理学的所見により診断されていたが，*CSF1R* 遺伝子が，HDLS の原因遺伝子であることが同定され，遺伝子診断が可能となっている．

1) 臨床所見

臨床症状として，性格，行動変化，認知

機能低下，パーキンソン症状，痙攣等様々な症状を呈する．発症年齢は，40, 50歳代に発症することが多いが，若年から高齢まで幅広い．

生前，多発性硬化症や前頭側頭型認知症と診断されている症例も存在するため，家族歴の詳細な聴取が重要となるが，一見孤発例にみえる症例も存在し，注意を要する．

2) 検査所見

病理学的に多数の軸索腫大(spheroid)を認めること，遺伝子検査で *CSF1R* 遺伝子に遺伝子変異を認めることになる．遺伝子変異は *CSF1R* 遺伝子の protein tyrosine kinase ドメインに集中している．

3) 治療法

根治療法は存在せず，痙攣に対する抗てんかん薬などの対症療法にとどまる．

e CADASIL

皮質下梗塞と白質脳症を伴った常染色体優性脳血管症(cerebral autosomal dominant arteriopathy with subcortical infarcts and leukoencephalopathy：CADASIL)は，*NTOCH3* を原因遺伝子とする，常染色体優性遺伝性の白質脳症である．

1) 臨床所見

臨床症状として，典型的な症例では30〜40歳代で片頭痛を認め，40〜60歳代で繰り返すラクナ梗塞，うつ症状を認め，50〜60歳での認知機能低下を認める自然経過をたどる．

2) 検査所見

頭部 MRI または CT 上，側頭極を含む大脳白質病変を認めるが，側頭極の病変に乏しい症例も存在する．また，頭部 MRI 上，30%程度の症例で微小出血を認める[9]．

皮膚などの組織からの電子顕微鏡による病理所見で，granular osmiophilic material (GOM)の血管平滑筋細胞基底膜周囲への沈着が特徴とされる．

遺伝子検査で，原因遺伝子 *NOTCH3* に遺伝子変異を認めるが，変異は細胞外ドメインである上皮細胞増殖因子(epidermal growth factor：EGF)様リピート内に存在し，多くがシステインのアミノ酸置換を伴う変異である．特に exon3-6 に変異が集中(hot spot)している．

3) 治療法

初回の脳梗塞を抑えるために，通常の脳梗塞以上に喫煙などの生活習慣，高血圧合併に対する厳密な管理が必要とされる．微小出血や，症候性脳出血を合併することもあるため，脳梗塞再発に対して抗血小板薬を過剰投与することは注意を要する．

f CARASIL

皮質下梗塞と白質脳症を伴った常染色体劣性脳血管症(cerebral autosomal recessive arteriopathy with subcortical infarcts and leukoencephalopathy：CARASIL)は，*HTRA1* を原因遺伝子とする非高血圧性の脳小血管病であり，常染色体劣性遺伝形式をとる．

1) 臨床所見

成人早期に皮質下梗塞をきたし，禿頭，変形性腰椎症の合併を特徴とするが，禿頭を伴わない不全型も存在する．

2) 検査所見

頭部 MRI, CT 上，30歳代より広汎な大脳白質病変を認める．

3) 治療法

高血圧を認める場合は是正が重要となるが，根治治療は現在のところ存在しない．

g Nasu-Hakola病

多発性の骨嚢胞を伴う常染色体劣性遺伝性の白質脳症であり，脳のミクログリアや骨の破骨細胞で発現している *DAP12* 遺伝子または *TREM2* 遺伝子を原因遺伝子とする．

1) 臨床所見

20歳代より，長管骨の骨端部に好発する繰り返す病的骨折を認める．30歳代より性格変化や脱抑制，意欲低下等の精神症状やてんかんを認め，さらには進行性の認知機

能低下をきたす．

2) 検査所見

長管骨の骨端部，手根，足根骨にX線上多発性の骨囊胞を認める．頭部画像所見上，大脳白質病変，脳萎縮に加え，頭部CT上では大脳基底核の石灰化を認める．

3) 治療法

現在のところ根治的な治療は存在しない．対症療法として，痙攣発作に対して抗てんかん薬の投与，骨折に対して整形外科的治療を行う．

DON'Ts

- 非大脳型ALDの経過観察中，大脳症状の出現を見逃さない．
- 白質ジストロフィー，白質脳症症例の家族歴聴取を怠らない．

文献

1) Suzuki Y, et al.: Brain & Development 2005; 27: 353-357
2) Matsukwa T, et al.: Neurogenetics 2010; 12:41-50
3) Peters C, et al.: Blood 2004; 104:881-888
4) Hitomi T, et al.: Eur J Neurol 2005; 12: 807-810
5) Matsukawa T, et al.: American Society of Human Genetics 2012 annual meeting
6) Cartier N, et al.: Science 2009; 326: 818-823
7) Peters C, et al.: Bone Marrow Transplant 2003; 31:229-239
8) Prust M, et al.: Neurology 2011; 77:1287-1294
9) 水野敏樹：BRAIN and NERVE 2013; 65:811-823

東京大学医学部 神経内科学　松川敬志，辻　省次

F 遺伝性代謝性疾患

2 Fabry病

DOs

- 四肢の疼痛，発汗障害，若年性脳梗塞の鑑別疾患に必ず加えよう．
- 疑ったらαガラクトシダーゼ活性を測定しよう．
- 診断したら酵素補充療法で治療しよう．

1 基本的な考え方

① Fabry病は，αガラクトシダーゼ（GLA遺伝子）変異に起因するX連鎖性の遺伝病である．
② αガラクトシダーゼ活性の低下により，糖脂質が全身の細胞に蓄積し，多臓器障害を呈する．
③ 本症は，古典型Fabry病，亜型（心型，腎型，脳血管型）Fabry病，女性Fabry病の3病型に分類される．
④ 欠損しているαガラクトシダーゼを点滴静注する酵素補充療法が可能である．

2 病態生理

GLA遺伝子変異にhot spotやcommon mutationは認められず，これまでに600種類以上の変異が報告されている．変異の種類は，ミスセンス変異，ナンセンス変異，欠失，挿入，スプライシング変異など様々である．本症では，GLA遺伝子の翻訳産物でライソゾーム酵素の一つであるαガラクトシダーゼの活性低下により，基質であるグロボトリアオシルセラミド（GL-3）などの糖脂質が血管内皮細胞，平滑筋細胞，汗腺，心臓，腎臓，自律神経節，角膜，皮膚などの全身の細胞に蓄積し，多臓器障害を呈する．

3 病型と臨床症状

本症は，古典型Fabry病，亜型Fabry病，女性Fabry病の3病型に分類される（表1）．古典型は，αガラクトシダーゼ活性をほとんどもたない男性が，小児期に四肢の疼痛，発汗・体温調節障害，被角血管腫などの症状で発症する．四肢末端痛は数分から数時間持続する激しい疼痛発作で，運動，発熱，気候の変化などで誘発されやすい．被角血管腫は下腹部や腰殿部などの体幹に好発し多発しやすいが，被角血管腫

表1 Fabry病の病型

	性別	GLA遺伝子変異	血中αGalA活性	発症年齢	臨床症状
古典型Fabry病	男性	ヘミ接合	著減	学童期以前	四肢末端痛，発汗・体温調節障害，被角血管腫，角膜混濁，腎不全，肥大型心筋症，脳卒中など
亜型Fabry病	男性	ヘミ接合	低下	成人期以降	腎不全（腎型Fabry病） 肥大型心筋症（心型Fabry病） 脳卒中（脳血管型Fabry病）
女性Fabry病	女性	ヘテロ接合	軽度低下〜正常	学童期〜成人期以降	ほぼ無症状から古典型の男性と同様の症状まで臨床症状は多様（X染色体不活化の状況による）

のない症例も少なからず存在する．思春期には，微量アルブミン尿や尿濃縮能低下などの腎機能異常が出現する．腎機能障害は徐々に進行し，40 歳以降には末期腎不全に至り透析導入が必要となる．30 歳以降になると肥大型心筋症，弁膜症，不整脈，虚血性心疾患などの心病変や，脳血管障害の発症の危険が増大する．Fabry 病における脳血管障害は，若年発症で再発率が高い．脳梗塞のタイプとしては，ラクナ梗塞，アテローム血栓性脳梗塞，心原性脳塞栓症，動脈原性脳塞栓症のいずれもきたしうるが，本症では細動脈病変が特に強くラクナ梗塞の頻度が高い．また，脳出血もまれではない．脳の主幹動脈の変化としては，椎骨・脳底動脈の拡張・蛇行（dolichoectasia）が特徴的な所見である．

亜型 Fabry 病は，男性患者でありながら酵素活性が比較的保たれており，成人期以降に心臓，腎臓または脳血管に限局した臓器障害で発症する．四肢末端痛，発汗／体温調節障害，被角血管腫は認めない．女性患者の症状は多様で，無症状から古典型の男性患者に近い重症な症状を呈する場合まである．この多様性は，X 染色体不活化により説明される．すなわち，女性では胎生期に 2 本の X 染色体のうち 1 本がランダムに不活化され，残った 1 本の X 染色体上の遺伝子のみが発現する．よって，GLA 遺伝子変異をヘテロ接合で有する女性の体内では，α ガラクトシダーゼ活性が正常な細胞と酵素活性をもたない細胞がモザイク状に存在している．正常な酵素活性を有する細胞の比率は患者ごとおよび臓器ごとに

Pitfall

Fabry 病は X 連鎖性遺伝の疾患であるためヘテロ接合体の女性は発症しないと考えられがちであるが，GLA 遺伝子変異を有する女性の多くが発症する．

Pitfall

亜型 Fabry 病や女性 Fabry 病は，脳卒中，慢性腎不全，心肥大などの common disease のなかに潜んでいる．

異なるため，女性 Fabry 病患者の重症度は多様となる．

4 疫　学

古典型 Fabry 病の頻度は，男性 40,000（欧米）〜 117,000 人（豪州）に 1 人と報告されている．軽症の亜型 Fabry 病は未診断例も多く，正確な頻度は明らかになっていないが，心肥大，腎不全，脳卒中などのハイリスクグループのスクリーニングの結果から，より多数の患者が存在すると推測される．左心肥大／肥大型心筋症患者群の検討では男性患者の 0.9 〜 4.0%，腎不全患者群の検討では男性透析患者の 0.2 〜 1.2%，若年性脳卒中患者群の検討では 0.5% 〜 0.9% に Fabry 病が存在していると報告されている．女性 Fabry 病も未診断例が多いと考えられる．

5 診　断

古典型 Fabry 病の診断は，上述した特徴的な症状の組み合わせから本症を疑い，血中 α ガラクトシダーゼ活性の測定を行えば比較的容易である．古典型では，酵素活性は著減している．Fabry 病の遺伝学的検査（α ガラクトシダーゼ活性および GLA 遺伝子検査）は保険収載されており，外注検査や専門施設で実施可能である．古典型の診断に GLA 遺伝子検査は必須ではないが，遺伝子変異を確定しておくことは，家系内の女性患者の診断に有用である．

亜型 Fabry 病は，肥大型心筋症，原因不明の慢性腎不全，あるいは若年性脳卒中の原因疾患の鑑別の過程で診断される．診断には古典型と同様に α ガラクトシダーゼ活

> **コツ**
>
> Fabry病では，詳細な家族歴の聴取や発症前診断により，家族の早期治療に結びつけることが可能である．発症前診断を実施する場合は，必ず遺伝カウンセリング外来を紹介する．

性の測定が有用で，古典型に比べると相対的に活性が保たれているものの，多くの場合正常下限よりも明らかに低値となる．酵素活性の判定に迷う場合は *GLA* 遺伝子検査が必要である．血中および尿中の GL-3 の上昇や生検組織での糖脂質の沈着の所見も補助診断として有用である．

女性 Fabry 病患者の酵素活性は正常範囲のことも多く，臨床症状と α ガラクトシダーゼ活性のみでは確定診断することはできない．疑わしい症例の診断には，*GLA* 遺伝子の解析で変異を同定する必要がある．

6 治療

Fabry 病に対する原因療法としては酵素補充療法が 2001 年に臨床応用され，わが国においても 2004 年から使用可能となった．現在わが国ではアガルシダーゼ β (ファブラザイム®) とアガルシダーゼ α (リプレガル®) の 2 製剤が使用可能であり，どちらか 1 剤を選択する．両剤は製造過程および投与量が異なるが，臨床効果の差異については現在のところ明らかになっていない．酵素補充療法により組織に沈着した GL-3 が減少することが証明されており，四肢末端痛や発汗障害の改善，腎・心機能障害の進行抑制効果が期待できる．しかし，酵素補充療法による脳血管障害のイベント抑制効果はいまだ証明されていない．これは，血管病変が進行した脳血管障害発症後に治療を開始しても再発予防効果は少ないためではないかと考えられている．脳以外の臓器においても，進行した臓器障害に対する酵素補充療法の効果は限定的であり，早期に治療を開始することが重要である．

対症療法としては，四肢末端痛に対してカルバマゼピンが著効する例が多い．カルバマゼピンが投与できない場合は，プレガバリン，ガバペンチン，フェニトインなどの効果も期待できる．

> **コツ**
>
> 酵素補充療法は非常に高額な治療である（体重 50kg で 1 か月あたり 200 万円程度）．酵素補充療法導入前に必ず，「特定疾患治療研究事業」の医療費補助制度の申請をすること．

☑ 酵素補充療法の開発秘話

酵素補充療法は現在，Fabry 病，Gaucher 病，Pompe 病，Huler 病，Hunter 病の五つのライソゾーム病に対して実施可能である．このうち，Pompe 病に対する酵素補充療法開発にまつわる秘話を紹介する．米国のエリートビジネスマンであるジョン・クラウリーは，3 人の子どものうちの 2 人が常染色体劣性遺伝の難病である Pompe 病と診断された．ジョンは Pompe 病に有効な治療法がないことを知り，子どもたちを救うため安定した仕事を捨て，Pompe 病の研究者とともに治療薬開発のためのベンチャー企業を立ち上げた．その後，彼の前に様々な困難が立ちはだかるが，彼の努力はアルグルコシダーゼ α（マイオザイム®）という Pompe 病に対する酵素補充療法の開発に結実した．この実話は，「The Cure」というタイトルで小説化され，2010 年に「Extraordinary Measures（邦題：小さな命が呼ぶとき）」として映画化されている．

（関島良樹）

DON'Ts

- ☐ 女性保因者は発症しないと考えてはならない.
- ☐ 典型的な症状が揃っていないからといって本症を否定してはならない.

信州大学医学部脳神経内科, リウマチ・膠原病内科 **関島良樹**

F 遺伝性代謝性疾患

3 脳腱黄色腫症

DOs

- 痙性対麻痺，ジストニア，小脳性運動失調症，パーキンソニズムの鑑別に必ず加えよう．
- 疑ったら，血清中のコレスタノールをチェックしよう．
- 診断したら，ケノデオキシコール酸で治療しよう．

1 基本的な考え方

① 脳腱黄色腫症は，シトクロム P-450（CYP27A1）遺伝子変異を原因とする常染色体劣性遺伝の先天性代謝異常症である．
② CYP27A1 遺伝子変異により 27-hydroxylase 活性が低下し，コレスタノールが脳，腱などの様々な臓器に蓄積する．
③ 臨床的には，腱黄色腫，若年性白内障・動脈硬化・骨粗鬆症，下痢，知能低下，錐体路症状，小脳症状，錐体外路症状を主徴とする．
④ 上記症状を有する患者で，血清中コレスタノール高値を確認することにより確定診断できる．
⑤ ケノデオキシコール酸による治療により，血清中コレスタノールの正常化および臨床症状の改善が期待できる．

2 病態生理

脳腱黄色腫症では，CYP 遺伝子変異により胆汁酸合成酵素である 27-hydroxylase 活性が低下するため，ケノデオキシコール酸などの胆汁酸産生が低下し，血清中コレスタノールが上昇する（図1）．通常は，合成された胆汁酸の negative feedback によりアセチル CoA からのコレステロール産生が抑制されるが，本症では胆汁酸の産生低下によりコレステロール産生系に抑制がかからず，血清中コレスタノールはさらに上昇する結果となる（図1）．本症のほかに，黄色腫とコレスタノール高値を呈する疾患

```
          アセチルCoA
              ↓
           HMG-CoA
              ↓
          コレステロール
              ↓                    ↘
胆汁酸アルコール↑   7α-hydroxycholesterol  →  コレスタノール↑↑
              
          7α-hydroxy-4-cholesten-3-one
          
          [27hydroxylase]   [27hydroxylase]
              ↓                    ↓
           コール酸          ケノデオキシコール酸↓
```

図1 胆汁酸の合成経路

Pitfall

脳腱黄色腫症で上昇するのはコレステロールの代謝産物であるコレスタノール．コレステロールは必ずしも高値とは限らない．

表1 脳腱黄色腫症の病型による症状の出現頻度

	古典型	脊髄型
腱黄色腫	94.1%	14%
白内障	86.6%	100%
下痢	50%	29%
認知機能障害	84.8%	21%
小脳症状	73.3%	36%
錐体路徴候	84.2%	100%
後索障害	まれ(頻度不明)	100%

として，家族性高コレステロール血症とシトステロール血症があるが，これらの疾患では進行性の神経症状を呈することはない．脳腱黄色腫症では血清コレスタノール/コレステロール比が0.3%以上となることが目安となる．

3 臨床像

本症は，多彩な臨床症状を呈する古典型(classical form)と痙性対麻痺を主徴とする脊髄型(spinal form)の2病型に分類される(表1)．

a 古典型

小児期に慢性の下痢と白内障で発症する例が多く，下痢の平均発症年齢は9歳，白内障の平均発症年齢は18歳と報告されている．腱黄色腫は10歳以降に生じることが多く，アキレス腱に好発する(図2)．このほかに，若年性の骨粗鬆症や動脈硬化による冠動脈疾患の合併も多い．本症における神経症状は，精神発達遅滞，認知機能障害，小脳性運動失調，ジストニアやパーキンソニズムなどの錐体外路症状，錐体路障害による痙性歩行，てんかん，末梢神経障害など多彩である．脳MRIでは両側性の小脳歯状核，淡蒼球，皮質脊髄路の病変が特徴的であり，T2強調像およびFLAIR画像で高信号を呈する(図3)．

b 脊髄型

古典型とは別に，下肢の痙性や感覚障害

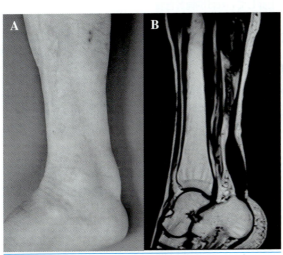

図2 脳腱黄色腫症患者のアキレス腱黄色腫(口絵 No.13)
A：肉眼像．B：アキレス腱MRI(T1強調像)．

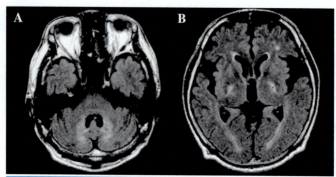

図3 脳腱黄色腫症患者の脳MRI(FLAIR画像).
小脳歯状核および淡蒼球に異常信号を認める.

などの慢性に進行するミエロパチーを主症状とする脊髄型の報告がある．脊髄型では，腱黄色腫，下痢，認知機能障害，小脳症状を呈する例は比較的少なく，古典型に比べ予後が良好であることが報告されている．画像所見としては，頸髄〜胸髄の側索および後索にT2強調像高信号の長大な病変を呈することが特徴である．

4 診断

臨床症状から本症を疑い，血清コレステロールが著明に上昇していれば脳腱黄色腫症と診断できる．原因遺伝子である*CYP27A1*の解析も診断の確認に有用である．*CYP27A1*遺伝子変異に hot spot や common mutation は認められず，これまでに50種類以上の変異が報告されている．

5 治療

ケノデオキシコール酸(チノカプセル^R)を投与することで血清中コレスタノール値の正常化が得られ，下痢や神経症状の改善が期待できる．HMG-CoA還元酵素阻害薬(スタチン)の併用の有効性も報告されている．

 Pitfall

腫瘤性の腱黄色腫を多発形成する典型例では診断は容易だが，腱黄色腫を認めない症例も少なくない．

 コツ

脳腱黄色腫症では，脳や脊髄のMRIで異常信号を認めることが多い．小脳歯状核，淡蒼球，皮質脊髄路，脊髄側索・後索に異常信号を認める小脳失調，痙性麻痺，錐体外路症状を呈する症例では本症を疑おう．

DON'Ts

- 脳腱黄色腫症は，病態に基づいた原因療法が可能な疾患であり，見逃してはならない．
- 腱黄色腫がないからといって本症を否定してはいけない．

信州大学医学部脳神経内科，リウマチ・膠原病内科　**吉長恒明，関島良樹**

F 遺伝性代謝性疾患

4 Wilson 病

DOs

- 学童期以降の神経・精神症状をみたら鑑別に Wilson 病を考え,血清セルロプラスミン・銅,尿中銅を測定しよう.
- 神経症状だけでなく,肝硬変や食道静脈瘤などの臓器合併症にも注意しよう.
- 生涯にわたる患者管理が必要.内服の継続を徹底させよう.

1 基本的な考え方

　Wilson 病は常染色体劣性遺伝性の銅代謝異常症であり,その原因は第 13 染色体長腕に局在する ATP7B 遺伝子(*ATP7B*)の変異である.通常,消化管から吸収された銅は肝細胞に取り込まれ,アポセルロプラスミンと結合した後に血中へ分泌され全身へ供給される.また,過剰な銅は肝細胞から胆汁中へ排泄される.ATP7B 蛋白は肝細胞内の銅輸送蛋白であり,その障害によって銅のアポセルロプラスミンへの抱合・胆汁排泄とも障害され,肝細胞内に銅が蓄積する.肝の貯蔵能を超えると銅イオン,フリーラジカルが発生し,肝細胞を攻撃するとともに血液中に流出して肝外臓器(脳,角膜,腎臓)に沈着する.また銅は溶血毒であり,溶血性貧血として発症することもある.

　Wilson 病はわが国では 35,000 〜 45,000 人に 1 人の発症頻度であり,先天性代謝異常症としては頻度の高い疾患である.小児〜思春期までに発症し,小児科で診断・治療が開始される患者が多いが,成人での発症もある.放置すれば予後不良である一方,早期に発見し治療を開始すれば良好な経過が期待できる.患者は内服治療を生涯にわたって継続する必要があり,患者教育,長期の患者管理体制が重要である.

2 症　状

　肝障害,神経症状,Kaiser-Fleischer 角膜輪が三主徴である.小児期は肝障害での発症が多く,神経症状は学童期以降に発症することが多い.肝障害は初期には脂肪変性,ついで慢性肝炎となり最終的に肝硬変に至る.重症例では肝不全が急激に進行する劇症肝炎型がある.神経症状は振戦,固縮,ジストニア等の錐体外路症状や小脳性運動失調がみられる.顔面筋の筋緊張亢進によって上口唇がまくれあがる特徴的顔貌が認められる.学業成績の低下,性格変化が初発症状である場合や,うつ傾向,統合失調様の幻覚・妄想等の精神症状が前面に出る例もあり,このような症例では精神科疾患として治療されている場合もある.進行すれば固縮・無動が進行し臥床状態に至る.神経・精神症状主体の患者も基礎に肝病変をもつ.

3 検査・診断

　神経症状で発症する患者では肝障害が慢性的に進行し,血液検査で肝逸脱酵素上昇は軽度,あるいはまったくみられないこともよくあるので注意が必要である.血中のセルロプラスミン濃度が低いため総血清銅は低いが,肝細胞には多量の銅が蓄積している.血中には非セルロプラスミン結合銅が相対的に多く,腎に移行するため健常人と比較し尿中銅排泄が増加する.銅による

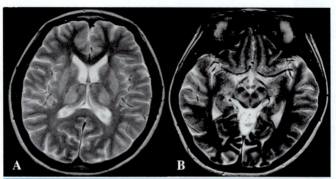

図1 流涎，寡動を主訴とした Wilson 病患者(30 歳，女性)の頭部 MRI(TR 4300 TE 87)．
A：被殻，尾状核，視床の信号変化がみられる．B：中脳の断面．赤核周囲が高信号となり，face of the giant panda sign を呈する．

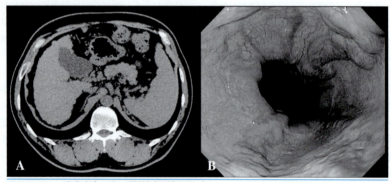

図2 Wilson 病患者(39 歳，男性)(口絵 No.14)
A：腹部 CT．肝は辺縁不整で萎縮し脾臓は腫大している．肝硬変の像である．B：同一患者の上部消化管内視鏡所見．食道静脈瘤の発達がみられる．

腎障害により尿細管障害をきたす場合がある．眼科診ではKaiser-Fleischer 角膜輪の確認が重要である．診断に必要な検査を列記する．

a 血液検査

血清セルロプラスミンの低値(20mg/dL以下)が重要．血清銅も低値を示すが，肝破壊によって逆に上昇がみられることもある．Coombs 陰性の溶血は特徴的である．尿細管障害に起因する尿酸低値も進行例にはよくみられる．肝逸脱酵素は，肝硬変では基準値範囲内に低下することが多く，肝障害の重症度を反映しない．

b 尿検査

銅の胆汁への排泄が障害されており，尿中銅排泄が著増する．また，尿細管障害のため血尿や，高尿酸尿・汎アミノ酸尿を呈する場合がある(二次性 Fanconi 症候群)．

c 画像検査

頭部 MRI で被殻，尾状核，視床の T2強調画像高信号がみられる．また中脳・橋にも高信号がみられる．高信号領域が赤核を取り囲むため，ジャイアントパンダの顔のようにみえる(図1)．肝障害の把握のため，腹部の画像評価も必要である(図2)．

d 眼科診

Kaiser-Fleischer角膜輪(図3)は辺縁を取り巻く褐色ないし灰緑色の帯であり,診断的価値が高い.肉眼的に同定できなくてもスリットランプでの観察で検出容易となる

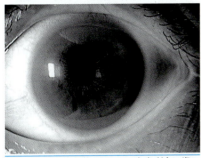

図3 神経症状主体のWilson病患者(30歳,女性)(口絵No.15)
Kaiser-Fleischer角膜輪が確認できる.

ため,眼科医へ診察を依頼することが必要.

e 肝生検

250 μg/g乾燥重量以上の肝臓銅含有量を証明すれば診断が確定する.

f 遺伝子検査

NPO法人 Orphan Net Japan (http://www.onj.jp/)で*ATP7B*の検査依頼が可能である.

神経・精神症状を持つ患者の診断アルゴリズムを図4に示した.

4 治 療

a 薬剤

キレート剤(D-ペニシラミン,塩酸トリエンチン)による過剰な銅の除去と亜鉛製剤による消化管からの銅吸収抑制が主体で

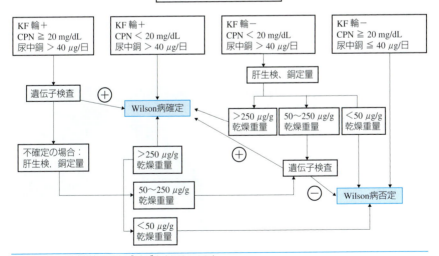

図4 Wilson病鑑別のアルゴリズム(文献1より)
Kaiser-Fleischer角膜輪が存在し,血清セルロプラスミン低値,尿中銅排泄増加があれば診断は確定する.非典型例の場合,肝銅定量,遺伝子検査を組み合わせて診断を行う. KF輪:Kaiser-Fleischer角膜輪,CPN:血清セルロプラスミン

ある.キレート剤は必ず食前1時間,食後2時間以内を避け,空腹時・食間に内服する.食事と一緒に内服すると食事中の金属と錯体を形成してしまい,薬剤が体内に吸収されないためである.第一選択はD-ペニシラミンとされるが,治療初期に神経症状を増悪させる場合がある.

神経症状主体の患者には,症状増悪頻度が低いとされる塩酸トリエンチンが好まれる.亜鉛製剤も空腹時・食間の内服が必要である.亜鉛製剤は空腹時に内服すると腸管のメタロチオネインを誘導する.食事中の銅はメタロチオネインと結合するため体内への吸収が妨げられる.キレート剤は亜鉛とも錯体を形成するため,キレート剤と亜鉛製剤を併用する場合は内服間隔を1時間以上空ける必要がある.

亜鉛製剤には体内の銅を排出する効果はないため,急性期にはキレート剤主体で治療を行い,亜鉛製剤は維持期の使用が主体である.非セルロプラスミン結合銅(セルロプラスミンは1mgあたり3.15μgの銅を含有するとされるため,非セルロプラスミン結合銅(血清銅(μg/dL) − 3.15 × 血清セルロプラスミン(mg/dL)で計算される)が正常(5〜15μg/dL)となるようにコントロールする.

b 食　事

急性期には銅摂取を制限するが,銅は多くの食品に幅広く含まれており厳格な低銅食は現実的でない.特に銅含有量の多い食品(甲殻類,レバー,豆,ココア,チョコレート等)の大量摂取に注意する程度の指導とする.亜鉛製剤使用者には銅制限の必要はない.

☑ Menkes病(kinky hair disease)―特徴的な毛髪異常に注目しよう

　Wilson病とならんで有名な先天性銅代謝異常症であるが,典型的には幼児期までに死亡するため,実際に神経内科医が診る機会はほとんどない.原因遺伝子はcopper-transporting ATPase 7A遺伝子(*ATP7A*)(Xq21.1に局在,伴性劣性遺伝)である.小腸粘膜のATP7Aの欠損により,経口摂取された銅が吸収されず,体内に銅欠乏が生じる.この結果,セルロプラスミン,シトクロムCオキシダーゼ,ドパミンβ-ヒドロキシラーゼ,スーパーオキシド・ジスムターゼなど,生体機能に必須の種々の銅含有酵素の活性低下をきたす.

頻度は出生男児10万人に1人程度とされる.古典的Menkes病では,低体重出生が多い.新生児期には低体温,遷延性黄疸,低血糖,毛髪異常がみられるが,この時点では本症と気づかれないことも多い.この時期までは母体からの銅が存在するためである.毛髪は色が薄く赤茶けて短く捻じれている(kinky hair)(図).生後2〜3か月から筋緊張低下,精神運動発達遅滞,哺乳力低下,痙攣など中枢神経症状が明らかになる.さらに全身的な血管形成異常(蛇行,迂曲,狭窄など),関節・皮膚の過伸展,膀胱憩室,臍・鼠径ヘルニア,骨粗鬆症などを伴う.血清銅,血清セルロプラスミンは低下する.治療はヒスチジン銅の皮下注射が行われる.ただし,生後2か月以降では神経症状の軽減は期待できないため,できる限り早期の治療開始が必要である.

(吉田邦広)

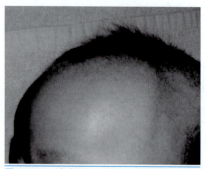

図　Menkes病患児の毛髪(8か月男児)(口絵No.16)
(長野県立こども病院小児神経科　平林伸一先生のご厚意により掲載)

c 肝移植

劇症肝炎様の急激な肝障害を生じた場合，生命予後不良であり肝移植の適応となる．

5 患者管理

小児期には治療継続できていたものが，医療費の負担や環境変化等で維持期に怠薬する症例がしばしばみられる．怠薬によって神経・精神症状の急激な増悪や急性肝不全を呈し，予後不良となることが知られており，怠薬の防止は非常に重要である．長期に安定していた患者の非セルロプラスミン結合銅が増加してきた場合，怠薬を疑う．女性患者であれば妊娠・出産等のライフイベントを管理する必要がある．原則として，妊娠中もキレート剤は必要最小量に減量したうえで継続する．キレート剤は創傷治癒に悪影響を及ぼすため，外傷時や妊娠第三期には帝王切開の可能性を考慮し減量を行う．

DON'Ts

- ☐ 診断・治療法が確立されている疾患であり，決して見逃してはならない．
- ☐ 薬物治療を中断してはならない．

文献

1) Roberts EA, et al.: Hepatology 2008; 47:2089-2111

信州大学医学部脳神経内科，リウマチ・膠原病内科　**小林千夏，吉田邦広**

F 遺伝性代謝性疾患

5 無セルロプラスミン血症

DOs

- 糖尿病，中枢神経症状を呈する成人患者では，頭部MRIにて鉄の過剰沈着の有無を見極める．
- 脳内の鉄の過剰沈着が疑われたら，血清セルロプラスミン，血清銅，血清フェリチン値をチェックする．
- 眼科に眼底の精査(網膜変性の有無)を依頼する．

1 基本的な考え方

①無セルロプラスミン血症は，セルロプラスミン遺伝子の変異により生じる鉄代謝異常症である．

②臨床的には成人発症の糖尿病，中枢神経症状，網膜変性，貧血を主徴とする．

③血液検査所見では，血清セルロプラスミン著減，血清銅低値，血清鉄低値，血清フェリチン高値，小球性低色素性貧血がみられる．

④頭部MRI（T2強調像，T2*強調像）にて，大脳基底核，視床，小脳歯状核に左右対称性の低信号（鉄沈着）を認める（図1A-C）．

⑤病理学的には，脳をはじめ，肝臓，膵臓，腎臓，心臓（心筋），甲状腺など全身の諸臓器に鉄が過剰に沈着する．

⑥治療として，鉄キレート療法が考慮される．鉄キレート療法は肝臓からの除鉄には確実に有効である．一方，糖尿病や中枢神経症状に対する抑止効果については十分なデータがない．

2 現病歴・既往歴

①無セルロプラスミン血症は常染色体劣性遺伝性疾患である．患者の両親が血族婚でないかどうか，患者の同胞に糖尿病や中枢神経症状を有する者がいないかどうか，を聞き出す．

②通常，乳幼児～小児期には異常を認めない．若年成人期の健康診断で貧血，糖尿病を指摘されたことを機に本症が診断される場合がある．

③糖尿病の発症は，通常，中枢神経症状より先行し，20～40歳代である．糖尿病は，多くの場合，経口糖尿病薬ではコントロール不良であり，インスリン治療を要する．

④中枢神経症状は40歳代以降に発現することが多い．

3 一般身体所見・神経学的所見

①一般身体所見には特記すべき異常はない．ヘモクロマトーシスと異なり，本症では肝脾腫や皮膚の色素沈着はみられない．

②中枢神経症状としては，錐体外路症状，小脳性運動失調，認知症・精神症状が主体である．

③錐体外路症状としては，振戦，ジストニア，舞踏病などの不随意運動と発語・動作緩慢，筋固縮などのParkinson症状が主体である．眼瞼痙攣，しかめ顔，口ジスキネジアもよくみられる．

コツ

貧血，糖尿病はいずれもありふれた病態であるが，中枢神経症状を伴う患者ではそれらの関連を疑ってみる．

第5章 神経内科疾患の診療

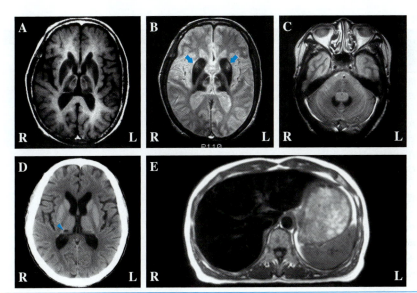

図1 無セルロプラスミン血症患者の画像所見．頭部MRI(A：T1強調像，TR 600/TE 20，B，C：T2* gradient echo像，TR 2500/TE 30)
被殻，尾状核，視床，小脳歯状核が低信号を呈する．被殻の一部は著しい組織破壊のため空洞化している(B：矢印)．D：頭部CT．被殻，尾状核，視床は高輝度を呈する．視床の一部が空洞化している(矢頭)．E：腹部MRI(T1強調像，TR 500/TE 20)．肝臓はび漫性に低信号を呈する．A-C，E：56歳女性，D：53歳男性．

④精神症状は不安，焦燥，抑うつ，落ち着きのなさ，無頓着，傾眠，興奮，錯乱など多彩である．

⑤眼底では加齢黄斑変性症と類似した網膜変性がみられる．ただし，加齢黄斑変性症と異なり，黄斑部よりも眼底周辺部に病的変化が強い．

4 検査所見

①血清セルロプラスミン著減，血清銅低値がみられる．この点ではWilson病と酷似するが，Wilson病と異なり尿中銅排泄は正常である．

②血清鉄低値，血清フェリチン高値がみられる．

③末梢血では小球性低色素性貧血がみられる．これは肝臓や網内系に貯蔵された鉄が造血に有効利用されないためである(見かけ上の鉄欠乏性貧血)．

④肝機能異常はみられない．Wilson病やヘモクロマトーシスでは肝硬変をきたすが，本症では通常，肝機能には異常はみられない．

⑤頭部MRIは必須である．鉄の沈着を反映して大脳基底核(尾状核，被殻，淡蒼球，黒質，赤核)，視床，小脳歯状核はT1，T2強調像，T2*強調像にて左右対称性の低信号を呈する(図1A-C)．さらに磁化率変化をより強調した撮像法であるsusceptibility-weighted imaging(SWI)では鉄沈着はより明瞭にみえる．頭部

 Pitfall

　元来，大脳基底核(特に淡蒼球，黒質，被殻など)は脳内でも鉄含量が多く，かつ加齢とともに増加する．MRIで大脳基底核に鉄沈着が疑われることは健常者でもありうる．

表1 無セルロプラスミン血症との鑑別を要する疾患

鑑別すべき疾患	無セルロプラスミン血症との類似点・相違点				
	中枢神経症状[#]	糖尿病	脳への鉄沈着(おもな沈着部位)	内臓器(肝臓,心臓,など)への鉄沈着	血清セルロプラスミン,血清銅の低下
無セルロプラスミン血症[*]	○	○	○(淡蒼球,小脳歯状核,被殻,尾状核,視床,赤核,黒質,大脳皮質)	○	○
パントテン酸キナーゼ関連神経変性症[*]	○	×	○(淡蒼球,黒質)	×	×
ニューロフェリチノパチー[*]	○	×	○(淡蒼球,小脳歯状核,黒質,大脳皮質,被殻,尾状核,視床)	○[§]	×
遺伝性ヘモクロマトーシス	×	○	×	○	×
Wilson 病	○	×	×	○	○
Menkes 病	○	×	×	○	○
Huntington 病	○	×	○(尾状核,被殻,淡蒼球)	×	×
Parkinson 病	○	×	○(黒質)	×	×
脊髄小脳変性症/多系統萎縮症	○	×	×	×	×
脳表ヘモジデリン沈着症	○	×	○(脳表)	×	×

○:通常みられる; ×:通常みられない,ことを意味する.
\#:錐体外路症状,小脳性運動失調,認知症・精神症状を示す.
*:これらの疾患は neurodegeneration with brain iron accumulation (NBIA) という疾患概念に包括される.
§:肝臓,皮膚,筋,腎臓などにフェリチン陽性封入体が見られる.

CTでは鉄沈着部は全体に高輝度にみえる(図1D).

⑥肝臓は著しい鉄沈着のため,腹部CTではび漫性に高輝度を呈し,MRIではT1,T2強調像ともに低信号を呈する(図1E).

5 診断・鑑別診断

①上記の臨床所見,検査所見から本症を疑う.鉄沈着を証明するために肝生検が施行されることがあるが,診断のためには必ずしも必須ではない.
②確定診断はセルロプラスミン遺伝子の検査による.本症ではセルロプラスミン遺伝子にホモ接合性,あるいは複合ヘテロ接合性の変異がみられる.
③保因者でも小脳性運動失調,振戦などの中枢神経症状を呈することがある.
④無セルロプラスミン血症と鑑別すべき疾患を表1に示す.

6 治療

①経口鉄キレート剤(デフェラシロクス)の使用(保険適用外)により臨床症状の改善を認めた,という報告がある.
②亜鉛製剤が有効である可能性がある.

 Pitfall

セルロプラスミン遺伝子のヘテロ接合性の変異を有し,血清セルロプラスミン値が正常の半分程度でありながら,小脳失調,振戦などの中枢神経症状を呈する場合がある(保因者発症).

DON'Ts

- 本症では体内鉄は過剰であり，見かけ上の鉄欠乏性貧血に対して鉄剤の投与はすべきでない（鉄不応性貧血）．
- 鉄キレート剤の投与に際しては，貧血の増悪に注意を怠ってはならない．

信州大学医学部脳神経内科，リウマチ・膠原病内科　**吉田邦広**

F 遺伝性代謝性疾患

6 ポルフィリア

DOs

- ポルフィリアの病態，症候を理解し，その存在を疑うことから始めよう．
- 尿中δ-アミノレブリン酸（ALA），ポルホビリノーゲン（PBG）を測定しよう．
- 重症化が懸念されるならば速やかにヘム製剤を投与しよう．

1 基本的な考え方

ヘム合成系の障害による代謝性疾患で，八つの合成酵素の遺伝的あるいは後天的障害によって生じる（図1）．臨床的に急性神経症状を特徴とする急性ポルフィリアと，皮膚の光線過敏症を示す皮膚型ポルフィリアに分類される．

急性ポルフィリアは自律神経障害による腹痛，嘔吐等の腹部症状から，脱力，しびれといった末梢神経症状，さらには不穏，妄想などの中枢神経症状まで様々な症状を呈する．その多彩な症状に加え，誘因によって間欠的に発作を起こす特徴から，他の疾患と誤診され診断が遅れることが多い．適切に診断・治療がなされないと，最悪の場合は重篤な後遺症や死亡に至る．神経内科領域で問題になるのはこの急性ポルフィリアであり，本稿ではこれについて述べる．

2 分類

生化学的に肝性と骨髄性に分類されるが，

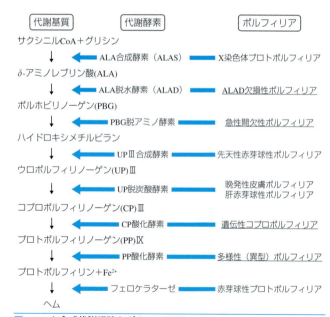

図1 ヘム合成代謝経路とポルフィリア
急性ポルフィリアを下線で示す．

表1　おもな臨床症状とその頻度および誤診されやすい疾患

自律神経障害		
腹痛	85〜96%	急性腹症
嘔吐	43〜88%	イレウス
便秘	48〜84%	虫垂炎
下痢	4〜12%	急性膵炎
頻脈	28〜80%	胃十二指腸潰瘍
高血圧	36〜54%	妊娠悪阻
感覚・運動障害		
知覚障害	9〜52%	末梢神経炎
脱力	42〜92%	ミエロパチー
球麻痺	9〜37%	Guillain-Barré症候群
中枢神経障害		
幻覚, 妄想	28〜42%	心因反応
ヒステリー	11〜16%	統合失調症
痙攣	8〜20%	てんかん

臨床的には急性と皮膚型ポルフィリアに分類される．九つの病型のうち ALA 脱水酵素欠損性ポルフィリア(ADP), 急性間欠性ポルフィリア(AIP), 遺伝性コプロポルフィリア(HCP), 多様性(異型)ポルフィリア(VP)が急性ポルフィリアである(図1).

3 疫　学

明確に発症頻度をみたわが国の疫学データはない．2010年までに AIP が198例, 次いで VP 56例, HCP 41例が報告されている[1]．いずれも月経が誘因になることから女性に多い．ADP は非常にまれで世界でも6例の報告しかない.

4 病態生理

発作はポルフィリンの前駆物質である ALA, PBG が増加し, これらが神経毒性に働くため生じると考えられている．発症には, 遺伝子異常による潜在的な酵素活性の低下に加えて, 薬剤や性ホルモンバランスの変化(月経, 妊娠, 分娩など), 過労, 感染, 飲酒, 喫煙, 飢餓, ストレスなどの誘因が必要である．これらの誘因は, 辛うじて生体内で保たれていたヘムの需給バランスを欠乏状態にし, それにより ALA 合成酵素(ALAS)に対するヘムの抑制が低下することで ALA, PBG の産生が増加する．それゆえ, 遺伝子異常の保因者の多くは, 誘因がなければ発症しない.

5 臨床症状

何らかの誘因により, 自律, 末梢, 中枢神経のそれぞれの障害に応じた症状を呈する．各症状の頻度と誤診されやすい疾患を表1に示す．典型例では腹痛発作の後, 数日から数週を経て感覚・運動神経症状, 精神症状を生じてくる．腹部症状は激痛で自覚症状が強いわりに他覚所見に乏しい．感覚障害は約50％の症例に認められ, その約半数が"bathing-trunk"領域に, 残りの半分が"glove & stocking"領域に認める．四肢麻痺は上肢の近位筋優位に始まり, 進行すると球麻痺に陥り死亡することもある．精神症状は多訴性のわりに所見が少なく動揺性で, 進行すると幻覚, 妄想を生じ昏睡に至る．

そのほかに VP と HCP では光線過敏性の皮膚症状を合併することがある．

6 検査

a ポルフィリン前駆体の測定
発作時に尿中 ALA，PBG が著増する．Watson-Schwarts 試験で定性的に PBG 増加を確認できるが，外注検査で定量が可能である．

b 一般検査所見
急性発作時に高血糖，高脂血症，低ナトリウム血症，低クロール血症，内分泌異常，心電図異常，X 線のイレウス所見などを認める．

c 神経生理学的検査
神経障害の進行時期により異なるが，神経伝導速度の低下，筋電図の神経原性変化，脳波の徐波化などを認める．

d 画像検査
発症早期に脳 MRI で posterior reversible encephalopathy syndrome の所見を示すことがある．

7 診断

発作時の特徴的な臨床症状に加えて，尿中 ALA，PBG の増加を確認したら診断となる．急性ポルフィリアの病型診断のフローチャートを図 2 に示す．AIP は発作のない寛解期も尿中 ALA，PBG の増加を認めるが，VP，HCP では寛解期に正常値を示す．その際は病型診断も含め尿，赤血球，糞便中のポルフィリンを測定する．

8 治療

基本は発作時の支持療法ならびにヘム製剤の投与．そして発症予防からなる．

> **コツ**
> 発作時の患者の新鮮尿は褐色調だが，放置すると酸化し赤褐色（ポートワイン色）になる．また紫外線照射で赤色の蛍光を発する．

> **Pitfall**
> 低ナトリウム血症による中枢神経症状や，補正時の浸透圧性脱髄症候群に注意．

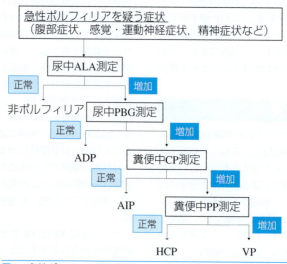

図 2 急性ポルフィリアの診断フローチャート

糞便中ポルフィリンは外注検査会社を介して国外に依頼する（保険適用外）.

a 支持療法

発作抑制にグルコース大量静注とシメチジン静注が有効とされている．疼痛，腹痛にはクロルプロマジンや麻薬，不安や神経症にはクロナゼパムやクロルプロマジン，痙攣にはジアゼパムやガバペンチン，頻脈と高血圧にはβ遮断薬の投与を行う．さらに電解質異常があればその補正を行う．

薬剤の使用に際しては，確実に禁忌とされているものから，症例により安全性が異なるものまであり注意が必要である．薬剤の使用の可否については，文献や以下のサイトの情報をもとに検討する．http://merckmanual.jp/media/mmpe/pdf/Table_155-4.pdf
http://www.drugs-porphyria.org/
http://www.porphyria-europe.com/
http://www.porphyriafoundation.com/

Pitfall
症状改善目的に禁忌薬剤を使用すると，状態はさらに悪化する．

b ヘム製剤投与

ALASの活性を効果的に抑制し発作を抑える．早期投与により入院期間の短縮が示されており，支持療法で寛解しない患者や末梢および中枢神経症状を生じている患者，発作を繰り返す患者は速やかに投与すべきである．わが国でも2012年3月にヘミンの保険適用が承認され使用可能である．

ヘミン投与時は血管炎を合併しやすいので太い静脈ルートを確保する．

c 発症予防

普段から誘因を回避するよう指導する．特に薬剤については禁忌薬リストを患者に示す．月経が誘因であれば，黄体ホルモン放出ホルモン（LH-RH）アナログによる排卵抑制治療を行う．

9 遺伝子診断

遺伝子変異の同定は，家系内の未発症の保因者を同定するうえでも重要である．遺伝カウンセリングを行い可能な限り検査し，未発症の保因者に誘因回避を指導する．

DON'Ts
- 多くの症例が誤診されており，鑑別診断の一つとして忘れてはならない．
- 発作を誘発する禁忌薬剤の投与をしてはならない．

文献
1) 近藤雅雄，他：ALA-Porphyrin Science 2012; 1: 73-82
2) 近藤雅雄，他：ALA-Porphyrin Science 2012; 1: 33-43
3) Puy H, et al.: Lancet 2010; 375: 924-937
4) Simon NG, et al.: J Clin Neurosci 2011; 18: 1147-1153
5) Hift RJ, et al.: Pharmacol Ther 2011; 132: 158-169

山形大学医学部 第三内科　諏佐真治

F 遺伝性代謝性疾患

7 筋型糖原病

DOs

- 阻血下前腕運動負荷試験は従来嫌気性の検査法が行われているが、患者への危険性から好気性の方法を行ったほうがよい.
- 本症の診断の際は血清CKの上昇が一過性かどうか、2週間後に再検査してCK値が低下していることを確認せよ.
- 本症を疑った場合、好発病型はⅡ型、Ⅲ型、Ⅴ型で約70%を占める. Ⅱ型、Ⅲ型は血球での診断、Ⅴ型は遺伝子の好発変異の検索(約50%)が可能なのでまずそれを行う.

1 基本的な考え方

筋型糖原病は先天的な解糖系の酵素欠損などを基盤として、筋収縮、筋細胞の生理的な維持に必要なエネルギー(ATP)産生過程に障害を引き起こし、ATPの供給不全あるいは代謝されない物質の筋細胞内への蓄積による臓器障害によってミオパチー症状を呈するものである. 現在の報告病型を表1に示す.

2 臨床症状

二つの臨床病型に分けることができる. すなわち①運動不耐型、②固定的な筋力低下(進行性、非進行性)型である. 筋力低下型はしばしば筋症状のみならず全身症状(肝症状、中枢神経症状、内分泌異常、心筋障害など)を伴うことが多い.

臨床症状からみた筋型糖原病の分類については表2に示す. なお従来糖原病Ⅲ型

表1 筋型糖原病の病型

病型	欠損酵素	遺伝子	酵素ID	診断可能臓器	臨床症状
0	glycogen synthase	GYS1	2.4.1.11	筋	運動時失神、運動不耐
Ⅱ	acid α-glucosidase	GAA	3.2.1.20	リンパ球、線維芽細胞、筋	筋力低下
Ⅲ	debranching enzyme	AGL	2.4.1.25,3.2.1.33	筋、肝臓、白血球、赤血球	筋力低下、運動不耐?
Ⅳ	branching enzyme	GBE1	2.4.1.18	赤血球、肝臓、筋	筋力低下
Ⅴ	muscle phosphorylase	PYGM	2.4.1.1	筋	運動不耐
Ⅶ	phosphofructokinase	PFKM	2.7.1.11	筋、赤血球	運動不耐
Ⅷ	phosphorylase kinase	PHKB	2.7.1.38	筋	運動不耐
Ⅸ	phosphoglycerate kinase	PGK1	2.7.2.3	赤血球、白血球、筋	運動不耐
Ⅹ	phosphoglycerate mutase	PGAM2	5.4.2.1,3.1.3.13,5.4.2.4	筋	運動不耐
Ⅺ	lactate dehydrogenase-A	LDHA	1.1.1.27	筋、血清(電気泳動)	運動不耐
Ⅻ	aldolase-A	ALDOA	4.1.2.13	赤血球、筋	発熱時高CK
ⅩⅢ	β-enolase	ENO3	4.2.1.11	筋	運動不耐
ⅩⅣ	phosphoglucomutase1	PGM1	5.4.2.2	筋	運動不耐、CDG
ⅩⅤ	glycogenin1	GYG1	2.4.1.186	筋	筋力低下、不整脈

CK:クレアチンキナーゼ,CDG:congenital disorders of glycosylation

表2 臨床症状と筋型糖原病の病型

固定性の筋力低下	運動耐性の低下 労作時筋痛・筋硬直 横紋筋融解症
糖原病 II 型 糖原病 III 型 糖原病 IV 型 糖原病 XII 型 糖原病 XV 型	糖原病 0 型 糖原病 III 型 糖原病 V 型 糖原病 VII 型 糖原病 VIII (IX) 型 PGK 欠損症 糖原病 X 型 糖原病 XI 型 糖原病 XII 型 糖原病 XIII 型 糖原病 XIV 型

PGK：phosphoglycerate kinase

は筋力低下を示すとされていたが，近年横紋筋融解症を発症する例も報告されているので注意が必要である．

3 病態生理

筋肉は脳に次いでエネルギー消費が多い．運動時は安静時の10倍以上のATPを必要とするため，運動時にATP供給が不十分であれば，筋収縮のエネルギー不足のため筋痛，筋硬直，横紋筋融解症，筋力低下（非進行性または進行性），筋緊張低下，などが起こる．また筋型糖原病の病因である酵素が，筋肉以外にも発現している場合は，当該臓器の障害も合併してくる．肝臓であれば肝症状（肝腫大，低血糖など），脳であれば痙攣，脳症，精神遅滞，不随意運動などの中枢神経症状が併存することになる．したがって臓器発現を加味して分類をすると，純粋に筋症状のみの筋型，肝症状を併存する肝筋型，心障害を併存する筋・心筋型，中枢神経症状を併存する脳筋型が考えられる．一般に2種類以上の臓器障害を併存する場合は，全身型とよぶほうがよいかもしれない．また生検筋を用いたメタボローム解析によれば，嫌気解糖の障害による障害部位以下の解糖基質の枯渇により，

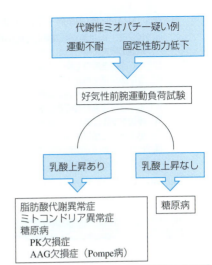

図1 前腕運動負荷試験からみた代謝性ミオパチー診断アルゴリズム
PK：ホスホリラーゼキナーゼ，AAG：acid α-glucosidase

さらに下流にある TCA サイクルの二次的な機能不全も推定される．

4 診断

運動に誘発される，筋痛，筋硬直，あるいは横紋筋融解症，高CK血症（安静時などによりCK値は低下する），固定性あるいは緩徐進行性の筋力低下の場合には本症を病因の一つとして鑑別にあげる必要がある．臨床検査でいまだに価値があるのは，前腕運動負荷試験である．本試験は患者に与えるリスクから，嫌気性ではなく好気性で行われるのが望ましい．なお糖原病 II 型は嫌気解糖の障害ではないため，前腕運動負荷試験での乳酸上昇は正常にみられる．

図1に前腕運動負荷試験による鑑別を示す．最終診断は筋生化学，遺伝子検査である．糖原病 V 型（McArdle 病）では708/709delTTC の single codon deletion が日本人の好発変異として約50％で認められるので有用である．

表3 McArdle病（糖原病V型）に対するビタミンB6，コーンスターチ療法

1. ビタミンB6は筋細胞の障害を軽減する可能性が示唆されるので，将来的な筋細胞の障害蓄積を緩和することを期待して1日50〜100 mgを服用する．ただし血中濃度の上昇には個人差があるため，PALで50〜100ng/mLとなるように服用量を調節する．
2. コーンスターチあるいは糖分は特に運動が予想される前に1〜2g/kg摂取することで効果が期待できる．
3. 運動をするにあたって急激な運動は避け，準備運動を穏やかに行った後に運動することが望ましい．
4. ビタミンB6の長期服用にあたっては定期的な副作用チェックおよび診察を行うことが必要である

PAL：ピリドキサール

5 治療

基本的には生活指導として，急速な運動を避ける．準備運動を行って徐々に運動を続けるなどが必要である．糖原病II型（Pompe病）はアルグルコシダーゼαによる酵素補充療法が開発され生命予後は特に乳児型では改善している．また糖原病V型（McArdle病）ではビタミンB6療法が日本人の患者で有効性が報告され試みる価値がある．表3にビタミンB6療法について基準を示す．

DON'Ts

- ☐ 筋組織化学検査でグリコーゲンの蓄積を認めないからといって筋型糖原病を否定してはいけない（グリコーゲンが正常あるいはまったく枯渇している病型もある）．
- ☐ 肢体型筋ジストロフィのなかにはPompe病の患者が混在している可能性があるので，見落としてはいけない．

文献

1) 杉江秀夫 総編集：各論I 筋型グリコーゲン代謝異常症．代謝性ミオパチー．診断と治療社，2014：31-83
2) DiMauro S, et al.: Muscle Nerve 2001; 24:984-999
3) DiMauro S, et al.: Curr Rheumatol Rep 2010; 12:386-393

自治医科大学小児科（現 常葉大学浜松キャンパス保健医療学部） **杉江秀夫**

G 内科疾患に伴う神経系疾患

ビタミン欠乏症に伴う神経障害
ビタミン B₁ 欠乏症（脚気ニューロパチーと Wernicke 脳症）

DOs

- ☐ 原因不明の意識障害や下肢脱力では本症の可能性を常に念頭におこう．
- ☐ 本症の可能性が疑われたら即ビタミン B₁ 静注を実施せよ．
- ☐ 治療開始前に血中ビタミン B₁ レベル測定のための採血を忘れるな．

1 基本的な考え方

ビタミン B₁ 欠乏症（以下，本症）はすでに克服された疾患と思われがちだが，原因不明の意識障害や下肢の筋力低下・しびれを訴える患者に，本症による脚気ニューロパチーや Wernicke 脳症がみつかることは決してまれではない．特に Wernicke 脳症の場合，診断の遅れは致死的結果を招く一方，発症初期のビタミン B₁ 大量補充療法の効果は劇的とさえいえるほど迅速である．しかし，治療開始が遅れると，生命をとりとめても Korsakoff 症候群に移行する．わずか数時間の治療開始の差が予後を決めるとさえいわれる．意識障害の原因は多彩だが（詳細は「意識障害の項〈p.154〉参照のこと），本症は早期診断・早期治療が強く求められる脳神経の救急疾患と位置づけられる．

2 疫 学

正確な発症率は知られていない．しかし，Wernicke 脳症は連続剖検の 1 〜 3％ にみつかるとされる一方，生前診断がなされていたのは数名に 1 人以下である．つまり，本症は看過率が極めて高い疾患と位置づけられる．脚気ニューロパチーは Wernicke 脳症に合併するもののほか，一人住まいの男性高齢者に多い．本症発症の背景として炭水化物を主体とした偏食や慢性アルコール多飲が古くから知られてきたほか，最近は胃切除後や長期血液透析下での発症が注目される．また，ビタミン B₁ を含まない長期静脈栄養患者での発症もしばしばみられ，医原性疾患としての側面もある．ビタミン B₁ 摂取量が不足になる背景を表1に示した．母親のダイエットによる母乳栄養不足を背景にして本症を発症した乳児の報告もある．

3 臨床症状

a 脚気ニューロパチー

下肢優位・遠位優位障害の亜急性運動感覚ニューロパチーである．症状として下肢しびれ感やジンジンする異常感覚の自覚後，下肢脱力，歩行障害を生じる．全身倦怠感，下肢浮腫，動悸などを伴う．疼痛が前景に出ることは少ない．Wernicke 脳症に合併する場合もある．ニューロパチー症状は 2 〜 4 週で進行するが，慢性経過例も報告されている．ビタミン B₁₂ や葉酸，ニコチン酸など，他のビタミン B 群欠乏性ニューロパチーを合併していることもある．

表1 ビタミン B₁ 欠乏のおもな背景

1. 慢性アルコール中毒患者
2. 胃切除後：特に食物が十二指腸を経由しない術式の場合
3. 大腸摘出術後
4. 腎透析：特に食事制限下の糖尿病性腎症患者
5. 長期の中心静脈栄養や経管栄養管理での不注意
6. 重症妊娠悪阻
7. 断食，拒食，過度のダイエット，インスタント食品依存などの偏食

> **Pitfall**
> Wernicke脳症の疑診にあたっては三主徴にこだわるな．

b　Wernicke脳症

急性発症の意識障害，眼球運動障害，失調性歩行が三主徴である．ただし，三主徴がすべて揃う患者は10数％〜30％と少なく，意識障害のみの患者が半数以上を占める．慢性アルコール多飲者ではMarchiafava-Bignami症候群（コラム参照）を合併することがある．

4　病態生理

a　脚気ニューロパチー

ビタミンB_1は軸索膜Naチャネル蛋白に結合してインパルス伝達機能維持に関係している．その欠乏は軸索膜機能異常を引き起こし，病理学的には運動感覚神経線維の軸索変性をきたす．

b　Wernicke脳症

ビタミンB_1は解糖系に必須の補酵素であり，その欠乏は脳のエネルギー代謝を障害するほか，浸透圧勾配の破綻，酸化ストレスによって神経細胞障害をきたす．

5　診　断

a　脚気ニューロパチー

1）神経学的所見

下肢に遠位優位性筋力低下徴候を認め，全感覚低下がある．膝蓋腱反射・アキレス腱反射が低下消失する．自律神経徴候は軽微である．一般身体所見として心不全，下肢浮腫などがみられる．

2）臨床検査

血中ビタミンB_1濃度の低下がある．正常値の下限は20 ng/mLだが，それより高めの症例も存在する．ビタミンB_1利用には遺伝的素因差があるため，血中レベルが正常値にあっても本症を発症する場合があ

> **Pitfall**
> 治療開始が遅れると後遺症が遷延するので，一刻も早いビタミンB_1補充開始が重要である．

ると考えられている．

3）電気生理学的検査

腓腹神経感覚電位低下・消失を認め，進行例では腓骨神経の複合筋活動電位（CMAP）や脛骨神経CMAPが低下するなどの軸索障害型伝導異常を呈する．伝導速度低下は軽微で，脱髄性所見はない．針筋電図では安静時脱神経電位と運動単位電位動員不良などの神経原性変化がみられる．

4）鑑別診断

糖尿病性などの多くの軸索変性型ニューロパチーとの鑑別が必要である．また，2〜数週で進行する例はGuillain-Barré症候群との鑑別が必要になる．アルコール依存の患者で疼痛などの感覚障害が強い場合にはアルコールの神経毒性によるアルコール性神経障害の合併も考えられる．

b　Wernicke脳症

1）神経学的所見

三徴のうち意識障害が最も高頻度で80％以上の症例にみられる．軽症期に注意障害，混迷状態，自発性低下があり，病勢が進むにつれて痛覚刺激に対する反応性が低下する．眼球運動障害は注視障害を主体とし，約1/3の症例にみられる．注視方向性眼振をみる場合も多い．失調症は三徴中最も頻度が低く，体幹性失調症を主体とする．四肢失調は目立たないことが多い．

2）臨床検査

血液脳関門のため，血中ビタミンB_1濃度が必ずしも脳内濃度を反映するとは限らない．しかし，脚気ニューロパチー同様に20 ng/mL以下に低下している場合が多い．血中乳酸が上昇し，髄液では蛋白の軽度増加がある．

3) 電気生理学的検査

脳波では軽度から中等度の広範囲徐波化をみる.

4) 画像検査

MRIではT2強調画像やFLAIR画像で第3脳室や中脳水道周囲, 視床内側, 第4脳室底, 乳頭体などに左右対称性高信号を認めることが多い. 大脳皮質や小脳虫部に高信号がみられる場合もある. 急性期には拡散強調画像に高信号がみられ, ADCは低下する. ただし, 典型的MRI画像はWernicke脳症の進行を示すものであり, そのような場合の予後は総じて不良である. 慢性期には強い脳萎縮をきたす.

5) 鑑別疾患

各種脳症と脳炎の鑑別が必要である. thiamine transporter 遺伝子異常によってWernicke 様脳症をきたす病態の報告がある. また, 慢性アルコール依存症患者では特殊な脱髄疾患であるMarchiafava-Bignami 症候群にも留意する.

6 治療

a 薬物療法

脚気ニューロパチーであってもWernicke脳症であっても, ビタミンB_1欠乏症が疑われた時点からビタミンB_1を1日1回100〜200 mgを速やかにゆっくり静注する. 治療開始の遅れは両疾患ともに予後不良に直結するからである. 数日間静注療法後, 吸収不良が疑われない患者ではビタミンB_1の経口薬に切り替えてもよい. ビタミンB_1は腸管での吸収が速やかで, 内服継続による血中濃度維持が良好である. ビタミンB_1は水溶性であるから, 投与量に比例して尿中排泄量も増加する. 特に重篤な副作用は知られていない. ビタミンB_1の1日必要量は1〜2 mgであるから, 吸収不良患者でも100 mg経口摂取で十分な血中濃度維持が可能なことが多い.

脚気ニューロパチーでは治療開始後徐々にしびれ感や筋力の回復がみられる. しかし, 高度の軸索変性では神経再生に日時を要するので, ビタミンB_1の経口投与を継続しながら早期にリハビリテーションを開始する. 感覚障害は遷延する.

Wernicke 脳症におけるビタミンB_1静注の効果は迅速で, 発症早期であれば治療開始後数時間から数日で意識障害と眼球運動障害が軽快し, 何ら後遺症を残すことなく元の生活に復する症例もある. ただし, 進行例では意識障害や小脳失調, 眼球運動障害が遷延するほか, Korsakoff症候群として前向性健忘と逆行性健忘, 見当識障害, 作話などをきたす.

b その他の治療方針

医療現場で中心静脈栄養や長期経管栄養管理下患者にWernicke脳症発症をみるのは心が痛む. ビタミンB_1の補充には常に留意して, 本症発症の予防に努めるべきである. また, アルコール依存や摂食障害患者では, 精神面へのアプローチや生活指導が重要になる.

> **コツ**
> ビタミンB_1静注はWernicke脳症の診断的治療と心得よ

☑ Marchiafava-Bignami 症候群

慢性アルコール多飲者ではビタミンB_1欠乏症をはじめ小脳変性症, 認知症, アルコール性末梢神経障害, てんかんなど多彩な脳神経障害がみられる. Marchiafava-Bignami 症候群は慢性アルコール中毒患者にみられるまれな急性脱髄性脳症で, 脳梁や大脳白質, 視交叉, 中小脳脚などに脱髄病変がみられる点でWernicke 脳症と異なる. もちろんビタミンB_1静注には反応しない.

〈馬場正之〉

第5章　神経内科疾患の診療

G　内科疾患に伴う神経系疾患

DON'Ts

- [ ] 典型的脳画像所見がないからといって Wernicke 脳症の可能性を捨ててはならない.

文献

中村優子, 他:神経内科 2012; 76: 213-254

青森県立中央病院 神経内科　**馬場正之**

G 内科疾患に伴う神経系疾患

1-② ビタミン欠乏症に伴う神経障害
ビタミン B₆ 欠乏症

DOs

- 原因不明の末梢神経障害や痙攣を認める症例ではビタミン B₆ の測定を考慮しよう.
- その他のビタミン B 群欠乏患者ではビタミン B₆ 欠乏の合併の可能性を考慮しよう.
- ビタミン B₆ 欠乏の原因となる薬剤として有名なものを把握しておく.

1 基本的な考え方

ビタミン B₆ にはピリドキシン (pyridoxine), ピリドキサール (pyridoxal), およびピリドキサミン (pyridoxiamine) があり, 水溶性ビタミンに分類されている. ビタミン B₆ は多数の食品に含まれており, また, 腸内細菌が生合成していることから, 現在の日本では欠乏症は少ない. ビタミン B₆ は蛋白質・アミノ酸代謝に関与する酵素の補酵素として作用している.

2 臨床症状

ビタミン B₆ は欠乏すると末梢神経障害, 痙攣, 低色素性貧血, 脂漏性皮膚炎, 口唇炎, 舌炎などを生じる. 末梢神経障害は四肢遠位部優位・感覚障害優位の多発ニューロパチーであり, しびれ感, 表在感覚の低下, 腱反射の低下〜消失がみられる. ニューロパチーでは脱髄が観察されており, その機序としてはスフィンゴミエリン合成の障害によると考えられている.

小児ではビタミン B₆ 依存性痙攣として知られている病態があるが, 成人でもテオフィリン関連痙攣の背景にビタミン B₆ 欠乏が存在した症例が報告されている.

前述したように, 現在の日本では欠乏症は少ないが, 抗結核薬のイソニアジド (INH) などの長期服用によりビタミン B₆ 欠乏症が起こることがある. これは, イソニアジドの化学構造がビタミン B₆ に似ていることから, ビタミン B₆ の作用に拮抗するためと説明されている. このほかにも, 抗結核薬のサイクロセリン, 降圧薬のヒドララジン, 抗リウマチ薬のペニシラミンなどがビタミン B₆ に拮抗する機序によりビタミン B₆ 欠乏症を生じることがある. 近年では慢性腹膜透析の患者でビタミン B₆ 欠乏症が報告されている. また, ビタミン B₆ は腸内細菌により生合成されているため, 抗菌薬の長期服用により腸内細菌の数が減少し, ビタミン B₆ 不足を起こすことがある.

3 検 査

血清ビタミン B₆ の測定を行なう. 現在のところ保険適応はない.

4 治 療

治療はビタミン B₆ の投与を行う. 治療の用量は病態によっても異なるが, ビタミン B₆ の上限量は 60 mg/日とされており, 200〜500 mg/日を数か月にわたって使用した際に過剰症の症状が出現する可能性がある. 過剰症としてよく知られている症状は, 光過敏症や末梢神経障害などである. ビタミン B₆ は単剤製剤もあるが, 内服薬, 注射薬ともに多くは複合製剤であることに留意すべきである. 安易に複合ビタミン製剤を投与すると, 本来ビタミン B₆ 欠乏で

あったものが検出できなくなってしまう可能性がある．また，ビタミンB_6をレボドパと併用すると，レボドパの代謝が亢進し，その効果が減弱する．

> **DON'Ts**
> - ビタミンB_6欠乏が主要な病態と考えられた場合には，ビタミンB_6を測定せずに投与開始しない．
> - ビタミンB_6を投与する際に過剰症に注意する．上限量以上のビタミンB_6を漫然と数か月にわたって投与しない．

文献

1) 依田 卓，他：Mordern Physician 2007；27：1208-1211
2) 桑原宏哉，他：臨床神経 2008；48：125-129
3) Bernstein AL, et al.：Ann N Y Acad Sci 1990；585：250-260
4) A.Spinneker, et al.：Nutr Hosp 2007；22：7-24

山形大学医学部 第三内科　**猪狩龍佑，加藤丈夫**

G 内科疾患に伴う神経系疾患

1-③ ビタミン欠乏症に伴う神経障害
ナイアシン欠乏症(ペラグラ)

DOs

- 慢性アルコール中毒や栄養低下のある患者に日光過敏性皮膚炎をみたらナイアシン欠乏症(ペラグラ)を疑おう.
- 皮膚炎(dermatitis),下痢(diarrhea),認知症(dementia)の3Dに注目しよう.
- 複数のビタミン欠乏を有することが多く,治療にはニコチン酸アミドに加えてビタミンB剤も加えよう.

1 基本的な考え方

ナイアシンは,ニコチン酸とニコチン酸アミドの総称であり,その欠乏症はペラグラとよばれる.ナイアシンは体内でトリプトファンからも合成可能で,トリプトファン欠乏でもペラグラが生じる.臨床的には皮膚症状(日光過敏性皮膚炎),消化器症状(下痢),精神神経症状(認知症,せん妄)を主症状とする.ナイアシンの投与にて速やかに臨床症状の軽快をみる.

2 疫学

栄養的に満たされているわが国では症例報告として散見するが,一般的にはまれな疾患である.発症年齢は小児から高齢者まで幅広く,男女比は約2.2〜3:1で男性に多い.基礎疾患としては慢性アルコール中毒患者が多く,胃切除既往患者,食事性欠乏,消化管吸収障害,薬剤性などでみら

表1 ナイアシン欠乏症(ペラグラ)のおもな原因

1. **慢性アルコール中毒**
   - アンバランスな食事によるナイアシン摂取不足
   - ナイアシンの消化管吸収障害
   - ナイアシンの需要の増大,ビタミンB群,NADの消費
2. **ナイアシン,トリプトファンの食事性欠乏**
   - 摂食障害(神経性食欲不振症,拒食,嚥下障害,偏食)
   - トウモロコシ主体の主食
3. **消化管からの吸収障害**
   - 慢性下痢,Crohn病,潰瘍性大腸炎など
   - 消化管手術後(胃切除術など)
4. **トリプトファン代謝異常**
   - Hartnup病(小腸におけるトリプトファン吸収阻害,腎よりアミノ酸尿排出)
   - カルチノイド腫瘍(トリプトファンから大量のセロトニン産生のため)
   - HIV感染症(原因不明のトリプトファン欠乏)
5. **薬剤性**
   - イソニアジド,ピラジナミド
   - フルオロウラシル(5-FU),メルカプトプリン(6-MP)
   - アザチオプリン
   - フェニトイン,フェノバルビタール
   - クロラムフェニコール

表2 ナイアシン欠乏症（ペラグラ）の臨床症状

1. **皮膚粘膜症状**
   - 日光過敏性皮膚炎：頸部や四肢の露出部に紅斑，水疱，潰瘍，色素沈着
   - 口腔粘膜症状：口角炎，口内炎，舌炎
2. **消化器症状**
   - 下痢，食欲不振，悪心・嘔吐
3. **精神神経症状**
   - 脳症：幻覚，せん妄，意識障害，認知症，意欲低下，振戦・ミオクローヌス
   - 末梢神経障害：多発ニューロパチー
   - 脊髄症状：痙性対麻痺，腱反射亢進

れる（表1）．

栄養状態の悪い発展途上国では比較的頻度は高く，難民での集団発生も報告されている．

3 臨床症状

a 初期症状

初期や軽症例では，体重減少，全身倦怠感・脱力感，食欲低下，消化不良，下痢，便秘，不安感などの非特異的症状がみられる．

b 主要症状

病気の進行とともに皮膚炎（dermatitis），下痢（diarrhea），認知症（dementia）のいわゆる3Dの症状をきたす（表2）．さらに，死（death）を入れて4Dということもある．3Dの認知症（dementia）は，せん妄状態（delirium）のほうがあてはまるともいわれる．一般的には3Dすべてがそろわない不全型が多く，3D症状がそろうのは22％にすぎない．

1) 皮膚症状

初期は日光露出部（手背，前腕，足，顔面，頸部など）に日焼け様の紅斑（日光過敏性皮膚炎）で始まる．頸部から前胸部に首飾り様の皮疹（Casal's Necklace）が特徴的である．ペラグラ皮膚炎は，露出部および擦過部に左右対称性，境界明瞭で，灼熱感や搔痒感を伴い，紅斑，水疱，びらんなどを生じ，さらに鱗屑，痂皮，亀裂，角化症，色素沈着などを生じる．また，口内炎，口角炎，舌の発赤など口腔粘膜の炎症を呈する．

2) 消化器症状

広範な消化管粘膜の炎症による下痢が主症状であるが，食欲不振，嘔吐，腹痛，血便なども起こる．

3) 精神・神経症状

初期には不安感，抑うつ状態，疲労感を呈し，さらに無気力，頭痛，めまい，振戦などを生じる．精神症状が進行すると認知症まで至る．急性のナイアシン欠乏を引き起こすと，ペラグラ脳症に進展し，意識障害，せん妄などを呈する．末梢神経障害も合併することがあるが，ビタミンB_1，B_{12}などのビタミン欠乏の合併によることも多い．

4 病態生理

ペラグラの直接の原因は，ナイアシンの欠乏である．ナイアシンは植物系（ナッツ類，豆類），動物系（肉類，魚介類）の食料に幅広く含有し，食事により摂取され小腸で容易に吸収される．また，図1のように体内で必須アミノ酸のトリプトファンからも合成可能（トリプトファン60mg→ニコチン酸1mg）であり，トリプトファン欠乏からもペラグラが生じる．

ナイアシンが構成成分となるNAD（nicotinamide adenine dinucleotide），NADP（nicotinamide adenine dinucleotide phosphate）は，酸化還元反応における補酵素でエネルギー回路に関与し，高いエネルギーが必要な組織として脳が障害されやすい．また，turn overが速い皮膚や粘膜も障害されやすい．

5 診断

a 問診・現症

診断は，臨床症状（3D），栄養状態などか

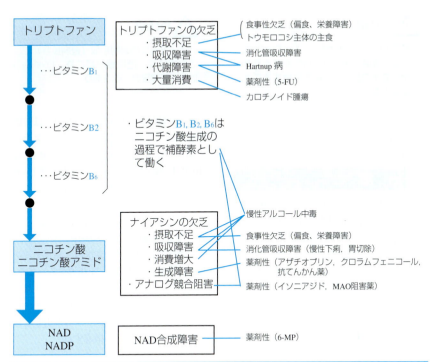

図1 トリプトファンの代謝とナイアシン欠乏のおもな要因
ナイアシンは体内でトリプトファンから合成可能である．NAD，NADPの構成要素となる．
NAD：nicotinamide adenine dinucleotide，NADP：nicotinamide adenine dinucleotide phosphate，FU：フルオロウラシル，MAO：モノアミン酸化酵素，MP：メルカプトプリン

らナイアシン欠乏（ペラグラ）を疑うことが最も重要である．3Dすべて揃っていれば診断は容易であるが，一部のみである例が多い．ナイアシン欠乏が疑われた場合，皮疹の悪化と日光曝露の関係をはじめ，食事量・内容，飲酒歴，消化管手術歴，薬剤服用歴をたずねる．

b 検査所見

血液中ニコチン酸値の低下を呈するが，ニコチン酸値が正常であってもペラグラを否定してはいけない．また，可能であれば尿中ナイアシン代謝物（N-methylnicotinamide，2-pyridone），血液トリプトファン（アミノ酸分画），血液ニコチン酸アミドの測定も有用である．合併しやすい他のビタミンB群（B_1, B_2, B_6, B_{12}），葉酸，鉄，亜鉛なども参考として測定する．

c ペラグラ脳症の画像所見

脳のMRIでは，慢性アルコール中毒患者に大脳，小脳の萎縮が認められることはあるが，ペラグラ脳症に特異的な所見はない．

d 治療的診断

日光過敏性皮膚炎などの特徴的な症状を認めたら，ペラグラを疑い，血液中ニコチン酸値や他のビタミンを測定後，ナイアシンで治療を開始して症状の反応をみる．

e 鑑別診断

光線過敏症状を示す薬剤性光線過敏症，光接触皮膚炎，ポルフィリン症，全身性エリテマトーデス，皮膚筋炎などが鑑別となる．脳症としてはWernicke脳症，ビタミ

> **⚠ Pitfall**
> 診断の第一歩は本症を疑うことであり，採血後は検査結果を待たずに治療を開始してその反応で診断を確信することが重要である．

> **⚠ Pitfall**
> ナイアシンの過剰摂取（過剰投与）では皮膚紅潮・搔痒感が起こり，1,000mg以上で肝障害の可能性あり．

ン B_{12} 欠乏症をはじめ，認知症や意識障害を呈する疾患が鑑別となる．

6 治療

a 薬物療法

脳症など急性の症状を呈する患者には最初の数日間はニコチン酸注射薬 100～200mg/日を筋肉内注射（あるいは点滴静注）で治療する．さらにニコチン酸アミド300mg/日を経口投与で 3～4 週間継続する．下痢および口腔や舌の急性炎症は 2，3 日で軽快する．精神神経症状や皮膚炎は通常最初の 1 週間で改善を示す．脳症，認知症などの精神神経症状は完全回復には時間を要する．ほかの水溶性ビタミンの欠乏を合併しやすいのでビタミン B 剤等（B_1,B_2,B_6,B_{12} など）の併用投与が望ましい．

水溶性ビタミンのため蓄積効果がなく予防としてナイアシンを摂取する場合には毎日 1 日平均 15～20mg が必要である．

b 生活指導

薬物治療に加えて，高蛋白・高ビタミン食の食事療法，禁酒などを指導する．また，皮膚症状には 2 週間程度はできるかぎり日光曝露を避け，外出時には日傘や帽子，長袖の衣服，日焼け止めクリーム外用などによる遮光を行うように指導する．

DON'Ts

- ☐ 血液ニコチン酸値が正常であってもペラグラを否定してはいけない．
- ☐ ペラグラ脳症を Wernicke 脳症と誤診してビタミン B_1 剤だけで治療してはならない．

文献

1) World Health Organization, United Nations High Commissions for Refugees: Pellagra and its prevention and control in major emergencies. 2000. http://whqlibdoc.who.int/hq/2000/who_nhd_00.10.pdf
2) Piqué-Duran E, et al: Actas Dermosifiliogr 2012;103:51-58.
3) 小川 恩，ほか：臨床皮膚科 2008;62:228-230.

筑波技術大学保健科学部保健学科　**大越教夫**

G 内科疾患に伴う神経系疾患

1-④ ビタミン欠乏症に伴う神経障害
ビタミン B12 欠乏症（亜急性脊髄連合変性症）

DOs
- ビタミン B12 欠乏で起こる多彩な神経障害のパターンを知ろう．
- ビタミン B12 が正常でも，疑わしければホモシステインの測定をしよう．
- 治療はビタミン B12 の筋注で開始しよう．

1 基本的な考え方

ビタミン B12 は神経系の機能や造血，DNA 合成に重要であり，ホモシステインの代謝にも重要な役割を果たす．生体内で合成することはできず，食物から摂取せねばならない．ビタミン B12 は主として動物性蛋白質食品（肉，卵，ミルクなど）に含まれている．ビタミン B12 欠乏は摂取不足，吸収障害を起こす種々の原因で起こり，亜急性脊髄連合変性症，末梢神経障害，視神経障害，大脳白質障害，起立性低血圧などの神経障害を起こす．貧血を伴うこともあり，伴わないこともある．ビタミン B12 補充により治療可能な病態なので，疑われる場合には積極的に本症の可能性を検討し，治療に踏み切るべきである．

2 ビタミン B12 欠乏の原因

ビタミン B12 欠乏の原因を表1に示す．ビタミン B12 の1日需要量は 1〜5μg とされている．ヒト体内にはビタミン B12 が約 5mg 貯蔵されているので，胃または回腸切除術により吸収障害が生じても欠乏症が顕在化するのは数年以上たってからである．

3 ビタミン B12 欠乏の症候

ビタミン B12 で起こる神経障害を表2に示す．神経症候はこれらの病態が種々の程度に合併して起きる．亜急性脊髄連合変性症では，体幹下肢の感覚性運動失調を起こし，典型例では失調性歩行となり Romberg 徴候が陽性となる．末梢神経障害を伴うため，本来亢進すべき腱反射がむしろ減弱・消失していることも多い．典型例では脊髄 MRI で後索に特徴的なハの字型の高信号を認める（図1）．

全身的には貧血，舌炎などを伴うことが

表1 ビタミン B12 欠乏の原因

摂取不足	厳密な菜食主義者
吸収障害	内因子欠乏（抗内因子抗体/抗壁細胞抗体陽性，胃切除後） 膵外分泌不全 小腸疾患（回腸切除，Crohn 病など） 薬剤（メトホルミン，H2 遮断薬，プロトンポンプ阻害薬など） 広節裂頭条虫の長期感染
遺伝性	トランスコバラミン II 欠乏症

表2 ビタミン B12 欠乏症の神経障害

1. **亜急性脊髄連合変性症**
   痙性対麻痺，深部感覚障害，失調性歩行，膀胱直腸障害，Babinski 徴候陽性，脊髄 MRI の高信号（図1）
2. **末梢神経障害**
   手袋靴下型の異常感覚（ひりひり，ピリピリする），感覚障害腱反射の低下・消失，神経伝導検査で軸索変性
3. **脳症**
   性格変化，集中力低下，記憶障害，抑うつ，錯乱，幻覚頭部 MRI の白質高信号
4. **視神経障害**
   中心視野狭窄を伴う視野欠損，視力低下
5. **起立性低血圧**
   起立時のふらつき，失神

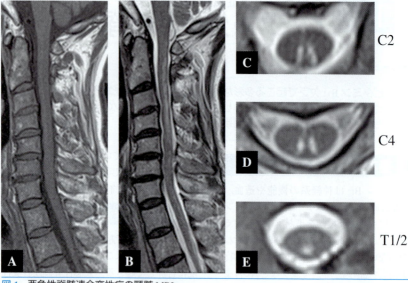

図1 亜急性脊髄連合変性症の頸髄 MRI
A：T1 強調画像，B,C,D,E：T2 強調画像．矢状断像（B）では脊髄内後部に帯状の高信号を認める．頸髄レベル（C,D）では楔状束にあたる部位にハの字型の高信号を認める．胸髄レベル（E）では後索中央の薄束にあたる部位に高信号を認める．

> **コツ**
> ビタミン B12 欠乏は treatable dementia を起こす．認知症患者では必ず鑑別が必要．

> **Pitfall**
> 貧血がないビタミン B12 欠乏症がある．

> **Pitfall**
> 亜急性脊髄連合変性症で両手のぴりぴりしたしびれから発症する場合もある．

ある．

4 診 断

ビタミン B12 欠乏で起こりうる神経症候（表2）を呈する患者では，常に本症を鑑別診断にあげる．特にビタミン B12 欠乏の原因（表1）をもつ場合には強く疑うべきである．

疑いをもったら，まず血算と血清ビタミン B12 の測定をする．ビタミン B12 が正常値内であっても，神経症候や原因の存在があるばあいにはホモシステインの測定を行い，上昇があれば組織中のビタミン B12 が欠乏していると判断できる．

5 治 療

ビタミン B12 を 500 〜 1,000 μg の連日筋注を 1 〜 2 週間続けて，その後は月 1 回 1,000 μg 筋注を続ける．月 1 回の筋注は一生涯行う．

発症から治療開始までの期間が短いほど経過がよく，症候は経過または完全に回復する．亜急性脊髄連合変性症においても，歩行障害を生じて 3 か月以内に治療が開始

できれば大きな改善が期待できる．脊髄の後索の高信号も消失することがある．治療が遅れた場合には種々の程度の後遺症を残す．

> **DON'Ts**
> - 臨床症候から本症が疑われる場合には，血清ビタミン B_{12} 値が正常でも可能性を除外してはならない．
> - ビタミン B_{12} 欠乏症では経口薬で治療を開始してはならない．

文献
1) 安藤哲朗：小脳と運動失調；感覚性運動失調．辻省次，西澤正豊（編）．中山書店 2013, 270-276

安城更生病院 神経内科　**安藤哲朗**

> ☑ **感覚性運動失調を起こす疾患の鑑別**(文献1より)
> 1. **上肢の感覚性運動失調（母指さがし試験陽性，偽性アテトーシス）が主徴の場合：**
>   頭蓋頚椎移行部病変（腫瘍，奇形），上部頚髄病変（多発性硬化症，C3/4 椎間の頚椎症）
>   脳幹・視床病変（一側性の場合）
> 2. **体幹下肢の感覚性運動失調（感覚失調性歩行，Romberg 徴候陽性）が主徴の場合：**
>   （突然発症）後脊髄動脈症候群
>   （亜急性発症）亜急性脊髄連合変性症，脊髄癆，銅欠乏症
>   （若年発症で慢性進行性）EAOH/AOA1，フリードライヒ運動失調症
> 3. **上肢と体幹下肢の両方に失調が強い場合：**
>   後根神経節を障害するニューロノパチー（悪性腫瘍に伴う亜急性感覚性ニューロノパチー，Sjögren 症候群に伴うニューロパチーなど）　　　　　　　　　　　　（安藤哲朗）

> ☑ **治療可能なのに"悪性貧血"？**
> ビタミン B_{12} 欠乏は，神経障害とならんで造血機能障害を起こしやすい．ビタミン B_{12} 欠乏による巨赤芽球性貧血のなかで自己免疫機序（すなわち抗内因子抗体，抗壁抗体）によりビタミン B_{12} の吸収が障害されて発症するものを悪性貧血（pernicious anemia）という．悪性貧血はビタミン B_{12} の非経口投与で治療可能なのに，なぜ"悪性"という言葉がついているのだろうか？ それはこの疾患の病態が不明であった 1920 年代以前には致死的疾患であったためである．　　　　　　　　　　　　　　　　　　　　　　　　　　　　　　　　　（安藤哲朗）

1-⑤ ビタミン欠乏症に伴う神経障害
葉酸欠乏症

DOs

- 診断には食生活や基礎疾患の有無がカギとなるため詳細に聴取しよう．
- 多様な臨床症候を呈することを念頭におこう．
- 葉酸欠乏を診断する際にはビタミンB_{12}とホモシステインも評価しよう．

1 基本的な考え方

葉酸は水溶性のB群ビタミンの一つであり，アミノ酸や核酸の合成に必要な補酵素である．新鮮な緑黄色野菜，柑橘類，豆類，レバーなどに含まれているが，調理中に失われやすいのが特徴である．葉酸欠乏症は，新鮮な青物野菜の不足した食生活などによる摂取不足，消化器疾患に伴う吸収不良，妊娠期・授乳期・代謝増加時などの需要の増加，抗てんかん薬やメトトレキサートなどの葉酸拮抗薬の投与，慢性アルコール中毒などにより生じる．妊娠時の母体の葉酸不足により二分脊椎などの神経管閉鎖障害のリスクが高まることが知られており，米国とカナダでは1998年から穀物製品への葉酸添加の義務化が行われ，その後追随する国が増えている．わが国でも1980年～2000年代にかけて発症率が2倍になっており，2000年に厚生労働省が葉酸の内服を推奨した以降も患者数の減少はみられていない．このことから，葉酸欠乏症はわが国でも一般的にみられると推測される．後天的な欠乏症では巨赤芽球性貧血が有名であるが，神経系に関する報告も散見される．神経系では脊髄障害が古くから知られているが，末梢神経障害や認知機能障害のほかに，うつとの関連も示唆されており，多彩な障害を呈することが報告されている．これらのことから，葉酸欠乏症は日常臨床の場において常に念頭におくべき疾患であることが示唆される．

葉酸はDNA合成にも関与するビタミンであり，理論上は癌細胞の成長を促進させるなど，過剰投与時の安全性については必ずしも統一された見解がないこともあり，日常診療で処方される一般的な総合ビタミン剤には含まれていない．

2 現病歴・既往歴

① 偏食やアルコール摂取などの食生活，消化器系の疾患や手術歴の有無，内服薬などの確認が診断のカギになる．
② 脊髄障害，末梢神経障害，認知機能障害などは葉酸欠乏に特異的な神経障害ではなく，多様な疾患に伴って生じることから，基礎疾患の有無については詳細に検討する．
③ 葉酸の投与や食生活の改善に伴い，症状の進行の停止または改善がみられることも重要な診断根拠となる．

3 臨床症候

葉酸欠乏に関連した神経障害は，認知機能の低下やうつ症状に加えて，脊髄障害と末梢神経障害に関連した多彩な症候を呈する．脊髄障害と末梢神経障害はともに上肢よりも下肢の遠位部が優位に障害され，典型例は月から年単位の緩徐進行性の経過を呈し，歩行時のふらつきや下肢のしびれを訴える例が多い．筋力低下よりも感覚障害が目立ち，感覚は温痛覚などの表在感覚よりも振動覚や関節位置覚などの深部感覚が優位に障害される傾向がある．両下肢の深

部感覚障害のために，立位での閉眼時にふらつきが増強し，Romberg徴候は陽性となり，感覚性運動失調に伴う失調性歩行がみられる場合が多い．深部腱反射は脊髄障害が優位な例では上下肢ともに亢進するが，脊髄障害に末梢神経障害が併発すると，下肢，特にアキレス腱反射は低下ないし消失する．末梢神経障害が前景に出た例では深部腱反射は上下肢ともに低下ないし消失する．Babinski徴候は脊髄障害を有する例では両側陽性になるが，末梢神経障害のみを呈する例では陰性となる．

4 診断

a 葉酸値，ホモシステイン値

日常診療の場では，血清中の葉酸値が測定されているが，基準値は測定者によって様々なものが提唱されており，同じ値でも欠乏症状を呈する例もあれば，そうでない例もある．葉酸欠乏による神経障害の診断は，葉酸欠乏と矛盾しない症候を呈していること，血清葉酸値が低いこと，葉酸の補充により症状の進行の停止または改善がみられることなどを合わせて総合的に判断する必要がある．葉酸の欠乏による代謝障害が生じると，ホモシステインが増加することが知られており，血漿中のホモシステイン値上昇は葉酸欠乏の診断を支持する重要な所見である．しかし，血漿中ホモシステイン値は葉酸以外にも，ビタミンB12やビタミンB6の欠乏，喫煙，腎不全や遺伝的な素因などの様々な因子により影響されることが知られており，注意を要する．特に，ビタミンB12欠乏による神経障害は葉酸欠乏によるものと類似していることを念頭におく必要がある．このことから，葉酸欠乏を疑う神経障害がみられた場合には，可能であれば葉酸と合わせてビタミンB12とホモシステインも測定するのが望ましい．また，葉酸欠乏とビタミンB12欠乏では巨赤芽球性貧血が有名であるが，これらの欠乏による神経障害では必ずしも貧血を認めないことが知られており，注意を要する．また，銅欠乏も葉酸欠乏やビタミンB12欠乏に類似した脊髄障害や巨赤芽球性貧血をきたすことが知られており，鑑別上重要である．

Pitfall
ビタミンB12欠乏は葉酸欠乏と類似した神経障害を呈する．

b 画像検査，電気生理学的検査他

その他の検査としては，中枢神経系に関しては，他疾患の鑑別のためのCTやMRIなどの画像検査が重要である．葉酸欠乏による脊髄障害ではMRIで異常所見がみられなくても，体性感覚誘発電位や中枢運動神経伝導時間などの電気生理学的な検査で異常所見がみられる場合が多い．末梢神経系に関しては，末梢神経伝導検査が障害の評価に有用である．末梢神経伝導検査所見は下肢優位の軸索障害型ニューロパチーの所見を呈する．すなわち運動神経および感覚神経の伝導速度と遠位潜時は正常範囲で，複合筋活動電位と感覚神経活動電位が低下または誘発不能となる．腓腹神経生検では，末梢神経障害を有する例では軸索障害による神経線維の脱落を認める．神経ときほぐしの所見は軸索障害が主体であり，脱髄を示唆する所見はみられない．臨床症候を反映して大径線維優位の神経線維脱落を認める．

コツ
葉酸と合わせてビタミンB12とホモシステインも測定しよう．

葉酸欠乏に類似した深部感覚障害優位で軸索障害型の末梢神経障害は，特発性の症

例以外にも Sjögren 症候群や傍腫瘍症候群でみられることが知られている．葉酸欠乏による末梢神経障害は下肢優位の症候を呈するが，特発性のものや Sjögren 症候群や傍腫瘍症候群によるものでは，上肢の症状が目立つ場合がある．さらに，Sjögren 症候群や傍腫瘍症候群では，後根神経節の神経細胞脱落により症状が引き起こされることが知られており，感覚障害が目立つのに比べて，筋力低下がみられない場合が多い．

5 治療

通常，葉酸の経口投与による治療が奏効する．ビタミン欠乏症においては，複数のビタミンの欠乏がみられる場合もあり，葉酸以外のビタミン補充も個々の症例に応じて行う．特に，ビタミン B_{12} も不足している患者に葉酸のみを投与すると神経障害が悪化することが知られており，注意を要する．栄養指導による食生活の改善や，アルコール多飲歴のある患者では禁酒も重要である．また，リハビリテーションも並行して行う価値がある．障害が残存する場合が多いことが知られており，重症例では社会復帰が困難な場合もあるため，就労支援，福祉的就労，様々な社会参加の継続を支援・助言する．また，介護保険の申請，身体障害者手帳の交付などの情報提供を適宜行う．

 Pitfall

葉酸欠乏症による神経障害では必ずしも貧血を合併しない．

DON'Ts

- 貧血が認められないからといって葉酸欠乏症を安易に否定すべきではない．
- ビタミン B_{12} 欠乏のリスクを有する患者に葉酸のみの補充をしてはならない．

文献

1) Okada A, et al. : J Neurol Sci 2014; 336: 273-275
2) Koike H, et al. : Nutrition 2012; 28: 821-824
3) Koike H, et al. : Ann Neurol 2003; 54: 19-29
4) Reynolds EH : Handb Clin Neurol 2014; 120: 927-943
5) Baumgartner MR : Handb Clin Neurol 2013; 113: 1799-1810

名古屋大学医学部 神経内科　**小池春樹，祖父江 元**

G 内科疾患に伴う神経系疾患

2 電解質代謝異常に伴う神経障害

DOs

- 電解質代謝異常では，特有の症状に乏しいため，検査値異常をふまえて鑑別を行おう．
- 医原性に生じることがあるため，薬物の投与歴を詳細に調査しよう．
- 神経症状を呈している場合は，緊急に治療を行う必要があるか迅速に判断しよう．

1 基本的な考え方(表1, 2)

電解質代謝異常に伴う神経障害では，様々なレベルの意識障害や痙攣，筋力低下，筋緊張の変化をきたす．一般的に特有の症状は乏しく，検査値の異常から診断に至る場合が多い．臨床的には，低ナトリウム血症と低カリウム血症の頻度が高い．神経症状を呈している場合，治療はしばしば緊急を要する．症状から緊急性を判断して治療法を選択し，症状や血中濃度を継時的にモニタリングしながら補正方法を適宜修正していくことが大切である．

2 血清ナトリウム異常

ナトリウムは細胞外液中に最も多い陽イオンで，体内水分量の増減により変化する．そのため，血清ナトリウム濃度の異常は，必ずしも体内でのナトリウム総量の過不足を意味せず，体液浸透圧の異常と関連する．

a 高ナトリウム血症(145 mEq/L 以上)

おもな原因は，①水分の過剰喪失(下痢，過剰な発汗，尿崩症)と②ナトリウム過剰(NaHCO3 の過剰投与，原発性アルドステロン症)である．急性に 160 mEq/L 以上を

表1 電解質異常に伴うおもな神経症状と疾患

高ナトリウム血症	意識障害，全身痙攣
低ナトリウム血症	頭痛，意識障害，全身痙攣，橋中心髄鞘崩壊症，SIADH
高カリウム血症	全身弛緩性麻痺，異常知覚，意識障害
低カリウム血症	四肢筋力低下，ミオパチー，周期性四肢麻痺
高カルシウム血症	意識障害，人格変化，感情障害
低カルシウム血症	テタニー，異常知覚，痙攣

表2 電解質異常をきたすおもな薬剤

高ナトリウム血症	リチウム，デメクロサイクリン
低ナトリウム血症	カルバマゼピン，シクロホスファミド，ニコチン，サイアザイド，非ステロイド性消炎鎮痛薬，クロルプロパミド
高カリウム血症	アンジオテンシン変換酵素阻害薬，β遮断薬，アンジオテンシン受容体拮抗薬，非ステロイド性消炎鎮痛薬，カリウム製剤，ヘパリン，シクロスポリン，スピロノラクトン
低カリウム血症	サイアザイド，ループ利尿薬，甘草，緩下薬，ステロイド薬，インスリン，β遮断薬，炭酸脱水酵素阻害薬
高カルシウム血症	ビタミン D，サイアザイド
低カルシウム血症	カルシトニン，ループ利尿薬

(文献 3 より改変)

呈する場合は，意識障害や全身痙攣をきたす．水分喪失には輸液管理で治療を行うが，急速な補正で脳浮腫や心不全をきたすため，100 mL/時間とすべきである．尿崩症には，抗利尿ホルモンを投与する．

b 低ナトリウム血症（135 mEq/L 以下）

日常臨床で頻度の高い電解質異常の一つである．おもな原因は，①水分過剰と②ナトリウム欠乏である．水分過剰は，心不全やネフローゼ症候群，肝硬変などでみられる．ナトリウム欠乏は，嘔吐や下痢，熱傷による．120 mEq/L 以下になると，頭痛，嘔吐が出現し，さらに意識障害，痙攣を呈する[1]．ただし，長期にわたる慢性の低ナトリウム血症では無症状のこともある．

1）橋中心髄鞘崩壊症（central pontine myelinolysis：CPM）

橋底部中心に浸透圧性脱髄をきたす病態で，低ナトリウム血症からの急速な補正で発症する．橋以外にもみられることがあり，extrapontine myelinolysis とよばれる．CPM は，栄養障害，アルコール依存，全身状態の悪い患者に多くみられる．眼球運動障害や構音・嚥下障害，四肢麻痺，意識障害をきたすことがあるが，無症状の場合もある．橋底部中心に MRI T1 強調像で低信号，T2 強調像で高信号の病巣を認める．予後不良とされてきたが，近年ステロイド治療が奏効する例も散見される．

2）抗利尿ホルモン分泌異常症候群（syndrome of inappropriate secretion of antidiuretic hormone: SIADH）

SIADH は不適切な抗利尿ホルモンの分泌により腎での水の再吸収が亢進し，水分貯留により低ナトリウム血症をきたす．原因疾患には，髄膜炎，脳腫瘍，頭部外傷などの中枢神経疾患や悪性腫瘍，肺疾患，薬剤の副作用がある．治療の原則は水制限であり，比較的早期に改善することが多い．

3 血清カリウム異常

カリウムは主要な細胞内電解質で，大部分が筋細胞内にある．そのため，カリウムの過剰や不足は骨格筋や心筋の機能障害を引き起こす．

a 高カリウム血症（5 mEq/L 以上）

高度の高カリウム血症は生命の危険があるため迅速な診断が必要である．おもな原因は，尿細管障害や腎不全によるカリウムの排泄障害である．溶血や血小板増多による偽性に注意する．下肢優位の弛緩性麻痺や異常知覚を認め，7 mEq/L を超えると意識障害をきたす．一方，後述する周期性四肢麻痺のうち，発作時に高カリウム性となるタイプは，常染色体優性遺伝で，SCA4A 遺伝子変異で発症する．

b 低カリウム血症（3.5 mEq/L 以下）

日常臨床で頻度の高い電解質異常の一つである．おもな原因は，カリウムの摂取不足（嘔吐，下痢）や細胞内へのカリウムの移動（インスリン投与，アルカローシス）である．一般に，不整脈や腎機能障害，四肢の脱力感を呈する．

1）低カリウム血性ミオパチー

体外へのカリウム喪失により持続性の筋力低下をきたす病態で，周期性四肢麻痺とは異なる[2]．臨床的に，①四肢近位筋の筋力低下，②血清 2 mEq/L 以下，③血清 CK やアルドラーゼの著明な上昇，④低カリウム血症の基礎疾患の存在，の 4 項目があげられる．発症は急性〜亜急性のことが多く，数時間から数日のうちに症状が完成する．生検筋の病理学的解析では，筋線維

Pitfall

高血糖を伴う低ナトリウム血症の濃度補正：補正ナトリウム濃度（mEq/L）＝血清ナトリウム濃度（mEq/L）＋ {（血糖値－100）／100} × 1.6

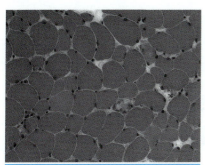

図1 低カリウム血性ミオパチーの筋病理所見（口絵 No.17）
筋線維の大小不同がみられ，壊死・再生線維が散在している（H&E 染色，×200）．

の大小不同，壊死・再生線維がみられ，一部空胞変性を伴って壊死性ミオパチーを呈する（図1）．

治療には大量のカリウム投与を経静脈的に行うことが必要で，回復に長時間を要する．

2) 低カリウム血性周期性四肢麻痺

発作性に四肢の弛緩性麻痺をきたす疾患で，家族性と二次性に分類される．家族性は，常染色体優性遺伝形式をとり，多くは，*CACNL1A3*，あるいは *SCN4A*，*KCNE3* 遺伝子変異による．

一方，二次性では，甲状腺機能亢進症，原発性アルドステロン症などが原因となる．家族性と二次性では臨床症状の相違はない．過剰な糖質の摂取，飲酒，過度の運動の翌朝に，数分〜数時間かけて，下肢から上行する弛緩性麻痺を生じる．嚥下や呼吸は障害されない．発作中も血清 CK の上昇はない．治療は，カリウム製剤の経口投与を行う．

4 血清カルシウム異常

血清カルシウムは，副甲状腺ホルモン，カルシトニン，活性型ビタミン D により調節され，骨，腎，腸管での代謝により保た

Pitfall
補正カルシウム濃度＝実測カルシウム濃度（mg/dl）＋（4－血清アルブミン濃度（mg/dl））

れている．約半分は，アルブミンなどの血清蛋白と結合して存在するため，血清アルブミン濃度を同時に測定する必要がある．

a 高カルシウム血症

おもな原因の大半が，①原発性副甲状腺機能亢進症，②悪性腫瘍である．一般に，消化器症状，多尿，口渇，精神症状が現れる．補正カルシウム濃度が，12〜16 mg/dL になると人格変化や感情障害が出現し，19 mg/dL を超えると意識障害をきたす．治療で 13 mg/dL 以下に維持できれば予後は比較的良好である．

b 低カルシウム血症

補正値が 8.0〜8.5 mg/dL 以下の場合，おもな原因は，①副甲状腺機能低下症（特発性，続発性），②慢性腎不全，③ビタミン D 欠乏である．テタニーは本症の特徴的な神経症状の一つで，自発的な筋のスパズムや異常肢位を呈し，過換気で誘発される．身体所見として，"産科医の手"が出現する Trousseau 徴候や顔面神経叩打による Chvostek 徴候が重要である．テタニーのほか，異常知覚や痙攣，不随意運動などがある．治療は，グルコン酸カルシウムの静注を行うが，不整脈の出現に注意しながら心電図をモニタリングして行う．慢性経過例ではカルシウム製剤とビタミン D 製剤を経口投与する．

コツ
電解質異常の治療では，過剰な補正や急速な補正にならないように注意する．

Pitfall

電解質異常の治療の目的は，検査値の是正ではなく，あくまで，患者の症状改善であることを忘れてはならない．

 コツ

電解質異常の治療を開始したら，必ず血中濃度を定期的にチェックする．

DON'Ts

- 低ナトリウム血症では，橋中心髄鞘融解症を引き起こす可能性があるため，急激に補正してはならない．
- 血清カリウムの異常では，筋力低下の症状を見逃してはならない．

文献

1) Adrogue HJ, et al.: N Engl J Med 2000; 342:1581-1589
2) Van Horn G, et al.: Arch Neurol 1970; 22:335-341
3) 内田俊也, ほか：日腎会誌 2002;44:18-28

奈良県立医科大学 神経内科　**杉江和馬，上野　聡**

G 内科疾患に伴う神経系疾患

3 肝性脳症

DOs

- 意識障害の原因の一つとして肝性脳症に留意し，病歴（肝疾患の既往や消化管出血などの誘因の有無）を詳細に聴取しよう．
- 意識障害やアステリキシスの有無，血液検査（肝酵素，アンモニア血中濃度），脳波，頭部 MRI によって系統的に評価する．
- 致死率は依然高く，誘因や増悪因子の除去とともに速やかに蛋白制限食，合成二糖類，分岐鎖アミノ酸などの治療を開始せよ．

1 基本的な考え方

肝性脳症は重篤な肝障害や門脈大循環短絡が原因で生じる意識障害を中心とする精神神経症状である．軽症から深昏睡まで症状に幅があり，定量的精神神経機能検査ではじめて指摘される最軽症例も存在する．肝性脳症は肝疾患の既往や消化管出血などの誘因の有無，意識障害をはじめとする精神神経症状，高アンモニア血症，脳波異常，頭部 MRI，髄液検査などにより他疾患を除外したうえで，総合的に診断される．特に肝硬変を伴う肝性脳症では，黄疸，浮腫，腹水，くも状血管腫，手掌紅斑，女性化乳房，腹壁静脈の怒張などの身体所見を伴うことがあり，診断のうえで有用である．

2 臨床症状

肝性脳症には精神神経症状が明らかな顕性脳症と，精神神経症状が明らかではなく，臨床的には肝性脳症とは認められないが，定量的な精神神経機能検査によりはじめて異常が指摘される minimal hepatic encephalopathy とがある．顕性脳症は，臨床経過や脳症の発症様式などにより急性型，慢性型，および特殊型に分類される．肝性脳症の重症度は，一般に以下の犬山シンポジウムの昏睡度分類（第 12 回犬山シンポジウム，1982 一部改変）に基づいて判定される．

昏睡度 I：睡眠 - 覚醒リズムの逆転，多幸気分，時に抑うつ状態，だらしなく，気にとめない状態
（参考事項：retrospective にしか判定できない場合が多い）．

昏睡度 II：指南力（時，場所）障害，物を取り違える(confusion)．異常行動（例：お金をまく，化粧品をゴミ箱に捨てるなど）．時に傾眠状態（普通の呼びかけで開眼し会話ができる）．無礼な言動があったりするが，医師の指示に従う態度をみせる（参考事項：興奮状態がない，尿便失禁がない，アステリキシスあり）．

昏睡度 III：しばしば興奮状態またはせん妄状態を伴い，反抗的態度をみせる．傾眠傾向（ほとんど眠っている）．外的刺激で開眼しうるが，医師の指示に従わない，または従えない（簡単な命令には応じる）（参考事項：アステリキシスあり〈患者の協力が得られる場合〉，指南力は高度に障害）．

昏睡度 IV：昏睡（完全な意識の消失）．痛み刺激に反応する（参考事項：刺激に対して払いのける動作，顔をしかめるなどがみられる）．

昏睡度 V：深昏睡．痛み刺激にもまったく反応しない．

3 病態生理

食物に含まれる蛋白質は，腸内細菌によ

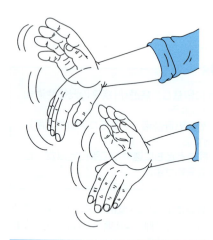

図1 アステリキシスの診察手技
両上肢を水平挙上し，手関節を背屈させる．

りアンモニアに変換され，肝臓で尿素に代謝される．肝性脳症を発症する病態生理はいまだ十分に解明されていないが，腸管内で生じるアンモニアなどの神経毒性物質が血液脳関門を越え脳内に侵入し，アストロサイトによって取り込まれた下流の経路が重要である．アンモニアはアストロサイトの腫脹，神経伝達やミトコンドリア機能の異常，酸化ストレスをもたらす．さらに局所および全身性の炎症と活性酸素種の放出は，脳浮腫などを引き起こすことで脳機能障害を増悪させると考えられている．

4 診 断

a アステリキシス（羽ばたき振戦）

両上肢を図1のように水平挙上させ，手関節背屈させた姿位をとらせて診察を行う．アステリキシスでは，持続的筋収縮が突然消失する陰性ミオクローヌスにより，手関節を背屈位に保持することができなくなる．この現象は一過性であり，再び元の姿位に戻すことができるが，この脱力が繰り返されるために羽ばたき振戦と表現されることがある．

 Pitfall

羽ばたき振戦は，"振戦"と名がつくものの律動性はなく不規則な不随意運動であるため，振戦ではなくミオクローヌスに分類されることに注意すべきである．

b 血液検査

血漿アンモニア値の上昇を呈する患者に肝性脳症がみられることが多いが，アンモニアの血中濃度は大きく変動しやすいことから，この病態が強く疑われる患者ではアンモニア値を頻回に複数回測定することによって確認する必要がある．

c 脳 波

肝性脳症の程度により脳波所見も異なり，軽症では持続的な徐波，中等症では三相波，重症例では脳波の平坦化がみられる．特徴的な三相波は，基線の上下を交替する三つの成分（陰性 - 陽性 - 陰性）から構成される．持続は300～500 msec程度で，成分的な持続時間は第3相が最も長く，次いで第2相，第1相という順になる．振幅は一般に最初の陰性部分が50～100 μV，次の陽性部分が200～300 μV，最後の陰性部分が200～300 μVであり，一般に第2相が最も大きくなり，前頭極・前頭・中心優位に左右対称性・同期性に出現する（図2）．三相波は，肝性脳症に限らず他の代謝性脳症でも出現しうる．

d 脳MRI

T1強調画像において両側淡蒼球や中脳大脳脚に高信号がみられることがある（図3）．

 コツ

三相波の波形は，ひらがなの"ひ"をイメージするとわかりやすい．

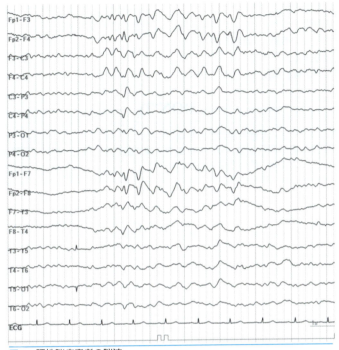

図2 肝性脳症患者の脳波
前頭極・前頭・中心優位に左右対称性・同期性に出現する三相波を認める．

5 治療

慢性肝不全による肝性脳症では増悪因子が関与していることが多く，その除去のみで症状の改善が期待できるため，食道静脈瘤出血，胃潰瘍，門脈圧亢進症などの消化管出血があればまずその治療を開始する．

a 経口摂取不能時

① 中心静脈栄養：肝不全用特殊組成アミノ酸輸液製剤を最大で1,000 mL/日を超えない量で点滴静注する．
② 合成二糖類注腸：ラクツロース50〜150 mLを同量〜倍量の微温湯に希釈して1日2回程度の高圧浣腸を行う．

b 経口摂取可能時

① 低蛋白食：発症数日は0.5 g/kg/日，その後漸次1.0〜1.5 g/kg/日に増量する．
② 便通対策：ラクツロース30〜90 mL分

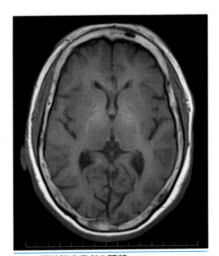

図3 肝性脳症患者の頭部 MRI
T1強調画像で両側淡蒼球に淡い高信号を認める．

3を便の性状を目安に投与する.
③消化管清浄化:カナマイシン2〜4g/日やポリミキシンB300〜600万単位/日分3で投与する.
④分岐鎖アミノ酸製剤投与:アミノレバンEN(50g)2包 分2やヘパンED(80g)2包 分2を投与する.

DON'Ts

- 意識障害をきたす他疾患の合併を見逃してはならない.
- 肝細胞障害の要因が強い場合には血漿交換や血液浄化療法,さらに肝移植の適応のタイミングを見誤ってはならない.

文献

1) 日本消化器病学会ガイドライン 肝硬変診療ガイドライン,日本消化器病学会(編),南江堂,2010, 160-175
2) 松本英之,他:Clinical Neuroscience 2012; 30: 813-815

熊本大学大学院生命科学研究部 神経内科学分野　**山下　賢,安東由喜雄**

G 内科疾患に伴う神経系疾患

4 腎疾患に伴う神経系障害

DOs

- 慢性腎臓病(CKD)の概念を理解し,患者の脳卒中や認知機能障害のリスクを把握する.
- CKDの患者では脳卒中の予防のため厳重な血圧管理を行う.
- 腎機能障害が進行すると脳卒中や認知機能障害のリスクが増加し,さらに末期には様々な合併症が起こりうることを念頭におく.

1 基本的な考え方

近年,軽微な腎機能障害やごく微量のアルブミン尿の存在が末期腎不全に至るより早期の段階から脳卒中,虚血性心疾患,心不全などの心血管疾患(cardiovascular disease:CVD)発症と関連することが判明し,慢性腎臓病(chronic kidney disease:CKD)という概念が提唱された.CKDは"GFR 60 mL/分以下"あるいは"検尿・血液検査・組織・画像検査上の異常が明らか,特に0.15 g/gCr以上の蛋白尿(30 mg/gCr以上のアルブミン尿)の存在が重要"が3か月以上継続した状態と定義される.CKDの成因には,糖尿病・高血圧・メタボリックシンドローム・肥満・脂質代謝異常・喫煙など生活習慣の異常と加齢の関与が示唆されている."GFR 60 mL/分以下"および"アルブミン尿の存在"は相互に独立しCVDリスクとなる.アルブミン尿とCVD発症では共通した病態(内皮機能障害や微小炎症など)が想定されている.CKD患者では脳卒中のみでなく認知機能障害・大脳白質病変・筋消耗などの出現リスクも増加し,さらに末期腎不全や透析期では脳症・自律神経系を含む末梢神経障害・透析不均衡障害症候群・レストレスレッグス症候群(RLS)などが出現しうる.

2 CKDと神経系障害

a CKDと脳卒中

腎機能低下とともに脳卒中(脳梗塞,脳出血ともに)発症リスクが増大する.脳卒中発症リスク減少と降圧薬による血圧降下度は相関する.CKD患者では高血圧症が重篤であり単剤での治療に抵抗性であることが多いため,2剤以上を要することが多い.CKD合併高血圧に対する降圧目標と降圧薬の第一選択薬を表1に示す.

b CKDと認知機能障害

CKDは認知機能障害の発症とも関連し,重症度に相関して進行する.症候性あるいは無症候性の脳虚血性変化に加え,酸化ストレス・慢性炎症・uremic toxin等による血管内皮機能障害や神経障害の関与が示唆されている.

⚠ Pitfall

腎機能障害を伴う若年性脳梗塞におけるFabry病の存在:Fabry病はα-ガラクトシダーゼ活性低下により分解されるべき糖脂質が血管内壁に蓄積する伴性劣性遺伝形式の先天性代謝異常疾患である.皮膚・眼・消化管・循環器・腎臓・脳神経系など様々な臓器に障害を起こす.腎障害のある若年性脳梗塞を診察するときは鑑別診断すべき疾患の一つに加えるべきである.

表1 CKD合併高血圧に対する降圧目標と降圧薬の第一選択薬(文献1より)

原疾患	蛋白尿区分		A1	A2	A3
糖尿病	尿アルブミン定量 (mg/日)		正常	微量アルブミン尿	顕性アルブミン尿
	尿アルブミン/Cr比 (mg/gCr)		30未満	30〜299	300以上
高血圧 腎炎 多発性嚢胞腎 移植腎 不明 その他	尿蛋白定量 (g/日)		正常	軽度蛋白尿	高度蛋白尿
	尿蛋白/Cr比 (g/gCr)		0.15未満	0.15〜0.49	0.50以上

推奨グレードA CKD進行およびCVD発症を抑制するために,CKDに合併する高血圧の降圧療法を推奨する.
糖尿病合併CKDの降圧目標は,
推奨グレードB すべてのA区分において,130/80 mmHg未満を推奨する.
糖尿病非合併CKDの降圧目標は,
推奨グレードA すべてのA区分において,140/90 mmHg未満に維持するよう推奨する.
推奨グレードC1 A2,A3区分では,より低値の130/80 mmHg未満を目指すことを推奨する.
糖尿病合併CKDの第一選択薬は,
推奨グレードC1 A1区分では,レニン・アンジオテシン(RA)系阻害薬を推奨する.
推奨グレードA A2,A3区分では,RA系阻害薬を推奨する.
糖尿病非合併CKDの第一選択薬は,
推奨グレードB A1区分ではRA系阻害薬,カルシウム拮抗薬あるいは利尿薬を推奨する.
推奨グレードB A2,A3区分では,RA系阻害薬を推奨する.

c CKDと無症候性脳梗塞,大脳白質病変

無症候性脳梗塞は脳卒中発症のリスク因子であり,CKDでは合併率が高く腎機能低下とともに増加する.また大脳白質病変は脳梗塞や認知機能障害の前駆状態であることが示されており,CKDで増加する.

d CKDと筋消耗

CKDではアシドーシス・インスリン抵抗性・炎症等によりユビキチン・プロテアソーム系が活性化し,筋蛋白が障害される.代謝性アシドーシスの補正や運動療法などが有効である.

3 末期腎臓病や透析導入後にみられる神経系障害

① RLS:末期腎不全において頻度が高くなる(有病率7〜33%).病態は明らかではない.透析導入後に多く,腎移植後に頻度が減るとされる.鉄剤やレボドパ製剤やドパミン作動薬による治療を行う.

② burnig foot症候群:足底の灼熱感を呈する.水溶性ビタミンB群の欠乏で発症すると考えられており,補充療法で治療可能なことも多い.

③ 単神経障害:正中神経,尺骨神経,大腿神経が多い.手根管症候群の原因として,cuprophan透析膜を10年以上使用した場合,手根管にアミロイド(β2ミ

クログロブリン)が沈着することがわかり，現在は透析膜の改良で頻度が減少している．末期腎臓病(end-stage kidney disease：ESKD)では悪液質のため肘部での尺骨神経圧迫や腓骨頭部での総腓骨神経圧迫が出現しやすい．また腕を長時間外転位で固定すると橈骨神経や腕神経叢の圧迫も起こりうる．

④尿毒症性脳症(uremic encephalopathy)：末期腎不全では適切な治療が施行されない場合，尿毒素の蓄積や体液組成の変化により意識障害・高次脳機能障害・運動障害を呈する．ミオクローヌス，羽ばたき振戦，痙攣などの神経症状も出現しうる．人工透析により症状は速やかに回復する．脳波は徐波化し，てんかん波や三相波もみられることがある．

⑤尿毒症性ニューロパチー(uremic neuropathy)：透析導入段階では少なくとも60％の患者に末梢神経障害が存在している．おもな病型は多発神経炎，単神経炎，自律神経障害である．腎機能障害の程度と罹病期間とに相関する．左右対称性，下肢に強い末梢優位の混合性多発神経炎を呈する．アキレス腱反射低下と振動覚低下が早期からみられる．遠位部の軸索から障害され二次性に髄鞘の障害が発生する機序が考えられ，末梢神経伝導検査では複合筋活動電位の低下が主体で，伝導速度の低下は軽度である．

⑥透析不均衡障害症候群：透析導入期に多く，維持透析期には少ない．頭痛・嘔吐・ミオクローヌスなどがみられ，重症例では痙攣や意識障害を呈することもある．透析により血中尿素が脳組織尿素より低下するために発生する浸透圧格差が出現し，水分が脳組織に移行することで頭蓋内圧亢進症状を呈することが原因とされる．透析開始後3〜4時間で出現し，数時間持続する．導入期には緩徐な透析を行い，症状がみられる場合には一時透析を中止することも検討する．

⑦透析脳症：欧米を中心に1970年代に，長期維持透析を施行した患者において言語障害に始まり，高次脳機能障害が加わり末期には痙攣・振戦などの不随意運動も出現し死亡にまで至る例もみられた．透析液に過剰に含まれていたアルミニウムの脳内への蓄積が原因と判明し，現在では透析液が改良され典型例はまれである．

DON'Ts

- CKD患者やESKD患者では様々は神経学的合併症があるため，訴えを最初から不定愁訴気味に判断しない．
- CKD患者で高血圧や微量アルブミン尿の存在は，心血管疾患のリスクとなるため放置してはならない．

文献
1) CKD診療ガイドライン2013　日本腎臓学会
2) 柏原直樹：日本内科学会雑誌 2012; 101: 2195-2203
3) Bugnicourt JM, et al.: J Am Soc Nephrol 2013; 24: 353-363
4) Nanayakkara PW, et al.: Neth J Med 2010; 68: 5-14
5) Workeneh BT, et al.: Am J Clin Nutr 2010; 91(suppl): 1128S-1132S

藤田保健衛生大学医学部 脳神経内科学　**木澤真努香，水谷泰彰，武藤多津郎**

G 内科疾患に伴う神経系疾患

5 内分泌疾患に伴う神経系障害

> **DOs**
> - ☐ 痙攣や意識障害の患者の診療では必ず血糖値をチェックする．
> - ☐ 様々な神経筋症状の原因として常に甲状腺機能異常の可能性を疑う．
> - ☐ 医原性の内分泌機能異常の原因として必ずステロイド薬，糖尿病治療薬，骨粗鬆症治療薬等の内服薬をチェックする．

1 基本的な考え方（表1）

①内分泌疾患に伴う神経系障害は，血中のホルモンや自己抗体などの測定により比較的明解に診断可能である．逆に，神経症状の原因として本疾患を疑って検査しないと，みつけることができない．また，本疾患はホルモン補充療法などにより治療が可能であることから，見逃してはならない疾患群である．そのため本疾患群の可能性を常に意識し，疑わしければ積極的に検査を行う．

②以下，各論に記載するように，内分泌疾患に伴う神経系障害には様々なものがあ

表1 内分泌疾患に伴う神経系障害のまとめ

甲状腺機能亢進症	振戦，ミオパチー，周期性四肢麻痺，甲状腺眼症
甲状腺機能低下症	ミオパチー，記銘力低下，集中力低下，見当識低下，嗄声，発語障害，手根管症候群
橋本脳症	せん妄，幻覚，認知機能低下，意識障害，ミオクローヌスや振戦などの不随意運動，小脳性運動失調，痙攣
低血糖症	振戦，異常行動，痙攣，意識障害
糖尿病性ニューロパチー	単神経炎，多発単神経炎，糖尿病性筋萎縮症，動眼/外転/滑車神経麻痺，多発神経炎，自律神経障害
糖尿病性舞踏病	舞踏病様不随意運動
糖尿病性昏睡	意識障害
カテコラミン過剰症	振戦，頭痛，精神症状（不安発作）
コルチゾール過剰症（Cushing症候群）	下肢近位筋優位ミオパチー，精神症状（不眠，不安，うつ状態，多幸症）
アルドステロン過剰症	頭痛，ふらつき，周期性四肢麻痺
副腎不全	意欲低下，活動性低下，意識障害，ショック
副甲状腺機能亢進症	倦怠感，うつ状態，記銘力低下，見当識低下，意識障害
副甲状腺機能低下症	テタニー，精神症状（不穏，興奮），不随意運動
下垂体腫瘍	頭痛，両耳側半盲
GH産生腫瘍（先端巨人症）	手根管症候群，糖尿病と高血圧に続発する神経症状
ADH不足症（尿崩症）	（脱水や高ナトリウム血症による）痙攣，意識障害
ADH過剰症（SIADH）	（低ナトリウム血症による）意識障害
下垂体卒中	頭痛，発熱，視野障害，痙攣，意識障害

る．しかし，それらの神経系障害に遭遇する頻度や緊急度は疾患ごとに大きく異なり，重要度は一様でない．血糖値異常は痙攣や意識障害をきたすため，神経内科救急では鑑別疾患として非常に重要である．また甲状腺機能異常は中枢から末梢神経系，筋に至る非常に多彩な神経症状を呈しうるため，神経内科日常診療の際には常にその可能性を疑う．

③器質性の内分泌機能異常とならんで医原性の内分泌機能異常も重要である．ステロイド薬や糖尿病治療薬，骨粗鬆症治療薬の処方の有無には特に注意する必要がある．

2 甲状腺機能異常に伴う神経系障害

a 甲状腺機能亢進に伴う神経系障害

振戦，ミオパチー，周期性四肢麻痺，甲状腺眼症などがみられる．甲状腺眼症では複視と眼球突出を呈する．眼球突出が目立たないこともあり，複視の鑑別疾患として本症を疑い甲状腺刺激抗体（TSAb）を測定することが重要である．TSAb 高値で，CT や MRI にて外眼筋の肥厚が確認できれば診断される．振戦，ミオパチー，周期性四肢麻痺に対しては対症療法と抗甲状腺薬で治療する．甲状腺眼症にはステロイド治療が有効である．

 コツ

複視の患者を診たら TSAb を測定する．

b 甲状腺機能低下に伴う神経系障害

ミオパチーや脳症をきたす．脳症では，記銘力や集中力，見当識の低下など，認知症様の症状を呈する．甲状腺ホルモンの補充により治療できるため，本症はいわゆる treatable dementia の一つとして重要である．またムコ多糖類沈着による粘液水腫をきたすと，声帯への沈着による嗄声，舌への沈着による巨舌と発語障害，腱や筋組織への沈着による手根管症候群やアキレス腱反射弛緩相の遅延をきたす．

 コツ

認知症の原因スクリーニングでは必ず甲状腺機能をチェックする．

c 甲状腺自己抗体陽性に伴う神経系障害（橋本脳症）

甲状腺自己抗体陽性に伴う神経症状は橋本脳症とよばれる．通常は抗サイログロブリン抗体（TGAb）と抗甲状腺ペルオキシダーゼ抗体（TPOAb）のどちらか，あるいは両方が陽性となる．明らかな甲状腺ホルモン低下による神経症状は本症に含めない．本症はせん妄，幻覚，認知機能低下，意識障害，ミオクローヌスや振戦などの不随意運動，小脳失調，痙攣などをきたし，Creutzfeldt-Jakob 病との鑑別が必要となることもある．ステロイドにより治療可能である．

 Pitfall

脳症の鑑別として橋本脳症を忘れてはならない．

3 膵臓内分泌機能異常に伴う神経系障害

a インスリン過剰状態に伴う神経系障害

低血糖は振戦や異常行動，重度になると痙攣や意識障害をきたす．そのためてんかんや脳卒中，脳症，脳炎等との鑑別が非常に大切である．低血糖は副腎不全やインスリノーマなどの内分泌疾患でもみられるが，日常診療では糖尿病治療に起因するものが圧倒的に多い．救急外来で遭遇する痙攣や意識障害の原因として重要であるが，糖尿病治療の病歴が聴取できないと当初見逃されることもある．治療はブドウ糖の補充を行う．

痙攣，意識障害の患者では必ず血糖を測定する．

Pitfall

患者本人や同伴者が語る病歴のみに頼ってはいけない．患者本人は（意識障害により）正しくいえない，同伴者は（糖尿病が原因とは考えずに）いわないことがある．

b インスリン不足状態に伴う神経系障害

糖尿病に伴う神経系障害としては，ニューロパチー，不随意運動，糖尿病性昏睡がよく知られている．

① ニューロパチーには単神経炎，多発単神経炎，多発神経炎の3種類がある．前2者は微小血管障害に基づき，急性発症で疼痛や筋萎縮を伴うことがある（糖尿病性筋萎縮症）．脳神経も侵すことがあり，急性発症の動眼神経麻痺，外転神経麻痺，あるいは滑車神経麻痺をきたし，時に眼窩痛も伴う．眼筋麻痺は通常自然に回復する．多発神経炎は下肢遠位から上行するしびれ感や自律神経障害をきたす．治療後有痛性神経障害は，重症糖尿病患者において急激に血糖値を改善させると発症することがあり，足先や大腿，背部などの神経痛を呈する．いずれも治療は対症療法と血糖コントロールを行う．

② 不随意運動は糖尿病性舞踏病とよばれ，舞踏病様の運動が急性発症するもので，多くは片側性である．頭部画像検査で被殻やその他の基底核に異常信号がみられることもある．ハロペリドールなどで対症療法を行う．数週のうちに自然回復傾向を示すことが多い．

③ 糖尿病性昏睡は著明な高血糖，ケトアシドーシス，高浸透圧，乳酸アシドーシスなどを背景として起こる．救急外来では意識障害の原因として低血糖とならんで重要である．治療は補液，アシドーシスの補正，電解質の補正，血糖コントロールなどを行う．

急性発症の複視や舞踏病様不随意運動をみたら糖尿病を疑う．

4 副腎機能異常に伴う神経系障害

a 副腎機能亢進に伴う神経系障害

カテコラミン過剰状態（褐色細胞腫など）では振戦や頭痛，不安発作に似た精神症状などをきたす．

コルチゾール過剰状態ではいわゆるCushing症候群をきたす．日常診療ではステロイド治療の副作用としてみられることが多い．下肢近位筋優位のミオパチーや精神症状（不眠，不安，うつ状態，多幸症）をきたす．

アルドステロン過剰状態（原発性，二次性アルドステロン症）および過剰様状態（甘草の副作用などによる偽性アルドステロン症）では高血圧に伴う頭痛やふらつき，低カリウム血症に伴う周期性四肢麻痺をきたすことがある．

治療はいずれも対症療法と，腺腫が原因の際には外科的な腺腫の摘出を行う．医原性の場合には原因薬剤の減量中止を行う．

b 副腎機能低下に伴う神経系障害

意欲低下や活動性低下，重症例では意識障害やショック状態をきたす．日常診療においては副腎の器質的な異常よりも，重症感染症やステロイド薬中断に伴ってみられること

ステロイド長期服用者が歩行障害を訴えたらステロイドミオパチーの可能性を疑う．

が多い．治療は不足ホルモンの補充を行う．

5 副甲状腺機能異常に伴う神経系障害

a 副甲状腺機能亢進症に伴う神経系障害

高カルシウム血症に伴う症状であり，倦怠感やうつ状態，記銘力や見当識の低下を呈し，重度では意識レベルの低下をきたす．ただし日常診療で遭遇する高カルシウム血症の原因としては，副甲状腺機能亢進症よりも骨粗鬆症治療薬(ビタミンDやカルシウム製剤)の副作用によることが多い．治療は血清Ca値の補正を行う．原因が腺腫であればそれを摘除し，薬剤性であれば原因薬剤の中止を行う．

> 高齢者(特に女性)の認知機能低下や意識障害をみたら必ず内服薬と血清Ca値をチェックする．

b 副甲状腺機能低下症に伴う神経系障害

低カルシウム血症に伴う症状であり，テタニーや精神症状(不穏，興奮)をきたす．治療は血清Ca値の補正を行う．高リン血症により大脳基底核の石灰化をきたすことがあるが，それにより不随意運動をきたすことは少ない．

6 下垂体疾患に伴う神経系障害

a 下垂体腫瘍による物理的圧迫に起因する神経系障害

下垂体腫瘍(腺腫や下垂体炎などによる)に伴う物理的圧迫により，頭痛と，典型的には両上外側の視野障害から始まる両耳側半盲がみられる．

b 下垂体機能異常に伴う神経系障害

①甲状腺刺激ホルモン(TSH)，副腎皮質刺激ホルモン(ACTH)の量的異常ではそれぞれ甲状腺機能異常，コルチゾール分泌異常が起きるが，いずれも上述した．甲状腺機能低下症と副腎不全を合併しているときはまずコルチゾールから補充する．甲状腺ホルモンを先に補充すると副腎皮質ホルモンの需要を増大させて副腎クリーゼを起こす．

②成長ホルモン(GH)産生亢進状態(先端巨人症)では，手根管症候群と，糖尿病および高血圧に続発する神経系障害がみられる．

③抗利尿ホルモン(ADH)不足状態では尿崩症をきたし，脱水や高ナトリウム血症が高度であると痙攣や意識障害をきたす．治療は補液とADHの補充を行う．ADH過剰状態は抗利尿ホルモン分泌異常症候群(SIADH)とよばれ，希釈性低ナトリウム血症が高度であると意識障害がみられる．治療は水制限とNaの補充を行う．橋中心髄鞘崩壊症を防ぐため，血清Na値の補正はゆっくりと行う．

④下垂体卒中では下垂体内の出血や梗塞が原因となり，急激な頭痛や発熱，視野障害，痙攣，意識障害などがみられる．頭部CTやMRIが診断に有用である．診断と治療に急を要する神経内科疾患の一つであり，補液やステロイドホルモン補充などを行う．

DON'Ts

- [ ] 重症糖尿病患者の血糖補正，低ナトリウム血症患者の血清Na値補正は急速に行ってはならない．

信州大学医学部脳神経内科，リウマチ・膠原病内科　**加藤修明，吉田邦広**

G　内科疾患に伴う神経系疾患

6　膠原病に伴う神経障害

DOs
- 膠原病には様々な神経障害を合併する．
- 中枢神経のみでなく，末梢神経，筋肉も障害される．
- 病歴と詳細な神経学的所見の後に，検査計画・治療方針を立てる必要がある．

1　全身性エリテマトーデス

a　基本的な考え方

全身性エリテマトーデス(SLE)は，多臓器障害を示す全身性炎症性病変を特徴とする自己免疫疾患である．抗DNA抗体などの免疫複合体の組織沈着により臓器障害を起こす．中枢神経症状を呈する場合はCNSループスとよばれ重篤である．近年は末梢神経障害や筋障害を含めてneuropsychiatric SLE (NPSLE)と総称されるようになった．うつ状態，失見当識，妄想などの精神症状と痙攣，脳血管障害がよくみられる．無菌性髄膜炎，脳炎，脳神経障害など多彩な症状を示すこともある．血中自己抗体としては抗Sm抗体，抗リボゾームP抗体が検出される．

b　臨床症状

SLEにおける神経症状は以下のとおり．

1) 中枢神経

①精神症状(35～60%)：気分障害，精神病(うつ症状はSLE患者で頻度が高い)，不安障害．注意機能，言語性/非言語性記憶，語想起障害等の認知障害が約80%にみられる．

②痙攣発作：SLE患者の15～35%にみられる．

③脳局所徴候：無菌性髄膜炎，脳血管障害はSLE患者の2～15%に認められる．虚血性血管障害が多い．頭痛は片頭痛，緊張型頭痛が多い．脳神経麻痺，横断性脊髄炎．

④不随意運動(舞踏病)

2) 末梢神経

多くは多発性単ニューロパチーを示すが，多発ニューロパチーや急性炎症性脱髄性多発神経根ニューロパチー様の症状もみられる．

c　診断

1) 血液検査

SLEの活動性の評価として血清学的検査(CRP，補体，抗DNA抗体)．

2) 髄液検査

IgG index上昇，IL-6，TNF-α上昇．

3) MRI

MRI異常はNPSLEの54～81%に出現する．病巣は脳室周囲白質や皮髄境界に多く，前頭葉や頭頂葉が好発部位でMRIではT2強調画像やFLAIR画像にて点状～斑状の高信号として認められる．

d　鑑別

中枢神経感染症，静脈洞血栓症，posterior reversible encephalopathy syndrome(PRES)，薬物中毒，内服薬の副作用等．

e　治療

高用量の副腎皮質ステロイド，免疫抑制薬(シクロホスファミド，アザチオプリン)が中心となり，対症療法として抗痙攣薬，抗うつ薬，向精神薬，抗血小板・凝固薬を用いる．

2 Sjögren 症候群

a 基本的な考え方

慢性唾液腺炎と乾燥性角結膜炎を主徴とし，多彩な自己抗体の出現や高ガンマグロブリン血症をきたす自己免疫疾患．抗核抗体，リウマトイド因子，抗 SS-A 抗体，抗 SS-B 抗体などの自己抗体が陽性となる．神経系ではおもに末梢神経障害が多く，脊髄障害，筋炎，精神症状など多彩な症状を示す．

b 臨床症状

1) 中枢神経系障害

脳脊髄炎，視神経炎が比較的多く多発性硬化症との鑑別が重要である．無菌性髄膜炎（再発性が多い），自己免疫性辺縁系脳炎（痙攣発作，精神症状，記憶障害など）も認められる．

2) 末梢神経障害

Sjögren 症候群に伴う末梢神経障害では感覚失調性ニューロパチーが最も多く，深部感覚障害による四肢・体幹の失調が特徴である．神経伝導検査では運動神経は正常だが，感覚神経の活動電位が低下〜消失している．瞳孔異常や発汗障害など自律神経障害を合併することが多い．次に多いのが感覚失調を伴わない有痛性ニューロパチーで四肢遠位の痛みを伴う異常感覚を主とする．脳神経では三叉神経障害が多い．末梢神経障害発症後に Sjögren 症候群と診断される例が 93％ である[1]．

3) 筋炎

筋痛を伴うものから多発筋炎/皮膚筋炎を合併するものまで多彩な症状を示す．

c 治療

主として副腎皮質ステロイドの投与を行う．脳脊髄炎，視神経炎の難治例には免疫グロブリン大量静注療法（IVIg）やシクロホスファミドの併用が行われることもある．Sjögren 症候群の診断基準を表1に示す．

3 抗リン脂質抗体症候群

a 基本的な考え方

抗リン脂質抗体症候群（antiphospholipid antibody syndrome：APS）は若年者の脳卒中の原因としてよく知られている．脳卒中患者の IgG カルジオリピン抗体の陽性率は 8.2〜9.7％ と高い．脳卒中以外にも動静脈の血栓症，血小板減少症，習慣性流産など多彩な症状を示す．

b 臨床症状

APS の臨床像[2]は以下のとおり．

表1 Sjögren 症候群の診断基準

(1) 生検病理組織検査で次のいずれかの陽性所見を認めること
A) 口唇腺組織で $4mm^2$ あたり 1focus（導管周囲に 50 個以上のリンパ球浸潤）以上
B) 涙腺組織で $4mm^2$ あたり 1focus（導管周囲に 50 個以上のリンパ球浸潤）以上
(2) 口腔検査で次のいずれかの陽性所見を認めること
A) 唾液腺造影で Stage I（直径 1mm 未満の小点状陰影）以上の異常所見
B) 唾液分泌量低下（ガム試験にて 10 分間で 10mL 以下，またはサクソンテストにて 2 分間で 2g 以下）があり，かつ唾液腺シンチグラフィーにて機能低下の所見
(3) 眼科検査で次のいずれかの陽性所見を認めること
A) シャーマー試験で 5 分に 5mm 以下で，かつローズベンガル試験（van Bijsterveld スコア）で 3 以上
B) シャーマー試験で 5 分に 5mm 以下で，かつ蛍光色素試験で陽性
(4) 血清検査で次のいずれかの陽性所見を認めること
A) 抗 Ro/SS-A 抗体陽性
B) 抗 La/SS-B 抗体陽性

上記 4 項目のうちいずれかの 2 項目以上が陽性であれば，Sjögren 症候群と診断．

①女性に多く，若年発症．
②心臓弁膜症の合併が多い．高血圧，糖尿病，脂質異常症など危険因子を認めない．
③脳卒中以外の神経症状，血液凝固異常，静脈血栓症の合併が多い．
④TAT（トロンビン・アンチトロンビン複合体）が低値．
⑤椎骨脳底動脈系の梗塞が多い．

　神経症状としては，脳血管障害，痙攣（全般性強直性間代性痙攣が多い），片頭痛，舞踏病，横断性脊髄炎，頭蓋内圧亢進症，難聴，眼症状（一過性黒内障，視神経炎，虚血性視神経障害）など多彩な症状を示す．

c　検査項目

　抗カルジオリピン抗体（anti-cardiolipin antibody：aCL），抗β2-グリコプロテインⅠ（β2-glycoproteinⅠ：β2-GPI），ループスアンチコアグラント（lupus anticoagulant：LAC）を測定する．

d　治療

　血栓症の急性期の治療としては，組換え組織プラスミノゲンアクチベーター（rt-PA），ウロキナーゼなどの血栓溶解療法や，ヘパリンなどの抗凝固療法を行う．
　『脳卒中治療ガイドライン2009』では，抗リン脂質抗体陽性者の脳梗塞予防に第一選択としてワルファリンが使用される（グレードC1）．高用量ワルファリン（PT-INR 3.0以上）が低用量やアスピリンに比べてより有効との報告があるが，出血に注意が必要である．副腎皮質ステロイドは脳梗塞の再発予防効果は明らかでないが，SLE合併例には使用される．
　危険因子として，喫煙，高血圧，高コレステロール血症，経口避妊薬服用などがある．

4　血管炎症候群

a　大血管の血管炎

1）巨細胞性血管炎

　側頭動脈炎ともよばれ発熱，全身倦怠感，体重減少などとともに浅側頭動脈の血管怒張と圧痛，拍動性頭痛，顎や舌のこわばりを示す．椎骨動脈系の脳梗塞を起こしやすい．確定診断は側頭動脈の生検で肉芽腫性血管炎を病理学的に証明する．
　治療は副腎皮質ステロイドの投与を行う．

2）高安動脈炎

　脈なし病として有名で，40歳以下の若年女性に好発し大動脈とその主要分岐血管や肺動脈に狭窄や閉塞を起こす．発熱，倦怠感，頭痛，めまい，上肢の虚血性疲労などの症状を示し，脳梗塞を発症することもある．その機序として大動脈弓または大動脈弁に形成された血餅からの塞栓や血管の炎症による血栓が考えられている．検査ではCRP上昇や血沈亢進などの炎症所見を示し，HLA-B52，B39との相関が認められている．確定診断は大動脈造影検査だが，MRA，CT angiographyでも診断可能である．
　治療は副腎皮質ステロイドを用い，急性期にはステロイドパルス療法を考慮する．高血圧のコントロールが困難な例がある．

b　中血管の血管炎

1）結節性多発動脈炎（polyarteritis nodosa：PAN）

　60〜70%に末梢神経障害を合併し，下肢のしびれや痛み，筋力低下を示す．末梢神経の血管壁や周囲への炎症細胞浸潤による虚血性病変で軸索変性が起こる．多発単神経炎が多いが手袋靴下状の多発ポリニューロパチーを示すこともある．網状皮疹・潰瘍を示す皮膚型PANもよく知られている．また20〜30%に中枢神経病変を合併し，脳梗塞，脳出血，痙攣，脊髄炎などを呈する．検査ではCRP上昇や血沈亢進な

どの炎症所見を示すが，抗好中球細胞質ミエロペルオキシダーゼ抗体（myeloperoxidase-antineutrophil cytoplasmic antibody：MPO-ANCA）陽性率は 10％ 未満である．血管造影では腹部大動脈分枝の狭窄や不整，多発小動脈瘤を認める．

治療は副腎皮質ステロイドを投与し，免疫抑制薬の併用が推奨されている．

2）非全身性血管炎ニューロパチー（nonsystemic vasculitic neuropathy：NSVN）

末梢神経に限局した血管炎で全身の末梢血管に起こりうる．多発単神経炎の型でしびれや痛み，筋力低下を示す．下肢遠位部に最も多い．

3）中枢神経限局性血管炎（isolated angitis of the central nervous system）

中枢神経に限局した血管炎で，全身症状は認めず，脳，脊髄，髄膜の小・中血管に肉芽腫性血管炎を起こす．頭痛，急性または亜急性脳炎（意識障害，痙攣発作を示す）などは小血管で起こり，脳梗塞や脳出血は中血管炎で起こる．脳血管造影検査で血管壁の狭窄や不整を認める．

治療は副腎皮質ステロイドの投与で，難治例では免疫抑制薬を併用する．

c 小血管の血管炎

1）クリオグロブリン血症

低温（4℃）で沈殿する免疫グロブリンであるクリオグロブリンが免疫複合体を形成して沈着したり，微小血栓を形成して全身性の血管炎を起こす．末梢神経では多発神経炎や多発単神経炎がみられる．痛みや灼熱感を主とする感覚障害が多い．

2）Henoch-Schönlein 紫斑病

先行感染後にアレルギー性機序を介して発症する全身性壊死性血管炎で若年者に好発する．発熱，関節痛，紫斑，腹痛が起こり，神経系では頭蓋内の血管炎による中枢神経障害が多く，頭痛，意識障害，痙攣発作を起こす posterior reversible encephalopathy syndrome（PRES）を起こすこともある．

3）ANCA 関連血管炎

■ Wegener 肉芽腫症

中枢神経障害が主で，30％ 程度に血管炎による髄膜脳炎，脳梗塞・脳出血，肥厚性硬膜炎，痙攣などが起こる．上気道に壊死性肉芽腫性病変を合併することが多い．PR3-ANCA の疾患特異性が高く活動性の指標となる．

■ Churg-Strauss 症候群（アレルギー性肉芽腫性血管炎）

30～60歳の女性に好発する．男：女＝4：6でやや女性に多い．わが国における年間新規患者数は，約 100 例と推定されている．先行症状として気管支喘息やアレルギー性鼻炎がみられ，末梢血好酸球増多を伴って血管炎を生じ，末梢神経炎，紫斑，消化管潰瘍，脳硬塞，脳出血，心筋梗塞，心外膜炎などの臨床症状を呈する．末梢神経障害は有痛性の感覚障害を示す多発性単神経炎で発症し，経過とともに多発神経炎を呈する．多発性単神経炎は，急性症状が改善してからも遷延することがある．MPO-ANCA が約 40％ の症例で検出される．三大主要徴候は，先行する気管支喘息，血中の好酸球の増加（800/μL 以上），血管炎症状．参考所見として，血沈亢進，血小板増加，IgE 高値，MPO-ANCA，ECP（血液と痰）の上昇などが重要．

軽・中等度症例は，プレドニゾロン（PSL）30～40 mg/日で治療する．重症例では，PSL 60 mg/日かパルス療法に加えて，免疫抑制療法（例：シクロホスファミド 1 mg/kg/日）で治療する．ステロイド量減量，中止は好酸球数で判断する．治療抵抗性の神経障害に対して免疫グロブリン大量静注療法が行われる．

■顕微鏡的多発血管炎（microscopic polyangiitis：MPA）

中枢神経障害は少なく，50～70％ に末梢神経障害を認める．多発性単神経炎で発

症し，症状悪化とともに多発神経炎になる．MPO-ANCA が，約 60 〜 80％ の症例で陽性を示す．

5 関節リウマチ

a 基本的な考え方
①環軸関節亜脱臼：上位頸椎の大後頭孔高位から C3 椎体高位にかけて好発し様々な症状（下位脳神経症状，手足のしびれ疼痛，手指巧緻運動障害など）を示す．
②多発性単神経炎：末梢神経障害は関節リウマチ（RA）患者の 45％ に認め，10％ が血管炎による疼痛を伴う運動・感覚障害で，腓骨神経麻痺による垂れ足，橈骨神経麻痺による垂れ手などが起こる．
③絞扼性ニューロパチー（entrapment neuropathy）：手根管症候群が RA 患者の 23％ にみられ頻度が高い．屈筋腱鞘炎とともに正中神経の圧迫により母指球筋の萎縮と第 1 〜 3 指，第 4 指橈側のしびれをきたす．そのほか，足根管症候群も認めることがある．
④リウマチ性髄膜炎・脳炎：関節リウマチの活動性や罹病期間とは一致せずにくも膜，軟膜を主座とする炎症性疾患．意識障害，精神症状，痙攣，髄膜刺激症状，片麻痺，単麻痺，感覚障害等を示し，脳神経障害は少ない．MRI では脳溝に沿って造影効果を認める．

6 リウマチ性多発筋痛症

a 基本的な考え方
50 歳以上の中高年に多く両側肩のこわばり，上腕部痛，上肢を挙上できない，両側大腿部筋痛などが 1 か月以上続き，筋力は正常である．そのほか朝のこわばり，倦怠感，食欲減退なども示す．CK は正常で赤沈が 50 mm/ 時以上を示す．

b 治療
少量のプレドニゾロン（15 〜 30 mg/ 日）に反応し改善する．

7 肥厚性硬膜炎（hypertrophic pachymeningitis）

a 基本的な考え方
硬膜の慢性炎症の結果，硬膜が著明に肥厚し，頭痛や多発脳神経障害などの神経症状を示す疾患．

b 原因分類
①特発性：硬膜の線維性肥厚とリンパ球浸潤．原因不明．
②続発性：感染症（細菌，結核，真菌，梅毒など），自己免疫性・膠原病（SLE，混合性結合組織病〈MCTD〉，神経サルコイドーシス，関節リウマチ，神経 Behçet 病，ANCA 関連血管炎），腫瘍性疾患（悪性腫瘍，悪性リンパ腫），IgG4 関連疾患．

c 臨床症状
頭痛は 90％ 以上に出現．脳神経麻痺は視神経，三叉神経，外転神経，顔面神経，聴神経，舌下神経が障害されやすい．

d 検査所見
血液検査では血沈亢進，白血球増多，CRP 陽性，血清アミロイド A 高値．髄液所見では髄液圧上昇，蛋白増加，細胞数増加（単核球が主）が多い．MRI における T1

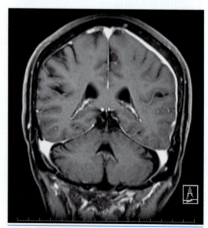

図1　肥厚性硬膜炎の MRI 所見

強調画像では低～等信号，T2強調画像では高信号，ガドリニウム造影T1強調画像では著明な増強効果を示す(図1)．

e 治療

続発性の場合，感染症によるものはそれぞれの病原体に応じた治療を行う．自己免疫性・膠原病や特発性の場合はステロイドパルス療法の後に経口ステロイド投与し漸減する．免疫抑制薬のアザチオプリンやシクロホスファミドなどが有効な場合もある．

DON'Ts

- 神経障害の原因としての膠原病を見逃してはならない．
- ステロイドや免疫抑制薬使用による副作用を見逃してはならない．

文献

1) Mori K, et al.: Brain 2005; 128:2518-2534
2) Terashi H, et al.: Cerebrovasc Dis 2005; 19: 384-390

佐賀大学 神経内科　原　英夫

7 血液疾患に伴う神経障害

G 内科疾患に伴う神経系疾患

> **DOs**
> - 脳血管障害患者をみたときは，一般的な脳卒中のリスクファクター以外に，血液疾患の関与を考えて鑑別に注意を払おう．
> - 白血病患者が神経症状を呈したとき，画像検査の後に（出血を否定）髄液検査を行おう．
> - 悪性リンパ腫が鑑別にあがる中枢性疾患では，治療前にリンパ節を含めた障害臓器の生検をしよう．

1 基本的な考え方

①血液疾患に由来する神経障害は，血流障害を介した脳血管障害が多いが，静脈系血栓症をきたしやすいことに留意したい．
②白血病やリンパ腫にみられる神経症状は，免疫機能不全に伴う感染症や治療薬剤・放射線による障害のほか，神経系への直接浸潤や移植後移植片対宿主病（GVHD）による神経障害があり多彩な鑑別を必要とする．

2 循環障害，血液凝固異常をきたす疾患と神経症状，治療法

a 真性多血症（polycythemia vera）

慢性骨髄増殖による赤血球増多であるが，白血球や血小板も含め三系統すべてに異常がみられる．赤血球増多で血液粘度が上昇し，一過性脳虚血や脳血栓をきたすほか，血小板増多はむしろ静脈系血栓，静脈洞血栓の原因となる．加えて血管壁細胞虚血の結果，脳出血となることもある．頭痛，めまい，視覚異常，聴覚異常，顔面紅潮など様々な自覚症状が現れる．定期的な瀉血を行い，二次性多血症の場合は基礎疾患の治療を行う．ブスルファンは白血病誘発の可能性が示唆されている．

b 血小板増多症（essential thrombocythemia）

巨核球系細胞の腫瘍性増多により脳血栓をきたすが脳出血をきたすこともある．末梢循環障害により肢端紅痛症を合併することもある．脳血管障害のリスクとなる高血圧や糖尿病などのコントロールを厳重に行い，抗血小板薬等の投与を行う．

c 血栓性血小板減少性紫斑病（thrombotic thrombocytopenic purpura）

血小板凝集促進因子の産生に伴い微小血管の血小板血栓が生じ，血小板の急激な減少とともに出血傾向をきたす．発熱や倦怠感，悪心，皮下出血などの出血傾向，黄疸や精神症状で発症する．特発性のほかに癌や骨髄移植，妊娠やHIV感染などによる二次性のものがある．薬剤性として，抗小板薬チクロピジンやクロピドグレルによるものは，ほとんどが服用開始後2か月以内に発症する．そのほか，シクロスポリン，タクロリムス，ペニシラミン，経口避妊薬，サルファ剤，インターフェロンαよる誘発が報告されている．

検査では破砕赤血球の出現を認める溶血性貧血とLDHの上昇，腎機能障害をきたす．動揺する意識障害，痙攣，片麻痺など様々な神経症状をきたす．MRI検査により脳梗塞所見や白質の浮腫が認められる

> **コツ**
> 抗血小板薬投与は気軽になされているが,開始後は採血のフォローを.

> **Pitfall**
> 急激な血小板減少をきすときに血小板輸血は血栓傾向を助長する可能性があるので病態のフェーズに注意する

> **コツ**
> 白血病・悪性リンパ腫の患者が神経症状を訴える場合は,先に頭部の画像検査を行った後(脳出血を否定した後),髄液検査を行う.このとき,細胞診に加え各種の感染症を想定した検査を合わせて行うことが重要である.

こともある.治療は新鮮凍結血漿で置換する血漿交換療法を症状が改善するまで継続する.その後ステロイドやアスピリン80 mg/日,ジピリダモール300 mg/日などが使用されることもある.

d 先天性プロテインCないしプロテインS欠損症

どちらも脳梗塞の原因として知られている.常染色体優性遺伝,静脈系脳血栓症を起こしやすいことに留意する.

e 先天性アンチトロンビンIII欠損症

アンチトロンビン(AT)の活性と量が低下している場合と活性のみが低下している場合があり,常染色体優性遺伝疾患である.感染,肝機能障害,手術,妊娠,避妊薬内服などにより同因子の低下が顕著となり血栓症が出現しやすくなる.神経症状は,静脈血栓,静脈洞血栓に留意する.ワルファリンによる抗凝固療法を行う.適宜,AT-III製剤の使用を検討する.

f 血友病

X染色体伴性劣性遺伝の出血性疾患である.抜歯で気がつかれるケースも多い.症状は関節内出血(70〜80%)と筋内・軟部組織内出血(10〜20%)が多く,ほかに口鼻腔出血,血尿をきたす.筋内出血による単神経麻痺では大腿神経が障害されやすい.中枢神経系に対しては脳出血のほか,硬膜外血腫や硬膜下出血をきたしやすい.出血予防が基本である.リスクとなる薬剤を避

け,凝固因子の補充などが行われる.

g 播種性血管内凝固症候群(DIC)

各種疾患の増悪によりDIC状態になると,血栓形成に伴う症状と凝固因子枯渇による出血傾向が起こる.中枢神経系においても一過性,多発性の虚血症状や脳内出血,くも膜下出血など様々な病態をきたす.DICは早期診断とその状況に応じた投薬が必要であり,詳細は成書に譲る.

3 白血病・悪性リンパ腫と神経障害

急性リンパ性白血病(ALL),急性前骨髄球性白血病(APL),成人T細胞白血病(ATL)などにおいて神経合併症を伴うことが多い.これらの疾患の経過中に意識障害や行動異常,痙攣や神経脱落症状が現れたときは,次に記すような様々な病態を考慮する必要がある.

①電解質異常や尿毒症,臓器不全に伴う全身性の異常に伴う神経症状.
②感染性疾患:帯状疱疹をはじめ,脳膿瘍やトキソプラズマ感染症,進行性多巣性白質脳症,カンジダやアスペルギルスなどは播種性病変をつくることも多い.皮膚の痛みは帯状疱疹ウイルスによる末梢神経障害が多い.
③血小板,凝固機能異常による頭蓋内静脈血栓症や出血性疾患.
④治療に伴う神経障害:ビンクリスチンなどによる軸索型感覚運動神経障害,シスプラチン,パクリタキセルなどによる感覚神経障害,メトトレキサートによる白質脳症や可逆性後頭葉白質脳症(PRES),

放射線療法による脳症，脊髄症，末梢神経炎など．

⑤白血病性髄膜炎，または髄膜白血病：抗白血病薬の多くは髄液移行性が悪いため，くも膜に浸潤した白血病細胞は髄膜に限局して直接浸潤を始める．この状態を白血病性髄膜炎，または髄膜白血病とよぶ．小児に多く ALL が急性骨髄性白血病（AML）よりも数倍多い．脳圧亢進により，項部硬直，頭痛，嘔吐，傾眠，意識障害，精神症状を呈する．脳底部へ浸潤すると脳神経障害をきたす．MRI 検査では骨やその周りの硬膜外に髄膜腫様に腫瘍形成して脳神経を障害していることもある．細胞浸潤により FLAIR 像で髄液が高信号を示すことがあることに注意したい．

⑥その他の腫瘍細胞浸潤：白血病では髄膜のみならず脳実質，頭蓋，眼窩などへの浸潤もみられる．AML は硬膜外脊柱管内に緑色腫（chloroma）あるいは顆粒球性肉腫（granulocytic sarcoma）とよばれる腫瘤を形成し脊髄圧迫症状をきたす．悪性リンパ腫では治療法発達により生存期間が長くなるなか，脊髄神経根や後根神経節，頸部・腰部神経叢，末梢神経への直接浸潤（neurolymphomatosis）の報告が増えつつある．

⑦幹細胞移植の免疫反応：造血幹細胞移植に伴ってみられる神経障害は，移植後の汎血球減少時期における脳出血や化学療法・放射線療法による痙攣・意識障害のほか，まれに移植後一定期間経過して GVHD により Guillain-Barré 症候群や慢性炎症性脱髄性多発ニューロパチー

 コツ

neurolymphomatosis を疑うときは神経生検のほかに MR neurography が有効なケースも多い．

 コツ

中枢原発の悪性リンパ腫を疑うときは関連が示唆されているウイルスの抗体価を合わせて測定する．B 型肝炎，C 型肝炎，ヒト T 細胞白血病ウイルス 1 型（HTLV-I），ヒト免疫不全ウイルス（HIV），Epstein-Barr ウイルス（EBV）．

（CIDP）類似の多発神経障害のほか，多発性筋炎や重症筋無力症の報告がある．

4 神経障害を生じやすい悪性リンパ腫

a 中枢神経系原発悪性リンパ腫（primary central nervous system lymphoma：PCNSL）

中枢神経系に限局した節外性リンパ腫で，ほとんどが diffuse large B cell（DLBCL）type である．AIDS や移植治療後に発症するものでは EB ウイルスの関与が疑われている．巣症状や意識障害，痙攣など様々な症状があり，亜急性に経過する．CT，MRI，PET で検出可能である．

b 血管内大細胞型 B 細胞性リンパ腫（intravascular large B cell lymphoma：IVLBL）

血管内皮に沿って悪性リンパ腫が増殖する病態で，血管内腔の閉塞の結果，脳虚血を生じる．発熱や低酸素血症，茶褐色の皮疹に加えて LDH や sIL-2R の上昇などがあれば本病態を疑う．確定診断が難しく剖検で診断されることも多い一方，皮膚生検や脳生検が診断に有用である．組織検査はステロイド治療の前に行うことが大切である．髄液中 B cell-attracting chemokine 1（BCA-1；CXCL13）の著明な上昇が報告さ

 コツ

IVLBL を疑ったときは 4〜10 か所のランダム皮膚生検を疑う．

c 多発性骨髄腫

　神経症状としては，圧迫によるものとして脊髄硬膜外空間に腫瘍を形成し脊髄圧迫をきたすことがあるほか，二次性の M 蛋白関連ポリニューロパチーやアミロイド沈着によるニューロパチーをきたすこともある．血液過粘調症候群により，頭痛，痙攣，巣症状などの中枢神経系機能障害をきたすほか，眼底出血や網膜中心静脈血栓症などもみられる．易感染性や高カルシウム血症に伴う症状にも注意したい．POEMS は多発神経炎，浮腫，脾腫，皮膚色素沈着などの多彩な症状を呈する形質細胞腫で，別稿で取り上げられている(p.472)．

Pitfall

　治療としてサリドマイドやレナリドミド，ボルテゾミブも使用されが，ボルテゾミブによる末梢神経障害はよく経験されその障害は強い．末梢神経症状に注意を常に払っておく必要がある．

DON'Ts

- 脳血管障害の背景にある血液疾患を見逃してはならない．
- 白血病，悪性リンパ腫に伴う神経障害の病態は多様であり，腫瘍の圧迫・浸潤だけでないことを忘れてはならない．

文献

1) 中村友紀, 他：内科学(第9版). 2007, 1875-2007
2) 川並　透：Clinical Neuroscience (日本語) 2006; 24: 102-104
3) 望月秀樹, 他：神経内科ハンドブック第4版. 2010, 912-926

鹿児島大学大学院医歯学総合研究科 神経内科・老年病学　**松浦英治**
同難治ウイルス病態制御研究センター 分子病理病態研究分野　**出雲周二**

8 肺疾患に伴う神経障害

DOs

- 肺性脳症に含まれる障害として，CO_2 ナルコーシスや低酸素脳症だけでなく，慢性閉塞性肺疾患（慢性持続性低酸素血症），睡眠時無呼吸症候群（慢性間欠性低酸素血症）による神経障害も注目されている．
- 低酸素脳症では早急な気道の確保と酸素投与が重要だが，CO_2 ナルコーシスの合併に注意しよう．
- CO_2 ナルコーシスでは，非侵襲的陽圧換気療法（NPPV）を用いた補助換気が有効である．

1 基本的な考え方

① 肺疾患に伴う肺の機能不全により中枢神経症状をきたす病態は"肺性脳症"と呼称されている．

② 代表的な肺性脳症の原因として CO_2 ナルコーシス（急性高二酸化炭素血症），低酸素脳症（急性低酸素血症）のほか，近年では慢性閉塞性肺疾患（慢性持続性低酸素血症），睡眠時無呼吸症候群（慢性間欠性低酸素血症）による神経障害も注目されており，換気能不全をきたす種々の肺疾患が肺性脳症の原因疾患となりうる（表1）．

③ 低酸素脳症は循環器系疾患，血液疾患，中毒性疾患などによっても生じうるが，肺性脳症の範疇に含まれるものは呼吸器系疾患に起因するもののみである（表2）．

表1 肺性脳症の原因疾患（文献2より改変）

気道の障害	上気道閉塞，気管支炎，気管支喘息，睡眠時無呼吸症候群など
肺の障害	感染性肺炎，無気肺，肺結核，肺真菌症，慢性閉塞性肺疾患，間質性肺炎など
胸膜の疾患	胸膜炎，気胸，膿胸，胸水貯留など
胸郭運動制限	漏斗胸，側弯症，多発肋骨骨折，肥満症など
神経筋疾患	頸髄損傷，筋萎縮性側索硬化症，Guillain-Barré症候群，重症筋無力症，筋ジストロフィー，ボツリヌス中毒など
呼吸中枢抑制	脳血管障害，脳幹脳炎，脳腫瘍，中枢性肺胞低換気症候群など

表2 低酸素脳症の分類

	病態	原因疾患
無酸素性無酸素症	呼吸障害に基づく PaO_2 の低下	呼吸不全をきたしうる疾患（表1）
虚血性低酸素症	循環不全による脳血流低下	ショック，脳血管障害など
貧血性低酸素症	血中ヘモグロビン濃度の低下，血中ヘモグロビンの酸素結合能の低下	貧血，一酸化炭素中毒など
組織障害性低酸素症	細胞内の好気性代謝系の障害によるもの	シアン中毒，敗血症，甲状腺機能亢進症など

Pitfall

急性の肺性脳症を契機に肺胞低換気をきたす神経筋疾患などの基礎疾患が発見される場合もある．

2 処置・検査の原則

神経障害，特に意識障害では肺性脳症の存在を必ず疑う必要があり，動脈血ガス分析は必須である．また，原因となる肺疾患や神経疾患の検索も重要だが，換気不全の存在を診断後，低酸素血症や，高二酸化炭素血症を速やかに是正する必要がある．

特に神経筋疾患においては，人工呼吸器装着を望まない意志を事前に示されている場合があるので必ず確認する．

3 臨床症状

① CO_2 ナルコーシスでは意識の変容，頭痛，嘔気などに加え，羽ばたき振戦，筋痙攣などの異常な四肢運動を生じる．$PaCO_2$ 80 mmHg 以上，pH 7.300 以下で意識低下，$PaCO_2$ 100 mmHg 以上，pH 7.200 以下で昏睡となる．特徴的な神経学的所見として，乳頭浮腫を認める場合がある．

② 低酸素脳症では一般所見でチアノーゼ，呼吸促迫，頻脈，視力低下などがみられる．神経症状として PaO_2 60 mmHg 以下で高揚感，頭痛，50 mmHg 以下で高次脳機能障害，40 mmHg 以下で知的活動の障害，30 mmHg 以下では脳組織の器質的・非可逆的な障害を生じる．後遺症として錐体外路症状や記銘力障害，視覚失認，Korsakoff 症候群などの高次脳機能障害，不随意運動，症候性てんかんなどをきたす．脳症発症後，数日から数週で全身性，左右非対称の動作時ミオクローヌスを生じることがあり，Lance-Adams 症候群と称される．

③ 慢性の低酸素血症を伴う慢性閉塞性肺疾患(COPD)患者では健常人よりもオッズ比にして 2.42 倍の高次脳機能障害・認知機能低下のリスク増加を伴うことが報告されており，記憶力の障害よりも注意力(attention)や立案(executive)能力の低下が顕著とされる．低酸素血症のほか，全身性炎症などの種々の要因の関与が示唆されている(図1)．

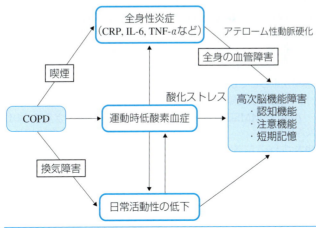

図1　COPDにおける高次脳機能障害の発症機序(文献4より改変)

④睡眠時無呼吸症候群，特に閉塞型(OSAS)では，起床時の頭痛，日中の眠気から性格変化や意欲低下，作業能力の低下，注意(attention)，集中力(concentration)，持続性注意(vigilance)などの高次脳機能障害がみられる．

4 検査と診断

① CO_2 ナルコーシスの診断は，中枢神経症状に加えて動脈血ガス分析にてアシドーシスの存在や $PaCO_2$ の上昇を確認する．種々の意識障害をきたしうる疾患(肝性脳症，腎性脳症，糖・電解質異常など，脳血管障害，てんかんなど)を除外する必要がある．

②低酸素脳症の診断には，動脈血ガス分析所見にて PaO_2 の低下の証明が必須である．また，頭部 MRI では特徴的な画像所見を示し，診断に有用である．急性期には拡散強調画像で左右対称性に皮質や基底核，視床の高信号を示す．慢性期には大脳皮質は菲薄化し，脳溝・脳室の拡大がみられる．T1 強調画像で大脳皮質第三層が高信号をきたす層状壊死がみられることもある．後遺症をきたした際には脳波検査にて，広汎性徐波，frontal intermittent rhythmic delta activity (FIRDA)，periodic lateralized epileptiform discharges (PLEDs)，burst suppression activity，monorhythmical activity などの所見がみられる．

③COPD を基礎疾患としてもつ患者では，MMSE を用いて認知機能障害の有無を確認する．ADL と MMSE のスコアには相関がみられる．

④OSAS の患者では高次脳機能障害とポリソムノグラフィー(PSG)で得られた無呼吸の重症度は関連がみられる．本症ではエプワース眠気尺度(Epworth sleepiness scale：ESS)での主観的な眠気と種々の客観的な指標とは相関しないことが多い．

> ⚠ **Pitfall**
>
> 慢性高 CO_2 血症患者では高度の CO_2 貯留（$PaCO_2$ 100 mmHg 以上）でも意識清明な症例も存在するが，わずかな誘因でも容易に重度の意識障害を来たし得る．

高次脳機能障害の原因として OSAS による眠気の関与が疑われる場合には多回睡眠潜時試験(MSLT)，覚醒維持試験(MWT)，two nap sleep test などで他覚的に眠気の評価を行う．

5 治療

① CO_2 ナルコーシスの治療として，CO_2 排出のため非侵襲的陽圧換気療法(non-invasive positive pressure ventilation：NPPV) などによる補助換気を行う．

低酸素血症を伴う症例では補助換気を行えない状況では O_2 の投与が必要である．合併症として $PaCO_2$ 上昇は避けられないため，酸素投与用は必要最小限(PaO_2 60 mmHg または $SpO_2>90\%$ を維持する程度)に抑え，頻回に血液ガスの採取を行い，$PaCO_2$ と pH を確認する．

適切な補助換気を行っても pH < 7.25 および $PaCO_2>60$ mmHg であれば人工呼吸器の装着も考慮する．

呼吸抑制が強い場合にはドキサプラムの使用も考慮するが，強い効果は期待できない．アミノフィリンの呼吸中枢刺激作用と呼吸筋力増強作用は CO_2 ナルコーシスを回避できるほどの作用はない．

基礎疾患および悪化因子の治療を並行して行うことが重要である．

②低酸素脳症では，早急な気道確保と酸素投与が必要である．酸素投与により十分な酸素化が得られない場合には気管挿管下での人工呼吸器管理も考慮する．

基礎疾患に対する加療に加え，デキサ

メタゾンなどのステロイド，グリセロールなどの坑浮腫薬投与による脳浮腫予防を行う．高度の低酸素脳症では短時間で脳の非可逆的変化をきたし，後遺症を残す危険が高いため，早急な対応が求められる．Lance-Adams 症候群には，クロナゼパムなどの抗てんかん薬が有効である．
③ COPD の慢性低酸素血症による認知機能障害に対して在宅酸素療法（HOT）を行うことにより，MMSE のスコアを含め，認知機能が回復することが報告されている．
④ OSAS では無呼吸低呼吸指数（AHI）20 以上の症例では持続陽圧換気（CPAP）が適応となり，最も有効な治療である．

Pitfall

肺胞低換気の存在が示唆される低酸素脳症への酸素投与に際しては，CO_2 ナルコーシスの併発に十分注意にしよう．

DON'Ts

- 動脈血ガス分析の確認を行わないまま，漫然と高用量酸素を投与してはならない．
- 酸素投与で改善のみられない低酸素血症では気管挿管・人工呼吸器の使用をためらってはならない．

文献

1) 近藤哲理：呼吸 2013;32:173-176
2) 浦野義章，他：日本医師会雑誌 2013;142:s247-248
3) 魚住武則：低酸素脳症．別冊日本臨牀 領域別症候群シリーズ 26 神経症候群（第2版）I：2013, 343-346
4) 藤本繁雄，他：日本臨牀 2014;72:721-725
5) 宮本雅之，他：Pickwickian 症候群と睡眠時無呼吸症候群．別冊日本臨牀 領域別症候群シリーズ 29 神経症候群 IV：2000, 171-176

久留米大学医学部 呼吸器・神経・膠原病内科　**貴田浩志，谷脇孝恭**

9 神経 Behçet 病

> **DOs**
> - 神経 Behçet 病の診断のためには皮膚・粘膜症状の病歴を詳細に聴取し，以前の皮膚症状の痕跡にも注意しよう．
> - 急性期には全身ステロイド投与を中心に加療し，階段状の進行に注意しよう．
> - 慢性進行型に移行したら免疫抑制薬を考慮しよう．

1 基本的な考え方

Behçet 病は全身性炎症性疾患で様々な皮膚・粘膜病変やぶどう膜炎などが主症状である．脳炎，一部は血栓症などにより神経症状を呈する場合に神経 Behçet 病とよばれる．好中球とリンパ球の異常が背景にあると考えられ，ヒト白血球抗原（human leukocyte antigen：HLA）-B51 や喫煙が危険因子である．ステロイドや免疫抑制薬が治療に用いられる．

2 疫学

日本のほかに地中海沿岸，中東，中国，韓国に多く，シルクロード病の異名がある．若年層が発症し，10 歳以前と 50 歳以降の発症はまれである．10〜25％の症例で神経症状を呈する．そのうちの約 10〜30％が慢性進行性の経過をとり（慢性進行型），男性に多く，HLA-B51 の陽性率が高く，喫煙者が多く（いずれも 90％以上），疾患の危険因子とされる．

3 臨床症状

再発性口腔内アフタ性潰瘍，結節性紅斑様皮疹，ぶどう膜炎，外陰部潰瘍などに加えて，眼球運動障害，眼振，顔面神経麻痺，構音・嚥下障害，片麻痺・四肢麻痺，失調，てんかんなどの神経症状を呈する．感覚障害は目立たない．さらに記憶障害，うつ症状，被害妄想，多幸，注意力欠如，実行力の欠如，無抑制，無関心などがみられる．言語，計算，視空間認識などは比較的保たれる．多くの症例では神経症状の発症は急激で，しばしば発熱を伴って 1 週間ほど進行し，その後は終焉に向かうが，しばしば階段状に進行し，その都度後遺症が加わっていく．慢性進行型では記憶障害，人格変化，失調，構音障害などが緩徐に進行する．

4 病態生理

口腔内アフタの病理所見は上皮直下の好中球主体の浸潤であり，外陰部潰瘍でも同様の所見である．診断に用いられる針反応でも 18〜22G の針を皮膚に刺すと刺入部に小膿疱が形成され好中球主体の浸潤がみられる．これらの所見は好中球の機能亢進を反映していると考えられる．また，結節性紅斑様皮疹は下腿前面に好発する有痛性皮下硬結であり，真皮から皮下脂肪織に血管炎がみられる．

Behçet 病では扁桃腺炎や齲歯の治療後に症状が再燃することがあり，口腔内連鎖球菌の関与が示唆されている．また，Behçet 病はインターロイキン（IL）-23 受容体遺伝子，IL-12 受容体遺伝子，および IL-10 遺伝子の一塩基多型（SNP）が疾患と強い相関をもち，病態に関与している可能性が示唆されている．病因抗原の提示を受けたナイーブ T リンパ球から IL-23 受容体をもつ Th17 リンパ球と IL-12 受容体をもつ Th1

リンパ球が分化し，前者が IL-6 や腫瘍壊死因子（TNF）-αなどを放出して好中球の活性化を促し，後者がインターフェロン（IFN）-γなどを放出して HLA-B51 をもつ細胞障害性 T リンパ球を活性化して過剰な免疫反応を惹起すると想定されている．HLA-B51 は好中球の活性化への直接的な関与も示唆されている．

神経 Behçet 病では中枢神経系に小静脈周囲炎を主体とする破壊性病変が形成されやすく，壊死性血管炎もみられることがある．好中球，T リンパ球，マクロファージなどの血管周囲および実質への浸潤とグリオーシスが主病変である．慢性進行型では組織破壊の程度が増す．

HAL-B51 は対照が 17％ に対し神経 Behçet 病では 75％ 以上，特に慢性進行型では 90％ 以上と報告されている．疾患全体で報告されている数値（51％）より高率であり，神経系に病巣ができるメカニズムへの HLA の直接的な関与が示唆される．また，Behçet 病では A26 も有意に陽性率が高いとされる（対照が 21％ に対し 37％）．

5 診断・検査

特異的診断マーカーは知られていない．神経 Behçet 病は神経病状を呈した患者が Behçet 病の診断基準（表 1）を満たした場合に診断される．前述の針反応のほかに，連鎖球菌ワクチンによるプリックテストも用いられる．

血液検査では好中球数，C-reactive protein（CRP），赤沈値の上昇がみられる．髄液中の細胞増加は神経 Behçet 病の約半数の症例で認められ，初期には好中球が主体でその後はリンパ球，特に CD4+T 細胞が主体となる．また蛋白が増加し，しばしばミエリン塩基性蛋白も増加するが，オリゴクローナルバンド陽性例はまれである．髄液中の IL-6 も増加し，特に慢性進行型では数か月にわたって IL-6 が 20 pg/mL 以

表 1 Behçet 病の診断基準（2003 年厚生労働省ベーチェット病研究班，一部簡略化）

1. **主症状**
   (1) 口腔粘膜の再発性アフタ性潰瘍
   (2) 皮膚症状
       結節性紅斑様皮疹，皮下の血栓性静脈炎，毛包炎様皮疹・ざ瘡様皮疹のいずれか
       参考所見：皮膚の被刺激性亢進
   (3) 眼症状
       虹彩毛様体炎，網膜ぶどう膜炎（網膜絡膜炎）のいずれか
   (4) 外陰部潰瘍

2. **副症状**
   (1) 変形や硬直を伴わない関節炎
   (2) 精巣上体炎
   (3) 回盲部潰瘍で代表される消化器病変
   (4) 血管病変
   (5) 中等度以上の中枢神経病変

3. **病型診断の基準**
   (1) 完全型　経過中に四主症状が出現したもの
   (2) 不全型
       (a) 経過中に三主症状，あるいは二主症状と二副症状が出現したもの
       (b) 経過中に定型的眼症状とその他の一主症状，あるいは二副症状が出現したもの
   (3) 疑い　主症状の一部が出没するが，不完全型の条件を満たさないもの，および定型的な副症状が反復あるいは増悪するもの
   (4) 特殊病型
       (a) 腸管（型）Behçet 病
       (b) 血管（型）Behçet 病
       (c) 神経（型）Behçet 病

4. **参考となる検査所見**
   (1) 皮膚の針反応の陰・陽性：22～18G の比較的太い注射針を用いること
   (2) 連鎖球菌ワクチンによるプリックテストの陰・陽性
   (3) 炎症反応
       赤沈値の亢進，血清 CRP の陽性化，末梢血白血球数の増加，補体価の上昇
   (4) HLA-B51 の陽性
   (5) 皮疹の病理所見：中隣性脂肪組織炎，リンパ球性血管炎，壊死性血管炎の所見など

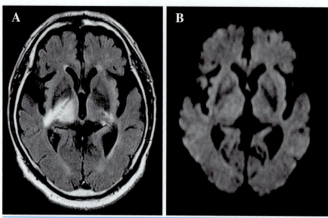

図1 神経 Behçet 病の MRI
68歳,男性,再発,HLA-B51.A:FLAIR 画像での高信号,B:拡散強調画像での等信号.

上の高値を示すことが報告されている.ただし,細菌性髄膜炎,ウイルス性脳炎,非ヘルペス性辺縁系脳炎,視神経脊髄炎,CNS ループス,神経 Sweet 病などでも IL-6 の上昇が報告されている.

急性期の頭部 MRI では基底核,視床,脳幹(特に上部,腹側部)などに T2 強調画像や FLAIR 画像で高信号が認められるが,緩徐に出現することもある.活動期にはガドリニウムにより増強される.異常所見は回復期には消褪することが多く,浮腫によるところが大きいと考えられているが,後遺症と見合った部位に信号異常が残存することもある.急性期には拡散強調画像でも高信号を呈することもあるが,一方で等信号を呈することも多く注意を要する(図1).再発の有無を検討する際などには T2 強調画像や FLAIR 画像で以前の所見と丹念に比較検討する必要がある.慢性進行型では大脳,小脳,脳幹などの萎縮,側脳室・第3脳室の拡大が目立ってくる.

6 治 療

好中球の機能亢進が主体をなす病初期ではステロイドを中心に治療が進められる.ステロイドはプレドニゾロン経口投与(60〜100 mg/日より漸減),パルス療法(メチルプレドニゾロン 500〜1000 mg/日,3日間),あるいはパルス療法後の経口薬漸減投与のいずれもが用いられる.

慢性進行型ではステロイドによる再発予防は副作用の点で推奨されず,メトトレキサートの少量パルス療法(7.5〜15 mg/週,2年後に漸減)が有効であるとされている.また,これらの治療に抵抗性の症例に対してはぶどう膜炎を伴う場合に保険適用があるインフリキシマブを中心とした TNF-α モノクローナル抗体併用の有効性も報告されてきている.インフリキシマブの作用機序としては IL-6 産生細胞の膜に結合した TNF-α に作用して IL-6 産生を抑制するなどの仮説がある.3〜10 mg/kg を 0,2,6 週目,以後は 4〜8 週ごとに静脈注射す

Pitfall

眼症状に対しシクロスポリン A が投与されると 20〜26% の患者に神経 Behçet 病急性型様の症状が出現する.再発予防として口腔ケアや禁煙も推奨される.

る.メトトレキサートとの併用もなされている.その他にシクロホスファミドの静脈内投与,アザチオプリン,ミコフェノール酸モフェチルなど様々な免疫抑制薬の試みの報告があるが有効性は定まっていない.

DON'Ts

- ☐ 皮膚・粘膜症状が確認できない症例で HLA-B51 陽性だけで診断を決めつけてはいけない.
- ☐ 頭部 MRI 拡散強調画像で高信号域がなくても脳炎再発を見逃してはいけない.

文献

1) Al-Araji A, et al.: Lancet Neurol 2009;8:192-204
2) 久永欣哉:臨床神経学 2012;52:1234-1236
3) Mizuki N, et al.: Nat Genet 2010;42:703-706
4) Mizoguchi M, et al.: Arch Dermatol 1988;124:1069-1073

国立病院機構宮城病院 神経内科　**久永欣哉**

G 内科疾患に伴う神経系疾患

10 神経Sweet病

> ## DOs
> - 神経Sweet病の診断のためには皮膚・粘膜症状の病歴を詳細に聴取しよう．
> - 脳炎の鑑別診断の際にはHLA-A, -B, -Cも検査しよう．
> - 神経Sweet病の急性期の可能性が高まったら，全身ステロイド投与を中心に加療しよう．

1 基本的な考え方

Sweet病は発熱，全身倦怠，紅斑などを呈する全身性炎症性疾患である．脳炎や髄膜炎を呈した場合は神経Sweet病とよばれる．好中球とリンパ球の異常が背景にあると考えられ，ヒト白血球抗原(human leukocyte antigen：HLA)-B54，Cw1が危険因子である．ステロイド中心に治療が進められる．

2 疫学

Sweet病では世界的にみても明らかな偏在は報告されていない．神経Sweet病の男女比は3：2で，多くが30～60歳代に発症し，脳炎が約8割，髄膜炎が約2割である．

3 臨床症状

有痛性隆起性紅斑は特徴的で，顔，頸部，体幹上半分，上肢に好発し，境界は鮮明である．紅斑の皮膚生検にて真皮浅層への成熟好中球の密な浸潤を認める．一方，上皮は保たれ，フィブリノイド沈着など血管炎の所見は示さない．浸潤細胞は徐々にリンパ球優位になるとされる．紅斑の予後は良好で，通常は瘢痕を残さず治癒するが，約20～30％に再発がみられるといわれている．Sweet病は皮膚以外にも眼球，肺，消化管，腎，筋，骨，神経系など様々な組織に好中球浸潤による無菌性炎症性病変を呈することが知られている．合併する眼症状は強膜炎・結膜炎が多いとされる．

神経症状は頭痛，意識障害，てんかん，眼球運動障害，項部硬直，記憶障害，構音障害，片麻痺・四肢麻痺，精神障害，運動失調，不随意運動（頻度順）など様々である．脳炎では大脳皮質，大脳白質，小脳を含め，中枢神経の様々な部位に左右非対称・散在性に，それほどの頻度の差がなく病巣が出現する．

4 病態生理

抗菌薬は無効でステロイドの全身投与にて改善することより，免疫性疾患と考えられている．発症には先行する連鎖球菌やサイトメガロウイルスなどの感染をきっかけに惹起される免疫学的機序が関与していると推定されている．インターロイキン(IL)-6，腫瘍壊死因子(TNF)-α，インターフェロン(IFN)-γや顆粒球コロニー刺激因子などが誘導され，それに引き続いて好中球の活性化や遊走能亢進が起こると考えられている．

HLA typingではB54およびCw1が極めて高率である（表1）．Sweet病全体で報告されている数値と比較しても有意に高率であり，神経系に病巣ができるメカニズムへのHLAの直接的な関与が示唆される．神経Sweet病は類縁疾患である神経Behçet病と比較して良性の経過をとるが，その違いは活性化される細胞障害性Tリンパ球がHLA-B54およびCw1を有している場合には過剰な免疫反応が惹起されず，好中球の

表1 神経Sweet病(neuro-Sweet disease; NSD)のHLA

	対照	Behçet病	Sweet病	probable NSD
A 26	19 / 90 例 (21%)	18 / 49 例* (37%)	2 / 28 例 (7%)	3 / 18 例 (17%)
B 51	15 / 90 例 (17%)	25 / 49 例** (51%)	3 / 21 例 (14%)	6 / 36 例 (17%)
B 54	13 / 90 例 (14%)	4 / 49 例 (8%)	10 / 21 例** (48%)	27 / 36 例 (75%)**†
Cw1	25 / 90 例 (28%)	5 / 49 例 (10%)	10 / 21 例 (48%)	25 / 29 例 (86%)**‡

＊＊：対照に対し $p < 0.01$, ＊：対照に対し $p < 0.05$
‡：Sweet病に対して $p < 0.01$, †：Sweet病に対して $p < 0.05$
(症例はすべて日本人で, 対照, Sweet病, Behçet病の数値は文献1より)

表2 神経Sweet病の診断基準(文献2, 3より)

(1) 神経学的特徴
ステロイド全身投与が著効するか, または自然寛解するが, しばしば再発する脳炎または髄膜炎で, 通常は38℃以上の発熱を伴う

(2) 皮膚科学的特徴
a) 顔面, 頸部, 上肢, 体幹上半部に好発する有痛性または圧痛を伴う紅斑性皮疹あるいは結節
b) 真皮への好中球優位細胞浸潤があり, 壊死性血管炎を伴わず, 表皮は保たれる

(3) その他の特徴
a) Behçet病にみられる血管炎・血栓を伴う皮膚症状は呈しない
b) Behçet病にみられる典型的ぶどう膜炎はみられない

(4) HLA相関
a) HLA-Cw1 または B54 陽性
b) HLA-B51 陰性

probable NSD：(1)(2)(3)全項目
possible NSD：(2)または(4)のいずれか, および(3)のa)またはb)のいずれかを満たす症例で, 何らかの神経症状・徴候を呈するもの
ただし, 神経症状・徴候を説明できる他の神経疾患(神経Behçet病を除く)がないこと

機能亢進のみにとどまるという可能性が考えられる.

脳組織の病理像は毛細血管ないし小静脈の血管周囲炎が主体であり, 浸潤細胞の種類は好中球やTリンパ球, マクロファージなど一定しないが, ステージの違いによる可能性もある. 壊死性血管炎はみられない. 神経Behçet病の急性型に近い所見ともいえるが, 神経Behçet病のように慢性進行型に移行せず, 組織破壊像が概して軽微にとどまる.

5 診断・検査

特異的診断マーカーは知られていない. 神経Sweet病は神経病状, 皮膚・粘膜症状を呈した患者が表2の診断基準を満たした場合に診断される(probable neuro-Sweet disease〈NSD〉). 実際には脳炎の症例でHLA typingから神経Sweet病が疑われるものの皮膚・粘膜症状が確認できず, 診断基準"probable"を満たさない場合も少なからず報告されている(possible NSD). その場合には神経症状の経過や血液・髄液検査, 画像検査での所見の特徴などの傍証から暫定的に診断され, 治療戦略が組み立てられている. 実際に probable NSD の報告例の約2割では神経症状が皮膚・粘膜症状より先行している. 末梢血では好中球増多, C-reactive protein (CRP)上昇, 血沈亢進などが高率にみられる. 髄液検査では 150 mg/dL 以下の蛋白増加と $150/\mu L$ 以下の細胞増多を示す例が多い. 細胞は単核球優位の症

例が多いが採取時期の影響も除外できない.髄液サイトカイン・ケモカインでは,IL-6,IL-8,IFN-γ,IP(interferon inducible protein)-10の増加が示されている.髄液IL-6の変化は病勢を反映するとされるが,神経Behçet病,細菌性髄膜炎,ウイルス性脳炎,非ヘルペス性辺縁系脳炎,視神経脊髄炎,CNSループスなどでも上昇が報告されているので注意を要する.

脳炎の病巣はMRIではT2強調画像,FLAIR画像で高信号を呈することが多く,症状の消失に伴い信号異常も消退することが多い.造影剤による増強効果は約半数でみられる.MRI拡散強調画像では高信号を示すが,apparent diffusion coefficient(ADC)で高値(可逆的な細胞外浮腫を示唆)を示すことが多い.

6 治 療

好中球の機能亢進が主体をなす病初期ではステロイドを中心に治療が進められる.ステロイドはプレドニゾロン経口投与(60〜100 mg/日より漸減),パルス療法(メチルプレドニゾロン500〜1000 mg/日,3日間),あるいはパルス療法後の経口薬漸減投与のいずれもが用いられる.神経Sweet病ではステロイドの全身投与が著効することが多く,自然寛解することもあり,後遺症は蓄積しにくい.一方,再発例も約4割と多く,最多で8回繰り返した症例もある.ステロイド漸減中に再発する症例も少なからずあり,10〜15 mg/日以下で投与を継続せざるをえないこともある.再発を繰り返すと後遺症が残る可能性も高まる.好中球制御のためにコルヒチンが使われることもある.

最近,好中球の遊走能・接着能などを抑制する作用がある抗Hansen病薬のダプソン/ジアフェニルスルホンを75 mg/日でステロイドと伴に投与して再発予防に有効であったとする症例の報告もある.コルヒチンは血液障害や横紋筋融解症などに,ダプソンは発熱,発疹,顔面浮腫,肝障害などに注意する.併用しているプレドニゾロンとともに漸減を試みる.神経Sweet病であれば一般に予後は良好であるが,特異マーカーがない現時点では診断を断定せずに経過を観察し,特にステロイド反応性が低く遷延する症例ではほかの疾患の可能性にいっそう留意する必要がある.

 Pitfall

口内炎,外陰部潰瘍,針反応などBehçet病と共通した好中球の機能亢進を反映した症状・所見もしばしばみられる.抗ウイルス薬や抗菌薬の投与で改善の兆しがみえない脳炎症例で,HLAから神経Sweet病が候補にあがる場合が多い.

DON'Ts

- ☐ 皮膚・粘膜症状が確認できない症例でHLA-B54陽性,Cw1陽性だけで診断を決めつけてはいけない.
- ☐ 皮膚・粘膜症状がないからといって神経sweet病の可能性を排除してはいけない.

文献

1) Mizoguchi M, et al.: Arch Dermatol 1988; 124:1069-1073
2) Hisanaga K, et al.: Neurology 2005; 64:1756-1761
3) 久永欣哉:日本内科学会雑誌 2010;99:1815-1820

国立病院機構宮城病院 神経内科　**久永欣哉**

G 内科疾患に伴う神経系疾患

11 神経・筋サルコイドーシス

DOs

- 診断確定には神経や筋組織内に非乾酪性類上皮肉芽腫病変を確認する．他臓器に肉芽腫を認めても，神経・筋サルコイドーシスの確定診断にはならない．
- 無症候性や他臓器病変を伴わない神経，筋の isolated sarcoidosis（孤発性）も存在し，診断が困難なことがある．
- 第一選択薬はステロイドである．効果不十分の場合は，免疫抑制薬や生物学的製剤を併用する

1 基本的な考え方

サルコイドーシス（サ症）は，非乾酪性類上皮細胞肉芽腫の形成によって臓器組織が障害される炎症性肉芽腫性疾患である．神経や筋肉のほか，肺，リンパ節，眼，皮膚，心臓など全身のあらゆる臓器が障害され，1臓器に限局することもあるが，多くは複数の臓器が障害される．原因は不明だが，その発症に Th1 型免疫機序が関与し，治療はステロイドを投与し，効果不十分例や重症例には免疫抑制薬や生物学的製剤を併用する．多くは軽快するが，再発しやすく，後遺症を残すこともある．国が指定する特定疾患（難病）である．

2 疫 学

神経病変は全サ症の 5～15%，筋病変は 50～80% にみられるが，症候性は 1.4～2.3% である[1]．

3 臨床症状

無症候性と症候性があり，症候性は急性，亜急性，慢性に発症する．あらゆる神経や筋が障害される[1]．

a 髄膜病変

神経病変の 40% にみられ，急性の無菌性髄膜炎や慢性，反復性の髄膜炎，肥厚性肉芽腫性硬膜炎を起こす．肉芽腫性炎症病変は脳軟膜やくも膜，特に脳底部に好発し，浸潤や圧迫による脳神経障害を生じる．まれにくも膜顆粒や中脳水道に病変が及び，水頭症を生じる．

脊髄でも軟膜炎やくも膜炎をきたし，肉芽腫性炎症細胞の浸潤や腫瘤の圧迫により神経根性ニューロパチー，特に腰仙髄病変では馬尾症候群を生じる．

b 実質内肉芽腫病変，血管性病変，脳症

比較的まれだが，脳実質に大小様々の孤発性や多発性の限局性の腫瘤性病変やび漫性の病変を認める．症候性では，病巣に一致した局所症状がみられる．脳症では，てんかん，種々の精神症状や認知症を認める．微小血管症や肉芽腫性血管炎によるくも膜下出血を伴うことがある．

脊髄の髄内病変は 25% にみられ，軟髄膜の肉芽腫性炎症細胞の浸潤や実質性脊髄炎を生じるが，病変の範囲は，典型例では 3 椎体以上に及び，多発性硬化症の脊髄病変との鑑別の参考となる[2]．

c 視床下部下垂体系病変

下垂体，漏斗，視床下部病変は 18% にみられ，視床下部下垂体系の機能低下，特に尿崩症を生じる．髄膜腫との鑑別が重要である．

d 脳神経

脳神経は神経病変の 50～75% にみら

れ，しばしば多発脳神経障害を示す．顔面神経，視神経，次いで聴神経の順に多く，三叉，外転，舌咽，副神経はまれである[3]．多くは頭蓋底部の髄膜病変による神経内浸潤や圧迫による．

e 末梢神経病変

おもに非対称性の多発神経根性ニューロパチー，単神経炎，多発単神経炎がみられるが，亜急性神経長関連軸索型多発神経炎，Guillain-Barré 症候群（GBS）様神経障害，小径線維ニューロパチーなどの報告がある．GBS 様神経障害では，髄液蛋白増加に加え，しばしば細胞増多を認める[3]．いずれも障害神経領域の筋力低下，筋萎縮や感覚障害を認める．

f 筋病変

症候性は腫瘤触知（腫瘤）型，急性・亜急性筋炎型，慢性ミオパチー型に分類される．腫瘤型は，筋肉内腫瘤を触知し，多くは筋力低下，筋萎縮はない．筋肉痛を伴うことがある．急性・亜急性筋炎型と慢性ミオパチー型は発症様式は異なるが，ともに筋肉内腫瘤は触知せず，両側性に近位筋優位，または汎性の筋力低下，筋萎縮を認め，限局性はまれで，緩徐進行する．筋肉痛や有痛性痙攣は急性・亜急性筋炎型，慢性ミオパチー型は高齢女性に多い．

4 病態生理

サ症の肉芽腫の中心部には類上皮細胞，マクロファージ，CD4 陽性 T 細胞，Langhans 型巨細胞がみられ，周辺部には CD8 陽性 T 細胞が存在し，局所にはしばしば微小血管塊，肉芽腫性血管炎を認める．原因は不明だが，肉芽腫形成には Th1 型免疫応答による免疫反応が関与する．

肉芽腫は小血管周囲に形成され，その成長過程で圧迫や肉芽腫性炎症細胞の直接の浸潤により神経や筋を障害する．中枢神経系では，肉芽腫は軟膜に形成され，くも膜下腔から Virchow-Robin 腔に沿って脳実質に進展する．腫瘤型筋サ症では，限局性に肉芽腫性炎症細胞が直接筋線維内に浸潤し，そこに肉芽腫を形成する過程で筋を崩壊する[1]．

5 診　断

診断は『サルコイドーシスの診断基準と診断の手引き―2006』の「神経・筋病変」を参照する（表1）[4]．診断には臨床症状や血液・髄液所見，電気生理学的所見に加え，画像診断が有用であるが，確定は神経や筋生検による組織診による．

a サルコイドーシスを疑う検査所見

表1に示す検査を行い，2項目以上の異常所見があれば，サルコイドーシスを疑う．

b 神経サルコイドーシスの診断

1) 髄液検査

髄液は神経サルコイドーシスの1/3で正常である．細胞増多（リンパ球優位），蛋白上昇，糖低下，可溶性インターロイキン（sIL）-2・sIL-2 受容体の増加，オリゴクロナールバンド陽性，アンジオテンシン変換酵素（ACE）高値（24〜55％）を認めるが，他疾患でもみられ，非特異的である[1,3]．

2) 電気生理学的検査

脳波で徐波，てんかん合併例では発作波を認める．末梢神経病変では，神経伝導速度の遅延と筋電図で神経原性変化を認めることがある．

3) 筋原性酵素

筋病変では，CK，アルドラーゼ，ミオグロビンの上昇を認めることがある．

4) 画像診断

MRI では脳や脊髄では T1 強調画像（WI）で低〜等信号域，T2WI で散在性やび漫性の高信号域がみられ，著明な造影効果を認める．造影パターンは軟膜が線状に造影されるものから脳や脊髄実質が多巣性，び漫性，腫瘤状に造影されるものまで様々である．基本的には非特異的所見であるが，髄膜の粟粒様造影効果や Virchow-Robin 腔

第5章 神経内科疾患の診療

表1 神経・筋サルコイドーシスの診断基準(文献4を一部改変)

1) definite
①サルコイドーシスの神経・筋病変を示唆する臨床所見がある
②組織診断にて神経・筋組織内にサルコイドーシスに合致する所見を認める
③上記所見を伴った他の可能性のある疾患を除外できる
　以上3点をすべて満たし，かつサルコイドーシスの全身反応を示す検査所見(1)～(6)の6項目中2項目を満たす．ただし，他臓器の臨床所見を伴わない isolated neurosarcoidosis があることに十分注意して観察していくこと．

2) probable
①サルコイドーシスの神経・筋病変を示唆する臨床所見がある
②サルコイドーシスの他臓器病変に関する診断基準で組織診断が確定している
③上記所見を伴った他の可能性のある疾患を除外できる
以上3点をすべて満たし，かつサルコイドーシスの全身反応を示す検査所見(1)～(6)の6項目中2項目を満たす

3) possible
①サルコイドーシスの神経・筋病変を示唆する臨床所見を有する
②いずれの臓器においてもサルコイドーシスとして確定した組織診断を有しない
③上記所見を伴った他の可能性のある疾患を除外できる
以上3点をすべて満たし，かつサルコイドーシスの全身反応を示す検査所見6項目中2項目を満たす

〔サルコイドーシスの全身反応を示す検査所見〕
　1) 両側肺門リンパ節腫脹
　2) 血清 ACE 活性高値
　3) ツベルクリン反応陰性
　4) Gallium-67 citrate シンチグラフィーにおける著明な集積所見
　5) 気管支肺胞洗浄検査でリンパ球増加または CD4/CD8 比高値
　6) 血清あるいは尿中カルシウム高値

に沿った多発性の小造影効果，また脊髄の3椎体を越える長い脊髄炎を示す像は比較的サ病変を示唆する[2]．

腫瘤型ミオパチーでは，MRI の水平断で T2WI で肉芽腫の中心部は星形の低～等信号域，その周囲は高信号域を示し，周辺部は高度に造影される(dark star)．冠状断では，低～等信号域を真ん中にその両端に造影効果のある高信号域がサンドイッチ状に3層をなす特徴的な像を呈する(three stripes)．

5) 神経・筋生検

非乾酪性類上皮細胞肉芽腫を認める．慢性ミオパチー型では，しばしば肉芽腫を欠き，著明な筋線維の脱落と高度の線維化を認める．

6 治療

無症候性は経過観察するが，病変部位によっては軽症例と同様に経口ステロイドを単独投与する．急性発症や中等度・高度障害，たとえば頭蓋内・脊髄病変，水頭症，脊髄症，視神経障害，痙攣，脳症などを伴う場合はパルス療法を併用する．プレドニゾロン(PSL)40～60 mg/日を4～8週間投与し，以後症状をみながら 0.1～0.25 mg/kg/日まで減量，維持し，再発がなければ中止する．高度障害例，ステロイド抵抗例や副作用例には免疫抑制薬(メトトレキサート，シクロスポリン，アザチオプリン，ミコフェノール酸モフェチル，シクロホスファミド)や生物製剤(インフリキシ

マブ)を投与する．急性進行性の水頭症や頭蓋内圧亢進例では脳室腹腔シャント術，脳減圧術，必要に応じ頭蓋内や脊髄の肉芽腫摘出や放射線療法を行う．

 Pitfall

CT，MRI，ガリウムシンチグラフィー，PETなどの神経画像検査は病巣を検出しうるが，多くは非特異的である．

DON'Ts

- □ サルコイドーシスは全身疾患であり，神経・筋以外の他臓器病変の有無を明らかにし，治療方針を立てることを忘れてはならない．
- □ 神経・筋のみならず他臓器に再発・伸展しやすく，ステロイドの急速な減量はしてはならない(長期間のフォローが必要である)．

文献

1) 熊本俊秀：免疫神経疾患ハンドブック．楠 進(編)．南江堂, 2013, 261-270
2) Sohn M, et al.: Am J Med Sci 2014;347:195-198
3) Hoyle JC, et al.: Neurohospitalist 2014; 4:94-101
4) 日本サルコイドーシス/肉芽腫性疾患学会，他：サルコイドーシスの診断基準と診断の手引き―2006．日呼吸会誌 2007;46:768-780

九州看護福祉大学看護福祉学部 看護学科　**熊本俊秀**

H 末梢神経疾患

1-① 炎症性 Guillain-Barré 症候群

DOs

- 問診では先行感染の確認をしよう.
- 単相性の経過で発症後 4 週間を超えて悪化することはない.
- 人工呼吸器を要する患者が 1〜2 割存在し[1,2],死亡例や重篤な後遺症を残すこともある.

1 基本的な考え方

Guillain-Barré 症候群(GBS)は急性発症の自己免疫性末梢神経障害である.多くの症例で呼吸器系,消化器系などの先行感染を有する.単相性の経過をとり一般的に予後がよいとされているが,死亡例や重篤な後遺症を残す例もあり,適切な治療を迅速に行うことが重要な疾患である.

2 疫学

発症率は人口 10 万人あたり年間 1〜2 人前後であり,男女比は約 3:2 で男性に多い傾向にある.平均年齢は 40 歳前後であるが,あらゆる年齢層にみられる.

3 臨床症状

先行感染より 1〜2 週間後に,四肢の進行性筋力低下を認める.運動麻痺が優位であるが,感覚障害もみられることが多く,様々な脳神経障害(顔面神経麻痺,眼筋麻痺,嚥下・構音障害など)や,洞性頻脈や徐脈,起立性低血圧,神経因性膀胱などの自律神経障害も呈することがある.単相性の経過をとり発症後 4 週以内に病態は沈静化するが,ピーク時には寝たきりになるケースも多く,人工呼吸器を要するような呼吸筋麻痺をきたす重症例もみられる.人工呼吸器管理を要する症例を予測するスコアとして,Erasmus GBS respiratory insufficiency score(EGRIS)[3](表 1)が提唱されている.

4 病態生理

GBS の病態には液性免疫・細胞性免疫,感染因子・宿主因子が複合的に関与していると考えられている.

GBS 患者の急性期血清では,50〜60% にヒト末梢神経に存在する様々な糖脂質に対する抗体が検出され発症因子として注目されている.また,GBS の先行感染因子である *Campylobacter jejuni* や *Mycoplasma pneumoniae* の菌体外膜には末梢神経構成成分の糖脂質と分子相同性を有する糖鎖が発現しているため,感染による免疫反応によ

表1 EGRIS スコア

1)発症から入院までの日数	
7 日を超える	0
4〜7 日	1
3 日以内	2
2)入院時の顔面神経麻痺,球麻痺の存在 (単独でも併存していてもどちらでもよい)	
なし	0
あり	1
3)入院時の MRC sum score*	
60〜51	0
50〜41	1
40〜31	2
30〜21	3
20 以下	4
	7 点満点

* MRC sum score は左右の三角筋,上腕二頭筋,手関節の伸展,腸腰筋,大腿四頭筋,前脛骨筋の六つの筋群での徒手筋力テスト(MMT)合計点

り糖鎖に対する抗体が産生され，自己抗体として働いて本症候群が発症するという分子相同性機序が考えられている．しかし C. jejuni や M. pneumoniae の感染者の一部にしか GBS を発症しないことから，宿主側の免疫遺伝学的背景も発症に関与していると考えられる．

5 診 断

病歴聴取と神経学的診察による腱反射消失などの臨床症候の確認が重要である．種々の検査は，他疾患を除外するためにも実施する．

神経伝導検査（nerve conduction study：NCS）において H 波・F 波の消失・潜時延長，遠位潜時の延長，複合筋活動電位振幅の低下，伝導ブロックなどが高率に認められる．脳脊髄液検査では，細胞数は上昇せず蛋白レベルが上昇する"蛋白細胞解離"を認める．脳脊髄液検査は，発症早期では異常を示さないことがあり，初回の検査で異常がないことをもって GBS の診断を否定的に考えるべきではない．経過をみて再検査を施行することも必要である．

過半数の症例で，様々な糖脂質に対する抗体や，単独の糖脂質ではなく二種類の分子が形成する複合体に反応する抗体の上昇がみられる．発症初期より陽性となることが多く，初期診断において有用である．これらの抗体は，標的抗原の局在部位を選択的に障害して，独特の臨床病型をきたすと考えられる．表 2 に抗糖脂質抗体および抗糖脂質複合体抗体と関連が報告されている臨床的特徴を示す[2]．

鑑別疾患としては，血管炎性ニューロパチー，サルコイドニューロパチー，膠原病に伴うニューロパチー，ライム病，神経痛性筋萎縮症，傍腫瘍性ニューロパチー，悪性リンパ腫に伴うニューロパチーなどの各種末梢神経障害，脊髄・脊髄根を圧迫する頸椎症性脊髄症や椎間板ヘルニア，腰部脊柱管狭窄症，重症筋無力症，周期性四肢麻痺，転換性障害（ヒステリーなど）など急性～亜急性に筋力低下をきたす疾患があげられる．

また，一般的に慢性の経過をとるとされる慢性炎症性脱髄性多発根ニューロパチー（chronic inflammatory demyelinating polyradiculoneuropathy：CIDP）でも，時に GBS 様の急性発症をきたす症例がある．一方 GBS でも，初回治療後に再増悪がみられることがあり，CIDP との鑑別が必要になる場合もある．

表 2 抗糖脂質抗体および抗糖脂質複合体抗体と関連が報告されている臨床的特徴

抗体	頻度の高い臨床像
GQ1b 抗体 および GT1a 抗体	Fisher 症候群（眼球運動麻痺，運動失調） 眼球運動麻痺，球麻痺，運動失調をきたす GBS Bickerstaff 型脳幹脳炎
GD1b 抗体（特異性の高いもの）	感覚障害性運動失調を伴う GBS
LM1 抗体	脱髄型 GBS
ガラクトセレブロシド抗体	脱髄型 GBS
GalNAc-GD1a 抗体	純粋運動型あるいは軸索障害型 GBS
GM1 抗体	純粋運動型あるいは軸索障害型 GBS
GM1b 抗体	純粋運動型あるいは軸索障害型）GBS
GD1a 抗体	純粋運動型あるいは軸索障害型 GBS
GM2 抗体	脳神経障害（特に VII）を伴う GBS
GD1a/GD1b 抗体 および GD1b/GT1b 抗体	人工呼吸器を必要とする GBS
GM1/GalNAc-GD1a 抗体	acute motor conduction block neuropathy

Pitfall

CIDPの初回のエピソードで急性発症した場合には，GBSとの鑑別が難しい場合があり，注意が必要である．

6 治 療

急性期治療として免疫療法が有効である．免疫グロブリン大量静注療法（IVIg）と血液浄化療法のいずれかを第一選択とする．IVIgや血液浄化療法が一般化する以前は副腎皮質ステロイド薬の投与が行われていたが，現在では単独での治療効果は否定されている．

高齢者，小児，心血管系の自律神経障害を有する例，全身感染症合併例ではIVIgが，IgA欠損症や血栓，塞栓症の危険の高い例などでは血漿交換が選択される．そうした要因がない場合では，身体への負担の少なさや，特別な設備を必要としないことからIVIgが施行されることが多い．IVIgと血液浄化療法では有効性に差を認めない．

いずれの治療も発症から2週間以内に治療が開始された場合に効果が高いとされている．

DON'Ts

- 発症初期に，脳脊髄液の蛋白細胞解離の異常所見を認めないからといって，GBSを否定すべきでない．
- 副腎皮質ステロイド薬単独での治療効果は否定されており，副作用を考慮すると施行すべきでない．

文献

1) Plasma Exchange/Sandoglobulin Guillain-Barré Syndrome Trial Group：Lancet 1997；349：225-230
2) ギラン・バレー症候群，フィッシャー症候群診療ガイドライン2013，「ギラン・バレー症候群，フィッシャー症候群診療ガイドライン」作成委員会, 2013, 南江堂, 71-74
3) Walgaard C, et al.：Ann Neurol 2010；67：781-787

近畿大学医学部 神経内科/リハビリテーション科　**上田昌美**
近畿大学医学部 神経内科　**楠　進**

H 末梢神経疾患

1-② 炎症性 Fisher 症候群

DOs

- 血清 IgG GQ1b 抗体は特異的マーカーとして早期診断に有用である.
- 四肢の筋力低下を伴い GBS へ移行する症例では,呼吸筋障害への注意を要する.
- GBS への移行例,中枢神経症候を伴う症例では免疫調節療法(IVIg, 血漿浄化療法)を考慮する

1 基本的な考え方

Fisher 症候群は,外眼筋麻痺,運動失調,腱反射低下(Fisher 症候群の三徴)で特徴づけられる,Guillain-Barré 症候群(GBS)の障害神経を異にする亜型(regional variant)である.ガングリオシド GQ1b に対する血清 IgG 抗体が発症の特異因子となっていると考えられている.

2 疫学

Fisher 症候群の割合は,本症候群を含めた GBS 全体の 1/4 ～ 1/3 程度で,わが国での年間発症率は人口 10 万人あたり 0.4 ～ 0.5 人と推計されている.男女比は約 2：1 と男性に優位で,発症年齢は 10 ～ 70 歳代まであらゆる年齢層で発症する.80 ～ 90% の症例で発症に先立つ約 1 ～ 3 週間前に何らかの感染症状が存在する.先行感染症状としては上気道炎症状が約 80% と多いが,*Campylobacter jejuni* 腸炎後に発症することもある.

3 臨床症状

初発症状は複視が最も多く,次いでふらつきである.外眼筋を支配する動眼・滑車・外転のすべての脳神経が障害されうるが,外転神経障害が最も早く出現しまた回復期においても最後まで残りやすい傾向がある.麻痺の程度は部分麻痺から完全麻痺

⚠ Pitfall ①

軽症外眼筋麻痺の診察：視診上眼球運動制限を認めない場合でも,片側遮眼テスト・Red glass テストなどにより,複視を生じている麻痺外眼筋を特定する.

まであり,通常は左右対称性である(Pitfall ①).時に内眼筋の障害として散瞳や対光反射の低下を見ることがある.他の脳神経障害として顔面神経麻痺,球麻痺も 20 ～ 30% 程度の症例でみられる.

運動失調症状は,企図振戦を伴う協調運動障害という特徴から"小脳様"と形容されているが,四肢・体幹の運動失調症状が強い症例でも失調性の構音障害は,通常みられない.四肢の失調症状よりも体幹失調がより目立つ場合が多い.

腱反射の低下は約 8 割の症例で認められる.軽度の筋力低下は約 2 割の症例でみられるが,6% 程度の症例では中等度以上の四肢筋力低下が出現し GBS への移行例とみなされる.外眼筋麻痺と四肢の筋力低下をほぼ同時に発症する症例は外眼筋麻痺を伴う GBS としてみなされるが,これらの症例でも血清 IgG GQ1b 抗体が高率に検出される.GBS への移行例,外眼筋麻痺を伴う GBS のいずれにおいても,呼吸障害・自律神経障害への注意を要する.

約 2 割の症例で感覚障害がみられる.明

> **⚠ Pitfall ②**
>
> 上肢・胸骨部振動覚の比較：振動を感じなくなるまでの時間ではなく，最初に音叉をあてたときに感じる強さで比較するとよい．

らかな表在覚・深部感覚低下はないものの四肢末端に自覚的"しびれ感"を伴うこともある．Fisher 症候群に特徴的な感覚障害として，振動覚が四肢末端では保たれているにもかかわらず体幹部（胸部など）で低下しているという，体幹部優位の振動覚低下パターンを認めることがある（**Pitfall ②**）．

意識障害，腱反射亢進，Babinski 反射，核上性眼球運動障害，注視方向性眼振などの中枢神経障害の症候を呈する場合があり，そのような症例に対しては Bickerstaff 型脳幹脳炎の名称が用いられることもあるが，中枢神経障害を伴う Fisher 症候群の非典型例と考えられる．

以上のように，Fisher 症候群典型例（ここには他の脳神経麻痺や極軽度の筋力低下を伴うものも含まれる）の他に，三徴のすべてが揃わない Fisher 症候群の不全型（軽症例とも考えられる），明らかな四肢筋力低下を伴う GBS への移行例あるいは外眼筋麻痺を伴う GBS, Bickerstaff 型脳幹脳炎とされる中枢神経症状を伴う非典型例が存在する．これらの多様な非典型的症例においても，Fisher 症候群の特異的診断マーカーである血清 IgG GQ1b 抗体が出現することから，Fisher 症候群関連病態として理解されている．

4 病態生理

Fisher 症候群関連病態は，血清 IgG GQ1b 抗体を共通する免疫学的マーカーとしているが，本抗体の神経障害発症への関与が考えられている．患者から分離された *C.jejuni* 菌体上には GQ1b と共通する糖鎖構造が存在しており，GBS の場合と同様に先行感染因子が GQ1b 抗体の産生刺激となりうる具体例となっている．抗体価は神経症状出現前にすでに上昇し始めており，発症の頃にピークを迎えその後漸次低下していく経過をたどることから，神経障害プロセスの初期の段階に関与していると考えられる．

抗体の認識する GQ1b 糖鎖抗原は，ヒトの末梢神経組織では外眼筋を支配する脳神経の傍 Ranvier 絞輪部に特異的に高度に集積しており，抗体のこの部位への作用が神経伝導障害発生に関与している可能性が考えられる．Fisher 症候群関連病態に最も共通する臨床所見は外眼筋麻痺であるが，この抗原分布はそれに一致している．

運動失調に関して，Fisher は原著で「姿勢反射に関与する感覚ニューロンの選択的障害」という特殊な感覚障害の可能性を考察しているが，電気生理学的検討からは筋紡錘からの Ia 線維を介する感覚入力の障害が示唆されている．免疫組織化学的に筋紡錘内神経にも GQ1b 糖鎖抗原の発現が示されており，抗体の作用部位となりうる可能性がある．

5 診 断

a 血清 IgG GQ1b 抗体

最も特異性の高い補助診断マーカーであり，保険適用も認められている．抗体価は通常発症時に最も高く，早期診断にも有用である．陽性率は 90〜95％ 程度である．先行感染に続く急性外眼筋麻痺の症例が Fisher 症候群関連病態に属するものであるかのマーカーともなる．

b 脳脊髄液検査

GBS と同様に蛋白細胞解離（蛋白上昇，細胞数 10/μL 以下）を認める．発症後1週間以降に明瞭化することが多く，早期診断のうえでは限界がある．また蛋白細胞解離は GBS に特異的ではなく，糖尿病性ニュ

ーロパチー，慢性炎症性脱髄性多発ニューロパチー，脊柱管狭窄や脊髄腫瘍などによる脊髄くも膜下腔ブロックなどでもみられる．細胞数は時に50/μL程度までの増加をみることもある．

c 電気生理学的検査

GBSへの移行がない症例では，通常の末梢神経伝導検査で顕著な異常を呈することはないが，感覚神経活動電位の振幅の低下をみることがある．

d 頭部画像検査

おもに他の疾患の除外のために行う．中枢神経症候を伴う非典型例（Bickerstaff脳幹脳炎）においても，通常は頭部MRI，CTで異常を認めることはない．異常を認めた場合には，別の病態の存在を疑う必要がある．

e 鑑別診断

Fisher症候群典型例の臨床診断は決して難しいものではないが，鑑別を要する疾患にはWernicke脳症・重症筋無力症・脳幹小脳障害（梗塞，炎症，脱髄など）・ボツリヌス中毒などが含まれ，初期対応が重要なものも少なくない．

6 治療

Fisher症候群における有効性についてレベルの高いエビデンスはないが，GBSの亜型という観点から，次のような場合などに経静脈的免疫グロブリン療法（IVIg）あるいは血漿浄化療法の施行を検討してもよい：①失調症状が著しく独立歩行が困難な場合，②球麻痺を伴い嚥下障害が著しい場合，③GBSへの移行がみられ歩行障害や呼吸障害が出現した場合，④脳幹脳炎型に移行し意識障害が出現した場合．IVIgの投与量・投与法，血液浄化療法，およびそれらの施行にあたっての注意点・副作用は，GBSと同様である（本書，「血漿交換と血液浄化療法」⟨p.148⟩，「Guillain-Barré症候群」⟨p.461⟩の各項を参照）．GBSと同様に有効性のエビデンスはないが，呼吸障害を伴うGBSへの移行した重症例では，急性期にメチルプレドニゾロンのパルス療法が行われることがある．

症状の急速な増悪あるいはGBSへの移行がみられず，複視と失調によるふらつきがあってもADLが自立できているような場合には，IVIg・血漿浄化療法の適応とはならない．ただしその場合でも症状のピークを確認するまでは綿密な観察をすべきである．経口内服薬で有効性の示されているものはない．

7 予後

Fisher症候群はGBSへの移行がなければ，ほとんどの症例では発症後6か月以内に機能的にも完全に回復する．

DON'Ts

☐ 球麻痺のある患者の補助換気にBiPAPを使用してはならない．

文献

1) ギラン・バレー症候群，フィッシャー症候群診療ガイドライン作成委員会編集：ギラン・バレー症候群，フィッシャー症候群診療ガイドライン2013, 医学書院，2013

杏林大学 第1内科（神経内科学） **千葉厚郎**

H 末梢神経疾患

1-③ 炎症性 慢性炎症性脱髄性多発ニューロパチー

DOs

- 神経所見に比べ神経伝導検査での異常が目立つかチェックする.
- 神経伝導検査では,脱髄所見のみならず"巣病変"や"左右差","神経差"を見つけだそう.
- 免疫グロブリン大量静注療法の「効果なし」の判定には最低2クール施行しよう.

1 基本的な考え方

慢性炎症性脱髄性多発ニューロパチー（chronic inflammatory demyelinating polyneuropathy：CIDP)は,四肢筋力低下や感覚障害を主徴とする自己免疫性末梢神経障害である. 多彩な病態を包括する heterogenous な疾患概念ではあるが,"髄鞘が標的"かつ"炎症"という点で規定され, 診断に際してもこの点を留意する. 発症後1か月以内に症状のピークを迎える Guillain-Barré 症候群と異なり,2か月以上にわたり慢性進行性,階段状,または再発・寛解などの経過をたどる（Pitfall ①).「特定疾患治療研究事業」対象疾患であり,申請により医療費助成の受給ができる. 診断・治療法については,日本神経学会監修による診療ガイドラインが示されている[1].

2 神経所見

多彩な病態を反映して,臨床像も多様である. 典型的には,運動障害優位の運動・感覚障害が四肢遠位部に左右対称性にみられ, 神経根障害を反映して四肢の近位筋にも遠位部と同等に筋力低下を示す（typical

Pitfall ①

Guillain-Barré 症候群と考えられた症例でも再燃がみられれば本症を疑う.

Pitfall ②

遠位筋＞近位筋の筋力低下をきたす多発ニューロパチー（polyneuropathy）と違う点がポイント.

CIDP)（Pitfall ②). 非典型的な CIDP（atypical CIDP)として,表1に示すような臨床亜型があり,治療反応性や治療経過に関して typical CIDP とは異なることがわかっている.

3 検査

a 神経伝導検査

診断には神経伝導検査が必須で,"脱髄性"の伝導障害を"非均一性(patchy)"に示すことが重要である."脱髄性"の根拠としては伝導速度の低下だけでなく,遠位潜時の延長,伝導ブロックや異常な時間的分散,F波潜時の延長などが根拠となる."非均一性"は炎症性疾患(本症以外に血管炎性ニューロパチーやサルコイドニューロパチーなど)に特徴的な所見であり,左右の同じ末梢神経で左右差が目立つことや,一本の神経のなかで伝導障害に部位差があることなどが根拠となる. 後者に関しては,たとえば正中神経の遠位潜時が4msec 程度と延長は軽度であるのに対し(つまり手首から末梢の伝導障害は軽い),運動神経伝導速度は20msec 台と中等度の障害(つまり肘から

表1 CIDPの分類（文献2を参考に作成）

典型的CIDP
非典型的CIDP
  遠位部障害型（「DADSニューロパチー」と呼ばれる [a]）
  多巣性（「MADSAM」と呼ばれる [b]）
  限局型（一肢に限局：腕神経叢や腰仙髄神経叢，少数の末梢神経の障害による）
  純粋運動型（pure motor CIDP）
  純粋感覚型（pure sensory CIDP）

DADS：distal acquired demyelinating symmetric, MADSAM：multifocal acquired demyelinating sensory and motor neuropathy
a ただし myelin-associated glycoprotein（MAG）抗体陽性の場合は CIDP に含まれない
b Lewis-Sumner 症候群と同義：運動障害だけが生じる多巣性運動ニューロパチーと異なり，感覚障害も伴うのがポイント．

手首までの伝導障害は中等症）があるなどである．typical CIDP では"左右対称性に"運動・感覚障害がみられると前項で紹介したが，厳密にはわずかに左右差や部位差があるのが本症の特徴で（たとえば徒手筋力検査で長母趾伸筋が右で 3−，左で 3 など），このようなわずかな神経所見の左右差が神経伝導検査でより明瞭となってみられれば CIDP らしいと言える．

神経所見の程度に比べて神経伝導検査での異常の程度が目立つことが本症を疑う根拠となる（たとえば筋力低下が徒手筋力検査で 4 程度と軽度であるのに運動神経伝導速度が 20msec 台など）．このような神経所見と神経伝導検査での"解離"は，本症以外に遺伝性末梢神経所見でもみられる所見であるが，遺伝性末梢神経障害では一般的に"非均一性（patchy）"はみられない点が鑑別点であり，必要に応じて FISH 法による PMP22 遺伝子検査（保険適用あり）を行う．繰り返しになるが，伝導速度低下のみの診断根拠では，遺伝性・中毒性末梢神経障害などを本症と誤診してしまうため，診断には熟練医師の判断が必須である．

b その他の検査

脳脊髄液の蛋白細胞解離や，MRI で神経根・神経叢の肥厚・造影効果は，本症を支持する所見である．脳脊髄液で細胞数が上昇していれば，他の炎症性疾患（サルコ

Pitfall ③

MAG 抗体を伴うニューロパチーは CIDP と治療反応性が異なり，CIDP とは別の疾患カテゴリーとされ，鑑別が必要．

イドニューロパチーや感染性）や末梢神経悪性リンパ腫などの可能性を考える．

血中の IgM 型 M 蛋白の有無に関して，免疫電気泳動法（感度の高い免疫固定法が好ましい）を行い，陽性であれば追加で IgM 型 myelin-associated glycoprotein（MAG）抗体を測定する（保険適用外：Pitfall ③）．M 蛋白が陰性なら，糖脂質（ガングリオシドなど）抗体は検出されることは極めてまれで測定は有用ではない．

4 診 断

診断・治療方針決定には，2010 年改訂の，EFNS/PNS（European Federation of Neurological Societies/Peripheral Nerve Society）のガイドライン [2] が有用である．ただし，本基準は CIDP の除外には用いてはならず，本基準を満たさなくとも炎症性かつ脱髄の要素が存在する症例においては，治療的診断が行われることもしばしばである．鑑別すべき疾患を表2にあげる．

表2 CIDPの除外基準（文献2を参考に作成）

- *Borrelia burgdorferi* 感染（Lyme病），ジフテリア，ニューロパチーの原因となりうる薬剤や毒物の曝露
- 遺伝性脱髄性ニューロパチー
- 高度の括約筋障害
- 多巣性運動ニューロパチー
- myelin-associated glycoprotein（MAG）抗体陽性のIgM型gammopathy
- 他の脱髄性ニューロパチー（POEMS症候群[a]，骨硬化性骨髄腫，腰仙部神経根・神経叢ニューロパチー[糖尿病性・非糖尿病性]，末梢神経悪性リンパ腫，アミロイドーシス）

a 多発ニューロパチー（polyneuropathy），臓器腫大（organomegaly），内分泌異（endocrinopathy），M蛋白（M-protein），皮膚症状（skin changes）の頭文字からこう呼ばれる．多発ニューロパチーは必須であるが，その他の症候は必ずしもみられるものではなく，進行性（亜急性ないし慢性）で左右対称性かつlength-dependent（＝足先から発症）の感覚・運動ニューロパチーで，CIDPと異なり"非均一性（patchy）"な要素がみられないのが鑑別のポイント．

5 治療

免疫グロブリン大量静注療法（IVIg）と副腎皮質ステロイド療法，単純血漿交換の三つの治療法の有効性が確立しており，この三つの治療法の間で優劣はないとされる．そのなかでも，即効性や簡便性，忍容性の観点からIVIgが第一選択とされることが多い．ただし，純粋運動型の場合を除き，副腎皮質ステロイド療法を第一選択とすることもある．

IVIgは，1クール（0.4 g/kg/日，5日間）の実施だけでは効果がみられないことも多く，IVIg無効の判定には4～6週間程度の間隔で最低でも2クール実施し，治療開始から8週間程度の観察が必要である．IVIgによる初期治療で効果がみられれば維持療法に移行するが，IVIg 1クールのみで寛解する症例も少なからず存在することから，神経症状の再燃が確認できた時点でIVIgを再施行し維持療法に移行してもよい．IVIgと副腎皮質ステロイド療法が無効な際には単純血漿交換を行うが，単純血漿交換も無効な場合には，免疫抑制薬（シクロホスファミド）やインターフェロンα，リツキシマブ投与を考慮する．

維持療法は副腎皮質ステロイド療法を中心とするが，無効時や減量不十分の際は，免疫抑制薬（シクロスポリンなど）を追加する．維持療法として，IVIgや単純血漿交換を定期的に施行する方法もある．再燃時には，初期治療で効果のあった治療を再施行し，維持療法を再考する．

DON'Ts

- □ "慢性経過"と"伝導速度低下"だけで本症と診断しない．
- □ すべての症例に免疫治療を継続しない．

文献

1) 慢性炎症性脱髄性多発根ニューロパチー，多巣性運動ニューロパチー診療ガイドライン作成委員会（編）：慢性炎症性脱髄性多発根ニューロパチー，多巣性運動ニューロパチー診療ガイドライン2013．2013，南江堂
2) Joint Task Force of the EFNS and the PNS：J Peripher Nerv Syst 2010; 15: 1-9

山口大学大学院医学系研究科 神経内科学　**古賀道明**

H 末梢神経疾患

1-④ 炎症性多巣性運動ニューロパチー

DOs

- 感覚障害の伴わない一側上肢麻痺を見た際には多巣性運動ニューロパチー(MMN)を鑑別に考える.
- MMN を疑えば,神経伝導検査を行い,脱髄を示唆する所見を探そう.
- 治療は免疫グロブリン大量静注療法(IVIg)を第一選択とする.

1 基本的な考え方

多巣性運動ニューロパチー(multifocal motor neuropathy:MMN)は感覚障害を伴わない左右非対称性の上肢遠位優位筋力低下と筋委縮を特徴とする.発症に免疫学的機序が推察され,IVIg による治療が有効である.

2 疫 学

2010 年わが国初となる全国疫学調査が行われ[1],有病率は 0.29/10 万人と推定された.その調査では,男女比は 2.6:1 で,発症年齢は 40 歳代がピークであった.

3 臨床症状

典型的には一側の下垂手や握力低下で緩徐に発症し,左右非対称に進行する.下肢より上肢が障害されやすい.筋力低下の分布は神経支配や神経根に一致する.罹患部位は一肢のみの場合や複数に及ぶ場合もある.筋萎縮が明らかなことも多いが,筋力低下に比して筋萎縮が目立たないこともある.腱反射は障害部位では低下するが,それ以外では正常あるいは時に亢進することもある.線維束性収縮と有痛性筋痙攣を罹患筋以外にもしばしば認める.脳神経支配や呼吸筋は一般に障害されない.原則として感覚障害はないが,あっても軽度である.

4 病態生理

MMN の根本的な病態メカニズムは不明である.正常の末梢神経線維の Ranvier 絞輪には多量の GM1 が含まれており,それに対する抗体が半数近くに認められる.血清中の GM1 抗体価と疾患の重症度との相関を示した報告があるが,GM1 抗体価は疾患の活動性を反映しないとの見方もある[2,3]. MMN の診断には伝導ブロックが重要視されている.伝導ブロックが認められた部位における病理像は血管周囲の脱髄性病変を主体とするが,再髄鞘化の所見に乏しく,血液脳関門の破壊を疑わせる所見を伴う[4].

5 診 断

MMN は臨床症状,脱髄を示唆する電気生理学的所見,および除外診断によって診断される.特異的なバイオマーカーは存在しない[2].診断基準は European Federation of Neurological Societies/Peripheral Nerve Society(EFNS/PNS)が合同で作成したガイドラインが広く使われている[5]. 表1 に臨床診断基準を示す.

臨床症状に加えて,電気生理学的の検査,特に神経伝導検査は診断上必須である.生理的絞扼の起こりにくい部位で運動神経に限局した伝導ブロックの所見を認めることが特徴的であるが,軸索障害が前景に立つケースも少なからず存在する.実際には神経伝導検査で伝導ブロックを認めなくても

表1 MMN の臨床診断基準(文献 5 より改変)

- **主要基準(両者を満たす)**
  (1) 慢性進行性(通常 6 か月以上)非対称性の筋脱力・萎縮.
  (2) 下肢の軽度振動覚異常を除いて他覚的感覚障害がみられない.
- **支持基準**
  (3) 上肢優位の障害(発症時の 10%は下肢障害優位)
  (4) 患肢における深部反射低下
  (5) 脳神経障害なし(第 XII 脳神経麻痺の報告あり)
  (6) 患肢における線維束性収縮および筋クランプ
- **除外基準**
  (7) 明らかな球麻痺
  (8) 髄液蛋白 100mg/dL

IVIg に反応する MMN が報告されており,活動依存性の伝導ブロックを証明することにより診断可能となる例が存在する[6].

その他,診断を支持する検査所見としては,IgM 抗 GM1 抗体陽性がある.ただし,陽性率は 40〜50%であり,陰性であっても診断を除外するべきではない.また,腕神経叢造影 MRI 検査で,脱髄部の神経肥厚とガドリニウム増強効果を呈することがある.

6 治療

治療の第一選択は IVIg である.方法は免疫グロブリン 400 mg/kg/日,5 日間連日投与が保険適用となっている.投与速度は初日の投与開始から 1 時間は 0.01 mL(0.5 mg)/kg/分で投与し,副作用などの異常所見が認められなければ,徐々に 0.03 mL(1.5 mg)/kg/分まで投与速度をあげてもよい[7].

投与の有効性は症例によって異なり,長期寛解を得られたり,効果が一時的で維持療法を要したり,無効であったりと様々である[7].維持療法としては,5 日間を 1 クールとして 3〜5 か月ごとに繰り返す.維持療法を行っても,効果が減弱する場合は IVIg の投与間隔を短くしてみるとよい.無効例に対しては明確なエビデンスはないが,免疫抑制薬の併用を検討する[7].

ステロイド投与は無効のことが多く,むしろ症状を増悪させる可能性がある.

DON'Ts

- ☐ 感覚障害を伴わない一側上肢麻痺をみた場合は,鑑別疾患として MMN を見落とさない.
- ☐ ステロイド投与は症状が増悪する例があるため,治療の第一選択としない.

文献

1) Miyashiro A, et.al.: Muscle Nerve 2014 ;49 :357-361
2) Cats EA, et al.: Neurology 2010; 75: 1961-1967
3) Slee M, et al.: Neurology 2007; 69: 1680-1687
4) Kaji R, et al.: Ann Neurol 1993;33:152-158
5) Joint Task Force of the EFNS and the PNS: J Peripher Nerv Syst 2006;11:1-8
6) Nodera H, et al.: Neurology 2006;67:280-287
7) 日本神経学会:慢性炎症性脱髄性多発根ニューロパチー,多巣性運動ニューロパチー診療ガイドライン 2013:149-201

徳島大学 神経内科 宮城 愛,梶 龍兒

H 末梢神経疾患

1-⑤ 炎症性 その他の免疫性ニューロパチー

DOs

- 多発ニューロパチーの問診・診察では浮腫，皮膚症状(色素沈着，血管腫)に留意する．
- 血清M蛋白陽性例では原発性アミロイドーシス，POEMS症候群，抗MAG抗体陽性ニューロパチーを考える．
- 脱髄性ニューロパチーの際に安易に慢性炎症性脱髄性多発ニューロパチーと診断せず，POEMS症候群，抗MAG抗体陽性ニューロパチーの可能性を考える．

1 POEMS(Crow-Fukase)症候群

a 疾患概念

Crow-Fukase(POEMS)症候群は形質細胞の単クローン性増殖に伴い，多発ニューロパチー，浮腫・胸腹水，臓器腫大，内分泌障害，皮膚症状(色素沈着，血管腫，剛毛)，M蛋白血症などを呈する全身性疾患である．わが国では報告者の名前をとってCrow-Fukase(クロウ・深瀬)症候群とよばれるが，欧米では主要症状の頭文字をとってPOEMS(polyneuropathy, organomegaly, endocriopathy, M-protein, and skin changes)症候群といわれることが多い．

患者血清中には血管内皮増殖因子(VEGF)の著明高値がみられ，VEGFが有する強力な血管透過性亢進，血管新生作用により多彩な臓器病変をきたすことが推定されている．全国患者数は約340名と推測されているが，おそらくさらに多くの診断されていない患者が存在する．症状の多彩さから初診は循環器，呼吸器，消化器，腎臓，内分泌，神経，血液の内科系の各診療科の多岐にわたるが，半数では多発ニューロパチーで発症して神経内科を初診する．

b 病理・電気生理所見

末梢神経障害は一次性には脱髄が主体であることから慢性炎症性脱髄性多発ニューロパチーと誤診されることが少なからずある．下肢遠位部では二次性軸索変性が認められる．したがって臨床症状は遠位優位の多発ニューロパチーであり，筋力低下，感覚障害は下肢遠位部において高度である．脱髄を反映して神経伝導速度は低下し，下肢神経では軸索変性による複合筋活動電位，感覚神経活動電位の振幅低下を伴う．神経生検では一般的な脱髄所見に加えてmyelin uncompactionという特徴的な髄鞘の障害が認められる．

c 治療

本症候群は難治性腹水・胸水から多臓器不全をきたす致死率の高い重篤な疾患である．稀少疾患であることから標準的治療法は確立されていないが，従来型の副腎皮質ステロイドによる治療から，2000年以後に自己末梢血幹細胞移植を伴う大量化学療法，サリドマイド療法などの新規治療が導入されて以来，機能予後，生命予後は改善している．65歳以下で移植の非適応基準となる多臓器病変がない場合には，自己末梢血幹細胞移植を伴う超大量メルファラン化学療法が推奨される．約4%にみられる治療関連死は大きな問題点であるが，移植後に著明な症状改善とVEGF低下がみられる．再発を含めた長期予後については現時点では不明な点が多い．

高齢(66歳以上)や臓器病変(特に大量の胸腹水，腎不全)のために移植療法が施行

できない場合には，サリドマイド療法が試みられている．2014年3月の時点で多施設共同医師主導治験が進行中である．

2 抗ミエリン糖蛋白抗体を伴う脱髄性ニューロパチー

末梢性髄鞘の構成蛋白であるミエリン関連糖蛋白（myelin-associated glycoprotein：MAG）に対する自己抗体によって惹起される免疫性ニューロパチーである．抗MAG抗体はIgMクラスでありIgM-M蛋白血症を伴う．高齢男性に多く，緩徐進行性の経過をとり，遠位優位の多発ニューロパチーの病像を呈する．脱髄が一次性変化であるが，下肢遠位では二次性軸索変性を伴う．それを反映して神経伝導検査では上肢で遠位潜時延長，神経伝導速度低下がみられ，下肢では軸索変性による振幅低下あるいは電位誘発不能の所見が認められる．IgM型のM蛋白が陽性である．慢性炎症性脱髄性多発ニューロパチーと異なり，副腎皮質ステロイド，免疫グロブリン大量静注療法，血漿交換の効果は認められないことが多い．この理由が二次性軸索変性であるためか，免疫学的に反応性が低いためかについては不明である．近年は新規治療としてリツキシマブが試みられている．

3 急性感覚性ニューロパチー

後根神経節を標的とする急性自己免疫性ニューロパチーである．Guillain-Barré症候群様の急性発症で四肢のしびれ感，感覚性運動失調を主体とする純粋感覚型ニューロパチーを呈する．髄液では蛋白細胞解離を呈する．神経伝導検査では運動神経伝導は正常であり，感覚神経活動電位の低下・消失が認められる．自律神経障害を合併することがあり後根神経節と自律神経節に共通抗原が存在する可能性が指摘されている．確立された治療法はないが，Guillain-Barré症候群に準じて免疫グロブリン大量静注療法，血漿交換療法が行われる．軽症例では回復が認められることがあるが，神経節細胞体病変であるために重症例では回復しにくい．

4 原発性アミロイドーシス

M蛋白を伴う末梢神経障害において鑑別となる．ALアミロイドが沈着して組織障害をきたす．原発性および多発性骨髄腫に伴うアミロイドはM蛋白に由来するALアミロイドである．多臓器に沈着して心不全，腎不全，肝脾腫，消化管障害，リンパ腫脹などの様々な症状を呈し，末梢神経障害も高頻度に認められる．ALアミロイドーシスに伴う末梢神経障害では小径線維優位に脱落が起こるという特徴があるために，自律神経障害，温痛覚低下が主徴となり，大径線維の症状である筋力低下，振動覚低下，腱反射消失などが目立たないことがある．このような末梢神経障害は small fiber neuropathy と呼ばれ，臨床的にアミロイドーシスを疑うきっかけと成りうる大きな特徴である．

確定診断には生検によるアミロイド沈着の証明であり，消化管，腹壁脂肪，末梢神経からの生検が行われることが多い．臓器障害が進行した場合には不可逆的であり，心不全，腎不全により死亡に至る予後不良の疾患であるため，早期に診断してアミロイド沈着を抑制する必要がある．これまでは通常の化学療法が行われてきたが，近年は自己末梢血幹細胞移植を伴う超大量メルファラン療法，レナリドマイド療法も試みられている．

H 末梢神経疾患

2-① 遺伝性ニューロパチー
Charcot-Marie-Tooth 病

DOs
- 病歴と家族歴は診断のカギとなるので詳細に聴取しよう．
- 神経伝導検査を実施しよう．
- 遺伝子検査を考慮しよう．

1 基本的な考え方

Charcot-Marie-Tooth 病（CMT）は遺伝性に運動および感覚性末梢神経障害をきたす病気の総称である．遺伝性運動感覚性ニューロパチー（hereditary motor and sensory neuropathy：HMSN）とよばれる場合もある．末梢神経障害のパターンにより脱髄型，軸索型，中間型に分けられ，さらに遺伝形式により数十種類に分類される．原因遺伝子は表1に示すように30以上みつかっている．原因のみつからない症例も多い．治療薬はみつかっておらず，対症療法が中心である．

2 疫 学

わが国での有病率は不明だが，欧米の有病率40人/10万人と同程度であろうと推測される．脱髄型の半数以上は *PMP22* 遺伝子の重複によるCMT1Aであり，CMT全体からみても大多数を占める．軸索型の多くは *MFN2* 遺伝子変異によるCMT2A2であり，中間型の多くは *GJB1* 遺伝子変異によるCMTX1である．その他の遺伝子変異に関しては原因遺伝子が多く，ばらつきがみられる[1]．

3 臨床症状

CMTの発症年齢は幼少期が多いが症例により成人発症，高齢発症と様々である．また，発症に気づいていないこともしばしばみられ，正確な発症年齢はわからないこともある．

a 筋萎縮
下肢遠位筋優位の筋萎縮は"逆シャンペンボトル様筋萎縮"とよばれる．下肢遠位の筋萎縮に伴い，pes cavus とよばれる凹足や hammer toe とよばれる槌状足趾変形がみられる．上肢遠位筋は筋萎縮により猿手や鷲手を呈する．進行すると足関節背屈の筋力低下により鶏歩を呈するようになり，徐々に階段昇降や平坦地の歩行も難しくなる．腱反射はほとんどの場合，減弱あるいは消失するが，上位運動ニューロンの障害の合併により亢進する場合もある．その場合はHMSN5型（HMSN-V）とよばれる．

b 感覚障害
自覚症状に乏しいことがしばしば見受けられるが，ほとんどの患者に手袋靴下型の表在覚低下や振動覚低下が認められる．神経障害性疼痛，関節痛，冷え性，脒胝による疼痛などに悩まされる場合も多い．

4 病 態

原因遺伝子により様々だが，髄鞘の構築，代謝，維持に関連する遺伝子異常では脱髄型となる．DNAの転写，蛋白合成，修復，ミトコンドリア機能異常などに関連する遺伝子異常では軸索型となる．しかし，原因遺伝子が同じであっても脱髄型にも軸索型にもなる場合があり，発症年齢や合併症も様々なため，臨床像から原因遺伝子や病態を推測するのは限界がある．

表1 CMTの原因遺伝子

病型	遺伝子	病型	遺伝子	病型	遺伝子	病型	遺伝子
<CMT 1型(脱髄型, AD)>							
CMT1A	PMP22	CMT1B	MPZ	CMT1C	LITAF/SIMPLE	CMT1D	EGR2
CMT1E	PMP22	CMT1	FBLN5	hypomyelin	SOX10	hypomyelin	ARHGEF10
<CMT 4型(脱髄型, AR)>							
CMT4A	GDAP1	CMT4B1	MTMR2	CMT4B2	SBF2	CMT4B3	SBF1
CMT4C	SH3TC2	CMT4D	NDRG1	CMT4E	EGR2	CMT4F	PRX
CMT4G	HK1	CMT4H	FGD4	CMT4J	FIG4	CMT4	SURF1
<CMT 2型(軸索型, AD)>							
CMT2A1	KIF1B	CMT2A2	MFN2	CMT2B	RAB7	CMT2C	TRPV4
CMT2D	GARS	CMT2E	NEFL	CMT2F	HSPB1	CMT2I/J	MPZ
CMT2K	GDAP1	CMT2L	HSBP8	CMT2N	AARS	CMT2O	DYNC1H1
CMT2P	LRSAM1	CMT2Q	DHTKD1	HMSN-porximal	TFG	CMT2	VCP
<CMT 2型(軸索型, AR)>							
AR-CMT2A	LMNA	AR-CMT2B	MED25	AR-CMT2F with ataxia	HSPB1	AR-CMT2K	GDAP1
AR-CMT2P	LRSAM1	ACCPN	KCC3		TDP1	GAN	GAN1
<CMT 中間型>							
CMT DIB	DNM2	CMT DIC	YARS	CMT-DID	MPZ	CMT-DIE	INF2
CMT-DIF	GNB4	CMT-RIA	GDAP1	CMT-RIB	KARS	CMT-RIC	PLEKHG5
<CMT X 連鎖型>							
CMTX1	GJB1	CMTX4	AIFM1	CMTX5	PRPS1		

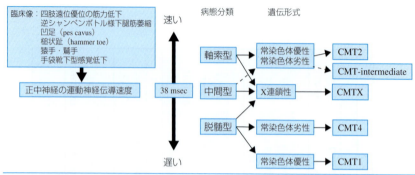

図1 CMT 診断チャート（文献2より改変）

 Pitfall ①

常染色体劣性遺伝の場合や突然変異の場合は，家系内発症がないこともあるので，家族歴がなくてもCMTは否定できない．

5 診 断

臨床経過，臨床像，家族歴などからCMTを疑う（**Pitfall ①**）．
図1[2]に示すようにまず神経伝導検査で脱髄型か軸索型か中間型に分類する．正中神経運動神経伝導速度38msec以下の遅延がみられるものは脱髄型，それ以上の神経伝導速度の場合は軸索型に分類する．左右で38msec前後にまたがったり，再検査で前後する場合は中間型に分類する．最終的な確定診断は遺伝子診断によるが，遺伝子検査は必ず本人または保護者の同意を得て行う．脱髄型の場合，最多のCMT1Aの原因である *PMP22* 遺伝子重複は保険適用で外注委託検査（LSI メディエンス社）により確認できる．それ以外の遺伝子に関しては様々な研究施設で個別に検査している．2014年現在，鹿児島大学神経内科ではCMT1A以外の既知のCMT原因遺伝子に関して包括的遺伝子診断を施行しており，遺伝子検査の陽性率は20〜30%である．

神経生検も末梢神経障害の鑑別には有効である．脱髄型CMTではオニオンバルブ形成，髄鞘低形成，有髄神経線維の減少などがみられる．軸索型CMTでは軸索変性がみられる．慢性炎症性脱髄性多発ニューロパチー（CIDP）や血管炎症候群などとの鑑別に有効である．

6 治 療

エビデンスに基づいた特異的治療はない．下肢の変形に伴い著明にADLを悪化させる場合は腱延長術や骨切り術など外科的治療を考慮する．リハビリテーションは遠位関節の拘縮を予防し，近位筋力の増強維持のために行う．足底板，膝や足のサポーター，短下肢装具，長下肢装具など必要に応じて装具を考慮する．神経障害性疼痛には対症療法として，NSAIDs，プレガバリン，カルバマゼピン，デュロキセチン，アミトリプチリンなどの処方を考慮する．患者の悩みに真摯に対応することが重要である．

抗腫瘍薬の一部には末梢神経障害の副作用を有するものがある．これら抗腫瘍薬により末梢神経障害が著明に悪化することがあるので注意が必要である（**Pitfall ②**）．

⚠ **Pitfall ②**

少量の抗腫瘍薬により著明な末梢神経障害を呈したことをきっかけにCMTが診断された例もある[3]．

DON'Ts

- ☐ 腱反射正常または亢進しているからといって末梢神経障害を否定してはならない．
- ☐ 遺伝子検査を同意なしに行ってはならない．

文献

1) Szigeti K, et al. : Neuromolecular Med 2006 ; 8 : 243-254
2) 橋口昭大，他：末梢神経 2008 ; 19 : 390-393
3) Nakamura T, et al. : Neurogenetics 2012 ; 13 : 77-82

鹿児島大学 神経内科　**橋口昭大，髙嶋　博**

2-② 遺伝性ニューロパチー
家族性アミロイドポリニューロパチー

H 末梢神経疾患

DOs

- 家族性アミロイドポリニューロパチー（FAP）のフォーカスのない地域においても FAP 患者が存在するため，原因不明の sensori-motor ポリニューロパチーを呈する患者では積極的に FAP の検索を行おう．
- 高齢者であっても原因不明のニューロパチーを呈する患者では，積極的に FAP を疑おう．
- 肝移植では眼のアミロイド沈着（時として心臓も）は阻止できないため，移植時にそのことを伝えよう．

1 基本的な考え方

家族性アミロイドポリニューロパチー（familial amyloidotic polyneuropathy：FAP）は，線維状構造をもつアミロイドが種々の臓器の細胞外に沈着し，機能障害を引き起こす全身性アミロイドーシスに分類され，末梢神経障害を主体とした全身性の疾患である[1]．消化管，心，腎，眼などの組織もアミロイド沈着により障害される．FAP では，遺伝的に変異したトランスサイレチン（TTR）に加え，ゲルソリンやアポ AI，β2 ミクログロブリンなどを原因蛋白質とするタイプもあるが，わが国では TTR 型 FAP が圧倒的に多い．

2 疫 学

現在までに 130 種類以上の TTR の点変異（あるいは欠失）が明らかにされているが，TTR の 30 番目のバリンがメチオニンに変異したタイプが圧倒的に多い．100 万人に 1～3 人と報告されているが年々患者数は増加している．国内では熊本県，長野県，および石川県に集積地があるが，これら集積地とは血縁のないおもに高齢発症の FAP ATTR Val30Met 型の患者が全国で続々と報告されてきている．

3 臨床症状

本症では自律神経障害が初発症状となることも多く，起立性低血圧による失神や便秘，下痢，嘔気などの消化器症状，発汗障害，男性では陰萎がみられる．感覚障害としては，一般に小径線維ニューロパチーのパターンをとり，温痛覚障害が先行し解離性感覚障害がみられるが，手根管症候群で発症する例もある．運動神経障害は感覚障害より 2～3 年遅れて出現する．神経障害以外の機能障害として，心伝導障害や心不全，腎機能障害，硝子体混濁，交替制下痢・便秘，緑内障などが認められる[2]．

4 病態生理

TTR 遺伝子の点変異や欠失により，異型 TTR が産生され，それにより四量体の構造が不安定になる．本現象をきっかけに TTR のミスフォールディングが起こり組織沈着アミロイドが形成されると考えられている．

5 診 断

診断のフローチャートを図 1 に示す．
①生検（腹壁脂肪吸引，胃・直腸，皮膚，口腔粘膜，腓腹神経など）によりアミロイド沈着を証明し，同部が抗 TTR 抗体

第5章 神経内科疾患の診療

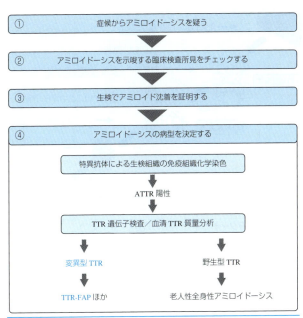

図1 TTR-FAP 診断のフローチャート（文献1より）

で染色されることを確認する．
② 血清診断（mass spectrometry）ならびに遺伝子診断（RT-PCR 法，リアルタイム PCR 法，direct sequence 法）により TTR 遺伝子変異のタイプを明らかにして診断確定する．心エコーでは心筋のアミロイド沈着部が glanular sparkling sign として検出される．脳髄膜型を呈する FAP においては，MRI の T2 強調画像では，髄膜増強効果が，SWI では micro-bleeds が認められる．

6 治療の一般方針

発症初期の患者には肝移植か四量体安定化薬による治療を行う．進行した患者においてはそれぞれの症状に対して対症療法を行う．

a 肝移植（図2）

アミロイド原因蛋白質である異型 TTR の95％以上が肝臓で産生されることから，1990年以来，世界各国で肝移植が試みられてきた．2013年末の時点で2,000例以上の脳死肝移植ないし部分生体肝移植が行われたが，発症約5年以内，60歳以下，歩行可能，modefied BMI が 600 以上，胸部 X 線写真で心肥大がない患者に移植治療を行うと 90％以上の FAP 症例が生存し，FAP の進行停止ないし改善が認められる．ただ肝移植後も眼のアミロイド沈着は引き続き増悪し，硝子体混濁，緑内障が出現すようになる[2]．一部の患者では心症状が増悪し，死因となることがある（特に50歳以降の男性）．進行したケースでは肝移植をしてもニューロパチーの進

治療抵抗性の CIDP 患者は FAP の可能性がある．

家族歴は必ずしも FAP を疑う根拠にはならない．

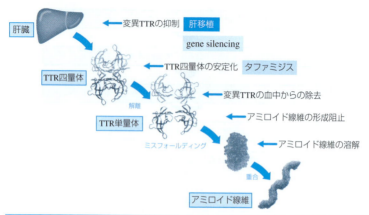

図2 TTR-FAPの治療ターゲットと治療の現状（文献1より）

行が停止しない場合がある．

b 四量体安定化薬..................
現在TTRの四量体構造を安定化させ，アミロイド形成を抑制する目的で，NSAIDsの一種であるジフルニサルや新たな合成薬タファミジスの有用性が国際臨床治験を通して証明され，タファミジスは保険収載された．

Topics

最近，高齢発症のMet30型のFAP患者が全国各地で発見されている．こうした患者は，50歳以上に発症し，男性が多く，末梢神経障害や自律神経障害は軽微なケースが多い．家族歴が認められるのは半数以下であり，熊本，長野などの集積地のFAP患者家族と血縁関係を認めない．われわれはこうした患者のハプロタイプの比較を行ったところ約半数の患者で集積地の患者とタイプが異なることを明らかにしている．FAPはポルトガルに最も患者が多いが，わが国の集積地の患者はポルトガルの患者とほぼ同じハプロタイプを有する．したがって日本全国に転々と発見されている高齢発症のFAP患者は，発症の時期は不明であるがde novo変異である可能性が高いと考えられる．

DON'Ts

☐ 十分なインフォームドコンセントなしにFAPの遺伝子診断を行ってはならない．
☐ 高齢者，特に男性FAP患者に対して，発症早期でも安易に肝移植を行ってはならない．

文献

1) 安東由喜雄：家族性アミロイドポリニューロパチー．アミロイドーシス治療ガイドライン．pp20-26, アミロイドーシス調査研究班, 2010

2) Ando et al. Orphanet J Rare Dis. 1186: 1750-1172, 2013

熊本大学大学院生命科学研究部 神経内科学分野　**安東由喜雄**

H 末梢神経疾患

3-① 絞扼性ニューロパチー
手根管症候群

> **DOs**
> - 臨床症状の範囲が正中神経だけかを確認する.
> - 手首の安静を最優先にする.
> - 原疾患が隠れていないか確認せよ.

1 基本的な考え方

手根管は手根骨と手根横靱帯で構成されるトンネルであり，正中神経と長母指屈筋，示指から小指の深指および浅指屈筋の腱が通過する．手根管症候群はこの部位での正中神経障害の総称で，様々な原因がある．

診断には，臨床症状に加えて神経筋電気診断が必須であり，正中神経が手根管部で機能障害を起こしていることの証明が大切である．加えて，尺骨神経や撓骨神経に異常をきたしていないことも確認しなければならない．

手首の安静を保つ保存的治療（非外科的治療）を優先すべきである．原疾患がある場合は，その治療も同時に考える．8週間の経過観察で症状などに改善がなければ，外科的治療の考慮をためらうべきではない．

2 病因

手根管症候群の原因は，先天性の手根管狭小に基づく特発性が多いが，腱鞘炎・滑膜炎，腫瘍・ガングリオンなどの局所要因，遺伝性ニューロパチー，糖尿病などの多発ニューロパチーによる神経脆弱性，妊娠や甲状腺機能低下などの全身性要因など多彩である．

3 診断

a 臨床症状

手根管症候群は，まず臨床症状で診断する．夜間早朝に増悪する正中神経領域のし

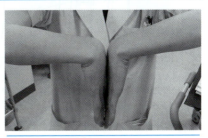

図1 Phalen テスト
手首を屈曲位で1分間程保持する際の肢位を示す．正中神経支配域の感覚障害が出現または増強すれば Phalen 徴候陽性と判断する．

びれと痛みが，手を使うときに増悪し手を振ることで軽快する傾向を示す．同領域の感覚鈍麻・消失感覚症状，進行期には手内筋の筋萎縮を示すなどに加え，手首を屈曲位で約1分間保持した際に正中神経支配域にしびれ感が出現・増強する Phalen 徴候（図1），手首を伸展位で保持した場合の逆 Phalen 徴候，手根部を叩打した際に正中神経支配域にしびれや疼痛が出現する Tinel 徴候などを参考に診断する．

b 神経筋電気診断

正中神経に限局する運動神経遠位潜時延長，感覚神経伝導遅延など神経筋電気診断が病態確認と進行度推定に有用である．電気診断で推奨される検査は，①手首および肘刺激での正中神経運動伝導検査，②手首-指間の正中神経感覚伝導検査であり，これらで手首に限局する伝導異常が明らかにできない場合には，環指-手首間感覚伝導検査の正中神経と尺骨神経比較，母指-手

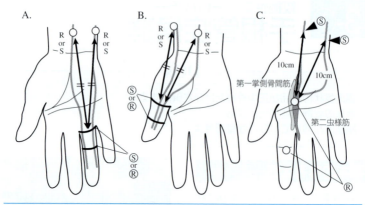

図2 手根管症候群における伝導障害の鋭敏な検出法(文献1より改変)
A：環指-手首間感覚伝導検査の正中神経と尺骨神経比較．B：母指-手首間感覚伝導検査の正中神経と橈骨神経比較．C：第二虫様筋(2nd lumbricalis, 正中神経支配)と第一掌側骨間筋(1st IOP 尺骨神経支配)の運動遠位潜時比較．
R：刺激部位，S：記録部位を表す．

首間感覚伝導検査の正中神経と橈骨神経比較，第二虫様筋(正中神経支配)と第一掌側骨間筋(尺骨神経支配)の運動遠位潜時比較などが必要となる(図2)．重症度判定には正確な神経筋電気診断が必要であり，日本臨床神経生理学会筋電図神経伝導分野認定医に電気診断を依頼することは診断の質の担保となる．

c　神経筋超音波診断

最近では，神経筋超音波検査によって手根管部で正中神経の腫脹や萎縮が明らかになるなどの病態把握もなされつつある．

4 治療方針

手根管症候群の治療は，非外科的治療と外科的治療がある．患者に治療法の選択基準を説明し，同意を得るようにする．

a　非外科的治療

非外科的治療は保存的治療であるが，長期の保存的治療効果にエビデンスが示されていないため，手首の安静など4～8週の保存的治療で改善が不十分な場合は，患者の希望や生活背景を考慮しつつ外科的治療も考慮すべきである．なお，母指球の筋萎縮があれば手術を考慮する．基本的に手首の安静が必要である．安静の方法は，生活背景によって異なる．患者の話を聞き，具体的に説明することが肝要である．

① 薬物治療(内科的治療)には経口薬と注射がある．疼痛が続くときには，ステロイド内服もしくはステロイドの手根管内注入で約2週間経過観察する．投薬であればプレドニゾロン20～25mgを朝1回投与する．注射はメチルプレドニゾロン40mgを手根管の近位部に注入する．もしくはベタメタゾン6mgを手根管内に注入する方法が好まれる．

② そのほかにNSAIDs，スプリント，利尿薬，ビタミン剤などが治療として用いられることがある．しかし，それぞれの治療効果にはエビデンスがない．

③ 疼痛再燃があれば，非外科的治療は限界と考え外科的治療として手術を考えることがよい．

b　外科的治療

手根管症候群の外科的治療は，直視下手根横靭帯切開法(open carpal tunnel release：OCTR)が従来から行われており，

有効性が確認されている．合併症も少ない．これは，手根管内の容積拡大を図る手術である．
　内視鏡的手根横靱帯切開法(endoscopic carpal tunnel release：ECTR) も用いられる．OCTR と ECTR を比較すると双方の結果に差を見出し難い．

DON'Ts

- 慌てて手術療法を推奨しない．
- 全身疾患を見逃さない．

文献

1) 日本神経治療学会監修：神経治療学 2008; 25: 65-84
2) Armstrong T, et al: Muscle Nerve 2004; 29: 82-88
3) 野寺裕之：手根管症候群の電気診断；モノグラフ神経筋電気診断を基礎から学ぶ人のために．日本臨床神経生理学会　筋・末梢神経電気診断技術向上委員会，認定委員会(編)，一般社団法人日本臨床神経生理学会，2013，137-144

国立病院機構箱根病院 神経筋・難病医療センター　**小森哲夫**

H 末梢神経疾患

3-② 絞扼性ニューロパチー 橈骨神経麻痺

DOs

- 肘，手関節，中手指節（MP）関節の伸展が障害される，伸筋麻痺である．病変部位に痛みを呈することがある．
- 浅橈骨神経麻痺では，橈側手指背側の感覚障害を呈する．
- 神経伝導検査が診断の裏づけとなる．
- 伸筋麻痺に伴う屈曲拘縮を予防するために，スプリントを用い，リハビリテーションを行う．回復が悪い場合は手術も考慮する．

1 基本的な考え方

上肢のおもな3神経のうち，正中神経手部に起こる手根管症候群，尺骨神経肘部に生じる肘部尺骨神経麻痺に比べると橈骨神経麻痺の頻度は低い．しかし，橈骨神経の運動麻痺は"土曜の夜麻痺"や"伸筋麻痺"などの名でよく知られている．経路が長いことから，圧迫・絞扼などを生じる神経障害部位はいくつも考えられる．

2 解剖

橈骨神経は上腕神経叢の後神経束から分かれる（図1）．上腕から肘部にかけて上腕三頭筋，腕橈骨筋，橈側手根伸筋，回外筋への支配枝を出した後，腕橈骨筋と橈側手根伸筋に覆われる形で肘部に達する．外側上顆の3～4cm遠位，回外筋に入る直前の部位は橈骨神経管（radial tunnel）とよばれ，この中で橈骨神経は2本の終枝，すなわち運動枝の後骨間神経と感覚枝の浅橈骨神経に分かれる．後骨間神経が回外筋の浅

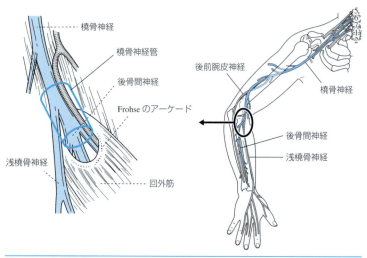

図1 橈骨神経の経路

> **コツ**
>
> 上肢の伸筋麻痺をみたら，まず橈骨神経麻痺を疑う．大脳皮質由来の上肢単麻痺との鑑別点は，橈骨神経麻痺では手指の近位指節間(PIP)関節や遠位指節間(DIP)関節の伸展が保たれることにある．

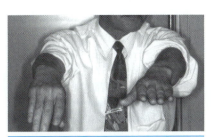

図2　右橈骨神経麻痺
両手の伸展挙上を指示してある．上腕螺旋溝での圧迫により，右手関節および MP 関節の伸展が障害されている．

頭を通過する部位は線維性アーチとなり，Frohse のアーケードとよばれる．

回外筋への支配はおもに後骨間神経からなされる．後骨間神経はさらに総指伸筋，尺側手根伸筋，長母指外転筋，短母指伸筋，固有示指伸筋を支配する．

浅橈骨神経は感覚枝であり，前腕の下 1/3 で表在となる．長母指伸筋と短母指伸筋の両筋腱の間にある嗅ぎ煙草入れを通過し，前者の腱上を横切るところを外表から容易に触れることができる．

3 臨床症状

橈骨神経は肘，手関節，中手指節(MP)関節の伸展運動をつかさどる．回外筋は前腕の回外運動をもたらす．感覚枝は尺側を除く手指および手背，さらに前腕の皮膚のほか骨や関節も支配する．神経麻痺では障害部位に応じて，これらの欠落症状が出現する．

4 病態生理

a 圧迫

①松葉杖の誤用により，腋窩出口での橈骨神経圧迫が起こりうる．この部の障害では，上腕三頭筋を含むすべての橈骨神経支配筋の麻痺と前腕背側を含む感覚障害を生じる．

②上腕三頭筋下での圧迫では，上腕三頭筋を除いた伸筋群に麻痺を生じる．螺旋溝で上腕骨に押しつけられる形で，いわゆる"土曜の夜麻痺"が起こる(図2)．ライフル紐，車椅子，ターニケットによるほか，麻酔中の事故としても報告されている．

③浅橈骨神経麻痺は手関節圧迫で生じ，きつい時計バンドが原因となるが，抗凝固療法中の血腫によることもある．大腿外側皮神経障害による meralgia paresthetica と対応させて，cheiralgia paresthetica ともよばれる．

b 絞扼

①回外筋を通過するところで後骨間神経麻痺が起こる．Frohse のアーケードと線維バンドにより絞扼され，supinator channel syndrome とよばれる．

②橈骨管症候群は，その近位の外側上顆から回外筋の間での橈骨神経障害を指す．肘部での橈骨神経ニューロパチーは基本的に緩徐進行性の後骨間神経運動麻痺を呈する．筋からの求心路障害による痛みを伴うこともあり，いわゆるテニス肘の鑑別診断に橈骨神経障害も入れておく必要がある．

c 筋骨格の炎症

de Quervain 病のような滑液包炎でも，後骨間神経領域の機能障害を呈する．

d 腫瘍と嚢腫

脂肪腫，線維腫，神経鞘腫，ガングリオンなどが原因となる．

e 外傷

橈骨神経は上腕骨骨折時に傷害されやすい．浅橈骨神経は前腕末梢背側での静脈穿刺に際しても注意が必要である．

####　f　全身疾患
糖尿病，関節炎を伴う疾患，膠原病で単ニューロパチーを生じる．らいや鉛中毒で橈骨神経麻痺を生じるが，鉛中毒では腕橈骨筋を避けることが特徴である．

5　典型的な橈骨神経障害の臨床像

####　a　後骨間神経障害
運動麻痺をきたす．比較的急性発症で肘近くの痛みを伴うことが多い．尺側手根伸筋，総指伸筋，長母指外転筋，短母指伸筋が麻痺し，長短橈側手根伸筋や回外筋は比較的近位で分岐するため通常障害されない．その結果，手関節伸展は障害されないが橈側に偏倚し，手指（MP関節）伸展が障害される．外傷性と非外傷性が半々であり，特発性に神経幹にくびれを伴う病態が注目されている．

####　b　橈骨管症候群
難治性のテニス肘として紹介されることもある．橈側回内筋症候群ともよばれる．前腕近位の痛みと内側上顆の圧痛，前腕回外による痛みの増強，中指を伸展させると痛みが増強するなどが特徴的所見としてみられる．

####　c　浅橈骨神経麻痺
外傷や圧迫により障害され，橈側手指背側の感覚障害を呈する．外側前腕皮神経との支配領域の重複程度により感覚障害の範囲が異なる．高齢者では，近位部での古い外傷に伴って浅橈骨神経SNAPが記録できない例を時に経験する．

6　電気診断

####　a　運動神経伝導検査
記録電極は固有示指伸筋上に置く．手関節背側で尺骨茎状突起から3横指程度近位で尺骨の橈側縁上，第2指を伸展させたときに筋収縮がみられる部位に陰極を，尺骨茎状突起付近に陽極をつける．刺激は肘の上下および腋窩やErb点で行うが，いずれも神経幹が皮下深い位置にある．前腕では腕橈骨筋，上腕では上腕三頭筋の内側縁または外側縁から神経幹に向けて刺激電極を押しつけ，比較的強い刺激を行う必要がある．記録電極周辺には他の橈骨神経支配筋も存在するため，同時に収縮した他筋からの電位の波及を生じやすい．この場合，しばしば初期陽性相を伴う複合筋活動電位波形となる．刺激・記録とも行いにくく，実施難易度の高い神経伝導検査と位置づけられる．

####　b　感覚神経伝導検査
母指を背屈すると手背に飛び出す長母指伸筋腱が見える．その上を対側の指で注意深くなぞると，中央付近でコリッとした浅橈骨神経に触れる．この直上と示指方向4cm遠位に記録電極を置き，活性電極から13cm近位の橈骨縁を刺激点とする．この神経は多発神経障害や絞扼性神経障害の影響を受けにくいため，異常の検出感度は低いが，高度の多発ニューロパチー例でも評価可能という利点をもつ．

7　治　療

伸筋麻痺に伴う屈曲拘縮を予防するために，スプリントを作成し，リハビリテーションを行う．痛みを伴う病態ではNSAIDsが用いられるが，合わせて前腕近位の画像検査が役立つことがある．外科手術を要する場合もあるからである．

文献

1) Dawson DM, et al.: Entrapment neuropathies. 3rd edition, Lippincott-Raven, Philadelphia, 1999, 198-226
2) Dumitru D, et al.: Zwarts M. Electrodiagnostic medicine, 2nd edition, Hanley & Belfus, Philadelphia, 2002, 159-224

横浜市立大学附属市民総合医療センター　総合診療科　**長谷川　修**

H 末梢神経疾患

3-③ 絞扼性ニューロパチー
尺骨神経麻痺

DOs

- ☐ 尺骨神経の解剖と機能を理解しよう．
- ☐ 臨床的に疑われた場合には神経伝導検査を施行しよう．
- ☐ 保存的治療で改善しない場合や神経圧迫病変が存在する場合は外科的治療を考慮しよう．

1 尺骨神経の基本

a 尺骨神経の走行

運動線維と感覚線維ともにC8・Th1神経根に由来し，腕神経叢では下神経幹・内側神経束内を走行し，腋窩より尺骨神経になる．その後，上腕内側・上腕骨内側上顆後方を経て肘部管内に入り，前腕尺側で尺側手根屈筋内を走行した後に，尺骨動脈・静脈と一緒に手関節部の尺側の手根骨の豆状骨と有鉤骨鉤間に存在するGuyon管（尺骨神経管）を通過し手内に至る．尺骨神経はGuyon管内で浅枝（おもに感覚枝）と深枝（運動枝）に分枝し，浅枝は4指尺側と5指へ伸び，深枝は小指球筋群へ枝を出した後に，手掌深部に入る（図1A,B,C,D）．

b 尺骨神経の神経支配

運動系は，前腕部では手関節の屈曲，手指の屈曲，さらに手部では母指球筋以外の小手筋の多くを支配する．感覚系は，5指と4指の尺側1/2の掌背側の感覚を支配する．

2 絞扼性ニューロパチーの好発部位

肘部管とGuyon管が好発部位で，各々の障害を肘部管症候群（広義）とGuyon管症候群と称する（図1A,C,D）．

3 基本的な考え方と病態

a 肘部管症候群

肘部管症候群（肘部尺骨神経障害 ulnar neuropathy at the elbow：UNE）は，絞扼性神経障害としては手根管症候群（carpal tunnel syndrome：CTS）に次いで2番目に多い．尺骨神経は肘部では表在で可動域が大きく，かつ線維膜の多いところを走行することから過伸展や圧迫に伴う神経障害の好発部位である．手が小さいことが危険因子になるCTSとは逆に骨の大きい男性に多い．実際には肘部管以外の上腕骨内側上顆を挟む5〜7cmのレベルで様々な原因で尺骨神経が障害されるためUNEと総称することが適切である．その原因は部位によって異なる[1]（図1C）．

①肘上部：小児期の肘関節等の骨折後の外反肘変形．
②尺骨神経溝（上腕骨内側上顆後方）：過伸展や変形性関節症．
③肘下部：肘部管での絞扼，ガングリオン，滑車上肘筋（破格）による圧迫．

症状は慢性に発症する一側の第4,5指のしびれと疼痛．骨間筋や小指球筋が萎縮し鷲手を呈する．誘発試験では肘部のTinel徴候のほか，Elbow flexion testが重要である．C8神経障害やGuyon管症候群の可能性を鑑別する．診断は臨床症状と神経伝導検査（nerve conduction study：NCS）で行う．保存的治療で改善しない場合は外科的治療を行う．

b Guyon管症候群

Guyon管症候群は，Guyon管が何らかの原因で狭窄し生じる尺骨神経麻痺である．

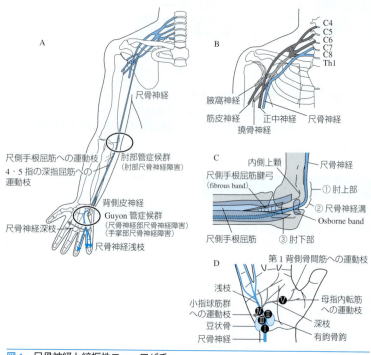

図1 尺骨神経と絞扼性ニューロパチー
A：尺骨神経の絞扼性ニューロパチーの好発部位
B：腕神経叢と尺骨神経の関係
C：肘部の尺骨神経の走行と絞扼性ニューロパチーの好発部位
D：手掌部尺骨神経障害（ulnar neuropathy at the wrist：UNW）の病型

    ❶ type Ⅰ：a mixed motor and sensory neuropathy
    ❷ type Ⅱ：a pure sensory neuropathy
    ❸ type Ⅲ：a pure motor neuropathy
    ❹ type Ⅳ：a pure motor neuropathy with sparing of hypothenars
    ❺ type Ⅴ：distal motor neuropathy

（Wu JS, Morris JD, Hogan GR：Ulnar neuropathy at the wrist： case report and review of the literature. AchPhys Med Rehabili 66：785-88, 1985）

UNEと症状や所見は類似しているが，感覚障害を手背尺側に認めない，尺側手根屈筋と4・5指の深指屈筋の筋力低下を認めない点が鑑別点である．Guyon管症候群は，症状と障害部位の解剖学的位置関係からⅤ型に分類されている（図1D）．原因は，急性もしくは反復する外傷，有鈎骨鈎，豆状骨偽関節，破格筋，占拠性病変（ガングリオン，腫瘍など），CTSに伴う圧上昇など

である．対症療法が有効でない場合は外科的治療の適応となる．

4 疫学，臨床症状，神経学的所見

まとめて表1に示す．

5 診 断

a　肘部管症候群（UNE）
肘を圧迫するような動作を繰り返してい

表1 肘部尺骨神経障害とGuyon管症候群の疫学，臨床症状，神経学的所見（赤松功也．整形外科クイックリファレンス文光堂，2000.77を改変）

	肘部管症候群 (肘部尺骨神経障害)	Guyon管症候群 (尺骨神経管神経障害)
疫学	20/10万人 (手根管症候群の1/6)	肘部管症候群の1/20
臨床症状	第4指尺側と第5指のしびれと疼痛と手指の巧緻運動障害	
外観		鷲手
運動障害		
母指つまみ運動 (Froment徴候)	＋	＋
指の内転・外転運動	＋	＋
4・5指のDIP関節屈曲運動	＋	－
手関節尺屈運動	＋	－
筋萎縮		
小指球筋	＋	＋
骨間筋 (特に第1背側骨間筋)	＋	＋
尺側手根屈筋	＋	－
感覚障害		
小指と環指尺側 　(ring-finger splitting)	＋	＋
手掌尺側	＋	＋
手背尺側	＋	－
前腕尺側	－	－
誘発試験		
Tinel徴候	＋	＋
Elbow flextion test[*]	＋	－

[*]肘関節の深屈曲で4, 5指のしびれが増強

る病歴．表1の神経学的所見．

NCS所見

①運動神経伝導検査 (MCV study)：小指外転筋に記録電極を設置し，肘を90度（または135度）の屈曲位に固定し手首，肘下，肘上，腋窩を刺激．肘下-肘上間の伝導速度が50m/sec以下か，肘下-肘上間の伝導速度が手首-肘下間と比較し10m/sec以上遅い場合，複合筋活動電位 (CMAP) が肘下と肘上間で20％以上低下する場合に伝導障害を疑う．この場合はインチング法を行う[1]．

②感覚神経伝導検査 (SCV study)：逆行法で手首，肘下，肘上，腋窩を刺激する．感覚神経活動電位 (SNAP) の低下を認め，正常では記録電極と刺激部位の距離に比例して直線状に低下するが，伝導障害の部位でこの比例関係が崩れることにより異常の有無を判断する[1]．

⚠ Pitfall

肘部でのNCSでは尺骨神経を固定するため肘関節を90度（または135度）の屈曲位に固定して行う．

b　Guyon管症候群

表1の神経学的所見．

1) NCS所見

① MCV study：小指外転筋に記録電極を設置し，手首，肘下，肘上，腋窩を刺激

する．肘下-肘上間の伝導速度低下は認めず，遠位潜時（distal latency：DL）の延長と CMAP の低下を認める．
② SCV study：逆行法で手首，肘下，肘上，腋窩を刺激．感覚神経遠位潜時の延長と SNAP の低下を認める．

2) 針筋電図所見

脱神経所見を確認し局所診断に用いる．

3) 単純 X 線所見

有鉤骨鉤や豆状骨の骨折，偽関節，変形の有無を確認．

6 治 療

a 肘部管症候群（UNE）

1) オーバーユースの回避

①肘部での尺骨神経の過伸展は神経症状を増悪させるため，肘部を屈曲させての負荷をかけることを回避．
②長時間の肘置きなしでのパソコン操作を回避．
③寝相の悪い症例では睡眠時に肘の屈曲を抑制するためサポーターの使用[3]．

2) 外科的治療

保存的治療に抵抗もしくは症状が進行する症例，運動障害を呈するものや筋萎縮を認める場合は外科的療法を考慮．外科的治療は UNE の原因によって術式を決定．おもな術式は，肘部管形成術，king 変法，皮下前方移動術，単純除圧法，筋層下前方移動術である．

b Guyon 管症候群

急性の圧迫による症例では，スプリントでの手関節の固定が適応である．その他の原因による場合は通常外科的治療の適応になり，Guyon 管の解放は必須である．CTS に伴うものであれば，通常 CTS の加療のみで回復する．

文献

1) 三澤園子，他：Peripheral Nerve 2011；22：166-171
2) 内山茂晴：関節外科 2012；31：99-102
3) 長谷川修：内科 2012；109：985-988

埼玉医科大学総合医療センター 神経内科　**三井隆男，野村恭一**

H　末梢神経疾患

4-① 神経叢障害
腰仙神経叢障害

> **DOs**
> - ☐ 腰仙神経叢の解剖を知ろう．
> - ☐ 経過の問診，診察に加え，各種検査を駆使して病巣診断・神経根症状との鑑別を行おう．
> - ☐ 原因の検索，治療を適切に行おう．

1 基本的な考え方

腰仙神経叢障害とは？
① 腰神経叢は多数の神経線維により構成され，それら複数の神経根由来の神経が交錯しているため，神経叢障害の症状パターンは，神経根や神経の分布とは一致しない．
② 腰仙骨神経叢の障害は主として下肢に生じる．症状は，下肢の疼痛で発症し筋力低下，さらに筋萎縮へと進展し，多発性単神経炎に類似した分布を呈することがある．
③ 類似した分布を呈する原因として腰部脊柱管狭窄症による複数の神経根圧迫が考えられるが，この場合痛み（神経根痛），しびれ，運動麻痺に加え，しばしば歩行等の運動により悪化する腰痛を伴うことにより鑑別される．
④ 原因としては，腰仙神経叢ニューロパチーのほかに，腰椎椎体・骨盤骨折等や手術操作等による外傷，骨盤腔への放射線照射，悪性神経鞘腫やリンパ腫などの腫瘍，後腹膜血腫や腸骨動脈瘤などの血管障害などがあげられる．内科的な原因としては，糖尿病性筋萎縮症などがある．
⑤ 診断には発症様式，基礎疾患，症状の問診に加え，神経学的な診察，筋電図などの電気生理学的検査，MRI などの画像検査，血液・脳脊髄液検査などが有用である．

2 腰仙神経叢の解剖（図 1, 2）

腰仙神経叢は，腰神経叢と仙骨神経叢よりなる．腰神経叢は一般に L1 – 4 の前枝により構成され，大腰筋の後方に位置し，大腿神経，大腿皮神経，閉鎖神経などを形成する．骨盤の上縁より骨盤内へと下降し L4 – 5 よりなる腰仙神経幹により仙骨神経叢と交通する．仙骨神経叢は L4 – S4 の前枝由来の神経線維により構成され，坐骨神経や下殿神経を形成する．

3 診断・鑑別診断

診断は臨床症状から示唆される．また筋電図検査および体性感覚誘発電位などにより解剖学的分布を明らかにする．さらに，外傷等の病因がはっきりしない場合には，必ず適切な神経叢および隣接する脊椎の MRI を実施する．

a 糖尿病性筋萎縮症

全糖尿病患者のうち約 0.8 ～ 1.7% に発症するとされ，高齢の 2 型糖尿病患者に生じやすい．微小血管の障害が原因と考えられている．亜急性に発症し，大腿・殿部・腰部などの灼熱痛や，下肢筋，主として大腿神経・閉鎖神経領域の異常感覚が中心である．責任病巣としては腰仙神経叢および末梢神経軸索などが推定されている．

b 特発性腰仙神経叢障害

極めて強い神経痛で発症し，大腿等の下肢筋の部分的な筋萎縮を生じる．ウイルス

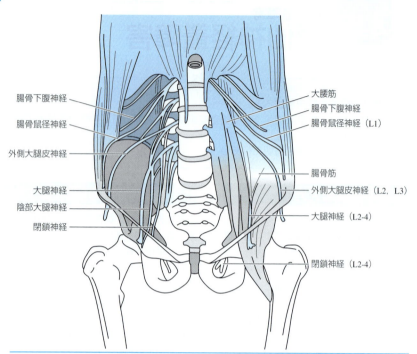

図1 腰神経叢の構造(文献2より)

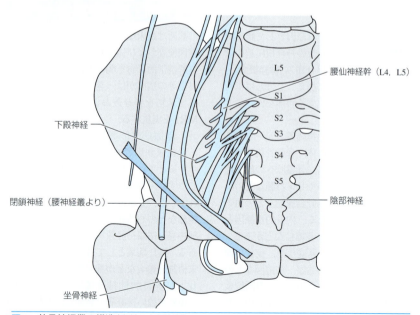

図2 仙骨神経叢の構造(文献2より改変)

などの関与も推定されるが原因不明である．

c **外傷性腰仙神経叢障害**
腰椎・骨盤・仙骨骨折など．

d **腫瘍性腰仙神経叢障害**
以下の腫瘍による，浸潤・転移・圧迫などが原因となる．神経線維腫症Ⅰ型，結腸直腸癌・子宮癌・卵巣癌などの腰仙神経叢転移，Hodgkin リンパ腫など．

e **腰仙神経叢の絞扼性障害**
抗凝固療法中などに腸腰筋の内部などに生じる後腹膜血腫，総腸骨動脈瘤や下肢動脈瘤などによる腰仙神経叢の圧迫，妊娠後期における児頭による腰仙神経叢の圧迫（全出産の1/2,000〜6,000程度で発症）など．

f **その他**
放射線治療による神経叢障害など

g **鑑別診断**
腰部脊柱管狭窄症，腰部椎間板ヘルニア，封入体筋炎，多発性単神経炎，慢性炎症性脱髄性多発ニューロパチーや運動ニューロン病など

4 神経学的所見

特に腰部椎間板ヘルニアや坐骨神経痛などとの鑑別においては，下肢伸展挙上（SLR）テストや，Lasègue テストが有用である．腰部椎間板ヘルニアや坐骨神経痛では，膝関節の伸展および下肢挙上により，神経根性の痛みや放散痛をしばしば認める．一方，神経叢障害ではそれらを認めないことが多い．

5 検査所見

病因および，責任病巣の鑑別において以下の検査が用いられる．

a **血液検査，脳脊髄液検査**
抗凝固療法中の後腹膜血腫，糖尿病性筋萎縮症における血糖値や耐糖能検査，腰仙神経叢ニューロパチーにおける VZV 抗体などのウイルス抗体検査．

b **電気生理学的検査**
責任病巣や障害の程度の推定に，末梢神経伝導検査，体性感覚誘発電位，針筋電図検査等が用いられる．

c **MRI，CT**
腰椎病変や骨盤の骨折，椎間板ヘルニア，骨盤内病変の鑑別，局在診断に用いられる．

6 治療

各種神経叢障害を生じる原因に対する治療を行う．疼痛に対する対症療法としては，NSAIDs やガバペンチン，カルバマゼピン等の抗てんかん薬，アミトリプチリン等を用いる．

DON'Ts

☐ 十分な診断根拠がないなかで，安易に対症療法を行ってはならない．

文献

1) Van Alfen N, et al.：Handbook of Clinical Neurology, Vol. 115（3rd series）Peripheral Nerve Disorders, Said G, Krarup C（ed）, Elsevier B.V., 2013, 293-310
2) Planner AC, et al.：Clinical Radiology 2006; 61: 987-995

東京都立神経病院 脳神経内科　**木田耕太，清水俊夫**

4-② 神経叢障害
腕神経叢障害

DOs
- デルマトームの分布を理解して局在診断しよう．
- 単車による交通事故での上肢麻痺ではまず腕神経叢障害を疑おう．
- 手術時肢位による麻痺のような医原性の場合もあり，早期に予後判定しよう．

1 基本的な考え方

腕神経叢は C5, C6, C7, C8, Th1 の 5 本の脊髄神経前枝よりなり，前中斜角筋の間を斜めに下降し，第 1 肋骨前面で鎖骨下動脈の外側を通り，腋窩に向かう．交通外傷や労働災害，分娩での損傷が多い．強力な外力で脊髄神経が損傷を受けることで生じるが，特発性の発症や肩関節脱臼や腋窩血管カテーテルや松葉杖誤使用によるもの，再発を繰り返す家族性の腕神経叢障害も報告されている．

2 解 剖（図 1）[1]

腕神経叢は主として神経根 C5 〜 Th1 よりなり，脊髄神経前枝が発達して神経叢を形成する．一方，後枝は固有背筋群に筋枝を与え，板状筋・脊柱起立筋・棘筋・横突棘筋・棘間筋・後横突棘筋などの大小長短多数の筋を支配し，さらに頸背部の比較的狭い領域の皮膚知覚をつかさどる．

腕神経叢は上中下の 3 幹，すなわち上神経幹（truncus superior），中神経幹（truncus medius），下神経幹（truncus inferior）よりなり，各幹より前後分枝する．C5・C6 の前枝が合流して上神経幹，C7 の前枝が中神経幹，C8・Th1 の前枝が合流して下神経幹を形成している．さらに，腋窩動脈の周囲で上・中神経幹からの枝（前部）が合流して外側神経束，上・中・下神経幹からの枝が合流して後神経束，下神経幹からの枝（前部）から内側神経束が形成される（それぞれ fasciculus lateralis, posterior, medialis,）．腕神経叢の枝はすべてこれらの幹または束から

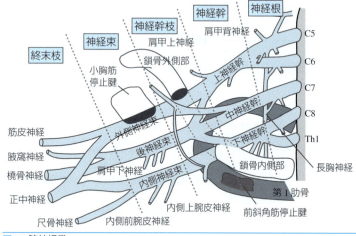

図1 腕神経叢

起こり，最終的には各末梢神経，すなわち正中・尺骨・橈骨・筋皮神経を形成する．

腕神経叢の枝としては鎖骨上枝と下枝があり，上枝として肩甲背神経，肩甲上神経，長胸神経等が，下枝として肩甲下神経，胸背神経，胸筋神経等がある．

3 麻痺の分類

腕神経叢障害は次のような麻痺型に分類できる．

① 上位型：C5, C6 領域あるいは C5, C6, C7 領域の感覚・運動．肩の挙上，肘の屈曲が不可能となり，肩の回旋，前腕の回外力が低下する．上腕近位外側と前腕外側に感覚障害がある．Erb 麻痺ともよばれる．

② 下位型：C8, Th1 あるいは C7, C8, Th1 領域の感覚・運動．手首・手指の屈筋や手内筋（骨間筋・小指球筋）の麻痺，前腕や手の尺側に感覚障害がある．Klumpke 麻痺ともよばれる．

③ 全型：腕神経叢を構成する全神経根領域が障害される．肩から手まで上肢全体の運動と感覚が障害される．

④ 高位型：まれに例外的に C2, C3, C4 領域の障害が出現する．

4 障害の種類

強力な外力により脊髄神経根が脊髄硬膜内で根糸（fila radicularis）の付着部でちぎれて硬膜外に引き抜ける神経根引き抜き損傷（root avulsion injury of brachial plexus）と，神経根の部分は連続性が保たれるがそれよりも末梢での牽引のため，神経幹神経線維断裂の起こっているものに大別される．後者は後根の知覚神経節より末梢側での損傷という意味で，節後損傷（postganglionic lesion）ともよび，引き抜き損傷を節前損傷（preganglionic lesion）とよんで区別する[2]．全型には引き抜き損傷が多く，上位型は神経幹から神経束レベルの損傷が多い．

5 原因

腕神経叢障害の原因は交通外傷とそれ以外に大別され，引き抜き損傷は交通外傷に多く，ことにオートバイ・スクーター・原付二輪車などの単車の転倒事故によるものが圧倒的に多い．他方，非交通外傷によるものは節後損傷が多く，ことにリュックサック麻痺，睡眠時肢位，手術時肢位などの原因によるものが大部分で，いわゆる一過性局在性伝導障害（neurapraxia）による一過性の麻痺で予後はいい．しかし，アルコール，睡眠薬の過剰摂取，一酸化炭素中毒などの長時間意識喪失が起こり，異常肢位をとり続けた場合には変性型の麻痺（axonotmesis）が起こり，予後不良となる．放射線障害による腕神経叢障害は乳癌・甲状腺癌手術後の照射によるものであるが，この場合の予後も不良である．

また，分娩の際，骨盤位分娩や肩甲難産において，児頭か肩が産道の狭窄部にとられたまま，分娩操作で頭と肩が引き離されるような力が働いて腕神経叢が伸展され，損傷することがある（分娩麻痺）．その他，Th1 (Th2) 神経根のレベルで交感神経が損傷され，Horner 症候群（眼瞼下垂，眼裂狭小，縮瞳）を合併することもある．

上記以外では，特発性の発症（Parsonage-Turner 症候群）や，肩関節脱臼や腋窩血管カテーテルや松葉杖誤使用によるもの，再発を繰り返す家族性の腕神経叢障害も報告されている．

横隔神経は C3-C5 より分枝しているため，高位型腕神経叢障害では患側の横隔膜が挙上する．

上腕内側は Th2 の支配域であり，腕神経叢障害では症状がでない．

6 診 断

引き抜き損傷か，より末梢での牽引損傷による後根知覚神経節より遠位での節後損傷かの鑑別は，ミエログラフィーでの漏出像，頸部から鎖骨上窩のMRIで脊髄液の漏出や外傷性髄膜瘤がみられる症例は引き抜き損傷である可能性が高い．神経根近傍より分枝する神経の支配を受ける横隔膜，前鋸筋，菱形筋，広背筋，とりわけ大胸筋の麻痺，Horner症候群，脊髄神経後枝域の脱神経像などが，高位レベル診断上重要であることはいうまでもない．しかし，外傷性腕神経叢損傷は画然と節前損傷と節後損傷とに区別しうるものばかりではなく，節後末梢神経幹部分内に牽引損傷が加わったうえ，根部で引き抜ける両型の混合型が存在することも明らかであり，診断に注意を要する．損傷レベルの特定や神経根の引き抜き損傷かどうかの判定のためには電気生理学的検査（針筋電図，運動・感覚神経伝導速度測定）も行われる．

7 治 療

a 節後型腕神経叢損傷

一般的に明らかに神経の連続性が断たれている場合を除き，保存的療法を続行し，回復を期待する．非連続性損傷の場合，ことに刃物などによる損傷では損傷部位が神経幹よりも末梢の場合は欠損部位が短ければ（20mm以内）神経縫合が可能であり，行うべきである．リュックサック麻痺，睡眠時肢位，手術時肢位などによる腕神経叢損傷は一過性局在性伝導障害であり，大部分の症例は3週間以内に回復のきざしを示し，3か月以内にほとんど回復する．ことに上位型を示す麻痺は予後が良好である．

b 節前型腕神経叢損傷

再建ができない神経根の引き抜き損傷症例には，肋間神経や副神経の移行術が行われる．また，神経の回復が望めない症例に対する肩の機能再建術として，上腕骨と肩甲骨の間の肩関節を固定して，肩甲骨の動きで肩を動かす肩関節固定術，肘関節の屈曲機能再建術には，大胸筋や広背筋が麻痺していなければ，どちらかの移行術が行われる．上位型では手関節屈筋や手指屈筋が効いていれば，これらの筋の上腕骨内側上顆の起始部を上腕骨遠位前面に移行するSteindler手術も行われている．

 Pitfall

再発を繰り返す家族性の腕神経叢障害の原因遺伝子としてPMP-22遺伝子の欠損も含まれる．

 Pitfall

筋電図において，腕神経叢障害では傍脊柱筋は正常である．

DON'Ts

- 引き抜き損傷については救急に手術を行うことはない．
- 全型麻痺では時期を逸せず機能再建術を施行すべきで，漫然と理学療法を繰り返すべきでない．

文献

1) http://www..joa.or.jp/jp/public/sick/condition/brachial_plexus_injury.html
2) Bonney G: Brain 1954; 77;588-609

兵庫医科大学内科学講座 神経・脳卒中科　**芳川浩男**

H 末梢神経疾患

4-③ 神経叢障害 神経痛性筋萎縮症

DOs
- 一側上肢の筋萎縮・筋力低下の原因の一つとして覚えておく．
- 先行する疼痛発作の有無を聴取する．
- 整形外科から相談されるケースが多いことを知っておく．

1 基本的な考え方

神経痛性筋萎縮症（neuralgic amyotrophy：NA）は一側上肢の神経痛で発症し，疼痛の軽快後に限局性筋萎縮を生じる症候群である．Parsonage-Turner症候群，idiopathic brachial plexopathyともよばれる．典型例は一側肩甲上腕部の筋萎縮を主徴とするが，ほかにも多様な病型が報告されている．神経内科と整形外科の狭間に埋もれがちな疾患であり，診療においては両者の連携が大切である．

2 臨床像

① 40〜50歳代以降，男性に多い．
② 発症数は不明．認知度が低く運動器疾患との症状の類似性から，診断に至らない患者が多い可能性がある．
③ ウイルス感染，労作，スポーツ，外傷，外科手術等を誘因として発症することが多い．
④ 一側の頸部・肩・上腕・前腕の神経痛発作で発症する．
⑤ 疼痛は数日〜数週間（多くは2週以内）持続する．
⑥ 疼痛の軽快後に，同側上肢の筋萎縮と弛緩性麻痺が出現する．
⑦ 罹患肢の感覚障害を認めることが多いが，比較的軽い．

3 病態

腕神経叢とその近傍の末梢神経を病変首座とする特発性の末梢神経障害と考えられる．原因は不明であるが，複数因子（末梢神経への機械的ストレス，免疫学的誘因，炎症性プロセス，遺伝的背景等）の関与が知られている．

4 典型例

全体の約70％を占める．一側上肢の肩甲上腕部優位の筋萎縮をきたす．棘上筋，棘下筋，前鋸筋（→翼状肩甲），菱形筋，三角筋，上腕二頭筋等の罹患頻度が高い．腕神経叢の上・中部や，腕神経叢の直接分枝（肩甲上神経，腋窩神経，筋皮神経等）の障害が推定されるが，罹患筋はまだら状に分布し，全支配筋が障害されるわけではない．

5 非典型例

両側障害例，遠位筋優位の障害例，前または後骨間神経麻痺をきたす症例，脳神経領域，横隔神経，腰仙神経叢の障害を呈する症例が，NAの"亜型"ないし"非典型例"として報告されている．

6 検査所見

① 血液検査所見や髄液検査所見に異常はない．
② 神経生理学的検査：神経伝導速度の低下はあっても軽度にとどまる．針筋電図では，発症早期には罹患筋で陽性棘波，線維自発電位などの脱神経所見を認め，慢性期には再支配所見を認める．傍脊柱筋に神経原性変化を認めないことが，頸椎

>   **コツ**
> 頸椎 MRI ではルーチンの撮像法に加え，腕神経叢病変の描出のため冠状断の STIR-MRI もオーダーする．

症との鑑別に有用とする報告がある．
③画像検査：MRI は頸椎症や悪性腫瘍の腕神経叢侵潤等の除外に重要である．典型例の一部で STIR-MRI で腕神経叢上部に異常信号が描出されることがあり，神経障害を反映した所見と考えられる．ミエログラフィーは神経根を描出し脊柱管狭窄を姿勢の変化で比較(動態撮影)できる利点がある．ミエログラフィー後の CT(ミエロ CT)では神経根近位部の描出が可能であり，頸椎症性神経根症の診断に有用である．

7 診 断

①臨床像＋除外診断による．
②頸椎症との鑑別が重要である．急性の頸椎症性神経根症は NA と同様の経過をとる場合があるが，症状は特定の神経根障害として説明可能であり，神経学的診察に加えて神経生理検査，画像検査が有用である．NA との合併例も存在し，頸椎症が誘発因子である可能性もある．
③肩関節疾患と異なり，NA では他動的な関節可動域の制限はない．
④慢性の免疫介在性ニューロパチー(多巣性運動ニューロパチー，慢性炎症性脱髄性多発根神経炎)や血管炎性ニューロパチー，絞扼性末梢神経障害，遺伝性圧脆弱性ニューロパチー，運動ニューロン疾患，平山病，複合性局所疼痛症候群など，一側上肢の筋力低下で発症しうる疾患は除外する．
⑤欧米を中心におもに常染色体優性遺伝形式を示す家系の報告がある(遺伝性 NA)．若年で発症し，再発を反復して重症化しやすい．腕神経叢外の神経障害の合併率が高く，低身長，眼間狭小，内眼角贅皮などの頻度が高い．わが国でも少数の報告がある．家族歴を有する症例では，遺伝性圧脆弱性ニューロパチーの鑑別が必要である．
⑥帯状疱疹後麻痺(zoster paresis)．上・下肢の帯状疱疹の罹患後(多くは 2〜3 週後)，罹患した感覚髄節と同じ運動髄節の麻痺をきたすことがある．一部は NA とオーバーラップした病態の可能性がある．

8 予 後

数か月から数年の経過で回復を認めるが，運動機能予後は必ずしも良好ではない．発症 3 年後の時点で，後遺症により転職した患者が 37%，就労ができない患者が 22%，また初回発作から 6 年以内の再発率を 26.1% とする報告がある．

9 治 療

確立された治療はないが，免疫性の炎症プロセスの関与が示唆されていることを念頭に，経験的な治療が行われている．ステロイドパルス療法や免疫グロブリン大量静注療法(保険適用外)などの有効性を示唆する症例報告が散見される．一つの観察的研究において，発症 4 週間以内であれば，経口プレドニゾロン投与(60 mg を 1 週間投与した後，10 mg/日で減量して中止)が疼痛を軽減し，筋力の回復を早める可能性が示されている．急性期の疼痛には NSAIDs やオピオイド系鎮痛薬を用いる．積極的なリハビリテーションも必要である．

> **DON'Ts**
> - 一側上肢の疼痛後の運動麻痺を安易に頸椎症と診断すべきではない.
> - 運動機能予後は必ずしも良好ではなく,漫然と経過観察すべきではない.

文献

1) van Eijk JJ, et al.: J Neurol Neurosurg Psychiatry 2009; 80: 1120-1124
2) van Alfen N, et al.: Nature reviews Neurology 2011; 7: 315-322
3) Naito KS, et al.: Intern Med 2012; 51: 1493-1500

信州大学医学部附属病院 難病診療センター **福島和広**
信州大学医学部 脳神経内科, リウマチ・膠原病内科 **池田修一**

4-④ 神経叢障害 胸郭出口症候群

H 末梢神経疾患

DOs

- 胸郭出口症候群(TOS)はいくつかの病型に分かれるが，真の神経性TOS(TN-TOS)は極めてまれな疾患である．
- TN-TOSは運動優位の慢性疾患で，電気生理学的に確定診断できる．熟練した電気診断医にコンサルトしよう．
- TN-TOSは通常手術適応と考えられるが，せいぜい進行停止の効果しか望めないことを患者に伝えたうえで選択してもらうのがよい．

1 基本的な考え方

a 概念

上肢に向かう神経（腕神経叢）と血管（鎖骨下動静脈）は，第1肋骨，前斜角筋，中斜角筋がつくる間隙から出て，鎖骨と胸郭の間を通って腋窩に向かう．この部位で神経や血管が圧迫を受けて生じると考えられるのが，胸郭出口症候群(thoracic outlet syndrome：TOS)である．

b 分類

下記の五つに分類される[1]．

1) 動脈性血管性TOS(arterial vascular TOS)

鎖骨下動脈の圧迫により，患側上肢の冷感，蒼白，脈拍減弱・消失，まれに血栓形成や塞栓による急性虚血をきたす．

2) 静脈性血管性TOS(venous vascular TOS)

鎖骨下静脈の血栓形成により，急性に患側上肢の腫脹，チアノーゼ，疼痛，胸部や肩部の静脈怒張をきたす．

3) 外傷性神経血管性TOS(traumatic neurovascular TOS)

鎖骨骨折に続発することが多く，腕神経叢と脈管両者の障害をきたす．腕神経叢では内側神経束が障害されやすい．

4) 真の神経性TOS(true neurogenic TOS：TN-TOS)[2,3]

頸肋ないし第7頸椎の長大な横突起と第1肋骨をつなぐ線維性索状物によって，下位腕神経叢が下方から圧迫されて発症する（図1）．その本態は，腕神経叢のT1＞C8の前枝～下神経幹障害である．

5) 非特異的TOS(nonspecific TOS)

従来TOSとして通常記載されてきた疾患に相当するものだが，後述のようにその概念，さらには存在自体に疑問がもたれている．

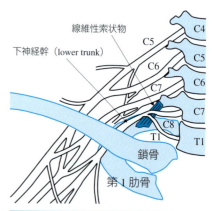

図1 真の神経性TOSの発症機序
第7頸椎横突起と第1肋骨をつなぐ線維性索状物によって，下位腕神経叢が下方から圧迫されている．

表1 真の神経性TOSと非特異的TOSの比較

	真の神経性TOS	非特異的TOS
頻度	極めてまれ(100万人に1人?)	不明(報告により様々)
好発年齢・性	若年～中年女性	若年女性(交通事故後では様々)
主訴	小手筋萎縮・運動障害	上肢・指のしびれ，痛み
腕神経叢外症状	なし	頸部痛，頭痛，背部・前胸部痛，めまい，全身倦怠，不眠
他覚所見(運動)	母指球優位の小手筋萎縮・筋力低下(必発)，前腕屈筋萎縮，指屈筋力低下	時に握力低下
他覚所見(感覚)	前腕内側，時に手尺側・小指・環指の感覚低下(欠くことあり)	乏しい
誘発試験	不定	必ず陽性
神経伝導検査	疾患特異的異常，特に内側前腕皮神経SNAP消失～高度振幅低下(必発)	正常
針筋電図	障害筋で高度神経原性変化	正常
鑑別疾患	重症CTS，平山病，遠位型頸椎症性筋萎縮症，筋萎縮性側索硬化症	proximal symptomsを伴うCTS，頸椎症性神経根症，解離性運動障害
推奨される治療	手術(線維性索状物切除)	保存療法 手術(第1肋骨切除)も行われているが，慎重であるべき

これらはいずれも(議論のある5)を除いて)まれな疾患であるが，1)～3)は血管外科，外傷科の扱う範囲となり，救急処置が必要な場合が多い．神経内科の診療対象となるのはおもに4)，5)であり，以下これらを中心に述べる(表1)．

2 真の神経性TOS(TN-TOS)

a 疫学

非常にまれな疾患であり，100万人に1人といわれる．若年から中年の女性に多い．

b 自覚症状

母指球の萎縮や手指の巧緻運動障害が初発症状であり，年余にわたって慢性に進行する．前腕内側の間欠的な痛みやしびれを自覚する例も多いが，これを欠く場合もあり，あくまで運動障害が主訴となる．

c 神経学的所見

母指球萎縮優位の固有手筋の萎縮と筋力低下が必発する．前腕屈筋群の萎縮と指屈筋力低下もみられることが多い．他覚的な感覚低下は前腕内側が主体で，手の尺側から小指・環指に及ぶ場合もある．自覚的しびれがなくても他覚的には感覚低下がみられる場合があるが，他覚的感覚障害もまったく欠く例もある．

d 診断

電気生理学的検査が非常に有用で，確定診断を与える1-3)．運動神経伝導検査では，正中神経刺激の短母指外転筋の複合筋活動電位(CMAP)が尺骨神経刺激の小指外転筋CMAPよりも高度の低下を示す．感覚神経伝導検査で，内側前腕皮神経の感覚神経活動電位(SNAP)が消失ないし高度振幅低下を示すのが最も特徴的な所見である．尺骨神経のSNAPの振幅低下がこれに次ぐ．これらはT1＞C8の障害の所見であり，針筋電図でもT1支配筋＞C8支配筋の変化を認める．頸肋や第7頸椎の長大な横突起があれば，頸椎単純X線写真で描出されるが，これらを欠く例もあるので，画像で異常がなくても否定できない．

e　鑑別診断

TN-TOSは特に日本ではまだあまり知られていないこともあり，多くの症例で当初他疾患と誤診されている．代表的な鑑別診断として，母指球の萎縮が目立つことから，重症の手根管症候群（CTS），平山病，筋萎縮性側索硬化症などがあげられる．神経根・脊髄障害，特に日本で多い感覚障害を欠く頸椎症性筋萎縮症（遠位型）は類似の臨床像を呈するが，多くはC8障害優位である点が異なる．電気生理学的に，SNAP低下は神経根・脊髄障害ではみられないが，TN-TOSでは必発であることから容易に鑑別できる．

f　治　療

TN-TOSは保存療法では改善が望めないので，線維性索状物を切除する手術治療が原則となる．ただし，痛みやしびれがある場合には手術による改善が望めるが，運動障害については進行停止は期待できるものの，症状回復はほとんど望めない．患者にはその見通しも話したうえで手術するかを選択してもらうべきである．Cochrane Database Systematic Review ではTOSについての手術の有効性にはエビデンスはないと結論されているが[4]，これはTN-TOSに対しての手術も含むものである．

> **⚠ Pitfall**
>
> 運動枝のみのCTS？：TN-TOSは母指球の高度萎縮を呈するが，感覚神経伝導検査（示指はC7根由来であり障害されない）は正常なので，しばしば"運動枝のみのCTS"と誤診される．実際には運動枝のみが障害されるCTSは極めてまれである．そのように診断されている例があった場合にはTN-TOSでないかと疑ってみるとよい．

3　非特異的TOS

a　概念と機序

古典的にTOSとして記述されてきたものにほぼ相当する．若年女性で，なで肩の人に多い．交通事故，特にむち打ち損傷などの事故後に発症する例も多く，この場合は年齢・性を問わない．慢性の軽微な外傷によって前斜角筋の瘢痕形成が起こり，腕神経叢圧迫を誘発する機序が想定されている．

b　自覚症状

感覚症状が通常主訴であり，上肢・指のしびれがほぼ必発だが，その他，上肢痛，肩痛・肩こり，頸部痛，頭痛，背部・前胸部痛などを伴い，手の脱力の訴えも多くみられる．めまい，全身倦怠，不眠などの自律神経症状もしばしば伴う．

c　所見と診断

他覚的神経所見は一般に乏しい．診断において最も重視されるのは，種々の誘発手技であり，Adson，Wright，Morley試験，Roosの3分間挙上テストなどが陽性であることを根拠に診断される．治療としては保存療法がまず推奨されるが，治療抵抗例では，第1肋骨切除術などの手術療法が広く行われてきた．

d　概念への批判

このような状況をCleveland ClinicのWilbournらは強く批判し，disputed neurogenic TOSという名でその疾患概念の存在自体に疑問を投げかけた[1,2]．批判の趣旨は多岐にわたるが，おもなものとして，多彩な自覚症状のわりに他覚所見に乏しく，電気生理学的に必ず正常であること，種々誘発試験は，正常者やとりわけCTS患者での陽性率が高く，特異性に乏しいことなどがある．第1肋骨切除術後に腕神経叢障害などの悲惨な後遺症を残す例が多いことも報告された．

e 対処と治療

非特異的 TOS が疑われた患者においては，まず他疾患ではないかと考えるべきである．肘～肩痛などの proximal symptoms を伴う CTS，頸椎神経根症などが代表的な鑑別疾患である．交通事故後の症例を中心に，心因性と診断される例も多い[2]．最終的に TOS と診断した場合も，姿勢の指導や装具など保存療法をまず行うべきであり，後遺症も多い手術施行は極めて慎重に考えるべきである．

DON'Ts

- 誘発試験陽性であることなどから安易に TOS と診断してはならない(そのほとんどは別疾患である)．
- これらの症例は非特異的 TOS と総称されるが，手術は合併症も多く，極めて慎重に対応することを忘れてはならない．

文献

1) Ferrante MA: Muscle Nerve 2012;45:780-795
2) 園生雅弘, 他：臨床神経生理学 2012;40:131-139
3) Tsao BE, et al.: Muscle Nerve 2014;49:724-727
4) Povlsen B, et al.: Cochrane Database Syst Rev 2010;20:CD007218.

帝京大学 神経内科　**園生雅弘**

脊椎・脊髄疾患

DOs

- 画像診断の境界部病変は見落とされがち．頭蓋頸椎移行部，胸腰椎移行部の病変に注意しよう．
- 成人脊椎ではある程度の加齢性変化はほぼ必発である．すべてが症候性ではないので常に症状と画像所見の整合性に注意を払おう．
- 病変が複数存在することもある．脊椎・脊髄病変では目立つ病変があっても全脊椎の精査が必須である．

1 基本的な考え方

限られた紙面で多岐にわたる脊椎・脊髄疾患のすべてについて言い尽くすことはできないので本稿では，筆者が実際に遭遇した神経内科医が比較的陥りやすい診断のピットフォールの実例を示す．どれも一見あたりまえと思える事柄だが，実際に読者の先輩達，それも立派な臨床の第一線で活躍中の神経内科医が起こしたできごとばかりである．自分はこんな間違いを犯さないと思っていると思わぬ落とし穴にはまることがあるかもしれない．

2 境界部病変

頭蓋頸椎移行部は，その部位特有の症状が少なく，しばしば診断のピットフォールとなる．大孔部にできた髄膜腫による四肢麻痺がながらく筋萎縮性側索硬化症として扱われていたという恐ろしい話もしばしば漏れ聞く．図1は，半年来緩徐に進行する歩行障害について2か所の病院で頭部のCT検査を受けて異常なし，経過観察とされていた症例である．半年後，ほぼ四肢麻痺，歩行不能，呼吸不全となって再度来院，頸椎 MRI で初めて大孔部の髄膜腫が発見された例である．頭部の MRI や CT の検査では，十分大孔部付近までカバーし

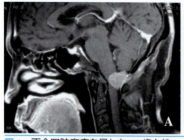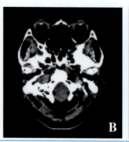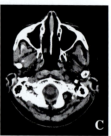

図1　不全四肢麻痺を呈した61歳女性
A：頸椎から頭蓋，矢状断，T1造影 MRI．大孔部の腫瘍によって延髄が強く圧迫されている．B：本例の頭部 CT．大孔部に一見腫瘍の存在はわからない．椎骨動脈は認識できる．C：同じ部分の正常 CT 像．本来この部位には大きな髄液腔（大槽）があり，延髄とその周囲の椎骨動脈は CT でも判別可能．つまりその目で見ればこの大孔部の CT 所見は異常だが，誰も気づかなかった．

第5章 神経内科疾患の診療

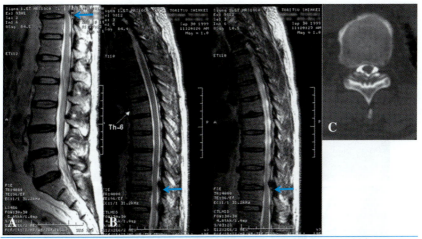

図2 腰椎MRI検査正常とされ，腱反射の亢進から痙性対麻痺と診断されていた症例
A：初診時の腰椎MRI，T2，矢状断像．画像の上端に文字に隠れて黄色靱帯骨化症が写っている．B：胸椎MRI．黄色靱帯は正中では薄いので，矢状断正中画像では意外に病変が軽く見える．正中やや脇の像を観察するか，同部の水平断画像でないと病変を見逃す危険がある．C：ミエロCT水平断　黄色靱帯の深層の石灰化が左右に見られ，対応する脊髄部分が直線化しており脊髄断面が円から三角に変化している．

て水平断画像を撮らない施設が多く，大孔部は古くから検査のピットフォールとして有名である．病変がわかってから見直してみると最初の撮像位置決めに用いた頭部MRI矢状断の不鮮明な画像のはしっこに病変が写っていたのに見逃されていたというエピソードもしばしば経験する．筆者の所属する施設ではこの対策としてCTもMRI水平断も第一頸椎レベルから撮像するとルールが決まっているが，本例はそれでも見逃された（図1B）．参考までに通常の大孔部のCT水平断所見と本例の所見を並べて提示する（図1C）．本来写っているべき延髄周囲の髄液腔がまったく認められていない．見逃されやすい正中病変，脳組織と変わらないCT値の病変であったため診断が困難だったことは確かだが，どんなに対策を立てても現実はそれをすり抜けて新たな課題をわれわれに示すというよい教訓である．

同じ境界部病変でも，胸腰椎移行部の場合は，症状からある程度病変高位が推定できるので注意深く患者を診察すれば問題はある程度回避可能である．患者が膝より上の筋力低下に伴う歩行障害を愁訴に訪れたとき，若い研修医がよくおこす間違いは，腰椎MRI検査を真っ先に行うことである．胸椎に比べ，腰椎，しかもその下半分は最も病気の起きやすい場所であり，頻度だけを考えれば病気がみつかる確率は最も高い．しかし，下位腰椎病変では所詮L4以下のレベルの神経症状，つまり膝より下の症状しか起きないので，太ももの筋力低下に起因する歩行障害にはならない．L2-4支配の太ももの挙上筋力が落ちているとすれば一番疑わしい責任病巣は胸椎ないし高位腰椎である．特に下位胸椎病変で脊髄円錐症候群を呈している場合，つぶさに見ると病変高位に一致するベルト状の領域の違和感や疼痛，下肢の腱反射亢進（病変高位によっては低下のこともあるので注意が要る）を呈している例が多く，最初から症状にヒン

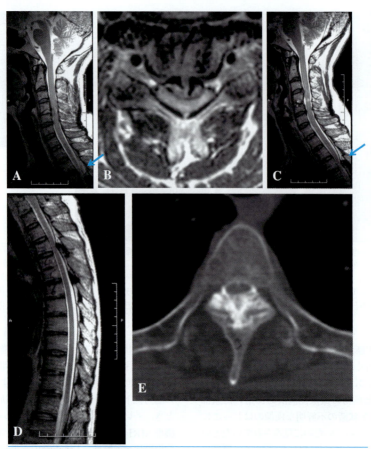

図3 62歳女性．二つの病変の混在
A：C4/5 椎間板ヘルニア．B：ヘルニアは正中型．排尿に関係する神経線維は脊髄の側索に含まれるので，この程度の正中型ヘルニアで排尿障害は比較的起こりにくい症状である．C：前方からのヘルニア摘出，前方固定術後の MRI．T2 画像．脊髄の減圧は完全．右下に Th4/5 の黄色靱帯骨化症が写っている（矢印）．よく見ると術前の左の MR にも病変がある（A の矢印）．D：胸椎 MRI．T3/4 と T5/6 に黄色靱帯骨化症がある．E：Th3/4 ミエロ CT 水平断画像．黄色靱帯の骨化が脊髄を圧迫しているが，脊髄変形の程度は比較的軽い．

トが揃っていることが多い．

図2は，歩行障害を愁訴に来院しつつ腰椎 MRI 検査正常とされ，腱反射の亢進から痙性対麻痺と診断されていた例である．歩行障害の進行があり再度「腰椎」MRI を施行したときに初めて画面の隅に写った胸椎黄色靱帯骨化症の存在に気づかれている

（図2A）．ミエロ CT 水平断で見ると黄色靱帯の石灰化が脊髄後面から脊髄を圧迫したため脊髄断面が丸から三角形に変形しているのがわかる（図2C）．一見すると脊髄周囲には造影剤が流れる空間があり圧迫の程度はさほどでないように見えるが，胸髄の場合強固な歯状靱帯で脊髄が脊柱管に稽

留されているため脊髄が圧迫を受けた際の力の逃げ道がない．大脳と比較して脊髄組織は固いので，このような変形が見られるだけで相当の力が脊髄に加わっていると想像する必要がある．事実この症例は局所の減圧だけで歩行障害から回復した．

3 病変が複数ある可能性がある

脊椎の加齢性変性は，ヒトが直立して二足歩行を始めた結果宿命として背負った問題と考えられ，その程度を問わなければ椎間板変性は成人ではほとんど必発である．しかし目立つ病変に目を奪われると，別の場所に潜む本当の責任病変を見逃す危険がある．また，脊髄は間欠的な圧迫には比較的弱い反面，持続性の圧迫に対しては自分自身を変形させながら驚くほど外圧に耐える傾向がある．したがって可動性が大きく活動とともに脊柱管の形態変化の範囲が大きい頸椎・腰椎では比較的軽い圧迫でも症候化しやすいが，肋骨や横突起間靱帯によって相互の動きが制限されている胸椎では，圧迫が強くてもなかなか症候化せず，いよいよ本当の限界にたいした際に一気に症候化する傾向がある．胸椎の病変は見逃されやすい．

図3は，62歳女性．軽い歩行障害がながらくあった患者が2か月前にカイロプラクティックを受けてさらに悪化，転倒しやすくなり，ある転倒を機会に頸髄損傷を負い，箸が使えなくなり，排尿障害のため自己導尿となって来院した例である．頸椎MRIで頸椎の正中型ヘルニアがみつかり，最初は前方手術にてこの部位の減圧を行った．術後上肢機能の改善にもかかわらず排尿障害と歩行障害は遺残．また，乳頭部直下の帯状の知覚過敏とその部位以下のしびれ感が強くなった時点で初めて画面の隅に写った胸椎病変に気づかれた．

さかのぼってよく病歴を聴取すると転倒しやすかったことも，体幹・乳頭部以下の強いしびれも，患者が古くから訴えていた症状である．また頸椎の椎間板ヘルニアで自己導尿が必要なほどの排尿障害をきたすことがまれなことなどを考え合わせれば，胸椎病変による症状が最初から気づかれないまま存在していたと考えるほうが妥当．そして，転倒そのものが，その後の頸椎病変の悪化を招いた可能性もある．胸椎手術で症状はすべて消失した．

DON'Ts

- ☐ 境界部病変を見逃さない．画像の記録は残るので，後で病気が判明したときに問題になる．
- ☐ 脊椎の加齢性変性では，一元論があてはまらないことがある．病変から想像される症状と実際の症状に整合性がないときは複数病変を見逃さない．

東京都立神経病院 脳神経外科　**谷口　真**

J 筋疾患

1 炎症性筋疾患（多発筋炎，皮膚筋炎）

DOs

- 筋炎は，筋ジストロフィーとは異なる病歴と診察所見で疑う．
- 血清の筋炎特異自己抗体，針筋電図，筋 CT/MRI，筋生検組織を検討して診断する．
- 皮膚筋炎は上眼瞼や関節部の皮膚をよくみて，間質性肺炎や悪性腫瘍に注意する．

1 基本的な考え方

　筋炎には①膠原病に伴う筋炎や皮膚筋炎，②細胞性免疫異常による多発筋炎，③封入体筋炎，④肉芽腫性筋炎，⑤自己免疫性壊死性ミオパチーなどの病型がある．筋力低下・筋萎縮の経過や分布，組織学的所見や筋電図所見，血清抗体で診断する．皮膚所見，間質性肺炎，悪性腫瘍，嚥下障害，換気障害・排痰障害，心筋障害に注意する．血清抗体は容易にわからないことも多いため，どのような病型かを臨床的に判断する．慢性経過例では筋ジストロフィーなど他の筋疾患との鑑別診断が重要になる．

2 臨床症状

　発症前は健常で，ある時点から血清 CK が上昇し（無症候性高 CK 血症に気づかれずに肝機能障害とされることも多い），進行すれば筋萎縮・筋力低下を示す．胸鎖乳突筋（頸部前屈）や腹筋，大腿四頭筋の罹患が目立ち，体幹・四肢近位部優位のことが多い．走ることや階段を上ること，しゃがんで起立すること，次いで歩行が困難になり，また腕の挙上の筋力は弱くなる．臥位では頭を起こせず，側臥位から起き上がるようになる．

　ただし発症が上肢帯から，腰背部の傍脊柱筋から，まれには前腕・下腿からのこともあり，また嚥下障害や嗄声，構音障害のこともある．嚥下障害が構音障害よりも目立つことが多く，皮膚筋炎では歩行可能でも誤嚥を生じ，唾液の嚥下も困難になることもある．軟口蓋閉鎖不全で鼻に逆流することもある．嗄声は嚥下障害か声帯筋萎縮による．筋炎でも線維化に伴う筋短縮・関節可動域制限もきたしうる．まれに局所的な腫脹をみる．

　皮膚筋炎の皮膚症状は，機械的な刺激や日光で誘発される皮膚炎で，関節伸側面に炎症・落屑がみられる Gottron 徴候，Gottron 丘疹，上眼瞼周囲のヘリオトロープ（heliotrope）徴候（紫ではなく赤茶色を帯びることが多い）などがある．日焼けや機械的刺激は避ける．"機械工の手（mechanic's hand）"は手指の掌側面の皮膚角化が目立つ所見で，抗アミノアシル tRNA 合成酵素（ARS）抗体陽性例で多い．皮下組織炎や筋膜炎，皮膚潰瘍や石灰化をきたすこともある．Raynaud 症状や関節痛を伴うこともある．

3 病　態

①血中に筋炎関連抗体のある筋炎は，膠原病合併筋炎や皮膚筋炎がある．筋病理では筋束間の血管周囲の炎症性細胞浸潤が目立ち，筋線維の壊死再生が散在する．他の膠原病があると診断されやすい．皮膚筋炎は典型的には筋束周囲の筋線維萎縮（perifascicular atrophy）があり，変

性・萎縮のみの病態と壊死再生の病態がある．クラス1主要組織適合性抗原（HLA-ABC）は筋束周囲の筋線維に強く発現される．筋炎特異自己抗体には，抗Jo-1抗体などの抗ARS抗体以外にも，多種類ある．抗MDA5（CADM140）抗体陽性例は，皮膚症状が目立つが筋症状が乏しく，間質性肺炎が致死的なことが多く，早期に免疫抑制が必要である．逆に筋病理はperifascicular atrophyがあるが，皮膚症状がないか乏しい皮膚筋炎も多い．小児皮膚筋炎で腫瘍合併はほとんどないが，成人では抗TIF1γ抗体陽性例で悪性腫瘍合併も多い．

②細胞性免疫異常による多発筋炎は，炎症性細胞浸潤は筋内鞘に目立ち，特に壊死に至っていない筋線維の周囲にCD8陽性リンパ球が浸潤し，典型的にはリンパ球が非壊死線維に侵入する所見をみる．この特徴があるものに限定すれば頻度は低い．膠原病合併はなく，血清自己抗体もない．日本神経学会はpolymyositisを多発筋炎としていて，多発性（multiple）ではない．

③封入体筋炎（inclusion body myositis）は，多発筋炎でみる細胞性免疫異常と，アミロイドなどの封入体とライソゾーム高活性の縁取り空胞を伴う変性があり，治療抵抗性である．大腿四頭筋や前腕の筋萎縮と嚥下障害が目立ち，50歳以上，特に70歳代で多い．前腕では指先でつまむ（DIP関節屈曲）力が弱くなり，これは他の筋疾患でもみられるが，手内筋から萎縮しやすい筋萎縮性側索硬化症（ALS）と対比される．針筋電図では，変形性頸椎症・腰椎症の合併に注意する．血清cN1A抗体陽性例も高率という．ただし慢性多発筋炎と区別し難く，慢性経過の皮膚筋炎でも類似することがある．

④肉芽腫性筋炎はふつうサルコイドーシスであるが，筋病変以外は目立たない例もある．

⑤免疫介在性壊死性ミオパチーでは，抗signal recognition particle（SRP）抗体陽性壊死性ミオパチーがある．多くは炎症所見がないか軽度で，筋病理では筋炎とはいえない．上肢帯の筋力低下が目立つことが多いが，大腿や傍脊柱筋の罹患が目立つ例もある．嚥下障害は比較的生じやすい．換気障害もきたすことがある．なお抗ミトコンドリアM2抗体陽性ミオパチーなども炎症所見は目立たないことがあり，換気障害や不整脈も生じうる．

⑥関節リウマチに伴う筋炎は，筋内鞘にリンパ球浸潤が著しいことが多い．ただし，抗SRP抗体陽性壊死性ミオパチーの合併例などもある．

4 診 断

筋炎の診断では，臨床所見，画像所見，針筋電図，血中筋炎関連自己抗体，筋病理組織所見（図1）が重要になる．

①ふつう血清CKやアルドラーゼの筋逸脱酵素が高値になる．CK値は病勢とともに上がるが，安静では下がり，運動量次第で上下しうる．ただし，高値でなくとも筋萎縮が進行する例もまれにある．血沈，抗核抗体などの所見は参考にはなる．

②骨格筋CTで全身的に脂肪浸潤・置換をスクリーニングする．筋MRIは四肢の一部しか評価できない．MRIではT2強調画像とT1強調画像との差をみて，脂肪抑制画像の高信号を評価する．脂肪浸潤が目立つ萎縮筋では，炎症に限らず過用による高信号もみられる．脂肪置換部位は長期経過を示す．罹患部位の選択性は筋ジストロフィーでは明瞭なことが多いが，筋炎ではあまり目立たない．MRIの造影は筋膜炎の評価には役に立つ．

③針筋電図で筋原性変化に加えて，安静時の線維性収縮電位（fibrillation potential）と陽性鋭波（positive sharp wave）との規則正しい異常自発電位が，筋力低下が軽度

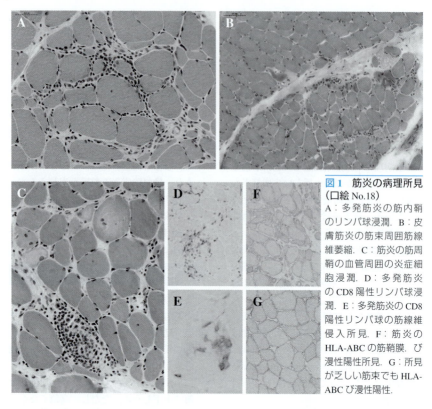

図1 筋炎の病理所見（口絵 No.18）
A：多発筋炎の筋内鞘のリンパ球浸潤．B：皮膚筋炎の筋束周囲筋線維萎縮．C：筋炎の筋周鞘の血管周囲の炎症細胞浸潤．D：多発筋炎の CD8 陽性リンパ球浸潤．E：多発筋炎の CD8 陽性リンパ球の筋線維侵入所見．F：筋炎の HLA-ABC の筋鞘膜．び漫性陽性所見．G：所見が乏しい筋束でも HLA-ABC び漫性陽性．

な部位も含めて，び漫性にみられることが多い．筋ジストロフィーはび漫性ではないことが多い．

④筋生検では，ホルマリン固定パラフィン包埋の一般病理検査は補助的な役割しかない．必ず凍結ブロックを十分につくり，一部をホルマリン固定と電顕固定にする．凍結検体での組織化学染色や HLA-ABC などの免疫組織化学染色が必須である．筋炎の凍結筋組織は，主要組織適合抗原 class 1（HLA-ABC）の筋鞘膜の異所性発現が，壊死再生線維以外にも通常，び漫性にみられる．たとえ炎症性細胞浸潤がない筋束でも，筋鞘膜び漫性陽性所見が診断に役立つ．血管内皮細胞の陽性で内部コントロールになる．皮膚筋炎では筋束ごとに陽性の強弱が異なることがある．自己免疫性壊死性ミオパチーは筋組織に炎症所見をほとんど伴わず，感度の高い染色方法で HLA-ABC は軽度陽性になるのみである．

⑤血清抗体は病態に応じて検索する．抗 SRP 抗体陽性壊死性ミオパチーは，臨床経過から筋炎を疑っても筋生検で炎症所見が乏しく，血中抗体を確認しなければ診断できない．

⑥筋炎には十分な診断基準がない．小児期から握力が弱く，筋肉痛や疲労が生じやすかったならば，筋ジストロフィーも考える．CT で脂肪浸潤がない軽症例や，脂肪置換のある長期経過例では筋ジストロフィーとの鑑別を要する．筋ジストロフィーにおける炎症性細胞浸潤はまれでなく，ステロイドに反応しうる．

⑦筋疾患では嚥下，呼吸筋，心筋をチェックするが，ほかに間質性肺炎の評価に胸部 CT などを行う．嚥下造影での下咽頭の突出・陰影欠損像（cricopharyngeal bar）は上部食道括約筋の輪状咽頭筋の弛緩不全で，線維化によることが多く，封入体筋炎などで多い．呼吸筋罹患の把握に，呼吸機能検査は座位に加え，できれば仰臥位でも行う．心筋罹患の評価に心電図や心エコーを行う．また病型によって，悪性腫瘍検索を行う．

5 治療

一般にステロイド長期内服（プレドニゾロン〈PSL〉0.5～1.0mg/kg 体重/日を 3～5 週程度，0.5 は免疫抑制薬併用）で漸減していくが，その投与量や投与期間の短縮を図るために，ステロイドパルス療法，特に免疫抑制薬のアザチオプリン（AZP），シクロスポリン A（CyA, CsA），タクロリムス，メトトレキサート（MTX）などの使用や，免疫グロブリン大量静注（IVIg）も行われる．筋力と血清 CK やアルドラーゼを指標に病勢を判断する．治療で病勢が落ち着いていれば，進行は通常なく，筋萎縮の程度によるが，回復傾向がみられる．廃用性萎縮の予防に等尺性運動，筋短縮には筋ストレッチ・関節可動域維持などのリハビリテーションは早期から行う．ステロイドミオパチーや組織脆弱性による縦隔気腫などには，ステロイドの減量を図る．そのためにも免疫抑制薬の併用が行われる．またう歯の有無など口腔内衛生にも注意を払う．

特抗 SRP 抗体陽性壊死性ミオパチーはステロイドと免疫抑制薬の併用を要する．抗 MDA5 抗体陽性の皮膚筋炎の間質性肺炎は急速進行性で致死的なことがあり，早期から CyA などの免疫抑制薬も使用する．ただし抗 ARS 抗体陽性などの間質性肺炎は緩徐なことが多い．抗体検査の結果が出る前に見極める必要がある．悪性腫瘍にはその治療も要する．誤嚥する例で免疫抑制ができないと IVIg を要する．

封入体筋炎の治療抵抗性は本来，治療を試みなければわからない．高齢者は骨粗鬆症による脊椎圧迫骨折で ADL が低下しやすく，ステロイド投与に慎重になる．IVIg が一時的には有効との報告は多い．輪状咽頭筋の弛緩不全には間欠的バルーン拡張術や輪状咽頭筋切断術を行う．手術では輪状咽頭筋の病理を確認できるが，検体をホルマリン固定のみにしないよう配慮する．

DON'Ts

- 間質性肺炎や癌に加えて，他の筋疾患と同様に，嚥下障害，換気・排痰障害，心筋障害を見逃してはならない．機能低下例は少ないが，呼吸機能や心機能検査を忘れない．
- 筋炎の所見がないからといって，自己免疫性壊死性ミオパチーを筋ジストロフィーと診断してはならない．
- 筋ジストロフィーを筋炎と診断して，ステロイドなどの副作用で苦しめてはならない．
- ステロイドや免疫抑制薬の投与には，う歯など口腔内の評価も怠らない．
- 筋生検検体は間違ってもホルマリン固定だけにならないように人任せにしてはならない．

J　筋疾患

2　筋強直性ジストロフィー

DOs

- 特徴的な顔貌・筋強直現象から本症を診断しよう．
- 中枢性呼吸調節障害の存在を忘れずに呼吸の評価（動脈血ガス分析やスリープスタディ）をしよう．
- 全身疾患として種々の合併症出現に留意しよう．

1 基本的な考え方

筋強直性ジストロフィー（DM）は筋強直と進行性筋萎縮を特徴とする常染色体性優性遺伝性疾患である．白内障，心臓伝導障害，耐糖能障害，認知機能障害など多臓器症状を呈する全身疾患である．親より子の世代のほうが重症化する傾向があり（表現促進現象），ほとんど症状のない軽症例から先天性筋強直性ジストロフィーまで重症度も様々である．

2 疫学・遺伝

有病率は10万人に0.8人と，成人で最も頻度の高い遺伝性筋疾患である．常染色体性優性遺伝形式をとる．1型（DM1）がわが国のDMのほとんどを占め，*DMPK*遺伝子の3'非翻訳領域 にある（CTG）3塩基繰り返し配列（リピート）の異常な伸長が原因である．リピート数は重症度と相関し，リピートが長くなると発症年齢も若くなる．リピートの長さは一定でなく，子で親よりも長くなる傾向がある（表現促進現象の原因）．

3 臨床症状・検査所見

発症年齢により，成人型，（幼年型），先天型（Pitfall ①）に分けられる．筋強直や筋萎縮といった骨格筋症状のほか，心，眼，脳，消化管，内分泌など様々な臓器に異常

Pitfall ①

先天型筋強直性ジストロフィー：通常DM1の女性患者から生まれる（精子に比べ卵細胞でリピートが一気に伸長する）．生下時にはフロッピーインファントのことが多いが，成長に従いいったん筋力は改善する

表1　DM1の全身症状

臓器	症状
骨格筋	筋強直（ミオトニア），進行性筋萎縮（頸部・遠位筋より始まる）
心臓	心臓伝導障害，各種不整脈（徐脈，心室頻拍），心筋症
消化管	嚥下障害，便秘，イレウス，巨大結腸，胆石
呼吸器	肺胞低換気（拘束性障害），呼吸調節障害（睡眠時無呼吸・中枢性換気障害）
中枢神経系	無気力・無関心，認知機能障害，日中過眠，白質病変，精神発達遅滞（先天型）
内分泌・代謝系	耐糖能障害，高インスリン血症，脂質異常症，甲状腺機能障害，性腺ホルモン異常，不妊
眼	白内障，網膜色素変性，眼球運動障害
耳	感音性難聴
骨格系	頭蓋骨肥厚，後縦靱帯骨化症
腫瘍	甲状腺，耳下腺，婦人科系などの良性・悪性腫瘍，子宮筋腫・卵巣嚢腫
その他	前頭部禿頭，低IgG血症

をきたす(表1). 白内障しか呈さないような軽症例もあり, 診断されていない例も多い.

a 骨格筋

特徴的な症状は, 病名のごとく筋強直と進行性筋萎縮(ジストロフィー)である. 筋強直とは, 筋収縮時にすぐに弛緩できず, 収縮が持続することをいう. 力いっぱい手を握った後に手を開くのに時間がかかる把握ミオトニーや, 母指球や舌(舌圧子をのせて)をハンマーにて叩打すると筋が収縮(母指の対立, 舌のクローバー状変形)する叩打ミオトニアがみられる. CK値は軽度上昇ないし正常である.

筋萎縮は頸部の胸鎖乳突筋や, 手内筋・前脛骨筋などから始まることが多く, ペットボトルを開けにくい, 握力低下, つまずきやすいといった症状がみられる. 顔面筋・咬筋の萎縮から, 特徴的な斧様顔貌を呈する.

b 心臓

心臓伝導障害・不整脈が高頻度にみられ, 房室ブロック, 上室性不整脈, 心室頻拍などがある. 致死性不整脈が突然死の原因の一つと考えられている. 心筋症を起こすこともときにある.

c 呼吸

呼吸筋力低下による拘束性障害に加え中枢性の呼吸調節障害を合併するのが特徴である. 呼吸困難感の自覚が少ないまま呼吸不全が進行している場合も多い.

d 中枢神経

無頓着, 無気力にみえる性格的特徴, 認知機能障害などを認める. 日中過眠といった睡眠障害もADLを低下させる原因として重要である. 頭部MRIでT2高信号を呈する白質病変を認めることがある.

e 内分泌・代謝

インスリン分泌は保たれており, インスリン抵抗性(感受性低下)による耐糖能障害を高率に合併する. そのほか甲状腺機能異常, 脂質異常症, 脂肪肝, 不妊などもみられる.

f 眼

白内障を極めて高率に合併し, 軽症例では唯一の症状のこともある. 眼球運動障害・複視や眼瞼下垂, 兎眼を呈する例もみられる.

g その他

消化管平滑筋の障害による便秘・イレウス, また甲状腺・耳下腺・婦人科領域などの良性・悪性腫瘍の合併なども医療上の問題点となることが多い. 臨床的意義は低いが, IgGの低下も検査異常としてよくみられる.

4 病態生理

蛋白に翻訳されない領域での遺伝子異常がなぜ病気を引き起こすのか, RNAが病態の中核をなすことがわかってきた. リピートを含む異常なRNAは核内で凝集体を形成してしまい, リピートをなす塩基配列(CUGなど)に結合能力のあるスプライシング制御因子の量的・質的障害が核内で生じる. その結果, それらが本来担うべき多くのRNAスプライシングが障害されるという機序である. スプライシング異常の一例としては, インスリン受容体, CTチャネルなどがあり, それぞれ耐糖能異常・ミオトニーの原因となる.

5 診断

成人例のDM1典型例では, 以下の所見に家族歴などと合わせ臨床診断は比較的容易にできる(コツ①).

・特徴的な顔貌:前頭部の脱毛, 側頭筋萎

コツ①

斧様顔貌, 前頭部の薄毛などから本症を疑い, ミオトニー現象があるか診察する.

Pitfall ②

家族・親族の遺伝子診断：罹患が疑われるが症状を自覚していない家族・親族（特に軽症な親の世代など）に対し，十分な説明なしに遺伝子検査を施行してはならない．

コツ ②

自覚症状に乏しいうえに，疾患特有の患者性格のため，治療に消極的で治療中断も多い．医療者側の積極的な働きかけが必要．

縮による西洋斧様顔貌（hatchet face）．
・臨床的あるいは電気生理学的ミオトニー：叩打・把握ミオトニーや針筋電図でのミオトニー放電．
・進行性の筋萎縮あるいは筋力低下：胸鎖乳突筋，手指，前腕，前脛骨筋などに初期から．

なお，確定診断は血液を用いた遺伝子解析（保険適用）による（**Pitfall ②**）．
軽症例では，若年性白内障，糖尿病・耐糖能異常，心臓伝導障害のみしか呈さないことも多いため診断は難しく，本症をまず疑い家族歴などを聴取することが大事である．
2型（DM2）はわが国では極めてまれであるが，DM1と異なり近位筋優位の筋力低下や筋肉痛を呈し，ミオトニーが目立たないことがあり，肢帯型筋ジストロフィーや筋炎などとの鑑別が難しい．

6 管理・治療

根本治療を目指した研究が進んでいるが，現時点では明らかに有効な治療法はない．Duchenne型筋ジストロフィーでは人工呼吸や心不全の薬物治療により生命予後が大幅に改善されたが，残念ながら本症では平均死亡年齢は55歳とここ20年改善がない．死因は肺炎などの呼吸器症状に加え，突然死が多いという特徴がある（**コツ ②**）．多彩な症状・合併症があることからそれらに対する定期的フォローが必要となる（**表 2**）．

表 2 合併症フォローのために重要な定期的検査・評価

心電図・Holter心電図・心エコー
呼吸機能検査・動脈血ガス分析・終夜経皮的動脈血酸素飽和度（SpO$_2$）モニター
血液検査（血糖，HbA1c，その他，肝機能，脂質代謝など）
嚥下の問診・評価
消化管症状の評価・管理
眼科（白内障）評価

a 骨格筋

ミオトニーに対しフェニトインやメキシレチンを不整脈に注意しながら用いるが，患者が必要と感じていないことも多く，処方の機会は少ない．ストレッチなど過度でない運動やリハビリテーションを勧める．下垂足に下肢装具，進行すれば車いす，頸部筋力低下にカラーなどが必要となる．

b 呼吸・嚥下

呼吸機能検査（肺活量）・動脈血ガス分析に加え，終夜経皮的動脈血酸素飽和度（SpO$_2$）モニターも積極的に施行し，時期を逸せず，NIPPVなどの非侵襲的陽圧呼吸補助を導入する．誤嚥を起こすことが多く，注意や対策が必要である．咬合不全や口腔衛生の不良から齲歯・歯周疾患をきたしやすいので，口腔内ケアに注意を払う

c 心臓

心電図，Holter心電図を定期的に行う．失神や著明な上室性不整脈はもちろんのこと，PR間隔が240 msec，QRS幅が120 msecを超えれば，心臓電気生理検査，ペースメーカーや植込み型除細動器（ICD）

導入を考慮すべきとされる[1]が，必ずしも積極的な治療がされていない．

d　周術期や周産期の管理

　全身麻酔時に覚醒遅延・抜管困難や無気肺などがしばしばみられる．抜管困難を契機に初めて本症と診断されることもある．若い女性患者では先天型患児が生まれる可能性を考え，妊娠前からの遺伝カウンセリングを行い，リスク対応可能な病院での周産期管理が必要である．切迫早産に用いられるリトドリンは，本症で横紋筋融解症を誘発するため禁忌である．

e　その他

　便秘などの消化器症状，耐糖能異常・糖尿病，白内障，眠気などの対応

DON'Ts

- ☐ 家族歴の聴取不足や本症を積極的に疑わないことで，軽症患者を見逃してはならない．
- ☐ 患者が症状を訴えないからといって，呼吸・循環などのフォローを怠ってはならない．

文献
1) Groh WJ, et al.: N Engl J Med 2008;358:2688-2697

大阪大学大学院医学系研究科 神経内科学　髙橋正紀

J 筋疾患

3 筋ジストロフィー

DOs

- Duchenne 型，Becker 型，福山型先天性筋ジストロフィー，顔面肩甲上腕型を疑う例では，まず遺伝子診断を行う．
- 診断のためには，筋生検を行う．
- 筋 CT または MRI による筋萎縮の客観的評価を行う．

1 基本的な考え方

筋線維の壊死・再生を主体とする進行性の遺伝性筋疾患を筋ジストロフィーという．診断のためには，しっかりとした病歴聴取を行うのは当然であるが，遺伝性疾患であることから，家族歴をしっかりと取り，正確に家系図を書くことが求められる．

原則として診断には筋生検による筋組織学的診断が必要であるが，ジストロフィノパチーおよび福山型先天性筋ジストロフィーを疑う場合には，遺伝子診断をまず施行する．遺伝子変異特異的な治療法開発が進められており，遺伝子診断が必須の時代になりつつある．また，治療法開発はこれまでにないスピードで進められており，治療法がないからと，診断確定の努力を放棄するような態度は許されない．

2 分 類

Duchenne 型，Becker 型，先天性，顔面肩甲上腕型，Emery-Dreifuss 型，肢帯型などがある．以前は，先天性以外の型は総称して進行性筋ジストロフィーとよばれたが，筋ジストロフィーは基本的にすべて進行性であることから，今は，単に筋ジストロフィーとよばれることが多い．肢帯型筋ジストロフィー(LGMD)は肩甲・腰帯部を中心とする近位筋優位の筋力低下を示す筋ジストロフィーのことを指すが，これは大半の筋ジストロフィーに共通の所見である．言い換えれば，特別な名前のつかない特徴のない筋ジストロフィーともいえ，必然的に遺伝学的に多様な疾患が含まれる(表1)．

3 疫 学

最も頻度の高い筋疾患とされるDuchenne 型ですら人口10万人あたり2～4人程度と考えられており，筋ジストロフィーを含むすべての筋疾患が希少疾病である．国立精神・神経医療研究センターでの筋病理診断実績からは，約50％がDuchenne 型および Becker 型のジストロフィノパチー，20％が先天性，20％が肢帯型，5％が顔面肩甲上腕型，残りがその他の筋ジストロフィーと推測される．先天性筋ジストロフィーでは，半数を福山型が占める．福山型は，韓国と中国で少数例がみつかっていることを除けば，ほぼ日本人に特有の疾患である．一方，西欧諸国では，メロシン欠損症や *FKRP* 遺伝子変異で起こる MDC1C 型の先天性筋ジストロフィーやそのアレル病である LGMD2I の頻度が高いが，日本ではいずれもまれである．このような人種差は創始者効果によると考えられている．

4 臨床症状

a 筋力低下

徒手筋力テストで筋力を評価することはもちろん重要であるが，特に小児など協力の得られない患者では，正確な評価が難し

第5章 神経内科疾患の診療

表1 肢帯型筋ジストロフィー

	遺伝子座	遺伝子産物	アレル病
常染色体優性			
LGMD1A	5q31	Myotilin	
LGMD1B	1q11-q21	LaminA/C	AD/AR-EDMD
LGMD1C	3q35	Caveolin-3	Rippling muscle disease
LGMD1D	2q35	Desmin	
LGMD1E	7q36	DNAJB6	
LGMD1F	7q32	Transportin3	
LGMD1G	4q21	HNRPDL	
LGMD1H	3p23-p25.1		
常染色体劣性			
LGMD2A	15q15.1-q21.1	Calpain-3	
LGMD2B	2q13	Dysferlin	Miyoshi Myopathy
LGMD2C	13q12	γ-dystroglycan	
LGMD2D	17q12-q21.33	α-dystroglycan	
LGMD2E	4q12	β-dystroglycan	
LGMD2F	5q33-q34	δ-dystroglycan	
LGMD2G	17q11-q12	Telethonin	
LGMD2H	9q31-q34.1	TRIM32	
LGMD2I	19q13.3	FKRP	MDC1C
LGMD2J	2q24.3	Titin	TMD
LGMD2K	9q34	POMT1	WWS
LGMD2L	11p12-p13	Anoctamin-5	Miyoshi-like DM
LGMD2M	9q31	Fukutin	FCMD
LGMD2N	14q24.3	POMT2	WWS
LGMD2O	1p34-p33	POMGnT1	MEB
LGMD2P	3q21	Dystroglycan	
LGMD2Q	8q24.3	Plectin	
LGMD2R	2q35	Desmin	
LGMD2S	4q35.1	TRAPPC11	
LGMD2T	3p21.31	GMPPB	

最新の情報は，http://www.musclegenetable.fr/ から得られる．

いことが多い．しかしそのような患者においても，近位筋優位の筋力低下がある場合，床からの立ち上がりで，殿部を後方に突き出すとともに膝に手をつくことが多い．さらに，自分の大腿部を一歩ずつ上っていくようにして上半身を起こす動作があると，典型的なGowers徴候となる．感度の高い臨床徴候なので必ず試して欲しい．上肢の筋力低下は，余程強くないと患者自ら訴えないことも多いので注意が必要である．

顔面肩甲上腕型では，顔面筋が侵されまつげ徴候がみられる．ただし，顔面筋罹患を示さない顔面肩甲上腕型の患者もいるので注意が必要である．上肢帯で侵されやす

いのは，僧帽筋，前鋸筋，広背筋，大胸筋である．

b　腓腹筋肥大・萎縮

Duchenne 型や Becker 型，および病態の近いサルコグリカノパチーや α-ジストログリカノパチーではしばしば腓腹筋肥大を認める．ジスフェルリン欠損により発症する LGMD2B では，むしろ腓腹筋がやせていることが多い．

c　筋痛

Becker 型や LGMD1C ではしばしば筋痛を訴える．

d　左右差

大部分の筋疾患は左右対称の筋障害を示すか，左右差はあったとしても軽度である．これに対して，顔面肩甲上腕型では必ず左右差がみられる．ジストロフィノパチーの保因者でも，左右差を認めることが多い．

e　翼状肩甲

上肢帯を侵す様々な筋ジストロフィーでみられる．顔面肩甲上腕型では，おもに僧帽筋下部の障害により，上肢の前方あるいは側方挙上により肩甲骨全体が上方移動し，僧帽筋が盛り上がったようにみえる独特の翼状肩甲を示す．

f　関節拘縮

多くの筋ジストロフィーは，歩行不能になってからアキレス腱拘縮が出現するが，早期の関節拘縮出現と心伝導障害を特徴とする Emery-Dreifuss 型では歩行可能な段階で出現する．ほかに，肘関節や脊柱の拘縮をきたしやすく，多くの患者が rigid spine syndrome を呈する．

5　病態生理

Duchenne 型は，筋線維膜蛋白質ジストロフィンの欠損により，筋線維膜が脆弱となることが原因である．ジストロフィンは，β-ジストログリカン，α-ジストログリカン，ラミニンからなる蛋白質複合体（ジストロフィン複合体）を形成しており，これが，筋線維膜を補強している．さらにこのジストロフィン複合体をサルコグリカン複合体が横から支えるような形で補強している．したがって，サルコグリカノパチーや α-ジストログリカノパチーは，ジストログリカン複合体異常をきたすという点で，ジストロフィノパチーと同じ病態といえる．

LGMD2B で欠損するジスフェルリンは，筋線維膜修復にかかわる重要な分子である．この分子の欠損により，何らかの理由により生じた筋線維膜の穴を修復できず，筋線維壊死を起こすと考えられている．

筋ジストロフィーは一つの疾患ではなく，その他，核膜蛋白質の異常によるもの，細胞質内の蛋白質分解酵素異常によるものなど，様々な病態がある．

6　検査

a　血清 CK

クレアチンキナーゼ（CK）は感度も特異性も高い，優れた筋疾患マーカーである．原則として筋ジストロフィーでは，活動性の筋線維壊死・再生線維変化がみられることから，CK 値は上昇する．特に歩行可能な時期では，著明な CK 値の上昇をみることが多い．ただし，筋線維壊死・再生線維変化が強くない顔面肩甲上腕型や先天性筋ジストロフィーの一型である Ullrich 型などでは，CK 値上昇は軽度にとどまる．

b　画像

骨格筋 CT または MRI が筋萎縮および脂肪浸潤を客観的に観察するのに優れる．詳しくは筋の画像診断の項（p.91）を参照のこと．

c　遺伝子診断

ジストロフィン遺伝子の MLPA 解析および福山型先天性筋ジストロフィーの 3-kb 挿入変異のスクリーニングが保険収載されている．Duchenne 型・Becker 型，福山型を疑う例では，筋生検を行う前にこれらの検査を施行する．MLPA 法は，基本的に

エクソン単位の欠失および重複の有無を調べる方法であるため，点変異や小欠失などの変異を有するおよそ1/3の患者では偽陰性となる．これらの患者では，筋生検を行ったうえで，ジストロフィンの免疫染色またはウェスタンブロット解析でジストロフィンの欠損を確認し，診断を確定する．点変異や小欠失などの変異の確認のためには，ジストロフィン遺伝子のシークエンス解析が必要である．原則は自己負担であるが，患者レジストリRemudyへの登録希望者には研究費でまかなう方法もある（患者レジストリの項参照）．

顔面肩甲上腕型の多くの患者は，第4染色体長腕末端にあるD4Z4リピートが短縮していることで発症する．国立精神・神経医療研究センターでは，DNA解析のサービスを提供しているので，詳しくはHPを参照されたい（http://www.ncnp.go.jp/nin/guide/r1/FSHD.html）．また純粋な筋ジストロフィーとするかどうかは議論があるが，筋強直性ジストロフィーのCTGリピート伸長評価についても保険収載されている．その他の筋ジストロフィーについては，原則として筋生検を行ったうえで，適宜遺伝子解析を行うことになるが，必ずしもすべての原因遺伝子が明らかになっているわけではないので，解析が行えない場合も多い．いずれの場合も，適切な遺伝カウンセリングが欠かせない．

d　筋病理診断

筋生検・検体処理の方法については，筋生検の項(p.136)を参照のこと．一定の侵襲はあるものの比較的安全な検査なので，筋疾患を疑う場合には，原則的に筋生検を考える．ただし，遺伝子診断の項で述べたジストロフィノパチーと福山型先天性筋ジストロフィーは，筋生検に先立ち保険収載されている遺伝子検査を行う．顔面肩甲上腕型や筋強直性ジストロフィーは筋生検の積極的適応とならない．所見があってもなくても，これらの疾患の診断を確定することができないからである．この二つの疾患に関しても，臨床的に疑ったら，遺伝子診断を行うべきである．

筋ジストロフィーの多くは，活動性の筋線維壊死・再生線維変化を主体とする病理所見を呈する（図1）．加えて，慢性に経過すると内鞘線維化がみられるようになる．ただし，抗SRP抗体などが陽性となる免疫介在性壊死性ミオパチーでも，活発な筋線維壊死・再生線維変化があり，リンパ球浸潤がほとんどないことから，少し経過が長いと筋ジストロフィーとの鑑別が難しいことがある．進行が遅く経過の長い例では，lobulated fiberなどの筋線維内部構造の配列の乱れを呈することがある．

ジストロフィンを初めとする筋線維膜蛋白質やエメリン（Emery-Dreifuss型で欠損）をはじめとする核膜蛋白質は，免疫染色またはウェスタンブロット解析で簡単に欠損を確認することができる．Duchenne型ではジストロフィンが完全欠損するが，Becker型ではfaint and patchyパターンの欠損を，ジストロフィノパチーの保因者はモザイク状の欠損を示す．

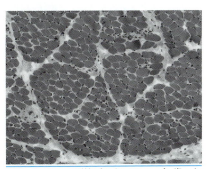

図1　Duchenne型筋ジストロフィー（3歳4か月男児，HE染色）（口絵No.19）
フェーズの揃った壊死線維・再生線維が数本〜十数本程度まとまって存在している．内在核線維も散見される．軽度ながら内鞘線維化があり，大半の筋線維が円形化している．

e 筋電図・神経伝導検査

基本的には，神経原性疾患や神経筋接合部の除外のため行われる．病理学的あるいは遺伝学的に分類・定義される筋疾患のサブタイプを診断できるわけではなく，神経原性疾患におけるほど重要性は高くない．

f 呼吸機能・心機能

筋ジストロフィー患者の多くで，呼吸不全や心不全が生命予後を決定するため，定期的な呼吸機能・心機能検査は欠かせない．

7 治療

a ケア

歩行可能な段階から，筋肉のマッサージを行うことで拘縮予防に効果がある．一昔前は，Duchenne型の寿命は20歳以下と言われていたが，呼吸機能低下に対するマネジメントの進歩により生命予後は大幅に改善し，現在では，30歳を超えて生存する患者が希ではない．現在は，心筋障害が主要な生命予後規定因子となっている．

b ステロイド

Duchenne型ではステロイドの有効性が示されており，歩行期間が延長することが知られている．

c 治療薬開発

現在，エクソンスキッピング療法の国際共同臨床試験が行われており，近いうちに医薬品として認可されると期待されている．エクソンスキッピング療法は，エクソン欠失により読み枠がずれてDuchenne型になっている患者で，隣接する特定のエクソンを人工的にスプライシングさせ（エクソンスキッピング），読み枠がずれない欠失を有するmRNAをつくらせて，軽症のBecker型に変えようとする治療法である．

一方，ストップコドン変異が入る患者においては，ストップコドンを強制的に読み飛ばさせるリードスルー療法の開発も進められている．

これらの治療法は，いずれも特定の欠失パターンやストップコドン変異にしか有効でないため，当該患者において，あらかじめどのような変異を有しているかを遺伝子解析によって確立していることが，治療を受ける大前提となる．

8 患者レジストリ

筋ジストロフィーのような希少疾病の臨床試験は，対象患者のリクルートが極めて困難である．筋ジストロフィーの臨床試験推進を図る目的で，ジストロフィノパチーの患者レジストリRemudyが立ち上がっている．治療法開発が進められているエクソンスキッピング療法やリードスルー療法では，遺伝子変異が確定している患者のみが治療対象となることから，Remudyでは原因遺伝子変異が確定していることが登録の要件となっている．また，保険収載されておらず原則自己負担のジストロフィン遺伝子シークエンス解析も，筋生検でジストロ

> ⚠️ **Pitfall**
>
> **CKを使おう！**：「キナーゼ」はリン酸基を付加する酵素であり，クレアチンにリン酸基を付加するのは「クレアチンキナーゼ（CK）」．古くから使用されている「クレアチンホスホキナーゼ（CPK）」は，冗長性があり間違った用語である．

> ⚠️ **Pitfall**
>
> **現病歴の記載には年齢を！**：神経内科で日常的に扱う多くの例が急性または亜急性であるためか，病歴の記載にXX年XX月発症というような，日付ベースの記載が使われることが多い．ところが筋ジストロフィーのような長い経過の疾患では，日付よりも，何歳頃にどのような症状が出現するようになったかが重要である．現病歴には，必ず年齢を記載してほしい．

フィン欠損が確定しておりRemudyへの登録を希望する患者には，研究費で費用をまかなうことができる．詳しくはRemudyのHP(http://remudy.jp/)を参照されたい．

> **DON'Ts**
> - 治療法がないからと，診断確定への努力を放棄しない．
> - 顔面肩甲上腕型および筋強直性ジストロフィーは，原則として筋生検の適応がないことを忘れてはならない．

文献
1) Nishino I, et al.: Curr Opin Neurol 2002; 15: 539-544. Review
2) Nigro V, et al.: Acta Myol 2014; 33: 1-12
3) 埜中征哉：臨床のための筋病理．第4版．日本医事新報社，東京，2011

国立精神・神経医療研究センター神経研究所 疾病研究第一部　**西野一三**

☑ 遺伝子検査で，筋生検はいらなくなる？

　筋生検は比較的安全な検査とはいえ，採血だけですむ遺伝子検査のほうが身体的侵襲が少ないのはいうまでもない．筋生検を実施せず，遺伝子検査だけで診断がつくのはどのような疾患だろうか？ これは，ひとえに，遺伝子解析にかかる経済的・人的コストに依存している．次世代シークエンサーが広まり始め，1,000ドルゲノムはもうすぐそこという時代になった今，コストは革命的に低下している．まだまだ発展途上段階にある技術であることや膨大なデータの解析とその意義づけに時間がかかるなどの問題があるものの，将来的には間違いなく，安価でかつ迅速に遺伝子診断ができる時代が来ると思われる．そうなると筋生検は不要になるはずだが，話はそう単純ではない．筋疾患のほぼすべてがこれまで病理学的に分類され，定義づけられている一方で，遺伝子と疾患は一対一対応ではないからである．したがって求められることは，来たるべき時代に備えて，遺伝子型・(病理学的)表現型相関に関するデータを十分に蓄積しておくことである．すなわち，当分は筋生検と遺伝子解析の両方が必要だということだ． 　　　　　　　　　　　　　　　　　　　　　　　　　　　(西野一三)

J 筋疾患

4 ミトコンドリア脳筋症

DOs

- いかなる臓器症状の組み合わせでもミトコンドリア病の可能性を考えておく.
- 血液で mtDNA 変異がとらえられない場合, 筋生検を行う.
- 遺伝カウンセリングでは多様な遺伝形式の可能性に配慮する

1 基本的な考え方

呼吸鎖酵素の異常によるミトコンドリア病を指す. エネルギー需要が高い脳と筋が特に侵されやすいことから, ミトコンドリア脳筋症という言葉がしばしば用いられる. ただし, 理論上どのような臓器も障害されうる. また, どのような年齢の患者にも起こりうる. 非典型的な症状であっても, 血液または髄液またはその両方の乳酸値が高い場合には, ミトコンドリア病を疑う.

三大病型のうち, ミトコンドリア脳筋症・乳酸アシドーシス・脳卒中様発作症候群(MELAS), 赤色ぼろ線維・ミオクローヌスてんかん症候群(MERRF)は血液を用いたミトコンドリア DNA (mtDNA)解析で変異を検出できることが多いが, 慢性進行性外眼筋麻痺(CPEO)は通常, 罹患臓器(通常は骨格筋)での mtDNA 解析を必要とする.

2 分類(表1)

原発性の mtDNA 変異によるもの(原発性 mtDNA 異常)と核 DNA 変異によるものに大別される. MELAS, MERRF, CPEO のいわゆる三大病型は, 原発性 mtDNA 異常である.

核 DNA 異常は, 呼吸鎖酵素欠損症, 二次性 mtDNA 異常症, mtDNA 翻訳異常症に分類される. 呼吸鎖酵素の複合体欠損症は, 複合体サブユニットをコードする遺伝子の変異による場合と, 複合体を組み立てるプロセスに必要なアセンブリー因子をコードする遺伝子の変異による場合がある. 臨床的には, Leigh 脳症を初めとする乳児重症型のミトコンドリア病を呈することが多い.

二次性 mtDNA 異常症は, mtDNA の維持にかかわる因子の変異によって, mtDNA の多重欠失や mtDNA の枯渇(コピー数減少)をきたす疾患群である. おもに mtDNA の複製装置の異常による場合と, mtDNA をつくる際に必要な塩基を供給する dNTP プールの異常による場合とがある. 前者は常染色体優性の CPEO(AD-PEO)などが知られる. 後者の代表的な疾患は $TYMP$ 遺伝子異常によるミトコンドリア神経胃腸脳筋症(MNGIE)である.

mtDNA 翻訳異常は, 重症の新生児ミトコンドリア病などをきたす.

3 疫 学

欧米では10万人中9〜15人との報告があるが, わが国では正確な統計はない.

4 臨床症状

a MELAS

発症年齢は小児期から老年期まで幅広い. 繰り返す頭痛・嘔吐, 脳卒中様症状が前景に立つ. 後頭葉の視覚野障害による半盲が多い. 精神症状が目立つ患者もいる. 全般性の筋力低下と筋萎縮をきたす. 難聴, 糖尿病, 心筋症, 腎障害など多彩な臓器障害を伴いうる. m.3243A>G 変異の頻度が高

表1 ミトコンドリア脳筋症の分類

1. 原発性 mtDNA 異常
MELAS(m.3243A>G 他), MERRF(m.8344A>G 他), CPEO(欠失, 重複, m.3243A>G 他), MILS (m.8993T>C, m.8993T>C), NARP(m.8993T>G)他

2. 核 DNA 異常
- ●呼吸鎖酵素欠損症(複合体サブユニット遺伝子変異とアセンブリー因子遺伝子変異(下線)がある)
  複合体I欠損症 – Leigh 脳症(*NDUFA1, NDUFA2, NDUFA10, NDUFA21, NDUFS1, NDUFS2, NDUFS3, NDUFS4, NDUFV1, C20orf7* 他), 致死性乳児ミトコンドリア病(*NDUFA11, NDUFS2, C20orf7* 他), 心筋症(*NDUFA11, NDUFS2, NDUFS8, NDUFV2, Ndufaf1*)他
  複合体II(SDH)欠損症 - Leigh 脳症(*SDHA*), 乳児白質脳症(*SDHAF1*)
  複合体III 欠損症 - GRACILE 症候群(*BCS1L*)
  複合体IV(COX)欠損症 - Leigh 脳症(*SURF1*), 心筋症を伴う Leigh 脳症(*SCO2, COX10* 他), 肝障害を伴う Leigh 脳症(*SCO1*)他
  複合体V欠損症 - 新生児ミトコンドリア病(*ATP5E, ATP12, TMEM79*)
- ●二次性 mtDNA 異常症
  - mtDNA 複製機構異常(mtDNA 多重欠失)
    AD-PEO(*POLG, POLG2, PEO1*), SANDO(*POLG*), Alpers 症候群(*POLG*), 他
  - dNTP プール異常(mtDNA 多重欠失, mtDNA 枯渇, またはその両方)
    MNGIE(*TYMP*), 肝脳症候群(*DGUOK*), ミオパチー(*TK2*), Navajo ニューロパチー(*MPV17*)他
- ●mtDNA 翻訳異常症
  致死性新生児乳酸アシドーシス(*MRPS16, MRPS22, RMND1*), 痙性対麻痺(*SPG7*), ミオパチー・乳酸アシドーシス・鉄芽球性貧血(*PUS1*)他

く, 通常, 母系遺伝を示す.

b MERRF

発症年齢は小児期から成人期に及ぶ. 進行性ミオクローヌスてんかん, 小脳症状, 全般性筋力低下・筋萎縮をきたす. ほかに, 心筋症や多発性脂肪腫を合併することもある. m.8344A>G 変異の頻度が高く, 通常, 母系遺伝を示す.

c CPEO

発症年齢は小児期から成人期に及ぶ. 眼瞼下垂, 全方向性眼球運動障害, 全般性筋力低下・筋萎縮をきたす. 嚥下障害や白質脳症を伴うこともある. CPEO に網膜色素変性と心伝導障害を伴う場合, Kearns-Sayre 症候群とよばれる. 糖尿病, 難聴, 内分泌異常などを伴うこともある. 最も多い原因は, mtDNA の単一欠失であり, 通常, 遺伝しない.

d Leigh 脳症

典型的には乳幼児に発症するが, 成人発症例も希に存在する. 精神運動発達遅滞, 痙攣, 嚥下障害をきたす. 血中・髄液ともに乳酸値が高度に上昇する. 乳幼児の典型例では, 早期に呼吸不全に至り, 予後不良である. 脳幹および大脳基底核に対称性の壊死性病変を認める. 約20% は mtDNA 変異を, 残り80% は核 DNA の変異を原因とする. mtDNA 変異は, m.8993T>C および m.8993T>G 変異が多く, 母系遺伝性 Leigh 症候群(MILS)ともよばれる. 核 DNA 変異によるものの多くは, ピルビン酸脱水素酵素複合体(PDHC)または呼吸鎖酵素複合体の欠損による. COX 欠損を示すのは全体の10% 程度である.

e MNGIE

大部分の例は20歳以降に発症する. るい痩, 外眼筋麻痺, 腹鳴・下痢・偽閉塞などの消化器症状, 末梢神経障害を認める. 脳 MRI で広範な白質脳症を認める. *TYMP* 遺伝子変異を原因とする常染色体

劣性疾患である．

5 病態生理

a mtDNA

mtDNAは，呼吸鎖酵素合成に必要な22個のtRNA，2個のrRNA，13個の呼吸鎖酵素サブユニットをコードし，複合体I, III, IV, Vの一部分をつくり出す．一方，複合体IIのすべてと複合体I, III, IV, Vの残りの部分は核DNAでコードされている．このため，mtDNA変異による疾患の筋病理でCOX（複合体IV）欠損がみられることはあっても，SDH（複合体II）欠損がみられることはない．

b ヘテロプラスミーと閾値

体細胞の場合，核DNAは1細胞あたり2コピーしか存在しないが，mtDNAは1細胞あたりおよそ数千から1万コピー存在している．いわゆる三大病型の患者細胞では，変異型mtDNAと正常型（野生型）mtDNAが様々な比率で混在している（ヘテロプラスミー）．mtDNAの単一欠失を有するCPEOでは，細胞内の変異型mtDNAの比率が増えていくと，60%の閾値を境としてCOX活性が完全に消失する．

c 母系遺伝

精子にも卵子にも核DNAとmtDNAが存在するが，受精時に精子mtDNAは卵子内に入らないか，仮に入っても即座に破壊されてしまう．このため，原則として，子には卵子由来のmtDNAしか受け継がれない．このため，MELASやMERRFなどmtDNA点変異による疾患は，母系遺伝する．メカニズムは依然として不明であるが，通常，CPEOで典型的に認められるmtDNA単一欠失は遺伝しない．

6 検査

a 乳酸値

典型的には血中，髄液中ともに高値を示す．血中の乳酸値は正常でも，髄液中では高値を示す例も少なくない．安静臥床時に，また，複数回調べることが必要である．MRスペクトロスコピーでも脳内病変部位で乳酸ピークをとらえることができる．

b 画像

大脳・小脳の萎縮や基底核病変を認めることが多い．特に，Leigh脳症では，脳幹部および基底核に対称性の病変を認める．MELASの脳卒中様症状の急性期には，大脳皮質に血管支配に一致しない梗塞様病変を認める．後頭葉に好発する．外眼筋麻痺，消化器症状，末梢神経障害を呈するMNGIEでは，広範な白質脳症を認める．mtDNA単一欠失患者でも，広範な白質脳症をきたした報告がある．

c 遺伝子診断

mtDNAの代表的変異については，変異スクリーニングの商業的サービスを受けられる．三大病型のうち，MELASとMERRFは多くの場合血液からでもmtDNA変異を同定できるが，CPEOの場合にはしばしば骨格筋を用いなければ困難である．血液で変異が同定できない場合は，筋生検を行い，病理学的評価とともに骨格筋を用いたmtDNA解析を行う．

核DNA上の原因遺伝子は，数も多く広範にわたるため，現状で簡便なスクリーニングは困難である．しかし次世代解析の導入により，今後状況が大きく変化する可能性がある．

同じ臨床病型であっても，様々な遺伝形式が混在しうる．遺伝カウンセリングの際には慎重な対応が必要である．

d 筋生検

通常，骨格筋は血液よりも変異型mtDNA比率が高いため，mtDNA変異同定に有用である．筋生検に際しては，筋病理解析に加えてmtDNA解析を行う．

ミトコンドリア脳筋症を示唆する筋病理所見は，赤色ぼろ線維（RRF），COX欠損，SDHで濃染する血管（SSV）の三つで

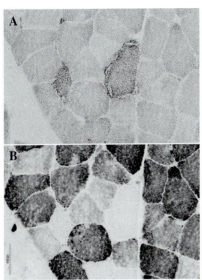

図1 CPEO 患者での RRF（口絵 No.20）
SDH では濃染している RRF の COX 活性が消失しており，COX 部分欠損を示している．この患者では mtDNA の単一欠失が認められた（A：SDH, B：COX）．

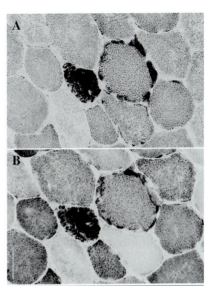

図2 MELAS 患者での RRF（口絵 No.21）
SDH で濃染している RRF の COX 活性は保たれている．MELAS では RRF の COX 活性は正常から消失まで様々である（A：SDH, B：COX）．

ある．

　RRF は，変異型 mtDNA の比率が高い（通常 90％以上）筋線維において，機能障害を代償すべくミトコンドリアが増加・増大した像である．CPEO など mtDNA 単一欠失では変異型 mtDNA が 60％以上となると COX 活性が消失する．変異型 mtDNA の比率の高い RRF は当然 COX 活性を欠き，部分欠損（特定の筋線維のみでの活性消失）を示す（図1）．MELAS で見られる m.3243A>G 変異は，COX 活性消失の閾値と RRF 出現の閾値がほぼ同じ 90％であるため，RRF の COX 活性は正常から消失したものまで様々である（図2）．高齢者では，一定の頻度で RRF と COX 部分欠損が出現する．これは mtDNA 多重欠失の蓄積によると考えられている．
　MELAS では，RRF と同様のメカニズムによって，血管壁でのミトコンドリアが代償的に増加・増大する．その結果，特に小血管が SDH で濃染し，SSV とよばれる（図3）．MELAS 患者のおよそ 10％では，RRF がなく，SSV しか認められない．
　Leigh 脳症の 10％は COX 欠損を認め（自験例での推計），診断に有用である．まれながら SDH 欠損による Leigh 脳症の報告もある．

e　その他

　ミトコンドリア脳筋症は多彩な臓器症状を呈しうるため，眼科的検索，心機能検査，内分泌検査など，多様な検査が必要である．

7　治　療

a　経験的治療

　有効性は実証されていないが，ビタミン剤やイデベノン（コエンザイム Q10 誘導体）などが経験的に用いられている．

b　ジクロロ酢酸，ピルビン酸

　ピルビン酸およびその構造類似体である

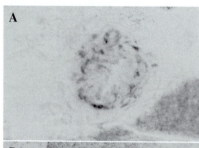

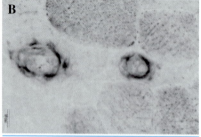

図3 SSV（口絵 No.22）
MELASでは，特に小血管のミトコンドリアが増加・増大し，SDHで濃染する（A：正常，B：MELAS）．

ジクロロ酢酸は，ピルビン酸をアセチルCoAに変換するPDHCを活性化する．結果としてピルビン酸が消費され，乳酸アシドーシスを改善させることが期待される．これまでに，ジクロロ酢酸ナトリウムを用いた臨床試験が行われたが，末梢神経毒性がみられたため，現在は積極的に用いられることは少ない．一方，ピルビン酸は，毒性が低いことに加えて，L/P比を直接的に低下させることによりNADH/NAD$^+$平衡の改善も期待できるため，現在，臨床研究の形でピルビン酸療法が試みられている．

c　L-アルギニン

L-アルギニン療法は，血管内皮機能正常化および脳内血流不均衡分布改善により，MELAS患者で卒中様症状を改善・予防する効果があると考えられている．最近，医師主導型の多施設共同臨床試験が行われた．まだ結果は公表されていない．

d　注意すべき薬剤

輸液時は，乳酸入りのものを安易に用いない．バルプロ酸ナトリウムやピボキシル基を有する第三世代セフェム系抗菌薬は，二次性低カルニチン血症をきたしミトコンドリアでのATP産生能をさらに低下させるので，慎重に投与する．

DON'Ts

- 乳酸入りの輸液を安易に使用しない．
- バルプロ酸ナトリウムやピボキシル基を有する抗菌薬を安易に使用しない．

文献

1) DiMauro S, et al.: Nat Rev Neurol 2013; 9: 429-444
2) 埜中征哉：臨床のための筋病理．第4版．日本医事新報社，東京，2011

国立精神・神経医療研究センター神経研究所 疾病研究第一部　**西野一三**

J 筋疾患

5 周期性四肢麻痺

DOs

- カリウム性が多く，そのなかでも甲状腺機能亢進症に伴う一過性四肢麻痺が多いので，発症状況を問診し，血清 K 値を測定する．
- 発作の誘発因子を避けるように生活指導をする．
- 原因不明の場合，家族歴がなくとも遺伝子検査を考慮する．

1 基本的な考え方

周期性四肢麻痺とは，その名のとおり，発作性に四肢に弛緩性麻痺を生じる状態を繰り返す疾患群である[1]．

2 症状

周期性四肢麻痺の症状は，遺伝性・症候性にかかわらず，多くにおいては，臨床症状には大差はない．臨床的には次のような症状を示すことが多い[1]．

① 持続時間は数時間から数日．
② 下肢から弛緩性麻痺が始まり，上肢へ進展する．当初は近位筋の筋力低下であるが，遠位筋に広がる．
③ 発作中は腱反射は減弱ないし消失する．感覚系は侵されない．筋電図検査では，発作中は筋線維が脱分極状態にあるため，電気刺激に反応しない（electrically silent）．
④ 通常，横隔膜や球筋は侵されないため，呼吸筋障害は呈さない．
⑤ 顔面筋や外眼筋も侵されないが，眼瞼下垂は認めることがある．

3 分類と診断・治療

発作時の血清 K 値により，低カリウム性（<3.0 mEq/L），正カリウム性，高カリウム性（>5.0 mEq/L）に分けられる．一方，遺伝性や原疾患の有無により，家族性と症候性に分けられており，表1のように分類されている．このうち，低カリウム性周期性四肢麻痺は最も頻度が高い．

表1 周期性四肢麻痺の分類

低カリウム性	高カリウム性
1) 家族性 ・Ca チャネル α1 サブユニットの異常（CACNA1A 遺伝子などの変異）70% ・Na チャネルの異常（SCN4A 遺伝子変異）10〜20% 2) 甲状腺機能亢進症 3) 高アルドステロン血症・副腎皮質ステロイド 4) サイアザイド系利尿薬 5) Bartter 症候群 6) 尿細管アシドーシス 7) Fanconi 症候群 8) 下痢・嘔吐 9) 甘草	1) 家族性（高カリウム性ないし正カリウム性）Na チャネル α1 サブユニットの異常（SCN4A 遺伝子変異に伴うもの） 2) 腎不全 3) Addison 病 4) 抗アルドステロン利尿薬 5) 野菜果物ジュースなどでのカリウム過剰摂取

a 低カリウム性

1) 家族性

常染色体優性遺伝形式で，10〜20歳代で発症する．患者は男性が多い．ほとんどの症例はL型Caチャネルα1サブユニット(CACNA1S)の遺伝子異常であるが[2]，Naチャネル(SCN4A)，Kチャネル(KCNE3)の遺伝子異常を示す家系も報告されている．また，Andersen-Tawil症候群(KCNJ4遺伝子異常)では，不整脈や骨格異常を合併する[3]．

2) 症候性

大きく分けて，甲状腺機能亢進症に伴うものとそれ以外であり，わが国では，甲状腺機能亢進症によるものが最多である．女性では，原発性アルドステロン症も多い．典型的な例の特徴は，①年齢・性別：10〜20歳台男性，②発症時刻：早朝ないし起床時が多い，③誘発因子：炭水化物食の大量摂取，過剰な飲酒，過激な運動，④検査：低カリウム血症，甲状腺ホルモン高値，TSH低値，心電図異常(U波の出現)，である．

発作時の血清K値は著減している(3.0mEq/L以下)．典型例では高CK血症はないが，すでに低カリウム性ミオパチーを呈していて，持続性の筋力低下や高CK血症がみられる症例もある．甲状腺機能亢進症はsubclinicalな症例も多いため，TSH，fT3，fT4の測定を行う．また，寒冷，外科手術，外傷，感染，月経なども誘因となることがある．

b 正カリウム性・高カリウム性

1) 家族性

常染色体優性遺伝形式で，10歳以下で初発することが多い．Naチャネルαサブユニット遺伝子(SCN4A)の点変異による[4]．昼間に起こり，軽症で，持続時間が短い(数時間以内)麻痺発作が特徴的である．発作頻度は高く，ほぼ毎日起こることもある．運動後の休憩，寒冷，ストレスなどが誘発因子になる．

2) 症候性

腎障害，副腎障害，利尿薬(スピロノラクトン)連用などに起因する高カリウム血症を背景に起こる．麻痺発作とともに，四肢末端に強い異常感覚が出現する．

4 診 断

周期性四肢麻痺の病型診断は治療に直結するため，非常に重要である．まず，突然発症し，筋脱力が四肢対称性であることや，過去に同じようなエピソードを繰り返したという臨床像を確認することが重要である．検査では，血清K値，血清CK値，腎機能などを測定する．症候性周期性四肢麻痺の検索として，甲状腺機能，血清アルドステロン値などの検査，および薬剤内服歴の聴取を行う．筋電図では，発作時にelectrically silentが確認できる．

これらの検索を行ったうえで原因が明らかでない場合，家族歴を確認し，患者の同意のもと，遺伝子検査を行う．原因遺伝子にもよるが，家族性周期性四肢麻痺の浸透率は，おおむね男性で80〜90%，女性で約50%である．典型的な常染色体優性遺伝形式の家族歴を示さない，浸透率の低い遺伝子異常の場合があるので，明らかな家族歴がなくとも，症候性周期性四肢麻痺の原因がない場合には遺伝子検査を考慮すべきである．

5 治 療

周期性四肢麻痺の治療は，血清K値によって分けられる．発作期は，軽症の場合は経過観察でもよいが，重症の場合には治療が必要となる．また，心電図異常が出現することから，心電図モニター使用が推奨される．

> ⚠️ **Pitfall**
>
> 家族歴の確認：脱力発作の有無だけでなく，ミオパチーの有無や心血管イベントなども家族歴として聴取する．

a 低カリウム性

発作期は，KCl 4~5 g/日を10～25％水溶液として経口投与する．静脈投与は避けるべきである．

非発作期には，誘発因子である炭水化物の大量摂取，過剰な飲酒，激しい運動を避けるように指導する．甲状腺機能亢進症に伴う場合には，甲状腺機能の正常化とともに発作は消失する．低カリウム血症をきたす原疾患がある場合には，その原疾患の治療を行う．家族性の場合には，アセタゾラミド250～1,000 mg/日，またはスピロノラクトン50～100 mg/日の内服を行う．

b 正カリウム性・高カリウム性

発作期は軽症のことが多く，短時間で回復することが多いので緊急性がないことが多い．重症例ではカルシウム・グルコネート10 mL（250 mg）の緩徐静注を行う．あるいはグルコース・インスリン療法でもよい．症候性の場合には，原因疾患の治療と血清K値のコントロールが重要である．家族性の場合は，アセタゾラミド250～1,000 mg/日の内服が予防効果を有する．高カリウム性周期性四肢麻痺は，全身麻酔の覚醒遅延が出現することがあり，また，悪性高熱症との関連も示唆されていることから，注意が必要である．

c 非発作期の生活指導

発作を繰り返すと徐々に筋力が低下することもあり，発作予防には，それぞれの病型に応じた食事や運動についての生活指導が必要である．また，発作急性期への対応として，通常の周期性四肢麻痺では呼吸障害や意識障害などは生じないことを説明し，発作急性期に慌てずに救急連絡が取れるように対応を患者と話し合う．

DON'Ts

- カリウムの静脈内投与はしない．
- 薬剤内服歴・家族歴の聴取を忘れない．

文献

1) 木下真男：神経内科治療 1991;18:421-425
2) Placek IJ, et al. : Cell 1994;77:863-868
3) Takeda I, et al. : Neurology and Clinical Neuroscience 2013;1:131-137
4) Placek IJ, et al. : Cell 1991;67:1021-1027

県立広島病院 脳神経内科　**倉重毅志**

☑ 病気の子供が神経内科を受診したとき

　小児科は15歳までを診療する．われわれ神経内科医は成人を診療しているので，16～20歳は小児科との境界領域であるが，実際には，小学生が神経内科を受診することもめずらしくない．また，小児慢性特定疾患でも，医療の進歩によって寿命が延びたため，脳血管障害のような成人の疾患を併発するケースも出てきた．神経疾患を抱えた子供が大人になったとき，神経内科医がきちんと診療できる必要があると，若輩者ながら思っている．

　子供の神経疾患では，子供の発達に合わせながら，「子供にどこまで病気の話をするか」を考え，同時に，子供のことを心配している保護者には繰り返し話をする時間をとって患者医師関係をつくり，「子供の成長に合わせた長期的展望」を考えながら方針を決める必要がある．筆者は筋疾患を比較的多く診ているためか，子供や若年成人を診療する機会が多く，病気そのものと同じくらい患者医師関係を上手につくり，継続することに苦心している．

〈倉重毅志〉

J　筋疾患

6　先天性ミオパチー

DOs
- 診断は筋生検をもって行う．
- 側弯や慢性呼吸不全に注意し，肺機能検査を定期的に行う．
- 疾患や本人の病状に合わせた理学療法・維持療法を導入する．

1　基本的な考え方

先天性ミオパチーとは，①多くは生下時ないし乳児期に発症する．②筋緊張低下，筋力低下を示す．③高口蓋や側弯を伴う．④呼吸筋罹患に伴い，拘束性換気障害を示す．⑤精神発達遅滞を伴うことが多い．⑥緩徐進行性ないし非進行性である．
といった特徴を有する一群の筋疾患を総称する[1]．緩徐進行性ないし非進行性であるために，実際には成人発症例もある．筋病理では，ほとんどの例でタイプ1線維優位（タイプ1線維が55%以上）があり，タイプ1線維はタイプ2線維より小径である．筋病理像をもって分類されており，ネマリンミオパチー，セントラルコア病，ミオチュブラーミオパチー，先天性筋線維タイプ不均等症などがある．

2　臨床症状・一般検査と発症時期での分類

先天性ミオパチーの臨床像には共通点があり，現病歴，家族歴，症状からでは分類することは困難である．先天性ミオパチーは，その発症時期により，①重症乳児型（severe infantile form），②良性先天型（benign / moderate congenital form），③成人発症型（adult onset form）の三つに分けられる．

重症乳児型では，新生児期から呼吸障害，嚥下障害を呈し，人工呼吸管理や経管栄養を必要とする．多くは1歳未満で死亡する．

良性先天型では，乳児期からの筋緊張低下と筋力低下があり，多くはフロッピーインファントを示す．発育，発達の遅れなどの異常で気づかれる．歩行獲得が遅れ，歩行開始後も走れず，転びやすい．階段昇降困難など，歩行に関する異常は継続する．四肢筋より呼吸筋のほうが障害されやすく，慢性呼吸不全を呈しやすい．

成人発症型では，良性先天型のなかで，症状が軽く，成人になって初めて症状が顕在化したものや，原因不明で筋病理で先天性ミオパチーの所見を示すものが存在する．前者は先天性ミオパチーとしての特徴を有するが，後者は様々な病因があると考えられている．

先天性ミオパチーは，一般検査では疾患特異的な異常所見に乏しい．血清CK値はいずれも正常から軽度上昇を示す．呼吸筋障害を反映して，肺機能検査では拘束性換気障害を示す．筋電図では筋原性変化を示す．筋病理では，筋線維タイプの分布異常があり，タイプ1線維優位で，タイプ1線維萎縮を示すことが多い．

以下，代表的な先天性ミオパチーについて，その特徴を記載する．

3　ネマリンミオパチー（nemaline myopathy）

重症乳児型では，新生児期から呼吸障害，嚥下障害を呈し，人工呼吸管理や経管栄養を必要とする．近年では，人工呼吸管

理の進歩などにより，長期生存例も存在する．

良性先天型では，多くはフロッピーインファントを示す．発育，発達の遅れなどの異常で気づかれる．歩行獲得が遅れ，歩行に関する異常は継続する．咽頭筋の筋力低下があり，嚥下困難を伴うことがある．四肢筋に比較して，呼吸筋が強く侵されることが多いため，呼吸器感染症などを契機に急速に呼吸不全をきたすことがある．

成人発症型では，症状はごく軽度である．

筋生検では，Gomoriトリクローム変法で，糸くずのような封入体であるネマリン小体(nemaline rods，"nema"はギリシャ語で「糸くずという意味)を認める(図1)．ただし，ネマリン小体の数と重症度には相関関係はない．その他，筋線維の大小不同やタイプ2B線維の欠損などを認める．原因遺伝子としては，skeletal α-actin(ACTA1)，Nebulinなどが知られている[2]．

4 セントラルコア病(central core disease)

運動発達遅延を主症状とし，多くは乳児期に発症する．凹足，側弯，股関節脱臼，手指屈曲変形を伴う場合が多い．顔面筋罹患は軽度のことが多いが，高口蓋は認める．非進行性ないし緩徐進行性の経過で，軽症例が多く，重症乳児型の報告はない．

筋病理では，NADH-TR染色で，筋線維の中心部が染色されないことが特徴的である(図2)．この所見はcentral coreとよばれ，特異的所見ではないが，ほとんどの筋線維にcentral coreを認めることが，セントラルコア病の特徴である．コア構造が筋線維の細胞質内に複数存在する場合には，マルチミニコア病(multi-minicore disease)とよばれる．

多くは常染色体優性遺伝形式で，約90%はリアノジン受容体遺伝子(RYR1)が原因遺伝子である[2,3]．リアノジン受容体は筋小胞体に存在するCa放出チャネルであり，RYR1は悪性高熱症の原因遺伝子としても知られている．悪性高熱に関しては，詳しくは次項(p.534)に譲るが，セントラルコア病と悪性高熱症のいずれかを発症する場合と，両者を発症する場合がある理由はまだわかっていない[4]．マルチミニコア病の場合には，セレノプロテイン1(SEPN1)の変異も知られており，SEPN1変異を有する例では，強直性脊椎症候群と呼吸障害を高頻度に伴うことも知られている[2]．

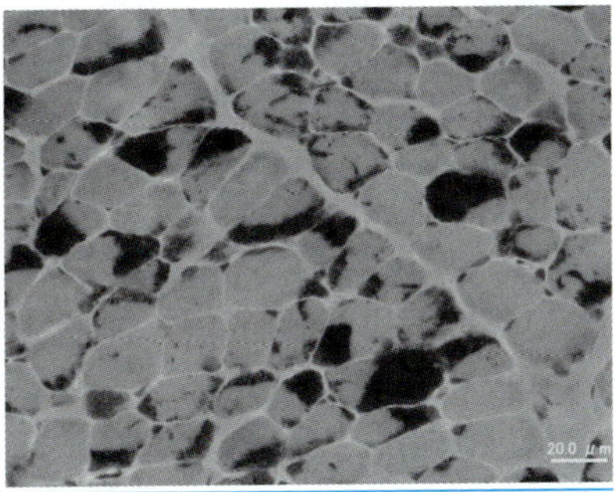

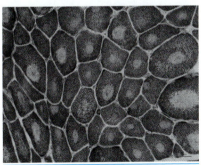

図1 ネマリンミオパチー(Gomori トリクローム変法)(口絵 No.23)
赤黒く染色されるネマリン小体を多くの筋線維で認める．(国立精神・神経医療研究センター神経研究所疾病研究第一部 西野一三先生ご提供)

図2 セントラルコア病(NADH-TR 染色)(口絵 No.24)
筋線維の中心に円形に抜けた部分(コア構造)を認める．多くの筋線維はタイプ1線維である．(自験例)

5 ミオチュブラーミオパチー

重症乳児型は重症ミオチュブラーミオパチー(severe infantile myotubular myopathy)とよばれ，新生児期から全身の著明な筋力低下・筋緊張低下と呼吸困難を伴い，人工呼吸管理を必要とする．細長い顔で，顕著な顔面筋罹患を示すほか，眼球運動制限を示す．大半は1歳までに死亡する．筋病理所見では，筋線維の中心に核があり，筋線維は細く，NADH-TR染色でのperipheral haloをもつ筋線維の存在が特徴的である(図3)．多くは伴性劣性遺伝で，X染色体上のmyotubularin(MTM1)を原因遺伝子とする[2]．遺伝子変異と重症度との関連はない．

良性先天型，成人発症型では，筋線維の中心に核があることを重視し，中心核ミオパチー(centronuclear myopathy)とよばれる．常染色体優性遺伝と常染色体劣性遺伝があり，優性遺伝形式では，dynamin2，劣性遺伝形式ではamphiphysin2が知られている2)．多くは劣性遺伝と考えられているが，遺伝子変異がみつかっている症例は少ない．

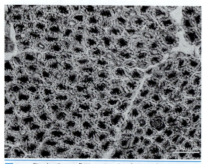

図3 ミオチュブラーミオパチー(NADH-TR染色)(口絵No.25)
大小不同を示す小径の筋線維と，筋線維中心部の異常が特徴的である．筋線維中心部での酵素活性上昇と，周辺部での低活性(peripheral halo)がある．(国立精神・神経医療研究センター神経研究所疾病研究第一部　西野一三先生ご提供)

6 先天性筋線維タイプ不均等症

臨床的には，その他の先天性ミオパチーと同じである．筋病理では，ネマリン小体やコア構造，中心核などを呈さず，タイプ1線維がタイプ2線維より12%以上の差をもって小径であることで定義される．その他，タイプ1線維優位やタイプ2B線維欠損などを示す．

7 鑑別診断

病歴を把握するとともに，臨床症状を評価する．血清CK値が中等度以上上昇しているときは，筋炎や筋ジストロフィーなどを先に疑って精査すべきである．その他の検査でも，一般的な筋疾患としての異常所見を示すのみである．骨格筋画像診断で疾患特異的な変化や選択的な筋障害が指摘されており，鑑別診断に有用である[5]．一連の検査を行ったうえで，筋生検を検討するが，適応や生検部位は慎重に検討する必要がある．侵襲性を考えると，遺伝子検査を行いたいところではあるが，診断の手がかりが筋病理しかないため，筋生検を行わずに遺伝子検査を行うことは非現実的である．

8 治療

根本的な治療法が現時点では見出されていない．そのため，筋力低下に対する理学療法，呼吸不全に対する呼吸リハビリテーションや排痰補助，人工呼吸管理などの維持療法が中心となる．

詳細は次項(p.534)に譲るが，先天性ミオパチーのなかでもセントラルコア病は全身

 Pitfall

先天性ミオパチーの筋生検部位：画像診断上，変性が強い部位からは筋生検をしない．多くの例では，上腕から筋生検すると診断が容易である．

第5章 神経内科疾患の診療

麻酔時には悪性高熱症のリスクと考えられるため，悪性高熱症の誘因である吸入麻酔薬は避けたほうがよい[6].

 Pitfall

全身状態と治療：定期的に肺機能検査や心電図を行うことにしておけば，患者さんの状態に合わせた治療介入が行いやすい．

DON'Ts

- ☐ 筋生検を行わずに遺伝子検査をしない．
- ☐ 吸入麻酔薬は使用しない．

文献

1) 埜中征哉：臨床のための筋病理．第4版．日本医事新報社．2011, 110-131
2) Kaplan JC, et al. : Neuromuscul Disord 2013;23:1081-1111
3) Wu S, et al.: Brain 2006;129:1470-1480
4) De Caywer H, et al.: Neuromuscul Disord 2002;12:588-595
5) Straub V, et al. Neuromuscul Disord 2012;22:S42-S53
6) 讃岐美智義：麻酔と救急のために．第6版．広島大学医学部麻酔・蘇生学教室．2005, 151-152

県立広島病院 脳神経内科　**倉重毅志**

J 筋疾患

7 悪性高熱

DOs

- 全身麻酔では悪性高熱の危険性を考慮する．悪性高熱の家族歴があれば素因を疑う．
- 悪性高熱素因があればスキサメトニウムや吸入麻酔薬は使用せず，発症を予防する．
- 筋疾患では，横紋筋融解症などの悪性高熱類似の病態にも注意する．

1 基本的な考え方

悪性高熱は，揮発性吸入麻酔薬や脱分極性筋弛緩薬で誘発される病態である．骨格筋の筋小胞体からの Ca^{2+} による Ca^{2+} 遊離（Ca-induced Ca release：CICR）の速度が亢進していて，筋内 Ca^{2+} 濃度が異常に上昇し，筋硬直が生じる．重症例は横紋筋融解症などから致死的になる．生じたら手術が中止になり，ダントロレン静脈内投与を必要とする．予防が重要である．

悪性高熱素因の大部分は常染色体性優性遺伝を示す．Ca^{2+} 遊離チャネルの骨格筋型リアノジン受容体の *RYR1* 遺伝子変異によることが多い．素因をもっていても，麻酔なしでは症状はほとんどないことが多い．ただし一部の先天性ミオパチーは悪性高熱素因で，脊柱側弯症などで注意する．特に筋病理で不規則なコアがみられる先天性ミオパチーは，悪性高熱素因の可能性が高い．悪性高熱のほかにも，筋疾患患者の手術・麻酔では無気肺による抜管困難も多く，呼吸機能，心機能，嚥下機能に注意しなければならないが，疾患によっては横紋筋融解症・高カリウム血症を生じるおそれがある．手術では情報提供し，手術担当医や麻酔科医と連携を図る．

患者会がある（悪性高熱症友の会）．

悪性高熱素因では熱中症にも注意する．

2 悪性高熱の症状と対応

悪性高熱は，揮発性吸入麻酔薬や脱分極性筋弛緩薬で誘発される．吸入麻酔薬のなかで悪性高熱を生じやすいハロタン（ハロセン），またエンフルランも現在，臨床麻酔では用いられていない．イソフルラン，セボフルラン，デスフルランも誘発しうる．悪性高熱素因では，筋弛緩薬のスキサメトニウム（サクシニルコリン）は禁忌である．

悪性高熱では特徴的な症状はない．スキサメトニウムで筋弛緩ではなく，筋硬直が生じ，咬筋痙攣による開口制限が目立つ．進行すれば，代謝が異常に亢進，酸素消費量，二酸化炭素産生量が亢進，呼気終末二酸化炭素分圧が上がる．自発呼吸なら頻呼吸になる．呼吸性アシドーシスに加えて，乳酸産生による代謝性アシドーシスも生じる．熱産生で，高体温になる．発熱は結果なので，遅れて生じることがある．15分ごとに0.5℃の上昇があれば診断する．

生じたら，純酸素で過換気にする．ダントロレンの静注が有効である．ダントロレンが有効かどうかで治療的診断にはならない．しかし，致死的な副作用はまず生じにくいため，悪性高熱を疑えば，ダントロレンを投与したほうがよいとされる．ダントロレンの溶解には蒸留水を用いるが，溶けにくい．39℃を超えないように温めておくとよいという．専用ルートを確保し，発症

後は最初 15 ～ 30 分ごとに投与する.

CK 値の上昇は遅れて生じる. 8 ～ 12 時間ごとに正常化するまで測定する. ミオグロビン尿は通常は潜血反応で簡易検査を行う. 高カリウム血症で, 心室細動が生じると, 死亡もありうる. ただし遅れて, 低カリウム血症をきたすこともある. 悪性高熱クリーゼは, 溶血, DIC の併発, 多臓器不全から, 数時間後に致死的になることがある. 状態が安定しても 24 ～ 48 時間は厳重な経過観察を要する. 発熱に対する冷却は体温 38℃ までとし, 体温 36℃ 以下にはしない. アシドーシス・高カリウム血症には重曹投与, ミオグロビン尿での尿量確保にもアルカリ化が行われる. 利尿にはマンニトールも使用される.

悪性高熱を発症すれば, 手術が中止になる. 再手術は, 血清 CK 値の正常化後, 筋壊死が 1 ～ 2 か月で再生したころに予定されることが多い.

3 悪性高熱の予防

以前に問題がなかったから, 大丈夫とはいえない. 悪性高熱の約 2/3 は初回の麻酔での発症だが, 残り 1/3 は 2 回目以降の麻酔での発症とされる. 3 ～ 7 回目の例もある. 薬物の投与量が少なく, Ca^{2+} の放出と取り込みのバランスが崩れなければ発症しない. 過去に複数回の麻酔を受けていて発症してなくとも, 麻酔時間が長くなって初めて発症しうる.

発症までの時間は様々である. 麻酔薬使用中止後や術後, 麻酔覚醒時～病棟帰室数時間後の発症の報告もある. ただし体温上昇ないし横紋筋融解症である. 骨格筋代謝亢進によるかどうかは, 臨床症状では判断が難しく, 悪性高熱疑いにとどまることが多い.

予防的な対策が重要である. 全身麻酔に際しては, ダントロレン製剤を用意してもらう. 麻酔器にも空気中にも吸入麻酔薬を含まない手術室での手術を朝一番で行う. 気化器のない麻酔器・回路やソーダライムも新品に替える, 高流量の酸素でホース内もフラッシュしておく, などの配慮もなされる.

全身麻酔が不要なら, 局所麻酔や区域麻酔で行う. 局所麻酔での悪性高熱の報告はごくまれにはあるが, 基本的には発症しない. 全身麻酔では, プロポフォールなどの静脈麻酔薬, オピオイド・麻薬, 非脱分極性筋弛緩薬などを用いる. 亜酸化窒素も使用できる.

4 悪性高熱素因の診断

悪性高熱素因をもつ患者の大半では筋骨格疾患は明らかではなく, 家族歴もないことも多い. 血清 CK 値は正常～軽度高値のことが多い.

遺伝子診断はまだ容易でない. 優性遺伝が多く, *RYR1* 遺伝子変異が 7 割以上とされる. Ca^{2+} チャネル関連遺伝子を含め複数あり, 遺伝形式には優性も劣性もある. 基本的に家族歴があれば確率は半分と考え注意する. 浸透率は低く表現型は様々で, 世代をスキップするようにみえることもある. 発症した血縁者がいて高 CK 血症があればリスクは高いと考える.

診断のために筋生検も考慮する. 手術時に筋生検を行うこともある. 筋原線維間網の乱れで, 不規則なコアを伴うことが多い. ミニコア・マルチコア病も素因の可能性が高い. 先天性ミオパチーで最も多いネマリンミオパチーではふつう可能性は高くないが, ネマリン小体のほかにコアを伴う病態や *RYR1* 遺伝子変異例もあるので注意する.

悪性高熱素因の有無の検討には, 日本ではスキンドファイバーでの CICR の異常亢進の有無を検討する. これは, 欧米での筋拘縮テスト(IVCT)よりも, 検体量が少なくてすむ利点がある. ただし, 非常に細かい作業であり, 熟練した検査者が翌日(48 時間以内)までに行う必要があり, 行える状況が限られている. あらかじめ予約をし,

それに合わせて筋生検を行う準備が必要である．生検では，筋束の断端以外に機械的アーチファクトを生じないように採取し，専用の溶液に入れ，確実な搬送を行う．乳児でCICR検査は偽陰性があり，行われていない．なおCICR正常例の悪性高熱の報告はあり，正常でも否定はできない．

全身麻酔での頻度は，小児で3千〜1万5千に1人，成人で4万〜15万に1人とされ，不全型を含めると4千に1人という推定もある．日本では男性に多く，30歳以下で多い．RYR1遺伝子検索では，2千人に1人は素因があるとの推測がある．乳児の発症と50歳以降，高齢者の発症は少ない傾向がある．

熱中症の一部でRYR1遺伝子変異の報告がある．高温や多湿への過度の曝露，特に運動では制限も考える．突然死の家族歴，こむら返りが生じやすいか，スポーツ中の体温上昇傾向には注意する．まれに麻酔薬なしでも悪性高熱様の病態が生じたという報告がある．

5 悪性高熱に類似の病態

手術中の体温上昇や頻脈は，特に小児では一般にうつ熱で生じやすい．筋疾患では術中・直後の横紋筋融解症にも注意する．Duchenne型やBecker型の筋ジストロフィー，筋強直性ジストロフィーでの悪性高熱自体の発症リスクは高くはないとされる．

ただし悪性高熱ではなくとも，非脱分極性筋弛緩薬と吸入麻酔薬には，高カリウム血症と横紋筋融解症の危険がある．これは悪性高熱様の病態とされる．特に吸入麻酔薬でCK値上昇，ミオグロビン尿，心停止の例の報告があり，避けられれば避けるべきである．吸入麻酔薬を避けて静注薬のみで行う全静脈麻酔(total intravenous anesthesia：TIVA)は，心機能低下例で血圧が下降しやすい点が問題になる．非脱分極性筋弛緩薬は使用できるが，神経筋疾患で回復に時間がかかるおそれがある．

スキサメトニウムでは悪性高熱以外に，筋痛，徐脈，高カリウム血症などを生じる危険がある．筋ジストロフィーと認識されていなかった小児例でスキサメトニウムによる心停止の報告もある．小児でのスキサメトニウムの使用は，喉頭痙攣の解除・迅速導入の気道緊急事態以外には，勧められていない．ミオトニアや周期性四肢麻痺では，咬筋痙攣が誘発され，遷延した場合には換気や挿管が困難になることもありうる．

プロポフォールによる横紋筋融解症・不整脈は，ミトコンドリアミオパチーや脂質代謝異常で注意する(propofol infusion syndrome)．血糖値不足を避ける．

なお，悪性症候群は中枢神経障害であるが，ダントロレンも使用されうる．

広島大学蘇生麻酔科学教室のサイトを参照のこと．

DON'Ts

- ☐ 過去の全身麻酔で問題がなかったとしても，悪性高熱が起きないと断定してはならない．
- ☐ 悪性高熱素因のある患者や家族を，手術に際し不安にさせるべきではない．

国立精神・神経医療研究センター病院 神経内科 **大矢 寧**

K 神経筋接合部疾患

1 重症筋無力症

DOs

- 重症筋無力症の最も基本的な臨床症状は易疲労感であり,詳細な病歴聴取を行う.
- 診断には抗アセチルコリン受容体抗体測定が必須であるが,陰性の場合もある.
- 治療の基本はステロイドを中心とする免疫療法だが,副作用を慎重に考慮する.

1 基本的な考えかた

重症筋無力症(myasthenia gravis:MG)は,神経筋接合部におけるアセチルコリン受容体(AChR)あるいは筋特異的チロシンキナーゼ(MuSK)に対する自己抗体が原因となる臓器特異的な自己免疫疾患である.

2 疫学

厚生労働省特定疾患の一つであり,年々増加傾向にありわが国では約2万人の患者数と推定される.20〜40歳代女性に好発するが,小児から高齢者まで発症し,近年では高齢発症に頻度が増加している.

3 臨床症状

易疲労性が最大の特徴であり日内変動(特に夕方に増悪する)を伴うのが特徴である.病型分類では,MGFA(Myasthenia Gravis Foundation of America)分類が用いられている(表1)[1].全経過で眼症状(眼瞼下垂,複視)に限局する眼筋型(MGFA I型)が全体の20%を占め,眼症状は片側性の場合もある.眼筋型で発症し,全身型へ移行するのは大部分が2年以内である.全身型は眼症状に加えて四肢近位筋の筋力低下,顔面筋の筋力低下,嚥下障害,構音障害,咀嚼疲労,頸部筋力低下,呼吸困難などの症状がある.抗MuSK抗体陽性例では複視,顔面筋,球症状を伴いやすい.臨床症状をスコア化したものがQMGスコアであり,重症度や治療効果を評価する指標となる(表2).

表1 MGFA 病型分類(文献1より)

Class	
I	眼筋型
IIa	軽症全身型(四肢が強い)
IIb	軽症全身型(球症状が強い)
IIIa	中等症全身型(四肢が強い)
IIIb	中等症全身型(球症状が強い)
IVa	重症全身型(四肢が強い)
IVb	重症全身型(球症状が強い,経管栄養)
V	挿管状態(人工呼吸器の有無は問わない)

4 病態生理

抗AChR抗体により,AChのAChRへの結合阻害やAChR崩壊促進が起こる.また補体介在性に後シナプス膜が破壊される.抗AChR抗体が陰性の場合,MuSKあるいはLDL受容体関連蛋白質4(LRP4)に対する自己抗体が検出される場合がある.またMG患者の15〜25%は胸腺腫に伴ういわゆる胸腺腫関連MGであり,胸腺腫由来の病的なT細胞が抗体産生の原因となる.胸腺腫由来の病的なT細胞が原因となり,MG以外の症状(非運動症状),赤芽球癆,円形脱毛,免疫不全,心筋炎,味覚障害などが経過中に出現する可能性がある.

5 診断

MG診療ガイドラインに新たな診断基準案が掲載された(表3)[2].筋電図では運動神経(正中神経,副神経,顔面神経など)の連続刺激(1〜10Hz)を行い振幅の減弱

表2 QMGスコア

方法			状態			
グレード			0	1	2	3
右,または左を見て二重に見えるまでの時間(秒)			61	11-60	1-10	常時
上を見たときに瞼が下がるまでの時間(秒)			61	11-60	1-10	常時
顔面筋力			正常閉眼	抵抗を加えると開眼	抵抗を加えなければ閉眼できる	不完全
100ccの水を飲んだ場合			正常	軽度の誤飲,咳払い	強い誤嚥,むせ,鼻への逆流	飲めない
1～50まで数え,正しく発音できなくなるまで			50まで言える	30-49	10-29	9
座った状態で右手を水平に上げ,維持できる時間(秒)			240	90-239	10-89	9
座った状態で左手を水平に上げ,維持できる時間(秒)			240	90-239	10-89	9
予測肺活量(%VC)			80以上	65-79	50-64	50未満
握力(kg)	右手	男性	45以上	15-44	5-14	0-4
		女性	30以上	10-29	5-9	0-4
	左手	男性	35以上	15-34	5-14	0-4
		女性	25以上	10-24	5-9	0-4
仰向けに寝た状態で頭を45度上げ,維持できる時間(秒)			120	30-119	1-29	0
仰向けに寝た状態で足を45度上げ,維持できる時間(秒)	右足		100	31-99	1-30	0
	左足		100	31-99	1-30	0

合計39ポイント

(waning)を確認する.単線維筋電図により,jitter(ゆらぎ)の増大を証明する方法もあるが,やや専門的な検査である.抗AChR抗体はMGに特異的な自己抗体でありRIA(radioimmunoassay)法で測定され,結果がでるまでに1週間程度の時間を要する.抗体価はMGの重症度や病勢と必ずしも一致しない.塩酸エドロホニウム(アンチレクス®)静注により症状改善をみるテンシロン試験も行われる.また胸部CTによる胸腺異常,特に胸腺腫の有無を確認する.一般的には診断は難しくないが,眼症状を欠く場合や疲労感だけの場合(不定愁訴のような訴え),また抗AChR抗体が陰性の場合は診断が難しい.

またMGには免疫システムの調節異常を背景に複数の自己免疫疾患を併発する可能性がある.特に頻度の高いものは自己免疫性甲状腺疾患(Basedow病や橋本病)であり,甲状腺ホルモンや抗核抗体,その他の自己抗体の測定を行う必要がある.

6 治 療

治療法が確立し予後は著しく改善したが,ステロイドなどの免疫抑制薬の治療が長期間(2年以上)必要であり,その副作用対策を行う必要がある.

a 対症療法

コリンエステラーゼ阻害薬として,メスチノン®が使用される.下痢,腹痛などの副作用があり,副作用が強い場合には半錠投与が行われる.メスチノン®の1日上限量は4錠であり,コントロールができない場合には免疫療法を考慮する.症状が安定すれば自己調節も許可できる.

表3 重症筋無力症診断基準案 2013（文献2より）

A. 症状
 (1) 眼瞼下垂
 (2) 眼球運動障害
 (3) 顔面筋力低下
 (4) 構音障害
 (5) 嚥下障害
 (6) 咀嚼障害
 (7) 頸部筋力低下
 (8) 四肢筋力低下
 (9) 呼吸障害
 〈補足〉上記症状は易疲労性や日内変動を呈する

B. 病原性自己抗体
 (1) アセチルコリン受容体（AChR）抗体陽性
 (2) 筋特異的変容体型チロシンキナーゼ（MuSK）抗体陽性

C. 神経筋接合部障害
 (1) 眼瞼の易疲労性試験陽性
 (2) アイスパック試験陽性
 (3) 塩酸エドロホニウム（テンシロン）試験陽性
 (4) 反復刺激試験陽性
 (5) 単線維筋電図でジッターの増大

D. 判定
 以下のいずれかの場合―重症筋無力症と診断する．
 (1) Aの1つ以上があり，かつBのいずれかが認められる．
 (2) Aの1つ以上があり，かつCのいずれかが認められ，他の疾患が鑑別できる

b 免疫療法

1) 副腎皮質ステロイド

MGに対する根本的治療であるが，ステロイド治療の適応やその使用法に関して明確な基準はない．全身型で球症状を有する場合や中等症以上の場合に適応となる．眼筋型で抗コリンエステラーゼ阻害薬に対して効果不十分な場合にも使用される．従来行われていた大量療法に代わり，中等量（プレドニゾロン〈PSL〉20 mg/日）にカルシニューリン阻害薬が併用される傾向にある．基本的には連日投与であるが隔日投与も行われる．

症状安定後はゆっくり減量していく．治療目標はPSL 5 mg/日で日常生活が問題なく遂行できるminimal manifestation（MM）の状態をめざす．速効性のある短期的な治療としてステロイドパルス療法を行う場合があるが，ステロイドを内服した状態で実施するのが安全である．また副作用予防として消化管潰瘍予防のためプロトンポンプ阻害薬，骨粗鬆症予防にはビスホスホネート製剤，体重増加予防のため食生活の指導などを行う．

2) 免疫抑制薬

ステロイドの長期投与に伴う副作用の軽減目的に併用される．わが国ではカルシニューリン阻害薬であるタクロリムス（プログラフ®）やシクロスポリン（ネオーラル®）が使用される．副作用を考慮し耐糖能異常

 Pitfall

MGが致死的な疾患でなくなったのでステロイド使用に伴う合併症が患者QOLや生命予後に重要である．

のある場合にはシクロスポリンを，高血圧・腎障害がある場合にはFK506が使用される．FK506は3 mg/日と用量が決まっているが，シクロスポリンは3〜5 mg/kgと体重やトラフにより微調節が可能である．基本的にはステロイド単独では効果が不十分な症例やステロイドの減量が困難な症例に併用される．

c 速効性のある短期的な治療

1) 免疫グロブリン大量静注療法（IVIg）

ステロイドや免疫抑制薬などの免疫療法を行ってもコントロールが不十分な場合に適応となる（0.4 mg/kg/日5日間点滴静注）．頭痛，発熱，嘔気などが副作用である．効果の持続は3〜4か月程度と考えられるが，より長期間にわたる効果も期待できる．

2) 血液浄化療法

クリーゼや難治性の症例で行われる．最も速効性があり効果継続は3か月程度である．抗AChR抗体陽性例ではTR350を用いた免疫吸着療法，抗AChR抗体陰性例（抗MuSK抗体陽性を含む）では血漿交換が行われ1日おきに3回を1クールとして施行する．

d 拡大胸腺摘除術

胸腺腫のある場合に行われる．非胸腺腫症例における拡大胸腺摘除術の効果については有効性が証明されておらず，治療オプションの一つである．非胸腺腫のなかで，若年女性かつ抗AChR抗体が高値の場合には胸腺過形成の場合が多く，拡大胸腺摘除術の効果が期待できる．ただし効果発現までは半年以上かかる．また胸腔鏡による低侵襲手術が行われている．

胸腺腫の病期はMasaoka分類（stage I-IV），病理はWHO分類が用いられ，type BでMGが重症になる傾向がある．浸潤型胸腺腫では放射線治療を追加する場合があり，胸腺腫再発とともにMGが再燃する場合もある．

e クリーゼ

急激な呼吸困難，球麻痺が進行し呼吸管理を要する重篤な状態である．MGの悪化によるmyasthenic crisisとコリンエステラーゼ阻害薬過剰投与によるcholinergic crisisがある．適切な管理が行われればMGのクリーゼは致死的な状態ではない．

> ⚠️ **Pitfall**
>
> クリーゼとなり人工呼吸管理が行われると入院が長期化することもあり，その前に免疫グロブリン療法で治療を行う．

DON'Ts

- ☐ 自己抗体陰性だけでMG診断を否定してはならない．
- ☐ コリンエステラーゼ阻害薬だけでMGをコントロールしようと考えてはいけない．
- ☐ 薬剤によるMG増悪があるので入眠剤や麻酔薬投与など安易に投与してはならない．

文献

1) Jarezki A, 3rd et al.: Neurology 2000; 55: 16-23
2) 日本神経学会「重症筋無力症診療ガイドライン2014」作成委員会：重症筋無力症診療ガイドライン 南光堂, 2014

慶應義塾大学医学部 神経内科　**鈴木重明**

K 神経筋接合部疾患

2 Lambert-Eaton 筋無力症候群

DOs

- Lambert-Eaton 筋無力症候群(LEMS)が疑われる場合には悪性腫瘍のスクリーニングを行う。
- 重症筋無力症(MG)と類似した症状で自律神経障害のある場合には LEMS を疑う。
- 悪性腫瘍が発見された場合にはその治療を優先する。

1 基本的な考え方

Lambert-Eaton 筋無力症候群(Lambert-Eaton myasthenic syndrome：LEMS)は、悪性腫瘍に合併あるいは腫瘍の発症に先行する傍腫瘍性症候群の一つである。

2 疫　学

LEMS の男女比は男性に多く、50歳代にピークを認める。100万人あたり2〜3人の有病率と報告され、おおむね MG の1〜2%程度の頻度である。

3 臨床症状

四肢筋力低下(下肢>上肢)、腱反射低下が高率に認められる。眼症状では眼瞼下垂や外眼筋麻痺が認められる。小脳性運動失調症状や呼吸不全も認められる。また自律神経症状が特徴的で口渇が最も多く、便秘、発汗低下、排尿障害、インポテンツ、霧視などが認められる。高齢で悪性腫瘍を随伴する症例では自律神経障害が重篤である。

4 病態生理

LEMS は小細胞肺癌(small cell lung cancer：SCLC)を合併することが多く、神経筋接合部の神経終末側の P/Q 型電位依存性カルシウムチャネル(voltage-gated calcium channel：VGCC)に対する自己抗体が原因となる。神経刺激による終末からのアセチルコリン遊離が阻害され、症状が出現する。

LEMS を発症した場合には SCLC の検索を行うことが重要であり、初回の CT や FDG-PET 検査で異常がない場合でも繰り返して検査を行いながら経過観察を行う必要がある(図1)[1]。LEMS において神経症状を発症してから3か月以内の臨床像から SCLC の存在を示唆する指標として、Dutch-English LEMS Tumor Association Prediction (DELTA-P) score が提唱されている[2]。神経症状、自律神経症状、体重減少、喫煙、発症年齢、performance score などの項目で0〜6点までのスコアをつけ、点数が高いほど SCLC の可能性が高くなる。

一方、長期間にわたり経過観察しても腫瘍が発見されない症例(non-tumor LEMS：NT-LEMS)も40%程度存在する。NT-LEMS は自己免疫疾患としての側面を有しており、甲状腺疾患や1型糖尿病などの自己免疫疾患との合併や臓器特異的な自己抗体が検出されることが知られており、家族集積性も報告されている。

5 診　断

運動神経伝導速度検査では、複合筋活動電位(compound muscle action potential)の振幅は極めて低くなる。連続刺激では低頻度反復刺激で漸減(waning)、高頻度連続刺

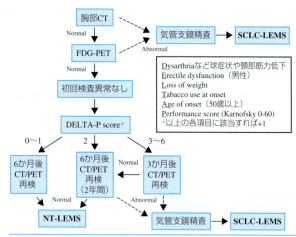

図1 LEMSにおける悪性腫瘍のスクリーニング（略語は本文参照）

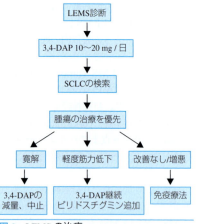

図2 LEMSの治療

激（50 Hz）では振幅の異常な増高現象（waxing）がみられるのが特徴。また抗VGCC抗体が80％以上に検出される。原因となる悪性腫瘍のスクリーニングを行う。

> ⚠️ **Pitfall**
> 連続刺激では高頻度になればなるほど患者は痛みが強くなる。

6 治療

傍腫瘍性症候群であり、悪性腫瘍が確認された場合にはその治療が最優先となる（図2）。3,4-ジアミノピリジン（3,4-DAP）は、神経終末の電位依存性のカリウムコンダクタンスを阻害することで、神経終末での脱分極を延長し、電位依存性の Ca^{2+} の流入を促進する。副作用が少なく、単独あるいはピリドスチグミンとの併用で症状が緩和される。悪性腫瘍の治療が困難な LEMS の場合でも患者のQOL改善に有用である。しかしわが国においては試薬としてしか入手できず、実地の臨床では制限が大きい。免疫療法として血漿交換療法および免疫グロブリン大量投与は、筋力低下の強い例や、呼吸不全を伴うような重症例で選択される。また副腎皮質ステロイドや免疫抑制薬の投与も必要である。LEMSの生命予後は原病である悪性腫瘍の状態に左右される。

> ⚠️ **Pitfall**
> 3,4-DAPはわが国では試薬としてしか入手できず、実地臨床では制限が大きい。

DON'Ts

- [ ] LEMSでは1回だけで悪性腫瘍スクリーニングを終えてはならない。
- [ ] SCLCのない場合でもLEMSの可能性を否定してはならない。

文献

1) 鈴木重明:Lambert-Eaton 筋無力症候群. 別冊日本臨牀 新領域別症候群シリーズ No. 27 神経症候群(第2版)II, 2014, 788-792

2) Titulaer MJ, et al.: Lancet Neurol 2011; 10: 1098-1107

慶應義塾大学医学部 神経内科　**鈴木重明**

L 機能性疾患

1 てんかん（てんかん重積の治療を含む）

DOs

- 発作を起した患者の搬送前にジアゼパム注射薬，酸素投与，口腔内吸引，呼吸管理などの準備を整え，搬送時は発作が続いていないかを速やかに確認しよう．
- 患者や家族から伝えられる発作症状を整理し，急性症候性発作か，てんかんか（発作型や症候群診断）の手がかりとなるような情報を得よう．
- 慢性期のてんかん治療においては，的確な発作分類・症候群分類，併存疾患の有無や種類，併用薬との相互作用に留意し，適切な抗てんかん薬を選択しよう．

1 基本的な考え方

① てんかんは，種々の成因によってもたらされる慢性の脳疾患であり，大脳ニューロンの過剰な発射から由来する反復性の発作（てんかん発作）を主徴とする．
② 有病率は，約0.4～0.8％と頻度の高い神経疾患で，近年高齢発症例も増加傾向にある．
③ てんかん重積は，神経学的緊急事態であり，速やかな対応が必要である．
④ 非けいれん性てんかん重積（視診上明らかなけいれん発作はないが，脳波上はてんかん発作が持続している状態）では，意識減損が主徴であり，浅表性で不規則な呼吸，頻脈，眼瞼ミオクロニア，頭頸部の軽度のミオクローヌス，眼球偏位，散瞳の持続などに細心の注意を払う．
⑤ 自己抗体が関与するくすぶり型の辺縁系脳炎には早期の免疫療法が有用であり，鑑別にあげることが重要である．

2 てんかん発作（重積を含む）の治療

てんかん重積状態の治療フローチャートを図1に示す．

てんかん重積状態とは，発作がある程度の長さ以上（これまでは30分とされていたが，近年は5～10分が目安）続くか，短い発作でも反復し，その間意識の回復がないものと定義される．注意点としては，ビタミンB_1と50％ブドウ糖液はルーチンで投与すること，フェニトインのプロドラッグであり，血管痛，血管炎，心循環系障害のリスクが少ないホスフェニトインは，フェニトインの1.5倍量換算で投与する必要がある（ホスフェニトイン750mg＝フェニトイン力価500mg）．

3 てんかんと急性症候性発作の診断

急性症候性発作疑いの診断フローチャートを図2に示す．

発作の診断に際しては，急性症候性発作か，慢性のてんかん症候群での発作かの区別が重要である．急性症候性発作の診断フローチャートを参考にする．急性症候性発作とは，急性中枢神経疾患（感染症，脳卒中，頭部外傷など），急性全身性疾患，急性代謝性疾患などが原因で起こるてんかん発作であり，慢性のてんかんとは異なる．

a 詳細な問診（情報収集）

① 患者や家族から伝えられる発作症状を整理し，発作型や症候群診断の手がかりとなるような情報を得る．たとえば，咬舌，尿失禁，発作後の頭痛と全身筋肉痛は全般強直間代発作を強く示唆する．特に前兆（＝運動症状以外の単純部分発作）は本人しかわからない（déjà vu, jamais vu, 恐怖感，心窩部突き上げ感，前知謬，幻

第 5 章　神経内科疾患の診療

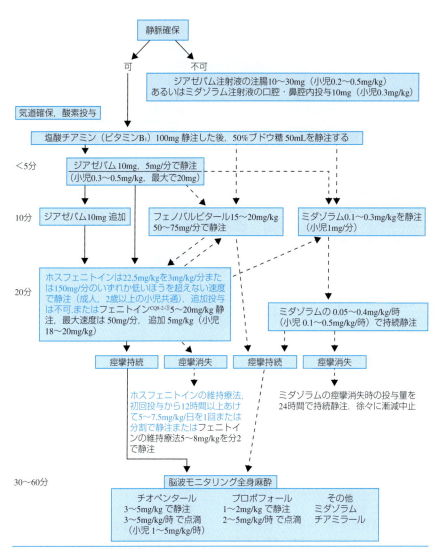

図1　てんかん重積状態の治療フローチャート(文献1より)

分布容積の概念を理解し，PHT，PBの投与量の計算，増加血中濃度の推定を行うことが重要である．

分布容積：Vd(L/kg)：投与した薬剤が瞬時に血中濃度と同じ濃度で各組織に分布すると仮定した場合，その薬物が分布できる容量のことであり，薬剤ごとに決まっており，PHTは0.7，PBは0.6である．

増加血中濃度：ΔC(mg/L)

　以上をふまえ，**投与量(mg)＝体重(kg)×Vd×ΔC** の関係式を用いると，目標とするΔCを設定することで投与量が決定でき，逆に投与量から予想されるΔCが推定できる．フローチャートの投与量(mg/kg＝Vd×ΔC)は，有効血中濃度上限を狙ったものと理解される．

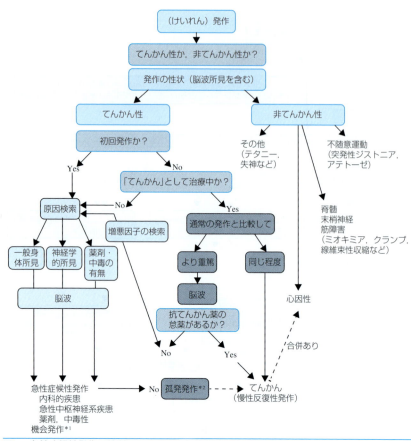

図2　急性症候性発作の診断フローチャート(文献1, 3より)
＊1 機会発作：発作の誘因がある状況においてのみ誘発される発作.
＊2 孤発発作：生涯1回のみの発作で，機会発作の中に含められる.
図中の破線は，その中の一部から移行する可能性があることを示唆する.

臭，幻視，幻聴など).
② 自動症(舌なめずり，弄るような手の動きなど)，ミオクロニー発作(ぴくっと全身あるいは一部が瞬時に動く)，視床下部過誤腫による笑い発作など"全身けいれん"以外の発作型については患者や家族が"発作"と認識していない場合もあり，具体的に聞き出すことが必要である.
③ 同一の患者にてんかん性発作と心因性非てんかん性発作(psychogenic non-epileptic seizure：PNES)が併存している場合もまれではない(5〜20%). 一般にPNESは，持続時間が長く，強く閉眼していることが多いが周囲からの呼びかけに反応を示す，手足の非同期性の大きな動き，腰ふりといった不規則な運動を呈することが多い[1].

b　発作型分類およびてんかん症候群診断

てんかん発作，てんかん症候群の国際分類(ILAE, 2010)は最新だが，複雑で十分

に認知・承認されておらず，それぞれ1981年分類，1991年分類を基本的に使用することが簡便で有効である（表1）[3]．

c 検査

a)急性症候性発作の診断，b)慢性のてんかん症候群の診断，c)後者の治療薬剤の副作用等の診断など，目的をあらかじめ明らかにして施行する．

①血液検査(a,b,cに相当)：肝，腎機能障害，高アンモニア血症など代謝障害などを把握するうえで有用．
②脳波検査(a,bに相当)：1回の脳波検査だけでは診断できない場合がむしろ多く，睡眠賦活を含めた複数回の脳波検査が必要となることが多い(bに相当)．
③脳形態画像検査(a,bに相当)：MRIもしくはCT検査が推奨，特に海馬硬化や皮質形成異常の検出にはT2強調画像，FLAIR画像(冠状断を含む)が重要である(bに相当)．
④核医学検査(FDG-PET，脳血流SPECT，iomazenil SPECT)や脳磁図(MEG)は，外科的治療を検討する際に有用(bに相当)．

> ⚠ **Pitfall**
> 皮質形成異常の特徴とされるtransmantle signをみつけることができれば，外科的治療に向けて精査を進めることができる（bに相当）．発作症状，脳波検査から予想される場所を，丹念に時間をかけてチェックすることが重要である．

4 慢性てんかん症候群の治療

a 抗てんかん薬の開始基準

救急での発作加療および急性症候性発作は急性期治療を要する．一方，初発発作後状態，孤発発作後に関しては，原則として抗てんかん薬の治療は2回目の発作後に開始する[1-3]．しかし，孤発発作の場合でも，神経学的異常，脳波異常，家族歴，画像異常がある場合は，再発率が高くなり，治療開始を考慮する．高齢者の弧発発作後も再発率が高い．

b 抗てんかん薬，その他の治療法の選択

1) 思春期・成人発症の部分てんかんの選択薬(図3)

第一選択薬としては，カルバマゼピン(CBZ)，第二選択薬はフェニトイン(PHT)，ゾニサミド(ZNS)で，次いでバルプロ酸(VPA)も候補となりうる．新規抗てんかん薬としては，ラモトリギン(LTG)，レベチラセタム(LEV)，トピラマート(TPM)が推奨．新規薬使用に際しては，既存薬に比較して精神症状・自傷行為の副作

表1 てんかん発作型国際分類（1981年分類を主体とし2010年分類との折衷とした）（文献3より一部改変）

焦点発作
A. 単純部分発作（意識障害なし）
1. 運動徴候または自律神経症状
2. 自覚的な主観覚・精神的現象（「前兆」と一致）
B. 複雑部分発作（意識障害あり）
C. 両側性痙攣性発作（強直，間代または強直-間代要素を伴う）への進展
全般発作
A. 欠神発作
1. 定型欠神発作
2. 非定型欠神発作
3. 特徴を有する欠神発作
ミオクロニー欠神発作
眼瞼ミオクロニー
B. 1. ミオクロニー発作
2. ミオクロニー脱力発作
3. ミオクロニー強直発作
C. 間代発作
D. 強直発作
E. 強直，間代発作（すべての組み合わせ）
F. 脱力発作
未分類てんかん発作
てんかん性スパスムス

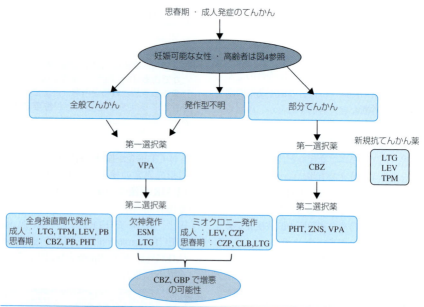

図3 思春期・成人発症の選択薬（文献1, 2より一部改変）

用の危険があること[4]に留意.

2) 思春期・成人発症の全般てんかんの選択薬（図3）

VPAが第一選択薬となる. 新規抗てんかん薬のなかでは, LTGとTPM, 次いでLEVが推奨. 発作型が部分か全般発作の区別がつかない場合はVPAが第一選択となる.

3) 妊娠可能な女性, 高齢者に対する選択薬（図4）

4) 免疫学的異常が示唆される場合の薬物療法

 Pitfall

若年ミオクロニーてんかんでは, 起床後のミオクロニー発作が断片化したり（一側肢のみのふるえや下顎のふるえなど）, 睡眠脳波で局所性棘波（全般性てんかん性放電が睡眠中に断片化して出現したものと解釈される）のために部分発作と誤診され, CBZの投与で症状が悪化することがあり注意を要する.

抗NMDAR抗体(anti-N-methyl-D-aspartic acid receptor antibody), 抗LGI1抗体(anti-leucine-rich glioma-inactivated 1 antibody), 抗VGKC(anti-voltage-gated potassium channel)複合体抗体などの神経細胞表面構造物に対する自己抗体および抗GAD抗体(anti-glutamic acid decarboxylase antibody)が, 病因として近年注目され, 自己免疫性や傍腫瘍性などが指摘されている[5]. 通常の抗てんかん薬による薬物療法で効果が乏しい場合, 各種抗体の検索, ステロイド, その他免疫抑制薬などの治療を検討する. 特に高齢者で, てんかん発作に加え, 亜急性に進行する記銘力低下, 性格変化を認める場合は, そのなかでも傍腫瘍性による辺縁系脳炎を考え, 腫瘍マーカー, 髄液検査, FDG-PETで全身の検索を行う.

数秒間程度の非常に短い持続で1日に数十回と頻発する顔面と同側上肢の常同的なジストニー発作(faciobrachial dystonic

第5章 神経内科疾患の診療

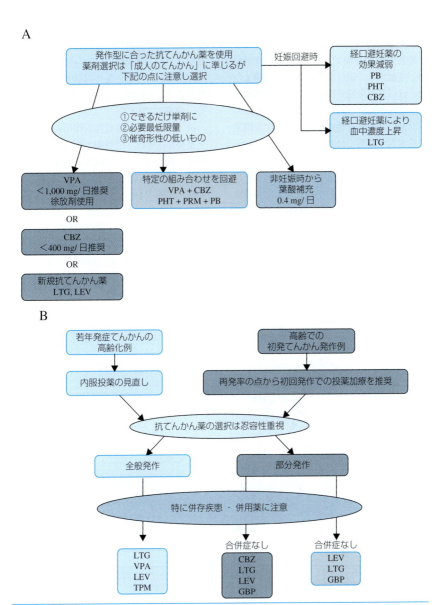

図4 妊娠可能な女性(A),高齢者(B)に対する治療選択(文献1, 2より一部改変)

L 機能性疾患

seizure：FBDS)，低ナトリウム血症があれば抗VGKC複合体抗体をチェック，FDG-PETで大脳基底核のブドウ糖代謝の亢進がないかを確認する．急性脳炎様の経過で，若年女性で精神症状が強く，経過中に顔面中心の不随意運動，中枢性低換気が出現する場合，抗NMDAR抗体脳炎を考え，骨盤MRIで卵巣奇形腫を検索する．

c 抗てんかん薬の使用上の注意点…

1) 用量調整

最初の単剤治療で50%以上の患者で発作が寛解する．添付文書にある開始量またはそれ以下の少量で開始し，その後漸増する．発作が抑制されていれば，抗てんかん薬の血中濃度が有効血中濃度以下でも増量は必ずしも必要ではない．

2) 血中濃度測定

CBZでは本剤の代謝酵素の自己誘導作用により単剤服用開始約1か月後に血中濃度が低下する．開始前には，薬疹(本剤は比較的多く出現する)，白血球減少，眠気，肝機能障害などの副作用の可能性を説明，少量から開始する．PHTは，血中濃度が18 μg/mL程度以上になると代謝排泄が低下するために，25mg程度の増量でも大きく血中濃度が上昇して容易に中毒域になることに注意する．一方新規薬は，投与量設定が比較的容易であり，また発作抑制効果と血中濃度が必ずしも相関しない場合が多い．

3) 皮疹について

抗てんかん薬の体質性副作用の代表として重要な皮疹は，内服開始後5日～2か月で多く出現する．特にCBZ，PHT，フェノバルビタール(PB)，LTGで比較的多い．発熱，咽頭中心の粘膜所見，リンパ節腫脹が中心となると上気道感染として近医を受診されることもあり，投与開始前に十分に説明する．重篤なStevens-Johnson症候群(SJS)，中毒性過敏症症候群(TEN)，薬剤性過敏症症候群(DIHS)が疑われる場合は

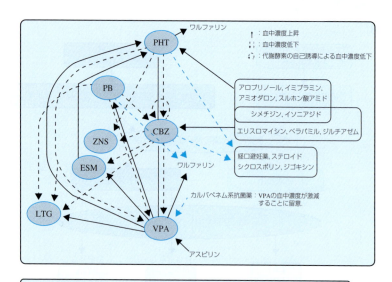

図5 おもな各種抗てんかん薬同士ならびに他剤との相互作用，内科的合併症，てんかん閾値を下げる薬剤一覧(文献1, 3より一部改変)

速やかに皮膚科専門医と連携する．

4) 内科疾患合併時の選択薬

腎機能障害および肝機能障害を合併した患者では，抗てんかん薬の肝代謝（VPA，PHT，CBZ，PB，ベンゾジアゼピン系），肝腎代謝（TPM，LTG），腎代謝（ガバペンチン〈GBP〉，LEV）に応じて選択する．

5) おもな各種抗てんかん薬同士および多剤との相互作用，てんかん患者で注意すべき併用薬（図5）

既存薬では，抗てんかん薬同士ならびに他剤との相互作用が大きい．新規薬は，LTGを除き相互作用は少ない．てんかん閾値を下げる薬剤は，てんかん患者での使用は可能な限り避ける．

d 抗てんかん薬の治療終了の目安…

少なくとも2年以上の発作消失を確認後に抗てんかん薬の減量を考慮する．発作再発が患者によっては社会的地位へ影響する可能性もあり，また自動車運転免許など社会的影響も大きく，減量には患者本人や家族への十分な説明と理解・同意が必要である．

おわりに

新規発症のてんかん患者において適切な薬剤投与がなされれば，約7割で発作の寛解が期待できる．残り3割では難治に経過し，適切な抗てんかん薬2～3種類以上の単剤あるいは多剤併用で十分量を使用して，2年以上治療しても発作が難治（＝生活に支障をきたす発作が抑制されない，たとえば月1回を目安）のときには，外科的治療や迷走神経刺激療法など薬剤以外の治療法を検討する必要があるため，専門性の高い病院へ紹介する必要がある．

DON'Ts

- 抗てんかん薬の慢性期の長期的な内服適応，選択，中止の決定には，発作型診断，てんかん症候群診断，脳波や頭部MRIなどの専門的評価と判断が必要であり，漫然安易な投薬開始や中止を行ってはならない．
- 海馬硬化症，皮質形成異常，視床下部過誤腫など外科的治療が奏効する症例があり，難治に経過する症例は専門医療機関へ紹介する適切な時機を逃してはならない．

文献

1) 日本神経学会（監修）「てんかん治療ガイドライン」作成委員会：てんかん治療ガイドライン2010. 医学書院, 2010
2) 三枝隆博, 他：抗てんかん薬治療アルゴリズム. てんかんテキスト New Version（辻省次編）. 中山書店, 2012, 352-356
3) 小林勝哉, 他：Ⅷ-5 てんかん. 診療ガイドライン UP-TO-DATE. メディカルレビュー社, 2014, 477-489
4) Andersohn F, et al.: Neurology 2010; 75: 335-340
5) Vincent A, et al.: Lancet Neurol 2011; 10: 759-772

京都大学大学院医学研究科 臨床神経学　**井上岳司**
同 てんかん・運動異常生理学講座　**松本理器，池田昭夫**

L 機能性疾患

2-① 慢性頭痛 片頭痛

DOs

- 片頭痛の診断には病歴がカギとなるため詳細に聴取しよう．
- 片頭痛発作の急性期治療薬として禁忌事項がなければトリプタンを第一選択薬として使用する．
- 片頭痛発作を頻回に認める症例では予防療法を考慮しよう．

1 基本的な考え方

片頭痛は，片側性，拍動性の頭痛で，随伴症状として悪心や光過敏・音過敏を伴うことが多い．急性期治療としては，トリプタン，発作予防療法としては，カルシウム拮抗薬や抗てんかん薬などが用いられる．

2 疫学

わが国における片頭痛の有病率は約8.4％（男性3.6％，女性13.0％）と報告されている．

3 臨床症状

片頭痛は，表1に示すように六つの病型に分類される．頭痛の性状は，それぞれのタイプでほぼ共通である．"前兆のない片頭痛"にみられるような，片側性・拍動性で，中等度から重度の強さをもち，4～72時間持続するものである．また頭痛は動作により増悪する．随伴症状として悪心や光過敏・音過敏を呈する（表2）．

片頭痛の前兆は通常5～20分にわたり徐々に進展し，かつ持続時間が60分未満の可逆性脳局在神経症状と定義される．前兆には視覚症状，感覚症状および言語症状などがある．視覚性前兆のなかで視野の中に輝く部分（閃輝）と見えにくい部分（暗点）が混在する閃輝暗点は，最も一般的な前兆である．

4 病態生理

片頭痛が発生するメカニズムについては前兆および頭痛の両者ともいまだに明らかにされていない．現時点では，前兆には皮

表1 ICHD-3 betaによる片頭痛の分類（文献1より）

1.1 Migraine without aura（前兆のない片頭痛）
1.2 Migraine with aura（前兆のある片頭痛）
1.2.1 Migraine with typical aura（典型的前兆を伴う片頭痛）
1.2.1.1 Typical aura with headache（典型的前兆に頭痛を伴うもの）
1.2.1.2 Typical aura without headache（典型的前兆のみで頭痛を伴わないもの）
1.2.2 Migraine with brainstem aura（脳幹性前兆を伴う片頭痛）
1.2.3 Hemiplegic migraine（片麻痺性片頭痛）
1.2.3.1 Familial hemiplegic migraine（FHM）（家族性片麻痺性片頭痛）
1.2.3.2 Sporadic hemiplegic migraine（孤発性片麻痺性片頭痛）
1.2.4 Retinal migraine（網膜片頭痛）
1.3 Chronic migraine（慢性片頭痛）
1.4 Complications of migraine（片頭痛の合併症）
1.5 Probable migraine（片頭痛の疑い）
1.6 Episodic syndromes that may be associated with migraine（片頭痛に関連する周期性症候群）

表2 "前兆のない片頭痛"の診断基準(文献1より)

- A. B-Dを満たす頭痛発作が5回以上ある
- B. 頭痛の持続時間は4〜72時間(未治療もしくは頭痛が無効の場合)
- C. 頭痛は以下の四つの特徴の少なくとも2項目を満たす
  1. 片側性
  2. 拍動性
  3. 中等度〜重度の頭痛
  4. 日常的な動作(歩行や階段昇降などの)により頭痛が増悪する,あるいは頭痛のために日常的な動作を避ける.
- D. 頭痛発作中に少なくとも以下の1項目を満たす
  1. 悪心または嘔吐(あるいはその両方)
  2. 光過敏および音過敏
- E. ほかに最適なICHD-3の診断がない

質拡延性抑制(cortical spreading depression)とよばれる現象が関与していると考えられている.一方,片頭痛における頭痛には,三叉神経血管系の異常な活性化による脳血管および脳硬膜動脈の拡張や脳硬膜の神経原性炎症の関与が推察されている.

5 診断

国際頭痛分類第3版beta版(ICHD-3 beta)では,片頭痛のそれぞれの病型に対し診断基準が設けられている[1].

a. 前兆のない片頭痛

表2に記載したように項目B-Dには発作時間,頭痛の性状および随伴症状などが列挙されている.また項目Eに記載されているように二次性頭痛の可能性を含め他の頭痛疾患の可能性を除外することが必要とされる.

b. 典型的前兆を伴う片頭痛

典型的前兆としては視覚症状,感覚症状,言語症状があげられている.これらの前兆の出現中もしくは前兆後60分以内に頭痛が生じると記載されている.

c. 慢性片頭痛

片頭痛の特徴とされる光過敏・音過敏や悪心・嘔吐などが減少し,拍動性の要素はあるがその他は緊張型頭痛に類似した性質の頭痛が頻回に出現するものである.頭痛が15日/月以上の頻度で3か月以上続き,このうち前兆のない片頭痛または前兆のある片頭痛を月に8日以上認める場合は慢性片頭痛と考えられる(図1).慢性化する原因として片頭痛発作頻度の増加や鎮痛薬の乱用などが報告されている.治療に抵抗性を示すことも多く,慢性化予防のため片頭痛に対する適切な治療が必要となる.

6 治療

片頭痛の薬物療法は,急性期治療と予防療法がある[2].急性期治療としてセロトニン5-$HT_{1B/1D}$受容体の作動薬であるトリプタン,エルゴタミン製剤などの特異的治療(中等度以上の頭痛)と鎮痛薬(軽度の頭痛)や制吐薬による非特異的治療がある(図2)."前兆のない片頭痛"および"典型的前兆を伴う片頭痛"では通常トリプタンが第一選択薬となるが,片麻痺性片頭痛やmigraine with brainstem aura(脳幹性前兆を伴う片頭痛)では,トリプタンは禁忌とされている.わが国で使用可能なトリプタンはスマト

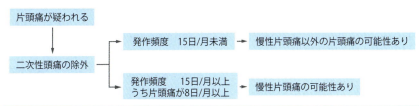

図1 発作頻度からみた片頭痛と慢性片頭痛の鑑別

リプタン，ゾルミトリプタン，エレトリプタン，リザトリプタンおよびナラトリプタンの5種類である（Pitfall ①参照）．スマトリプタンは錠剤のほか，皮下注射薬（在宅自己注射が可能）および点鼻薬としての投与も可能である．なお『慢性頭痛の診療ガイドライン 2013』では，片頭痛発作が月2回以上あるいは6日以上ある患者では予防療法の実施についての検討が勧められている．カルシウム拮抗薬であるロメリジン，抗てんかん薬のバルプロ酸，β遮断薬のプロプラノロールおよび抗うつ薬アミトリプチリンが有効とされている．バルプロ酸は副作用として催奇形性があり妊娠中および妊娠の可能性のある女性には禁忌である．妊娠可能年齢の女性に投与する場合は，副作用について十分な説明を行う必要がある（Pitfall ②参照）．このほか，アンジオテンシン変換酵素阻害薬，アンジオテンシン II 受容体拮抗薬，漢方薬なども投与されることがある．

Pitfall ①

・トリプタン服用のタイミング
頭痛の程度が軽度である片頭痛発作の初期にトリプタンを服用すると効果がある．

Pitfall ②

・妊娠と片頭痛
片頭痛は妊娠初期から後期に至るにつれ，軽減することが知られている．

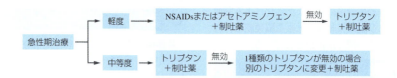

図2　片頭痛の治療

DON'Ts

- [ ] トリプタンとエルゴタミン製剤を同時に使用してはならない．
- [ ] バルプロ酸を妊娠中および妊娠の可能性のある女性に使用してはならない．

文献

1) Headache Classification Committee of the International Headache Society (IHS): Cephalalgia 2013; 33: 629-808
2) 慢性頭痛の診療ガイドライン作成委員会編集：慢性頭痛の診療ガイドライン 2013，医学書院，2013

慶應義塾大学医学部 神経内科　**清水利彦**

L 機能性疾患

2-② 慢性頭痛
緊張型頭痛

DOs

- 病歴をしっかり聞くこと（頭痛の特徴，誘因，身体的・精神的ストレスの有無など）．
- 危険な二次性頭痛（人生最悪の頭痛）と片頭痛（動作による悪化，悪心，嘔吐，音・光過敏）を鑑別すること．
- 患者の受診動機（理由）が精査希望か治療希望か，あるいはその両方かを見極めること．

1 基本的な考え方

　緊張型頭痛は一次性頭痛のなかで最もありふれたタイプの頭痛である．一般集団における年間有病率は約20〜30％，生涯有病率は30〜78％である．頭痛は数十分〜数日間持続し，両側性のことが多く，圧迫感または締めつけ感が主体である．軽度〜中等度の痛みで，日常的な動作により頭痛が増悪しない．重度の悪心や嘔吐は伴わない．頭痛の頻度（頭痛日数）により，稀発反復性，頻発反復性，慢性に分類する．各々頭蓋周囲の圧痛を伴うものと伴わないものに細分類される（表1）．片頭痛との厳密な区別は困難なケースも少なくない．稀発反復性緊張型頭痛は，身体的あるいは精神的ストレスに対する反応として誰にでも起こりうる現象である．通常治療介入は不要で，必要があれば鎮痛薬が有効である．一方，慢性緊張型頭痛は生活の質（QOL）を大きく低下させ，高度の障害を引き起こす深刻な疾患であり，神経生物学的異常を伴う病態が存在する．

表1　ICHD-3 betaによる緊張型頭痛（Tension-type headache：TTH）の分類

2. 1　稀発反復性緊張型頭痛（Infrequent episodic tension-type headache）
　　2. 1. 1　頭蓋周囲の圧痛を伴う稀発反復性緊張型頭痛
　　2. 1. 2　頭蓋周囲の圧痛を伴わない稀発反復性緊張型頭痛
2. 2　頻発反復性緊張型頭痛（Frequent episodic tension-type headache）
　　2. 2. 1　頭蓋周囲の圧痛を伴う頻発反復性緊張型頭痛
　　2. 2. 2　頭蓋周囲の圧痛を伴わない頻発反復性緊張型頭痛
2. 3　慢性緊張型頭痛（Chronic tension-type headache）
　　2. 3. 1　頭蓋周囲の圧痛を伴う慢性緊張型頭痛
　　2. 3. 2　頭蓋周囲の圧痛を伴わない慢性緊張型頭痛
2. 4　緊張型頭痛の疑い（Probable tension-type headache）
　　2. 4. 1　稀発反復性緊張型頭痛の疑い
　　2. 4. 2　頻発反復性緊張型頭痛の疑い
　　2. 4. 3　慢性緊張型頭痛の疑い

以前に使用された用語（抜粋）：　緊張性頭痛，筋収縮性頭痛，精神筋原性頭痛，ストレス頭痛，本態性頭痛，特発性頭痛，および心因性頭痛
著者注：これらの頭痛病名が日常診療，保険診療（適応症）では緊張型頭痛と同義語として使用されている．学術論文ではICHD-3 betaの用語に準拠すること

表2 国際頭痛分類(ICHD-3 beta)の診断基準(抜粋)

2．2　頻発反復性緊張型頭痛
- A. 3か月を超えて，平均して1か月に1〜14日(年間12日以上180日未満)の頻度で発現する頭痛が10回以上あり，かつB-Dを満たす
- B. 30分〜7日間持続する
- C. 以下の四つの特徴のうち少なくとも2項目を満たす
  1. 両側性
  2. 性状は圧迫感または締めつけ感(非拍動性)
  3. 強さは軽度から中等度
  4. 歩行や階段の昇降のような日常的な動作により増悪しない
- D. 以下の両方を満たす
  1. 悪心や嘔吐はない
  2. 光過敏や音過敏はあってもどちらか一方のみ
- E. ほかに最適なICHD-3の診断がない

2．2．1　頭蓋周囲の圧痛を伴う頻発反復性緊張型頭痛
- A. 頭痛は，2．2「頻発反復性緊張型頭痛」の診断基準を満たす
- B. 触診により頭蓋周囲の圧痛が増強する

2．2．2　頭蓋周囲の圧痛を伴わない頻発反復性緊張型頭痛
- A. 頭痛は，2．2「頻発反復性緊張型頭痛」の診断基準を満たす
- B. 触診により頭蓋周囲の圧痛が増強しない

2 症状と検査

　緊張型頭痛では非拍動性の頭痛が主体である．このほか，頸部痛，肩こり，めまい感，浮遊感を伴うことが多いが，特異性は乏しい．これらの症候は片頭痛でもしばしばみられる．

　二次性頭痛を除外するために，神経学的診察(神経学的検査)は必ず実施する．また，必要があれば脳MRI，脳CTなどの画像検査を実施する．慢性硬膜下血腫はしばしば緊張型頭痛と診断されている．全身疾患に伴う頭痛も緊張型頭痛様となりやすいので，血液検査，生化学検査，甲状腺ホルモンはチェックしておくほうがよい．くも膜下出血や髄膜炎，脳炎，癌性髄膜症を考慮する場合は髄液検査が必要である[1]．

3 診断

　国際頭痛分類第3版beta版(ICHD-3 beta)の分類と診断基準[2]に沿って診断する．1か月の平均頭痛日数が，1〜14日を頻発反復性緊張型頭痛とする．表2に基準を示した．これより頻度が少ないものは稀

✓ 慢性緊張型頭痛と慢性片頭痛の関係

　ICHD-3βの診断基準[2]では，慢性緊張型頭痛および慢性片頭痛の診断には1か月に15日間以上の頭痛が必要である．慢性緊張型頭痛は緊張型頭痛の基準を満たす頭痛が15日以上ある頭痛で，慢性片頭痛は片頭痛と判断できる頭痛が8日以上ある頭痛と定義されている．従って，それほど多くはないが，両方の診断基準を満たす患者が存在する．すなわち1か月に片頭痛が8日，緊張型頭痛が17日の25日頭痛のある場合などである．ICHD-3βでは，このような症例は慢性片頭痛の診断のみを与えるという方針が記載されている．また，診断がつけにくい多くの例で，急性期頭痛治療薬(鎮痛薬，NSAIDs，トリプタン等)の乱用がみられる．

(竹島多賀夫)

第5章　神経内科疾患の診療

発反復性緊張型頭痛，15日以上であれば慢性緊張型頭痛とする．緊張型頭痛の診断のポイントは，二次性頭痛が否定できており，片頭痛の特徴をもたない頭痛であるということである．

すなわち，日常動作で悪化しない，悪心，嘔吐，音過敏，光過敏を伴わないことが重要である．反復性緊張型頭痛は前兆のない片頭痛に伴いやすいが，合併しているかどうかは，頭痛ダイアリーを用いて特定する必要がある．正しい治療を選択し，薬剤の使用過多による頭痛(薬物乱用頭痛)の発症を防止するためにも，片頭痛と緊張型頭痛が正しく区別できるように患者を教育することも重要である．

4　治　療

a　稀発反復性緊張型頭痛

稀発反復性緊張型頭痛は通常，治療の対象とならない．頭痛が強ければ，鎮痛薬を頓用で使用する．ICHD-3 beta では，頻発反復性緊張型頭痛から，稀発反復性緊張型頭痛をあえて区別して分類することで，医学的管理を必要としない人々を分離し，大多数の人々が医療の必要な頭痛疾患をもつ患者として分類されることを避けるという意図がある旨が記載されている．治療の必要がない稀発反復性緊張型頭痛患者が受診する場合の多くは，二次性頭痛の除外のための検査を望んでいる．正確な頭痛診断を与えることが，患者のニーズをみたし，頭痛の軽減にもつながる．

b　頻発反復性緊張型頭痛

頻発反復性緊張型頭痛で，頭痛の持続時間が数時間以上あれば，鎮痛薬やNSAIDsを使用する．ベンゾジアゼピン系薬剤の連用は避けるほうがよいが，頓用でNSAIDsと併用すると効果が高まる．ロキソプロフェン，ジクロフェナックは頭痛，緊張型頭痛に対する保険適用がないが，医療課長通知により保険診療上の使用が認められている．

c　慢性緊張型頭痛

反復性でも頭痛日数が月に10日以上あるような場合や，慢性緊張型頭痛では予防療法を行う．三環系抗うつ薬，アミトリプチリンの有効性には良質のエビデンスがある[3]．ただし忍容性が悪く，口渇，眠気，脱力などが起こりやすい．このため，小量から開始し，ゆっくり漸増する．5 mg (0.5錠) 程度から開始し，2週ごとに10 mg，15 mgと増量し，30 mg程度まで使用する．低用量で効果があればそれ以上増量する必要はない．3ヵ月しても効果が不十分であれば，さらに増量することもある(通常，60 mg程度まで)．症例によってはさらに高用量を用いることがあるが，心毒性に注意する．イミプラミン，クロミプラミンもほぼ同様の効果が期待できる．四環系抗うつ薬も一定の効果が期待できる．選択的セロトニン再取り込み阻害薬(SSRI)，セロトニン・ノルアドレナリン再取り込み阻害薬(SNRI)，ノルアドレナリン作動性・特異的セロトニン作動性抗うつ薬(NaSSA)など新しい抗うつ薬は，忍容性に優れており三環系抗うつ薬の代替として使用されているが，有効性に関するエビデンスはまだ不十分である．

☑ **慢性緊張型頭痛と薬剤の使用過多による頭痛(薬物乱用頭痛)**
薬剤の使用過多による頭痛(薬物乱用頭痛)のサブフォームのいずれかの基準を満たす場合で，慢性緊張型頭痛の基準を満たす場合には，慢性緊張型頭痛と薬剤の使用過多による頭痛(薬物乱用頭痛)の双方の診断を行う．乱用薬物を中止後に，診断を再評価する．

〈竹島多賀夫〉

いずれの抗うつ薬も緊張型頭痛の保険適用は未承認であるが，アミトリプチリンは医療課長通知により，緊張型頭痛，片頭痛に対する適応外使用が認められている．

d　筋緊張への非薬物療法

長時間の同一姿勢の保持や筋緊張が，頭痛の誘因になることがある．このため適切に筋緊張をほぐす認知行動療法や，バイオフィードバック療法，運動療法も行われている．自律訓練法は全身の筋緊張を解く訓練であり，漸進的筋弛緩法は，筋を緊張させた後にリラックスさせる訓練を行う．筋電図による筋収縮をモニターしながらこれらの訓練を行うバイオフィードバックが有用である．頭痛体操は副作用が皆無で，低コストかつ簡便な治療法である．頭部と頚部を支えている筋肉のストレッチにより頭痛を緩和する方法が推奨されている[3,4]．

DON'Ts

- 漫然と鎮痛薬，NSAIDs を長期連用してはならない．
- 過剰な画像検査は不要であるが，年余にわたる慢性頭痛患者では，緊張型頭痛の特徴に合致していても二次性頭痛の可能性を忘れてはならない．

文献

1) 竹島多賀夫, 他：緊張型頭痛. In: 水澤英洋, 他編. 今日の神経疾患治療指針 第 2 版：医学書院, 2013:673-675
2) Headache Classification Committee of the International Headache Society（IHS）: Cephalalgia 2013;33:629-808
3) 慢性頭痛の診療ガイドライン作成委員会. III 緊張型頭痛　8　緊張型頭痛の予防治療はどのように行うか. In: 日本神経学会・日本頭痛学会編, ed. 慢性頭痛の診療ガイドライン 2013. 東京：医学書院 ; 2013:206-208.
4) 慢性頭痛の診療ガイドライン作成委員会. III 緊張型頭痛　9　緊張型頭痛の治療法で薬物療法以外にどのようなものがあるか. In: 日本神経学会・日本頭痛学会編, ed. 慢性頭痛の診療ガイドライン 2013. 東京：医学書院 ; 2013:209-211

富永病院 神経内科・頭痛センター　**竹島多賀夫**

L 機能性疾患

2-③ 慢性頭痛
三叉神経・自律神経性頭痛

DOs

- [ ] 一側性の激しい頭痛・顔面痛をみたら群発頭痛を疑い，流涙・結膜充血・鼻漏・鼻閉などの自律神経症状を確認しよう．
- [ ] 群発頭痛の急性期治療はスマトリプタン皮下注か純酸素吸入を行う．
- [ ] 群発期が終わるまでベラパミルなどの予防薬を投与する．

1 基本的な考え方

三叉神経・自律神経性頭痛(trigeminal autonomic cephalalgias：TACs)とは短時間の一側性頭痛に自律神経症状(流涙，結膜充血，鼻漏，発汗など)を随伴する一次性頭痛を総称した疾患概念で，代表的な疾患は群発頭痛である．群発頭痛の発作消失にはスマトリプタン皮下注か純酸素吸入を，発作の出現予防にはベラパミルを用いる．

2 疫学

群発頭痛の住民調査のメタ解析では，有病率は10万人あたり124人で男女比は4.3：1で男性優位と推定されている．群発頭痛は反復性群発頭痛と慢性群発頭痛に分類される(表1)．1年以上群発期が続く場合慢性群発頭痛と診断する．慢性群発頭

表1 ICHD-3 betaによる三叉神経・自律神経性頭痛の分類(文献1より)

- 3.1 Cluster headache(群発頭痛)
    - 3.1.1 Episodic cluster headache(反復性群発頭痛)
    - 3.1.2 Chronic cluster headache(慢性群発頭痛)
- 3.2 Paroxysmal hemicrania(発作性片側頭痛)
    - 3.2.1 Episodic paroxysmal hemicrania(反復性発作性片側頭痛)
    - 3.2.2 Chronic paroxysmal hemicrania(慢性発作性片側頭痛)
- 3.3 Short-lasting unilateral neuralgiform headache attacks(短時間持続性片側神経痛様頭痛発作)
    - 3.3.1 Short-lasting unilateral neuralgiform headache attacks with conjunctival injection and tearing(結膜充血および流涙を伴う短時間持続性片側神経痛様頭痛発作：SUNCT)
        - 3.3.1.1 Episodic SUNCT(反復性SUNCT)
        - 3.3.1.2 Chronic SUNCT(慢性SUNCT)
    - 3.3.2 Short-lasting unilateral neuralgiform headache attacks with cranial autonomic symptoms(頭部自律神経症状を伴う短時間持続性片側神経痛様頭痛発作：SUNA)
        - 3.3.2.1 Episodic SUNA(反復性SUNA)
        - 3.3.2.2 Chronic SUNA(慢性SUNA)
- 3.4 Hemicrania continua(持続性片側頭痛)
    - 3.4.1 Hemicrania continua, remitting subtype(持続性片側頭痛，寛解型)
    - 3.4.2 Hemicrania continua, unremitting subtype(持続性片側頭痛，非寛解型)
- 3.5 Probable trigeminal autonomic cephalalgia(三叉神経・自律神経性頭痛の疑い)
    - 3.5.1 Probable cluster headache(群発頭痛の疑い)
    - 3.5.2 Probable paroxysmal hemicrania(発作性片側頭痛の疑い)
    - 3.5.3 Probable short-lasting unilateral neuralgiform headache attacks(短時間持続性片側神経痛様頭痛発作の疑い)
    - 3.5.4 Probable hemicrania continua(持続性片側頭痛の疑い)

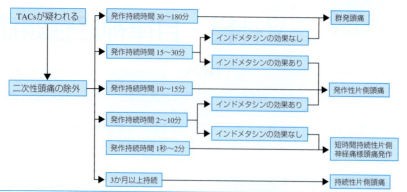

図1 発作持続時間とインドメタシンの反応性からみた TACs の鑑別

は欧米では群発頭痛の 10 〜 20％を占めるがわが国では 1.2 〜 3.5％と少ない．

3 臨床症状

TACs は群発頭痛のほかに発作性片側頭痛（PH），短時間持続性片側神経痛様頭痛発作（SUN），持続性片側頭痛（HC）がある（表1）．これらの疾患に共通した臨床症状は，同側の自律神経症状を伴う一側性の頭痛である．発作持続時間とインドメタシンの反応性から，群発頭痛，PH，SUN，HC に分けられる（図1）．

群発頭痛は発作持続時間が通常 1 〜 2 時間で，1 〜 2 回 / 日起こる．痛む部位はおもに眼窩周囲や側頭部で，痛みの強さは極めて強度である．発作時には頭痛と同側に流涙，結膜充血，鼻漏，発汗などを認める．発作中はじっとしていられず動き回る．群発期は飲酒で発作が誘発される．群発期は通常 1 〜 2 か月で，毎年同じ頃に起こる．

4 病態生理

群発頭痛の発生機序については，①視床下部に発生源を求める説，②ニューロペプチドなどの変化により，三叉神経と血管との関係から説明しようとする説，③内頸動脈の周囲に起源を求める説，④三叉神経の過剰興奮が副交感神経の活性化を起こすとする説，がある．

5 診 断

国際頭痛分類第 3 版 beta version（ICHD-3 beta）に従って診断する[1]．TACs は，救急外来には発作中に来院することがあるが，一般外来で発作中に受診することは少なく，二次性頭痛を除外した後は問診で診断を行う．

a 群発頭痛

表2に診断基準を示す．群発頭痛を診断するには，まず TACs を疑うことから始まる．一側性の頭痛をみたら自律神経症状の有無を確認する．患者は頭痛に気を取られて自律神経症状に気がついていないことがあり，不明確な場合は発作時に確認してもらう．片頭痛と迷う場合は発作の持続時間が鑑別に有用である．

b その他の TACs

図1に診断のプロセスを示す．群発頭痛とその他の TACs は発作の持続時間とインドメタシンの効果から鑑別が可能である．インドメタシンは経口薬では 75 mg/ 日まで，座薬は 100 mg/ 日まで使用して効果がなければ無効と判断してよい．

第5章　神経内科疾患の診療

表2　群発頭痛の診断基準(文献1より)

A. B-Dを満たす発作が5回以上ある
B. 未治療の場合，重度〜極めて重度の一側の痛みが，眼窩部，眼窩上部または側頭部のいずれか一つ以上の部位に，15〜180分間持続する(注1)
C. 以下の1項目以上を認める
  1. 頭痛と同側に少なくとも以下の症状あるいは徴候の1項目を伴う
    a) 結膜充血または流涙(あるいはその両方)
    b) 鼻閉または鼻漏(あるいはその両方)
    c) 眼瞼浮腫
    d) 前額部および顔面の発汗
    e) 前額部および顔面の紅潮
    f) 耳閉感
    g) 縮瞳または眼瞼下垂(あるいはその両方)
  2. 落ち着きのない，あるいは興奮した様子
D. 発作時期の半分以上においては，発作の頻度は1回/2日〜8回/1日である
E. ほかに最適なICHD-3の診断がない

注1：3.1「群発頭痛」の経過中(ただし経過の1/2未満)に，発作の重症度が軽減または持続時間(短縮または延長)の変化(あるいはその両方)がみられることがある

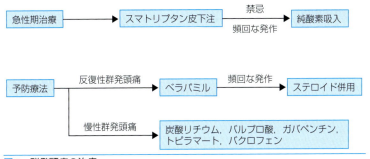

図2　群発頭痛の治療

6　治療

群発頭痛の薬物療法は，発作が起こった際に行う急性期治療と発作の出現を予防する予防療法の両者を行う[2](図2)．

急性期治療の第一選択はスマトリプタン3mg皮下注である．通常10分以内に頭痛が軽減する．発作が日に3回以上起こる場合やスマトリプタンが禁忌な場合は純酸素吸入を行う．純酸素吸入は7L/分を15分間吸入する．無効であれば12L/分を15分間試す．

予防療法は反復性群発頭痛と慢性群発頭

 Pitfall

悪心，音過敏，光過敏：群発頭痛は片頭痛と誤診されることが多い．これは群発頭痛でも2〜3割で片頭痛の特徴である悪心，音過敏，光過敏を伴うためと思われる．

 Pitfall

群発頭痛は頭痛？：群発頭痛の痛みは眼窩部を中心として起こるため，患者は頭痛とは思わず，眼科，耳鼻咽喉科，口腔外科を受診していることが多い．

痛で推奨されている薬が異なる．反復性群発頭痛ではベラパミル 360 mg/ 日を用いる．ベラパミルが効果を発揮するまで 1 週間程度かかるため，発作が頻回な場合や急性期療法でのコントロールが困難な場合はステロイドを併用する．ステロイドはプレドニゾロン 60 ～ 100 mg を 5 日間連続服用後，10 mg/ 日漸減中止する．慢性群発頭痛では，炭酸リチウム，バルプロ酸，ガバペンチン，トピラマート，バクロフェンなどを用いる．PH，HC ではインドメタシン 75 mg/ 日を投与する．SUN はラモトリギンを投与し，無効であればガバペンチン，トピラマート，ゾニサミドを試みる．

DON'Ts

- スマトリプタンは心血管系疾患（脳血管障害，虚血性心疾患，末梢血管障害など）の既往がある患者には使用してはならない．
- スマトリプタン皮下注を診断的治療に用いてはならない．

文献

1) Headache Classification Committee of the International Headache Society (IHS): Cephalalgia 201 3; 33: 665-671
2) 慢性頭痛の診療ガイドライン作成委員会編集：慢性頭痛の診療ガイドライン 2013, 医学書院, 2013

静岡赤十字病院 神経内科 **今井 昇**

L 機能性疾患

2-④ 慢性頭痛
その他の一次性頭痛疾患

DOs

- "その他の一次性頭痛疾患"に含まれる疾患を覚えよう.
- これらの疾患が疑われる患者に出会ったら ICHD-3 beta の診断基準をよく確認しよう.
- インドメタシンが有効な頭痛が多いが,非常に難治性な頭痛も含まれている.

1 基本的な考え方

表1に ICHD-3 beta[1]における"その他の一次性頭痛疾患"を示した.誰もが経験するような頭痛から非常にまれな頭痛まで,様々な疾患がある.病態が不明なものが多く,なぜかインドメタシンが有効なものが多い.

2 各疾患の診断と治療

a 一次性咳嗽性頭痛

頭蓋内器質的疾患が存在しない状態で,咳または息みにより誘発される頭痛が一次性咳嗽性頭痛である.痛みは突発的であり,持続時間は2時間以内である.頭蓋内疾患,特に Arnold-Chiari 奇形Ⅰ型などの後頭蓋窩の器質的疾患の除外が必須である.頭痛の持続が短いため,治療としては急性期治療よりも予防療法が中心になる.インドメタシンが最も有効とされている.一般的に予後は良好である.

b 一次性運動時頭痛

運動により誘発される頭痛で原因となる器質的疾患が除外されるものであり,ごく一般的な頭痛と考えられている.持続時間は48時間以内とされている.くも膜下出血,動脈解離,可逆性脳血管収縮症候群(RCVS)などの鑑別が必要である.

治療については,従来からインドメタシンが有効とされているが,他の NSAIDs やトリプタン,プロプラノロールもよく使用

されている.長期的な予後は明らかでない.

c 性行為に伴う一次性頭痛

性行為中に頭部あるいは頸部に出現する痛みで,性的興奮とともに増強するか,オルガスム時に爆発的に起こる.強い痛みは1分から24時間持続するが,その後弱い痛みが72時間まで続くことがある.鑑別すべき疾患として,くも膜下出血,脳内出血,未破裂動脈瘤,動脈解離に加えて,最近では RCVS の関与が注目されており,これらの器質的疾患を確実に除外することが重要である.

治療については β-遮断薬による予防療法か性交前のインドメタシン内服の有効率が高い.一般に長期的な予後は良好で多くが自然寛解するようである.

d 一次性雷鳴頭痛

脳動脈瘤破裂時の頭痛に似た突発性の激しい頭痛で,原因となる器質的疾患が存在しないものである.頭痛は突発性に起こり,1分以内にピークに達する.雷鳴頭痛はすべて二次性であるとする見解まで存在しており,診断に際しては器質的疾患の厳重な除外が求められる.最も重要なのはくも膜下出血であるが,このほかにも未破裂動脈瘤や動脈解離,静脈洞血栓症,RCVS などを徹底的に除外しなければならない.

一次性雷鳴頭痛と RCVS には共通の病態が存在するという見解があり[2],わが国を含めアジアで多く報告されている入浴頭痛の病態もこれと同様と考えられている.ニ

表1 ICHD-3 beta による"その他の一次性頭痛疾患"の分類

4.1 一次性咳嗽性頭痛
　　4.1.1 一次性咳嗽性頭痛の疑い
4.2 一次性運動時頭痛
　　4.2.1 一次性運動時頭痛の疑い
4.3 性行為に伴う一次性頭痛
　　4.3.1 性行為に伴う一次性頭痛の疑い
4.4 一次性雷鳴頭痛
4.5 寒冷刺激による頭痛
　　4.5.1 外的寒冷刺激による頭痛
　　4.5.2 冷たいものの摂取または冷気吸息による頭痛
　　4.5.3 寒冷刺激による頭痛の疑い
　　　　4.5.3.1 外的寒冷刺激による頭痛の疑い
　　　　4.5.3.2 冷たいものの摂取または冷気吸息による頭痛の疑い
4.6 頭蓋外からの圧力による頭痛
　　4.6.1 頭蓋外からの圧迫による頭痛
　　4.6.2 頭蓋外からの牽引による頭痛
　　4.6.3 頭蓋外からの圧力による頭痛の疑い
　　　　4.6.3.1 頭蓋外からの圧迫による頭痛の疑い
　　　　4.6.3.2 頭蓋外からの牽引による頭痛の疑い
4.7 一次性穿刺様頭痛
　　4.7.1 一次性穿刺様頭痛の疑い
4.8 貨幣状頭痛
　　4.8.1 貨幣状頭痛の疑い
4.9 睡眠時頭痛
　　4.9.1 睡眠時頭痛の疑い
4.10 新規発症持続性連日性頭痛（NDPH）
　　4.10.1 新規発症持続性連日性頭痛の疑い

モジピン（nimodipine）が有効とされているが国内では未発売である．

e 寒冷刺激による頭痛

頭部が極寒あるいは冷水に曝されることによって起こる"外的寒冷刺激による頭痛"と冷たい物質が口蓋または咽頭後壁を通過することにより誘発される"冷たいものの摂取または冷気吸息による頭痛"の二つのサブタイプがある．後者は特にアイスクリーム頭痛として有名である．

前者は冷水への飛び込みなどの寒冷刺激中に起こり，寒冷刺激除去により消失する．後者は口蓋，咽頭後壁への寒冷刺激の直後に起こる短時間の前頭あるいは側頭部痛で，刺激除去後10分以内に消失する．アイスクリーム頭痛はごく一般的な頭痛であり，片頭痛患者に生じやすいことも古くから知られている．

f 頭蓋外からの圧力による頭痛

ヘッドバンドやヘルメット，水泳用ゴーグルなどの持続的な頭部圧迫によって起こる"外的圧迫による頭痛"とポニーテール頭痛とも呼ばれていた，頭皮の損傷を伴わない頭蓋周囲軟部組織の持続的牽引によって起こる"外的牽引による頭痛"がある．前者は圧迫開始1時間以内に起こり，圧迫除去後1時間以内に消失する．後者は牽引持続中に起こり，牽引部位で最も痛みが強く，牽引解除後1時間以内に消失する．

g 一次性穿刺様頭痛

局所構造物または脳神経の器質的疾患が存在しない状態で自発的に起こる一過性か

つ局所性の穿刺様頭痛であり，アイスピック頭痛などともいわれてきた．痛みは通常秒単位で，発作頻度は1日に2,3回までと少ないものが多い．器質的疾患の除外が必要なのは当然であるが，痛みの部位が厳密に1か所に限定している場合には特に注意が必要である．

治療に関しては，インドメタシンの有効性が以前から指摘されている．

h 貨幣状頭痛

2002年に最初に報告されたまれな疾患である[3]．痛みは持続性または間欠的であり，頭皮上の1〜6cm径の境界明瞭で大きさや形が固定した円形または楕円形の範囲に限局して生じる．頭部のどの部位にも起こるが，頭頂部が一般的である．まれに痛みが複数の部位に起きることもある．多くの例で痛みは慢性に経過する．痛みの部位に感覚鈍麻，異常感覚，錯感覚，アロディニア，圧痛がみられることもある．

様々な疾患による二次性貨幣状頭痛が報告されており，器質的疾患の除外は重要である．治療については鎮痛薬が有効な例が多いが，抗てんかん薬，抗うつ薬も試みられている．

i 睡眠時頭痛

これも極めてまれな頭痛で，1988年に最初に報告された[4]．睡眠中にのみ起こり，患者を目覚めさせる．発作頻度は月に10日以上，持続時間は4時間までとされている．患者は頭痛発作中に起き上がり，飲食（特にコーヒー），読書，テレビを見るなど

表2 新規発症持続性連日性頭痛の診断基準（ICHD-3 beta）

A. BおよびCを満たす持続性頭痛がある
B. 明確な発症で明瞭に想起され，24時間以内に持続性かつ非寛解性の痛みとなる
C. 3か月を超えて持続する
D. ほかに最適なICHD-3の診断がない

の特徴的な行動をする．睡眠ステージとは無関係に起こるといわれている．

頭痛発作時の急性期治療としてはカフェインが最も有効であり，カップ1杯のブラックコーヒーで十分な効果がある．予防療法としては，リチウム，メラトニン，インドメタシンなどの有効例が報告されている．基本的には良性の疾患であるが，慢性的に治療を必要とする例が多いようである．

j 新規発症持続性連日性頭痛（NDPH）

頭痛の既往のない患者に急速に発現して，その後寛解することなく連日みられる頭痛で1986年に最初に報告された[5]．発症の時期が明確であることが特徴で，ほとんどの患者が頭痛の始まった日付を明確に記憶しているという．ICHD-2では頭痛の性質を緊張型頭痛と同様のものに限定していたが，ICHD-3 betaでは診断基準が大幅に改訂されて，頭痛の性質の記載がまったくなくなり，非常に簡略化された（表2）．発症時期が明確でなければ慢性緊張型頭痛や慢性片頭痛と診断される．頭蓋内圧亢進症，低髄液圧症，外傷性頭痛，薬物乱用頭痛などの鑑別が必要である．少数の自然寛解例もあるが，多くは治療抵抗性である．

DON'Ts

- いずれの疾患も器質的疾患の除外を怠ってはならない．
- 難治性頭痛もあるが，安易に鎮痛薬を連用してはならない．

文献

1) Headache Classification Committee of the International Headache Society (IHS): Cephalalgia 2013; 33: 629-808
2) Chen S-P, et al.: Neurology 2006; 67: 2164-2169
3) Pareja JA, et al.: Neurology 2002; 58: 1678-1679
4) Raskin NH: Headache 1988; 28:534-536
5) Vanast WJ: Headache 1986; 26:318

国立病院機構北海道医療センター 神経内科 **藤木直人**

L 機能性疾患

2-⑤ 慢性頭痛 三叉神経痛，舌咽神経痛

DOs

- 三叉神経痛，舌咽神経痛はトリガー因子，トリガー領域が存在する．
- 三叉神経痛，舌咽神経痛では，背後に疾患が隠れていないかを確認しよう．
- 三叉神経痛，舌咽神経痛治療の第一選択薬は，カルバマゼピンである．

1 基本的な考え方

三叉神経痛は三叉神経第1枝の眼神経，第2枝上顎神経，第3枝下顎神経のうちの片側で1枝以上の領域に限局した短時間の電撃痛様の痛みを繰り返す疾患である．カルバマゼピンなどの抗てんかん薬や神経ブロック，ガンマナイフなどで治療する．

2 疫学

三叉神経痛（表1）は，毎年10万人あたり4〜5人が発症するといわれ，50歳以上の女性にやや多く，年齢とともに増加する傾向にある．

舌咽神経痛（表1）は，非常にまれな疾患であり，有病率は10万人あたり0.8人といわれている．

3 臨床症状

典型的三叉神経痛は第2枝，第3枝領域に起こることが多く，対側顔面に痛みが波及することはないが，まれに両側性に三叉神経痛が起きることがある．痛み発作が起きた直後は，痛みが誘発されない不応期であることが多い．また，流涙や結膜充血などの軽度の自律神経症状を伴うことがある．発作と発作の間（間欠期）は症状がない．

有痛性三叉神経ニューロパチーは，神経系の疾患や神経障害に伴って起きる三叉神経枝の支配領域の一つまたはそれ以上の領

表1 ICHD-3 beta による三叉神経痛，舌咽神経痛の分類

13.1 Trigeminal neuralgia（三叉神経痛）
 13.1.1 Classical trigeminal neuralgia（典型的三叉神経痛）
  13.1.1.1 Classical trigeminal neuralgia, purely paroxysmal（典型的三叉神経痛，純粋発作性）
  13.1.1.2 Classical trigeminal neuralgia with concomitant persistent facial pain（持続性顔面痛を伴う典型的三叉神経痛）
 13.1.2 Painful trigeminal neuropathy（有痛性三叉神経ニューロパチー）
  13.1.2.1 Painful trigeminal neuropathy attributed to acute Herpes zoster（急性帯状疱疹による有痛性三叉神経ニューロパチー）
  13.1.2.2 Post-herpetic trigeminal neuropathy（帯状疱疹後三叉神経ニューロパチー）
  13.1.2.3 Painful post-traumatic trigeminal neuropathy（外傷後有痛性三叉神経ニューロパチー）
  13.1.2.4 Painful trigeminal neuropathy attributed to multiple sclerosis（MS）plaque（多発性硬化症（MS）プラークによる有痛性三叉神経ニューロパチー）
  13.1.2.5 Painful trigeminal neuropathy attributed to space-occupying lesion（占拠性病変による有痛性三叉神経ニューロパチー）
  13.1.2.6 Painful trigeminal neuropathy attributed to other disorder（その他の疾患による有痛性三叉神経ニューロパチー）
13.2 Glossopharyngeal neuralgia（舌咽神経痛）

表2 典型的三叉神経痛の診断基準

A. BとCを満たす片側顔面痛発作が3回以上ある
B. 三叉神経枝の支配領域(2枝領域以上に及ぶことあり)に生じ,三叉神経領域を越えて広がらない痛み
C. 痛みは以下の四つの特徴のうち少なくとも三つの特徴をもつ
　1. 数分の1秒～2分間持続する発作性の痛みを繰り返す
　2. 激痛
　3. 電気ショックのような,ズキンとするような 突き刺すような,あるいは鋭いと表現される痛みの性質
　4. 患側の顔面への非侵害刺激により突発する(注1)
D. 臨床的に明白な神経障害は存在しない
E. ほかに最適なICHD-3の診断がない

注1:発作は自発的に起こることもあるが,この診断基準による方法で突発する発作が少なくとも3回はなければならない

表3 舌咽神経痛の診断基準

A. BおよびCを満たす片側性の痛み発作が少なくとも3回ある
B. 痛みは舌の後部,扁桃窩,咽頭,下顎角直下または耳のいずれか一つ以上の部位に分布する
C. 痛みは以下の四つの特徴のうち少なくとも3項目を満たす
　1. 数秒から2分持続する痛み発作を繰り返す
　2. 激痛
　3. ズキンとするような,刺すような,あるいは鋭い痛み
　4. 嚥下,咳,会話またはあくびで誘発される
D. 明らかな神経脱落欠損がない
E. ほかに最適なICHD-3の診断がない

域に限って起きる頭部あるいは顔面痛で,痛みの性状や重症度は原因によって様々である.

舌咽神経痛は,片側性,一過性で,激烈な刺すような痛みであり,舌,舌基底部,扁桃窩または下顎角直下に生じる.嚥下,会話または咳によって誘発され,三叉神経痛のように寛解と再発を繰り返す.

舌咽神経痛は,非常にまれな疾患で典型的三叉神経痛ほど激烈ではないが,症状が重度な場合は体重減少をきたすことがある.また,典型的三叉神経痛と合併しうる.まれに痛み発作に咳,嗄声,失神または徐脈などの,迷走神経刺激症状を伴うことがある.画像検査にて,血管による舌咽神経の圧迫があることがある.頸部外傷,多発性硬化症,扁桃あるいは局所の腫瘍,小脳橋角部腫瘍,Arnold-Chiari奇形なども原因となる.

4 病態生理

典型的三叉神経痛の原因として80～90%は,三叉神経根に隣接する血管の圧迫により起こる.なかでも上小脳動脈による圧迫が多い.そのほか,髄膜腫,神経鞘腫などの腫瘍,動静脈奇形,多発性硬化症,サルコイドーシスなどにより起こる.また,帯状疱疹後にも起こる.

5 診断

三叉神経痛の診断には,国際頭痛分類第3版beta version(ICHD-3 beta)を用いて診断する(表2, 3).典型的三叉神経痛では,感覚鈍麻など他覚的所見は認めないが,三叉神経の圧痛点を認める.三叉神経第2枝の圧迫,会話,食事などのトリガー因子,トリガー領域があり発作が誘発される.

6 治療

内科的治療として,典型的三叉神経痛は,カルバマゼピンが第一選択薬であるが,他の抗てんかん薬(ガバペンチン,クロナゼパム,バルプロ酸,ラモトリギン,トピラマートなど)も使用する.近年,プレガバリンなども使用される.痛みに対しては,鎮痛薬やNSAIDsを使用する(ロキソプロフェン,ジクロフェナクなど).カルバマゼピンなど抗てんかん薬使用時は,副作用(ふらつき,肝機能障害,皮疹,汎血球減

少など)に十分に注意するために，定期的に採血などを行う．

難治例では，外科的治療を行うことがあり，ペインクリニックによる三叉神経ブロック，脳神経外科によるガンマナイフなどの定位放射線療法，微小血管減圧術などが行われる．

舌咽神経痛の治療も三叉神経痛治療に準じて行われるが，一般的に三叉神経痛より早期に外科的治療に移行することが多い．

Pitfall

ふらつきが出やすいので，カルバマゼピンの初期投与量は 100〜200mg で開始のこと．

Pitfall

カルバマゼピンなどの薬剤では，急に痛み発作は抑えられない場合があるので，その場合は鎮痛薬や NSAIDs の処方もすること．

DON'Ts

- 有痛性三叉神経ニューロパチーの場合，原因疾患が隠れている場合があるので注意を怠らない．
- 治療薬であるカルバマゼピンの使用に関しては副作用を見逃してはならない．

文献

1) Headache Classification Committee of the International Headache Society（IHS）: Cephalalgia 2013; 33: 629-808
2) 慢性頭痛の診療ガイドライン作成委員会編集：慢性頭痛の診療ガイドライン 2013，医学書院 2013
3) 辻 省次，他編：識る 診る 治す 頭痛のすべて．中山書店 2011
4) 鈴木則宏，他編：講義録 神経学．メジカルビュー 2010
5) 鈴木則宏，編：頭痛診療ハンドブック．中外医学社 2009

東海大学医学部内科学系 神経内科　永田栄一郎

L 機能性疾患

3 複合性局所疼痛症候群と神経障害性疼痛

DOs

- 神経障害性疼痛は"体性感覚神経系の病変や疾患によって引き起こされる疼痛"のことである．
- 複合性局所疼痛症候群（CRPS）に対する薬物療法は神経障害性疼痛に準じた内容が推奨される．
- CRPS治療の中心は機能回復に対する治療である．

1 複合性局所疼痛症候群とは？

複合性局所疼痛症候群（complex regional pain syndrome：CRPS）は骨折などの外傷や神経損傷の後に疼痛が遷延し，さらに患部に浮腫・皮膚温異常・発汗異常に加えて萎縮性変化（皮膚，体毛，骨）・関節可動域制限・運動機能低下などを呈する症候群である．神経損傷の有無によりCRPS type 1（神経損傷がない）とtype 2（神経損傷あり）に分類される．

2 CRPSの判定指標から理解する特徴的な症状と徴候

浮腫・皮膚温異常・発汗異常に加えて萎縮性変化（皮膚，体毛，骨）・関節可動域制限・運動機能低下などのCRPSに特徴的な症状と徴候を因子分析によって抽出し，さらにそれらをCRPS以外の慢性疼痛疾患と効率よく判別するための法則を判別分析によって解明する方法が米国で行われ，わが国でもわれわれ厚生労働省CRPS研究班によって実施された．その結果，**表1**に示す日本版CRPS判定指標が示された[1]．

3 CRPSは神経障害性疼痛か？

神経障害性疼痛は"体性感覚神経系に対する病変や疾患によって引き起こされる疼痛"と定義され，帯状疱疹後神経痛や糖尿病性ニューロパチー，脊髄損傷後疼痛が代表例である．神経障害性疼痛の診断ガイド（**図1**）[2]が提案されているが，神経障害性疼痛の診断のためには痛みの範囲が神経解剖学的に妥当であることが規定されており，神経損傷があろうがなかろうが広範な痛みを訴えることが少なくないためCRPSは厳密には神経障害性疼痛とは診断できない．ただし，CRPSは神経障害性疼痛の範疇に含まれる疾患として一般的に考えられている（広義の神経障害性疼痛）．

4 CRPSの治療

CRPSに対する治療にはいまだエビデンスの高い治療法はなく，神経障害性疼痛に対する治療（特に薬物療法）が外挿される（**図2**）[3]．基盤となる薬物療法以外には，①リハビリテーションによる機能障害への治療，②精神心理学的な治療，③疼痛に対する治療を並行して行うように推奨しており（**図3**）[4]，機能障害に対する治療を主幹として患者の自助努力を促しつつ，痛みや精神心理面の障害に特化した治療はあくまでも補助療法と位置づけして併用することが重要である．

表1　日本版 CRPS 判定指標

臨床用 CRPS 判定指標	研究用 CRPS 判定指標
A　病期のいずれかの時期に，以下の**自覚症状**のうち**2項目以上**該当すること．ただし，それぞれの項目内のいずれかの症状を満たせばよい． 　1．皮膚・爪・毛のうちいずれかに萎縮性変化 　2．関節可動域制限 　3．持続性ないしは不釣合いな痛み，しびれたような針で刺すような痛み（患者が自発的に述べる），知覚過敏 　4．発汗の亢進ないしは低下 　5．浮腫	A　病期のいずれかの時期に，以下の**自覚症状**のうち**3項目以上**該当すること．ただし，それぞれの項目内のいずれかの症状を満たせばよい． 　1．皮膚・爪・毛のうちいずれかに萎縮性変化 　2．関節可動域制限 　3．持続性ないしは不釣合いな痛み，しびれたような針で刺すような痛み（患者が自発的に述べる），知覚過敏 　4．発汗の亢進ないしは低下 　5．浮腫
B　診察時において，以下の**他覚所見の項目を2項目以上**該当すること． 　1．皮膚・爪・毛のうちいずれかに萎縮性変化 　2．関節可動域制限 　3．アロディニア（触刺激ないしは熱刺激による）ないしは痛覚過敏（ピンプリック） 　4．発汗の亢進ないしは低下 　5．浮腫	B　診察時において，以下の**他覚所見の項目を3項目以上**該当すること． 　1．皮膚・爪・毛のうちいずれかに萎縮性変化 　2．関節可動域制限 　3．アロディニア（触刺激ないしは熱刺激による）ないしは痛覚過敏（ピンプリック） 　4．発汗の亢進ないしは低下 　5．浮腫

(1) 1994年の IASP（国際疼痛学会）の CRPS 診断基準を満たし，複数の専門医が CRPS と分類することを妥当と判断した患者群と四肢の痛みを有する CRPS 以外の患者とを弁別する指標である．臨床用判定指標を用いることにより感度 82.6％，特異度 78.8％ で判定でき，研究用判定指標により感度 59％，特異度 91.8％ で判定できる．

(2) 臨床用判定指標は，治療方針の決定，専門施設への紹介判断などに使用されることを目的として作成した．治療法の有効性の評価など，均一な患者群を対象とすることが望まれる場合には，研究用判定指標を採用されたい．

＊外傷歴がある患者の遷延する症状が CRPS によるものであるかを判断する状況（補償や訴訟など）で使用するべきでない．
また，重症度・後遺障害の有無の判定指標ではない．

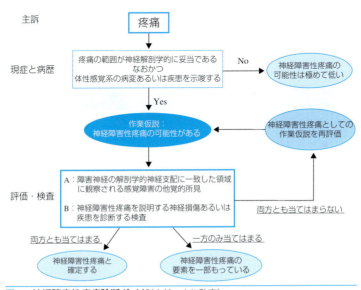

図1　神経障害性疼痛診断ガイド（文献2より改変）

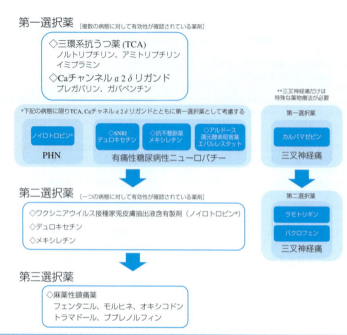

図 2　日本ペインクリニック学会神経障害性疼痛薬物療法治療指針（文献 3 より改変）
PHN：帯状疱疹後神経痛，SNRI：セロトニン・ノルアドレナリン再取り込み阻害薬

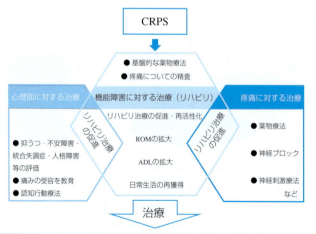

図 3　CRPS に対する治療の考え方（文献 4 より改変）
ROM：関節可動域

DON'Ts

- ☐ CRPSに対して，機能障害の治療を主幹とし痛みの治療のみを目標としてはいけない．
- ☐ CRPS患者の痛みの訴えを精神心理的な異常と決めつけた診療対応は望ましくない．

文献

1) Sumitani M, et al.: Pain 2010; 150: 243-249
2) Treede RD, et al.: Neurology 2008; 70: 1630-1635
3) 日本ペインクリニック学会神経障害性疼痛薬物療法ガイドライン作成ワーキンググループ編: 神経障害性疼痛薬物療法ガイドライン. 真興交易医書出版部, 東京, 2011, 1-102
4) Stanton-Hicks MD, et al.: Pain Pract 2002; 2:1-16

東京大学医学部附属病院 緩和ケア診療部/麻酔科・痛みセンター　**住谷昌彦**
東京大学医学部附属病院22世紀医療センター
運動器疼痛メディカルリサーチ&マネジメント講座　**松平　浩**

L 機能性疾患

4 めまい

DOs

- めまいの診断には，その発症様式と蝸牛症状の有無を含めた病歴を詳細に聴取しよう．
- 中枢性疾患によるめまいを見逃さないよう神経学的所見はきちんととり，必要に応じて画像検査を施行しよう．
- めまいの治療は，原因によって治療が異なるため，正確な診断を行うことを心掛けよう

1 基本的な考え方

めまいはその特徴に応じて，内耳および前庭神経を含めた末梢前庭系障害による末梢性めまいと脳幹の前庭神経核および核上性の中枢前庭障害による中枢性めまいに大別される（図 1）．めまいの原因は，緊急性のある疾患から精神疾患まで多岐にわたるため，めまいを診断する場合には，その性状を注意深く観察し，めまいの発症様式と蝸牛症状（耳鳴・難聴・耳閉塞感）の有無によって鑑別を進めることが重要である（図 2, 3）．治療は原因疾患により異なるため，迅速な診断が求められる．

2 疫 学

救急受診する"めまい"患者の傾向は，耳性/前庭性疾患が 30%程度で，良性発作性頭位変換めまい症の診断頻度が最も高い．次いで心血管疾患がおよそ 20%，呼吸器系，脳血管障害を含めた神経系，代謝系，外傷性/中毒性疾患が 10%程度である．そのほか，心因性，消化器系，泌尿生殖器系疾患，感染症によるめまいがおよそ 3〜7%程度を占める．また原因不明のめまいや正常の場合も 10%程度存在する．また回転性

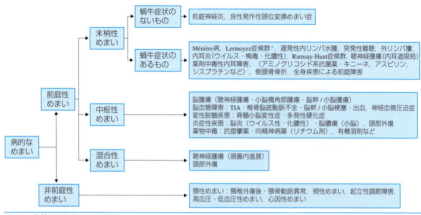

図 1 病的なめまい
注釈）＊蝸牛症状が先行して徐々に進行し，それが高度になったある日，突然めまい発作が生じるかわりに，蝸牛症状が急速に改善・消失する疾患のこと．

第5章 神経内科疾患の診療

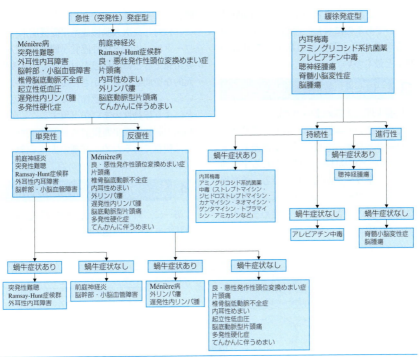

図2 発症様式と蝸牛症状の有無によるめまいの鑑別

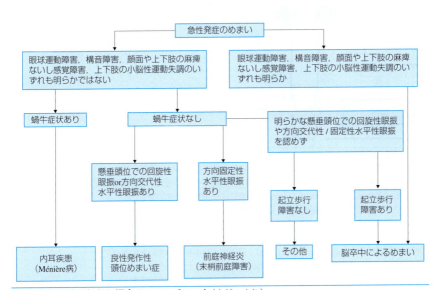

図3 蝸牛症状を加えた場合のフローチャート（文献4より）

のめまいを訴える患者の半数は末梢前庭性めまいであるのに対し，浮動性めまいを呈する患者では，緊張型頭痛・肩こり群が25%と最も多い．

3 病態生理

病態生理によるめまいの鑑別を図4に示した．めまいの病態には，前庭神経系ネットワークと高次大脳機能系平衡機能ネットワークの二つの経路から構成される平衡神経系ネットワークが関与している．前庭神経系ネットワークでは図4に示される経路のうち，①の障害により末梢性めまいが，②〜④の障害により中枢性めまいが，⑤の障害により頸性めまいが引き起こされる．これに対し高次大脳機能系平衡機能ネットワークは，視覚・体性感覚・聴覚および前庭情報をもとに，自己がおかれている3次元的な空間認知をつかさどる働きを担っている．このため空間認知に障害が生じることにより浮動性めまいが出現する．しかし高次大脳機能系平衡機能ネットワークの経路は複雑であるため，詳細のすべてはいまだ解明されてはいない．

4 診 断

第一に，めまいの性状，発症様式，蝸牛症状の有無やその他の随伴症状，頭部を含

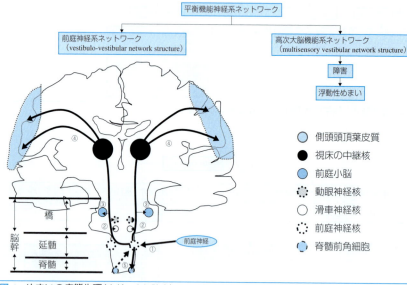

図4 めまいの病態生理（文献1より改変）
①前庭神経路（vestibular nerve system）：障害により末梢性めまいを引き起こす．
　代表疾患：Ménière病，良性発作性頭位変換めまい症，前庭神経炎，聴神経腫瘍
②前庭眼球運動路（vestibulo-ocular system）：障害により中枢性めまいを引き起こす．
　代表疾患：オリーブ橋小脳変性症，脳幹部障害（中脳/橋梗塞・出血）
③前庭小脳半球路（vestibulo-cerebellar sysytem）：障害により中枢性めまいを引き起こす．
　代表疾患：小脳梗塞・出血，晩発性小脳皮質萎縮症，オリーブ橋小脳萎縮症
④前庭大脳脂質路（vestibulo-cortical system）：障害により中枢性めまいを引き起こす．
　代表疾患：大脳皮質基底核変性症，Alzheimer病
⑤前庭脊髄路（vestibulo-spinal system）：障害により頸性めまいを引き起こす．
　代表疾患：変形性頸椎症，脳脊髄液減少症，頸部外傷，Barré-Lieou症候群

めた体位変換や頸部の運動，排尿や咳嗽，騒音などの誘因の有無，持続時間を含めた経過，頭部外傷や脳血管障害，耳性疾患のほか，薬物治療歴を含む既往歴（Pitfall ①）について，患者から詳細な病歴をとる（図5）．強い嘔吐や意識障害があり，直接十分な問診が聴取できない症例については，家族，付添い人から問診を取るようにする．第二に血圧（高血圧，低血圧，起立性低血圧の有無），脈拍（両側脈拍の触知，徐脈，頻脈，不整脈の有無）などのバイタルサインに続き，栄養状態，貧血の有無，頸部から肩にかけての筋緊張の有無のほか，心音や頸部鎖骨上部での血管雑音の有無に留意しながら一般身体所見をとる．第三に中枢神経徴候を見落とさないように，神経学的所見（Pitfall ②）をとり，めまいの原因が中枢性か末梢性かの判断をする．

めまいの検査は，血液・生化学検査による貧血の有無，低血糖，高血糖の有無，炎症反応の有無を，12誘導心電図・胸部X線写真，心電図による不整脈の精査，胸部X線写真による心肺機能の精査をスクリーニング検査として施行する．

> ⚠️ **Pitfall ①**
>
> おもな薬物治療歴の確認事項：向精神薬，睡眠薬，アミノグリコシド系抗菌薬（ストレプトマイシン・ジヒドロストレプトマイシン・カナマイシン・ネオマイシン・ゲンタマイシン・トブラマイシン・アミカシンなど），降圧薬，サリチル酸系薬物（アスピリン），ループ利尿薬（エタクリン酸・フロセミド），抗痙攣薬（アレビアチン），抗腫瘍薬（シスプラチン・カルボプラチン），抗マラリア薬（キニーネ・クロロキン），その他ミノサイクリン，バンコマイシン等の薬物の服用歴は見逃しがちであるので，注意が必要である．

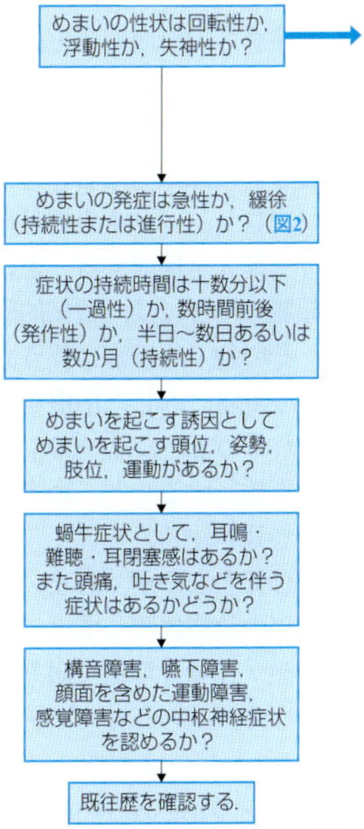

	回転性めまい（vertigo）	浮動性めまい（dizziness）	失神性めまい（impending faint）
おもな主訴	自分がぐるぐるまわる 周囲がぐるぐるまわる 目がまわる 天井がまわる	身体がふらふらする 宙に浮いた感じ 船に揺られた感じ 足が地につかない	目の前が暗くなる 気を失う 頭から血が引く感じ
鑑別疾患	1) 良性発作性頭位変換めまい症 2) 悪性発作性頭位変換めまい症 3) 前庭神経炎 4) Ménière 病 5) 突発性難聴 6) 片頭痛 7) 脳幹部血管障害 8) 小脳血管障害 9) 聴神経腫瘍	1) 緊張型頭痛 2) 自律神経失調症 3) 更年期障害 4) ストレス・過労 5) 貧血・多血症 6) 高血圧・低血圧 7) 発作性頻拍症 8) 変形性頸椎症 9) 脳脊髄液減少症 10) 神経変性疾患の初期（脊髄小脳変性症など） 11) 視力異常	1) 起立性低血圧を呈する病態 　① 薬剤性（降圧薬・L-dopa 製剤） 　② 長期臥床 　③ 糖尿病性末梢神経障害 　④ 脊髄癆 　⑤ Shy-Drager 症候群 　⑥ 交感神経切除後 2) Adams-Stokes 症候群 3) 弁膜症 4) 排尿失神・咳嗽失神

病歴聴取フロー：
- めまいの性状は回転性か，浮動性か，失神性か？
- めまいの発症は急性か，緩徐（持続性または進行性）か？（図2）
- 症状の持続時間は十数秒以下（一過性）か，数時間前後（発作性）か，半日〜数日あるいは数か月（持続性）か？
- めまいを起こす誘因としてめまいを起こす頭位，姿勢，肢位，運動があるか？
- 蝸牛症状として，耳鳴・難聴・耳閉塞感はあるか？また頭痛，吐き気などを伴う症状はあるかどうか？
- 構音障害，嚥下障害，顔面を含めた運動障害，感覚障害などの中枢神経症状を認めるか？
- 既往歴を確認する．

図 5 病歴聴取の進め方

中枢性めまいを疑う場合（Pitfall ③）には，神経放射線学的検査は必須である．頭部CT検査は，めまいを起こす小脳や脳幹の出血，くも膜下出血，その他のめまい，ふらつきを伴う脳疾患など，緊急性を要する疾患の鑑別に有用である．また頭部MRI検査は，後頭蓋窩の診断に有用である．特に拡散強調画像は，発症早期の急性期病変を検出することが可能であるため，脳血管障害が疑われる場合など重要な検査である．そのほか，めまいの原因となる椎骨動脈や脳底動脈の病変の検出に有用なMR血管造影や，めまい患者の脳循環動態を評価するのに有用な頸部超音波検査については適宜施行する．頸部超音波検査は，検査中に，その肢位や運動を行わせながら椎骨動脈血流の変化の評価が行えるため，頸部回旋時の椎骨動脈環軸椎付近での高度な狭窄を観察可能であるほか，鎖骨下動脈盗血症候群の診断にも役に立つ．

5 治療

救命処置を必要とするめまいは，外科的処置も必要となることを考慮し，診断と治療を迅速に進める．また，バイタルサインを確認し，呼吸循環動態の管理につとめること，めまいと嘔気が最も軽減される体位をとらせ，可能であれば側臥位をとらせたり，場合によっては口腔咽頭吸引によって誤嚥から気道を守りつつ，末梢静脈ラインを確保することが重要である．脳幹・小脳系梗塞については，エダラボン点滴治療に加え，脳梗塞の原因に応じて（アテローム血栓性，解離による塞栓や心原性塞栓），オザグレルあるいはアルガトロバン点滴治療，抗凝固療法，バイアスピリンやクロピドグレル等の抗血小板薬による内服治療を開始する．小脳出血では血腫の直径3cm以上の症例や，脳幹症状や急性水頭症のみられる症例は，脳神経外科手術の適応である．また消化管出血により生じた貧血は，内視鏡検査や腹部CT検査等で出血病変を同定しながら，貧血の程度に応じて輸血をし，外科的処置も考慮に入れる．Adams-Stokes症候群の徐脈がめまいの原因の場合には，アトロピン，イソプロテレノールの投与後に，ペースメーカー挿入を検討する．逆にめまいの原因が頻脈の場合には，電気的除細動も考慮する．その他，片頭痛に伴うめまいに関しては，片頭痛に準じた治療を，低血糖症状にみられるめまいには，50％ブドウ糖の静脈注射を施行するなど，めまいの原因により治療を選択する．

また中枢性疾患は伴わないが，めまい発作が重度である症例の治療に関しては，まずは視覚・聴覚刺激・体動を可能な限り避けることが重要となる．そのうえでステロイド薬（プレドニゾロンNa 40〜50 mg あるいはデキサメタゾン 4 mg あるいはベタメタゾン 4 mg のいずれか1剤）とアデノシ

Pitfall ②

神経学的所見で見逃してはならない重要なポイント
1. 聴力障害・耳鳴の有無の確認．
2. 顔面の感覚障害，顔面神経麻痺，嚥下障害，咽頭の感覚鈍麻，眼球運動障害の有無の確認．
3. 眼振の有無とその性状（自発眼振，注視眼振，頭位眼振，頭位変換眼振）を確認．
4. 起立・歩行障害の有無の確認．
5. 四肢，躯幹の運動失調の有無の確認．
6. 深部感覚障害の有無の確認．

Pitfall ③

小脳梗塞急性期の臨床症状：初期症状として，体動時に増強するめまいを呈する症例があることや，めまいのみの症状で，頭痛や小脳症状を認める頻度が少ない後下小脳動脈領域の小脳梗塞については，念頭においておく必要がある．

ン三リン酸二ナトリウム 20 mg とメコバラミン 500 μg を混注した輸液 500 mL による点滴静注を施行する．嘔気・嘔吐が強く内服ができないことが少なくないため，鎮吐薬としてメトクロプラミド 10～20 mg の筋注あるいは静注療法を併用することが望ましい．また不安を強く訴える症例に対しては，ジアゼパム 5～10 mg の筋注あるいはクロルプロマジン 10～20 mg の筋注やヒドロキシジン 25～50 mg を追加して鎮静を保つようにする．さらに最も頻度の高い良性発作性頭位変換めまい症の場合，異所性の耳石が原因となることから，重力を利用して耳石を卵形嚢内に戻す浮遊耳石置換法（Epley 法）も行われることもある．さらに中枢性疾患を伴わないうえに，めまい発作も軽度である症例に対する治療では，7% 炭酸水素ナトリウム 250 mL の点滴静注療法やベタヒスチミンやジフェンヒドラミンなどの抗めまい薬やフェノチアジン系，ブチロフェノン系，ベンズアミド系などの制吐薬を用いて症状の改善を図るなどの対症療法を施行する．そのほか，数か月から数年間のように長期間めまいを生じている非緊急症例については，精密検査後，各病態・原因疾患に応じて治療行うが，必要に応じて各専門科へ相談をする必要がある．

DON'Ts

- Epley 法は，高齢者，腰痛，頸椎症症例には禁忌である．
- メシル酸ベタヒスチミンは片頭痛を有する患者に，ジフェンヒドラミン塩酸塩は緑内障あるいは下部尿路閉塞疾患を有する患者には投与禁忌である

文献

1) Dieterch M, et al. : Brain 2008 ; 131 : 2538-2552
2) 北川泰久，他：Medical Practice 1991 ; 8 : 1517-1526
3) Newman-Toker DE, et al.: Mayo Clin Proc 2007 ; 82 : 1329-1340
4) 城倉 健：めまい診療シンプルアプローチ．医学書院：2013 ; 27-30
5) 鈴木ゆめ，他：神経治療 2011 ; 28 : 204-206

東海大学医学部付属八王子病院 神経内科　**大熊壮尚，北川泰久**

L 機能性疾患

5 本態性振戦

DOs

- 本態性振戦では姿勢時振戦のみの症状で，基本的には他の神経症状が認められない．
- 振戦を生じる原因となる疾患や薬剤が存在しないことを確認する．
- 病歴聴取では罹病期間が長期間に及ぶか，家族歴の有無，アルコール摂取が症状を軽減するかを確認する．

1 基本的な考え方

振戦とは，部分的に体が律動的に振動する不随意運動であり，拮抗筋が交互に収縮することで生じる．本態性振戦は振戦のみをきたす疾患である．その振戦の特徴は姿勢時振戦であり，ある姿勢を保つと体の一部がふるえる．その振戦により手首の固化徴候を認める以外に，他に局所の神経症状がないことが重要である．本態性振戦は日常診療で遭遇する最も頻度の高い不随意運動である（表1）．治療は根本治療はなく対症療法となり，開始基準は生活上の支障な

Pitfall

甲状腺機能亢進症や薬剤による振戦を除外することが必要である．

表1 振戦をきたすその他の疾患

	振戦の形態	評価のポイント
Parkinson病	静止時	'pill-rolling tremor'，錐体外路症状（筋強剛，動作緩慢），MIBG心筋シンチ，DATscan（イオフルパンSPECT）
甲状腺機能亢進症	動作時 姿勢時	血清TSH，甲状腺ホルモン測定（生理的振戦の増強）
薬剤性／中毒性		別表参照 肝性脳症の場合には羽ばたき振戦を呈する
小脳性振戦	動作時	失調症状を伴う5 Hz以下の動作時振戦，頭部MRIでの小脳病変
ジストニアによる振戦	動作時 姿勢時	患肢の異常姿位の有無，痙性斜頸・書痙といった局所ジストニアの存在，
生理的振戦	姿勢時 動作時	運動，疲労，精神的ストレス，低血糖などの負荷で顕在化
Wilson病	動作時 姿勢時	錐体外路症状，Kayser-Fleischer角膜輪，肝機能障害，血清銅の低下，血清セルロプラスミン低値，'wing-beating' tremor：上肢を大きく羽ばたかせるような振戦
ニューロパチーによる振戦	姿勢時	末梢神経障害に伴う症状を伴う．
赤核振戦（ホルムス）振戦	動作時 姿勢時	安静時振戦と企図振戦が混合した，2～5 Hzのゆっくりとした振戦，頭部MRIでの脳幹・小脳・視床の病変
心因性（ヒステリー）振戦		急性発症や，突然の消失など，経過が急な変化，診断が難しい

第5章　神経内科疾患の診療

表2 振戦を誘発する薬剤, 薬品

抗不整脈薬	アミオダロン, メキシレチン, プロカインアミド
抗うつ薬	アミトリプチリン, リチウム
抗てんかん薬	バルプロ酸
気管支拡張薬	サルブタモール, サルメテロール
抗腫瘍薬	タモキシフェン, シタラビン, イホマイド, ビンクリスチン
胃腸薬	メトクロプラミド, シメチジン
ホルモン剤	甲状腺ホルモン, メドロキシプロゲステロン
免疫抑制薬	タクロリムス, シクロスポリン, インターフェロンα
キサンチン誘導体	テオフィリン, カフェイン
抗精神病薬, ドパミン阻害薬	ハロペリドール, レセルピン, スルピリド, テトラベナジン(コレアジン®)
嗜好品など	コカイン, エタノール(飲酒), ニコチン
無機重金属	Mn(マンガン), Hg(水銀), Pb(鉛), CO(一酸化炭素), As(ヒ素)

となっているか否かである.

2 疫学

発症者の年齢分布は60歳代の発症に加えて, 20歳代での発症の二峰性の分布を示すが, 有病者の多くは高齢者である. 本態性振戦の発症者には家族歴をもつ確率が高く, 遺伝的素因の関与が推測される. 家族歴の聴取は診断の手がかりとして大切である.

3 臨床症状

本態性振戦は姿勢時に出現する振戦が基本的な症状で, 場合により単純動作時にも出現する. 振戦の頻度は4〜10 Hzで, 上肢に最も高頻度で出現する. 発症初期には片側性で出現する場合も最終的には両側性となる. 上肢以外の他の部位に出現することもあり, 部位別の頻度は頭部, 下肢, 声帯, 体幹・顔面の順である. その症状は極めて緩徐に長期にわたって進行する. 本態性振戦の増悪因子はストレス, 運動, 疲労, カフェインや一部の薬剤(表2)であり, 寛解因子は緊張緩和とアルコールである. これらの影響を聴取することも大切である.

4 振戦の分類

- ●静止時振戦(resting tremor): 筋が収縮していない状態で出現する振戦
- ●動作時振戦(action tremor): 様々な運動を行っているときに出現する振戦
  - ・姿勢時振戦(postural tremor): 重力に抗して姿勢を保持したときに出現する振戦
  - ・運動時振戦(kinetic tremor): 随意的な運動時に出現する振戦
  - ・等尺運動時振戦: 一定の抵抗に対抗して随意的に筋を等尺性収縮させたときに発現する振戦

Pitfall

高齢者の場合, β遮断薬による徐脈・血圧低下, 抗てんかん薬・抗不安薬による過度の眠気やふらつきに注意がより必要である.

コツ

振戦をきたす頻度の高い疾患は本態性振戦とParkinson病であり, その二疾患を念頭に振戦の評価を行う

> **コツ**
> 高齢者では,少量から薬剤を試みる

5 治療

治療は対症療法である.日常生活に影響を及ぼすような症状が持続する場合は内服薬による薬物治療を行う.薬剤としてはβ遮断薬や抗てんかん薬,抗不安薬が用いられる.β遮断薬のアロチノロールのみに保険適用がある.その他の薬剤としては,β遮断薬ではプロプラノロール(速効型・持続型),抗てんかん薬としてはプリミドン,ガバペンチン,クロナゼパム,抗不安薬ではアルプラゾラムが用いられる場合がある.中等度以上の症状が持続し薬物抵抗性である場合のみ,ボツリヌス毒素局所注や手術療法を検討する.手術療法としては視床Vim核を標的とした破壊術(thalamotomy),深部脳刺激療法(deep brain stimulation:DBS)がある.他にもガンマナイフによる破壊術もある.

DON'Ts

- ☐ 薬物性,代謝性の疾患による振戦を見逃してはならない.
- ☐ β遮断薬は喘息の患者に投与してはならない.

文献

1) Leslie J Findley: J Clin Neurophysiol 1996; 13: 122-132
2) Deuschl G, et al: Mov Disord 1998; 13 suppl 3: 2-23
3) 標準的神経治療:本態性振戦 2011 日本神経治療学会治療指針作成委員会編

国立病院機構東京医療センター 神経内科 **安富大祐**

L 機能性疾患

6 一過性全健忘

DOs

- [ ] 患者と同伴者の双方から発症と経過を聴取し，発症直前までの記憶保持状況を確認しよう．
- [ ] 記憶障害のカテゴリー（エピソード記憶のなかの近時記憶）を確認し，その他の高次脳機能障害や神経学的異常所見の有無もチェックしよう．
- [ ] MRI，脳波検査を行い，採血ではビタミン B_1 の定量を実施後，その補給を行おう．

1 基本的な考え方

①一過性全健忘（transient global amnesia：TGA）は人口10万人あたり1年間に5〜20名発症する．症状は突発する近時記憶障害であり，数時間持続する．その間には新しく記憶を保持することができない（前向性健忘）．しかし，意識障害はなく，失語・失行・失認など記憶以外の高次脳機能障害は認めない．近時記憶を除く即時記憶，遠隔記憶は保持され，会話は正常に成立し自己のアイデンティティーは保持される．

②時間や場所に関する質問（どうして自分はここにいるのか？ ここはどこか？）といった質問を繰り返し，その場では了解し納得するが，再び同じ質問を繰り返すという特徴的な症状を呈する．病歴聴取から発症したおよその時刻を推測できるが，それ以前の正常であったはずの時間帯についても思い出すことができないことがある（逆行性健忘）．

③身体的な神経学的異常所見は認めず，脳卒中，てんかんといった疾患の鑑別は重要ではあるが，これらの既往，リスク因子は有さないことが多い．発症は運動時に多いとされ，また心的ストレスの経験後である場合もある．通常 TGA の再発は少なく，過去に同様の症状を呈した反復例では TGA 以外の疾患を疑うべきである．

2 診 断

①病歴聴取が重要であるが，特に周囲にいたものからの情報取得が重要である．実際"普段はまったく正常であった人が，今日は突然，何度も同じことを聞き返してくるようになった"という病歴で，周囲がおかしいと感じて患者を病院に連れてくるケースが多い．

②広く用いられている Hodges and Warlow の診断基準（表1）にも，第1番目に信頼できる周囲からの情報が含まれている．一般身体所見に異常はなく，神経学的にはエピソード記憶の障害のみを認める．さらにそのなかでも，近時記憶障害のみを呈することが重要である．すなわち，即時記憶は保持され，4桁の数字列の逆

表1 一過性全健忘（TGA）の診断基準（文献3より改変）

1	発作を目撃した信頼できる者からの十分な情報提供がある．
2	発作中に明らかな前向性健忘が見られる．
3	意識混濁や自己の認識障害が認められない．
4	発作中，発作後ともに局所神経症状がない．
5	てんかんの徴候がない．
6	発作は24時間以内に消失する．
7	最近の頭部外傷歴がなく，活動性のてんかんを有していない．

表2 一過性全健忘(TGA)と鑑別すべき疾患

一過性てんかん性健忘(TEA)	TGA
発作は1時間以内	典型例は4〜6時間
頻回に繰返す	再発はまれ
覚醒中に発症する	覚醒時に限らず発症
心因性健忘	**TGA**
自己のアイデンティティー喪失	自己のアイデンティティー保持
前向性健忘はない	前向性健忘は必須

唱や，3物品の復唱などは可能である．しかし，数分後には同じ質問に答えられない．発症から数時間はこうした状態が持続するが，24時間以上にわたって続くことはまれである．発作中には新規の記憶の保持ができないため，その間の記憶は空白となる．発症前数時間から数日におよぶ記憶障害を呈するが，次に，遠隔記憶としての自己のアイデンティティーや，幼少期の記憶，家族の記憶にまで障害が及ぶことはない．これ以外の神経学的異常があれば，脳血管障害や，てんかん発作，心因性健忘を鑑別することが必須となる(表2)．

③ TGAの本態は，近時記憶をつかさどる海馬の機能障害と考えられるが，通常の脳出血や脳梗塞が発見されることは少ない．頭部MRIでは静脈系のうっ滞を認め，これに起因する脳血流障害が存在する可能性が示唆されている．また強い心的ストレスは，海馬扁桃体に大脳皮質拡延性抑制を起こし，海馬の一過性機能抑制を起こすという仮説もある．脳波異常を伴う場合には，診断はてんかん発作としての健忘ということになり，一過性て

Pitfall

頭部MRI検査で，MRVで静脈系の閉塞を認め，これに起因する脳血流障害が存在する可能性があるのでMRAだけではなく，MRVも行うことが望ましい．

んかん性健忘(transient epileptic amnesia：TEA)とよばれる．TEAでは一般に症状の持続時間は短く1時間程度である．側頭葉てんかんの代表である部分発作と考えられる．

3 治療

脳血管障害やてんかんと診断がつけば，これに応じた治療を行う．特にてんかんとしての治療を行う際にはカルバマゼピンが第一選択薬となる．器質性脳疾患を認めない(特発性)TGAにおいては，安静保持と経過観察で24時間以内に健忘症状は改善する．逆行性健忘はその後，過去に遡って順次回復することが多いが，発作中の記憶と発作直前の記憶欠落は永続的に残ることが多い．TGAが再発することは少ないとされている．

文献

1) Owen D, et al.: Postgrad Med J 2007;83:236-239
2) Harrison M, et al.: Emerg Med J 2007;24:444-445
3) Hodges JR, et al.: J Neurol Neurosurg Psychiatry 1990;53:834-843
4) Quinette P, et al.: Brain 2006;129:1640-1658
5) Butler CR, et al.: Ann Neurol 2007;61:587-598

慶應義塾大学医学部 神経内科　髙橋愼一

L 機能性疾患

7 レストレスレッグス症候群

> **DOs**
> - レストレスレッグス症候群の診断にはその特徴的な病歴聴取がカギになる．
> - 治療薬としては鉄不足を解消したうえでのドパミン作動薬が第一選択薬である．
> - 痛み，しびれを主訴とし不眠が強い患者ではα2δリガンドの投与も効果的である．

1 基本的な考え方

レストレスレッグス症候群（restless legs syndrome：RLS），むずむず脚症候群，下肢静止不能症候群ともよばれ，原発性のRLSの病因は明らかではないが，ドパミン・鉄・遺伝素因がRLSの主因のようである[1-3]．

原発性のもののほかに二次性のものがあることは重要であり[3]，この原因として腎不全や妊娠が原因のこともしばしばみられ，末梢性ニューロパチーや坐骨神経痛など末梢神経障害を伴っていることもある．

2 疫学

わが国でのRLS（疑いを含める）の有病率はおおむね4％と報告されており，女性は男性の1.5倍から2倍多く認められる[3]．RLSは散発的にも生じるが，常染色体優性の家族的発現がある．

3 臨床症状と診断

しばしば耐え難い異常な感覚が休息により生じたり悪化し，動かすことにより改善することから，歩いたり下肢を動かしたりすれば，少なくとも部分的そして一時的には楽になるので，基本的に動かしたいという衝動があるものである．この特徴をまとめたものが診断基準に合致する（図1）[4,5]．

RLS症状は日によってもかなり変動し，長時間飛行機や車に乗ることや観劇など，定座性，すなわちじっとしているときに誘

五つの必須診断基準
① 脚を動かしたいというう強い欲求が常にではないものの通常不快な下股の異常感覚に伴って，あるいは異常感覚が原因と感じて起こる
② その強い欲求および異常感覚が，安静にして，静かに横になったり座ったりしている状態で始まる，あるいは増悪する
③ その強い欲求および異常感覚は運動によって改善する
④ 安静時におけるその強い欲求および異常感覚が日中より夕方・夜間に増悪する
⑤ これらの特徴をもつ症状が，他の疾患・習慣的行動で説明できない
（筋肉痛，静脈うっ血，下股浮腫，関節炎，こむらがえり，特定の体位における不快感，フットタッピングなど類似疾患を鑑別除外）

診断を補助する四つの特徴
① 睡眠中あるいは安静時の周期性四肢運動の合併
② ドパミン作動薬が不快感の軽減に効果をもつ
③ レストレスレッグス症候群の家族歴がある
④ 日中の強い眠気がない

図1 RLS診断基準（文献1より）

発されやすい．

軽度から中等度のRLSでは睡眠障害は軽いが，重症度の高いRLSは，一晩あたりの睡眠時間が5時間未満となる．RLSの随伴特徴として下肢がひきつったりびくついたりする周期性四肢運動(periodic limb movements：PLM)[5]が合併していることが多く，これとドパミン作動薬の効果，家族歴を図1の5項目に加えると，診断精度が95%以上となり，いわゆるmimic(RLSもどき)を除外できる．

RLSの症状としては入眠困難や中途覚醒が最も多いものではあるが，痛みなどの感覚症状，まったく異なる愁訴のことが多い倦怠感やうつなどの症状のみが訴えで，背部痛やうつなどで外来を受診することもある．小児では，RLSが"成長痛"と誤診されることが多い．また，注意欠如多動性障害(ADHD)との関連と共存が示唆されている．

RLSを正確に診断し，また治療反応性などをみるのに厳密には睡眠ポリグラフ検査(polysomnography,：PSG)が必要である[5]．PSGを行う目的にはおもに睡眠中のPLM(PLM during sleep：PLMS)をみるものであり，覚醒時のPLMSの定量法として指示不動検査(suggested immobilization test：SIT)という定量法もある．血液生化学検査では鉄とフェリチン量の低下を測定することが重要である．特にフェリチン量が50 μg/L以下は問題となり，治療が必要である．そのほか二次性のRLSの否定のための検査も当然重要である．

 Pitfall

診断基準のみでRLSの診断は可能なことが多いが，mimic（RLSもどき）を除外するには診断補助項目を参照する必要がある．

4 病態生理

ドパミン，鉄，遺伝的因子が主因であることが定説となっており，ドパミン機能異常，鉄不足の関与から，背後側視床下部ドパミン細胞群(A8～A17)のうち，A11の障害が中心的役割を演じるとする発症機序が提唱されている[2,3]．正常なA11はドパミンを放出し，末梢神経から脳への信号のうち脊髄を通るものや，交感神経系で，筋肉中の筋紡錘の興奮信号など，安静時や睡眠時には脳に届いてほしくない信号を抑制的に制御(下降抑制系)し，安眠を保証している．しかし，A11に何らかの障害が生じるとこの働きが消失し，様々な知覚異常が生じる．

RLSへの鉄の関与は，ドパミンの生成に鉄が必要なためとされている．

5 治療

治療のアルゴリズムを適用するにあたり，RLSには当然のことながら症状に軽重がある．また，頻度的にも必ずしも毎日は症状のない間欠性のRLSのものと，毎日症状のあるものがあることが重要である．また，治療には非薬物療法と薬物療法があり，軽症では，前者のみで寛解することもありうる．非薬物療法とは睡眠衛生の改善を行なうこと，つまり，一般に規則正しい生活をし，禁酒・禁煙，カフェイン摂取の制限や，温かいお風呂，ウォーキングやストレッチでよくなることがある．退屈感をまぎらわすために，テレビゲームやパズルを行わせ何かに集中することによって症状が軽減することもある．軽症例のみならず，すべてのRLS患者治療で実践されるべきことである．

薬物療法としては鉄欠乏を明らかに有する場合や，フェリチンの量が50μg/L以下の場合も鉄剤補充が必要である．これは二次性のRLSでも特発性のRLSにおいてい

ても鉄が基本的にドパミン代謝に必要であることから，薬物治療としては鉄欠乏が認められた場合，まず鉄補給を行う．

特異的治療としドパミン作動薬を投与する．これはRLSの薬物療法の第一選択である．副作用の見地からプラミペキソールなどの非麦角製剤の低用量，長期投与が推奨されている[2,3]．0.125から始め，ほぼ0.25mg/日という少量での効果が最小の副作用で認められているが，一定量を毎日投与することによりRLS症状が午後早くに生じてしまったり，手足に広がってしまう強化現象(augmentation)が生じることがあるので注意が必要である．RLSの治療薬としては初めての非麦角系ドパミン作動薬のロチゴチン貼付剤が発売され，2.25 mgか4.5 mg貼付後24時間安定した血漿中濃度を示し，また剥がすことにより速やかに血漿中薬物濃度が低下するという特徴を有する．さらに感覚障害の主体が痛みである場合や，不眠が強い場合，まったく異なった作用機序をもつα2δリガンドのガバペンチンエナカルビル600mg/日も有効であるが，腎機能悪化例には使用できない．

> ⚠️ **Pitfall**
>
> RLS症状が午後早くに生じてしまったり，手足に広がってしまう強化現象（augmentation）が生じるためドパミン作動薬投与は少量で一定量を毎日投与する．

DON'Ts

- [ ] 強化現象(augmentation)が生じるため，ドパミン作動薬をむやみに増量してはいけない．

文献

1) Allen RP, et al.: Sleep Med 2014; 15: 860-873
2) Clemens S, et al.: Neurology 2006; 67: 125-130
3) 井上雄一，ほか：レストレッグズ症候群（RLS）-だからどうしても脚を動かしたい．東京：アルタ出版；2008．
4) American Academy of Sleep Medicine. International classification of sleep disorders, 2nd ed: Diagnostic and coding manual. Westchester, Illinois: American Academy of Sleep Medicine. 2005,
5) Allen R, et al.: Sleep Med 2003; 4: 101-119

獨協医科大学 神経内科　**平田幸一**

L 機能性疾患

8 発作性運動誘発性舞踏アテトーシス

DOs

- 発作性の異常運動を訴える症例をみたら本症を念頭に診療を進めよう.
- 通常，診察や検査には異常は認められないので，問診で発作の特徴を確認して診断しよう.
- 抗てんかん薬（特にカルバマゼピン）が著効するので治療に用いよう.

1 疾患概念

発作性運動誘発性舞踏アテトーシス(paroxysmal kinesigenic choreoathetosis：PKC)は突然の運動を契機に発作性に短時間の異常運動(ジスキネジア)をきたす疾患である.

発作性ジスキネジアの範疇に属する疾患であり，誘発因子を基本とした分類では発作性運動誘発性ジスキネジア(paroxysmal kinesingenic dyskinesia：PKD)とよばれる.

罹患率は10～15万人に1人程度とされ，男女比は4：1で男性に多く，発症は10歳代前後の若年が多いが，時に高齢発症の報告もある．発作は20歳前後にピークを迎え，その後は徐々に減少する場合が多い.

2 分類，原因

本症は本態性と症候性に分類される．大部分が本態性であるが，甲状腺機能亢進症，副甲状腺機能低下症，偽性副甲状腺機能低下症，高血糖などの内分泌疾患や，脳血管障害，多発性硬化症，脳炎，脳腫瘍，周産期低酸素脳症などの脳内病変に伴う症候性の報告もある.

本態性には孤発性と家族性があるが，家族性のものは常染色体優性の遺伝形式をとり16番染色体に原因遺伝子が存在する．遺伝性ジストニアの病型ではDYT10，DYT19が本症の臨床像を呈するが，近年，DYT10の原因遺伝子が*PRRT2*であることが明らかにされている.

*PRRT2*変異は良性家族性乳児痙攣(benign familial infantile convulsions：BFIC)や片麻痺性片頭痛などとも関連し，BFICとPKCの合併がみられる家系が報告されており，両者の合併は乳児痙攣・舞踏アテトーシス症候群(infantile convulsions and choreoathetosis：ICCA症候群)とよばれる.

3 発作の特徴

本症は発作性に異常運動が出現する発作性ジスキネジアの一つであるが，急激な運動の開始によって短時間の異常運動が引き起こされることを特徴とする.

呼ばれて急に立ち上がる，走り出す，信号が変わって歩き出す，電話が鳴って受話器をとるなど，突然の予期せぬ指令やシグナルによって急に体を動かした場合に発作が引き起こされるが，粗大な下肢の運動を行った際に出現する場合が多く，興奮，驚愕，あるいは緊張下で生じやすい.

発作のトリガーとなる運動を行った後，短時間で異常運動が始まるが，異常運動が始まる前に予感，ないしは前兆として筋肉のハリやむずむず感，しびれ感などの異常知覚を認めることがあり，この段階で力を入れたりすることで発作を頓挫できる場合もある.

異常運動は一側ないしは両側性に，四肢，

表1　発作性ジスキネジアの分類

	PKC（PKD）	中間型（PED）	PDC（PNKD）
契機となる運動	突然の運動	持続性の運動（散歩中など）	なし
誘発因子	緊張，驚愕，興奮	ストレス	ストレス，カフェイン，チョコレート，空腹，寒冷，月経
発作持続時間	数秒から数分間	5〜30分	数分から数時間
発作頻度	1〜100回/日	1回/日	数回/年〜1回/日
治療	著効（カルバマゼピン，フェニトイン）	効果不定（クロナゼパム，アセタゾラミド）	効果不定（クロナゼパム）
遺伝形式	常染色体優性	常染色体優性	常染色体優性
遺伝性ジストニア病型（原因遺伝子）	DYT10（*PRRT2* gene），DYT19（不明）	DYT18（*SLC2A1* gene）	DYT8（*MR1* gene），DYT20（不明）

体幹，頸部，顔面において舞踏運動，アテトーシス，バリズムといった不随意運動やジストニー性の異常姿勢がみられ，立位を保てなくなる場合もある．時に咽頭筋や眼筋にも生じ，眼球が動かせなくなったり，構音障害をきたしたりする場合もある．異常運動の持続時間は数秒から数分間（通常1分以内）と短時間で，発作頻度は数日に1回から1日100回に達するものまである．発作中も意識は清明で，発作時以外は神経学的異常を呈さず，知能や人格に問題なく正常な生活を送ることができる．

4 診断，検査

a 診断

症候性を除き発作間欠期には神経学的異常は認められず，また諸検査にも異常は検出されないことから，診断は発作が本症の特徴と合致することを確認することでなされる．

診察中に発作が出現することはまれであるので，患者の訴えから本症を疑えるかどうかがカギとなる．急に下肢や上肢に力が入りづらくなる，動けなくなる，力が入る，突っ張る，歩けなくなる，話せなくなるなど，一過性の運動異常の訴えがある場合に本症を疑い，発作の特徴を確認する．

b 検査

大部分は本態性で諸検査に異常は認められないが，症候性の鑑別のために検査が必要となる．

1） 血液検査

糖尿病，甲状腺・副甲状腺機能異常などの内分泌疾患，全身性エリテマトーデスや抗リン脂質抗体症候群など膠原病の検索を行う．

2） 頭部画像検査（MRI，CT）

基底核や視床の脳血管障害，多発性硬化症，脳腫瘍，周産期低酸素脳症などの脳内病変を確認する．

3） 脳波

通常，脳波所見は正常であるが，てんかんの除外のために検討する．

5 鑑別疾患

a ジスキネジア

ジスキネジアをきたす疾患，特に他の発作性ジスキネジアとの鑑別が必要である．発作性ジスキネジアは誘発因子から以下の四つに分類される．発作性睡眠誘発性ジスキネジア（PHD）はもっぱら睡眠中に毎晩のようにジストニアや舞踏アテトーシス様の異常運動が出現するものであるが，大部分は前頭葉てんかんと関連しまれであるので，

本症は PNKD, PED との鑑別が重要である(表1).
1) 発作性運動誘発性ジスキネジア(PKD)/本症(PKC)
2) 発作性非運動誘発性ジスキネジア(paroxysmal nonkinesingenic dyskinesia：PNKD/発作性ジストニア性舞踏アテトーシス(paroxysmal dystonic choreoathetosis：PDC)
3) 持続運動誘発性ジスキネジア(paroxysmal exercise-induced dyskinesia：PED)
4) 発作性睡眠誘発性ジスキネジア(paroxysmal hypnogenic dyskinesia：PHD)

b　ジスキネジア以外

運動障害が一過性, 発作性に出現することから下記の疾患の鑑別が必要となる.
1) 精神疾患(身体表現性障害, 解離性障害など), 詐病
2) てんかん(特に補足運動野発作)
3) 一過性脳虚血発作
4) 筋強直性ジストロフィー
5) 家族性発作性小脳失調症

6　治　療

抗てんかん薬, 特にカルバマゼピンが有効で, 低用量(50 〜 300 mg)で著効する.

DON'Ts

- 身体所見や諸検査に異常が認められないからといって精神疾患や詐病と誤診してはならない.
- 他の疾患との鑑別や症候性の除外が必要であるので, 問診のみの診療としてはならない.

一宮西病院 神経内科　**山口啓二**

M 母斑症を伴う神経疾患

1 結節性硬化症

DOs
- 特徴的な皮膚病変を認めたら，頭部 MRI を中心とした中枢神経系の検索を行う．
- 難治てんかんに対しては，適切な評価を行い，外科的治療も検討する．
- 中枢神経系以外の病変のチェックも行う．

1 基本的な考え方

①皮膚，中枢神経系を中心に多臓器に病変を呈する．
②不規則な常染色体優性遺伝を示すが，孤発例も多い．
③中枢神経系病変は，てんかん，精神発達遅滞の原因となる．
④多臓器病変のなかで，腎疾患は患者の状態に影響を及ぼす．
⑤治療は，中枢神経系病変，腎病変に対するものが主体となる．

2 疾患概念

結節性硬化症(tuberous sclerosis：TS)は，多臓器に過誤腫性変化をきたし，皮膚症状を呈する，不規則な常染色体優性遺伝を示す疾患である．tuberous sclerosis complex (TSC)，Bouneville-Pringle 病などの名称もある．皮膚病変，てんかん，精神発達遅滞を三主徴とする．原因遺伝子異常として *TSC-1* (hamartin, 9q34)，*TSC-2* (tubulin, 16p13.3)の二つが判明している．TS における障害と死亡の最大原因は中枢神経系病変である．これに次ぐ早期死亡の原因として腎病変がある．

3 病変

a 中枢神経系病変

皮質結節，白質病変，上衣下結節および上衣下巨細胞性星細胞腫(subependymal giant cell astrocytoma：SGCA)がある．皮質結節は TS の約 60％ にみられる特徴的な病変で，てんかん原性となりうる．多くは多発性(75％)だが，単発の皮質結節もある．白質病変は神経細胞遊走異常の一種と考えられており，皮質結節から上衣下結節に連続するような病変(transmantle sign)を認めることもある．上衣下結節は TS の病変で最も多く，95％ にみられる．脳室壁のどこでも存在しうるが，Monro 孔近傍が最も多い．このうち増大傾向を示すものが SGCA で，TS の 5〜10％ にみられる．緩徐に脳室内に増大し，Monro 孔の閉塞による水頭症をきたす．

b 皮膚病変

何らかの皮膚病変が 100％ 現れる．脱色素斑，顔面血管線維腫，粒起革様斑，顔面の線維斑，爪周囲線維腫がある．重篤な医学上の問題を引き起こさないが，顔面血管線維腫は美容上の問題にはなる．

c その他の病変

1) 腎病変

良性の血管筋脂肪腫(70％)が代表的なもので，頻度は少ないが上皮性嚢胞(20〜30％)，好酸性細胞腫(1％ 未満)，悪性血管筋脂肪腫(1％ 未満)，腎細胞癌(3％ 未満)が生じる．血管筋脂肪腫は，良性のものでも生命を脅かす出血や腎実質に置換し腎不全をきたすなど，重大な影響を及ぼしうる．また，悪性血管筋脂肪腫，腎細胞癌は死亡の原因となりうる．

2) 心病変

50〜60％ に心臓横紋筋腫が生じる．こ

表1 結節性硬化症の診断基準

大症状	小症状
顔面血管線維腫または前額線維隆起斑	歯エナメル質の不規則な多発性小陥凹
非外傷性の爪または爪周囲線維腫	過誤腫性直腸ポリープ(c)
脱色素斑(4個以上)	骨嚢胞(d)
粒起革様斑	大脳白質細胞移動線(a,d)
皮質結節(a)	歯肉線維腫
上衣下結節	腎以外の過誤腫(c)
上衣下巨細胞性星細胞腫	網膜脱色素斑
多発性網膜結節性過誤腫	金平糖様皮膚病変
単発性ないし多発性心臓横紋筋腫	多発腎嚢胞(c)
リンパ脈管筋腫症(b)	
腎血管筋脂肪腫(b)	

(a):大脳皮質形成異常と大脳白質細胞移動線が同時にみられる場合は,結節性硬化症の二つの症状ではなく,一つの症状と数える.
(b):リンパ脈管筋腫症と腎血管脂肪腫が同時にみられる場合は,診断には他の症状が必要.
(c):組織学的確認が必要.
(d):画像診断で十分.

確実(definite):大症状二つ,または大症状一つと小症状二つ.
ほぼ確実(probable):大症状一つと小症状一つ
疑い(possible):大症状一つ,あるいは小症状二つ

れは時間経過とともに退縮し,最終的には消失するといわれている.

3) 肺病変

リンパ脈管筋腫症は,TS の約 30% に発症するといわれ,おもに女性に生じる.息切れや喀血を生じることがある.

4) 眼病変

網膜に過誤腫や無色斑を生じる.無症状のことが多いが,網膜剥離や血管新生緑内障を伴って,進行性肥大性星状膠細胞過誤腫を生じる患者が少数いるといわれる.

4 診断・検査

a 診断基準

TS の臨床診断は,大症状,小症状の組み合わせにより,確実(definite),ほぼ確実(probable),疑い(possible)の3段階に分けて診断される[1].診断基準を表1に示す.

b 臨床検査

1) 画像検査

中枢神経系病変の検索には,頭部 MRI が必須である.皮質結節は通常 T1 強調画像で白質と比べ等〜低信号,T2 強調画像,FLAIR 画像で高信号を示すが,髄鞘化の進んでいない新生児〜乳児期ではこれと信号が逆転している.白質病変も同様である.上衣下結節は,脳室壁から脳室腔に突出する不整な結節として認められ,造影効果は様々である.SGCA は T1 強調画像で低ないし等信号,T2 強調画像で高信号を呈し,造影効果を有する.頭部 CT は石灰化を検出する.石灰化は幼児では少ないが,年齢とともに頻度は高くなる.

中枢神経系以外の病変の検索も必要である.特に腎血管筋脂肪腫は増大に伴う出血や腎不全のリスクがあり,腹部超音波による定期的経過観察が重要である.大きなものあるいは多数あるものは CT ないし MRI を行う.心臓症状が疑われる場合には心エコーを行う.TS 患者の女性では,最低 1 回または肺症状が疑われれば肺 CT スクリーニングを行う.

2) 神経生理学的検査

てんかんを有する場合には,脳波検査が

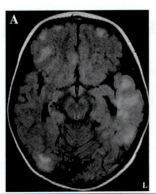
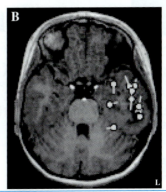

図1 結節性硬化症における中枢神経系画像所見
A：FLAIR画像にて多発性の皮質結節を認める．B：脳磁図の解析では，左側頭葉の皮質結節に等価電流双極子が集積した．

必須である．部分的な徴候を示すものもあり，皮質結節が多発していても単一の結節がてんかん焦点となっている場合もあるため，てんかんの局在診断は重要である．これには脳磁図が有用である（図1)[2]．

3）遺伝子検査

*TSC1*遺伝子と*TSC2*遺伝子のシーケンス解析を行う．変異が同定されない場合は，両遺伝子の欠失・重複解析を行う．

5 遺 伝

不規則な常染色体優性遺伝を示すが，孤発例も多い(60～80％)．*TSC1*ないし*TSC2*遺伝子変異の浸透率は100％と考えられている．表現促進現象は認められていない．

6 治 療

a SGCA

Monro孔閉塞による水頭症の場合には外科的切除を考慮する．現在，SGCAと腎血管筋脂肪腫に対し縮小効果のあるmTOR阻害薬が使用可能となった．

b てんかん

早期に適切な抗てんかん薬を用いコントロールすることで，認知行動障害を減らすことが指摘されている．しかし，TSによるてんかんはしばしば難治化する．これらのなかに，てんかん焦点が局在化でき，切除外科によるてんかんのコントロールが可能な症例が含まれる．確実な焦点診断に基づく，切除手術が良好な結果をもたらす症例がある[3]．

c 腎血管筋脂肪腫

3.5～4.0 cmを超す腫瘍に対しては，予防的な腎動脈塞栓術ないし部分切除術が考慮される．今後mTOR阻害薬が普及することが予想される．

文献

1) Roach ES, et al.: J Child Neurol 2004; 19: 643-649
2) Kamimura T, et al.: Epilepsia 2006; 47: 991-997
3) Sugiyama I, et al.: J Neurosurg Pediatr 2009; 4: 515-522

国立病院機構西新潟中央病院 機能脳神経外科　**白水洋史，亀山茂樹**

2 von Recklinghausen 病

DOs

- 6個以上のカフェオレ斑をみた場合，神経線維腫症を疑う．
- 疑いがあれば，家族歴を詳細に聴取し，脳・脊髄 MRI 検査を行う．
- 若年者の感音難聴では NF2 を疑う．

はじめに

神経線維腫症（neurofibromatosis）は神経皮膚症候群の一種で，皮膚のカフェオレ斑，神経線維腫，頭蓋内腫瘍などをきたす症候群である．Riccardi により NF1～NF8 に分類されており，NF1，2 は原因遺伝子が特定されているが，NF3～8 は未確定である[1]．ここでは NF1（von Recklinghausen 病）と NF2 について概説する．

1 概念，疫学

NF1 はカフェオレ斑，神経線維腫，虹彩結節を主徴とし，骨病変やときに悪性腫瘍を合併する．原因遺伝子は 17q11.2 に存在し，腫瘍抑制蛋白である neurofibromin の変異により生じる．発生頻度は 1/3,000～4,000 と神経皮膚症候群のなかでは最も多い[1-3]．

NF2 は両側性に発生する聴神経腫瘍を主徴とし，その他の多発性頭蓋内良性腫瘍や皮膚病変，悪性腫瘍を呈する．原因遺伝子は 22q12.2 で，merlin とよばれる腫瘍抑制蛋白の変異により生じる．発生頻度は 1/35,000～40,000 とされている[4,5]．

いずれも常染色体優性遺伝を示し，その浸透率はほぼ 100％であるため，両親のいずれかが罹患していれば，子供の約半数が罹患するが，患者の 50％は家族歴のない孤発例である．性差はみられない．

2 神経線維腫症 1 型（NF1）

米国立衛生研究所（NIH）による診断基準を表1に示す．

神経線維腫症 1 型（NF1, von Recklinghausen 病）では受診時の主訴で最も多いのはカフェオレ斑である．扁平でミルクコーヒー色から褐色まで様々な濃さで長円型のことが多く，辺縁は明瞭で大きさも様々である．腋窩や鼠径部では雀卵斑様色素斑がみられることがある．思春期頃から皮膚の神経線維腫が目立つようになる．徐々に増加，増大がみられ，末梢神経内に生じる場合や（nodular plexiform neurofibroma），びまん性神経線維腫（diffuse plexiform neurofibroma）を生じることもある．神経線維腫は皮膚以外にも，舌や声帯，内臓，脊髄周囲などにも認められることもある．虹彩結節は成人の約 95％に認められ，診断には重要であるが視力に影響はない．このほか眼

表1 NF1 の診断基準（NIH）

以下の項目を二つ以上もつもの
(1) カフェオレ斑が 6 個以上（小児では径 5 mm 以上，思春期以降は径 15 mm 以上）
(2) 2 個以上の神経線維腫（皮膚または神経）または 1 個のびまん性神経線維腫
(3) 腋窩または鼠径部の雀卵斑様色素斑
(4) 視神経膠腫
(5) 2 個以上の虹彩結節（虹彩過誤腫）
(6) 骨病変（脊柱・胸郭の変形，四肢骨の変形，頭蓋骨・顔面骨の部分欠損）
(7) 家系内に NF1 がいる

瞼や眼窩内の神経線維腫や視神経膠腫などがみられることがあるが，強い視力障害をきたすことはまれである．精神遅滞やてんかんを 20〜30% で合併する．このほか，骨の異常として，脊柱・胸郭の変形，四肢骨の変形・偽関節，頭蓋・顔面骨の部分欠損などが認められる．

画像診断は必須で，頭蓋内に腫瘍性病変が高率に認められる．視神経膠腫，眼窩内神経線維腫などのほか，約 65% で MRI の T2 強調画像で高信号域を示す多発小病変を呈し，NBO (neurofibromatosis bright object)，UBO (unidentified bright object) と記載されている．大脳基底核と小脳歯状核にみられることが多く，脳幹部にもみられることがある．いずれも無症状で，長期の観察で消失することもある．

治療は主として対症療法となる．カフェオレ斑にはレーザー治療も試みられているが再発も多く十分な効果は得られにくい．神経線維腫は，日常生活に支障をきたす場合にその部分の切除を行う．そのほか発症した病態に応じて治療を行う．生命予後は良好であるが，び漫性神経線維腫では腫瘍内の大量出血がみられたり，数%で悪性末梢神経鞘腫瘍が発生するなど，生命予後に影響することがある．

3 神経線維腫症 2 型（NF2）

NIH による診断基準を**表2**に示す．

神経線維腫症 2 型（NF2, bilateral acoustic neurofibromatosis）では両側性聴神経鞘腫が特徴である．聴力障害，耳鳴，めまい，ふらつきで発症し，初発年齢は 10 歳代後半〜20 歳代のことが多い．そのほかに頭蓋内髄膜腫，脊髄腫瘍（髄膜腫，神経鞘腫，上衣腫など），三叉神経鞘腫の頻度が多い．脊髄腫瘍では，知覚障害（しびれ，知覚低下），運動障害がみられ，多発することもある．三叉神経鞘腫では顔面の知覚障害をきたす．皮膚病変は，皮下および皮

表2 NF2 の診断基準（NIH）

(1) MRI のガドリニウム造影など神経放射線学的検査にて確認された両側性の第 8 脳神経腫瘍を認めるもの
(2) 親，兄弟姉妹または子供が NF2 患者で，かつ次のいずれかを満たすもの．
① 一側性の第 8 脳神経腫瘍
② 以下に示す症候のうち二つ以上認められる場合
　神経線維腫，髄膜腫，神経膠腫，神経鞘腫，若年性白内障

以上の 1) または 2) を満たすとき，NF2 と診断される．

内の神経鞘腫，神経線維腫，カフェオレ斑がみられるが，NF1 よりは頻度が少ない．若年性白内障は 20 歳以下で約半数に生じる．重症型と軽症型の 2 種類が知られており，重症の Wishart type は若年で発症し，多数の神経系腫瘍を合併し増大も速いが，軽症の Gardner type では 25 歳以降で発症し，両側聴神経鞘腫以外の腫瘍をあまり合併せず，増大もゆっくりである．

頭蓋内，脊髄の画像診断で，両側性の聴神経腫瘍が認められれば診断が確定する．多発性の頭蓋内腫瘍（髄膜腫，神経鞘腫など）がみられた場合も NF2 を疑う必要がある．

NF2 でみられる腫瘍は良性腫瘍であることが多く，症状が出現したら摘出することを原則とする．機能予後に最も影響する聴神経腫瘍では，小さいうちに摘出するほうが聴力温存をしやすく，術後の顔面神経麻痺も出現しにくくなるので，早期の摘出が勧められるが，無症状の場合には，手術による聴力低下の可能性も考慮し，腫瘍の増大速度と合わせ手術時期を決定するため，聴力と画像の厳重な経過観察が必要である．他の腫瘍も同様であるが，近年ではガンマナイフなどの放射線手術の有効性が報告されている．腫瘍は良性でも多発するため，手術が繰り返されることで機能的な低下をきたし，機能予後は不良である．まれに腫

瘍の悪性化が生命予後に影響する．

文献

1) 内田．神経線維腫症1型．別冊日本臨床28 神経症候群III．大阪：日本臨牀社，2000；488-491
2) Ferner RE, et al.: J Med Genet 2007; 44: 81-88
3) 神経線維腫症1型の診断基準・治療ガイドライン作成委員会：日皮会誌 2008; 118: 1657-1666
4) 倉田．神経線維腫症2型．別冊日本臨床28 神経症候群III．大阪：日本臨牀社，2000；492-494
5) Evans DGE, et al.: J Med Genet 2000; 37: 897-904

国立病院機構西新潟中央病院 機能脳神経外科　**増田　浩，亀山茂樹**

M 母斑症を伴う神経疾患

3 Sturge-Weber 症候群

DOs
- 顔面のポートワイン母斑を認めたら頭蓋内検索，眼科的検査を行う．
- 新生児期に異常がなくても定期的な検査が必要．
- てんかんが難治であれば早期の外科的治療を念頭におく．

1 基本的な考え方

Sturge-Weber 症候群（SWS）は，大脳の髄膜血管腫症に代表され，顔面の血管腫，てんかん発作や精神発達遅滞，片麻痺などの中枢神経症状や緑内障などの眼症状を呈する先天性の疾患である．

2 疫学

ポートワイン母斑は，出生あたり 0.3% の頻度で認め，そのうち SWS に特徴的な眼症状や神経症状を呈するのは，おおよそ 10～20% である．性差や人種差，地域差は認めず，散発性であり家族性の発生はまれである．

3 病因・病態生理

妊娠 6 週頃，神経管の頭部と顔面の皮膚に相当する部分に血管叢が形成され，通常退縮するものが遺残した結果，三叉神経領域の皮膚，脳軟膜，眼球に血管腫を形成すると推測されている．

4 臨床症状

a 皮膚症状

出生時よりポートワイン母斑を三叉神経第 1 枝領域に認め，第 2 枝領域まで広がり広範囲に認めることや両側性に認める場合もある．ほとんど正中を越えない．出生時は，紅色であることが多いが，成人になるにつれて，徐々に暗赤色となり，皮膚軟部組織の肥厚により敷石状の外観を呈するようになる．

b てんかん

てんかんは，SWS の 75～90% でみられ，1 歳以前に発症することがほとんどであり，両側性脳病変を呈する患者では，93% 以上でてんかんが発症する．原因として，髄膜血管腫症は，脳循環機能の役割を果たしておらず，血管腫存在下の皮質静脈の発達は乏しく静脈環流が障害され，うっ血に伴い皮質は虚血状態に陥ることがあげられる．成長発達に伴い必要とされる血流量に対応できずにてんかん発作が生じ，発作を繰り返すことで精神運動発達遅滞が進む．てんかんの発症が出生後早い例では，より難治てんかんとなり重度の精神運動発達遅滞を認める．典型的な発作は，単純部分発作（血管腫対側の運動性焦点発作）または複雑部分発作（意識減損）であり，二次性全般化することは少ない．

c 脳卒中様発作

てんかん発作や頭痛がきっかけで視野欠損や片麻痺などの一過性神経脱落症状を認める場合がある．先行症状なく出現することも少なくない．多くの場合，神経脱落症状は 1 週間以内に改善する．てんかん発作後の Todd 麻痺は，24 時間以内に症状が改善することから鑑別可能である．

d 頭痛

片頭痛を SWS の約 30% で認め，一般集団における片頭痛の有病率（女性 17%，男性 5%）と比較しても有意に高い．

表1 SWSの診断基準(文献3より引用)

A. 臨床所見
1) 顔面(特に三叉神経第1枝領野)の血管腫(portwine stain, nervus flammeus)
2) 早期発症のてんかん発作
3) 顔面血管腫の対側の片麻痺あるいは発育不全
4) 知能発育障害
5) 眼症状：脈絡膜の血管腫，緑内障ないし牛眼，同側半盲

B. 検査所見
次の検査で大脳での石灰沈着を実証することが重要である．
1) 頭蓋単純X線像：乳幼児期以後に出現するX線上の二重線条石灰化像と同側頭蓋骨の狭小
2) CTスキャン：皮質を中心とする石灰沈着，脳皮質の萎縮

診断の基準：
確診：Aの1)＋Aの2)～5)のうち二つ以上
　　　Aの1)＋B(石灰化像)
疑診：Aの1)＋Aの2)～5)のうち1症状のみ(Bを欠く)
　　　Aの1)を欠きAの2)～5)のうちの1症状以上＋B

e 緑内障

隅角の形成異常による房水流出障害と血管形成異常に起因した静脈圧亢進による房水産生亢進が原因と推測されている．SWSでは，約30％に緑内障を合併し，視力視野障害の原因となるため眼圧亢進の有無を定期的に検査する必要がある．

5 診　断(表1)

SWSは，主要臨床症状，神経画像所見が揃う場合には，診断が容易であるが，顔面のポートワイン母斑があるが，そのほかの臨床症状を認めない新生児では，神経画像所見でも異常を認めないことが少なくなく診断を難しくさせる．

脳回の石灰化は，頭部単純X線検査で二重輪郭の石灰化(tram track line)として認められる(図1A)．頭部CTでは，脳回に沿った石灰化を主に後頭葉や側頭葉に認める(図1B)．石灰化は，2歳未満の小児に認められることはまれで年齢とともに頻度を増し10歳代後半には，ほぼ全例で認める．

頭部MRIは，髄膜血管腫の診断に最も有用で，造影後のT1強調像で脳表に沿った造影効果領域として描出され(図1C)，造影前後のT1強調像をサブトラクション処理することで血管腫をより明瞭に描出することが可能である．病態の進行に伴い患側脈絡叢の腫大を高頻度で認め，小児では，脈絡叢の大きさと血管腫の広がりには有意な相関がみられる．磁化率強調画像(susceptibility weighted imaging：SWI)は，皮質脳回に沿った微小石灰化病変の描出に有用であり，髄質静脈の拡張や脳室周囲静脈の異常拡張の描出において造影T1強調像よりも優れている．

ECD-SPECTでは，髄膜血管腫に一致した領域の集積低下(血流低下)を認め(図1D)，てんかん発作時には，逆に血流増加を認める．IMZ-SPECTでも髄膜血管腫に一致した領域は，低集積となる．SPECTで集積低下を認めない例については，発作は抑制され発達も良好であることが多い．FDG-PETでも血管腫に一致した領域において糖代謝の低下を認めるが，てんかん病態が悪化する前に一過性に糖の高代謝を示す時期の存在が考えられている．これらの所見は，てんかん病態を把握するうえで有

第 5 章　神経内科疾患の診療

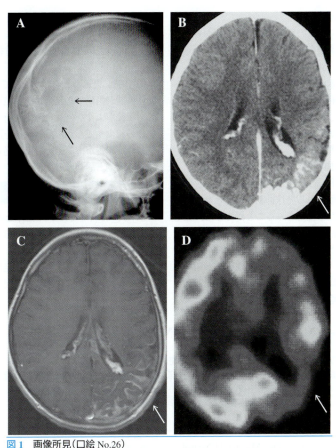

図1　画像所見（口絵 No.26）
A: 頭部単純 X 線写真で脳回の石灰化（2 重輪郭の石灰化 tram track line）を認める（矢印）．B: 頭部 CT で左大脳萎縮および左後頭葉頭頂葉皮質の石灰化を認める（矢印）．C: 造影 T1 強調像で左頭頂葉後頭葉の髄膜血管腫が造影される（矢印）．D: 間欠期 ECD-SPECT で髄膜血管腫の存在部位の集積低下を認める（矢印）．

用な情報となる．

6　治　療

a　内科的治療

　局在関連てんかんであるため，カルバマゼピンが第一選択となる．そのほか，フェノバルビタールやレベチラセタム，ラモトリギンなども有効と考えられている．トピラメートについては，閉塞隅角緑内障を発症・悪化させることがあるため使用に注意

する．薬物治療で 50～60％ の症例は，てんかん発作を抑制できる．しかし，薬剤抵抗性例では，外科的治療の検討が必要である．脳卒中様発作は，少量アスピリン内服により減少し，片頭痛に対しては，トリプタン製剤内服が有効である．

b　外科的治療

　神経画像検査での髄膜血管腫の範囲により手術時期および方法の検討を行う．

1)　髄膜血管腫が片側大脳半球に広範に

認める場合

難治てんかんの可能性が高いことから早期の外科治療を検討する．半球離断術が適応となり，80％以上で発作消失を認める．特に1歳未満での半球離断術により術後に出現する麻痺や言語障害の回復が良好となる．ただし，上肢および手指の巧緻運動動作は回復がわずかであり後遺しやすい点に注意が必要である．

2) 髄膜血管腫が片側側頭葉，後頭葉，頭頂葉に限局している場合

薬物治療による発作抑制が可能となる場合があるため経過をみることができる．ただし，難治であれば，言語機能の代償が良好である5歳までに外科的治療の検討が必要である．手術方法は，髄膜血管腫が限局していれば焦点切除術を行い，側頭葉頭頂葉後頭葉に広がっている場合には，posterior quadrantectomy などの多脳葉離断術を考慮する．

3) 両側大脳半球に髄膜血管腫を認める場合

約15％に認めるこの群では，てんかんの発作抑制が困難であり精神運動発達に関しても予後がよくない．全脳梁離断術により発作の減少やてんかん重積状態を防ぐ効果を認めた報告がある．そのほか迷走神経刺激術も有効と思われる．

7 まとめ

SWS においててんかん発作を繰り返すことにより精神発達障害や運動障害が進行するため，てんかん発作をコントロールすることが重要である．てんかん発作のコントロールにより精神運動発達の促進が期待できる．

DON'Ts

- てんかん発作が難治なのに漫然と薬物治療を続けない．
- 神経心理検査を行い精神運動発達遅滞の進行がないかどうか，定期的に確認することを怠らない．

文献

1) Warren Lo, et al.: Dev Med Child Neurol 2012; 54: 214-223
2) Jiani Hu, et al.: Journal of Magnetic Resonance Imaging 2008; 28: 300-307
3) 斉藤隆三，他：厚生省特定疾患ウィルス動脈輪閉塞症の成因・治療および予防に関する研究班 1983;54-57
4) 菅野秀宣，他：脳神経外科 2010;38: 613-620
5) 田村淳志：母斑症－診る・わかる・治す 皮膚科臨床アセット 15, 初版, 古江増隆（編）, 中山書店 ,2013,283-289

国立病院機構西新潟中央病院 機能脳神経外科　**伊藤陽祐，亀山茂樹**

M 母斑症を伴う神経疾患

4 von Hippel–Lindau 病

DOs

- 血管芽腫を考えたら，von Hippel-Lindau（VHL）病を疑う．
- VHL 病患者には定期的な検診を行い，病変の早期発見に努める．
- 他科と連携し，全身的・遺伝的疾患として，患者家族も含めて診療する．

1 疾患概念

VHL 病は，中枢神経系に血管芽腫（hemangioblastoma）を多発する疾患であるが，常染色体優性の遺伝病で浸透率は 100% である．癌抑制遺伝子である VHL 遺伝子が 3 番染色体短腕（3p25）に存在し，その機能異常により複数の臓器に腫瘍性あるいは囊胞性病変を多発する．VHL 病診療に臨む際には，患者の中枢神経系以外の病態も把握することや遺伝病として患者家族も含めた診療姿勢が求められる疾患である．VHL 病診療ガイドラインが有用な情報を提供している．

2 予後，症状

神経内科医が臨床的にかかわることの多い中枢神経系腫瘍，特に血管芽腫を中心に述べる．VHL 病の 60~80% に中枢神経系疾患を合併し，血管芽腫が 60~80%，内耳リンパ囊腫が 10~15% に認められる．VHL 病の平均寿命は 49 歳で，死因の約半数は血管芽腫が占め，次いで腎癌が多い．血管芽腫は小脳に最も発症頻度が高い．そのため臨床症状は，頭痛が最も多く，歩行障害，測定障害，水頭症症状，嘔気・嘔吐と続く．その他，脳幹，脊髄など部位により，異なる症状を認めるが背側部に生じる傾向がある．

その他，網膜血管（芽）腫，内耳リンパ囊腫，膵囊胞，膵神経内分泌腫瘍，腎囊胞，腎癌，褐色細胞腫，精巣上体囊胞腺腫，子宮広間膜囊胞腺腫などが，多発性，再発性，若年性に発症することが特徴である．

3 臨床的診断基準（表 1）

臨床的診断基準は，家族歴の有無で異なる．多発性血管芽腫で家族歴のない場合には，遺伝子診断で VHL 遺伝子異常が確認されれば確実に診断がなされる．

表 1 VHL 病の臨床診断基準（文献 3 より）

VHL 病の家族歴あり	以下の病変が一つ以上ある ①中枢神経または網膜の血管芽腫 ②腹部臓器病変*
VHL 病の家族歴なし	以下のいずれかの場合 ①中枢神経または網膜の血管芽腫二つ以上 ②以下の(a).(b)を満たす 　(a).中枢神経または網膜の血管芽腫一つ 　(b).腹部臓器病変*一つ以上

＊：腹部臓器病変：腎癌，膵囊胞または膵神経内分泌腫瘍，褐色細胞腫，精巣上体囊胞腺腫

表2 VHL病の経過観察プログラム(文献3より改変)

疾患名	0〜9歳	10〜19歳	20歳以上
網膜血管(芽)腫	0歳〜眼底検査 〈病変なし〉3年に1回 〈病変あり〉1年に1回		
褐色細胞腫	2歳〜 問診・生化学検査	1年に1回 腹部超音波検査 2〜3年に1回 腹部MRI	1〜2年に1回 腹部CT
中枢神経系血管芽腫 (内耳リンパ嚢腫を含む)		11歳〜 2年に1回脳・脊髄MRI	
腎癌		15歳〜 腹部CT* 〈病変なし〉3年に1回 〈病変あり〉1年に1〜2回	
膵神経内分泌腫瘍 (膵嚢胞)		15歳〜 腹部CT 〈病変なし〉3年に1回 〈病変あり〉1年に1〜2回	

＊：腎機能障害がある場合は腹部MRI・腎臓，副腎，膵臓の画像検査は，各診療科の協力によりできる限り，少ない回数で行う．

4 遺伝子診断・遺伝カウンセリング

VHL病は，the American Society of Clinical Oncology Workshopの基準でGroup I(本人・家族が遺伝子診断で陽性となれば，腫瘍早期発見のプログラムを開始することが可能で，患者・家族に利益がある)に分類され，診断・治療・経過観察に際して，遺伝子診断と遺伝カウンセリングが推奨される．

5 経過観察

VHL病ハイリスク群患者(遺伝子検査陽性，家族歴あり，他臓器発症でVHL病疑い)では11歳から2年ごとの脳・脊髄造影MRI検査が推奨されている(表2参照)．無症候性小病変(小脳：2cm以下，脊髄：1cm以下)がみつかり，嚢胞や腫瘍周囲に浮腫を伴う場合は急速増大することがあるので半年から1年に1回の経過観察を行う．また，中枢神経系以外の多くの腫瘍は再発性であるため，機能温存を図りつつ，有効な治療を行う必要がある．VHL病の確定診断が得られている場合は，全身の定期的な検診を行う必要がある．VHL病診療ガイドラインによる経過観察プログラムの一部を表2に示す．

6 治療方針

中枢神経系の血管芽腫が症候性のものは，脳幹深部髄内腫瘍を除いて，腫瘍摘出術が推奨される．代表症例を図1に提示する．無症候性のものは，原則的には経過観察であるが，脊髄腫瘍と脳幹部腫瘍は症状が進行した後に摘出を行うと症状の著明な改善が少ないため，症状が軽度のうちに摘出術を考慮する．放射線治療は，嚢胞を除く中枢性血管芽腫のうち，外科手術が困難な場合に考慮される．脊髄・脳幹部発生のものも含めて治療効果を認めるが，無症候性病変に対する予防的照射は勧められない．VHL病に伴う中枢神経系血管芽腫は生涯を通じて，多発と再発を繰り返すため，患者は複数回の手術を経験することとなる．無症候性病変に対しては，安易に手術の方針とせず，担当医には治療適応を慎重に決

第 5 章　神経内科疾患の診療

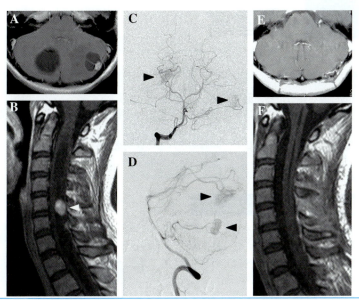

図1　代表的な画像所見
18歳女性．家族歴：父VHL・頭蓋内血管芽腫あり，開頭術歴あり，ガンマナイフ治療歴あり．
早朝時頭痛で発症．発症2か月後，増悪を認め，右手3-5指しびれ出現し，近医脳神経外科受診，MRIで頭蓋内，脊髄腫瘍を指摘された．発症3か月後，開頭腫瘍摘出術＋後方到達脊髄腫瘍摘出術を施行し，血管芽腫の確定診断．A：造影T1強調画像 水平断画像．両側小脳半球に囊胞を伴う血管芽腫，結節部に強い造影効果を認める．B：造影T1強調画像 矢状断画像．白矢頭部(第胸椎5レベル)に造影効果を伴う結節を認め，頭尾側方向に広い囊胞を認める．C：脳血管造影検査 正面像．D：側面像．小脳半球部の血管芽腫濃染像を認める(黒矢頭)．E, F：術後造影T1強調画像．摘出後囊胞は軽度残存しているが神経脱落症状は消失し，現在も外来通院中．(症例は横浜市立大学脳神経外科　講師　村田英俊先生，高瀬創先生のご厚意により提供)

める姿勢が求められる．各腫瘍の詳細な診断・治療については，「フォン・ヒッペル・リンドウ(VHL)病診療ガイドライン」を参照いただきたい．

DON'Ts

- □ 中枢性病変(血管芽腫)のみの診療を行ってはならない．
- □ VHL病患者のみで診療を終えるべきではない．

文献

1) Beitner MM, et al. : J Clin Neurosci. 2011; 18: 171-180
2) 中村英夫，他：脳神経外科ジャーナル 2013; 22: 52-66
3) フォン・ヒッペルリンドウ病の病態調査と診断治療系確立の研究班，：フォン・ヒッペル・リンドウ(VHL)病診療ガイドライン，中外医学社

国立病院機構西新潟中央病院 機能脳神経外科　**園田真樹，亀山茂樹**

脳腫瘍

DOs

- 脳腫瘍を疑ったら，必ず造影 MRI を撮影しよう．
- 急性水頭症，脳ヘルニアは外科的緊急処置が必要．正しく判断して早急な対処を．
- 診断困難な病変に対して，非腫瘍性疾患の鑑別を行い，生検術の適応を決めよう．

1 基本的な考え方

脳腫瘍の組織分類は 100 種を超え，その症状，検査，治療は多岐にわたる．最終診断は病理組織により，摘出術をはじめとする治療の主体は神経内科領域外に属する．しかし脳腫瘍の発症，症状，画像所見は，頻繁に脳血管障害，炎症性疾患，感染性疾患と類似し，適切な画像診断，諸検査により鑑別が必要となる．神経内科医にとって常に鑑別診断として，念頭におき理解すべき疾患群である．

2 種類と頻度

「脳腫瘍」といった場合に一般的には原発性脳腫瘍を指すことが多い．実際の詳細な頻度を算出することは困難だが，米国や熊本県のデータでは，原発性脳腫瘍の発生率は 14～19 人/10 万人/年・程度とされている．一方，転移性脳腫瘍は近年増加傾向であり，統計上は脳腫瘍全体の 17% 程度となっているが，担癌患者数やその脳転移頻度から推測される頻度は原発性脳腫瘍の十数倍に及ぶとされ，診療現場では念頭におくべき疾患である．

a 原発性脳腫瘍の種類と頻度
腫瘍の種類と頻度を図1に示す[1]．

b 画像所見からの脳腫瘍鑑別のポイント

①脳実質内・実質外腫瘍どちらか？

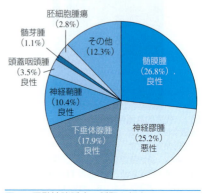

図1 原発性脳腫瘍の種類と頻度

実質内腫瘍≒悪性腫瘍：神経膠腫，転移性脳腫瘍
実質外腫瘍≒良性腫瘍：髄膜腫，神経鞘腫，下垂体腺腫

②発生部位はどこか？
部位によっては腫瘍特異性が高い．
下垂体-視交叉部：下垂体腺腫，髄膜腫，頭蓋咽頭腫，胚細胞腫瘍[*1]
小脳・第4脳室：血管芽腫，髄膜腫，髄芽腫[*2]，神経膠腫[*2]
小脳橋角部：神経鞘腫，髄膜腫，類上皮腫
松果体部：胚細胞腫瘍，松果体細胞腫，松果体芽腫

＊1：若年（10歳代）男性に多い．＊2：基本的に小児に発生する．
※転移性脳腫瘍は実質内腫瘍としてどの部位にも発生しうる．

③年齢は？（小児，成人）
これらの因子を考慮すると脳腫瘍の種類はかなり見当がつく．
例：成人・テント上・実質外腫瘍⇒髄膜腫
成人・テント上・実質内腫瘍⇒神経膠腫，転移性脳腫瘍
小児・テント下・実質内腫瘍⇒星細胞腫，神経膠腫，髄芽腫

3 症候と診断・管理のポイント

a 病歴聴取
転移性脳腫瘍を疑うのであれば，癌治療の既往を確認する．中枢神経病変の原因となる変性疾患や，炎症性疾患，脱髄性疾患の既往，中枢神経外症状を確認する．遺伝性の疾患では，家族歴の聴取も重要である（神経線維腫症〈NF〉-1，NF-2，von Hippel-Lindau〈VHL〉病，etc.）．

b 症状
症状の経過と進行速度を正確に把握する．
①進行性の神経脱落症状(68％)：腫瘍の局在部位の機能に関する進行性の障害
②頭痛
 a)頭蓋内圧亢進による：水頭症，腫瘍のmass effect，浮腫，腫瘍内出血．古典的には早朝に悪化するとされるが実際には少ない．咳・力み，前かがみでしばしば増強する．

Pitfall
悪性腫瘍（特に悪性リンパ腫）では急速な腫大，症状の進行の可能性があり早急な対処を必要とすることもある．

Pitfall
外科的処置が必要とされる患者の場合：心疾患，糖尿病，肺疾患など全身麻酔手術のリスクファクターとなる既往症，抗凝固薬・抗血小板薬の内服の有無の確認も同時に必要となる．

 b)痛み感受性構造物への浸潤，圧迫：硬膜・血管・骨膜
③嘔気・嘔吐：水頭症による頭蓋内圧亢進，他に迷走神経核・最後野(嘔吐中枢)の直接圧迫によることもある．
④痙攣発作：20歳以上の患者の初発の発作なら脳腫瘍を疑う（後頭蓋窩腫瘍や下垂体腺腫ではまれ）．
※抗痙攣薬：基本的には予防投与は行わない．脳腫瘍が原因の場合は，焦点性のてんかんである．テグレトール®などが第一選択となる．100〜200mgより血中濃度を測定しながら徐々に増量する．
⑤精神状態の変化：うつ状態，嗜眠，無関心，錯乱
⑥うっ血乳頭：水頭症を伴うもの，mass effectの強い病変では，必ず確認する．

c 画像診断
1) MRI
脳腫瘍の診断において，基本であり必須の検査である．脳腫瘍を疑った場合，T1強調画像 Gd造影T1強調画像 T2強調画像 FLAIR画像 拡散強調画像は必須である．特にGd造影画像は，非腫瘍性病変との鑑別，脳実質内外腫瘍の判断に重要であるため，脳腫瘍を疑った場合もしくは脳腫瘍の鑑別診断のために必ず撮影する．また腫瘍の左右への広がりや，硬膜や静脈洞との関係の把握のため，局在によっては冠状断，矢状断の追加を考慮すべきである．

2) MRS
複数のMR信号の混在波を分類して，脳内の分子の種類，成分をスペクトルのピークとして表示する方法．細胞の代謝を反映し，各種疾患，特に腫瘍性病変と非腫瘍性病変の鑑別に使用する(表1，図2,3)．

4 脳腫瘍各論

a 髄膜腫(図4)
脳実質外腫瘍の代表である．大部分は良性で硬膜より発生し脳実質を圧排するよう

表1 おもなMRSスペクトルのピーク（文献2より改変）

MRSピーク	化学シフト（ppm）	組織での変化とその意味
NAA（N-acetylaspartate）	2.02	神経細胞の指標．腫瘍で低下する
Cr	3.03	エネルギー代謝の指標．Choの基準として有用である
Cho	3.22	膜代謝の指標．腫瘍では悪性度とともに上昇する
Lactate	1.33	嫌気性代謝の亢進＝低酸素の指標．腫瘍で上昇することが多い．正常脳では認めない

〔典型的なパターン〕

腫瘍：NAA↓　lactate↑（特に悪性腫瘍）choline↑
脳血管障害：著明なlactate↑　cholineが低いことが特徴
多発性硬化症：NAA若干低下　lactate若干上昇　cholineのピークを認めない．

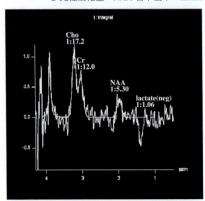

図2　正常脳パターン

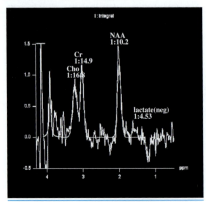

図3　腫瘍パターン（神経膠腫症例）

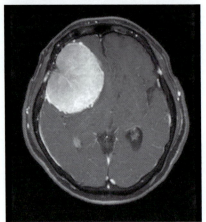

図4　膜腫症例（MRI Gd造影T1強調画像，軸位像）

に緩徐に増大する．好発年齢は30～70歳で女性に多い．治療の基本は摘出術であるが，mass effectを伴うもの，閉塞性の水頭症を伴うものを除き，緊急性はなく無症候性の小さなものは経過観察が基本である．

b　神経膠腫（図5, 6）

脳実質内腫瘍の代表で神経線維にそって浸潤性の進展様式をとり両側に及ぶこともある．その臨床像，画像所見，治療方法，予後は多彩である．

低悪性度の神経膠腫は造影されないT2高信号病変で30-40代の大脳半球に好発し，画像所見上，炎症性疾患，感染性疾患などとの鑑別を必要となることがある．悪性度

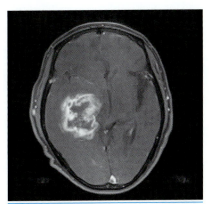

図5　悪性神経膠腫症例1(MRI Gd造影T1強調画像, 軸位像)

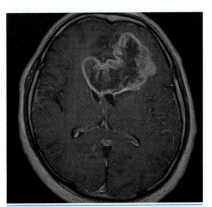

図6　悪性神経膠腫症例2(MRI Gd造影T1強調画像, 軸位像)

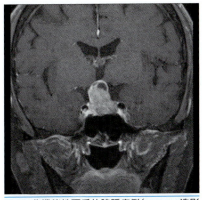

図7　非機能性下垂体腺腫症例(MRI Gd造影T1強調画像, 冠状断)

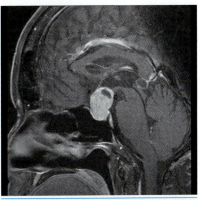

図8　非機能性下垂体腺腫症例(MRI Gd造影T1強調画像, 矢状断)

の高い神経膠腫(膠芽腫)は高齢者の大脳半球に好発し急速に増大・進展する．MRIにてリング状の造影効果と強い浮腫を伴い，転移性脳腫瘍，脳膿瘍との鑑別が必要．

c　下垂体腺腫(図7, 8)

下垂体前葉組織から発生する良性腫瘍である．下垂体部の腫瘍として最も頻度が高い．ホルモン産生能から非機能性腺腫(40%)と機能性腺腫に分類される．非機能性腺腫は増大して，占拠性病変としておもに視神経に対する圧迫症状(視力障害・視野障害〈耳側半盲〉)にて発症するのに対して，機能性腺腫はホルモン過剰症状で微小

腺腫でも発症する．

まれに，下垂体卒中にて発症し，緊急の副腎皮質ホルモンの急速投与と外科的処置を必要とすることがある(oncological-emergency参照)．

d　神経鞘腫(図9)

末梢神経を構成するSchwann細胞から発生する．85%が小脳橋角部に発生し，局在にて診断は容易である．そのほとんどが前庭神経から発生する(聴神経腫瘍)．聴力障害の頻度が最も高く，ほかにめまい，耳鳴りを伴う．増大すると，三叉神経障害や小脳症状，眼振(Bruns眼振)，下位脳神経

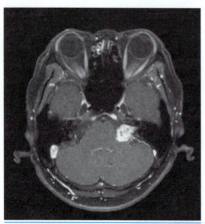

図9 聴神経腫瘍症例(MRI Gd 造影 T1 強調画像,軸位像)

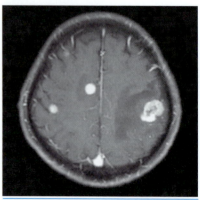

図10 転移性脳腫瘍症例(MRI Gd 造影 T1 強調画像,軸位像)

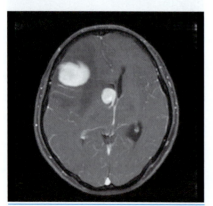

図11 悪性リンパ腫(MRI Gd 造影 T1 強調画像,軸位像)

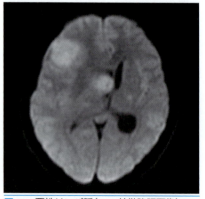

図12 悪性リンパ腫(MRI 拡散強調画像)

障害が出現するが,顔面神経麻痺の出現頻度はかなり低い.MRI では内耳道内から連続した造影効果を伴う病変が認められる.

e 転移性脳腫瘍(図10)

頻度としては原発性脳腫瘍の十数倍とされる.悪性腫瘍の既往があれば常に鑑別診断として考慮する必要がある.多発することも多い.原発巣の頻度は,肺癌(53%),乳癌(9%)大腸癌(5%)の順に多い.また脳転移で発見される悪性腫瘍もまれではなく,この場合には原発検索を必要とする.原発巣に対する治療,予後などを加味して,摘出術,放射線治療,定位放射線で治療を行う.

f 悪性リンパ腫(primary CNS lymphoma)(図11, 12)

近年増加傾向である.高齢者に多く,脳室周囲に好発する.比較的境界明瞭な腫瘤,均一な造影効果,DWI における高信号が画像所見の特徴である.多発することもある.治療の主体は化学・放射線治療であり,生検術による組織診断が必要である.

急速に増大，進行することもあり，迅速な対応が重要である．またステロイド投与により，腫瘍縮小が認められるが，組織診断を困難にしてしまうため，診断前の使用は極力避けなければならない．

5 日常診療で遭遇する画像所見とその鑑別

a 造影効果のない白質病変

低悪性度神経膠腫，多発性硬化症，炎症性疾患(神経Bahçet病，サルコイドーシス)，遅発性ウイルス感染症(SSPE, PML)，自己免疫性疾患(SLE，抗リン脂質抗体症候群)，単純ヘルペス脳炎，Creutzfeldt-Jakob病など．各種非侵襲的検査にて鑑別困難な場合(もしくは脳腫瘍を強く疑う場合に)には生検術を行う．

b リング状造影病変

悪性神経膠腫，転移性脳腫瘍，脳膿瘍，多発性硬化症(tumefactive MS)，脳梗塞症亜急性期．

c 造影される白質病変

転移性脳腫瘍，悪性リンパ腫，多発性硬化症．

6 oncological-emergency —緊急処置を必要とする脳腫瘍

脳腫瘍において，脳卒中のように，緊急処置を要する病態はあまり多くはない．しかし，下記のような場合には，緊急の内科的，外科的処置・対応が必要であり，見逃してはならない．

a mass effectを伴う大きな腫瘍：切迫脳ヘルニア

頭蓋内圧亢進症状，うっ血乳頭を伴い，画像上著明なmid line shift，脳幹の圧迫，対側側脳室の拡大を伴っている場合．

b 閉塞性水頭症

脳室内腫瘍，もしくは脳室周辺部の腫瘍による脳室圧排により，脳室拡大を伴っている場合(例3cmを超える後頭蓋窩腫瘍)．急速な意識障害，呼吸停止の可能性があり，早急な脳外科へのコンサルトが必要である．

c 下垂体卒中

下垂体腺腫の腫瘍内出血，虚血，壊死などによって起こる．突然の頭痛にて発症．下垂体機能が障害されるため，副腎皮質ホルモンの急速投与(例：サクシゾン® 100mg＋ガスター20mg＋生理食塩水100mL投与)，内分泌機能の評価が必要である．高度の視力・視野障害，水頭症による意識障害を伴う場合には緊急での減圧術を行う．

DON'Ts

☐ 切迫脳ヘルニア，閉塞性水頭症に対して髄液検査はしてはならない．
☐ 診断前にステロイド，抗菌薬は原則的に投与してはならない．

文献

1) 脳腫瘍全国集計調査報告 Neurol Med Chir (Tokyo) 43: Supplement
2) 木村浩彦：日本臨床 2010; 68(増刊10):250

獨協医科大学 脳神経外科　**植木敬介，樋口芙未**

O　水頭症

特発性正常圧水頭症

DOs

- 認知障害・歩行障害・排尿障害を主訴とする疾患の一つに特発性正常圧水頭症がある．
- 特発性正常圧水頭症は手術により改善されるので臨床症状と画像を正確に評価しよう．
- 特発性正常圧水頭症の診断には特徴的な画像所見と髄液排除試験による症状の改善が有効である．

1　基本的な考え方

脳室が拡大し様々な神経症状を呈する水頭症には，先天性あるいは発達障害に伴う水頭症，髄膜炎やくも膜下出血に続発する水頭症，先行疾患がなく歩行障害を中心に認知障害や排尿障害をきたす特発性正常圧水頭症（idiopathic normal pressure hydrocephalus：iNPH）に分類される．iNPH は高齢者に多くみられ，半閉鎖腔である頭蓋・脊髄腔において脳と髄液のバランスが崩れ，おもに脳室が拡大し，外科手術によるシャント術で症状に改善を期待しうる疾患である．

2　疫　学

唯一のデータはノルウェーで調査され，iNPH の有病率は 21.9 人/10 万人と算出されている．わが国における推定有病率は，65 歳以上の 1.1％とされる．

3　臨床症状

a　歩行障害

歩幅の減少（small-step gait），足の挙上低下（magnet gait），開脚歩行（broad-based gait）を特徴とする．歩行障害は iNPH の代表的症状であり早期から出現しやすい，歩行速度が減少し，方向転換時に小刻みとなり不安定となる．

b　認知障害

前頭葉の機能障害により，注意障害，精神運動速度の低下，語想起能力障害，遂行機能障害などが強く認められる．

c　排尿障害

尿意切迫と尿失禁を主体とする過活動膀胱の症状を呈する．

わが国の多施設コホート研究で，歩行障害は 91％，認知障害は 80％，排尿障害は 60％に認められ，これら三徴が揃うのは 51％，歩行障害のみは 12％，その他の症状単独はまれという結果であった．

4　病態生理

脳室およびくも膜下腔における髄液の運動，または吸収障害に注目した研究が行われているが，いまだ明らかにされていない．

5　診　断

a　画像による形態評価

脳室拡大は，CT または MRI による Evans index（両側側脳室前角最大幅/その部位における頭蓋内腔幅）が 0.3 を超える．冠状断における高位円蓋部および正中部のくも膜下腔・脳溝の狭小化とシルビウス裂とそれ以下のくも膜下腔の拡大は，髄液の不均一な分布を示す所見で，disproportionately enlarged subarachnoid-space hydrocephalus（DESH）とよばれ参考となる所見

第5章 神経内科疾患の診療

強調画像が望ましい.

b 髄液排除試験(タップテスト)

脊髄 MRI で腰椎穿刺部以上に,脊椎管狭窄症などで髄液の通過障害がないか,また Queckenstedt テストで異常がないか確認する.腰椎穿刺は 19 G 以上の太い穿刺針を用い,30 mL の髄液を排除し,歩行機能検査や高次脳機能検査で評価する.症状改善は翌日以降 1 週間以内に得られることが多い.客観的評価として,歩行機能の評価は Timed Up & Go Test (TUG) で,高次脳機能検査は mini-mental state examination (MMSE) が広く用いられている.

TUG は,肘掛けと背もたれがついた椅子を準備し,椅子から 3 m 離れた床にビニールテープで印をつけ,患者を椅子に座らせた状態で「どうぞ」の声をかけ,立ち上がり,ビニールテープのところで方向転換し着席するまでの,歩数と時間を計測する.タッ

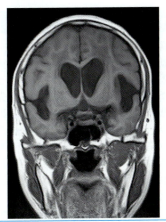

図1 iNPH 患者の MRI
disproportionately enlarged subarachnoid-space hydrocephalus (DESH) を示す.

である(図1).DESH サインの評価は,冠状断を用いると容易で,また T2 強調画像はくも膜下腔が過剰に評価されるので T1

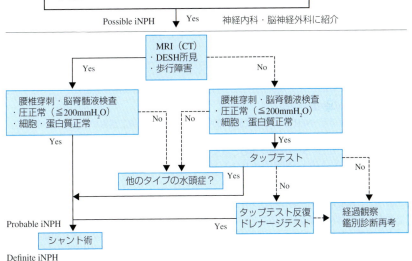

図2 iNPH 診断のためのフローチャート(文献1より改変)

> ⚠️ **Pitfall**
> iNPH の患者は，外股で歩きまた歩幅が変動する特徴があり，タップテスト後の歩行機能は歩幅の改善によるところが大きい．

> ⚠️ **Pitfall**
> iNPH の歩行障害は，号令や床の目印などのきっかけ（外的なキュー）による改善が Parkinson 病と異なり少なく，両者の鑑別に役立つ．

プテスト後，TUG で 10 % 以上，MMSE は 3 点以上の改善をみたものをタップテスト陽性と判断する．iNPH 診断のフローチャートを図 2 に示した．

6 治療

脳神経外科医によるシャント術（脳室-腹腔短絡術：V-P shunt，腰椎-腹腔短絡術：L-P shunt）と，術後のリハビリテーションが標準治療である．60 歳以上に発症，先行疾患がない，歩行障害・認知障害・排尿障害の一つ以上を認める，Evans index 0.3 以上の脳室拡大，DESH サイン，タップテスト陽性などの所見が揃うと，脳神経外科医に手術のコンサルテーションがしやすく，また患者の理解も得やすい．

7 鑑別疾患

Alzheimer 病，Lewy 小体型認知症，Parkinson 病，進行性核上性麻痺，大脳皮質基底核変性症，多系統萎縮症，血管性認知症，脳血管性パーキンソニズム，原因不明のすくみ足歩行との鑑別が必要である．

DON'Ts
- ☐ DESH サインは axial image や T_2 強調画像で評価してはならない．
- ☐ Queckenstedt テストなどで髄液の通過障害を否定せずにタップテストは行わない．

文献
1) 日本正常圧水頭症学会 特発性正常圧水頭症診療ガイドライン作成委員会編：特発性正常圧水頭症診療ガイドライン 第 2 版．メディカルレビュー社，2011

東海大学 脳神経外科　**松前光紀**

☑ **外科的治療の今後の課題**

　認知障害を呈する iNPH は，慢性硬膜下血腫と同じく手術治療で改善が期待される疾患で，適切な診断を経て脳神経外科医へコンサルトが望まれる．ところが iNPH の病態に未解明の部分が多いことから，外科手術が適応となる患者の選択基準が定量値として示されていない検査項目も多い．しかし iNPH ガイドライン第 2 版では，研究協力者の努力により多くの項目が明文化された．

　脳神経外科医が行うシャント術は，V-P shunt と L-P shunt の 2 法がある．シャント術の合併症は，圧可変型バルブや圧可変式サイフォンバルブの登場により劇的に減少し，多くの患者に安心して外科治療を勧めることができるようになった．しかし L-P shunt は V-P shunt に比べ低侵襲であるが，機能不全に陥る症例が散見され，さらなる治療器具の改良が望まれる．またシャント術の効果が短期間に終わり，中長期的に機能改善が得られない患者群への対応も今後の課題である．

（松前光紀）

P 頭部外傷

頭部外傷

DOs

- 頭部外傷の症状のなかで，特に意識障害については薬物，アルコール，またそのほか意識低下をきたす基礎疾患の影響を考慮して診断する．
- 武道の学校教育への必修化やスノーボードのオリンピック競技化などスポーツの時代変化を社会的問題としてとらえ，問題点を理解せよ．
- 脳振盪とび漫性軸索損傷は外傷性軸索損傷という軽症から重症への一連の概念の疾患であり，意識消失のある古典的脳振盪は当然のごとく，意識消失のない，より軽症脳振盪を正確に診断する(表1)．
- 交通事故などの高エネルギー外傷は弱年群を中心に著明に減少し，高齢者の転倒・転落外傷が著明に増加しており，予防の推進と対応の迅速さ正確さが求められる．

　頭部外傷の主病態は脳組織と頭蓋内を走行する血管の損傷である．原則治療困難な一次性脳損傷（神経・軸索損傷など）と頭蓋内・頭蓋外因子による二次性脳損傷からなる．初期診療で重要なのは二次性脳損傷を最大限防ぐことである．このなかでも会話可能であったものが，急激に意識レベルの低下をきたす急速悪化群は"talk and deteriorate"といわれ高齢化時代を迎えて増えている．急性硬膜外血腫，急性硬膜下血腫では数時間以内に，脳挫傷，脳内血腫ではこれより遅く2～3日くらいまでに起こる．このような軽症患者の重症化をも見逃さないことが重要である．その注意点は表2のごとくである．

1 重症度別の考え方

a 軽症頭部外傷 (Glasgow coma scale：GCS13～15)

　GCS13，14や神経学的異常所見のある患者はもちろんGCS15でも受傷後の意識消失，失見当識，健忘があった場合や危険な受傷機転（交通外傷や高所からの転落）ではCTを施行する．しかし受傷時のエピソードなどすべて把握できない場合や正常CT後の変化もありえるので，帰宅観察時には

表1　外傷性軸索損傷 (traumatic axonal injury：TAI)

脳振盪 (concussion)：以下の grade がある．
grade1 (最軽症)：意識はあり，一過性の錯乱と失見当識あるも健忘を伴わない
grade2：意識はあり，一過性の錯乱で直後には健忘ないが4～5分後に逆向性健忘 (retrograde amnesia，事故前のことを忘れる) が出現する
grade3：意識はあり，錯乱と逆向性健忘が直後からあり，順行性健忘 (posttraumatic amnesia：PTA，事故後のことを忘れる) もあり
grade4 (古典的脳振盪)：意識消失あり，逆行性&順行性健忘あり．PTAの長さは外傷の強さ (重症度) を示す．また一過性の全身性変化 (徐脈，高血圧，無呼吸，瞳孔散大，筋弛緩状態) をきたすこともある
び漫性軸索損傷 (diffuse axonal injury:DAI)：受傷直後より意識障害が続き，CTではそれを説明できるような頭蓋内病変が認められない．外科的治療の適応はなく，保存的治療が原則である

表2 軽度頭部外傷で頭蓋内病変を合併する危険因子(文献1より改変引用)

1) 受傷歴が不明
2) 外傷後(順行性)健忘の持続(順行性健忘の持続は，GCS4点の混乱した会話と判断することがある)
3) 30分以上の逆向性健忘
4) 頭蓋骨(陥没または頭蓋底)骨折の臨床徴候を含む肋骨より上の外傷
5) 激しい頭痛
6) 嘔吐
7) 局所神経症状
8) 痙攣
9) 2歳末満
10) 60歳越(カナダのガイドラインでは65歳以上)
11) 凝固障害
12) 高エネルギー事故(64km/時以上の自動車事故，車の大破・横転，運転席の30cm以上の圧縮，車内からの救出に20分以上かかる，6m以上の転落，車と歩行者の事故，32km/時以上の二輪車事故)
13) アルコールまたは薬物中毒

十分な注意を与え悪化時には速やかに来院するように指導する．ポイントは以下のごとくである．①外傷性頭蓋内出血は多くは6時間以内に起こり，現在何も症状がなくとも12時間くらいは注意する，②意識レベル低下(乳幼児では普段と異なる不機嫌，興奮・錯乱状態)，③頭痛の増悪，④頻回の嘔吐，⑤痙攣，⑥局所神経異常(麻痺など)，⑦高齢者で数か月後急に痴呆症状，頭痛，歩行障害が出たり進行してきたら慢性硬膜下血腫が起きている場合がある．

b 中等症頭部外傷(GCS 9～12)

すべての患者でCT検査を行い，入院とする．脳実質損傷を認めたら抗痙攣薬を使用する．

c 重症頭部外傷(蘇生後のGCSが8以下)

頭蓋内圧センサー設置はGCS8以下，低血圧(収縮期血圧<90mmHg)，正中偏位，脳槽の消失では設置が望ましい．頭蓋内圧(ICP)は成人において15～25mmHgとする．脳灌流圧(CPP)は50～70mmHgとする．び漫性脳腫脹例などICPコントロールの困難な症例では髄液ドレナージや外減圧を考慮する．交通事故などで多いび漫性軸索損傷では原則ICPは正常で保存的に治療する．CT像と一致しない局所神経所見を呈する場合は外傷性脳血管障害を疑う．

2 疾病別各論

a 急性硬膜外血腫

中硬膜動脈，静脈洞などへの骨折の波及によることが多い．厚さ1～2cm以上の血腫，または20～30mL以上の血腫(後頭蓋窩では15～20mL以上)や合併血腫の存在時は原則手術を行う．神経症状が進行性に悪化する場合は緊急手術の適応となる．神経症状がない場合は厳重な監視下で保存治療を行うことも可能である．

b 急性硬膜下血腫

脳挫傷により脳表の血管が切れ，硬膜下腔に出血するタイプと，回転加速度が加わり脳の移動が起こり，架橋静脈が破綻することで出血が起こるタイプがあるが，両方混在するものもあり明確な区別は難しい．硬膜外血腫に比して脳挫傷，び漫性脳損傷などの重大な病変を合併することが多く，予後は悪い．受傷機転として，若年では交通外傷，高齢者では転倒転落外傷が多い．死亡率は約50%である．talk and deteriorateの症例のなかでも急性硬膜下血腫は，他の頭蓋内血腫例に比して悪化までの時間が短く，かつ悪化しだすとその後の増悪は急激である．血腫の厚さが1cm以上の場合，明らかな圧迫所見があるものは手術適応である．手術法も開頭血腫除去術を行う場合，さらに外減圧や内減圧を追加する場合，極小開頭・血腫洗浄除去術(HITT)などがあり，全身状態などの要因により，救急外来や初療室などで穿頭術を施行するときもある．手術法自体の優劣に関しては，その組

み合わせも含めて結論が出ていない．

c　脳挫傷，脳内出血

血腫の径が 3cm 以上，広範囲の挫傷性浮腫，脳底槽，中脳周囲槽の消失では手術適応となる．挫傷脳の内減圧についてはエビデンスはないが，続発する脳浮腫による二次性脳損傷予防のため考慮してもよい．

d　開放性頭蓋骨陥没骨折

硬膜損傷を伴う場合は十分な洗浄，デブリードマン下での 24 時間以内の硬膜閉鎖が重要である．

e　慢性硬膜下血腫

受傷後，おおよそ 3 週間以上の期間を経て，形成される硬膜下腔の血腫である．外傷歴のはっきりしないもの，記憶障害で覚えていないものも存在する．また出血傾向を全身的局所的にきたす病態などが原因となることもある．症状としては頭痛，認知機能低下を含む精神症状，さらに進行すると運動麻痺などの局所症状や意識障害が出現する．血腫の量が少なく症状がない場合は，保存的に治療することも可能であるが，定期的に頭部 CT を施行して経過をみる．頭蓋内圧亢進や意識障害あるいは神経学的脱落症状を伴っている場合は，血腫量も多く外科的治療が一般的であり，自然吸収や内科的治療による改善はまず見込めない．手術は局所あるいは全身麻酔下に 1〜2 か所の穿頭を行い，血腫内容の洗浄，除去ののち閉鎖式ドレナージを行う．

DON'Ts

- ☐ 重症頭部外傷は不均一，多相性の病態をもち，多因子を分析しての対応を忘れてはならない．
- ☐ 高齢受傷者は重症度にかかわらず，弱年者に比して生命・機能予後は不良である．高齢化社会を迎え，慎重な全身管理，ADL を保つ早期リハビリを怠ってはならない．
- ☐ スポーツ頭部外傷においては，競技復帰にはセカンドインパクト症候群を考慮した慎重な段階的復帰が重要で，安易な復帰はさせてはならない

文献

1) Vos PE, et al.: Euro J Neuro 2002; 19: 207-219

国立病院機構災害医療センター 脳神経外科　**高里良男**

✓ セカンドインパクト症候群

多くは 1 週間以内に脳振盪を反復して受傷し致死的脳腫脹をきたすとされてきた．また最近では反復した受傷後に急性硬膜下血腫の頻度が高いことより，脳振盪後に起こる集中力低下，バランスの障害により，2 度目以降の頭部への衝撃が不意打ち的となり加速度のついた歪（shearing injury）による重症急性硬膜下血腫の発生も加味するべきとの意見がある．（高里良男）

✓ 外傷性高次脳機能障害

近年注目されている器質的変化が明確でない"見えざる脳障害"，"見過ごされてきた障害"といわれている全国で約 27 万人いる高次脳機能障害の患者の 76％が交通事故などによる外傷性脳損傷による．高次脳機能障害は受傷直後から確実に回復し続ける．それは 1〜2 年でプラトーに達するが，医療者とともに患者・家族の説明に基づく，この間の療養環境，周囲の理解・協力が良好であればそれだけ改善することが期待できる．（高里良男）

Q 中毒性神経筋疾患

1 有機物質

DOs

- 意識障害の患者では必ず血中ビタミン B_1 値も測定する．
- 外傷による頭蓋内出血の鑑別のために意識障害が疑われる場合は CT 撮影を行う．
- 中毒が少しでも疑われたときは，最初に採取した血清，尿などの生体試料を可能な限り保存しておく．

1 急性・慢性アルコール中毒 (acute and chronic alcohol poisoning)

エタノールと，その分解産物のアセトアルデヒドの毒性が障害を起こす．急性アルコール中毒のほとんどは飲酒が原因で，致命率の高い中毒の一つ．同様のことを繰り返さないために一気飲みなど，飲酒の強要が行われないように教育も必要になる．

慢性のアルコール依存症では，肝障害（肝硬変），膵炎，低ナトリウム血症などの身体的合併症や，離断症状，振戦せん妄による問題を起こすことが多い．飲酒時の偏食によりビタミン B 群欠乏症を合併して症状を重篤化，遷延化させることも多い（詳細は「ビタミン B1 欠乏症」(p.405 参照)）(Pitfall)

Pitfall

ビタミン B_1 値は，サプリメントや滋養強壮飲料の摂取で中途半端に補正されることも多いので，血清ビタミン B_1 値が正常下限の場合は，B_1 欠乏を完全には除外しないようにする必要がある

a 検査・診断

1) 急性中毒

アルコールの短時間大量摂取という病歴や，血中アルコール濃度測定，呼気のアルコール臭などで診断する．血中濃度が数 μM 以上で症状が出現し，$10\,\mu M$ 以上になると，顔面紅潮，頭痛，悪心，嘔吐，低体温，血圧低下，頻脈，呼吸数減少，意識障害などが出現する．脱水，低血糖，代謝性アシドーシスなどにも注意する．

2) 慢性中毒

常時飲酒していることが多いので，血中アルコール濃度が高値．アルコールを代謝するために胆道系酵素である γ-GTP が上昇し，血糖は低値となる．肝障害がある場合，AST, ALT の上昇，肝硬変に進むと AST 優位となり，コリンエステラーゼが低下し，血小板数が低下する．

低栄養状態のことが多いので，総蛋白やアルブミンが低値であることも多い．

b 治療

1) 急性中毒

①軽症例：原則として輸液と保温．処置としてバイタルチェック，血糖チェック，

☑ **過少申告**

飲酒や喫煙，薬物乱用などの場合，患者やその家族，友人などは問診の際に過少申告する傾向があるので，聞き出した量の 1.5 倍から 2 倍は服用しているのではないかとイメージして診察を続けてゆくようにしたほうがよい．

（古谷博和）

右側臥位，保温したうえで，輸液：ラクテック®注，もしくはヴィーンF®注(250〜1,000 mL)+メタボリン注®(50 mg)1A．

②中等度症：脱水に加えて低血圧，低血糖，低栄養状態の徴候のある場合で，静脈確保して水分の補給を行う．輸液：ソルラクトD®注(250・500 mL)，フィジオ70®注(250・500 mL) 500〜1,000 mL/時+メタボリン注®(50 mg) 50 mg+ブドウ糖液(50%液，50 mL相当量)．

③重症例：重度の意識障害や血圧低下，呼吸状態の悪化が危ぶまれる症例では，気管挿管によって気道と呼吸の確保をして，輸液と血圧調整，アシドーシスの補正，電解質補正など状況に応じた対症療法を行う．意識障害症例では，腎不全の合併も考え，尿道バルーン留置による尿量モニターを行う．血中アルコール濃度が0.4〜0.5%以上の場合は血液透析が必要になる場合もある．輸液：ソルラクトD®注(250・500 mL)，フィジオ70®注(250・500 mL) 1,000〜1,500 mL/時+メタボリン注®(50 mg) 50 mg+ブドウ糖液(50%液，50 mL相当量)．心不全があれば，イノバン®等の併用も考える

2) 慢性中毒

断酒が唯一の根本治療．ビタミン欠乏，肝障害，膵炎，消化管潰瘍，食道静脈瘤などの合併症の適切な治療．離断症候群に対しては呼吸抑制に注意しながらベンゾジアゼピン系薬剤を投与する．幻覚妄想などに対しては向精神薬の使用や精神科へのコンサルトが必要．

2 n-ヘキサン中毒(n-hexane poisoning)

以前，接着剤やシンナーの主成分として含まれていた時期があり，ビニールサンダル製造従事者などの間で中毒例が多発した．現在では接着剤やシンナーは，トルエンが主体の成分におきかえられ，n-ヘキサン中毒は減ったが，シンナー遊びの常習者で散発的にみられる．末梢神経遠位部に強い軸索変性を生じ，大径有髄線維が障害されやすく，軸索の一部に著明な腫大がみられ，なかにニューロフィラメントの集積をみる．

a 臨床症状

急性中毒では頭のふらつき，めまい，頭痛，粘膜刺激症状，眠気，倦怠感などの症状が一過性，可逆性に出現．慢性中毒は多発ニューロパチーが主体となり，手袋靴下型の異常感覚と表在・深部感覚鈍麻．進行するに従い筋力低下と筋萎縮がみられ，腱反射は減弱・消失する．皮膚の冷感，紅潮，視力低下などもみられる．

皮質脊髄路の障害により，時に近位部の腱反射が亢進することもある．重症例では近位筋の筋力低下も加わり独歩不能となる．

b 検査所見

神経伝導速度は遠位での遅延．筋電図では神経支配が断たれて2〜3週で脱神経所見と，干渉波の減少，数か月して神経再支配が進めば，高振幅・多相性運動単位電位の出現をみる．

c 治療

特殊な治療法はなく，曝露中止以外には

☑ 中毒性疾患を見逃さないための心構え

中毒性疾患はまったく予想もしていないときに，突然，不意を突くように特定の地域(あるいは同一家族内)に集積して発症する傾向がある．昔からこれを見逃さないための心構えとして，「1例変わった症例を診たときにはその所見をきちんと記録しておきなさい．2例同じような変わった症例を診たときには，『ただごとではない』と思いなさい．3例同じような変わった症例を診たときには，それらの症例に共通する背景(生活習慣，環境要因などを含む)を徹底的に探しなさい．」と，いわれている．

〔古谷博和〕

対症療法が主体になる．多発ニューロパチーに対する一般的治療を行う．起立・歩行訓練，作業療法などのリハビリテーションを行う．軽症の場合は1年以内に完全回復するが，重症症例の場合完全回復は困難で，後遺症を残す．

3 トルエン中毒(toluene intoxication)

シンナー(塗料・ラッカー薄め液)等に含まれ，吸引や依存症による乱用で発症する．亜急性・急性には尿細管性アシドーシスに伴う低カリウム血症によるミオパチー(四肢麻痺)，横紋筋融解症が起こる．

腹痛や悪心，嘔吐の消化器症状や白質病変などの中枢神経障害を合併する．n-ヘキサンと異なり末梢神経障害は生じないが，四肢麻痺で呼吸筋麻痺を伴うと，CO_2 ナルコーシスから呼吸停止，心停止に至ることもある．再曝露で急速に悪化したり，曝露中止後無症状時期を経て幻覚妄想状態が一時的にみられることもある．

a 臨床症状

1) 急性症状

脱抑制と陶酔感，巨視，変形視などの錯覚，幻覚を伴う無限状態，錯乱，不安，不眠，被害妄想，易刺激性，攻撃性等のために問題行動や犯罪につながりやすい．その後，意識消失，運動麻痺，呼吸抑制などが生じ，尿細管性アシドーシスに伴う低カリウム血症による筋力低下や横紋筋麻痺が生じる．

2) 慢性症状

大脳や小脳が萎縮して白質脳症を伴い，認知・記憶障害，人格変化，不眠症，構音障害，小脳性運動失調，痙性麻痺，視力低下，視野狭窄，眼球運動障害(動揺視，眼振，オプソクローヌス)，耳鳴り・感音性難聴，嗅覚低下などが生じる．それに加えて歩行障害(小脳失調，痙性対麻痺)，姿勢反射障害，後方突進現象，上肢優位の動作時振戦(企図振戦様)，下肢深部腱反射亢進，まれに感覚失調が生じる

自発性や意欲が減退，無関心・無為，注意力や判断力の低下が起こる．

b 検査所見

トルエンはチトクローム P450 で安息香酸に酸化され，グルクロン酸抱合で馬尿酸になり尿中排泄されるが，半減期が短く早期に採材しないと検出は困難．視力検査で中心フリッカー値が低下し，視覚誘発電位(VEP)，聴性脳幹反応(ABR)の異常を認める．

検査所見では尿中カリウム排泄増加，代謝性アルカローシスではない低カリウム血症，高クロル血症を伴う遠位尿細管アシドーシスを生じ，代償性過換気で呼吸性アルカローシスになる．

頭部 MRI では大脳・小脳萎縮のほかに内包後脚や大脳脚の皮質脊髄路と中小脳脚が左右対称性に T2 強調画像高信号になる．T2 強調画像低信号はほかに視床，基底核淡蒼球，中脳赤核や黒質にみられることが

☑ **水俣病：有機水銀(メチル水銀)中毒**

疾患多発地名がそのまま病名になった疾患で，有機水銀(メチル水銀)中毒の原因は窒素水俣工場のアセトアルデヒド排水に含まれていた微量水銀が食物連鎖によって魚介類に濃縮して蓄積され，それを摂取したヒトやネコに発生した．疾患の公式確認は 1956 年だが，すでに 1940 年代には発症していたようだ．それまでの発生は，排水路のある水俣湾岸に限られていたが，1958 年に排水路が不知火海に注ぐ河口に付け替えられてから被害区域は不知火海沿岸一帯へと広がった．その後新潟市，阿賀野川流域でも工場からの水銀を含む排水が原因で多数の患者が発生した．2011 年までに公害健康被害補償法などにより認定された患者数は2,273 人に達している．

(古谷博和)

多く，白質病変は両側側脳室周辺と放線冠にみられやすい．

c 治療

曝露中止と予防．急性期には全身管理，腎不全には透析．振戦やミオクローヌスに対してはクロナゼパム（0.5〜8.0 mg/日），姿勢反射障害に対してはL-ドパを内服（100〜300 mg/日）．

精神症状に対しては対症的に向精神薬を使用．

4 有機水銀中毒（organic mercury intoxication）

自然界の有機水銀のほとんどがメチル水銀で，成人では後頭葉鳥距野，側頭葉上側頭回，中心後回，小脳に沈着しやすい．大脳や小脳が高度に障害されるのに対して，脊髄の病変は乏しく，末梢神経系では後根神経節や感覚神経優位に障害される．

a 臨床症状

典型的水俣病症例（コラム参照）では比較的急性ないし亜急性に Hunter-Russell 症候群（求心性視野狭窄，聴力障害，小脳症状，感覚障害）を認める症例が多かった．その他企図振戦，味覚嗅覚障害，重症例では性格変化，知能低下，妄想などの精神症状，痙攣などもみられる．

1970年代以降の慢性軽症例では手足のしびれ感，脱力感，頭重感，めまい，視力低下などの症状が主体となっている．慢性軽症例では手袋靴下型の表在感覚障害を認める．

b 検査所見

急性期には毛髪，血液，尿中水銀が高値（慢性期では有用でない）．水俣病の典型例では両側後頭葉の鳥距野，中心後回，小脳の著明な萎縮を認める．典型例では指標追試検査で滑動性追従運動の異常，短潜時体性感覚誘発電位で N20（感覚野の電位）の消失をみる．

c 診断

有機水銀中毒は患者の居住地区，生活歴，魚介類の摂取状況などを調査し，臨床症状を分析する．特に運動失調・求心性視野狭窄の有無，高音部に著しい感音性難聴（後迷路性難聴），感覚障害パターンに注意する．

毛髪・血液・尿中水銀の測定．頭部 CT, MRI，短潜時体性感覚誘発電位などを参考にする．

d 治療

急性・亜急性期の中毒に関しては，まず血漿交換とキレート剤併用を行う．ジメルカプトコハク酸（DMSA）10〜20 mg/kg/日を空腹時，数回に分散，3日間投与して2週間休薬後再度3日間投与する．この治療

☑ メチルアルコール中毒

安価な工業用アルコールであるメチルアルコール飲酒による中毒症例が，日本では第二次世界大戦直後の酒不足から頻発し，発展途上国では今でも発症している．メタノールは消化管から吸収後，エタノールと同様の酵素系で代謝されるが，アルコール脱水素酵素でホルムアルデヒドとなり，アルデヒド脱水素酵素でギ酸となり，代謝性アシドーシスや視神経毒性による失明が重篤な後遺症となる．メタノールのアルコール脱水素酵素への親和性はエタノールに比べて約1/7と低いので，エタノールとメタノールの共存下ではエタノール代謝のほうが速やかに進み，その間にメタノールが排泄される．このため，メチルアルコール中毒の治療法としてエタノール服用という方法もあるほどだ．また，中毒の出現は，酒のなかのエタノールとメタノールの混合比でも変わってくるので，戦争直後の作家のエッセーなどで，堂々とメチルアルコール酒を飲んだ話が書かれていても，その作者に失明などが起こらなかった場合は，混合比が関係していたものと考えられる．

（古谷博和）

サイクルを5〜10回行う(国内未承認).あるいはジメルカプトプロパン-1-スルホン酸塩(DMPS) 300 mg ×3〜5日間投与(国内未承認).

対症療法として神経細胞障害を抑制するためにビタミンB, C, Eなどを投与し，姿勢時振戦の症例に対してはβ遮断薬などを症状に合わせて使用する．小脳失調が目立つ例ではリハビリテーションを行う．

DON'Ts

- アルコール中毒(急性・慢性どちらでも)が疑われる場合にはグルコース単独での輸液は行ってはならない．必ずビタミンB_1を補充する．
- アルコールは消化管から急速に吸収されるため，活性炭による吸着や胃洗浄は有用ではないことを忘れてはならない．
- 有機水銀中毒に対して，ジメルカプロール(バル®)は脳内のメチル水銀濃度を上昇させ中枢神経症状を悪化させる可能性があるので禁忌．

文献

1) 内野　誠：有機水銀中毒(水俣病). 水澤英洋 他．編，今日の神経疾患治療指針．初版，医学書院，東京．2013, 842-844

高知大学医学部老年病・循環器・神経内科学講座 神経内科部門　**古谷博和**

Q 中毒性神経筋疾患

2 無機物，重金属

DOs

- 早期の治療開始が何よりも重要であるため，職業歴や環境因子などから，中毒性神経筋疾患を疑うことが第一に肝要である．
- 新規に発生した原因不明の疾患においては，常に中毒の可能性を考えておかなければならない．
- 神経系は最も代謝が活発であるため，中毒因子の障害を受けやすいが，他臓器障害に対しても，常にチェックを忘れてはならない．

1 基本的な考え方

中毒性神経筋疾患の治療は，毒物の吸収抑制や排泄促進など毒物自体に対する一般療法，全身状態の維持・管理，精神・神経症状に対する対症療法からなるが，早期発見による早期の治療開始が何よりも重要である．したがって，患者の環境，職業，習慣，神経症候などから，中毒性神経筋疾患を念頭におくことが第一に肝要である．

2 有毒ガス中毒

a 一酸化炭素

一酸化炭素はヘモグロビンと結合し，その酸素運搬能力を失わせ，低酸素症を引き起こす．また，組織のチトクローム系酵素と結合し，細胞呼吸障害も誘発する．拍動性頭痛，悪心，嘔吐，全身倦怠感などに始まり，中等症では意識障害，顔面紅潮，発汗増加，呼吸異常がみられ，重症例では昏睡状態，痙攣発作，血圧降下，うっ血性心不全を呈する．経過は間欠型（急性期の後数日から数週間の無症状の期間がある），不完全間欠型，非間欠型に分類されている．失外套症候群，認知症やパーキンソニズム（筋固縮よりも無動，自発性低下が主体）を含んだ多彩な精神神経症状が残ることもある．治療としては，急性期に酸素吸入や高圧酸素療法を行う．

b 硫化水素

硫化水素は，ミトコンドリア内のチトクロームオキシダーゼの三価 Fe と結合し，酵素を阻害，細胞呼吸を障害し，低酸素症，中枢神経系細胞の直接障害を引き起こす．粘膜刺激症状，頭重感，めまいなどに始まり，重症では意識障害や肺水腫を生じる．回復期に求心性視野障害や聴神経障害が認められることもある．治療は酸素吸入を行うが，重症では亜硝酸アミルの吸入や亜硝酸ナトリウムの静脈注射を加える．

c シアン化合物

シアン化カリウムは，青酸カリウム，青酸カリともよばれ，毒物の代名詞的物質であるが，工業的に重要な無機化合物である．経口摂取された場合，胃酸により生じたシアン化水素が呼吸によって肺から血液中に入り，重要臓器を細胞内低酸素により壊死させることで個体死に至る．シアン化物イオンは一酸化炭素と同様にヘモグロビンと結合して酸素運搬能力を阻害する．また，ミトコンドリアのチトクローム酵素複合体と結合し，電子伝達系を阻害し，細胞死を引き起こす．めまい，嘔吐，激しい動悸と頭痛などの急速な全身症状に続いて，意識障害，痙攣発作がみられ，重症では呼吸停止，心停止が生じ死亡する．血液や尿中にシアンが検出され，静脈血が明赤色を呈する．中毒患者の呼気の吸入は危険であり，

救助者が患者の呼気を吸わないように対策を行ってから治療を開始する．口対口の人工呼吸は厳禁である．治療としては，胃洗浄を繰り返し，酸素や亜硝酸アミルの吸入，亜硝酸ナトリウム，チオ硫酸ナトリウムの静脈注射，高圧酸素療法が行われる．

3 農薬中毒

a 有機リン

有機リン系の農薬を用いた自殺企図は多い．コリンエステラーゼ活性を阻害し，アセチルコリンが過剰となり，交感・副交感神経，骨格筋，中枢神経症状などの多彩な中毒症状をきたす．軽症では，頭痛，めまい，下痢，腹痛，縮瞳などがみられる．中等症では縮瞳が高度となり，視力低下，構音障害，線維束性収縮や歩行障害も出現する．重症では，対光反射消失，意識障害，痙攣，肺水腫などが生じ，血清コリンエステラーゼが低値となる．治療は，急性期にアトロピンとプラリドキシム（PAM）の静脈注射が用いられる．

4 重金属中毒

a 無機鉛

職業病曝露や異食症（pica）により生じることがある．臨床症状の三主徴は貧血，腹部症状，神経症状である．全身倦怠感や便秘，下痢，鉛疝痛（lead colic）などの腹部症状が先行し，小児では鉛脳症（lead encephalopathy；脳浮腫による頭痛，嘔吐，意識障害，痙攣），成人では末梢神経障害（運動障害主体の多発ニューロパチー，垂れ手〈drop hand〉や垂れ足〈drop foot〉が特徴的）が目立つ．成人でも重症例では脳症を呈することがある．歯肉の鉛縁（lead blue line；暗青色の硫化鉛の沈着），小球性・低色素性貧血などがみられることがある．血中・尿中鉛濃度，尿中 δ-アミノレブリン酸やコプロポルフィリンの増加，赤血球中の δ-アミノレブリン酸脱水酵素の低下やプロトポルフィリンの増加，末梢神経伝導速度の低下，長管骨 X 線での鉛線の存在などが，鉛曝露の指標となる．治療には EDTA-Ca や D-ペニシラミンを用い，脳症には副腎皮質ステロイドも併用する．

b マンガン

鉱山での職業病として慢性中毒が生じ，ジストニアやパーキンソニズムなどの錐体外路症状が特徴的である．人格変化，興奮，無関心・抑うつ，睡眠障害などの精神症状もみられる．治療としては，早期には EDTA-Ca を用い，錐体外路徴候には抗 Parkinson 病薬を投与する．

c タリウム

急性中毒症状としては，服用後 12〜24 時間の早期に腹痛，悪心，嘔吐などの消化器症状が出現し，数日後より四肢末端の著明な異常感覚と疼痛を特徴とする感覚障害を主体とした多発ニューロパチーが生じる．重症になると，振戦，運動失調，精神症状，意識障害等の中枢神経症状や自律神経症状も現れる．10 日以降より頭髪が脱毛してくる．慢性中毒では，脱毛が主症状であり，多発ニューロパチーもみられることがある．急性期の治療は，下剤や紺青（ベルリン青）を投与し，血液透析を行う．

d 無機水銀

職場での曝露により，肺や消化管から吸収され，腎臓に蓄積する．急性中毒症状として，消化管粘膜刺激症状，循環器症状，腎障害がみられ，慢性中毒症状として，消化管症状，めまい，視力低下，視野狭窄，痙攣，末梢神経障害などの神経症状，不穏，不眠などの精神症状がみられる．尿中や毛髪，爪からの水銀の検出が診断に有用である．治療にはジメルカプロール（バル®），D-ペニシラミン，チオプロニンを用いる．

5 ヒ素中毒

a 無機ヒ素

ヒ素鉱山周辺の環境汚染でみられること

が多い．急性中毒では，悪心，嘔吐，腹痛などの腹部症状が出現し，意識障害や痙攣がみられ，重症ではショック，心筋障害，腎障害が出現する．ヒ素摂取後2～3週頃より，異常感覚を主体とした多発ニューロパチーや黒皮症(色素沈着)がみられる．慢性中毒では，食思不振，色素沈着，白斑，角化症，多発ニューロパチーなどが出現する．時にBowen病や皮膚癌の発生をみることがある．毛髪，爪からのヒ素の検出が診断に有用であり，治療にはジメルカプロール(バル®)，D-ペニシラミンが用いられる．

b 有機ヒ素(ジフェニルアルシン酸：DPAA)

2003年にジフェニルアルシン酸(DPAA)の地中への不法投棄により地下水が汚染され，汚染地下水を飲用した住民に発症した．中毒症状はおもに中枢神経症状で，脳幹・小脳症状として，姿勢時振戦，四肢協調運動障害，体幹失調，ミオクローヌス，眼振を認め，また側頭・後頭葉症状として，視覚異常，記銘力障害，睡眠障害を認める．曝露中止により数週間以内に中枢神経症状のほとんどは軽快，消失するが，小児期では発達遅滞が残存する場合もある[2]．DPAAは中枢神経系に蓄積しやすく，症状消失後も数年にわたり，中枢神経系に残留すると考えられている．

中毒の診断に必須の情報を得るためには，患者本人ばかりでなく，家族や職場の同僚などとの面談が極めて重要である．

DON'Ts

- □ シアン化合物中毒が疑われる場合は，患者の呼気の吸入は危険であり，口対口の人工呼吸は行ってはならない．
- □ 高度の縮瞳は有機リン中毒の特徴であり，見逃してはならない．

文献
1) Hunter D, et al.: J Neurol Neurosurg Psychiatry 1954; 17:235-241
2) Ishii K, et al.: Ann Neurol 2004; 56: 741-745

筑波大学医学医療系 神経内科　**玉岡　晃**

Q 中毒性神経筋疾患

3 薬　物

DOs
- 中毒の原因物質を特定するために職業歴，生活歴，病歴，服薬歴を丹念に聞き取る．
- 急性中毒で問診がとれないときは，身体所見，検査結果から推定する．
- 原因不明の疾患では薬物の中毒や副作用を疑う習慣をつける．

1 基本的な考え方

問診，身体所見，検査結果などあらゆる情報から中毒・副作用の原因を推定する．一般的に原因不明の疾患の場合は，薬物の中毒や副作用を鑑別にあげる習慣が必要である．

2 急性中毒

a 問　診

急性中毒の場合は，病歴・服薬歴がわからない場合が多いのでトライエージ®検査を行って，乱用薬物摂取，大量の睡眠薬や抗精神病薬の摂取がないかを確認する．意識障害や認知障害があって本人から病歴，服薬歴が聞き取れない場合，同居人や家族から生活状況，職業，病歴，服薬の有無を詳細に聞く．同じような症例が2～3例続いた場合は集団中毒を疑い，症例間に共通する原因を探り出す．

b 検査・治療

一般血液検査，血算，動脈血ガス分析，尿検査に加え，アンモニア濃度検査，トライエージ®検査などを行う．治療の基本は胃洗浄，吸着剤投与，血液透析などによる中毒物質の除去であるが，薬物中毒が疑われる場合は，容態が急変することが多いので，重症度を的確に把握し，バイタルチェックを経時的に行う．原因がはっきりしない場合は，原因物質の入っていると思われる生体試料はできるだけ保存するようにする．

3 亜急性・慢性中毒

a 問　診

職業歴，生活歴，病歴，服薬歴を詳細に把握することが重要である．n-ヘキサンやトルエンなどの有機溶剤を使用する職業で知らず知らずのうちに慢性中毒になっている場合や，有機溶剤の吸入嗜好がある場合は，こちらから聞き出さない限り患者自身が気づいてない場合が多い．また，多種類の中毒物質に曝露していることが多く，症状は複雑で成書的な知識が役に立たないことも多い．たとえばシンナーにはn-ヘキサン，トルエン，メタノールなど様々なものが，様々な割合で含まれており，これらの中毒症状が複合して出現する可能性がある．病歴は大事であるが，元々の疾患による症状であるのか，疾患に対する服薬で症状が出ているのか判断が困難な場合が多い．たとえば，抗腫瘍薬を服薬している人に精神障害が出た場合，それが悪性腫瘍に伴う悪液質によるものか，播種性転移によるものか，傍腫瘍症候群によるものか，感染症によるものか，抗腫瘍薬の中毒性副作用によるものか，判断に窮する場面にはしばしば遭遇する．

服薬歴に関しては，様々な疾患に対して多剤を服薬している場合，どの薬剤が原因薬剤なのかの判定が困難となる．また，薬剤相互作用があるために，他剤により血中

第5章　神経内科疾患の診療

濃度が変化している可能性があり，服薬開始時期も含めた服薬歴はきちんと把握する必要がある．

b　検査・治療

血中濃度を計測できる薬剤・物質に関しては血中濃度を測定する．脳波，脳脊髄MRI，髄液，神経伝導検査など基本的な検査を行い，障害局在と性状を把握する．抗てんかん薬や抗腫瘍薬など服薬を中止できない場合は，薬剤の整理や，服用量の調整を行う．

4　薬剤中毒各論

a　抗てんかん薬

フェニトインの急性中毒症状として，ふらつき，眼振があり，慢性中毒症状として小脳萎縮，歯肉増殖，末梢神経障害などがある．カルバマゼピンの急性中毒症状としてふらつき，視覚障害があり，慢性中毒症状として低ナトリウム血症，皮疹などがある．バルプロ酸の慢性中毒症状としてパーキンソニズムや手指振戦などがある．抗てんかん薬服薬時には，これらが出現していないか眼振，姿勢時振戦，体幹失調の有無を確認することをいとわないようにする．必要に応じて血中濃度測定を行う．

b　睡眠薬，抗不安薬

急性中毒症状としての昏睡や慢性服薬中止時の痙攣，反跳性不眠が問題になる．ベンゾジアゼピン系はバルビツール酸系と異なり高用量でもClチャネル開口時間延長をもたらさないので，急性中毒になっても致死的になりにくい．長期服薬していて急に中止すると痙攣を生じることがある．半減期の長い薬剤のほうが反跳性不眠を生じにくいので，中止する場合は成書を参考にして，半減期や作用機序を考慮しながら慎重に行う．

c　向精神薬

アカシジア，パーキンソニズム，遅発性ジスキネジアは向精神病薬服薬時にしばし

ばみられる．線条体のドパミン受容体遮断作用をもつ薬剤の作用により，パーキンソニズムを生じ，発症時期は服薬開始1週から数か月と幅がある．モノアミン再取り込み阻害作用をもつ抗うつ薬もパーキンソニズムを生じる．スルピリドによるパーキンソニズムはしばしば経験するが，一般内科医に胃薬として投与されていて，その副作用に気づかれないことも多い．線条体ドパミンD2受容体の長期遮断作用により生じる遅発性ジスキネジアは難治で，原因薬剤を中止しても改善が困難な場合が多い．炭酸リチウムやクロルプロマジンによる神経筋接合部障害は休薬により可逆的である．

d　その他神経・精神疾患に対する服薬

抗Parkinson病薬による幻覚・ジスキネジア，鎮痛薬乱用による慢性習慣性頭痛，インターフェロンによるうつ状態，などがある．詳細はParkinson病，頭痛，多発性硬化症のガイドラインを参照されたい．

e　抗腫瘍薬

メトトレキサート，シタラビンでは急性・亜急性脳症（静脈投与後数日以内に出現するが，症状軽微で経時的に軽快する），急性無菌性髄膜炎様症状（髄腔内投与にて発症），投与2か月以上して発症する遅発性進行性白質脳症，横断性脊髄障害（髄腔内投与により生じ，MRI異常信号を示し，後遺症が残る）．5-フルオロウラシル（カモフール，テガフール）では急性小脳性失調・脳症（中止により回復），亜急性白質脳症（不可逆的，時に致死），嗅覚障害．アルカロイド系のビンクリスチンなどでは低ナトリウム血症（SIADH），末梢神経障害がみられる．末梢神経障害は表在感覚軸索障害に始まり運動神経障害をきたすが，回復の可能性はある．白金製剤のシスプラチン，イホスファミドでは感音性難聴，末梢神経障害がみられる．深部感覚障害から始まり表在感覚障害をきたすが，中止しても3割

Q 中毒性神経筋疾患

で症状が進行し回復困難となる．イホスファミド，ドセタキセルでは使用数日以内にMRI異常を示さない急性脳症を生じることがある．神経内科は抗腫瘍薬投与時に生じるこれらの症状が，癌によるものか，副作用によるものかのコンサルトを受けることが多く，前述したような様々な検査をして障害局在と性状を把握して，情報提供する必要がある．

f 抗菌薬

キノロン，カルバペネム系のGABA受容体結合阻害作用による痙攣やテトラサイクリン，アミノ配糖体，ポリミキシン，クリンダマイシンの神経筋ブロック作用による重症筋無力症の悪化があるので，てんかん患者や重症無力症患者が歯科治療や感冒治療で神経専門以外の医師にかかるときは患者自身に，自分が何を服薬しているかを申告させるようにする．抗結核薬においてはストレプトマイシンによる内耳障害，イソニアジドのビタミンB_6欠乏誘発作用による末梢神経障害，エタンブトールによる視神経障害，末梢神経障害などがあるため，ステロイド投与時の抗結核薬投与では視覚，聴覚異常に留意し，ビタミンB_6を同時に投与する．

g 内科疾患に対する服薬

ジギタリス中毒による頭痛・めまい・せん妄，レセルピンによるパーキンソニズム，β遮断薬やカルシウム拮抗薬による不眠，テオフィリン中毒による痙攣，スルピリドによるパーキンソニズム，スタチン系薬剤によるCKの上昇や筋痛・脱力，などがある．神経内科が専門でない医師は服薬による中毒・副作用が神経系の症状の原因となっていることに気づいていないことが多いので，神経系の症状に関するコンサルトを受けた場合，神経内科医師は服薬による中毒・副作用の可能性がないかに常に留意しておく必要がある．

DON'Ts

- 急性中毒では急変をきたしやすいのでバイタルの経時的観察を怠ってはならない．
- 服薬内容および相互作用を把握し，原因が一つの薬剤であると限定してはならない．

九州大学 神経内科 **重藤寛史**

☑ スモンについて

スモン(subacute myelo-optico-neuropathy：SMON)は整腸薬キノホルム服薬による中毒性神経障害で視神経，脊髄，末梢神経障害を亜急性に生じる．1970年に製造中止されて以降，新規の患者はいないが，現在も後遺症に悩む患者がおり，神経内科医としては忘れてはならない疾患である．

(重藤寛史)

脳死（脳死判定基準）

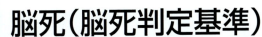

DOs

- 脳死判定の本来の意味を理解しよう．
- 除外項目を確認しよう．
- 年齢による相違点に留意しよう．

1 基本的な考え方

日本救急医学会は「脳死判定と判定後の対応ついて一見解の提言」のなかで"脳死は人の死であり，それは社会的，倫理的問題とは無関係に医学的な事象である"，"脳死は臓器提供の有無にかかわらず正確に診断し，その診断結果を患者家族，あるいはその関係者に正しく伝えるべきである．しかし，脳死診断後の対応については患者本人の意思，患者家族，あるいはその関係者の考え方を十分考慮して決定する"と述べている [1]．すなわち，脳死診断は絶対的予後不良を診断する純粋な医療行為であり，脳死下臓器提供とは本来は無関係と考えられる．しかし，そのような状況下で患者の生前意思や家族らの意思が脳死下臓器提供を希望している場合は，その意思を実現することは医療人としての重要な役割でもある．

2 疫　学

わが国での年間脳死者数は全死亡者数の約1％とされているが，正確な実体は不明である．平成18年度の厚生労働省研究班（対象：大学病院，当時の日本脳神経外科専門医訓練A項，およびC項施設，日本救急医学会指導医施設，日本救急医学会専門医施設，救命救急センター）は，5,496例が脳死（推定を含む）の可能性があったと推定し，そのうち脳死判定基準を用いて脳死と判定されたのは1,601例であったと報告している [2]．

3 脳死の病態

重篤な頭部外傷，脳血管障害（脳卒中）など頭蓋内の病変により生じる一次性脳障害による脳死と，心原性心停止後など低酸素虚血性脳症で生じる二次性脳障害による脳死が存在する．いずれの場合も脳死では脳灌流圧（平均血圧と頭蓋内圧の差：基準値 80〜100mmHg）は0となる．このような状態では脳血流は停止し，脳は不可逆的機能不全に陥る（図1）．

4 脳死判定の留意点

a 条件の確認

1) 器質的脳障害により深昏睡，および無呼吸を呈している症例
   ① 深昏睡：Japan coma scale（JCS）III-300，Glasgow coma scale（GCS）3
   ② 無呼吸：人工呼吸器により呼吸が維持されている状態
2) 原疾患が確実に診断されている症例：病歴，経過，検査（CT，MRI等の画像診断は必須），治療等から確実に診断された症例
3) 現在行いうるすべての適切な治療をもってしても回復の可能性がまったくな

!> **Pitfall**

本来，脳死判定は絶対的予後不良を判断するもので，臓器提供のために行うものではない．

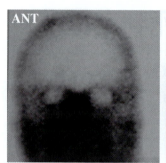
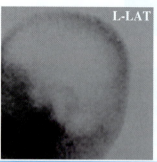

図1 50歳代，男性，脳出血，脳死判定後
脳血流検査では頭皮や頭蓋骨，顔面には血流が存在するが，頭蓋内は血流がない（empty skull sign）．

いと判断される症例

なお，法的脳死判定（後述）では知的障害者等の臓器提供に関する有効な意思表示が困難となる障害を有する者や被虐待児，または虐待が疑われる18歳未満の児童への対応，判定施設要件，判定医資格や臓器提供に関する書類作成等に関して手順や手続きが決められている[3]．

b 除外例

1) 急性薬物中毒
2) 代謝・内分泌障害
3) 32℃以下の低体温（6歳未満では35℃）

c 生命徴候の確認

1) 体温（直腸温，食道温等の深部温）が
   ・6歳未満では35℃以上であること
   ・6歳以上では32℃であること
2) 収縮期血圧の確認
   ・1歳未満では65 mmHgであること
   ・1歳以上13歳未満では（年齢×2）+65 mmHg以上であること
   ・13歳以上では90 mmHgであること
3) 心拍，心電図等の確認をして重篤な不整脈がないこと

5 脳死判定の実際

実際の脳死判定には以下のような物品が必要となる．

・滅菌針，または滅菌した安全ピン等：意識レベルの評価，毛様脊髄反射で使用
・ペンライト：対光反射の確認時に使用
・瞳孔径スケール：瞳孔径の評価に使用
・綿棒，あるいは綿球：角膜反射の確認時に使用
・耳鏡，または耳鏡ユニット付き眼底鏡：鼓膜損傷などを診断する際に使用
・外耳道に挿入可能なネラトン，吸引用カテーテル：前庭反射の確認時に使用
・氷水（滅菌生理食塩水）100 mL以上：前庭反射の確認時に使用
・50 mL注射筒：前庭反射の確認時に使用（6歳未満では25 mL注入でよい）
・膿盆：前庭反射の確認時に使用
・喉頭鏡：咽頭反射の確認時に使用
・気管内吸引用カテーテル：咳反射の確認時に使用
・パルスオキシメーター：無呼吸テスト時の低酸素血症を検出

a 深昏睡の確認

顔面に滅菌針，滅菌した安全ピンで痛み刺激を加えて無反応（JCS III-300，GCS 3）

 Pitfall

生後12週未満（在胎40週未満のときは出産予定日から12週未満）の小児では脳死判定はできない．

を確認する．

b　瞳孔散大，固定の確認

室内の通常の明るさで左右の瞳孔径が4mm以上(正円でない場合は最小径)，刺激に対して反応が欠如していることを確認する．

c　脳幹反射消失の確認

眼球損傷等や様々な理由で脳幹反射の評価ができない場合は，脳死判定はできない．

1) 対光反射の消失

一側の瞳孔に光をあてると同側，および対側の瞳孔が縮瞳する．同側の瞳孔が縮瞳することを直接対光反射といい，対側の瞳孔が縮瞳することを間接対光反射という．脳死判定では両側で直接反射，および間接反射の消失を確認する

2) 角膜反射の消失

"こより"で一側眼球の角膜を刺激した際の瞬目を確認する．脳死では両側性に角膜反射は消失する．瞬目がなくても上下眼瞼など眼周囲の動きが認められた場合は角膜反射ありと判断する．コンタクトレンズなどで角膜が損傷されている場合は，脳死でなくても消失するので注意する

3) 毛様脊髄反射の消失

顔面の疼痛刺激に対して両側の瞳孔が散大するのが正常である．両側とも疼痛刺激による瞳孔散大が認められないときのみ，毛様脊髄反射なしと判定する．明らかな瞳孔散大でなくても，瞳孔の動きが認められる場合は毛様脊髄反射ありと判定する．

4) 眼球頭反射の消失

頭部を30度挙上し両側の眼瞼を挙上しつつ，頭部を正中位から急速に一側に回転させる．眼球は頭部と反対側に偏倚する．左右どちらの方向に頭部を回転しても眼球が固定しているとき反射がないと判定する．

5) 前庭反射の消失

耳鏡により両側の外耳道に異物がないことを確認する("前庭反射の消失"については，鼓膜損傷があっても検査が可能である)．頭部を30度挙上し，外耳道に氷水を50 mL以上，20〜30秒かけて注入する．脳幹機能が保たれている際には体側への眼振や刺激側への眼球偏倚が認められるが，脳死症例ではこれらの所見は認められない．

6) 咽頭反射の消失

喉頭鏡を使用しつつ，咽頭後壁を吸引用カテーテルなどで刺激すると，咽頭筋が収縮し，嘔吐反射が出現するが，脳死では出現しない．

7) 咳反射の消失

気管チューブより十分に長い吸引用カテーテルにて気管支粘膜を機械的に刺激すると咳を生じる反射をいうが，脳死では出現しない．

d　平坦脳波の確認

いわゆる平坦脳波(electrocerebral inactivity：ECI)の確認をするが，少なくとも4誘導の同時記録を単極導出(基準電極導出)および双極導出で行う．電極間は7 cm以上離すことが望ましい．全体で30分以上の連続記録を行い，50 μV/20 mm以上の感度でも記録する．途中，呼名刺激や疼痛刺激も加えて記録する．

e　自発呼吸消失の確認(無呼吸テスト)

血圧計，心電図モニターおよびパルスオキシメーターが適切に装着されていることを確認した後，100%酸素で10分間人工呼吸を行い，$PaCO_2$レベルを確認する．おおよそ35〜45 mmHgであることが望ましいとされている．次いで，人工呼吸を中止し，気管内吸引用カテーテルを気管内チューブの先端部分から気管分岐部直前の間に挿入し，同カテーテルに6 L/分の100%酸素を投与する．なお，6歳未満の小児の無呼吸テストを実施する際には，T-ピースを用いて6 L/分の100%酸素を流すなどの方法がある．

次に，動脈血ガス分析を2〜3分ごとに行い(6歳未満では，採血をテスト開始後3

> **コツ**
> 厚生労働省研究班報告によると無呼吸テスト時の$PaCO_2$の上昇割合は男女とも4.6～4.7 mmHg/分で，$PaCO_2$が40 mmHgで開始した場合約5分で60 mmHgに到達する．

～5分頃に行い，以後の採血時間を予測する)，$PaCO_2$が60 mmHg以上になった時点で無呼吸を確認する．自発呼吸の有無は胸部，または腹部に手掌をあてるなどして慎重に判断する．6歳未満の小児においては目視による観察と胸部聴診を行う．

6 判定間隔

第1回目の脳死判定が終了した時点から6歳以上では6時間以上，6歳未満では24時間以上を経過した時点で第2回目の脳死判定を開始する．

7 脳死下臓器提供を前提とした法的脳死判定

脳死下臓器提供を前提とした法的脳死判定は，法律施行規則やガイドラインに準拠して施行しなければならないので，上記の判定に加えて以下に記載するような様々な注意点がある．

a 法的脳死判定の判定医資格

法的脳死判定は脳神経外科医，神経内科医，救急医，麻酔・蘇生科・集中治療医，または小児科医であって，それぞれの学会専門医，または学会認定医の資格をもち，かつ脳死判定に関して豊富な経験を有し，しかも移植にかかわらない医師が2名以上で行うことになっている．また，脳死下臓器提供施設で脳死判定を行う医師は，あらかじめ倫理委員会等の委員会において選定を行うとともに，選定された医師の氏名，診療科目，専門医等の資格，経験年数等について，その情報の開示を求められた場合には，提示できるようにしておくことが必要である．

b 年齢別の留意点

患者年齢によって法的脳死判定自体やその手順が異なることも確認しておかなければならない．すなわち，虐待の有無判断，脳死下臓器提供に関する本人意思の有効性，使用する判定基準，年齢にかかわる収縮期血圧や体温の評価等である（図2）[4]．

c 脳死下臓器提供の施設条件

脳死下臓器提供は大学病院，日本救急医学会の指導医指定施設，日本脳神経外科学会の基幹施設，または研修施設，救命救急センター，日本小児総合医療施設協議会の会員施設の制限が設けられている．さらに，①臓器摘出の場を提供する等のために必要な体制が確保されており，当該施設全体について，脳死した者の身体からの臓器摘出を行うことに関して合意が得られ，施設内の倫理委員会等の委員会で臓器提供に関して承認が行われている，②適切な脳死判定を行う体制がある，③救急医療等の関連分野において，高度の医療を行う施設であることが必要であり，現在400施設が登録されている．

d 脳死判定前の確認事項

法的脳死判定前には以下の項目を確認しておくことが必要である．

1) 意思表示カードなど，脳死の判定に従い，かつ臓器を提供する意思を示している本人の書面（存在する場合）
2) 法的脳死判定対象者が18歳未満である場合には虐待の疑いがないこと
3) 知的障害等の臓器提供に関する有効な意思表示が困難となる障害を有する者でないこと
4) 臓器を提供しない意思，および脳死判定に従わない意思がないこと
5) 脳死判定承諾書（家族がいない場合を除く）
6) 臓器摘出承諾書（家族がいない場合を除

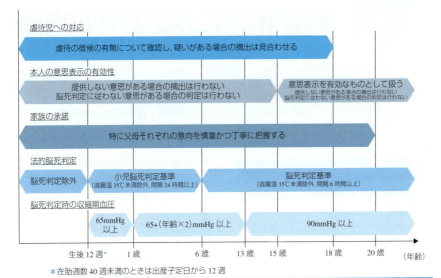

図2 法的脳死判定における年齢別の留意点（文献4より）
(http://www.jotnw.or.jp/jotnw/law_manual/pdf/plant.pdf から)

7) 小児においては，年齢が生後12週以上（在胎週数が40週未満であった者にあっては，出産予定日から起算して12週以上）

e 法的脳死の判定
脳死判定は2人以上の判定医で実施する．第1回目の脳死判定ならびに第2回目の脳死判定ですべての項目が満たされた場合，脳死と判定する．死亡時刻は第2回目の判定終了時とする．なお，法的脳死の判定にあたっては，脳波検査に合わせて聴性脳幹反応(ABR)を行いⅤ波以降の消失を確認しておくことが望ましいとされている．

DON'Ts

☐ 頭部CTや頭部MRI等の画像診断を忘れてはならない．
☐ 脳幹反射が評価できない場合は，脳死と診断してはならない．

文献
1) 脳死判定と判定後の対応ついて―見解の提言，有限責任中間法人，日本救急医学会，平成18年2月21日
2) 有賀 徹：平成18年度厚生労働科学研究費補助金(厚生労働科学特別研究事業)の事業「脳死者の発生等に関する研究」
3) 平成22年厚生労働省科学研修費補助金(厚生労働科学特別研究事業)「臓器提供施設における院内体制整備に関する研究」脳死判定基準のマニュアル化に関する研究班　法的脳死判定マニュアル
4) 臓器提供施設の手順書，社団法人日本臓器移植ネットワーク，監修臓器提供施設委員会
http://www.jotnw.or.jp/jotnw/law_manual/pdf/plant.pdf

日本医科大学大学院医学研究科 救急医学分野　**横田裕行**

神経内科医に必要な外科の知識

> **DOs**
> ☐ 外科解剖＝構造的解剖の認知．
> ☐ 手術見学：生きた脳の柔らかさ，美しさ，灰白質・白質の違いを実感．
> ☐ 脳神経外科の最新技術の認知・共有．

1 外科医の態度

a 積極的(!?＝外科的)な神経内科医を目指せ

神経内科の先生方のなかには，解剖実習や剖検のときの亡くなった患者の脳はたくさんみているが，学生時代以外に，生きた人間の脳をみたことがない人が多いように思う．人間の脳は豊富な血流により非常に暖かい色をしている．そして，くも膜は本当に蜘蛛の糸でできた膜のように薄いが，はさみで切らないといけないくらい強い構造をもつ．脳神経は脳の一部である嗅神経や視神経は白質のように白く，他の脳神経はやや黄色く固さをもっている．ただし神経も部位によってその色が微妙に異なる．脳血管も内頸動脈が黄色く硬化している人もいれば，ピンク色の柔軟な動脈壁をもっている人もいる．このような解剖と結びついた神経学を脳神経外科医は日々経験している．ぜひ神経内科の先生方も，構造という面にも気を配った医療を実践してもらいたい．

2 手技の真意

a 開頭術とは

開頭術とは脳に至るルートを設ける一連の手技ことである．これは疾病に応じて，部位や皮膚切開の方法が異なる．どのような開頭術をするのかは，まず疾病に対する治療手技が可能となる視野を得る必要がある．近年は内視鏡が脳神経外科の分野でも用いられるようになったが，主流は顕微鏡下の手術であり，その視野角(立体視)を得るための幅と操作の幅が必要となる．またどこからどこまでを露出すべきかは疾病によって異なる．病気によっては重要な構造物が邪魔となり，かなり離れた方向からの視野を得る必要があるものもある．その必要な視野に応じて，骨の切除範囲を決定する．なかには頭蓋骨のみではなく頬骨弓や眼窩壁，頭蓋‐頸椎移行部の関節を削って視野を確保することもある．次に骨の範囲に伴った筋肉・皮膚の切開部位を決める．その際にも皮膚や筋肉の血流を損傷しないような切開線，また皮膚や筋層内を走行する神経(特に顔面神経)を損傷しないような皮膚切開に留意する必要がある．もし翻転した皮膚によって眼球が圧迫されると術後に視力を失うことも報告されている．また近年は，形成外科医との連携などによってより整容に留意した皮膚切開法などが用いられるようになっている．

一方で脳神経外科の開頭手術には定型的な前頭側頭開頭，両側前頭開頭，前頭開頭，側頭開頭，後頭開頭，頭頂開頭，後頭下開頭などの種類がある(表1)．これらの定型的開頭は，脳の深部に至るため生理的に存在する脳の分かれ目，いわゆる脳裂を露出するために用いられる．シルヴィウス裂に対応するのが前頭側頭開頭，半球間裂に対応するのが両側前頭開頭や頭頂開頭，同時にテント上面に至るのが後頭開頭，前頭葉下面や側頭葉下面に到達するのがそれぞれ前頭，側頭開頭である．また小脳の表

第5章 神経内科疾患の診療

表1 定型的開頭法と到達部位・適応

開頭法	到達ルート	対象疾患適応
前頭−側頭開頭	シルビウス裂	ほとんどの前方循環の脳動脈瘤，蝶形骨縁髄膜腫，バイパス術など
両側前頭開頭	半球間裂	前大脳動脈瘤，頭蓋咽頭腫，鞍結節髄膜腫など
後頭開頭	半球間裂，テント上	松果体部，第3脳室後方病変，後頭葉病変
側頭開頭	側頭葉下	テント病変，中脳病変，脳底動脈病変，側頭葉病変（グリオーマなど）
前頭開頭	前頭葉下	脳動脈瘤，鞍結節髄膜腫，下垂体腺腫，前頭葉病変
頭頂開頭	半球間裂	脳梁，脳室病変
後頭下開頭	小脳橋角部，小脳下，上面など	聴神経腫瘍，小脳橋角部腫瘍，小脳腫瘍，顔面痙攣・三叉神経痛に対する微小血管減圧術

面に様々な方向からアクセスするのが後頭下開頭となる．しかし脳実質や脳皮質経由で病変に到達する場合には，後述するナビゲーションや画像情報，また機能モニタリングを基に開頭部位を決めて脳深部に到達することができる．

開頭術がよく対比される領域は脳動脈瘤に対する血管内治療であるが，一般的に考えればより患者への侵襲の少ない（と考えられる）血管内治療がより先進的な治療と思われがちであるが，実際にはこれは相補的なものであり，適切な治療選択によって決断されるべきものである．一種類しか行われない治療集団となると開頭法が棄却されてしまい，それを安全に実施できる外科医がいなくなってしまう．現在欧米では，脳動脈瘤に対する開頭術が確実にできる外科医の減少が深刻な問題となっている．

b　マイクロサージェリーとは（図1）

マイクロサージェリーとは顕微鏡または内視鏡下の微細な手術操作のことである．脳神経外科の領域では髄液のなかで手術を行うために，基本的には吸引管と鑷子（バイポーラー鑷子，マイクロ鑷子など）を用いる．それ以外に，マイクロ剪刀，腫瘍や血管を剥離するために剥離子，摘出のためのパンチなどを用いることが多い．

脳は非常に弱い組織であり，くも膜のほうが強靭である．したがって，マイクロ操作はくも膜を丁寧に剥離切開することが基本中の基本である．動脈，静脈も微細なものは非常に脆弱であり，無理に引っ張って剥がすと血管を損傷してしまう．これも細かく剪刀，鋭利または鈍な剥離子などで剥離を行う．

脳は少し圧排しないと対象病変に到達できないが，圧排によって微小循環が障害されるため，できる限り短時間ですませ，またできる限り強く圧迫しないことが重要である．さらに対象病変の治療はその質に応じて，正常の血管や神経をできる限り損傷しないように行わねばならない．

マイクロサージェリーは脳の構造上の強度，生理学的な背景も考慮しつつ，また一方で患者の全体像のアウトカムを考えて行うわけである．

訓練も極めて重要である．脳神経外科医が顕微鏡下の手術を安定して行うためには，まずhand-eye coordinationを確実にすることが極めて重要であり，トレーニングもまずは顕微鏡下にすぐ道具をもってくること．さらに細かい操作の訓練の一法として，ガーゼや血管を髪の毛より細い糸と針で縫合を行う練習をする．まずは頭蓋，脳外の病

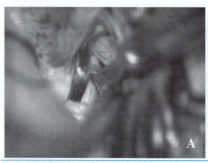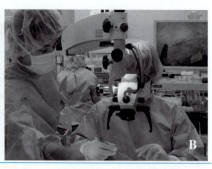

図1　マイクロサージェリー(口絵 No.27)
A: マイクロサージェリーの基本は脳・神経を愛護的に扱うこと．動脈はもとより静脈をできるだけすべて温存するようにくも膜や癒着を丁寧に切開することである．
B: そのための訓練は最終的には 10,000 時間(1 日 3 時間× 10 年)はかかると信じられている．(Delivareate training 10,000 hour rule)．

変から手術を任され，それから徐々に脳内出血やテント上の血管，腫瘍性病変，さらに深部や頭蓋底，あるいは脳内の機能性の疾患を対象とした手術を行うようなる．

c　ナビゲーション・脳機能マッピングとは

脳神経外科領域で運動誘発電位(MEP)や体性感覚誘発電位(SEP)，聴性脳幹反応(ABR)，視覚誘発電位(VEP)などの電気生理学的モニタリングが安全性向上のために用いられていることは周知の事実である．脳神経外科領域ではこれに加えて解剖学的モニタリングも行っている．これがいわゆるナビゲーション技術である．術前に撮影(なかには術中に撮影する場合もある)した CT や MRI をコンピューターに取り込んでおき，手術現場での頭部の位置をそのコンピューター内の情報と相対させることによって，術中に正確な位置を表示できるようにした装置である．位置情報は頭部に固定された reference との位置関係を近赤外線カメラまたは磁気センサーを用いて把握する．脳回や解剖学的目標でそのようなものは必要ないと考えられるかもしれないが，実際脳外科医も術前の脳表解剖からある程度は脳回の状態はつかんでいても，正確に部位を表面から同定するのは困難である．

ここでナビゲーションが威力を発揮する．

さらに近年は tractography 情報をナビゲーションに同期することができるようになり，その近傍を電気刺激することによって神経線維(特に錐体路)の位置を手術中に把握することができるようになっている．神経や腫瘍の電気の伝導性によって正確な予測は困難ではあるが，単極刺激法では白質に 5mA 程度の刺激で運動の反応が認められる場合には運動線維が 5mm 程度の近傍にあると予想している．

d　定位放射線治療(図2)

近年特に脳腫瘍や脳動静脈奇形の治療の予後を改善したのはガンマナイフ，サイバーナイフと呼ばれる定位放射線治療である．機種によって多少の原理は異なるものの，基本的には放射線を多方向から集中して照射することによって周囲組織への放射線障害を少なくし，それによって 1 回に大量の線量を照射することを可能にし，分割照射では得られにくい病変への放射線効果をあげることができるようにしたものである．元は三叉神経痛の Gasser 神経節照射治療のために開発されたものであったが，その後，脆弱な血管や腫瘍細胞への効果が認められ現在に至っている．

ガンマナイフは文字どおり定位脳手術の

第5章 神経内科疾患の診療

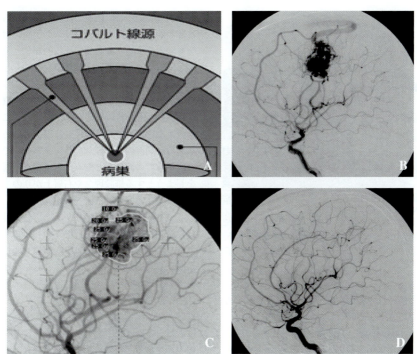

図2 ガンマナイフ（口絵 No.28）
A: ガンマナイフは多数の放射線源から一点に集中させるように放射線を照射する治療法である．B: 左頭頂部脳動静脈奇形．C: 辺縁線量 20Gy で治療．D: 3 年後の血管撮影で動静脈奇形の消失を確認．（NTT東日本関東病院　ガンマナイフセンター　赤羽敦也先生のご厚意による）

レクセルフレームを基に定位的位置決め治療を行い，サイバーナイフは顔面のマスク等を用いて，位置合わせを行う．多方向から一点に集中照射を行うため周囲への放射線の影響が少ない照射を行うが，病変が大型になると，周辺への放射線量も増えてしまい，それによる合併症も起こりうる．したがって単回治療を基本とするガンマナイフでは病変の上限は直径 2.5～3cm である．一方サイバーナイフは分割照射が可能であるためやや大型の病変までを扱うことができる．

3　外科医にとって必要なこと

a　読影力

脳神経外科医の優劣は手術技術や判断力とともに読影力で決まるといっても過言ではない．当然現在は放射線機器が発達し，頭蓋単純やCT, MRI 以外にも PET, SPECT さらに MRS, MEG その他非常に多くの神経画像情報があふれている．当然神経放射線科医の経験や知識に基づいた評価も極めて重要であるが，脳神経外科にとっては外科的な判断に画像情報が極めて重要である．MRI の T2, FLAIR, 造影，DWI, MRS などに基づいた質的診断，境界の判断．CTや MRI に基づいた固さの評価，頭蓋骨との関連，さらに CTA, MRA, MRV, FIESTA や TENSOR IMAGING による周辺神経，血管組織の評価が術中の対応，予測のために極めて重要である．

近年は画像融合ソフトウエアが発達し，3次元的に多くの情報を外科医の目で見た

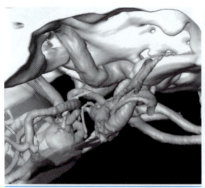

図3 脳底動脈症例の3次元画像構築（口絵 No.29）
手術に際してどのような方向から，どのようにアクセスすれば安全に治療できるかを検討できる．（東京大学　脳神経外科　金太一先生のご厚意による）

と同様な予測図を立てて手術に生かすことができるようになっている（図3）．

b　患者第一の精神

現在未破裂脳動脈瘤をはじめとした無症候性疾患が多く発見され，その対応が大きな問題となっている．その対応の基準の多くは脳ドックのガイドラインに記載はされているが，科学的な判断のみで対応ができない面も多い．特に治療しないと危険であるとわかっていても，治療リスクが高い瘤をもつ人．小さな動脈瘤で比較的安全と説明しても，うつ状態となり外出も運動もしなくなる人．また緊急対応で手術をしなくてはならない脳出血や外傷，どんなに治療が進歩しても予後の悪い腫瘍，自分の手には負えない極めて困難な疾病に出会うことがある．病院の経営理念，ランキング本での症例数での評価など鑑み，どんどん手術をしようとする施設理念や右肩上がりの業績を期待する病院幹部．

このような日常診療のなかで，最も脳神経外科医に大切なのは患者第一の判断基準と寄り添う心であると信じる．病棟で変化があり看護師が電話をくれる．これを面倒くさいと思い向かわない医師は，看護師の情報察知，危険察知能力を見逃している．経験と知識に基づいた彼ら，彼女らの感性に敬意を払い，患者をしっかり診て対応をすべきである．特に若手の情報だけで判断を下そうとする医師は，まずは生の患者を診てその情報が本当に正しいのかを検証すべきである．患者にいつも寄り添う心と態度をもつこと．これが外科医にとって必須

> ✓ **神経内科を目指す諸君　診断医になるな．積極的治療医たれ**
>
> 　本稿では神経内科医に必要な外科の知識を記載した．しかし，最も知って欲しいのは知識ではなくマインドである．知識を用いて診断し，あとは教科書どおりの治療をするだけではなく（＝診断医），ぜひ外科医的な積極的な感覚をもった治療医になって欲しい．外科医が何の知識もないときからまず覚え込ませられるのは，患者の側にいて，その一刻一秒の変化に合わせて判断し治療を考える姿勢である．外科では時に自分の判断の遅れ，ミスで患者の予後，生死にかかわることも多い．多分神経内科の領域でも同じことは起こっていると思うが，脳卒中以外の疾患ではその表出には時間がかかり，実は自分の判断によって起こっているのかわからないでいることも多いと思う．脳外科医は走りながら考え学ぶ．そして人と自分自身に信頼される技術も身につけなければならない．ぜひ脳神経外科医の友達をつくっていただきたい．そして自分の患者が何らかの手術を受けるのであれば，ぜひビデオをみたり記載を読むだけではなく，実際に手術場に足を運び手術を脳をみて欲しい．直接に手術をみると患者のことがさらに理解できると思う．
>
> 　内科，外科　別の科を問わず，双方の知識と態度を身につけることが，未来の脳神経医療を支えると思って欲しい．
>
> 　　　　　　　　　　　　　　　　　　　　　　　　　　　　　　　　　　　（森田明夫）

であると信じている．そしてそれは難病から救急疾患を扱う神経内科医にも必要な心構えであると信じる．

> **DON'Ts**
> ☐ 放射線読影結果に頼るな．
> ☐ 患者を診ずに，オーダーを出すな．

日本医科大学大学院医学研究科器官疾患制御学分野 脳神経外科学　**森田明夫**

第6章

知っておくべき知識と制度

1 神経内科診療に関する法律の基礎知識

DOs

- 神経内科診療固有の法律知識というものはない.
- 脳卒中治療ガイドラインを含むガイドラインは医療訴訟において証拠として利用される可能性がある.
- 褥瘡,誤嚥,身体拘束に関する裁判例が存在する.
- どのような疾患がトラブルになりやすいか確認しよう.

はじめに

医師には,その職務の正確上,高い倫理性が求められ,これは神経内科など個別の科によって異なることはない.医師法第7条第2項では「医師としての品位を損するような行為のあつたとき」も行政処分の対象となると規定しており,刑事・民事責任に至らないような場合であっても,かつ業務内外を問わず,品位をもった行動が求められていることを意識しなければならない.

神経内科に限られないもののガイドラインが神経内科領域にも複数作成され利用されており,これらのガイドラインが訴訟においてどのように扱われているのか,また意識障害を主訴とする各種疾患や,転倒を含めてADLの低下が目立つ疾患を対象とする関係上,トラブルとなりやすいケースもありうる.そこでこれらの点につき簡単に整理する.

1 訴訟におけるガイドラインの取り扱い

患者が何時でも,何処でも,誰からでも安心して,質が高く満足できる医療が受けられることを重要な目的の一つとして,種々の学会や研究会により各種の診療ガイドラインが作成され,このような診療ガイドラインは神経内科疾患に関しても数多く作成されている(表1).たとえば脳卒中(脳梗塞,脳出血,くも膜下出血)については,日本脳卒中学会,日本脳神経外科学会,日本神経学会,日本神経治療学会,日本リハビリテーション医学会の5学会の監修により脳卒中治療ガイドラインが作成されており,同ガイドラインは医療訴訟において重要な証拠の一つとして利用されている現状がある.特にガイドライン内のエビデンスレベルが訴訟において引用される場合も目立ち(平成18年5月17日東京地裁判決など),これは細菌性髄膜炎の診療ガイドラインなど他のガイドラインでも同様の傾向が確認できる(平成26年4月24日 広島高裁岡山支部判決など).

したがって,トラブル予防の観点からも

表1 神経内科領域におけるおもなガイドライン(日本神経学会ホームページより)

- 脳卒中治療ガイドライン2009
- 細菌性髄膜炎の診療ガイドライン
- 筋萎縮性側索硬化症診療ガイドライン2013
- 慢性頭痛の診療ガイドライン2013
- 慢性炎症性脱髄性多発根ニューロパチー,多巣性運動ニューロパチー診療ガイドライン2013
- ギラン・バレー症候群,フィッシャー症候群診療ガイドライン2013
- パーキンソン病治療ガイドライン2011
- てんかん治療ガイドライン2010
- 認知症疾患治療ガイドライン2010
- 多発性硬化症治療ガイドライン2010
- 神経疾患の遺伝子診断ガイドライン2009
- 家族性アミロイドポリニューロパチーの診療ガイドライン

ガイドラインの内容はそのエビデンスレベルを含めて把握しておく必要があり，一見，ガイドラインに矛盾する医療行為を行う場合には，その旨患者およびその家族に説明を事前に行うことが適切な場合もありうる．

2 褥瘡の発生

神経内科領域の疾患では麻痺，運動機能障害をきたし，患者に褥瘡が発生しやすい．この点わが国の民事訴訟では，体位変換による除圧，患部の洗浄等による清潔の保持その他の適切な褥瘡管理を行い，褥瘡を悪化させないよう注意すべき義務を負っているとされ，その体位変換の時間としては2時間ごとと指摘されることが多い（たとえば平成24年3月3日横浜地裁判決）．

3 誤嚥の予防

神経内科領域の疾患では嚥下障害，構音障害をきたす場合も多く，その必然として誤嚥のリスクが伴う場合も多い．特に高度の誤嚥のリスクがわかっている場合には，①適切な食事形態であったか，②摂取時の看護が適切であったか，③誤嚥後の対応が適切であったかが問題となりうる．当然ながら誤嚥が生じた場合にすべて医療側に責任があるとは言い難いが，たとえば介護施設利用者が食事中の誤嚥で死亡した事故について，事業者側の安全配慮義務違反を認め，事業者の損害賠償責任が肯定された事例（平成25年5月22日大阪高裁判決）もあるので注意が必要である．

4 入院患者の拘束

精神科病院に入院中の患者について一定の要件を満たす場合に指定医の判断を経たときに限り身体の拘束をすることができる旨の規定（精神保健及び精神障害者福祉に関する法律36条）があるが，それ以外の医療機関における患者の身体拘束の可否・基準等について規定した法令等は存しない．

しかし認知症患者が入院後夜間せん妄などにより治療に抵抗することもあり，身体拘束をせざるをえないことがある．

このような身体拘束については，①転落・骨折等の重大な傷害を負う危険性が極めて高い，②転倒，転落の危険を防止する適切な代替方法がない，③抑制行為が転倒，転落の危険を防止するため必要最小限度のものであることなどの厳格な要件の下，入院患者の身体を抑制することが患者の受傷を防止するなどのために必要やむをえない場合にのみ許されるとした裁判例がある（平成22年1月26日最高裁判決）．安易な身体拘束が許されないことは当然であるが，トラブル予防のためには患者および患者家族へ身体拘束に関する事前説明のほか，身体拘束を行う際の具体的状況を記録に残しておく必要があろう．

5 トラブルになりやすい神経疾患

神経内科領域にもいわゆる神経救急といわれるような疾患もあり，このような疾患に対しては迅速・的確な治療が行われない場合に重大な結果を引き起こすものも含まれる．わが国の神経救急のトラブルに限定した報告はないが，米国 Harvard Medical Institutions の Risk Management Foundation が集積した closed claim を1986年以降検討した報告では，事後的には回避可能であると評価された事故のうち63％にあたる15例が誤診であり，3例が脳梗塞，4例が脳腫瘍，2例がくも膜下出血であったとの報告がある．また英国 National Health Service において，神経疾患に関連する医療紛争559例を検討した報告では，対象疾患は椎間板に関連した疾患（27％），中枢神経系腫瘍（21％），中枢神経感染症（11％），くも膜下出血（9％）であった．

医療紛争の対象となりやすく，医療機関に責任が認められる余地が比較的大きな疾

患としては，①診断を行うために相当程度の感度・特異度を有する所見・検査が存在する，②予後を大きく改善しうる治療方法が存在する，③比較的急性に症状が進行し，適切な治療が行われなかった場合に死亡および重篤な後遺症などの結果となるといった特徴がある．神経内科臨床において遭遇する疾患のうち，これらの条件を満たす代表的な疾患としてはくも膜下出血・中枢神経感染症(特にヘルペス脳炎)をあげることができる．

DON'Ts

- 夜間せん妄などがあるからといって，安易に患者への身体拘束は行わない．
- ガイドラインをまったく考慮しないことはリスクがある．また改訂のチェックも行いたい．

文献

1) 大平雅之, 他：脳卒中 2014; 36: 10-15
2) 大平雅之：Clinical Neuroscience 2009; 27: 870-873
3) Glick TH, et al.: Neurology. 2005; 65: 1284-1286
4) McNeill A: Eur J Neurol. 2007; 14: 399-402

水戸赤十字病院 神経内科 / 仁邦法律事務所　**大平雅之**

2 個人情報保護

DOs

- 刑法上の守秘義務以外に，個人情報の包括的な保護，適切な活用を目的とした個人情報保護法について，医療・介護関係事業者における個人情報の適切な取り扱いのためのガイドラインとともに概要を理解しよう．
- 神経内科では患者本人の意思表示が難しい患者を扱うことも多く，このような場合における適切な個人情報管理への配慮が必要となることもある．

はじめに

実際の臨床現場では，当然ながら多くの個人情報を取り扱う．個人情報の扱い方が不適切な場合，医師患者関係に悪影響を及ぼすだけでなく，場合によっては，情報取扱者個人が内外の処罰の対象となったり，訴訟問題に発展したりする危険をはらんでいる．この点において神経内科領域固有の制度などがあるわけではないが，神経内科が認知症や脳卒中後遺症など，患者本人の意思表示が困難なケースを取り扱うことが多い点では繊細な問題を惹起する可能性も多く，より一層の注意を要する．そこで個人情報の取扱いの注意点について，わが国の法制度などの実態を整理する．

1 個人情報保護法

近年個人情報を大量かつ迅速に活用できるようになり，好ましくない個人情報の利用や漏えいが問題視されるようになってきた．そのため2003年に個人情報の有用性に配慮しながら個人の権利利益を保護することを目的とした「個人情報保護法」が交付され，2005年から全面施行された．この個人情報保護法では，個人データベース等を事業の用に供している者を「個人情報取扱事業者」と定義し，利用目的の特定と通知，目的外利用の禁止，不適切な取得方法の禁止，データ内容の正確性の確保，安全管理措置，取扱い担当者や委託先の監督，第三者提供の禁止，本人への公表・開示，本人による訂正・利用停止，苦情の処理体制の確立の義務を課している．

しかし，個人情報を保護することは重要である反面，情報を有効に利用しなければならない場面も多い．そこで，除外事由も設けられている．個人情報保護法第23条は次のとおり本人の同意がない場合でも個人情報を第三者に提供することを認めている．

①法令に基づく場合
　例)各種法令に定められている届出義務など
②人の生命，身体又は財産の保護のために必要がある場合であって，本人の同意を得ることが困難であるとき
　例)意識不明の患者の病状や重度の認知症の高齢者の状況を家族等に説明する場合
③公衆衛生の向上又は児童の健全な育成の推進のために特に必要がある場合であって，本人の同意を得ることが困難であるとき
　例)健康増進法に基づく地域がん登録事業による国又は地方公共団体への情報提供
④国の機関若しくは地方公共団体又はその委託を受けた者が法令の定める事務を遂行することに対して協力する必要がある場合であって，本人の同意を得ることにより当該事務の遂行に支障を及ぼすおそ

れがあるとき
例）災害発生時に警察が負傷者の住所，氏名や傷の程度等を照会する場合など

2 医療現場における個人情報保護

医療現場においては，従来から各種法律により守秘義務が定められていた．すなわち，刑法（医師，歯科医師，薬剤師，助産師），保健師助産師看護師法（保健師，看護師，准看護師），労働安全衛生法（健康診断などの事務にかかわった者）などであるが，これに加えて個人情報保護法では，より広い範囲での個人情報に対する配慮が求められるようになった．

「医療・介護関係事業者における個人情報の適切な取り扱いのためのガイドライン」（以下，医療ガイドライン）が示され，たとえば小規模事業場，死者の情報も保護すべきとした．さらに医療事務など，法的な守秘義務の規定されていない従業員にも守秘義務を課す規程を整備すること，症例報告をする際に十分な匿名化を行うこと，またそれが困難であれば本人の同意を得ることなどが求められるようになった．

反対に救急現場を診療する場合などでは，個人情報を本人の同意なく利用する必要性が高い場面が考えられ，個人情報保護法では，上記のような第三者提供の制限の除外として認めている．医療ガイドラインでは，これらの具体例として，他の医療機関からの照会への回答，家族らへの病状説明，委託された健康診断結果の委託元への通知，学生実習，感染症の届出，警察や検察の捜査，外部監査機関への情報提供，医療機関で行う症例研究などをあげ，これらの利用方法を施設内に掲示し，反対や留保の意思表示がなければ黙示の同意が得られていると考えてよいとしている．

認知症患者など，本人が説明を理解することが難しい場合にも本人に理解可能な範囲では説明を試みたうえで家族らへの説明は行われるべきである．トラブル回避のためには本人同席のうえで家族への病状説明を行うなど，家族への情報提供につき本人の黙示の同意が得られていると推定できるような環境での説明も望ましい．

また，これ以外にも医療機関においては，過去，①パソコンの盗難，②ウイルス感染による漏えい，③個人データを電子媒体にて院外に持ち出し紛失，などの事例も発生している．特に，USB等の電子媒体による院外持ち出し時の紛失事例は後を絶たない．そのため研修中であったとしてもこれらの管理には十分に配慮しなければならない．なお，「個人情報」は，「生存する個人の情報で，氏名・生年月日・その他の記述等により特定の個人を識別できるもの（他の情報と容易に照合することができ，それにより特定の個人を識別することができるものを含む）．」との法律上の定義がある．氏名，生年月日，住所だけでなく，患者IDの取扱いにも注意しなければならない．

さらに，看護師の事例ではあるものの，看護師が看護師の夫に患者の情報を漏らした事例で，病院側に金110万円の損害賠償を認めた裁判例もある（福岡高裁平成24年7月12日判決）．問題となった病院では，個人情報の管理規程を策定し，看護師に守秘義務に関する誓約書を提出させるなどの対応を行っていたものの，裁判所は，病院側の指導や注意喚起が不十分であったと判断している．認知症患者の個人情報などデリケートな情報も神経内科領域では扱う場合もあり，各病院が定期的な研修などを行っているとしても，状況によっては個別指導など，さらなる指導・管理が必要となる場合もあることを考慮しなければならない．

水戸赤十字病院 神経内科／仁邦法律事務所　**大平雅之**

3 医療事故

DOs
- 医療事故，医療過誤の定義を理解しよう．
- 医療事故防止のための具体的方策を理解し，予防しよう．
- 神経疾患がかかわる身近な法律である道路交通法を理解しよう．
- 運転免許取得にかかわる一定の症状を呈する病気等を理解しよう．

1 基本的な考え方

厚生省リスクマネージメントスタンダードマニュアル作成委員会「リスクマネージメントマニュアル作成指針」[1]による医療事故の定義は，「医療にかかる場所で，医療の全過程において発生するすべての人身事故で，表1のア〜ウの場合を含む．なお，医療従事者の過誤，過失の有無を問わない．」となっている．医療過誤とは，「医療事故の一類型であって，医療従事者が，医療の遂行において，医療的準則に違反して患者に被害を発生させた行為」とされている．さらには，患者に被害を及ぼすことはない，ヒヤリ・ハット事例がある．

2 医療事故防止体制の整備

医療事故防止のため，施設内に医療事故防止対策規定を作成し，医療事故防止対策委員会およびリスクマネージメント部会を設置し，リスクマネージャーを配置し，安全管理体制の整備を行う．

表1 医療事故の定義
ア	死亡，生命の危険，病状の悪化等の身体的被害及び苦痛，不安等の精神的被害が生じた場合．
イ	患者が廊下で転倒し，負傷した事例のように，医療行為とは直接関係しない場合．
ウ	患者についてだけでなく，注射針の誤刺のように，医療従事者に被害が生じた場合．

3 医療事故防止のための方策

事故防止の必要性・重要性を認識して，事故防止に努め，防止体制の確立を図る．

具体的方策の推進のために，1)医療事故防止の要点と対策の作成，2)ヒヤリ・ハット事例の報告および評価分析，3)施設内での医療事故防止の周知徹底，4)医療安全対策ネットワークへの協力を行う．

4 医療事故発生時の対応

初動体制を整備する．医療事故発生時には，医師，看護師等の連携の下に救急処置を行う．医療事故の報告，医療事故報告書の保管，患者・家族への対応，事実経過の記録，警察への届出を行う．医療事故の評価を行い，その後の事故防止対策への反映を図る．

5 救済制度

医薬品と関連した医療事故は，医薬品副作用被害救済制度による救済がある．

6 てんかん・認知症と道路交通法

道路交通法は病気と密接な関連があり，医療の現場では知っておくべき重要な法律である．

a 一定の症状を呈する病気等

病気をもつ人の運転免許については「運転免許を受けようとする者ごとに自動車等の安全な運転に支障があるかどうかを見極

表2 自動車運転免許取得に関係する一定の症状を呈する病気基準と運用基準

対象となる一定の症状を呈する病気基準
- 統合失調症，そううつ病，その他の精神疾患（急性一過性精神病性障害，持続性妄想性障害等）
- てんかん
- 再発性の失神（神経起因性（調節性）失神，不整脈，起立性低血圧等）
- 無自覚性の低血糖症（薬剤性，腫瘍性，内分泌疾患，肝疾患，インスリン自己免疫症候群等）
- 重症の眠気の症状を呈する睡眠障害
- 認知症（Alzheimer 病，Pick 病，Lewy 小体型認知症，血管性認知症，その他の認知症：甲状腺機能低下症，脳腫瘍，慢性硬膜下血腫，正常圧水頭症，頭部外傷後遺症等）
- その他：脳卒中（慢性化した症状，発作により生じるおそれのある症状）
- アルコール，麻薬，大麻，アヘンまたは覚醒剤の中毒

運用基準

条件を満たせば運転免許の拒否等は行わない病気
- てんかん，不整脈による失神（植込み型除細動器）

診断がついたら免許取り消しの病気
- 認知症

認知症以外は，主治医が「運転を控えるべきとはいえない」と診断を行った場合は拒否等は行わない

表3 てんかん患者の自動車運転免許取得に関する運用基準（平成 14 年 6 月 1 日施行の改正道路交通法 103 条，令第 33 条の 2 の 3 第 2 項第 1 号関係）

以下のいずれかの場合には拒否等は行わない．
- ア 発作が過去 5 年以内に起こったことがなく，医師が「今後，発作が起こるおそれがない」旨の診断を行った場合
- イ 発作が過去 2 年以内に起こったことがなく，医師が「今後，X 年程度であれば，発作が起こるおそれがない」旨の診断を行った場合（X は主治医が記載する）
- ウ 医師が，1 年間の経過観察の後「発作が意識障害および運動障害を伴わない単純部分発作に限られ，今後，症状の悪化のおそれがない」旨の診断を行った場合
- エ 医師が，2 年間の経過観察の後「発作が睡眠中に限って起こり，今後，症状の悪化のおそれがない」旨の診断を行った場合

めること」とされ，運転免許の拒否または取消し等の事由となる自動車等の運転に支障を及ぼすおそれのある病気等として，政令で「一定の症状を呈する病気等」を定めている（表2）．法律による規制は病名ではなく，一定の症状を呈する場合に運転免許取得が拒否される（表3）．病名は相対的事由である．

b 一定の症状を呈する病気基準と運用基準..................

表2に示すように，てんかん等は条件を満たせば運転免許の拒否等は行わない[2]．

一方，認知症は診断されると免許取り消しあるいは停止となる（表2）．なお，認知症以外は，主治医が「運転を控えるべきとはいえない」との診断を行った場合は運転免許が取得できる．

c てんかん患者での運用基準..........

てんかん患者では表3に該当すると運転免許が許可される．なお，免許の可否は主治医の診断書もしくは臨時適正検査に基づいて行われる．

d 警察庁の「道路交通法の一部を改正する法律」

2013年6月7日に成立し，2014年6月14日から施行されている．

「運転免許申請・更新時に提出する一定の症状を呈する病気等に該当するかの質問票に虚偽の報告をした者に対する罰則」と「医師による任意の届出に関する規定」が新たに整備された．

DON'Ts

- 医療事故を隠さない．
- てんかん発作が2年以上寛解していなければ自動車運転免許を取得してはならない．
- 認知症と診断されると自動車の運転をしてはいけない．

文献

1) リスクマネージメントスタンダードマニュアル作成委員会：リスクマネージメントマニュアル作成指針．厚生省保健医務局国立病院部政策医療課, 2000, http://www1.mhlw.go.jp/topics/sisin/tp1102-1_12.html

2) 日本神経学会治療ガイドライン てんかん治療ガイドライン作成小委員会(委員長 辻 貞俊)：てんかん治療ガイドライン 2010. 医学書院, 2010, 147

国際医療福祉大学福岡保健医療学部 医学検査学科　辻　貞俊

4 医療保険制度と介護保険制度

> **DOs**
> - 患者が制度を利用するためには医師の指示が必要なことが多く，制度の理解が必須である．
> - 医業の対価である医療収入を得るためにも保険医として保険制度を知る必要がある．

はじめに

医療は基本的には医師がオーダーを出さなければ収入を得ることができない．医師は保険医となり，医業を行った対価として診療報酬の請求をすることとなる．保険医は医療保険制度の仕組みを理解していることが前提となっているが，実際には若い医師にとって診療報酬制度等はわかりにくい．さらに，ケアを行うための介護保険では介護認定にも医師の意見書が重要であり，実際のサービスも医師の指示書がないと介護報酬を請求できないものもある．神経疾患は要介護状態の患者が多いため，介護保険とのかかわりも多くなる．両者とも概略を理解しておかないと患者に不利益をもたらしたり，業務に支障をきたすことになる．

1 医療保険

a 医療保険システムの概略

日本は世界に冠たる国民皆保険制度を維持している．これは昭和 36 年に始まり，国民全員を公的医療保険で保障するものである．さらに，自由に医療機関を選べ，安い医療費で高度な医療を受けられる制度であり，社会保険方式を基本としつつ，皆保険を維持するために公費を投入している[1]（図 1）．

この基本的構造は図 2 に示したように被保険者（患者）は医療保険者に保険料を掛金としてあらかじめ支払い（①），実際に診療を受ける場合には一部負担金を払う（③）．保険医療機関は診療内容を診療報酬として審査支払機関に請求し（④），そこで認められると，医療保険者から診療報酬が支払われる（⑦）．診療報酬単価は個々の診療行為に対して公定価格として厚生労働省があらかじめ定めており，2 年ごとに改訂となる．長い歴史のなかで現在の診療報酬単価は必ずしも算定根拠が明らかでないため，改訂のたびに各学会等から改善要求をしている．

医療保険者には大きく分けてサラリーマンを対象とした被用者保険（保険料は雇用者と折半）と国民健康保険（市区町村が運営，非雇用者，自営業等が対象）がある．前者は社会保険診療報酬支払基金が，後者は国民健康保険団体連合会が審査支払機関

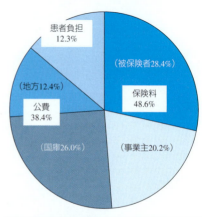

図 1　日本の国民医療費の負担構造（財源別）（平成 23 年度）

第6章 知っておくべき知識と制度

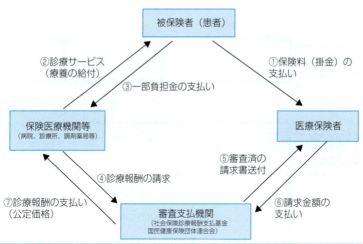

図2 保険診療の概念図

となる.

それらとは別に75歳以上むけに後期高齢者医療制度があり,保険者は広域連合となっている.財源は約5割が公費,約4割が他保険者からの支援金,約1割が高齢者の保険料となっており,国全体で支える形となっている(図3).

患者の医療費負担(窓口負担)は通常3割,70〜75歳で2割,75歳以上1割,(ただし70歳以上でも現役なみ所得者は3割)と応益負担を基本としている.ちなみに日本の窓口負担率は国際比較でも高額である.

また,医療費が高額となったときには患者の所得に応じて自己負担限度額が設けられており,それを超えた分については高額療養費として支給される制度がある(図4).さらに,介護保険との合算で自己負担限度額が定められており,一般で年間67万円が限度額となる.昨今の新規治療薬は高額なものも多く,治療を受けるべきかどうかの判断に患者個人の経済的問題も勘案して選択が行われる.医師としては高額療養費制度についてある程度把握し,治療法の提示の際に紹介することも必要である.

b 入院医療と外来医療

外来医療はこれまでどおりの出来高払い制度であるが,2002年からは入院医療の一部について1日あたり包括DPC/PDPS制度が発足し,効率的医療を推進するようなインセンティブが与えられた.包括評価部分(入院基本料や検査,投薬,注射,画像診断など)と,出来高部分(手術や麻酔,一部の高度な検査の手技料など)と組み合わせて計算し,入院費として請求するもので,日本語では「診断群分類別包括評価」という.全国で共通の疾患群を用いることにより様々な統計処理が可能となり,比較検討できるようになった.また,在院日数が短いほうが点数が高いという構造になっているので,在院日数を短くする方向にインセンティブをつけ,実際に各医療機関が在院日数を短くするように努力した結果,入院は高回転となり,ベッド数削減につながっている.

このとき,診断群ごとの包括点数は,前年度の定められた期間に行った診断群ごとの出来高点数をもとに計算される.つまり,従来の出来高評価点数を共通のルールにのっとり機械的に平均して得られた点数であ

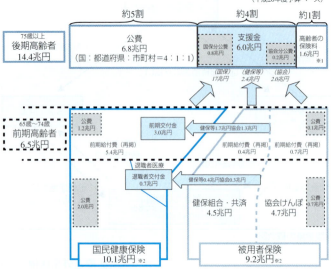

図3　医療保険制度の財源構成
※1 後期高齢者の保険料は，低所得者等に係る軽減分を考慮していない（保険料軽減措置や高額医療費の支援等の公費 0.5 兆円を含む）.
※2 国民健康保険（10.1 兆円）及び被用者保険（9.2 兆円）は，各制度の給付費を示しており，他制度への納付金や支援金を含まない.

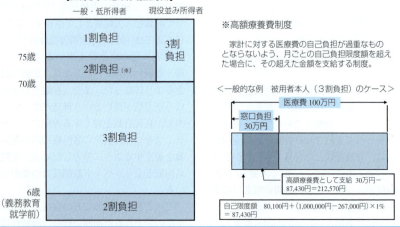

図4　医療費の患者負担について
※平成 20 年 4 月から 70 歳以上 75 歳未満の窓口負担は 1 割に据え置かれていたが，平成 26 年 4 月以降新たに 70 歳になる被保険者等から段階的に 2 割となる.
（注）自己負担限度額は，被保険者の所得に応じ，一般・上位所得者・低所得者に分かれる.

り，誰かがつくり出したデータではないので，単純に点数を上げてほしいという交渉はなりたたない．

いずれにしても総医療費が低く抑えられている状況下では小さいパイを取り合うような状態となっている．日本が小さな政府のまま低負担低福祉でいるのか，教育や社会保障を充実させて税率が上がっても中負担中福祉を目指すのか，国民の意思が問われている．低負担高福祉はありえないのである．

c 日本の医療保険制度の評価について

日本の医療保険制度は 2000 年の WHO の The World Health Report で世界 191 か国中 1 位と評価されている（現在の最新データ）[2]．また，2010 年の Newsweek でも世界の成長力・幸福度ランキングの健康部門で世界一と判定されている[3]．おもには平均寿命の長さ，対 GDP あたりの医療費の低さ，アクセスのよさが評価されてのことである．しかし，少子高齢化を迎え，先進国で唯一社会保障費への支出を抑えており，消費税問題も含め医療機関への負担はますます増大している．また，格差社会が広がるなかで国保対象者では 20％ 強の滞納者がでている．国民の約 30％ が国保対象者であるため単純に計算すると日本では約 6％ の人が無保険と推計され，もはや皆保険とはいえないレベルになっている．日本は人類始まって以来のスピードで少子高齢化に向き合っている．そのようななか 2011 年 Lancet は日本の皆保険制度 50 周年の特集号を組んだ．今後日本がこの窮状をどう乗り切るのか世界が注目している．

2 介護保険制度

介護保険は 2000 年に高齢者の介護を社会全体で支え合う仕組みとして創設された．給付と負担の関係が明確な社会保険方式を採用し，40 歳以上で介護保険料を納め，65 歳以上で必要時に 1 割負担で利用できる．要介護認定により決まった介護度により使える上限が決まっている．また，40 歳以上で特定疾病（**表 1**）の場合は 2 号被保険者として介護保険が利用できる．

a 介護認定について

要介護認定は医師の意見書（**p.679 参照**）と認定調査員による調査報告が検討されて決定される．調査時に患者は現実以上によくみせようとする傾向にあるので，ありのままを申告しないと実際とは異なる要介護認定になってしまうことがあることをあらかじめ説明しておく（**図 5**）．また，急に介護保険を利用したいときには，とにかく申請手続きをすませ，地域包括支援センターに相談するとよい．見込みでサービス導入をするなど対応してくれる．

b 使えるサービスについて

図 6 に介護サービスの一覧表を示した．利用者によって必要なサービスが異なるので，病状に応じた使い分けが必要である．

表 1 特定疾病の種類

1. 末期がん（医師が，一般に認められている医学的知見に基づき，回復の見込みがない状態に至ったと判断したもの）
2. 筋萎縮性側索硬化症
3. 後縦靱帯骨化症
4. 骨折を伴う骨粗しょう症
5. 多系統萎縮症
6. 初老期における認知症
7. 脊髄小脳変性症
8. 脊柱管狭窄症
9. 早老症
10. 糖尿病性神経障害，糖尿病性腎症および糖尿病性網膜症
11. 脳血管疾患（外傷性を除く）
12. 進行性核上性麻痺，大脳皮質基底核変性症およびパーキンソン病
13. 閉塞性動脈硬化症
14. 関節リウマチ
15. 慢性閉塞性肺疾患
16. 両側の膝関節または股関節に著しい変形を伴う変形性関節症

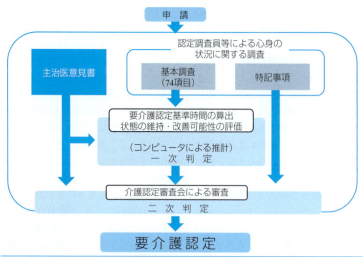

図5 要介護認定の流れ

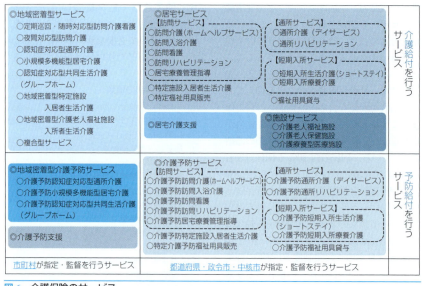

図6 介護保険のサービス

　要介護となった場合には自由に選択したケアマネージャーと契約し，ケアプランを立ててもらうが，神経疾患の場合，特に難病など疾病や医療ケアにある程度理解がないと難しい場合があるので，その旨注意を促す．

　訪問看護は医療保険の適応(表2)と介護保険の適応がある．医療保険を用いる場合は訪問看護指示書の病名記載に注意する．また，訪問看護ステーションの選択にあた

表2　指定訪問看護に係る厚生労働大臣の定める疾病等の利用者（告示第2の1）

○末期の悪性腫瘍　○多発性硬化症　○重症筋無力症　○スモン　○筋萎縮性側索硬化症　○脊髄小脳変性症　○ハンチントン病　○進行性筋ジストロフィー症　○パーキンソン病関連疾患（進行性核上性麻痺，大脳皮質基底核変性症，パーキンソン病（ホーエン・ヤールの重症度分類がステージ三以上であって生活機能障害度がⅡ度又はⅢ度のものに限る.））○多系統萎縮症（線条体黒質変性症，オリーブ橋小脳萎縮症及びシャイ・ドレーガー症候群）○プリオン病　○亜急性硬化性全脳炎　○ライソゾーム病　○副腎白質ジストロフィー　○脊髄性筋萎縮症　○球脊髄性筋萎縮症　○慢性炎症性脱髄性多発神経炎　○後天性免疫不全症候群　○頸髄損傷　○人工呼吸器を使用している状態

※特掲診療料施設基準等別表第七に掲げる疾病等の利用者（平22．3．厚労省告示第74号改正）

っては，リハビリスタッフがいるか，24時間対応か，看取りもしているかなども確認し，連日必要な場合は数か所のステーションをお願いすることもある．

施設入所のうち介護老人保健施設（老健）や療養型病院では包括支払いのため，高額薬剤の使用が難しい場合がある．これらの施設に入所するときには事前に確認し使用可能な薬剤に調整する配慮が必要となる．介護老人福祉施設（特別養護老人ホーム）や小規模多機能型施設，グループホーム等では医療機関の受診もでき，投薬に制限はない．

おわりに

制度の詳細は事務方や医療ソーシャルワーカーから説明をしてもらう等チームでカバーすればよいが，そもそも医師がある程度知らないと指示が始まらないという場合がある．概略だけでも把握するようにしたい．

DON'Ts

- 医師として社会保障システムに無関心でいてはいけない．
- 制度を理解しないで批判しても意見は通らない．

文献

1) 厚生労働省HP　政策について　医療保険
http://www.mhlw.go.jp/stf/seisakunitsuite/bunya/kenkou_iryou/iryouhoken/iryouhoken01/index.html
2) Overall health system attainment in all Member States, WHO index, estimates for 1997. WHO The World Health Report 2000 Health Systems: Improving Performance p196
http://www.who.int/whr/2000/en/whr00_en.pdf?ua=1
3) Newsweek 2010 April 16

北里大学医学部 神経内科学　**荻野美恵子**

第7章 書類の書き方

1 診療記録の記載法

DOs

- 経過図を作成しよう．
- 家系図の書き方を習得し，詳しい家族歴の情報を記載しよう．
- 神経学的所見のまとめを系統的に記載しよう．
- 疾患の臨床評価スケールを活用しよう．

1 診療録について

　診療録は，医師法で定める医師が患者の診療内容・経過などを記載する文書であり，医師法および医師法施行規則で表1のように定められている．診療録の記載については，遅滞なく診療に関する事項を診療録に記載することが，法的に義務づけられている．保険医は，傷病名，診療開始年月日，終了年月日，主要症状，経過，手術および処置等を記載しなければならない．

　診療録は，医師の私的なメモではなく，公的な記録であり，開示請求の対象であることを認識して記載する．診療内容の根拠と妥当性を明確に記載する．

表1 診療録に関する法規

医師法
第 24 条
1　医師は，診療をしたときは，遅滞なく診療に関する事項を診療録に記載しなければならない．
2　前項の診療録であつて，病院または診療所に勤務する医師のした診療に関するものは，その病院または診療所の管理者において，その他の診療に関するものは，その医師において，5年間これを保存しなければならない．

医師法施行規則
第 23 条　診療録の記載事項は，左の通りである．
一　診療を受けた者の住所，氏名，性別および年齢
二　病名および主要症状
三　治療方法（処方および処置）
四　診療の年月日

2 診療録記載の方法—入院時

a 傷病名

　初診時から医学的に妥当および適切な傷病名を記載する．急性，慢性，部位および左右の区別を記載する．新しい処置や治療等を指示した場合，および診断がついた場合には，疑い病名を中止して，新たに確定病名を記載する．また，必要に応じて「転帰」を記載する．

b 主　訴

　主訴は鑑別診断の第一歩である．可能であれば患者自身の表現する言葉で具体的にかつ個別的に記載する．そのうえで，主訴の背景となる神経学的な意味をより明確にしていくことが重要である．ただし，その際に安易な類型化は避ける．

c 現病歴

　現病歴は，神経疾患の診断において最も重要な情報の一つである．冗長な現病歴を作成するのではなく，簡潔でかつ必要な情報を網羅した記載を心がける．

1）経過図を作成する

　主要な症状について，発症様式と経過を図示してみることにより，複雑で長期にわたる病歴も，整理して記載しやすくなる．プレゼンテーションの際にも，イメージを共有しやすい．

2) 日常生活動作に関して具体的に記載する

日常生活動作に関して，いつ頃まで何ができていて何ができていなかったのか，具体的に記載することが重要である．病歴聴取の際に，積極的に問いかけることによって，疾患の発症時期や進行速度を明確にできる．

3) 過去の診療内容を正確に記載する

以前の神経学的所見を記載し，現在の所見と比較することにより，新たに出現した神経学的所見が明確になる．また，過去の治療内容およびその効果について具体的に記載することにより，治療方針も立てやすくなる．

d　既往歴・生活歴

過去の病気，予防接種歴，アレルギー，輸血歴，出産歴などについて整理して記載する．生活歴については，飲酒歴，喫煙歴，職業歴(有機溶剤曝露の有無)，学歴・学業成績などについて記載しておく．患者の生活環境(同居者，主たる介護者など)の記載も重要である．また，介護保険，特定疾患，身体障害者などの認定状況も記載しておく．

e　家族歴

神経疾患の診断において家族歴の聴取は極めて重要である．一見関係ないと思われる疾患であっても，できるだけ情報を集める．写真なども有用である．特定の症状に的を絞って聴取することで，上の世代の発症者を同定できることもある．両親の出身地の情報が有益なこともある．家族歴を考えるうえで家系図の作成は必須である．

作成した家系図を分析して，より必要な情報を収集していく．最終的には，家族歴の情報はできるだけ家系図に盛り込むようにする．

家系図の記載は米国人類遺伝学会の記載方法に従う(図1)．家系図の書き方と具体例を提示する(図2)．

f　入院時所見

1) 身体所見

一般内科的所見および神経学的所見を系統的に記載する．感染症，血管障害のように刻々と所見が変化する場合には，所見を評価した時間も記録しておく．最後に，神経学的所見のまとめを記載する．神経系の系統ごとに所見を整理することで，部位診断が容易になる．

さらに，各疾患特有の症状評価スケールのスコア(脳梗塞：NIHSS，Parkinson病：UPDRS，筋萎縮性側索硬化症：ALS-FRS，脊髄小脳変性症：SARA, ICARS，など)を記載しておくことが望ましい．経過のフォローや治療効果の判定のうえで非常に有用である．

2) 検査所見

血液生化学，尿，髄液，画像，生理などの諸検査の結果を，必要に応じて整理して記載する．単位を明記する．異常値はわかるように表記する．検査所見に対するコメントを要約して記載する．

g　評価および方針

以上の臨床データを基にして，プロブレムリストを作成する．各項目について，鑑別診断，検査計画，治療計画を記載する．鑑別診断については，最も可能性が高いと考えられる疾患から順に記載する．効率よい検査計画とエビデンスに基づいた治療計画を記載し，主治医の方針を医療チームに

家族歴を聴取しながら直接家系図を書いていくほうが整理しやすい．最初からきれいな家系図でなくてもかまわない．

主たる疾患に一見関連がないと思われる所見であっても省略しない．

	男性	女性	性別不明	コメント
家系員	65y	35y	1y6m	年齢は記号の外に記載する.
罹患者				塗りつぶしまたは密な斜線などを用いる
死亡者	d.65y	d.35y	d.1y6m	十字は使用しない
来談者				遺伝カウンセリングもしくは遺伝学的検査を希望している家系員
発端者	P	P		来談理由となった，家系図のなかの罹患者
死産児	SB 12w	SB 30w	SB	死産時の妊娠週数がわかれば記載 SB：stillbirth（死産）
妊娠中	P	P	P	妊娠週数がわかれば記載

分娩に至らなかった妊娠	罹患	非罹患	コメント
自然流産			妊娠週数，性別が判明していれば記載

多胎	一卵性双胎	二卵性双胎	コメント
多胎			卵性不明の時は一卵性双胎の水平線の代わりに"?"と記載する

その他		コメント
保因者		遺伝子に関係なく，生涯にわたって疾患が発現しないと考えられる変異保有者
未発症者		将来発症する可能性が高い変異保有者

図1 家系図に用いられる個体記号
医学部卒前遺伝医学教育モデルカリキュラムより抜粋.

第7章 書類の書き方

A

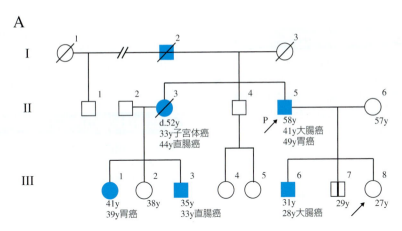

B

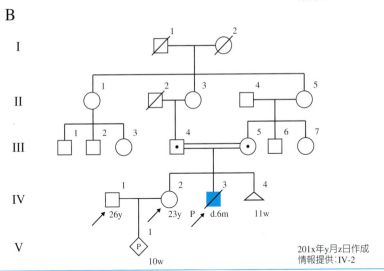

図2 家系図の書き方(例. A：常染色体優性遺伝性疾患. B：常染色体劣性遺伝性疾患)
1. 家系図の左側にローマ数字で世代番号を記載する.
2. 個体番号を世代ごとに, 原則として左から順にアラビア数字で記載する.
3. 同胞は年長者を左, 夫婦は原則として夫を左, 妻を右に記載する. 当該疾患に無関係の場合配偶者の省略も可.
4. 離婚は婚姻線(夫婦を結ぶ線)を斜線で中断する. 子が一方の親に養育されている場合は, 養育していない親の側に中断線を入れる((A)I-1 と I-2).
5. 近親婚にあたる夫婦は二重線で結ぶ((B)III-4 と III-5).
6. 家系図の作成日を記載する.

おいて共有する．

3 診療録記載の方法―経過記録

できる限り SOAPTI で記載する．検査結果の単なる羅列にとどまらないよう，各検査・所見の臨床的な意味を十分理解し，問題解決に向けた道筋を考察して明確に記載することが重要である．

- S. 主観データ：患者の自覚的な症状，患者の立場からの問題点，疾病に対する主観的評価を記載する．
- O. 客観データ：診察所見，検査所見のなかから，関連性の高いものを抽出して記載する．
- A. 評価：得られた主観データおよび客観データを分析し，鑑別診断，検査・治療方針の検討を行う．
- P. 計画：評価に基づき，必要な検査，治療を立案する．
- T. 手術・処置および治療内容：経過観察日に行った手術・処置および治療内容に関して簡潔に記載する．
- I. 説明：説明者，日時，説明相手，同席者，説明内容，質疑応答について記載する．

4 診療録記載の方法―退院要約

退院後 2 週間以内には完成させる．遅滞なく完成させることが必須である．退院時診断および転帰を明記する．検査，処置，治療の内容および経過を，プロブレムごとに具体的に記載する．指標とした症状，所見，検査データを記載しておくと，その後の経過観察に有用である．入院中に解決できなかった問題点に関しても記載する．患者・家族に対する説明内容も簡潔に記載する．

DON'Ts

- ☐ 経過記録は，臨床所見や検査データの単なる羅列であってはならない．
- ☐ 退院要約の提出を怠ってはならない．

国立精神・神経医療研究センター病院 神経内科　**高橋祐二**

2 処方せんの書き方

DOs

- 薬価基準に収載された品名(または一般的名称)で記載する.
- 内服薬について1日総量だけではなく，1回内服量を併記することが望ましい.
- 投与日数は，投与の期間ではなく，実投与日数を記載する.

1 基本的な考え方

①処方せんを発行できるのは医師と歯科医師のみである．書面は有印私文書であり，公文書同等の扱いを受ける．発行から訂正まで書面に氏名を記載された保険医に法的責任が生じる．無診察治療等の禁止(医師法第20条)に基づき，自ら診察を行わずに治療をし，診断書もしくは処方せんを交付してはならない．慢性患者に対して，診察を行わない処方せんのみの発行は認められない(診療録に"処方のみ"等の記載を行う行為自体が不可)．手書きの場合には青または黒のインク使用のうえ，訂正は二重線と捺印で行う．「処方」欄(図1)の最後には「以下余白」・「〆」などを記載し，それ以降の書き込みは無効であることを示す．

②薬品名は厚生労働省の定める薬価基準(http://www.mhlw.go.jp/topics/2012/03/tp120305-01.html)に収載された"品名(＝販売名)"で記載し，その薬価単位の倍数で記載する．原則として"成分名(≒一般名)"では記載しない．ただし平成24年4月1日以降，後発医薬品(ジェネリック医薬品)が存在する医薬品について，薬価基準に収載されている品名に代えて，一般的名称に剤形および含量を付加した記載(「一般名処方」)による処方せんを交付した場合に，医療機関において一般名処方加算を算定できることとなった

(http://www.mhlw.go.jp/seisakunitsuite/bunya/kenkou_iryou/iryouhoken/shohosen_140305.html)．具体的には"【般】+「一般的名称」"で薬剤名を記載するが，ここでいう一般的名称とは添付文書における有効成分の一般的名称を基本としつつ，これをもととした既収載品の販売名も参考にして一部簡略化したものである．

例：アトルバスタチンカルシウム水和物 → アトルバスタチン

例：ジクロフェナクナトリウム → ジクロフェナクNa

③品名はすべて日本語表記で収載されており，販売名として併記されたアルファベット表記は用いない．神経内科領域では特定疾患(厚生労働省が実施する難治性疾患克服研究事業の臨床調査研究分野の対象に指定された疾患)など，公費で医療費が補助される場合があるが，公費の「対象」，「対象外」が混在する場合は，処方せんを2枚に分けるか，薬剤ごとに対象の区別がつくように記載する．

④わが国における処方せんの書き方は，内服薬の場合，伝統的に薬剤の"1日量"を記載して，その量をどう分割投与するか(服用回数)と服用時点(毎食後，就寝前など)，実投与日数(隔日投与で2週間分の場合には，7日間と記載)を記載する慣例であった．しかし，実は法的には「診療報酬請求書等の記載要領について」(昭

1 公費負担：公費負担者番号・受給者番号
公費負担者番号が二つある場合
には12に第二公費番号を記入.

2 患者の保険者番号・被保険者証の
記号番号（記入がないと，自費処方せん
となる）

3 患者の氏名・生年月日・性別を記入.

4 地方厚生局に届出た所在地及び
名称を記載.
保険医氏名は署名するか姓名を
記載し，押印.
都道府県番号・点数表番号・医療機関
コードを記載.

5 処方せんを交付した年月日を記入

6 患者の特殊事情（長期旅行等）により
使用期間を変更する場合に使用期間
を記入.
（未記入の場合，使用期間は交付日を
含めて4日以内）

7 投与する医薬品名，分量，用法及び
用量，留意事項を記入.（「処方」欄記載
事項の項を参照）
最後に「以下余白」や「〆」などを記入し，
余白であることを示す.

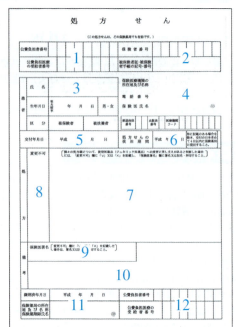

8 処方せんに記載した医薬品一部又はすべてについて後発医薬品に変更することに差し支えがあると判断したときに
は9「備考」欄中の「保険医署名」欄に署名または記名・押印を行うとともに，差し支えがあると判断した医薬品ごと
に「変更不可」欄に「レ」または「×」を患者および保険薬剤師のいずれに対してもわかるように明確に記載.
・一般名処方に対して「変更不可」欄に「レ」または「×」の記載は不可.
・「変更不可」欄に「レ」または「×」を記載していない医薬品のうち，当該医薬品と含量規格が異なる後発医薬品又は
類似する別剤形＊（①～③）の後発医薬品への変更に差し支えがあると判断したときには，9「備考」欄中の「保険医
署名」欄に署名または記名・押印を行うとともに，当該医薬品の近傍に「含量規格変更不可」又は「剤形変更不可」と記
載するなど，患者および保険薬剤師のいずれに対しても明確に分かるように記載.
　＊別剤形：①錠剤（普通錠），錠剤（口腔内崩壊錠），カプセル剤　②散剤，顆粒剤，末剤，ドライシロップ剤
　　　　　　（固形剤として調剤する場合）③液剤，シロップ剤，ドライシロップ剤（液剤として調剤する場合）

10 ・薬局への連絡：一包化・粉砕などの調剤上の指示，在宅患者訪問薬剤管理指導の指示などを記入し，押印.
・患者の特殊事情により長期投与を行う場合：理由を記入し，押印.
・麻薬を含む処方せん：患者住所，麻薬施用者の免許証番号を記入.
・未就学者の患者：「6歳」
　　高齢受給者又は後期高齢者医療需給対象者であって一般・低所得者の患者：「高一」
　　高齢受給者又は後期高齢者医療需給対象者であって7割給付の患者：「高7」　と記入.
・薬局で記入：薬剤師が処方医に照会した内容，処方変更がされた場合には，その内容等を薬剤師が記入.
　　分割調剤によって，当該処方せんが調剤済とならなかった場合は，調剤年月日及び調剤した内容を記入.

11 薬局で調剤済の旨を記入.

（通知）　診療報酬請求書等の記載要領等について　昭和51年8月7日　保険発第82号
最終改正：平成24年3月26日保険発第0326第2号

図1　処方せんの現物と記載方法

和51年8月7日保険発第82号)において，処方せんの記載事項として「1日量と1回量との両方を記載すること」とされている．一方，頓用薬では1回量と総投与回数を記載するため，たとえばNSAIDで，1回1錠を頓用で処方する時には"1錠，3回分"となるものが，毎食後必ず内服する場合には"3錠　分3　毎食後　1日"と記載される．したがって，1日総量なのか，1回量なのかを誤ると重大な医療事故につながるため，早急な改革の必要性が指摘されている（⑤を参照）．

⑤平成22年に厚生労働省の「内服薬処方せんの記載方法の在り方に関する検討委員会」が中心となって，処方せんのあるべき書き方についての指針が出された．現在の1日量を中心とした記載から，漸次，1回量に基づく記載に移行することを原則としながら，移行期間においては双方の記載を併用するという，大変煩雑な提案となっている．米国ではもともと1回量を記載する原則であり，医療の国際化・標準化に従って早期に1回量での記載に完全移行すべきと考えられるが，実際にはあまり進んでいないのが現状である．双方を併記する書き方の例も説明する．その他，外用薬，頓服薬，注射薬を含め神経疾患で使用する可能性のある薬剤の具体例を引きながら解説する．

2　内服薬

①薬剤名は品名を日本語で記載する．複数のメーカーから同一成分の薬剤が異なる品名（販売名）で薬価収載されている場合や，成分は同一でも規格（含有量）が異なる場合がある．後発医薬品（ジェネリック医薬品）処方を勧める国策から，特に指示しない場合には，処方医は同一成分の後発医薬品での処方への変更を認めたと判断される．また，品名（＝販売名）ではなく，一般名（≒成分名）で処方することで，一般名処方加算を算定できる．

②散剤や液剤の場合には成分含量が10％，50％といった製剤が多いため，処方にあたって"原薬（成分）量"と"製剤量"の取り違いを避けることは非常に重要である．異なる規格の成分を含有する複数の製剤が薬価収載されている場合，品名は規格（含量）を含んで命名されているため，処方せんには原薬（成分）量を記載する必要はなく，逆に成分量での処方は行わない．品名としての秤量単位（重量あるいは容量）を記載するので，処方医にとっては有効成分量から逆算する手間が必要になる場合がある．

現行例1：
ネオドパストン配合錠L100　3錠　分3　朝昼夕食後　30日分
→1回量併記例：
ネオドパストン配合錠L100　<u>1回1錠(1日3錠)</u>　1日3回　朝昼夕食後　30日分
→一般名処方例：
【般】<u>レボドパ100mg・カルビドパ配合錠</u>　1回1錠(1日3錠)　1日3回　朝昼夕食後　30日分

現行例2：
テグレトール細粒50％　1.6g　分2　朝夕食後　30日分
→1回量併記例：
テグレトール細粒50％　<u>1回0.8g(1日1.6g)</u>　1日2回　朝夕食後　30日分（注：成分量としては1回量400mg）
→一般名処方例：
【般】<u>カルバマゼピン細粒50％</u>　1回0.8g(1日1.6g)　1日2回　朝夕食後　30日分（注：成分量としては1回量400mg）

現行例3：
プレドニン錠5mg　7錠(4－2－1)分3　毎食後　7日分
→1回量併記例：
プレドニン錠5mg　<u>朝4錠，昼2錠，夕1錠(1日7錠)</u>　1日3回　朝昼夕食後　7

日分
現行例4：
酸化マグネシウム　1g　分3　朝昼夕食後　30日分
→1回量併記例：
酸化マグネシウム　1回0.33g(1日1g)　1日3回　朝昼夕食後　30日分

3　頓服薬

1回分の薬剤を記載し，合計回数を記載する．また1日に内服する回数を制限する必要があれば別途記載する．保険では1か月内に10回を超える頓服は認められていない．

例1：マクサルト RPD 錠10mg　1錠　10回分　頭痛時(1日2回まで，2回目の内服は1回目から2時間以上空けてから内服する)

例2：ボルタレン錠25mg　1錠　10回分　頭痛時(1日2回まで)

4　外用薬

処方量は1日量ではなく，総処方量を記載する．

例1：カトレップ　1袋(7枚入り)　4袋　1日2回　腰部に貼付　(注：14日分に相当するが，日数記載の必要はない)

例2：リンデロン VG 軟膏0.125%　5g　1日2回　朝夕　足に塗布

5　水薬

内服薬のなかでは例外的に，外用薬と同様の総処方量を記載する．

例1：ラキソベロン内用液0.75%　20 mL　1回10滴　1日1回　就寝前(注：1回10～15滴＝0.67～1.0 mL投与可能であり，10 mLボトル2本が10～15日分に相当する)

例2：デパケンシロップ5%　500 mL　1回8 mL(=400 mg)1日2回　朝夕食後(1日量で16 mL＝800 mgとなり，500 mLボトル1本が約30日分となる)

6　注射薬

神経内科領域での自己注射薬の製剤は1回の注射量が1本のシリンジになっているので，投与回数分を処方すれば，投与期間は記載する必要ない．インスリンでは，1回当たりの使用する量 x 回数で，1バイアルが何日分になるかと計算の上，必要バイアル数と使用するニードル数を記載する．注射針などの特定保険医療材料のみでの処方は認められない．必ず注射薬と同時に記載する．

例1：ベタフェロン皮下注用960万国際単位　30本　1日おきに1回800万単位を皮下注射　(注：30回分で期間としては60日分であるが，記載の必要なし)

例2：アボネックス筋注用シリンジ30μg　12本　週1回30mgを筋肉内投与(注：12回分で期間としては12週間分であるが，記載の必要なし)

> ⚠️ **Pitfall**
>
> 「酸化マグネシウム　0.33 g（1日1g）1日3回　朝昼夕食後　30日分」のように1日量が先に1gと決定された場合に，分3とした際の1回量が正確には割り切れないことがある．この場合，1日量の1gを精密に3等分する必要はなく，0.33 gで分包された市販製剤を用いてよい．

文献

1) 内服薬処方せんの記載方法の在り方に関する検討会報告書(平成22年1月厚生労働省)　(http://www.mhlw.go.jp/shingi/2010/01/s0129-4.html)

慶應義塾大学医学部 神経内科　**髙橋愼一**

3 紹介状および紹介医師への返事の書き方

DOs

- 紹介状は要請があったときや退院時には遅滞なく記載しよう．
- 紹介の意図が明確に伝わるものにしよう．
- 原則としては単独で郵送せず，患者さんあるいはそのご家族に持参してもらうようにしよう．

1 基本的な考え方

この本の読者は病院の勤務医で神経内科を研修中の医師が多いと思われる．病院から書く紹介状の多くはかかりつけ医に逆紹介するときのものである．病棟勤務では退院時に直接かかりつけ医に戻る場合や，外来では精査後の結果を伝える場合がこれに相当する．これらは診療情報提供書として必要最低限の要素を備えたものでなければならない．その要素とは，①患者氏名，②性別，③年齢，生年月日，④住所，⑤職業，⑥傷病名，⑦紹介目的，⑧既往歴，家族歴，⑨症状経過および検査結果，⑩治療経過，⑪現在の処方である．

最近は電子カルテのなかにこれらを一定の書式にまとめたものが入っており，それを埋めるように記載を進めていけば必要項目を落とすことはない．上記必要項目のうち，最も重要なものは傷病名である．傷病名は現在その患者さんにとって最も問題となっているものから順に記載していく．傷病名に高血圧があがり，さらに既往歴のなかにも平成○年～高血圧という記載例もみかける．何年の経過があるのかを示したものと思われるが，既往歴は原則として現在解決済の傷病名を記載するものである．したがって現在治療中の傷病名については，既往歴にはあげず，傷病名と症状経過のなかで平成○年からの治療であると現症との関連を記載していくのがよいと思われる．

また処方内容にあげる薬剤名は傷病名，症状経過をみるとその使用根拠が分かるものでなければならない．紹介目的は端的に直接的な言葉で記載する．症状経過と治療経過が明確に分けられないこともある．その際は一連のものとしていずれかの項目に書いてかまわない．退院時に手渡すものであれば，症状経過は入院および入院して治療が始まるまでの経過の概略，治療経過は治療を始めてからの経過ととらえればよい．要は時間経過に沿って相手側にわかりやすい記載に努めることである．

現在の処方も重要なもので，実際の処方内容とともに，いつまでの分が処方されて，いつから相手方で処方して欲しいかの情報も記載しておくとよい．内服薬のみでなく，外用薬についても記載する．

2 実例

末梢神経障害ではないかという紹介であったが，検査の結果筋萎縮性側索硬化症であることが判明した症例(図1)．

病院での精査は今日多岐に及び，データも膨大なものになる．その正確な所見を述べることは精確ではあるけれども，必ずしもかかりつけ医にとって理解しやすいものとはいえない．退院サマリーが添えてあることもあるが，これは本来勤務医間の情報伝達のためのものであって対外的なものではない．したがってなるべく専門外の医師にも理解できるように，診断の基本的根拠

診 療 情 報 提 供 書

（紹介先医療機関名）　　　　　　　　　　　　　　　　平成○年○月○日

担当医　　　　　　　先生

○○病院神経内科
医師氏名　　○○　○○
住所
電話番号　　　FAX番号

患者氏名		性別	
生年月日			
住所・電話			

（傷病名）筋萎縮性側索硬化症，高血圧症

（紹介目的）
　平成○年○月にご紹介いただいた方です．外来および入院での精査後上記診断となり，γグロブリン大量静注療法を行いました．今後当病院でも3か月に1回のフォローを行いますが，その間かかりつけ医としてのご処方などお願い申し上げます．

（既往歴）平成○年　虫垂切除
（家族歴）なし

（症状経過および検査結果）
　高血圧症として貴院に平成○年から受診中でした．平成○年○月より右足関節の背屈力が低下し，つま先がひっかかるという訴えをされ，四肢腱反射の低下から末梢神経障害を疑われ，○月先生よりご紹介をいただきました．ご紹介後，外来で神経伝導検査および針筋電図検査を施行し，下肢運動神経で右側優位の複合筋活動電位振幅の低下があり，両側下肢，右上肢，頸部，傍脊柱筋から安静時放電と随意収縮時の神経原性変化を認め，筋萎縮性側索硬化症と診断いたしました．

（治療経過）
　上位運動ニューロンの所見が認められなかったため，入院していただき髄液検査や抗神経抗体の検査を施行，かつご本人への説明とその後の同意を得たうえで，γグロブリン大量静注療法を施行しました．結果としては有意な筋力回復を認めておりません．

（現在の処方）
1．リルテック50　2錠分2朝夕食前，　2．アムロジピンOD5　1錠分1朝食後
これらは○月○日までの分を処方しております．以後よろしくお願いいたします

図1　診療情報提供書(例)

や今後の予測，さらには病院主治医との関係をどうして欲しいといった具体的な内容をわかりやすく記載することが重要である．そのうえでさらに検査結果などを添付することはよいと思われる．また本文中では略語，特にアルファベットでの略語は使わずに極力日本語で，しかも難解そうな語には注釈をつけるくらいの配慮が必要である．相手にこの語の意味は何だろうかと調べさせるような紹介状は好ましくない．術語については日本神経学会の用語集を参照し，正しい用語の使用に努める．

DON'Ts

- ☐ 略語は使用しない．
- ☐ 難解な語は使用しない．

文献

1) 日本神経学会　神経用語集　http://www.neurology-jp.org/member/yougo/index.html（ただし学会員に限る）

2) 日本神経学会用語委員会編：神経学用語集　改訂第3版，2008

くにもとライフサポートクリニック　**國本雅也**

☑ **紹介状は PC を利用して**

　紹介状について，以前病院に勤めていた頃，ご紹介いただいた先生から逆紹介の手紙に対し苦言の手紙をいただいたことがある．紹介状の字が汚くて判読できないということであった．それからは極力パソコンを使って返信を書くように努めてきた．最近の電子カルテでは，本文のみ入力すれば他の患者基本情報などは自動的に取り込まれるようになっており，大変便利だと思われる．大切な情報が相手に伝わらなければ意味がないので，今日においてはできるだけ電子的な方法で書面を作成し，プリンターで印刷するのがよいと思われる．

（國本雅也）

4 英文の紹介状，診療情報提供書

DOs
- 短期旅行用紹介状（診断書）は緊急時を想定して簡潔に書く．
- 治療（継続）依頼の紹介状は日本での治療を再現できるようデータを添える．

1 基本的な考え方

日常診療において英文紹介状を依頼されるのは，①海外旅行中に起こるかもしれない緊急事態（原疾患の増悪・再発，他の急性疾患，事故など）に備えるための情報提供と，②移住・長期滞在のために現在行われている治療の継続を依頼するための紹介状，の二つの書類の場合が多い．これらはそれぞれ目的が異なるため，書式，内容も目的に応じたものである必要がある．

2 短期旅行用の紹介状（診療情報提供書）

①旅行中に携帯するための診療情報提供書は，原疾患である脳卒中の再発やてんかん発作などの緊急時を想定して，日本におけるもともとの診療に際しての診断と現在の治療内容を伝えることがおもな目的となる．図1に実例としてアテローム血栓性脳梗塞後再発予防中の患者の短期旅行用の情報提供書を呈示する．

②脳卒中患者は心血管疾患など他の血管合併症のリスクも高いため，これらの急性疾患を緊急で治療する場合に基礎となる情報を提供することになる．①と共通して短期旅行用の診療情報提供書は簡潔であること，アレルギー情報を含むことが重要である．特に海外では，アレルギーに関する情報が明らかでないと緊急性が低い場合には診療を拒否されることがあり得る．薬剤アレルギー情報は詳細に記述する必要がある．アレルギーの既往がない場合にもその旨を明記する．

3 海外転居・長期滞在時の治療継続用紹介状

①基本情報は短期旅行用診療情報提供と同様であるが，図1のcomment欄に治療方針や治療中の症状の経過を追記する．

②継続治療に必要なデータは添付する．たとえばワーファリン服用中である場合にはこれまでの服用量とPT-INRの経過を添付する．専用の手帳などがあれば英語圏で理解できるように，メモ書きを加えてもよい．脳卒中患者であれば急性期と最も最近のMRI画像のCD-ROMを添えるのが便利である．

DON'Ts
- 病歴を長々と書かない．
- 略語は極力用いない．

		Date: April 1, 2014
Patient name	: Taro Chiba	
Address	: 1-1-1 Hon-cho, Chuo-ku, Tokyo, JAPAN	
	Tel. 03-111-1111 (home)	
Date of birth	: Jan. 1, 1950	
Age/Gender	: 63 years, man	

Current disease	(1) Cerebral infarction (onset; Dec. 31, 2000; right hemiparesis)
	(2) Hypertension since 1995 — 診断名は重要な順に記載する
	(3) Type 2 diabetes since 1990

Medication	(1) Aspirin 100 mg (biaspyrin) 1 tab/day
	(2) Amlodipine besilate 5 mg (amlodine) 1 tab/day
	(3) Glimepiride 2.5 mg (amaril)　2 tab/day

薬剤名は一般名を使用する。薬剤名と診断名の番号が対応していると分かりやすい。

Past history/	1. Allergic to ampicillin (Skin rash when given in 2005)
Allergy	2. Appendectomy at age 15

アレルギー情報は必ず記載する。明らかな既往がない場合にもその旨を記載する。

Comments	1. Able to walk stably
	2. Haemoglobin A1c level, 6.8% (March, 2014)

Under treatment by:　　　Dr. Satoshi Kuwabara

　　　　　　　　　　　　Department of Neurology, Chiba University Hospital, Chiba, JAPAN

　　　　　　　　　*Contact　　FAX　………………

　　　　　　　　　　　　　　　E-mail　………………

主治医への連絡法を記載する。E-mailが便利である。

　　　　　　　　Satoshi Kuwabara

Signature　　　_____

署名（自筆サイン）があると準公文書として扱われる

図1　海外旅行用の診療情報提供書（medical certificate）の例

文献

1)　篠塚規：実例による英文診断書・医療書類の書き方 改訂第2版. Medical View, 2011

千葉大学大学院医学研究院 神経内科学　**桑原　聡**

5 退院サマリーの書き方

> **DOs**
> - 退院と同時，最長でも退院2週間以内に完成させ，上級医・指導医の承認を受けよう．
> - 院外への持ち出しは禁止，どうしても必要なときには患者氏名やIDは黒塗りにしよう．

1 基本的な考え方

①退院サマリー（退院時病歴要約）は，入院診療を終えた患者の診療経過を要約・総括したまとめであり，診療情報の一部となる．直接担当した医師にとっての総括記録であり，担当したことのない医師にとっては診療経過を客観的に総覧し，退院後診療へ橋渡しするための重要な医療情報となる．

②多くの専門医・認定医試験で受験に際して自分の担当した症例のサマリー提出が求められる．誰が読んでも容易に理解できる共通フォーマットで記載されることが望まれる．日本内科学会の推奨するフォーマット（内科学会：病歴要約作成の手引き〈https://www.naika.or.jp/nintei/byoreki/b_tebiki.html〉）が用いられることが多い．日本神経学会神経内科専門医の受験に際しては，同学会のHP（http://www.neurology-jp.org/senmon-seido/exam.html）を参照されたい．

③退院サマリーの作成や記載を求める法的根拠はない．作成された退院サマリーは医師法第24条に基づく診療録記載の義務（医師は，診療をしたときは，遅滞なく診療に関する事項を診療録に記載しなければならない）に該当する書面と考えられるため，診療録同様に扱われる可能性がある．患者個人情報管理の見地から，院外への持ち出しは禁止すべきで，必要な際には患者氏名や個人を特定できる患者IDは黒塗りとすることが必要である．

④保険診療制度からは，「診療録管理体制加算」の算定条件として"退院時要約"の作成が全科・全退院に義務づけられており，特定機能病院の指定要件にもなっている．公益財団法人 日本医療機能評価機構による病院機能評価では「退院時サマリーを2週間以内に作成すること」かつ「その期限内作成率は100％であること」が求められており，2週間以内のサマリー提出を内規としている病院が多い．

2 確定診断名

退院時の主病名を一つ記載し，必要に応じて副病名を数個列記する．

3 主　訴

入院に至った理由として，患者（あるいは家族や周囲のもの）からみた"訴え"がある．主訴は患者の訴えではあるが，記述には医学用語を用いる．最も重要かつ入院の直接の動機になった症状を記載する．主訴は元来一つであるべきだが，複数の関連する症状を併記する場合もありうる．

4 現病歴

主訴が出現したときから，あるいは主訴が生じるまでの前経過を記載する．情報のなかで現病に関係するものと，そうでない

ものを見極めて取捨選択することが肝要である．

5 既往歴

現病以外の疾患の罹患歴や治療歴を記載する．すべてを記載する必要はないが，現病との関連性を判断する根拠は時に難しく，上級医とも検討すべきである．

6 生活社会歴

生活習慣病のリスクファクターに関する記載(飲酒，喫煙，健康診断での指摘内容)，感染性疾患を示唆する外国渡航・海外在住歴，小児期の感染症罹患歴やワクチン接種歴も必要となる．動植物やペット(イヌ，ネコ，トリ)との接触の有無などを記載する．

7 家族歴

神経疾患において家族，親族内に同様の症状のものがいないかどうかは診断に重要である．家族歴の記載にあたっては，定型フォーマット(日本神経学会「遺伝子診断についてのガイドライン2009」第8章　家系図の書き方：http://www.neurology-jp.org/guidelinem/gdgl/sinkei_gdgl_2009_02.pdf)があり，これに従って正確に記載する．

8 入院時現症／一般身体所見

バイタルサイン，一般身体所見について前述の内科学会の病歴要約の例に従って記載する．

9 (入院時現症／)神経学的所見

入院時現症の一部と考えられるが，神経内科での入院患者については入院時の神経学的所見を別に記載する．記載にあたっては英語表記の使用，腱反射の記載方法など施設によって必ずしも統一されていない．記載は日本語，英語とも認められる．日本語による記載の参考として日本神経学会の神経学的診察のフォーマットによる項目が参考になる．日本神経学会の定める神経学的診察の実施によって算定される項目(神経学的検査チャート：http://www.neurology-jp.org/news/news_20080715_01.html)は，以下のとおりである．

1 意識・精神状態
2 言語
3 利き手
4 脳神経(第2脳神経から第12脳神経，通常，第1脳神経は省略されることが多い)
5 運動系(不随意運動，無動・運動緩慢，筋委縮，線維束性収縮，筋トーヌス，頸部と四肢筋力)
6 感覚系(表在感覚，深部感覚，神経痛)
7 反射(腱反射と病的反射)
8 協調運動(鼻指鼻試験，踵膝試験，反復拮抗運動)
9 髄膜刺激徴候
10 脊柱
11 姿勢
12 自律神経
13 起立，歩行
14 その他(髄膜刺激徴候など)

10 検査所見

検査所見は症例によって要否が異なるので，必要不可欠なデータを記載する．ルーチンの検査についてすべてを網羅する必要はない．画像データ(MRIやCT)，病理標本など重要なものは電子媒体から読み込むことも有用である．

11 入院後経過と考察

まず冒頭に，入院時主訴を念頭に，診察や検査結果から複数のプロブレムリストをあげ，これに従って入院中の経過を記載していくのがよい．おのおのについて診断とその根拠，治療方法の選択，経過と転帰を

記載し，簡単な考察を加える．

12 退院時処方

処方は前章に従って記載するが，薬剤名は販売名ではなく，一般名で記載することが望ましい．ただし，実臨床のうえでは一般名に加えて，販売名も併記しておくのがよいと考える．

13 総合考察

症例報告論文を作成するつもりで記載する．必要に応じて文献の引用を行うが，いわゆる教科書と原著論文（症例報告）を必要に応じて選択する．将来，自分自身が症例報告論文を作成する際の準備と考えて作成すると役立つ．

DON'Ts

- 退院サマリー未提出や退院後 2 週間を超える提出遅延は認められない．
- 患者個人が特定できる形のまま退院サマリーを院外に持ち出すことは，いかなる場合にも行ってはならない．

慶應義塾大学医学部 神経内科　**髙橋愼一**

6 死亡診断書および病理解剖の承諾書，依頼書

DOs

- 死亡診断書(死体検案書)の目的を理解し落ち着いて記載すると同時に，異状死に相当しないかを考える．
- 病理解剖をする際には，遺族へその重要性を正確に伝え，遺族の了解を得たうえで承諾書を取得する．
- 病理医へ臨床診断，検査結果，画像所見をもらさず伝え，何を知りたいのか説明する．

1 死亡診断書(死体検案書)の基本的な考え方

死亡診断書(死体検案書)(図1)の目的は，人間の死亡を医学的，法律的に証明すること，および死因統計作成の資料である．法律で規定されたもので，一定の記載のルールもある．状況によっては，死亡診断書ではなく死体検案書としての記載，また異状死の届け出との関連も生じる．死亡診断書に遺族などの求めに応じた記載をしてはいけない．

死亡後に行われる病理解剖において，遺族の同意と承諾書が必要なこと，死体解剖資格を持たない医師でも，保健所の許可と都道府県知事の許可で，解剖と臓器の保存が可能な場合がある．病理解剖は医学的な研究，発展に重要であると同時に，患者と遺族の篤志で行われるので，採取すべき組織をきちんと得て評価することが重要である．

2 死亡診断書の基本と目的

神経内科研修に必要な観点からまとめる．医師は，医師法第19条第2項において，「死亡診断書(死体検案書)の交付の求めがあった場合には，正当な事由がなければ，それを拒んではならないと記載されている．医師法第20条には，「医師は，自ら診察しないで治療をし，若しくは診断書若しくは処方せんを交付し，自ら出産に立ち会わないで出生証明書若しくは死産証書を交付し，又は自ら検案をしないで検案書を交付してはならない．但し，診療中の患者が受診後24時間以内に死亡した場合に交付する死亡診断書については，この限りでない」とある．すなわち，死亡診断書(死体検案書)に関して，医師自ら死体を検査したうえで，死亡診断書を発行しなければならない．ただし，死亡前24時間以内に診察をした後に患者が死亡し，その死亡した原因が原疾患と同一であれば，死体を検査しないで，死亡診断書を作成できるが，現実的には死体の検査をしないで，死亡診断書を発行することは避けるべきであろう．

3 死亡診断書(死体検案書)の記載の前に

死亡診断書の記載に関しては，平成26年度版，厚生労働省死亡診断書記入マニュアルがホームページから入手できるので参照すること．まず，死亡診断書か死体検案書かを明確にしておく．その使い分けに関しては，上記マニュアルに記載されているフローチャートが便利である(図2)．重要な点は，診療継続中ではない患者が死亡した場合，診療継続中ではあるが診療にかかわる傷病とは関係ない疾患で死亡した場合は，死体検案書として記載する点にある．

図1 死亡診断書(死体検案書)

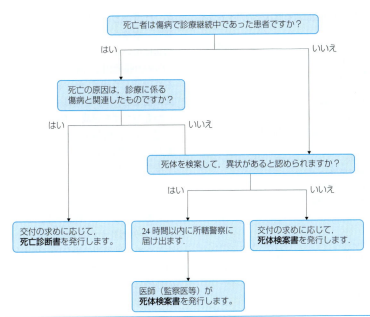

図2 死亡診断書と死体検案書の使い分け方(文献1より)

また，異状死が疑われる場合は，医師法第21条により24時間以内に，所轄の警察署に届けなければならない．異状死とは何かに関しては，日本法医学会が公表している内容が参考になる(**表1**)．詳細は同学会ホームページか論文を参照する．**表1**の**[2]**のような状況は神経内科でもあると思うが，たとえば交通事故の被害者として頭部外傷を受傷，その後遷延性意識障害になり，急性期病院から回復期リハビリ病院，療養型病院へと転院して，最終的に肺炎で死亡される場合などにあたる．死亡を確認する医師は，当初の状況がわからないために，病死として死亡診断書を発行する可能性もあるが，そもそもの原因は交通事故であることから，様々な法的問題がすでに生じている，あるいは生じる可能性も高い．よって病死として死亡診断書を発行することは問題があり，異状死として届けなければならない．いずれにしても，われわれでは判断が困難な事例も多いので，法医学教室などに確認をすることが重要である．

異状死の届け出に関しては，都会の大学病院や救急病院と，地方の地域病院などではそれぞれ体制も異なるであろうが，所轄の警察に電話をすれば，担当の方が対応してくれるのが一般的である．神経内科領域では，在宅療養をしている難病患者が，死亡して発見されるといった状況があるが，仮に家族が常時介護している状況であっても，医師としての診断を行い，異状死としての届け出が必要と判断した場合は，家族によく説明をしたうえで，警察に届ける．また，独居の高齢者で仮に通院中の患者であっても，死後発見された場合は，異状死としての届け出をすべきである．通常は，警察による捜査があり，監察医制度のある地域では同医師，ほかの地域では警察医により死体検案書が書かれることが一般的である．事件性があり，司法解剖などになる

表1　日本法医学会による異状死のガイドライン（文献2より抜粋）

【1】外因による死亡（診療の有無，診療の期間を問わない）
　(1) 不慮の事故
　　　　交通事故
　　　　転倒，転落
　　　　溺水
　　　　火災・火焔などによる障害
　　　　窒息
　　　　中毒
　　　　異常環境
　　　　感電・落雷
　　　　その他の災害
　(2) 自殺
　(3) 他殺
　(4) 不慮の事故，自殺，他殺のいずれであるか死亡に至った原因が不詳の外因
【2】外因による傷害の続発症，あるいは後遺障害による死亡
【3】上記【1】または【2】の疑いがあるもの
　　外因と死亡との間に少しでも因果関係の疑いのあるもの．
　　外因と死亡との因果関係が明らかでないもの．
【4】診療行為に関連した予期しない死亡，およびその疑いがあるもの
【5】死因が明らかでない死亡
　(1) 死体として発見された場合．
　(2) 一見健康に生活していたひとの予期しない急死．
　(3) 初診患者が，受診後ごく短時間で死因となる傷病が診断できないまま死亡した場合．
　(4) 医療機関への受診歴があっても，その疾病により死亡したとは診断できない場合（最終診療後24時間以内の死亡であっても，診断されている疾病により死亡したとは診断できない場合）．
　(5) その他，死因が不明な場合．

場合に関しては，専門書を参照されたい．

4　死亡診断書（死体検案書）記載の注意点

　病死による死亡診断書を念頭に注意点を示す．詳細はマニュアルと死亡診断書の右欄外にも注意が記載されているので参考にすること（図1）．まず表題の（死体検案書）は二重線で消す（押印は不要）．以下，氏名，住所などは正確にカルテを確認して記載し，事務などとダブルチェックを行う．略語は用いない．死亡の原因のⅠ欄には，（ア）の直接死因から順に記載を行い，できるだけ詳しく書く（例：脳出血ではなく視床出血など）．手術欄はⅠ欄，Ⅱ欄に関係したものだけを記載．手術の所見もわかれば記入する．解剖をした場合は，その所見をわかる範囲で記載するが，病理医に確認することが必要である．死因の種類に関しては，通常は「1 病死及び自然死」を選択する機会が多いと思われるが，それ以外の場合もありうる．その際は外因死，不慮の死（病死か外因死かわからない場合など）に属するため，外因死の場合は，外因死の追加事項の記載，不慮の死の場合は下段の「その他特に追加すべきことがら」に記載が必要である．病死及び自然死以外は，表1に示すように原則として異状死になるので，図2のように，警察への届け出，死体検案書の作成となる．最後に，診断年月日を記載し，氏名を記載する．本人の署名であれば押印は不要であり，旧姓または通称で医業をしている場合は，それらを記入できる．診断書発行後，傷病名に変更があれば，市区町村へ届け出る．

5　病理解剖の遺族への説明と承諾

　神経疾患に限らないが，死亡した後に病理解剖によって，臨床診断を確認すること，生前の画像所見と対比を行うこと，背景に混在する病理学的変化を明らかにすること，あるいは，生前診断困難例の確定診断を行うことは重要である．病理解剖数の減少がいわれているが，神経内科の領域での病理解剖の重要性はゆるぎない．

　死体解剖保存法のなかに，「死体の解剖をしようとする者は，その遺族の承諾を受けなければならない」，「医学の教育又は研究のため特に必要があるときは，遺族の承諾を得て，死体の全部又は一部を標本とし

て保存することができる」とある．また，死体解剖自体をする資格要件を満たさない医師でも，解剖施設があり，解剖をしようとする地の保健所長の許可を得ることで解剖は可能であり，遺族の承諾を得，かつ，保存しようとする地の都道府県知事の許可を受ければ臓器や標本の保存も可能である．

研修が行われる病院では，通常は病理医により病理解剖が施行されるので，勤務する病院の体制を確認しておくことが重要である．病理解剖が少ないため，必ずしもスタッフが慣れていないこともある．いざ病理解剖の承諾が得られても，解剖自体が速やかに開始できないのでは，患者や家族の意向に沿うことができない．まず，患者が死亡したあと，病理解剖を行おうとする場合は，遺族への説明が必要である．生前から剖検への意思を本人や家族が示している場合もあるが，一般には遺族は病理解剖のことを初めて聞くことになる．よって遺族の気持ちに配慮して説明することは当然だが，1人で説明をしないで，可能であれば，担当看護師らと一緒に説明するほうがよい．説明内容は，病理解剖の必要性や教育への必要性，また同様の病態を有する人々への一助となること，次世代への疾病克服へ重要であることなどである．また，解剖の方法もある程度説明し，特に頭部に関しては顔面に傷はつかないこともご理解いただく．プリオン病などの特殊な感染性疾患では，剖検後の遺体に，遺族が直接手を触れることができない場合もあるので，そういったことの説明も重要である．また，病理解剖の結果がでるまでには一定の時間がかかること（担当の病理医に確認をすること），病理解剖の結果を知りたいかどうかも聞いておく．以上の説明によって，遺族の承諾が得られれば，承諾書（病院規定の書式）に記載してもらう．多くは，故人の氏名，遺族の氏名（承諾書に記載いただく代表者），剖検の範囲（頭部，胸部，腹部，その他といった項目から選ぶことが多い）を記載していただく．ここで，病理解剖の説明をして同意を得る遺族の範囲に関しては，明確な定義はないが，たくさんの家族がいるときは，配偶者などを代表者として説明し，ほかの家族へは代表者から説明してもらうことが多い．病理解剖に際して，病院によってはお供えを出す場合もあるので，病院の規定を確認しておくこと．

6　病理解剖の病理医への依頼

患者死亡後に病理医へ解剖の依頼を行うが，患者の状態が徐々に悪化し，病理解剖の可能性がある場合は，事前に伝えておくこともよい．解剖に先立ち，死亡診断書，病理解剖の承諾書を，病理医に確認してもらう．また解剖室へ搬入する前に，遺体が本人であることの確認を行う（ネームプレートなどが手首にある場合は，解剖開始まではははずさない）．病理解剖に関しては，神経系疾患に限らず，臨床情報なしでは有益な解剖はできない．解剖開始時間までに，サマリーなどを記載することは難しいと思われるが，病理医へ状況を説明し，どこが臨床的に知りたいことなのかを説明する．研修医だけでなく上級医にも確認し，事前の説明不足のために，剖検の際に必要な組織が保存されなかったといったことがないようにする．生前の画像診断は極めて重要であり，どういった所見があったかも伝える．

病理解剖は，比較的決まった手技で，決まった方法で臓器を採取するので，生前の臨床，画像，検査情報がないと，せっかくの患者の意思に応えることができなくなってしまう（例：筋肉や末梢神経を採取しなかった，筋萎縮性側索硬化症で脊髄を採取しなかった）．その後，各病院の定まった形式で，病理解剖依頼書を記載する．将来的なCPCなどのために，画像なども整理・準備をしておくこと．個々の疾患に関

して十分な勉強を行うことはいうまでもない．病理解剖が終了したら，病理医からその時点での所見を確認し，死亡診断書に記入し遺族にわたす．

DON'Ts

- 遺族の求めなどに応じた内容で，死亡診断書を記載したり書き換えないこと．
- 病理解剖において必要な標本が得られなかったということのないようにすること．

文献

1) 厚生労働省．平成26年度版死亡診断書（死体検案書）記入マニュアル．
2) 日本法医学会．異状死ガイドライン．http://www.jslm.jp/public/guidelines.html#kenkai

東京都健康長寿医療センター 高齢者ブレインバンク　**高尾昌樹**

✓ 異状死の届け出とは

　異状死の届け出ということに関しては，救急医などと異なり，われわれ神経内科医や研修医は慣れていないので，実際にどうしていいかわからないことも多い．ずっと在宅で診ていた患者さんが，朝亡くなっていたといったときに，異状死として届け出るのは，家族との関係を考えるとためらいもある．しかし，異状死の届け出は法律で規定されているのである．またわれわれがその異状死の細部にわたる要因・背景まで事細かに調べる必要はない．むしろ異状死の範疇に入るのではないかと考えることが重要で，そう思ったら法医学教室に聞いたり，まよわず警察に連絡すべきである．その際に家族の同意が必要なわけではないが，家族がいる場合，届け出の重要性と義務をきちんと説明するほうがいい．普通は，それで家族とトラブルになることはなく，皆様理解してくださる．結局のところ異状死を疑うのであればきちんと届け出ているほうが，医療サイド，患者サイドともに，後々のトラブルを回避できるのではないかと考える．

（高尾昌樹）

7 身障者認定・難病等医療費助成・介護のための書類の書き方

> **DOs**
> - 制度利用は患者の療養にとって重要であり，書類の作成は必須である．
> - 記載の仕方で認定状況が変わる可能性があることに留意する．

1 身体障害者認定のための書類の書き方[1]

a 医師の指定

身体障害者手帳を申請する際には医師の診断書が必要となるが，この診断書を作成できるのは都道府県知事または指定都市市長または中核市長(指定権者)の指定をうけた医師(指定医師)でなければならない．まずは所属する医療機関の所在地を所管する指定権者に対して医師免許証の写しおよび経歴書を添付して指定医師の申請をし，資格をとる必要がある．この際指定医師の担当する障害区分は原則1人1科目であるが，複数の障害区分を担当することができる場合もある．自治体によっても異なるので，問い合わせをするとよい．神経内科分野ではおもに肢体不自由(上肢，下肢，体幹等)を取ることが多いが，時に音声・言語・そしゃく機能障害，呼吸器機能障害に関与することがある．

b 障害が重複する場合

二つ以上の障害が重複する場合は重複する障害の合計指数に応じて算定する(表1)．上肢，下肢，体幹等と区分しているので，各区分につき障害等級を判定し，指数を合算して認定等級を判定する．

ただし，下肢機能障害と体幹機能障害は重複認定とは扱わないので合算できない．実際に身障手帳を使ってサービスを請求する場合には，該当区分の障害等級が認められていなければサービスが受けられない．たとえば下肢不自由で身障手帳1級を持っていても上肢不自由の認定がなければ，上肢装具の申請はできない．新たに認定を受けなおす必要がでてくるので，進行性疾患の診療にあたっては配慮が必要である．

c 身体障害者診断書の記載方法(図1：記載例参照)

記載例を参考に要点のみ述べる．
①機能障害の判定は無理をして強制されて行われた一時的能力で行ってはならない．客観的に証明できまたは妥当と思われる

表1 障害等級の認定方法

合計指数	認定等級	障害等級	指数
18以上	1級	1級	18
11〜17	2級	2級	11
7〜10	3級	3級	7
4〜6	4級	4級	4
2〜3	5級	5級	2
1	6級	6級	1
		7級	0.5

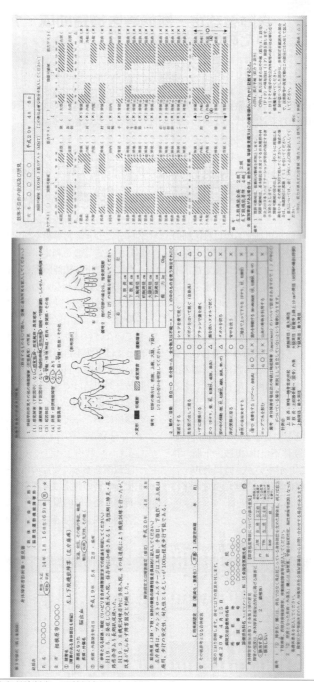

図1 身体障害者診断書：記載例（脳卒中を例として）

疲労や疼痛も勘案したうえで判断する．
② 「全廃」とは徒手筋力テスト(MMT)で2以下，「著しい障害」MMT3相当，「軽度の障害」MMT4相当をいう．
③ 判定は義肢，装具等の補装具を装着しない状態で行う．
④ 乳幼児期以前に発現した非進行性の脳病変によってもたらされた脳原生運動機能障害については別途の方法にて認定する．
⑤ 上肢不自由，下肢不自由，体幹不自由の各障害等級の考え方を相模原市の例として図2に示した．
⑥ 障害名：障害名は「原因となった疾病・外傷」によって生じた結果としての四肢体幹の障害を指すもので，障害の状態(障害類型)を部位とともに明記する．たとえば上肢機能障害(右肩機能全廃)，下肢機能障害(右股関節全廃，右膝関節著障)，体幹機能障害(下半身麻痺)等となる．
⑦ 原因となった疾病・外傷名：病名がわかっている場合には病名をできるだけ明確に記載する．原因が明らかでない場合には「不明」と書く．さらに右端に列挙してある字句の該当部分を○で囲む．
⑧ 疾病・外傷発生年月日：原因疾病等の発生年月日を書くが，確定できなければ「頃」としてよい．不明な場合は医療機関の初診日や推定年月を書く．
⑨ 参考となる経過・現症：リハビリの状況を含め初発症状から症状固定に至るまでの治療内容を簡略に記載する．現症については「肢体不自由の状況および所見において記載された内容を摘記する．
　「障害固定日」は各種の治療またはリハビリを行っても障害が長期にわたって持続するとの判断が可能となる時期であり，具体的には機能回復診療の修了年月日を記入する．確定できない場合には「○年○月頃」とする．脳血管障害に係る障害固定年月日は原則6か月以降とし，6か月未満で診断書を作成するときには，(1)責任病巣の局在および範囲，(2)機能障害の推移および固定の事実につき客観的かつ具体的な記載を記入する．
⑩ 総合所見：障害の状態，特に目的動作能力の障害を記載する．上肢運動能力，移動能力，座位，起立位等につき，図2の障害程度の認定指標の概略の文章を参考に障害等級の判定の根拠となる所見につき明記する．P2～3の「肢体不自由の状況及び所見」と矛盾がないか確認する．また，進行性疾患など再認定の必要がある場合には再認定につき記載する．
⑪ 合併症状：複合障害の等級について総合認定する場合に必要となるため，他の障害について概略を書く．
⑫ 等級意見：該当すると判断する障害程度等級を書く．また，部位ごとの個別等級がある場合，「総合所見」，「等級意見」，「備考」欄等に記載する．ただし参考意見であって決定等級ではない．
⑬ 肢体不自由の状況および所見：障害認定には，目的動作能力に合わせ，関節可動域(日本整形外科学会身体障害委員会及び日本リハビリテーション医学会評価基準委員会において示された「関節可動域表示並びに測定法」による)，筋力テスト(0～5)の所見を重視されるので両者について遺漏のないように記載する．該当する欄のみ記載すればよいが，握力および「動作・活動」欄は明確に記載する．
⑭ 備考欄：痙性麻痺やパーキンソニズム，重度の感覚障害など「動作・活動」の評価と徒手筋力テストが乖離することがあるので，その旨記載し，理解を求める．
⑮ その他：身体機能は低下しているが，麻痺としては表現できない場合は身体障害者診断書は非常に書きにくいものである．Parkinson病の場合などは体幹機能障害として申請することが多い．また，治療や時期によって症状が異なる場合には固

部位		程度	級	認定指標
上肢機能	肩関節	全廃	4	①関節可動域30度以下 ②徒手筋力テストで2以下
		著障	5	①関節可動域90度以下 ②徒手筋力テストで3相当
		軽度	7	①関節可動域90度以下 ②徒手筋力テストで4相当 ③高度の動揺関節
	肘関節	全廃	4	①関節可動域10度以下 ②徒手筋力テストで2以下 ③高度の動揺関節
		著障	5	①肘関節の他動及び自動の各可動域の和の運動が10度以下
		軽度	7	①関節可動域90度以下 ②徒手筋力テストで3相当 ③中等度の動揺関節
	手関節	全廃	4	①関節可動域10度以下 ②徒手筋力テストで2以下
		著障	5	①関節可動域90度以下 ②徒手筋力テストで3相当
		軽度	7	①関節可動域90度以下 ②徒手筋力テストで4相当
	手指 一側の五指全体	全廃	3	指の機能障害のあるものが機能中に於いて特におおむね、次のいずれかもしくはその機能にまで影響する。
		著障	4	①5kg以上のものをつまみ下げることができない ②握力が5kg以下
		軽度	7	鍵又はスナップなどの所を握り、それぞれの作業ができない ②10kg以内のものをつまみ下げることができない
	各指	全廃		①握力が15kg以下
		著障		①各々の関節の運動において、手指の関節可動域の全廃 ②徒手筋力テストで2以下 ②徒手筋力テストで3相当
	一上肢		2	・肩関節、肘関節、手関節、手指の全ての機能の全廃 ・指一本、なでる（手、指先の機能）、物をもち上げる、押す、ひっぱる等の機能、などの著しい障害で、具体例は次のとおり。 ①5kg以上のものをもち下げることができない ②上肢の関節、肘関節、いずれか2関節の機能を全廃 ・上肢の運動ができない
		著障	3	①精巧な運動のしかた等を、それぞれのしかた作ができない ②10kg以内のものをしかた下げることができない
		軽度	7	①精巧運動ができない ②機能的動作等の上肢に10kg以内のものをしかた下げることができない
下肢機能	股関節	全廃	4	①各方向の可動域（伸展・屈曲、外転・内転・内旋など連続した可動域）が10度以内 ②徒手筋力テストで2以下 ③人工骨頭又は人工関節を用いている
		著障	5	①関節可動域30度以下 ②徒手筋力テストで3相当
		軽度	7	・小児の股関節脱臼で跛行を呈する ・人工骨頭又は人工関節を用いている
	膝関節	全廃	4	①関節可動域10度以下 ②徒手筋力テストで2以下 ③高度の動揺関節
		著障	5	①関節可動域30度以下 ②徒手筋力テストで3相当
		軽度	7	①関節可動域90度以下 ②徒手筋力テストで4相当 ③中等度の動揺関節 ④膝関節の筋力低下で2km以上の歩行不能
	足関節	全廃	5	①関節可動域10度以下 ②徒手筋力テストで2以下 ③高度の動揺関節
		著障	6	①関節可動域10度以下 ②徒手筋力テストで3相当 ③中等度の動揺関節
		軽度	7	①関節可動域30度以下 ②徒手筋力テストで4相当 ③軽度の動揺関節
	足指	全廃	7	・下肢、草履を履くことができない
	一下肢	全廃	3	・特別な工夫をしなければ、両足ともに草履を履くことができない。具体例は次のとおり。 ①下肢の運動性と支持性をほとんど欠いている。②下肢の筋力低下のため歩行立位の保持ができない ②大腿又は下腿等の脊椎的結合関節のため、短縮で立位を保持できない
		著障	4	・歩く、平衡をとる、登る、立っている、身体を捻る、うずくまる、膝をつく、座るの下肢の著しい障害で、具体例は次のとおり。 ①1m以上の歩行不能 ②30分以上起立位を保つことができない ③腰かけの階段昇降は手すりにすがらなければ不能 ④両足の状態がつま先にすがらなければ立っていられない ⑤正座、あぐら、横座りのいずれも不能
		軽度	7	①2hm以上の歩行不能 ②1時間の立位を保つことができない ③横座りびきるが、正座及びあぐらではできない
	両下肢	全廃	1	・立っていること及び歩行ができないもの
		著障	2	独歩は不可能であるが屋内での補助なしの歩行が可能であるもの（補装具なし） ・両関節起立及び立位での補助的な歩行が杖利用等により可能であるもの ・各関節機能：可動域30度以下、筋力3以下、三上関節の二関節の用廃
		機能	3	両下肢全体の機能障害であるが、一下肢の機能全廃（3級）あるいは(新基準4級)と同程度である場合
			4	・2cm以上歩行不能

部位	級	認定指標
体幹機能	1	座っていることができないもの
	2	腰掛け、正座、横這の位及びあぐらのいずれもできないもの 坐位又は起立位を保つことが困難なもの 10分間以上にわたり起立位は起立位を保つことができない 立ち上がることが困難なもの 坐位又は坐位より自ら起立することが自力ではできないが、他人又は杖、その他の器具の介護により立位より始めて可能となる
	3	歩行が困難なもの 100m以上の歩行不能 片麻痺による起立位の格好不能
	5	著しい障害 2cm以上歩行不能

図2 障害程度の認定指標の概略

定しているとはいえないため，一時の悪い状態(Parkinson 病の off 症状など)を基準にはできない．総じて固定している状態で申請することになる．

2 難病等医療費助成のための書類の書き方

平成 26 年現在，難病は特定疾患として 130 疾患が指定され，そのうち 56 疾患が医療費助成対象として指定されている．56 各疾患につきそれぞれ特定疾患申請のための臨床調査個人票の様式が定められている．都道府県単位で認定するため，都道府県により多少異なる場合がある．難病情報センターのホームページからダウンロードできる (http://www.nanbyou.or.jp/)．認定基準等も掲載されているので参考にされたい．

他の制度と異なり，特定疾患治療研究事業による医療費助成は認定されると申請日までさかのぼってカバーされるという特徴がある．高額検査や高額薬剤を用いる場合は，認定基準を満たすのであれば，できるだけ早く申請したほうが，経済的負担を軽減できる．一般市民は難病の医療費助成の制度についての知識はないことが多いため，担当医のほうから説明する必要がある．

また，複数の制度を利用できる場合は，制度間の優先順位があり，医療保険および介護保険＞障害者総合支援法＞特定疾患の順でサービスを受けることができる．

なお，平成 26 年 5 月に難病の患者に対する医療等に関する法律が可決され，今後平成 27 年 1 月施行に向けて，特定疾患制度は大きく変化することになっている．特定疾患認定のための指定医が指定され，オンラインでの調査票の提出となる予定である．今後の動向に注意いただきたい．

3 介護のための書類の書き方[2]

介護保険の認定のためには医師による主治医意見書が必要である．まず患者または家族が市町村に申請し，その際に指定した主治医のところに市町村から意見書提出の依頼がくる．要介護認定は主治医意見書と認定調査員等による調査報告をもとに判定会議でなされるため，患者の状況を伝える情報として重要である．なお，介護認定審査会は医療関係者以外の委員もおり，難関な専門用語を用いることは避け，平易にわかりやすく記入することが求められる．

a 記入の実際(図3：主治医意見書)

①介護サービス計画作成に利用：「同意する」にした場合には申請者本人や家族，サービス担当者会議にも提示されることがあるため，診断名等記載内容に留意する．

②医師氏名は原則自署(ゴム印の場合は押印が必要)．

③作成回数：医師にとっての回数で，申請者にとって 2 回目以降でも初めてその申請者に対して作成するときには初回となり，作成料の区分も「新規」となる．

④診断名は英語や略語は用いず，生活機能に影響を与えているものから優先して記載し，65 歳以下の第 2 号被保険者の場合は特定疾病名を必ず記載する．

⑤経過および治療内容は，服用時間や服薬介助の注意点など介護において注意すべき点も含め記載する．

⑥日常生活の自立度等は必ず記載する．表 2 に判定基準を示した．

⑦4(3)「尿失禁」は「おむつにかかわる費用の医療費控除」を受ける際の証明書に活用されるため，留意する．

⑧「5 特記すべき事項」は申請者の主治医として介護サービスの選択・利用全般に関する意見を記入する．特に調査員では理解しにくいような医学的知識に基づいた介護上の配慮については，この欄しか主張できるところがない．審査会でも記載された意見を参考にしているので，できるだけ記載する．特に Parkinson 病や

図3 主治医意見書

表2 日常生活の自立度
・障害高齢者の日常生活自立度判定基準(要約)

J	障害等があるが,日常生活はほぼ自立し,<u>独力で外出</u> 1. 交通機関等を利用して外出 2. 隣近所へなら外出
A	屋内生活はおおむね自律しているが,<u>介助なしには外出しない</u> 1. 介助により外出,日中はほとんどベッドから離れて生活 2. 外出の頻度が少なく,日中も寝たり起きたりの生活
B	屋内生活で介助必要,日中もベッド上が主体,<u>座位は保つ</u> 1. 車いすに移乗し,食事・排泄はベッドから離れて行う 2. 介助により車いすに移乗
C	<u>一日中ベッド上</u>,排泄・食事・着替えで介助必要 1. 自力で寝返りをうつ 2. 自力では寝返りをうたない

＊この項目は「おむつにかかわる費用の医療費控除」を受ける際の証明に活用される.

・認知症高齢者の日常生活自立度判定基準(要約)

I	認知症を有するが,家庭内・社会で日常生活は自立
II	生活に支障ある症状等があるが,他者の注意があれば自律 a. 家庭外で,上記の状態がみられる b. 家庭内でも,上記の状態がみられる
III	日常生活に支障のある症状等があり,介護が必要 a. 日中を中心として,上記の状態がみられる b. 夜間を中心として,上記の状態がみられる
IV	日常生活に支障のある症状等が頻繁にあり,常時の介護が必要
M	著しい精神症状・問題行動等がみられ,専門医療が必要

＊遷延性意識障害等で判断ができない場合は「□ M」にチェックしたうえで,3.(4)「その他の精神・神経症状の有無 症状名」の欄に遷延性意識障害と記入する.

重症筋無力症のように,症状に日内変動がある場合や,内部障害の場合などは解説しないと理解いただけない.また,病状以外でも介護に関与しそうな情報および介護認定結果の通知,居宅サービス計画の提供希望などもこの欄に記載する[3].

文献

1) 身体障害者診断書作成の手引き 相模原市福祉部障害者更生相談所 平成24年3月
2) これだけはしっておきたい主事意見書記入のポイント 東京都医師会
http://www.tokyo.med.or.jp/kaiin/handbook/linkdata/392-406.pdf
3) 主治医意見書記載ガイドブック 特記すべき事項欄の充実のために
http://www.pref.aichi.jp/cmsfiles/contents/0000068/68538/04_0_gaidobukku.pdf

北里大学医学部 神経内科学　**荻野美恵子**

索引

和文索引

あ

アイスクリーム頭痛　564
亜急性脊髄連合変性症　415
悪性黒色腫　110
悪性腫瘍　244, 329
悪性貧血　417
悪性リンパ腫　110, 608
アシクロビル　342
アステリキシス　425
アストロサイト　426
アスペルギルス症　348
アセタゾラミド　106
アセチルコリン受容体　537
アセトン　137
アテトーシス　589
アテローム血栓性脳梗塞　206
アテローム血栓性脳梗塞
　──発症機序　207
　　──血行力学性　207
　　──血栓性　207
　　──塞栓性　207
アテローム硬化　75, 206
アミトリプチリン　493, 554, 557
アミノレブリン酸　398
アミロイドイメージング　118
アミロイドーシス　142
アルコール中毒　405
アルテプラーゼ　214
アルドステロン症　434
アルファ律動　120
アルブミン尿　429
アレルギー情報　668
アンジオテンシン変換酵素　458
アンドロゲン受容体　311

い

イェンドラシック　44
育児休暇　12
意識障害　26, 54, 343, 406
意識レベル　28
医師法　656
医師法第20条　661
異状死　673
移植後移植片対宿主病　442
イソニアジド　409
イソペンタン　137
位置覚　43
一次性運動時頭痛　563
一次性咳嗽性頭痛　563
一次性頭痛　163
一次性穿刺様頭痛　564
一次性脳障害による脳死　627

一次性脳損傷　613
一次性雷鳴頭痛　563
1日量と1回量　663
一過性黒内障　188, 207
一過性てんかん性健忘　584
一過性脳虚血発作　188, 217
一酸化炭素　621
一定の症状を呈する病気等　646
「一般名処方」による処方せん　661
遺伝カウンセリング　18, 384
遺伝子検査　18, 63
遺伝子診断　17, 291, 301
遺伝子変異　63
遺伝情報　16
遺伝性痙性対麻痺　300, 65
遺伝性コプロポルフィリア　399
遺伝性プリオン病　373
遺伝性末梢神経障害　468
遺伝素因　585
易疲労性　537
意味性認知症　268
意欲低下　271
医療過誤　645
医療事故の定義　645
医療保険　52, 648
医療面接　24
陰性ミオクローヌス　426
インターフェロンα　370
インターフェロンγ放出アッセイ　352
インターフェロンベータ　318, 321
インドメタシン　560
インフォームドコンセント　14, 17
インフリキシマブ　452

う

ウイルス感染　323
ウイルス性髄膜炎　340
ウイルス性脳炎　340
ウィンドウ　78
運動合併症　279
運動失調　464
運動神経障害　478
運動神経伝導速度　476
運動性失語　30
運動単位電位　124
運動ニューロン疾患　269
運動誘発電位　129
運動療法　558
運動ループ　173, 175

え

栄養サポートチーム　22
エクソンスキッピング療法　520
エコー輝度　76
エダラボン　215
エピソード記憶　583
エプワース眠気尺度　448
嚥下訓練　146
嚥下困難　195
嚥下障害　508
塩酸トリエンチン　391
炎症性筋疾患　95, 96

お

黄靱帯　72
横断診断　174
黄斑回避　189
横紋筋融解症　403, 534, 536
オリーブ橋小脳萎縮症　314
オリゴクローナルIgGバンド　318, 320, 356
温度覚　42
温熱性発汗　135

か

下位運動ニューロン障害　175, 303
下位運動ニューロン病　307
外眼筋麻痺　464
外国人患者　49
介護保険　648
外傷性高次脳機能障害　615
外傷性軸索損傷　613
外側経路　172
外転神経　33, 50
開頭術　632
解剖　632
開離性骨折　71
過栄養　54
下顎呼吸　155
過活動膀胱　200
かかりつけ医　665
過換気　155, 260
可逆性後頭葉白質脳症　443
可逆性脳血管収縮症候群　563
蝸牛症状　574
拡散強調画像　87, 211
覚醒維持試験　448
拡大胸腺摘除術　540
獲得性プリオン病　372
核内封入体病　142
家系図　657

家系図の書き方　671
下肢痛　98
下神経幹　494
下垂体機能異常　435
下垂体腺腫　607
下垂体卒中　435, 609
家族性アミロイドポリニューロパチー　478
家族性痙性対麻痺　302
家族性もやもや病　258
家族歴　300
肩こり　556
脚気ニューロパチー　405
滑車神経　33, 50
褐色細胞腫　601
ガドリニウム造影　324
ガバペンチンエナカルビル　587
カフェオレ斑　594
貨幣状頭痛　565
カラードプラ法　75
ガリウムシンチグラフィー　460
肝移植　428, 479
考え不精　268, 270
感覚障害　41, 478
感覚神経伝導検査　501
感覚性運動失調　417
感覚性運動失調型ニューロパチー　332
感覚性失語　30
眼球運動障害　406
眼球共同偏倚　134
ガングリオシド　60, 464
ガングリオシド複合体　62
間欠性跛行　73, 98
間欠的陽圧換気　309
看護師　21
カンジダ症　349
間質性肺炎　508, 509
患者第一　636
患者の権利章典　14
患者レジストリ　520
眼振　607
肝性脳症　425
関節可動域運動　145
間接血行再建術　259
関節拘縮　518
関節リウマチ　440
乾燥性角結膜炎　437
閑代　45
陥没骨折　71
顔面神経　35, 50
灌流画像　87

き

奇異性塞栓　79
記憶　183
気管切開　150
気管切開下陽圧換気　150
疑似全後屈像　99

偽性球麻痺　196
逆シャンペンボトル様筋萎縮　474
逆説的な電位分布　131
逆行性健忘　583
救急　16
嗅神経　33
急性アルコール中毒　616
急性感覚性ニューロパチー　473
急性間欠性ポルフィリア　399
急性硬膜外血腫　614
急性硬膜下血腫　614
急性散在性脳脊髄炎　323
急性出血性白質脳炎　326
急性症候性発作　544
急性脱神経所見　126
球脊髄性筋萎縮症　310
急速進行性の認知症　373
吸入麻酔薬　534
球麻痺　196
境界領域梗塞　207
胸郭出口症候群　197, 500
胸腺腫　537
橋中心髄鞘崩壊症　422
胸腰椎移行部　505
局在性部分てんかん　118
棘徐波　121
極長鎖飽和脂肪酸　377
虚血性視神経症　187
虚血性動眼神経麻痺　190
巨細胞性血管炎　438
起立試験　134
起立性低血圧　135, 274
近位筋優位遺伝性運動感覚ニューロパチー　312
筋萎縮　37
筋萎縮性側索硬化症　65, 92, 150, 269, 303
筋強剛　38
筋強直　512
筋緊張亢進状態　327
筋型糖原病　402
筋原性変化　125
筋硬直　327, 403
筋固縮　38
筋弛緩薬　534
近時記憶　583
筋ジストロフィー　96
筋収縮性頭痛　555
筋消耗　430
筋生検　535
緊張型頭痛　555
筋トーヌス　38

く

クエチアピン　275
クォンティフェロンTBゴールド検査　352
くも膜　633
くも膜下出血　165, 230, 249, 253

クリーゼ　540
クリオグロブリン血症　439
グリセロール　247
クリプトコッカス　347
グルタールアルデヒド溶液　138
クレアチンキナーゼ　402, 518
群発頭痛　559

け

ケアマネージャー　652
経口避妊薬　244
痙縮　38, 301
経静脈的免疫グロブリン療法　466
痙性対麻痺　300, 386, 505
痙性歩行　181
頸動脈 bruit　218
頸動脈狭窄症　102
頸動脈ステント留置術　102, 209, 219
頸動脈内膜血栓剥離術　102
頸動脈内膜剥離術　209, 219
軽度認知障害　183
頸部痛　556
鶏歩　181
刑法　644
傾眠　26
痙攣　237, 244, 409
痙攣重積　237
痙攣重積状態　160
痙攣性失神　161
痙攣発作　229, 234
血液過粘調症候群　445
血液検査　54
血液浄化療法　325, 428
血液関門　226
結核性髄膜炎　351
結核腫　351
血管原性脳浮腫　226
血管原性浮腫　234
血管収縮薬　230
血管性認知障害　224
血管内治療　633
血管内皮増殖因子　472
血管迷走神経反射　170
血行再建術　116
血漿交換　337, 428
血漿交換療法　321
血漿浄化療法　466
結節性硬化症　591
結節性多発動脈炎　438
血栓回収機器　104
血栓溶解療法　244
血中濃度測定　625
ケノデオキシコール酸　386
言語障害　286, 288
幻視　273
原始反射　46
顕性脳症　425
原発性アミロイドーシス　472

腱反射　44, 527
顕微鏡的多発血管炎　439

こ

コイル塞栓術　104
抗 Hu 抗体　58
抗 JCV 抗体　321
抗 MAG 抗体陽性ニューロパチー　472
抗 NMDAR 抗体　59
抗 NMDA 受容体脳炎　335
抗 Sm 抗体　436
抗 SS-A 抗体　437
抗 SS-B 抗体　437
抗 VGKC 複合体抗体　59
抗 Yo 抗体　58
抗アクアポリン 4　318
高位診断　174
構音障害　192
高額療養費　649
高カリウム血症　422
高カルシウム血症　423
抗ガングリオシド抗体　60
後期高齢者医療制度　649
抗凝固療法　209, 244
光筋原反応　121
抗菌薬　626
抗痙攣薬　247, 327
高血圧　234
高血圧管理　242
高血圧性脳出血　239
高血圧性脳出血の手術適応　242
高血圧性脳症　234
抗血小板薬併用療法　219
抗血栓薬　216
後脛間神経　484
後脛間神経障害　486
交叉性片麻痺　174
高次脳機能障害訓練　146
抗腫瘍薬　625
甲状腺眼症　1033
甲状腺機能亢進　433
甲状腺機能低下　433
甲状腺刺激ホルモン放出ホルモン　299
拘束　641
酵素補充療法　382, 384
巧緻障害　291
抗てんかん薬　625
抗糖脂質抗体　462
抗糖脂質複合体抗体　462
高ナトリウム血症　421
項部硬直　48, 343
抗浮腫療法　209
硬膜管絞扼　99
硬膜動静脈瘻　190
絞扼性ニューロパチー　488

抗利尿ホルモン分泌異常症候群　422
抗リポゾーム P 抗体　436
抗リン脂質抗体症候群　437
抗レトロウイルス療法　361
誤嚥　641
固化徴候　38
国際化社会　49
コクシジオイデス症　349
黒質線条体 DAT-SPECT　275
国民皆保険　648
国民健康保険　648
個人情報保護法　643
個体内変動　57
孤発性脊髄小脳変性症　293
ゴム腫　355
コルヒチン　456
コレスタノール　386
昏睡　26, 154
昏迷　26

さ

細菌性髄膜炎　165, 343
最善利益　15
在宅酸素療法　449
在宅人工呼吸療法　151
細動脈硬化　213
再破裂予防　250
細胞障害性浮腫　236
細胞内抗原抗体　58
細胞表面抗原抗体　58
鎖骨下動脈盗血症候群　75
左心耳内血栓　77
撮像部位　91
サリドマイド療法　472
サルコイドーシス　142
サルコイドニューロパチー　468
産休　12
三叉神経　34
三叉神経・自律神経性頭痛　559
三叉神経痛　567
酸素 -15 ガス　116
三相波　426
サンプリング　57

し

シアン化合物　621
視覚障害　234
視覚誘発電位　129
子癇　234, 237
弛緩性麻痺　527
時間的分散　128
磁気刺激検査　129
嗜銀顆粒性認知症　269
軸索スフェロイド形成を伴う遺伝性び漫性白質脳症　379
軸索変性　127
シクロスポリン A　452

ジクロロ酢酸　525
自己抗体　332
自己末梢血幹細胞移植　472
自己免疫性壊死性ミオパチー　509
自己免疫性脳炎　58, 334
歯状核赤核淡蒼球ルイ体萎縮症　297
視床出血　240
視神経　33, 50
視神経脊髄炎　187, 336
視神経脊髄型多発性硬化症　318
ジストニア　290, 386, 580
姿勢時振戦　581
次世代シーケンサー　64
自然修復　255
持続陽圧換気　449
死体検案書　673
肢体不自由　679
時短勤務　12
肢端紅痛症　442
失外套症候群　110, 156
失禁　200
失語　30, 185, 193, 286
失行　29, 185
失制御性構音障害　193
失調性呼吸　155
失調性歩行　181
失認　29, 185
指定医師　679
自動性神経因性膀胱　202
自動調節能　106
ジフェニルアルシン酸　623
死亡診断書　673
ジメルカプトコハク酸　619
ジメルカプトプロパン -1- スルホン酸塩　620
若年者における脳出血　261
若年ミオクロニーてんかん　548
尺骨神経　487
シャント術　612
周徊　268, 270
周期性四肢麻痺　423, 527
周期性同期性放電　120
十字徴候　316
重症筋無力症　195, 196, 537
手根管症候群　197, 481
手掌部尺骨神経障害　488
術後過灌流　108
守秘義務　643
腫瘍随伴性　328
純酸素吸入　561
純粋自律神経不全症　273
上位運動ニューロン障害　175, 303
上衣下巨細胞性星細胞腫　591
紹介状　665
小径線維ニューロパチー　458
症候性てんかん　261
症候性未破裂脳動脈瘤　249
上神経幹　494
常同行動　270

常同的食行動異常 268
小脳萎縮 293
小脳出血 240
小脳症状 40
小脳性運動失調 177, 293, 387
小脳変性症 332
小伏在静脈 140
静脈性血管奇形 261
除外例 628
食行動異常 271
食後性低血圧 274
梅瘡 641
女性医師 11
女性化乳房 311
触覚 42
自律神経 134
自律神経障害 315, 478
自律神経症状 559
心因性健忘 584
心因性非てんかん性発作 546
心因性歩行障害 182
人格変化 291
新規発症持続性連日性頭痛 565
真菌感染症 347
伸筋麻痺 484
神経 Behçet 病 336, 450, 455
神経 Sweet 病 452, 454
神経因性膀胱 200
神経学的検査チャート 671
神経学的所見 657
神経筋超音波診断 482
神経筋電気診断 482
神経原性疾患 95
神経原性変化 125
神経原線維変化型認知症 269
神経膠腫 606
神経サルコイドーシス 336
神経鞘腫 607
神経生検 139
神経線維腫 594
神経線維腫症 594
神経線維腫症 1 型 594
神経線維腫症 2 型 595
神経伝導検査 124, 487
神経難病 319
腎血管筋脂肪腫 592
心原性 TIA 220
心原性脳塞栓症 77
人工呼吸器 19, 150
進行性核上性麻痺 269, 285
進行性多巣性白質脳症 321, 360
進行性非流暢性失語 268, 281
進行麻痺 355
振戦 114
新鮮凍結固定 137
心臓伝導障害 512
身体障害者 679
身体障害者手帳 19
身体部位局所配列 173
診断群分類 649

心電図モニター 211
振動覚 43
シンナー遊び 617
真の神経性 TOS 500
心拍脳のスペクトル解析 134
深部脳刺激療法 582
心房細動 210
診療情報提供書 668
診療報酬 648
診療録 656
診療録管理体制加算 670
診療録記載の義務 670

す

髄液検査 344
髄液中アデノシンデアミナーゼ 352
髄液排除試験 612
錐体路障害 368
錐体路徴候 174
垂直性眼振 169
水頭症 459
水平性眼振 169
髄膜炎 66
髄膜血管腫症 597
髄膜刺激徴候 341
髄膜刺激徴候 48, 323, 351
髄膜腫 504, 605
髄膜白血病 444
睡眠時頭痛 565
睡眠時無呼吸症候群 446, 448
睡眠障害 314
水薬 664
頭蓋 X 線単純撮影 70
頭蓋頚椎移行部 504
頭蓋骨 70
頭蓋内圧 614
頭蓋内出血 232
頭蓋内動脈狭窄 78
すくみ足を伴う純粋無動症 281
頭痛 234, 244, 253, 343
ステロイドパルス療法 321, 337
ステロイドミオパチー 434, 511
スピロヘータ 359
スプリント 486
スマトリプタン 561

せ

性格変化 271
生活関連動作 145
生活習慣 429
静止時振戦 581
脆弱 X 随伴振戦・失調症候群 315
正常圧水頭症 111, 252
成人 T 細胞白血病 368
精神性発汗 135
贅沢灌流 106
生物学的偽陽性 356

成分名 661
生命徴候の確認 628
西洋斧様顔貌 514
セカンドインパクト症候群 615
赤色ぼろ線維 524
脊髄後索障害 179
脊髄症 459
脊髄障害 418
脊髄小脳変性症 64, 296
脊髄性運動失調 177
脊髄性筋萎縮症 307, 312
脊髄癆 355
脊柱固定術 309
脊柱側弯症 534
舌咽神経 35
舌咽神経痛 567
舌下神経 36
接合菌症 349
節後損傷 495
節前損傷 495
説明義務 14
セフォタキシム 359
セフトリアキソ 359
セルロプラスミン 389, 394
セロトニン・ノルアドレナリン再取り込み阻害薬 557
線維収縮電位 509
線維束性収縮 37, 327, 307
遷延性植物状態 156
前後屈像 98
前向性健忘 583
前後縦靱帯 72
仙骨神経叢 491
穿刺後頭痛 68
線状骨折 71
線条体黒質変性症 314
全身痙攣発作 159
全身性エリテマトーデス 436
全身麻酔 534
選択的セロトニン再取り込み阻害薬 270
前兆 552
前兆のない片頭痛 553
穿通枝 255
前庭神経炎 168
前庭性運動失調 177
先天型筋強直性ジストロフィー
浅橈骨神経 485
浅橈骨神経麻痺 486
前頭側頭型認知症 268
前頭側頭葉変性型認知症 109
前頭側頭葉変性症 184, 268, 286
前頭葉性運動失調 178
前頭葉性行動空間症候群 286
全廃 681
全般てんかん 548
せん妄 156

そ

造血幹細胞移植　444
塞栓物質　264
側頭葉てんかん　109, 118
側副ループ　175
組織化学染色　138
組織プラスミノゲンアクチベーター　214

た

第17番染色体に連鎖しパーキンソニズムを伴う前頭側頭型認知症　269
体位変換　98
退院時処方　672
体幹性失調症　406
大孔頭部　504
代謝性脳症　336
帯状疱疹後麻痺　498
体性感覚誘発電位　129
耐糖能障害　512
大動脈原性塞栓　77
大脳基底核　278
大脳白質病変　430
大脳皮質基底核症候群　282, 285
大脳皮質基底核変性症　269, 285
代理決定　15
タウオパチー　269
多回睡眠潜時試験　448
高安動脈炎　438
多系統萎縮症　314
多職種連携　19
多巣性運動ニューロパチー　470
立ち去り行動　268, 270
脱色素斑　591
脱髄　128, 318
タップテスト　612
脱抑制　268
多発梗塞性認知症　221
多発神経障害　127
多発性硬化症　66, 187, 318, 336
多発性単神経炎　493
多発単神経障害　198
多発ラクナ梗塞性認知症　222
ダプソン　456
多様性(異型)ポルフィリア　399
タリウム　622
タルチレリン　295
短期旅行用紹介状　668
単純血漿交換　469
単純血漿交換療法　148
単純ヘルペス脳炎　336, 340
単神経障害　127, 197
断綴言語　178
蛋白細胞解離　462
短腓骨筋　140

ち

地域包括支援センター　20, 651
チーム医療　21
チック　161
遅発性ジスキネジア　625
注射薬　664
中神経幹　494
中枢運動伝導時間　132
中枢神経系ループス　336
中枢神経限局性血管炎　439
中毒性神経筋疾患　621
中毒物質　624
肘部管症候群　198, 487
肘部尺骨神経障害　487
聴神経　35
聴神経鞘腫　595
聴性脳幹反応　129
超伝導量子干渉素子　122

つ

椎間関節　72
椎間板　72
椎骨動脈　253
椎骨脳底動脈解離　146
痛覚　42
つぎ足歩行　40

て

定位放射線治療　634
低栄養　54
低カリウム血症　422
低カリウム血症ミオパチー　422
低カルシウム血症　423
低血糖　433
低血糖発作　154
低酸素脳症　446, 448
低髄圧症候群　111
低ナトリウム血症　422
デジタルサブトラクション血管撮影　101
テタニー　161
鉄　585
鉄キレート剤　396
鉄不応性貧血　397
電位依存性カルシウムチャネル　541
転移性脳腫瘍　608
電解質代謝異常に伴う神経障害　421
てんかん　109, 544, 597, 646
てんかん重積　545
てんかん発作　159
典型的前兆を伴う片頭痛　553
転倒　146
伝導遅延　128
伝導ブロック　128, 470, 471
テント切痕ヘルニア　157
電流双極子　122

と

同意の撤回　15
頭位変換眼球反射　157
動眼神経　50
動眼神経核　190
橈骨管症候群　486
動作時振戦　581
同種造血幹細胞移植　378
導出静脈　262
透析脳症　431
透析不均衡障害症候群　431
糖尿病性筋萎縮症　434, 491
糖尿病性昏睡　434
糖尿病性舞踏病　434
頭部CT　80
頭部MRA　83
頭部MRI　83
動脈血ガス分析　447
同名性半盲　188
動眼神経　33
動揺性歩行　180
道路交通法　645
読影力　635
特定疾患(難病)　257
特定疾患診断書　19
特定疾患治療研究事業　319
特定疾病　651
特定保険医療材料　664
特発性正常圧水頭症　610
徒手筋力テスト　38, 681
ドパミン　585
ドパミンアゴニスト　277
ドパミントランスポーター　118
ドパミントランスポーターイメージング　279
土曜の夜麻痺　484, 485
トライエージ®検査　624
トラガカントゴム　137
トリガー　567
トリプタン　233, 552, 553
トリプトファン欠乏　411
トルエン中毒　618

な

ナイアシン　411
ナイアシン欠乏症　411
内耳リンパ嚢腫　601
内側前腕皮神経　501
内弾性板断裂　253
内服薬処方せんの記載方法の在り方　663
内膜　255
内膜中膜複合体厚　75
ナタリズマブ　318, 321
ナタリズマブ関連PML　362
ナビゲーション　634

鉛縁　622
鉛線　622
鉛疝痛　622
鉛脳症　622
軟口蓋閉鎖不全　508
難病　16
難病医療専門員　19
難病医療ネットワーク　19

に
肉芽腫性血管炎　457
ニコチン酸　411
二次性頭痛　163
二次性脳障害による脳死　627
二次性脳損傷　613
二重濾過血漿交換療法　149
日常生活動作　144
日光過敏性皮膚炎　411
日中過眠　513
日本版 CRPS 判定指標　570
乳腺体　407
ニューロパチー　580
ニューロミオトニア電位　329
尿細管性アシドーシス　618
尿中銅　389
尿閉　200
妊娠・産褥　244
妊娠高血圧腎症　234
認知機能障害　285, 288, 418, 429, 512, 513
認知行動療法　558
認知症　109, 183, 265, 646
認知障害　291
認知症の鑑別　114
認知症の行動心理症状　265

ね
ネオプテリン　369
熱性痙攣　160
熱中症　536

の
脳アミロイド・アンギオパチー　239
脳アンギオグラフィー　230
脳幹出血　240
脳幹聴覚誘発電位　129
脳幹反射　629
脳幹網様体賦活系　154
脳灌流圧　108, 614
脳血管撮影　101
脳血管障害　165, 195, 196
脳血管内治療　104
脳血管攣縮　232, 252
脳血行再建術　259
脳血流自動調節能　225
脳血流量　105

脳原生運動機能障害　681
脳梗塞　230, 232, 257
脳梗塞亜急性期　107
脳挫傷　615
脳酸素消費量　105
脳酸素摂取率　108
脳死　110
脳死下臓器提供の施設条件　630
脳磁図　122
脳死判定　627, 628
脳出血　230, 239, 257
脳腫瘍　112
脳静脈洞血栓症　243
脳神経　32
脳振盪　613
脳脊髄液　67
脳脊髄炎　332
脳槽シンチグラフィー　111
脳卒中　429
脳卒中治療ガイドライン　244, 640
脳卒中様発作　597
脳卒中リハ　144
脳底動脈血栓症　158
脳動静脈奇形　261
脳動脈解離　165, 253
脳動脈瘤　102, 248
脳内出血　615
納の運動障害重症度　370
脳ヘルニア　609
脳保護薬　209

は
パーキンソニズム　285, 387
肺炎球菌ワクチン　343
バイオフィードバック療法　558
胚細胞腫瘍　604
肺性脳症　446
梅毒性髄膜炎　356
排尿障害　507
バイパス術　254
廃用性萎縮　511
白質ジストロフィー　376
白内障　512
バクロフェン髄注療法　301
橋本脳症　336, 433
破傷風　161
ハチドリサイン　283
発汗過多　328
発汗試験　135
発語　288
発症前診断　384
発症様式　24
発声障害　193
発熱　343
パトラックプロット法　108
馬尾症候群　457
バラ疹　356
針筋電図　124
バリズム　589

針反応　450
パルス療法　324
バルプロ酸　554
破裂脳動脈瘤　249
半昏睡　26
反社会的な行動　268, 270
販売名　661
反復配列伸長　64

ひ
非運動症状　279
被影響性の亢進　268, 270
被殻出血　240
肥厚性硬膜炎　440
皮質下出血　240
皮質下性認知障害　364
皮質結節　591
皮質性小脳萎縮症　293
皮質脊髄路　172
尾状核出血　240
非常勤医　11
微小出血　213, 241
微小塞栓　78
微小塞栓シグナル　219
非心原性 TIA　219
非侵襲的陽圧換気　150, 448
非侵襲的陽圧呼吸補助　514
ヒストプラズマ症　349
非全身性血管炎ニューロパチー　439
ビタミン B_1　158
ビタミン B_{12}　415, 418
ビタミン B_6　409
ビタミン B_6 療法　404
ビタミン B 群欠乏症　616
ビダラビン　342
非てんかん性心因性発作　162
ヒト T リンパ球向性ウイルス脊髄症　368
ヒト型結核菌　351
非特異的 TOS　500
非特異的血清反応　356
非ビタミン阻害経口抗凝固薬　210, 215, 216
腓腹筋肥大　518
腓腹神経　139
皮膚生検　142
皮膚切開　632
非ヘルペス性辺縁系脳炎　334
病院機能評価　670
病院主治医　667
評議員　11
表現促進現象　290, 512
表在反射　45
被用者保険　648
病的反射　46
病理解剖　673
ピルビン酸　525

ふ

フィンゴリモド　318, 321
封入体筋炎　509, 511
フェリチン　394
複合感覚　43
副甲状腺機能異常　435
複合性局所疼痛症候群　570
副神経　36
副腎白質ジストロフィー　376
副腎皮質ステロイド　342, 370, 469, 539
腹内側経路　173
不随意運動　39, 589
舞踏運動　290, 589
部分てんかん　547
不明瞭言語　178
浮遊感　556
プラーク　76, 206
プラミペキソール　587
プリミドン　582
プロウイルス DNA　369
プロチレリン　295
プロトロンビン時間国際標準比　211
プロプラノロール　554, 582
粉砕骨折　71
分子相同性機序　61

へ

閉塞性血管障害　108
ベータ律動　121
ヘテロプラスミー　524
ペニシリン薬　355
ヘパリン　244
ペラグラ　411
ペラグラ脳症　412
ベラパミル　561
ヘルシンキ宣言　14
辺縁系脳炎　544
ペンギンサイン　283
ベンジルペニシリン　356, 359
片頭痛　229, 552
片側顔面痙攣　161
ベンゾジアゼピン系薬剤　557

ほ

放射線壊死　112
傍腫瘍性オプソクローヌス・ミオクローヌス症候群　332
傍腫瘍性神経症候群　58, 330
傍腫瘍性辺縁系脳炎　332
法的脳死判定の判定医資格　630
訪問看護ステーション　652
ポートワイン母斑　597
母系遺伝　524
保健師助産師看護師法　644
歩行　40

歩行障害　180, 506
母指球萎縮　501
補体介在性機序　62
発作性運動誘発性ジスキネジア　588
発作性運動誘発性舞踏アテトーシス　588
ポニーテール頭痛　564
ホモシステイン　418
ポリグルタミン病　290, 311
ポルフィリア　398
ポルフォビリノーゲン　398

ま

マイクロサージェリー　633
マダニ　359
末梢神経障害　409, 418
麻痺性構音障害　192
マンガン　622
慢性炎症性脱髄性多発ニューロパチー　476, 493
慢性緊張型頭痛　556
漫性軸索損傷　613
慢性植物状態　110
慢性腎臓病　429
慢性唾液腺炎　437
慢性脱神経所見　126
慢性のアルコール依存症　616
慢性閉塞性肺疾患　446, 447
慢性片頭痛　553, 556
慢性連日性頭痛　167

み

ミエリン塩基性蛋白　323
ミエロパチー　388
ミオクローヌス　373
ミオトニー　513
右左シャント　214
水俣病　618, 619
未破裂脳動脈瘤　248

む

無関心　271
無機水銀　622
無機鉛　622
無機ヒ素　622
無菌性髄膜炎　357
ムコール症　349
無呼吸低呼吸指数　449
無呼吸テスト　629
無言　194
無症候性高 CK 血症　508
無診察治療等の禁止　661
無セルロプラスミン血症　394
無動性無言　156
無抑制性神経因性膀胱　202

め

迷走神経　35
酩酊歩行　179
メタボローム解析　403
メチオニン　119
メチルアルコール中毒　619
メトトレキサート　452
メフロキン　362
めまい　574
免疫吸着療法　149
免疫グロブリン　325
免疫グロブリン大量静注療法　337, 469, 470
免疫再構築症候群　361
免疫療法　539

も

妄想　274
網膜血管(芽)腫　601
網膜変性　395
網様体脊髄反射　157
モニタリング　634
もやもや病　219, 257
　　確定診断　258

や

薬剤師　21
薬剤の使用過多による頭痛　163, 557
薬物乱用頭痛　163, 557

ゆ

有機水銀中毒　619
有機ヒ素　623
有機リン　622
有痛性強直性痙攣　319
有痛性強直発作　161
有痛性三叉神経ニューロパチー　567
誘発電位検査　321
遊走性紅斑　359
輸入真菌症　347

よ

要介護状態　648
葉酸　418
葉酸欠乏　418
腰神経叢　491
陽性鋭波　509
腰椎穿刺　66, 341
腰椎前弯　327
ヨード造影剤　101
抑肝散　275
翼状肩甲　518

予防療法
　片頭痛　554
よろめき歩行　179
四量体安定化薬　480

ら
卵円孔開存　77

り
リードスルー療法　520
リウマチ性多発筋痛症　440
リスクマネージメントマニュアル作成指針　645
リスペリドン　275
離断症候群　617

リハビリテーション　22，144，295
リポヒアリノーシス　213
硫化水素　621
流入動脈　262
リュープロレリン　313
リュックサック麻痺　496
良性発作性頭位めまい症　168
両側淡蒼球　426
緑色腫　444
緑内障　598
輪状咽頭筋　511
臨床検査技師　21
臨床心理士　22

る
類上皮細胞肉芽腫　457

れ
レスパイト入院　20
レボドパ　277，410

ろ
労働安全衛生法　644
ロチゴチン貼付剤　587
ロメリジン　554

わ
ワクチン接種　323
ワルファリン　210
腕神経叢　497，500

欧文索引

A
ABCD1　377
ABCD^2 スコア　217
Adamkiewicz 動脈　104
ADC map　226
ADL　144
adult T-cell leukemia：ATL　368
agnosia　185
AIDS　360
akinetic mutism　156
ALA 脱水酵素欠損性ポルフィリア　399
Alexander 病　378
Allcok test　103
ALS　150
Alzheimer 病　109，265，285，289
anticipation　290
antiphospholipid antibody syndrome：APS　437
apallic syndrome　156
aphasia　185
apraxia　185
Argyll Robertson 瞳孔　355
ARG 法　108
artery to artery embolism　207
auditory brainstem response：ABR　129
Awaji 基準　304

B
Babinski 徴候　46
bad news telling　16
Barré 徴候　39
behavioral and psychological symptoms of dementia：BPSD　265
Behçet 病　450
Bickerstaff 脳幹脳炎　465

Bickerstaff 脳幹脳炎　60
Binswanger 病　222
bone image　70
Borrelia burgdorferi　359
BPAS　87
brainstem auditory evoked potential：BAEP　129
branch atheromatous disease：BAD　146，213
Broca 失語　30
Bruns 眼振　607
bystander 効果　369

C
CADASIL　380
CARASIL　380
carotid artery stenting：CAS　209
carotid endarterectomy：CEA　209
Casal's Necklace　412
CD4 陽性 T 細胞　356
central motor conduction time：CMCT　132
central pontine myelinolysis：CPM　422
cerebral amyloid angiopathy：CAA　239
Chaddock 反射　46
CHADS$_2$ スコア　210
Charcot-Marie-Tooth 病　65
Cheyne-Stokes 呼吸　155
chronic kidney disease：CKD　429
Churg-Strauss 症候群　439
clinically isolated syndrome　324
CO_2 ナルコーシス　446，447，448
CO_2 分圧　106
combined dementia　223
combined operation　264
combined sensation　43

complex regional pain syndrome：CRPS　570
contraction fasciculation　310
cortical cerebellar atrophy：CCA　293
corticobasal degeneraion：CBD　285
corticobasal syndrome：CBS　285
counterfoil　52
COX 欠損　524
CPEO　522
crescendo TIA　217
Creutzfeldt-Jakob 病　186，286，289，372
CRPS type 1　570
CRPS type 2　570
CT　91
CT 骨条件画像　70
current dipole　122
CYP27A1 遺伝子変異　388

D
D-ペニシラミン　391
dark star　459
delirium　156
dementia with Lewy bodies：DLB　113，273
digital subtraction angiography：DSA　101
disease-modifying drug　320
disproportionately enlarged subarachnoid-space hydrocephalus：DESH　610
double filtration plasmapheresis：DFPP　149
Dubowitz 病　307
Duchenne 型筋ジストロフィー　93
Duplex 法　75

D ダイマー　211

E
ECST 法　75
El Escorial 診断基準　304
electrically silent　527
ELISA 法　62
Erasmus GBS respiratory insufficiency score：EGRIS　461
Erb 麻痺　495

F
Fabry 病　382
fasciculation　37
FDG　116, 118
fingolimod　52
Fisher 症候群　62
FLAIR 画像　323
Frohse のアーケード　485

G
GABA 受容体　327
Gerstmann 症候群　29
Glasgow Coma Scale：GCS　27
GLA 遺伝子　382
Gowers 徴候　517
GQ1b 抗体　464
Guillain-Barré 症候群　60, 461, 464, 467
Guyon 管症候群　487

H
Hachinski の虚血スコア　223
HAM 患者登録事業（HAM ねっと）　370
hand-eye coordination　633
HAND 診断基準　366
hemangioblastoma　601
Henoch-Schönlein 紫斑病　439
hereditary motor and sensory neuropathy：HMSN　474
hereditary spastic paraplegia：HSP　300
high intensity transient signal：HITS　208
HIV 感染　347, 355
HIV 関連神経認知障害　364
HIV 脳症　364
HLA-B51　450
HLA-B54　454
HLA-Cw1　454
Hoffmann 反射　45
hollow-skull sign　110
HTLV-1 associated myelopathy：HAM　368
HTLV-1 関連症状　369

I
Hunter-Russell 症候群　619
Huntington 病　290

Ia 線維　465
idiopathic brachial plexopathy　497
idiopathic normal pressure hydrocephalus：iNPH　610
IgM 型 myelin-associated glycoprotein（MAG）抗体　468
IL-6　451, 456
immunoadsorption plasmapheresis：IAPP　149
induced rigidity　38
intermittent positive pressure ventilation：IPPV　309
intima-media thickness：IMT　75

J
Japan Coma Scale：JCS　27
Japan Spastic Paraplegia Research Consortium：JASPAC　300
Japanese Adult Moyamoya〈JAM〉Trial　259
Jarisch-Herxheimer 反応　355, 357
JC ウイルス　360
Jendrassik　44
JET study　108

K
Kaiser-Fleischer 角膜輪　389
Kennedy 病　310
Kernig 徴候　48
Klumpke 麻痺　495
Korsakoff 症候群　405
Krabbe 病　378
Kugelberg-Welander 病　307
K チャネル　327, 329

L
L-アルギニン　526
Lambert-Eaton myasthenic syndrome：LEMS　333
Lambert-Eaton 筋無力症候群　333, 541
Lance-Adams 症候群　447, 449
Langhans 型巨細胞　458
Lasègue 徴候　48
late seizure　109
Leigh 脳症　522
Lewy body disease：LBD　273
Lewy 小体　277
Lewy 小体型認知症　109, 113, 184, 273
Lewy 小体病　273
Lhermitte 徴候　319

M
Machado-Joseph 病　297
manual muscle testing：MMT　38
Marchiafava-Bignami 症候群　406
Matas test　103
McArdle 病　404
McDonald 基準　319
medical insurance　52
MELAS　522
Merci リトリーバー　104
MERRF　522
MIBG 心筋シンチグラフィー　113
Mingazzini 徴候　39
mini-mental state examination：MMSE　612
minimal hepatic encephalopathy　425
Minor 法　135
mitochondrial encephalopathy with lactic acidosis and stroke-like episode：MELAS　107
MLF 症候群　190
MNGIE　522
Morvan 症候群　329
motor evoked potential：MEP　129
motor unit potential：MUP　124
MR venography　243
MRI　92
MRI T2* 強調画像　213
MRS　605
mtDNA　524
Mycobacterium tuberculosis　351
myelin basic protein：MBP　323

N
n-ヘキサン中毒　617
NASCET 法　75, 76
Nasu-Hakola 病　380
Na チャネル　327
neck flexion test　48
neurodegeneration with brain iron accumulation：NBIA　396
neuromyelitis optica　52
neuropsychiatric SLE：NPSLE　436
nidus　262
NINDS-AIREN の診断基準　221
non-vitamin K antagonist oral anticoagulant：NOAC　215
NPPV　150

O
Onyx™　264
ophthalmoscope　50
overwork weakness　147
ovoid lesion　320

P

pain sensation　42
paradoxical lateralization　131
paraneoplastic cerebellar degeneration：PCD　332
paraneoplastic encephalomyelitis：PEM　332
paraneoplastic limbic encephalitis：PLE　332
paraneoplastic opsoclonus-myoclonus syndrome：POMS　332
Parkinson 病　113，277，580
Parkinson 歩行　182
paroxysmal kinesigenic choreoathetosis：PKC　588
paroxysmal kinesingenic dyskinesia：PKD　588
Parsonage-Turner 症候群　496，497
pass away　52
PCR 法　352
Penumbra システム　104
periodic limb movements：PLM　586
pes cavus　474
PET　116
Phalen 徴候　481
Pick 病　268
plasma exchange：PE　148
PMP22 遺伝子重複　476
POEMS 症候群　472
Pompe 病　404
position sense　43
posterior reversible encephalopathy syndrome：PRES　225，234
precentral knob　174
progressive supranuclear palsy：PSP　285
psychogenic non-epileptic seizure：PNES　546
PT-INR　211
pure autonomic failure：PAF　273

Q

QMG スコア　537，538

R

rapid alternating movement　51
rapid plasma reagin：RPR　356
REM sleep behavior disorder：RBD　274
reversible cerebral vasoconstriction syndrome：RCVS　229
rigidity　38
Romberg 徴候　40，415，417
Roos の 3 分間挙上テスト　502
rt-PA　244

S

SCA31　297
SCA6　297
scans without evidence of dopaminergic deficit：SWEDDs　115
SDH で濃染する血管　524
Seldinger 法　101
sense of touch　42
Sjögren 症候群　437
SLE　436
SMN2 遺伝子　308
somatosensory evoked potential：SEP　129
spasticity　38
SPECT　105
spectacular shrinking deficit　218
Spetzler & Martin　263
SQUID　122
STA-MCA 吻合術　259
Steele-Richardson-Olszewski 症候群　281
Steindler 手術　496
stiff-person 症候群　161
Sturge-Weber 症候群　597
subarachnoid hemorrhage：SAH　253
subependymal giant cell astrocytoma：SGCA　591
superficial reflex　45
survival motor neuron 遺伝子　307
susceptibility-weighted imaging：SWI　87，395
Sweet 病　454
syndrome of inappropriate secretion of anidiuretic hormone: SIADH　422

T

tactile sensation　42
tauopathy　285，287
TDP-43 proteinopathy　270
temperature sensation　42
tendon reflex　44
thiamine transporter 遺伝子　407
three stripes　459
Timed Up & Go Test：TUG　612
Tinel 徴候　481，487
Tl-201 シンチグラフィー　112
tongue depressor　51
TPPV　150
transient epileptic amnesia：TEA　584
transient ischemic attacks：TIA　217
treatable ataxia　294
treatable dementia　416
Treponema pallidum　355
Trömner 反射　45
tuberculous meningitis：TBM　351

tuberous sclerosis：TS　591
tuning fork　51

U

Uhthoff 徴候　319
ulnar neuropathy at the elbow：UNE　487
ulnar neuropathy at the wrist：UNW　488

V

Valsalva 手技　166
vanishing white matter disease：VWMD　379
venereal disease research laboratory：VDRL　356
VHL 遺伝子　601
vibratory sense　43
visual evoked potential：VEP　129
von Hippel-Lindau 病　601
von Recklinghausen 病　594

W

waning　538，541
waxing　542
Wegener 肉芽腫症　439
Werdnig-Hoffmann 病　307
Wernicke 失語　30
Wernicke 脳症　158，405
Willis 動脈輪閉塞症　257
Wilson 病　389，580

X

X 染色体不活化　383
X 連鎖性遺伝　383

Z

Z 値　107

数字・ギリシャ文字索引

α-シヌクレイン　277
$\alpha 2 \delta$ リガンド　587
α ガラクトシダーゼ　382
β 遮断薬　582
^{123}I-IMP，106
^{123}I-MIBG 心筋シンチグラフィー　275,278，316
^{99m}Tc-ECD　106
^{99m}Tc-HMPAO　106

- **JCOPY** 〈(社)出版者著作権管理機構 委託出版物〉
  本書の無断複写は著作権法上での例外を除き禁じられています．
  複写される場合は，そのつど事前に，(社)出版者著作権管理機構
  （電話 03-3513-6969，FAX03-3513-6979，e-mail：info@jcopy.or.jp）
  の許諾を得てください．

- 本書を無断で複製（複写・スキャン・デジタルデータ化を含みます）
  する行為は，著作権法上での限られた例外（「私的使用のための複
  製」など）を除き禁じられています．大学・病院・企業などにお
  いて内部的に業務上使用する目的で上記行為を行うことも，私的
  使用には該当せず違法です．また，私的使用のためであっても，
  代行業者等の第三者に依頼して上記行為を行うことは違法です．

研修ノートシリーズ
神経内科研修ノート
ISBN978-4-7878-2079-2

2015 年 1 月 5 日　初版第 1 刷発行

総監修者	永井良三
責任編集者	鈴木則宏
編 集 者	荒木信夫，神田　隆，吉良潤一，塩川芳昭，西野一三，水澤英洋
発 行 者	藤実彰一
発 行 所	株式会社　診断と治療社

〒 100-0014　東京都千代田区永田町 2-14-2　山王グランドビル 4 階

TEL：03-3580-2750（編集）　03-3580-2770（営業）

FAX：03-3580-2776

E-mail：hen@shindan.co.jp（編集）

　　　　eigyobu@shindan.co.jp（営業）

URL：http://www.shindan.co.jp/

表紙デザイン	ジェイアイ
印刷・製本	広研印刷 株式会社

©Norihiro SUZUKI, 2015. Printed in Japan. 　　　　　　　　　　　　[検印省略]

乱丁・落丁の場合はお取り替えいたします．

『研修ノート』は，株式会社診断と治療社の登録商標です．